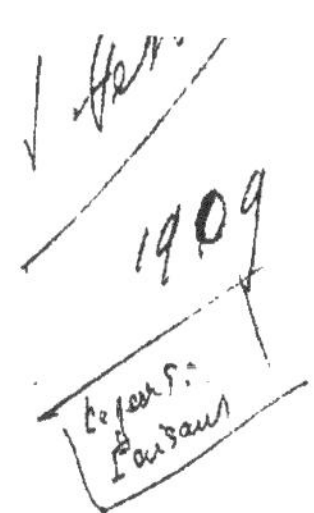

TRAITÉ

D'ANATOMIE HUMAINE

II

DEUXIÈME FASCICULE

ETAT DE LA PUBLICATION

DU

TRAITÉ D'ANATOMIE HUMAINE

au 15 Janvier 1902

TOME I. – **Introduction. — Notions d'Embryologie. — Ostéologie. — Arthrologie.** *Deuxième édition.* 1 fort volume grand in-8, avec 807 figures noires et en couleurs. . . . . **20** fr.

TOME II. — 1er fascicule : **Myologie.** *Deuxième édition.* 1 volume grand in-8, avec 331 figures . . . . **12** fr.

2e fascicule : **Angéiologie** (Cœur et artères). Histologie. *Deuxième édition.* 1 volume grand in-8, avec 145 figures. **8** fr.

3e fascicule : **Angéiologie** (Capillaires. Veines.) 1 volume grand in-8, avec 75 figures. . . . . **6** fr.

4e fascicule : **Les Lymphatiques** . . . . (sous presse).

TOME III. — 1er fascicule : **Système nerveux.** Développement. Histologie. Méninges. Moelle. Encéphale. *Deuxième édition.* 1 volume grand in-8, avec 265 figures.. . . . **10** fr.

2e fascicule : **Système nerveux.** Encéphale. *Deuxième édition.* 1 volume grand in-8, avec 131 figures. . . . **10** fr.

3e fascicule : **Système nerveux** Les nerfs. Nerfs crâniens. Nerfs rachidiens. 1 volume grand in-8, avec 205 figures . . . . **12** fr.

TOME IV. — 1er fascicule : **Tube digestif.** Développement. Bouche. Pharynx. Œsophage. Estomac. Intestins. *Deuxième édition.* 1 volume grand in-8, avec 201 figures . . . . **12** fr.

2e fascicule : **Appareil respiratoire.** Larynx. Trachée. Poumons. Plèvre. Thyroïde. Thymus. Un volume grand in-8, avec 121 figures . . . . **6** fr.

3e fascicule : **Annexes du Tube digestif.** Dents. Glandes salivaires. Foie. Voies biliaires. Pancréas. Rate. **Péritoine.** 1 volume grand in-8, avec 361 figures. **16** fr.

TOME V. — 1er fascicule : **Organes génito-urinaires.** Reins. Uretère. Vessie. Urètre. Prostate. Verge. Périnée. Appareil génital de l'homme. Appareil génital de la femme. 1 volume grand in-8, avec 431 figures.. . . . . **20** fr.

2e fascicule : **Les Organes des sens.** . . . . (sous presse).

15034. — Imprimerie LAHURE, rue de Fleurus, 9, à Paris.

TRAITÉ
D'ANATOMIE HUMAINE

PUBLIÉ PAR

P. POIRIER
Professeur agrégé à la Faculté de Médecine
de Paris
Chirurgien des Hôpitaux

ET

A. CHARPY
Professeur d'anatomie
à la Faculté de Médecine
de Toulouse

AVEC LA COLLABORATION DE

O. AMOËDO — A. BRANCA — CANNIEU — B. CUNÉO — PAUL DELBET
P. FREDET — GLANTENAY — A. GOSSET — P. JACQUES
TH. JONNESCO — E. LAGUESSE — L. MANOUVRIER
A. NICOLAS — P. NOBÉCOURT — O. PASTEAU — M. PICOU
A. PRENANT — H. RIEFFEL — CH. SIMON — A. SOULIÉ

TOME DEUXIÈME
DEUXIÈME FASCICULE

ANGÉIOLOGIE (Cœur et Artères) : P. POIRIER

Histologie : P. JACQUES. — **Péricarde** : A. SOULIÉ — **Endocarde** : P. JACQUES

DEUXIÈME ÉDITION, ENTIÈREMENT REFONDUE
AVEC 150 FIGURES EN NOIR ET EN COULEURS

PARIS
MASSON ET Cie, ÉDITEURS
LIBRAIRES DE L'ACADÉMIE DE MÉDECINE
120, BOULEVARD SAINT-GERMAIN

1902

ANGÉIOLOGIE

COEUR ET ARTÈRES

par Paul POIRIER

L'angéiologie (de ἀγγεῖον, vaisseau, et λόγος, discours), est cette partie de l'anatomie qui étudie le *système vasculaire*.

Par système vasculaire, on entend l'ensemble des canaux, de calibres divers et de fonctions différentes, dans lesquels circulent les liquides nourriciers, sang et lymphe.

On sait que, dans les organismes tout à fait inférieurs (êtres monocellulaires), la circulation se fait dans les vacuoles intraprotoplasmiques de l'unique cellule qui constitue l'animal. Chez un grand nombre d'invertébrés, elle se fait dans les lacunes intercellulaires. — Chez tous les vertébrés, les liquides nourriciers circulent dans un système de canaux qui portent le nom de vaisseaux. Ces vaisseaux sont de deux ordres : les uns contiennent du sang, ce sont les *vaisseaux sanguins*; les autres de la lymphe, ce sont les *vaisseaux lymphatiques*.

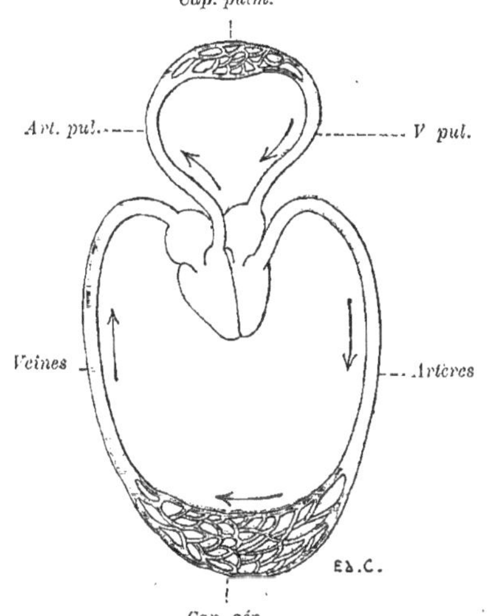

FIG. 332. — Schéma des deux circulations.

Chez les vertébrés inférieurs, le système des vaisseaux sanguins présente sa plus grande simplicité : on peut le considérer, très schématiquement, comme formé par un tube annulaire constituant un circuit absolument fermé ; une partie de ce tube se différencie par des propriétés contractiles : c'est le *cœur*, qui, par un système de valvules, met en mouvement le sang dans un sens déterminé, toujours le même. De plus, en deux points donnés de ce circuit, sont intercalés deux systèmes de vaisseaux extrêmement déliés, qui constituent les *vaisseaux capillaires*. Au niveau de l'un de ces systèmes capillaires, le sang abandonne aux organes les éléments de leur nutrition et se charge en même temps des produits de leur combustion. Au niveau de l'autre de ces systèmes, le sang se met en rapport avec le milieu extérieur, eau ou air, dans lequel il rejette les déchets des combustions organiques et auquel il emprunte l'oxygène, élément indispensable à ces derniers. Par suite des modifications chimiques qu'il éprouve pendant son passage dans les capillaires, le sang varie dans sa composition et dans son aspect. Après qu'il s'est oxygéné au contact de l'air, il prend une teinte rutilante : c'est le *sang rouge* ou *artériel;* lorsqu'il a reçu les déchets des combustions organiques, il prend une couleur noirâtre : c'est le *sang veineux.*

Chez les vertébrés supérieurs, la disposition générale du système circulatoire reste identique ; mais, grâce à d'importantes modifications qui se produisent graduellement dans la série, le circuit circulatoire primitif se dédouble en deux circuits secondaires, à chacun desquels appartient l'un des systèmes capillaires indiqués. En même temps, l'organe central d'impulsion, le cœur, primitivement unique, s'est divisé en deux moitiés : une moitié gauche, *cœur gauche*, renfermant du sang artériel, et une moitié droite, *cœur droit*, renfermant du sang veineux. Chacune de ces moitiés se subdivise à son tour en deux cavités, une oreillette et un ventricule, qui communiquent par un orifice au niveau duquel se trouve une valvule, directrice du sens du courant.

La circulation se fait alors de la façon suivante : Du cœur partent en même temps deux courants. L'un, parti du ventricule droit, gagne les capillaires du poumon par l'artère pulmonaire ; au niveau de ces capillaires, le sang, mis au contact de l'air, se débarrasse de son acide carbonique et se charge d'oxygène : c'est la *petite circulation*. L'autre, parti du ventricule gauche par l'aorte, se répand par les artères dans les tissus de l'organisme ; il leur apporte l'oxygène nécessaire, et, chargé des produits de combustion, revient à l'oreillette droite par un ensemble de vaisseaux, les veines, qui se résument en deux gros troncs, les veines caves : c'est la *grande circulation* ou *circulation générale.*

CHAPITRE PREMIER

DU COEUR

L'embryologie apprend que le cœur est d'abord constitué par un tube indivis, en relation par une de ses extrémités avec le système des vaisseaux afférents ou veineux, par l'autre, avec le système des vaisseaux efférents ou artériels ; elle apprend aussi que, presque dès son apparition, le tube cardiaque primitif se divise en deux parties : une oreillette et un ventricule. A une époque beaucoup plus tardive, l'oreillette et le ventricule primitifs se séparent, à leur tour, en deux moitiés, l'une droite, l'autre gauche. A la naissance, cette division est complète et le cœur présente quatre cavités distinctes, deux oreillettes et deux ventricules. Chaque oreillette et le ventricule correspondant constituent un tout bien distinct de celui du côté opposé, ce qui permet de considérer le cœur comme formé de deux moitiés jouissant d'une certaine autonomie : le *cœur droit* et le *cœur gauche*.

Cette autonomie est loin d'être absolue, et dans l'étude du cœur arrivé à l'état de développement complet, nous allons retrouver à chaque pas des dispositions anatomiques que seule l'embryologie peut expliquer, et qui sont l'indice de la disposition en cavité unique que présentait primitivement le cœur.

Ainsi disposé, le cœur, organe central de la circulation, constitue un muscle creux dont les contractions rythmiques chassent le sang, qui remplit l'organe pendant les périodes de repos.

L'étude anatomique du cœur comprend quatre parties :

1° Configuration extérieure.

2° Configuration intérieure du cœur.

3° Rapports du cœur.

4° Structure du cœur.

§ 1. — CONSIDÉRATIONS GENERALES

Forme et orientation. — Le premier point à établir dans l'étude de la morphologie extérieure du cœur est la forme de cet organe : de cette donnée initiale résulte immédiatement la notion si importante de l'orientation. Assimiler le cœur à un solide géométrique quelconque, c'est là une chose qui n'a en soi qu'un intérêt bien médiocre, et il n'y aurait pas lieu d'insister sur ce point, si l'absence de cette donnée, quelque conventionnelle qu'elle soit, ne condamnait à laisser dans le vague les différents détails de la description macroscopique du cœur.

Or, la forme du cœur est difficile à déterminer. Cela tient d'abord à ce que cette forme est relativement complexe, lorsqu'on veut la considérer d'un peu près, et à ce qu'elle est masquée en quelque sorte par les différents vaisseaux qui se détachent du cœur. Mais, cela tient surtout à la nécessité de prendre quelques précautions, qui, pour être faciles à observer, n'en sont pas moins trop souvent négligées.

Pour bien apprécier la forme du cœur, il faut l'étudier d'abord en place dans la cage thoracique, sans détruire ses connexions avec les gros vaisseaux. On complétera ce premier examen par l'étude d'un cœur isolé du thorax, mais *préalablement injecté*; on contrôlera les résultats fournis par ces méthodes par l'examen de coupes pratiquées sur des sujets congelés; seules ces coupes donnent des résultats absolument rigoureux. — Dans tous les cas, il importe de ne pas baser son étude sur l'examen d'un cœur extrait sans injection préalable de la cage thoracique; dans ces conditions en effet, le cœur s'affaisse, s'étale. Il en est de même lorsqu'on le tient verticalement suspendu par les vaisseaux de son pédicule. Dans les deux cas, la forme est tout artificielle et ne rappelle en rien la forme réelle de l'organe. C'est cependant sous cet aspect que le cœur est représenté dans la plupart de nos classiques; c'est cette situation verticale qu'on lui suppose dans la plupart des descriptions. Il en résulte que l'étude de la configuration extérieure, des rapports, et même jusqu'à un certain point, de la configuration intérieure du cœur devient absolument conventionnelle. ce qui ne laisse pas d'offrir de multiples inconvénients.

Lorsqu'on examine un cœur en place, ou mieux encore, un cœur injecté et isolé, on peut facilement se convaincre que cet organe a la forme d'une pyramide triangulaire à *sommet* regardant en avant et à gauche ; à *base* présentant une orientation diamétralement opposée, c'est-à-dire regardant en arrière et à droite, et à *grand axe* presque horizontal.

Le *sommet* de la pyramide est représenté par la pointe du cœur, la *base* par la face postérieure des oreillettes (voy. fig. 340).

La base du cœur ainsi définie ne répond pas à la base du cœur telle que l'entendent quelques classiques. Ordinairement, en effet, on réserve ce nom à cette partie de la surface extérieure du cœur d'où émergent les troncs de l'aorte et de l'artère pulmonaire ; or, cette portion doit être logiquement rattachée à la face antérieure de l'organe.

Orientation. — L'axe du cœur est la ligne qui réunit le sommet de l'organe au centre de sa base. Comme le montre la figure 334, cet axe se dirige obliquement en avant, à gauche et en bas. Mais son obliquité dans le sens vertical est peu marquée et sa direction se rapproche beaucoup de l'horizontale. Si j'insiste sur ce point, c'est que les moins mauvais des dessins classiques sont encore loin de donner au cœur son orientation réelle.

Cette horizontalité du cœur apparaît dès le début de son développement. Le cœur commence à peine à se différencier en deux cavités que l'oreillette primi-

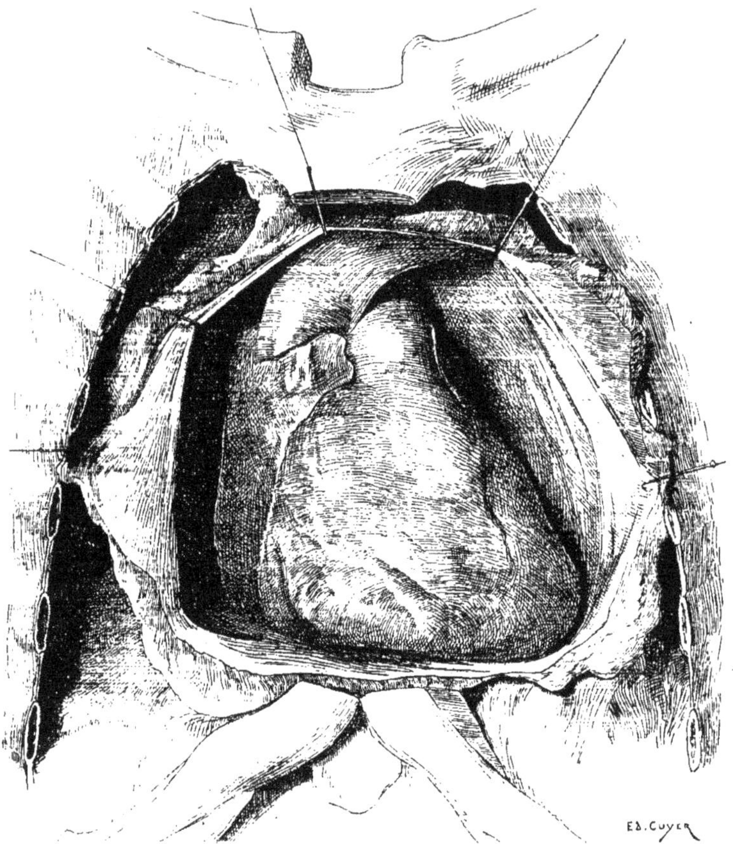

FIG. 333. — Cœur en place dans le sac péricardique (adulte mâle).

tive vient se placer *en arrière* et non *au-dessus* du ventricule primordial. La figure 354, dans laquelle une coupe horizontale du thorax a ouvert les quatre cavités du cœur, constitue une bonne démonstration de l'horizontalité de l'organe.

Coloration. — Le cœur a une coloration générale rougeâtre sur laquelle se détachent, en jaune plus ou moins clair, des amas graisseux d'abondance variable suivant les sujets. Ces amas graisseux s'accumulent de préférence dans les sillons répondant à la séparation des cavités et autour des vaisseaux. La coloration varie d'ailleurs avec chaque individu et suivant les états pathologiques. Sur le cadavre, le cœur droit, et plus spécialement son oreillette, se laissent imbiber par le sang veineux et prennent une coloration noirâtre quelquefois très marquée.

Consistance. — La consistance du cœur est également variable. Le cœur du vieillard, plus ou moins touché par la myocardite scléreuse, est ordinairement plus dur que le cœur de l'enfant ou le cœur de l'adulte. Aux autopsies, certains cœurs, arrêtés en systole et fixés dans cet état par la rigidité cadavérique, ont une consistance plus particulièrement ferme. Le ventricule gauche, à cause de l'épaisseur de ses parois, est notablement plus consistant que les autres parties du cœur.

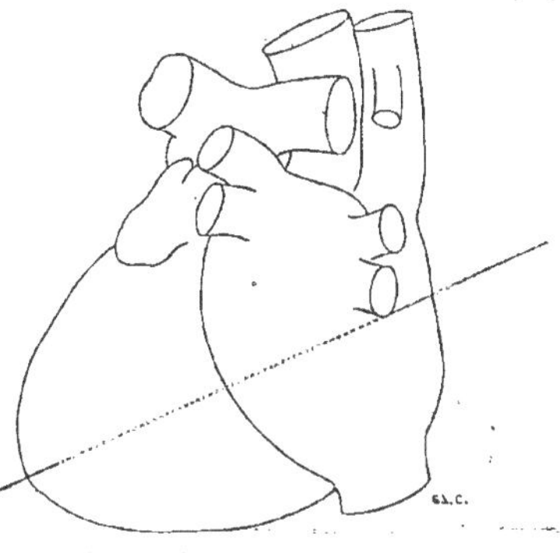

Fig. 334. — Axe du cœur, schéma.

Volume. — Laennec comparait le volume du cœur à celui du poing. Cette évaluation, par trop approximative, ne saurait dispenser de mensurations précises. — Bouillaud (*Traité clin. des mal. du cœur*, 1841, 2e éd., t. I, p. 50) a donné les chiffres suivants : la circonférence du cœur, mesurée au niveau de la base des ventricules, chez un adulte, est de 258 millimètres ; la longueur, représentée par une ligne allant de l'aorte à la pointe du cœur, est de 98 millimètres ; la largeur, indiquée par une ligne réunissant le bord droit et la face gauche, au niveau du sillon auriculo-ventriculaire, est de 107 millimètres ; l'épaisseur, mesurée par une ligne étendue de la face sterno-costale à la face diaphragmatique, au niveau du même sillon, est de 52 millimètres.

Bizot (*Mém. de la Soc. médic. d'observat.*, t. I, p. 262) donne les mensurations suivantes :

AGE	HOMMES		FEMMES	
	Longueur.	Largeur.	Longueur.	Largeur.
De 1 à 4 ans	52	61	51	58
5 à 9 ans	70	74	60	65
10 à 15 ans	77	83	07	70
16 à 29 ans	95	103	87	96
30 à 49 ans	97	108	94	100
50 à 79 ans	105	119	105	105

Comme on le voit, les dimensions du cœur augmentent graduellement avec l'âge et sont plus considérables chez l'homme que chez la femme. Il importe d'ailleurs de remarquer que l'augmentation qui se produit avec l'âge est à la fois absolue et relative : chez le vieillard, le rapport des dimensions du cœur aux dimensions du corps est plus considérable que chez l'adulte et l'enfant.

Peacock (*Monthly journ.*, septbr. 1854) a mesuré isolément les différentes parties du cœur. Il a vu que la longueur du ventricule gauche varie entre 70 et 96 millimètres ; la longueur moyenne étant de 80 millimètres ; la circonférence, mesurée à la base, est de 103 millimètres. La longueur du ventricule droit varie entre 74 et 116 millimètres : elle est en moyenne de 91 millimètres ; sa circonférence est égale à 121 millimètres. Au contraire, d'après Luschka, le ventricule gauche serait de 8 à 11 millimètres plus long que le droit.

Abstraction faite des cas pathologiques, les dimensions du cœur, mesurées à l'autopsie, varient avec certaines circonstances dont il importe de tenir compte. C'est ainsi que, chez certains sujets, le cœur, fixé en systole par la rigidité

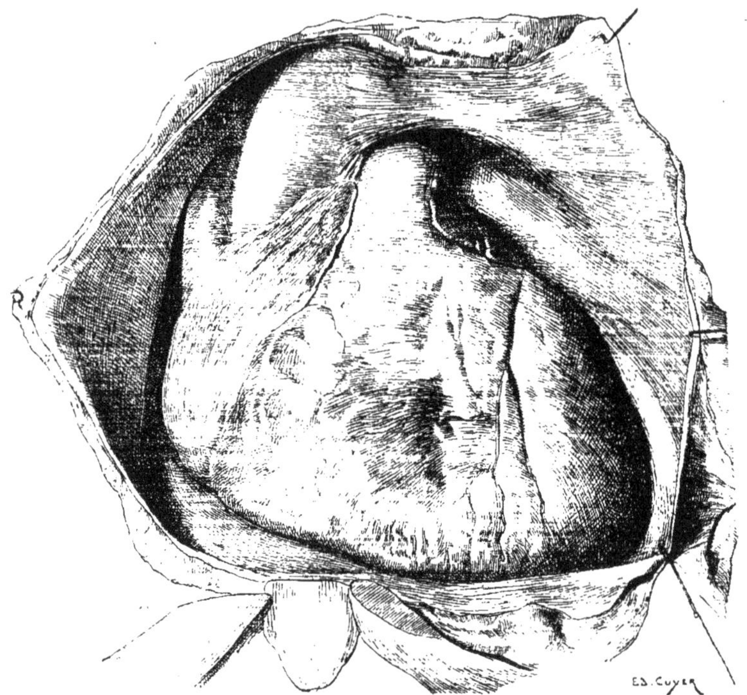

Fig. 335. — Cœur en place dans le sac péricardique (vieil homme gras).

cadavérique, et revenu sur lui-même, présente des dimensions très réduites. Chez d'autres, au contraire, le cœur, forcé par la pression sanguine dans les instants qui ont précédé la mort, est bourré de caillots et présente un volume exagéré.

Poids. — D'après Cruveilhier, le poids du cœur varie entre 117 et 234 grammes ; d'après Lobstein, entre 270 et 300 grammes ; Bouillaud donne comme chiffre moyen 255 grammes, Wolff 301 grammes, Peacock donne le chiffre le plus élevé, 360 grammes. Clendinning, qui a examiné le cœur d'environ 400 sujets, donne les chiffres suivants :

AGE	HOMMES	FEMMES
De 15 à 30 ans	271 gr.	260 gr.
De 30 à 50 ans	303 —	266 —
De 50 à 70 ans	324 —	373 —
De 70 et au delà	336 —	273 —

Comme on le voit, le poids du cœur est plus considérable chez l'homme que chez la femme, et, dans les deux sexes, il augmente avec l'âge.

Le poids du cœur, chez le nouveau-né, est au poids du corps, comme 1 est à 120 (Meckel); chez l'adulte, comme 1 est à 160 (Tiedemann), comme 1 est à 150 (M. S. Weber), comme 1 est à 158 chez l'homme, 1 à 149 chez la femme (Clendinning).

Capacité. — La capacité du cœur n'est pas moins variable que son volume. Hiffelsheim et Robin (*Journ. de l'anat.*, 1864, p. 413) ont obtenu les résultats suivants :

Chez l'adulte : capacité de l'oreillette droite :	110 à 185	cm. cubes.
— — gauche :	100 à 130	—
— du ventricule droit :	160 à 230	—
— — gauche :	143 à 212	—
Chez le nouveau-né : capacité de l'oreillette droite :	7 à 10	cm. cubes.
— — gauche :	4 à 5	—
— du ventricule droit :	8 à 10	—
— — gauche :	6 à 10	—

Ainsi, la capacité des oreillettes est de 1/5 à 1/3 moins considérable que celle des ventricules.

§ II. — CONFIGURATION EXTÉRIEURE DU COEUR.

La pyramide cardiaque présente à étudier : trois faces, trois bords, une base et un sommet[1].

Faces. — Des trois faces, l'une regarde en avant, en haut et à droite, l'autre, en arrière et à gauche, la troisième, directement en bas. On peut, en

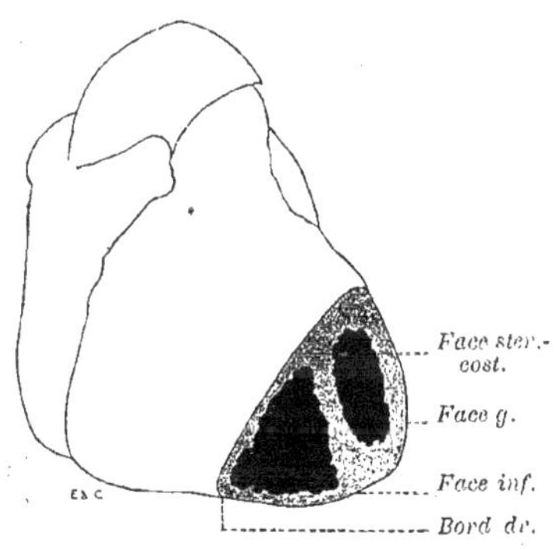

Fig. 336. — Schéma des faces du cœur.

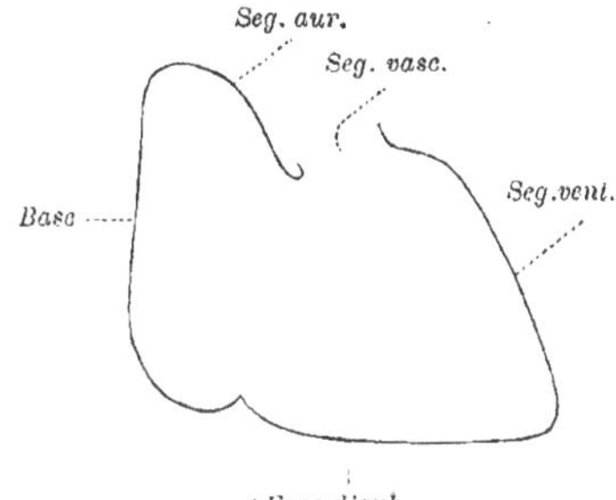

Fig. 337. — Coupe antéro-postérieure schématique du cœur, montrant les trois segments de la face antérieure.

se basant sur leur orientation et leur rapport principal, leur donner le nom de *face antérieure* ou *sterno-costale*, *face gauche* ou *pulmonaire* et *face inférieure* ou *diaphragmatique* (voy. fig. 336).

Face antérieure ou sterno-costale. — La face antérieure du cœur, irrégulière, comprend, comme le montre le schéma ci-contre, trois segments : un segment inférieur principal constitué par la face antérieure des ventricules ; un segment

1. Notre façon de décrire la pyramide cardiaque a été récemment adoptée par R. Cruchet (Bordeaux, 1901).

moyen, formé par l'émergence de l'aorte et de l'artère pulmonaire; enfin, un segment supérieur formé par la face antérieure des oreillettes. Sur un cœur en place, pour voir ces trois segments, il est indispensable de sectionner l'aorte et l'artère pulmonaire immédiatement après leur sortie des ventricules; on aperçoit alors la face supérieure concave des oreillettes, formant lit pour les troncs artériels (voy. fig. 341).

Le *segment inférieur* ou *ventriculaire* a la forme d'un triangle. A gauche, il se continue sans ligne de démarcation avec la face gauche de la pyramide

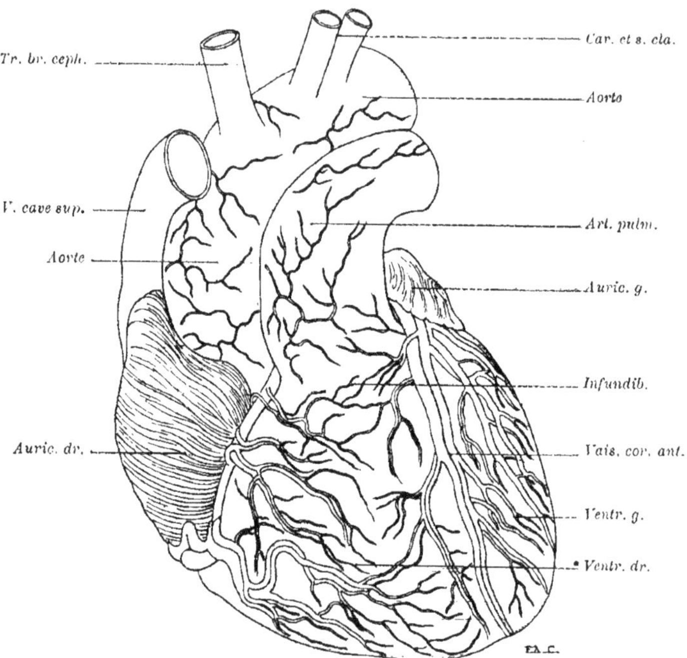

Fig. 338. — Le cœur, vue antérieure (d'après Bourgery).

cardiaque. A droite, il est nettement séparé de la face diaphragmatique par le bord droit du cœur. Ce segment regarde en avant et un peu en haut, il présente vers sa partie gauche un sillon, sillon interventriculaire antérieur qui indique, sur la face antérieure, la limite des deux ventricules et qui loge l'artère et la veine coronaires antérieures, avec les lymphatiques qui les accompagnent.

Le *segment moyen* ou *vasculaire* répond à l'origine de l'aorte et de l'artère pulmonaire. Il regarde en haut et un peu en arrière. Situé sur un plan plus reculé que le précédent, il ne peut être vu, même après la section de l'aorte et de l'artère pulmonaire, si l'on regarde le cœur en face. Pour le voir, il faut examiner le cœur de haut en bas et d'arrière en avant, dans la position indiquée par la figure 341. On remarque sur ce segment l'orifice pulmonaire et l'orifice aortique, le premier placé en avant et un peu à gauche du second.

Le troisième segment, *segment supérieur* ou *auriculaire*, est formé par la face supérieure des oreillettes ; il regarde en haut et en avant. Sa direction est donc parallèle à celle du segment inférieur. Concave, il est lisse, régulier ; rien n'indique la limite respective des deux oreillettes. Latéralement, cette face supérieure des oreillettes se recourbe autour des gros vaisseaux, en se continuant avec la face interne ou concave des auricules. Ces dernières, sur la description desquelles nous aurons à revenir, prolongent en avant les oreillettes, et, par leur situation, appartiennent manifestement à la face antérieure du cœur. —

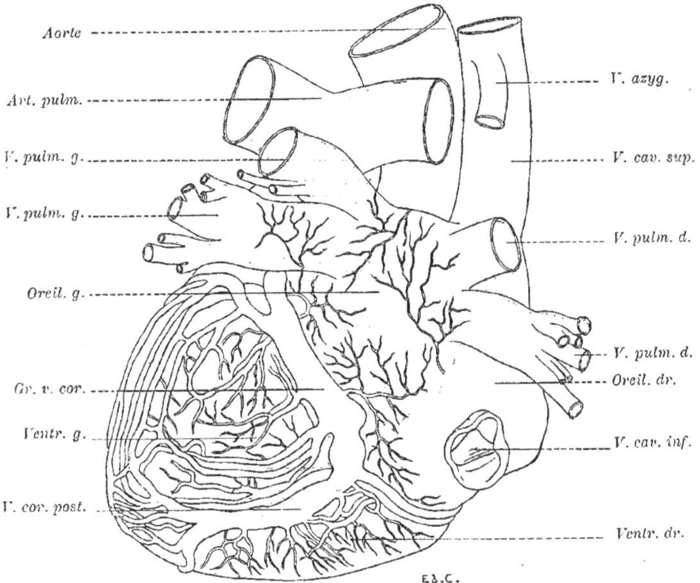

Fig. 339. — Le cœur, vue postérieure (d'après Bourgery).
Le cœur est vu en arrière et en dessous.

Dans ses segments extrêmes, auriculaires et ventriculaires, la face antérieure est tapissée par le péricarde viscéral, tandis qu'elle répond à l'origine des deux grosses artères dans son segment moyen.

Face inférieure ou diaphragmatique. — La face inférieure ou diaphragmatique est presque horizontale, légèrement oblique cependant en bas et en avant. En arrière, cette face se rencontre à angle presque droit avec la base du cœur. Plane dans le sens antéro-postérieur, elle est légèrement convexe dans le sens transversal. Comme il est facile de le voir sur la coupe sagittale (fig. 346), cette face est constituée par la face inférieure des oreillettes et la face inférieure des ventricules. Le champ auriculaire et le champ ventriculaire sont séparés par un sillon, *sillon auriculo-ventriculaire ;* le champ ventriculaire, de beaucoup le plus étendu, est lui-même divisé par un sillon, le *sillon interventriculaire postérieur*, en deux portions inégales, l'une, plus grande, appartenant au ventricule droit, l'autre, plus petite, appartenant au ventricule gauche. — De même, le champ auriculaire est divisé en deux parties par un sillon curviligne, le *sillon interauriculaire*, qui se continue avec le sillon interauriculaire de la base du cœur. La face inférieure, qui repose sur le diaphragme, est tapissée dans toute son étendue par le péricarde viscéral.

Face gauche ou pulmonaire. — La face gauche du cœur regarde à gauche et en arrière. Elle est d'ordinaire décrite comme bord gauche du cœur ; mais bien

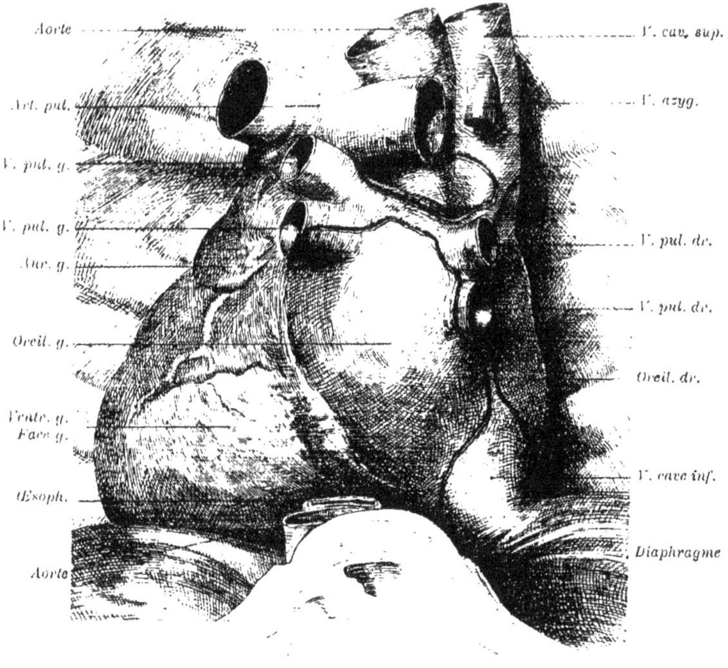

Fig. 340. — Base du cœur en place.
Le trajet du péricarde est indiqué en rouge.

qu'elle soit moins étendue que les deux précédentes, il me semble impossible, en raison de sa largeur, de la considérer comme un simple bord. Si l'on veut bien jeter les yeux sur la figure 337 représentant une coupe schématique du cœur et sur la figure 340 où cette face est représentée dans toute son étendue, on acceptera facilement qu'il s'agit d'une face et non d'un bord. Encore une fois, il ne convient pas d'étudier le cœur détaché et affaissé sur une table, mais le cœur en place et en fonctions. Fortement convexe dans le sens vertical, la face gauche se continue insensiblement avec les deux autres faces. Formée, comme celles-ci, par un segment ventriculaire et par un segment auriculaire, elle présente, entre ces deux segments, l'extrémité gauche du sillon auriculo-ventriculaire, qui la contourne pour passer sur la face diaphragmatique.

Bords du cœur. — On peut, d'après leur orientation, dénommer les bords du cœur : bord droit, bord gauche et supérieur et bord gauche et inférieur. Ces deux derniers, au niveau desquels la face gauche se continue insensiblement avec les faces antérieure et inférieure, ne méritent pas de nous arrêter ; le bord droit, formé par la rencontre à angle aigu des faces antérieure et inférieure, est mince. Il se dirige horizontalement en avant et à gauche. Il exagère quelque peu l'horizontalité du cœur, comme on peut le voir en comparant les figures 333 et 335 avec la figure 334, sur laquelle est représenté l'axe du cœur.

Base. — La base du cœur regarde en arrière et à droite. Elle est formée, comme je l'ai dit, par la face postérieure des oreillettes (face supérieure des auteurs qui ne donnent pas au cœur sa véritable orientation). Ses limites, très nettes en certains points, où elles sont constituées par des accidents de la surface extérieure de l'organe, deviennent tout à fait conventionnelles dans d'autres points, où la base se continue, sans ligne de démarcation aucune, avec les différentes faces de la pyramide cardiaque. C'est ainsi qu'en haut elle est séparée de la face antérieure ou sterno-costale par une crête mousse, formant le bord supérieur des oreillettes. En bas, la base, verticale, rencontre à angle droit la face diaphragmatique, horizontale. A gauche, elle se continue avec la face gauche ou pulmonaire du cœur ; à droite, elle se continue avec la face antérieure ou sterno-costale.

La base du cœur, plane dans le sens vertical (voy. la coupe sagittale, fig. 346), fortement convexe dans le sens transversal (voy. la coupe horizontale, fig. 344), présente un léger sillon qui indique la limite des deux oreillettes. D'ordinaire ce sillon, masqué par l'origine des veines pulmonaires droites, ne devient visible que lorsque ces vaisseaux ont été coupés au ras de l'organe. Au niveau de l'oreillette gauche, on aperçoit l'orifice des quatre veines pulmonaires ; au niveau de l'oreillette droite, celui des deux veines caves, supérieure et inférieure. La base du cœur est tout entière tapissée par le feuillet viscéral du péricarde, sauf au niveau d'une bande transversale, intermédiaire aux deux groupes de veines pulmonaires et d'une bande verticale, intermédiaire aux deux veines caves, comme le montre bien la figure 340.

Sommet ou pointe. — Le sommet de la pyramide cardiaque forme ce qu'on est convenu d'appeler la *pointe du cœur*. Un sillon plus ou moins marqué, continuation des sillons interventriculaires étudiés sur les faces antérieure et inférieure du cœur, divise la pointe en deux parties inégales : l'une appartenant au ventricule droit, l'autre appartenant au ventricule gauche. Cette dernière, plus saillante et plus volumineuse, forme la presque totalité de la pointe.

CONFIGURATION EXTÉRIEURE DES DIFFÉRENTES PORTIONS DU COEUR

Nous venons d'étudier le cœur dans son ensemble. Il nous faut maintenant jeter un coup d'œil sur la forme des quatre parties qui le constituent : ventricules et oreillettes, et sur le sillon auriculo-ventriculaire qui les sépare.

Ventricules. — La portion ventriculaire du cœur constitue la partie la plus importante de cet organe. C'est elle qui donne au cœur la forme que nous lui avons décrite. En effet, cette portion ventriculaire affecte la forme d'une pyramide triangulaire.

Le *sommet* est formé par la pointe du cœur. — La *base* regarde en haut, en arrière et à droite. Lorsqu'on l'étudie après avoir détaché les oreillettes des ventricules (voy. fig. 344), on voit qu'elle se compose de deux segments : l'un, antérieur, qui donne naissance à l'aorte et à l'artère pulmonaire, a été décrit comme segment moyen ou vasculaire de la face sternale de l'organe envisagé dans sa totalité; l'autre, postérieur, entoure le précédent en arrière et sur les côtés, et présente les orifices auriculo-ventriculaires. — Les trois *faces* sont respectivement : antérieure ou sternale, inférieure ou diaphragmatique, gauche ou pulmonaire. Sur la face antérieure et sur la face diaphragmatique, nous constatons l'existence d'un sillon, le sillon interventriculaire. Il affecte la forme d'une courbe dont les deux extrémités viennent se perdre sur le sillon auriculo-ventriculaire et dont la partie moyenne répond à la pointe du cœur, ou, plus exactement, est située un peu à droite de cette dernière. Au niveau de la face antérieure des ventricules, le sillon interventriculaire contient l'artère coronaire gauche ou antérieure; au niveau de la face diaphragmatique, il loge la portion terminale de l'artère coronaire droite ou postérieure. Le sillon interventriculaire répond à la cloison interventriculaire.

Lorsqu'on étudie chaque ventricule, après l'avoir séparé de l'oreillette correspondante et du ventricule opposé, on voit que les deux ventricules diffèrent beaucoup l'un de l'autre par leur forme. Le ventricule droit a la forme d'une pyramide triangulaire, dont l'une des faces répond à la cloison et les deux autres à la face sterno-costale et à la face diaphragmatique du cœur. Le bord droit du cœur appartient presque tout entier à ce ventricule (voy. la coupe schématique, fig. 344).

Le ventricule gauche est assez régulièrement arrondi, ce qui lui donne la forme d'un cône. Remarquable, comme nous le verrons, par son épaisseur qui est le triple de celle du ventricule droit, il est notablement plus long que ce dernier. C'est lui qui forme la pointe du cœur.

Oreillettes. — Envisagées dans leur ensemble, les oreillettes constituent une sorte de dôme appliqué sur la base des ventricules. Elles sont séparées l'une de l'autre par une cloison, la *cloison interauriculaire*, qui répond au *sillon interauriculaire*, sillon moins marqué que le sillon interventriculaire. Lorsqu'on étudie isolément chacune des oreillettes, on peut la décrire comme possédant trois faces : une face convexe, assez régulièrement arrondie et appartenant à la surface extérieure du cœur, et deux faces planes, l'une correspondant à l'oreillette du côté opposé et formée par la cloison; l'autre correspondant au ventricule du même côté. Cette dernière est toute fictive, d'ailleurs, puisqu'il existe, à ce niveau, l'orifice auriculo-ventriculaire. Mais, il est plus commode, et cela est vrai surtout pour l'étude de la configuration interne, d'envisager les oreillettes comme ayant une forme cubique, et de leur considérer six faces, dont nous allons rapidement indiquer l'orientation pour chacune des deux oreillettes.

L'*oreillette droite* présente : une face supérieure, qui fait partie de la face sterno-costale du cœur; à sa jonction avec la face postérieure, cette face présente l'orifice de la veine cave supérieure; — une face inférieure, que traverse la veine coronaire, et qui appartient à la face diaphragmatique; — une face interne formée par la cloison; — une face externe, au niveau de laquelle la base du cœur se continue avec la face sternale; — une face postérieure, qui présente l'orifice de la veine cave inférieure et appartient à la base du cœur; — enfin, une face antérieure, qui répond à l'orifice auriculo-ventriculaire droit.

Je le répète, c'est là une description tout à fait schématique et presque entièrement conventionnelle. En réalité, l'oreillette droite affecte la forme d'une masse globuleuse, coiffant la base du ventricule droit. Cette oreillette est divisée par une encoche ou sillon vertical, *sulcus terminalis* de His, en deux parties : une partie postérieure lisse, à grand diamètre vertical, intermédiaire aux deux veines caves, et qui, au point de vue embryologique, dérive du sinus

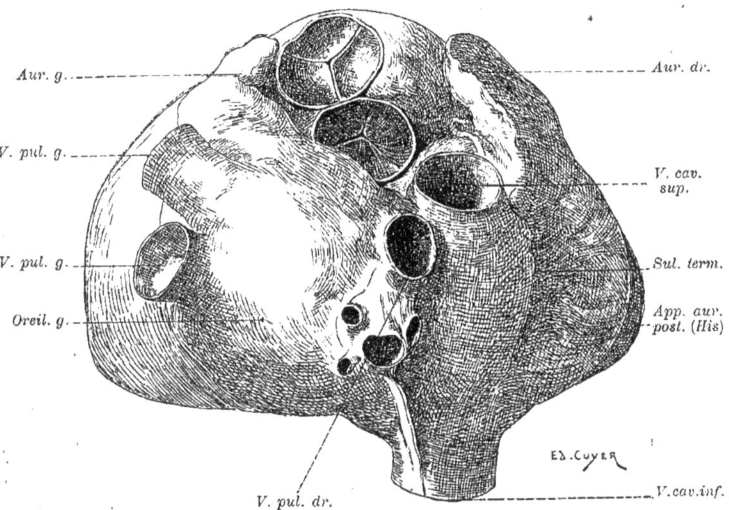

Fig. 341. — Cœur vu d'en arrière et d'en haut, montrant le segment vasculaire de la face antérieure.

veineux primitif; — une partie antérieure, remarquable surtout sur une oreillette injectée, par son aspect strié, et qui représente l'oreillette primitive. De cette oreillette se détachent deux prolongements : l'un part de la partie antéro-supérieure du sac auriculaire; volumineux, de forme conique, il s'enroule autour de l'artère pulmonaire : c'est l'auricule droite; — l'autre, beaucoup moins important, se détache de la partie inférieure de l'oreillette : c'est l'*appendix auricularis posterior de His* (voy. fig. 341).

L'*oreillette gauche* a la forme d'un sac allongé dans le sens transversal et intermédiaire aux deux groupes des veines pulmonaires.

Si, comme à l'oreillette droite, nous lui considérons six faces, nous voyons que celles-ci présentent l'orientation suivante. La face supérieure fait partie de la face sterno-costale du cœur; la face inférieure, peu étendue, appartient à la face diaphragmatique; la face postérieure, qui contribue à former la base du cœur, reçoit les quatres veines pulmonaires; la face antérieure répond à l'orifice auriculo-ventriculaire; la face interne est formée par la cloison; quant à la face externe, elle donne naissance à l'auricule gauche. L'auricule, comparée par Winslow à une crète de coq ou à l'oreille flottante du chien, représente une expansion de l'oreillette, qui s'avance en avant de l'aorte; dilatée à son extrémité libre, elle est reliée à l'oreillette par une partie rétrécie qui lui forme une sorte de pédicule.

Sillon auriculo-ventriculaire. — Si nous examinons ce sillon au niveau de la face antérieure du cœur, après ablation de l'aorte et de l'artère pulmonaire, nous voyons qu'il sépare le segment moyen de cette face antérieure, segment formé par une partie de la base des ventricules, de son segment supérieur formé par la face supérieure des oreillettes.

Si nous le suivons sur la droite, nous le voyons passer sous le sommet de l'auricule droite, cheminer ensuite entre l'oreillette droite et le ventricule correspondant, et couper le bord droit de l'organe. Il passe alors sur la face diaphragmatique du cœur, puis sur la face gauche, sous l'auricule gauche qui le recouvre, et revient en avant à son point de départ. Dans son ensemble, le sillon auriculo-ventriculaire est situé dans un plan obliquement coupé par l'axe de la pyramide cardiaque. Dans sa moitié droite, le sillon auriculo-ventriculaire contient l'artère coronaire droite ou postérieure; dans sa moitié gauche, l'artère auriculo-ventriculaire gauche, branche de la coronaire gauche et antérieure, et la grande veine coronaire.

§ III. — CONFIGURATION INTÉRIEURE DU COEUR

Nous étudierons successivement ; 1° les ventricules; 2° les oreillettes.

VENTRICULES.

Caractères communs aux deux ventricules. — Chacune des cavités ventriculaires a la forme d'un entonnoir conoïde, évasé à sa partie postérieure, qui répond aux orifices auriculo-ventriculaires et aux orifices artériels, et rétréci à sa partie antérieure, qui répond à la pointe du cœur. Ces cavités sont loin d'avoir, comme le dit l'erreur capitale enregistrée par Testut, un grand axe vertical; en fait, leurs axes, *sensiblement parallèles à l'axe du cœur*, tendent à se rapprocher vers la pointe, tandis qu'ils divergent vers la base, au niveau de laquelle ils répondent au centre des orifices auriculo-ventriculaires (voy. fig. 344).

On peut considérer à ces cavités : des parois, une base et un sommet.

Parois. — Ces parois sont irrégulières; elles présentent un grand nombre de saillies musculaires, qui soulèvent l'endocarde, et que l'on désigne sous le nom de *colonnes charnues*. On classe ordinairement ces colonnes charnues en trois variétés ou en trois ordres, pour employer l'expression consacrée.

Les *colonnes de premier ordre* affectent la forme d'un cône : leur base s'implante sur la paroi ventriculaire, leur sommet arrondi donne naissance à des cordages tendineux qui vont s'insérer sur les valvules auriculo-ventriculaires. Quelquefois, le sommet des colonnes de premier ordre se divise en deux ou trois colonnes secondaires, qui donnent directement naissance aux cordages tendineux. On désigne encore ces colonnes de premier ordre sous le nom de *muscles papillaires*.

Les *colonnes de second ordre* sont ordinairement aplaties; elles s'insèrent sur la paroi des ventricules par leurs deux extrémités, et restent libres par leur partie moyenne, sous laquelle il est facile d'insinuer un instrument. Très abondantes au niveau du sommet des ventricules, surtout du ventricule droit, elles y forment une sorte de système caverneux.

Les *colonnes de troisième ordre* adhèrent sur toute l'étendue de l'une de leurs faces à la paroi du ventricule, sur laquelle elles semblent comme sculptées. L'étendue de l'adhérence varie d'ailleurs beaucoup; aussi existe-t-il tous les intermédiaires entre les colonnes charnues du deuxième et du troisième ordre, que les auteurs allemands confondent sous le nom commun de *chordæ tendineæ trabeculares*. On peut voir les divers types de ces colonnes sur les figures 345, 346, 347 et 348.

Sommet. — Le sommet de la cavité ventriculaire est arrondi; j'ai dit qu'il était occupé par un système caverneux formé par la présence à ce niveau de nombreuses colonnes charnues du deuxième ordre. La figure 345 nous montre un spécimen de ce système caverneux.

Base. — La base de chacun des deux ventricules est occupée par deux orifices : l'orifice auriculo-ventriculaire (*ostium venosum* des auteurs allemands), et l'orifice artériel (*ostium arteriosum* des mêmes auteurs) (fig. 342).

Orifices auriculo-ventriculaires. — Les orifices auriculo-ventriculaires mettent en communication la cavité du ventricule avec celle de l'oreillette correspondante. Ces orifices, arrondis sur le cœur injecté, sont ovalaires lorsque le cœur est flasque. A chaque orifice auriculo-ventriculaire est annexé un appareil valvulaire spécial, *valvule auriculo-ventriculaire*.

Valvules auriculo-ventriculaires. — Les valvules auriculo-ventriculaires affectent la forme d'un entonnoir membraneux, qui présente à considérer une base, un sommet et deux faces. La base se fixe sur le pourtour de l'orifice. Le sommet s'avance plus ou moins dans la cavité du ventricule; il présente des échancrures plus ou moins marquées, qui divisent l'entonnoir membraneux en plusieurs valves, dont la disposition varie suivant l'orifice auriculo-ventriculaire considéré.

Les faces des valvules se distinguent en face *axiale* ou *auriculaire* et face *pariétale* ou *ventriculaire*. La face axiale est lisse et unie: la face pariétale, au contraire, est irrégulière et présente des saillies qui ne sont autres que les cordages tendineux insérés sur les valvules. Ces cordages tendineux viennent, nous l'avons vu, des colonnes charnues de premier ordre, ou muscles papillaires. La façon dont ces cordages se comportent à l'égard des valvules a été très bien décrite par Marc Sée, auquel j'emprunte les lignes qui suivent.

« Le mode d'insertion de ces cordages sur les valvules les a fait diviser en trois groupes distincts (M. Sée, *Rech. s. Anat. et Phy. du cœur*, 1875).

« Les *cordages de premier ordre*, les plus forts, parcourent toute la face externe de la valve à laquelle ils sont destinés, et vont s'insérer au niveau de son bord adhérent sur l'anneau fibreux auriculo-ventriculaire. Dans la portion de leur trajet qui est en rapport avec la valvule, les uns sont libres d'adhérence, les autres sont étroitement unis en tout ou en partie à cette membrane. Nous appellerons les premiers des « *cordages libres* », les seconds des « *cordages adhérents* ». A partir du bord libre de la valvule, tous ces cordages s'aplatissent et s'élargissent graduellement, si bien qu'au niveau de leur insertion supérieure ils ont parfois 4 ou 5 milimètres de largeur. A une distance variable de cette insertion, on les voit souvent s'unir entre eux en arcade et simuler ainsi un dédoublement de la valve, festonnée à son bord libre, et que Vieussens a comparé aux « falbalas des robes de nos dames » (fig. 343).

« Les *cordages de deuxième ordre* se fixent sur la face externe de la valve à une distance plus ou moins considérable de son bord libre. Ils sont en général

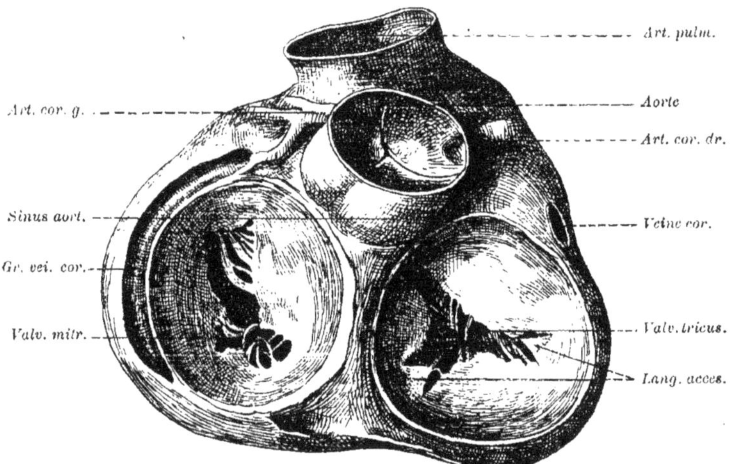

Fig. 342. — Base des ventricules.

un peu moins forts que les précédents et naissent des piliers de la face interne ou des bords des cordages de premier ordre. De même que ceux-ci, ils sont libres ou adhérents et anastomosés entre eux.

« Les *cordages de troisième ordre*, enfin, qui sont les plus ténus, s'insèrent au bord libre des valves. Ils naissent le plus souvent des cordages de premier et de deuxième ordre, plus rarement des piliers eux-mêmes, et s'écartent en éventail pour se distribuer sur toute la longueur des bords de la valve. Là, s'anastomosant entre eux, ils forment une série de petites arcades, au niveau desquelles la membrane valvulaire est entièrement mince et souple, se plisse avec une très grande facilité lors du rapprochement des cordages et s'accole non moins facilement aux parties sous-jacentes. Sur chaque valve, la série d'arcades de l'un des bords est unie à celle de l'autre bord par une arcade répondant au sommet de la valve et provenant de l'anastomose de deux cordages de deux piliers différents. Cette grande arcade présente la même finesse et la même souplesse que les petites.

« Il est à remarquer que les cordages tendineux de troisième ordre, de même que la portion marginale des valves, sont situés dans un plan subjacent à celui des autres cordages. Quand on exerce une traction sur un des piliers, on voit les cordages de premier et de deuxième ordre qui en partent se tendre et se rapprocher presque jusqu'au contact, formant un faisceau aplati qui recouvre les cordages de troisième ordre plus ou moins relâchés, ainsi que les portions plissées des bords de la valvule, qui comblent les petites fentes laissées libres par les premiers. »

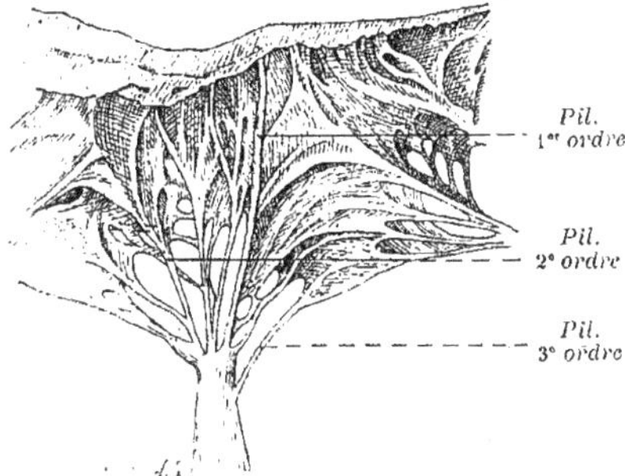

Fig. 343. — Face pariétale d'une valvule auriculo-ventriculaire (d'après Marc Sée).

Il n'est pas du tout exact de dire que ces valvules, *animées par de véritables muscles*, fonctionnent à la manière de soupapes passives; leur jeu est plus compliqué et doit être étudié dans les traités de physiologie.

Orifices artériels. — Les orifices artériels sont d'un diamètre moindre que les précédents. Plus régulièrement circulaires, ils présentent un appareil valvulaire bien différent de celui des orifices auriculo-ventriculaires : ce sont les valvules sigmoïdes.

Valvules sigmoïdes. — Les valvules sigmoïdes sont au nombre de trois pour chaque orifice. Chacune d'elles est formée par un repli membraneux, qui représente une sorte de poche à concavité supérieure, appendue au pourtour de l'orifice et qu'il est classique de comparer à un nid de pigeon. Chacun de ces replis présente à considérer deux *faces* et deux *bords*. Des deux faces, l'une regarde l'axe du vaisseau, c'est la face *axiale*, *ventriculaire* ou *inférieure*; l'autre regarde la paroi, c'est la face *pariétale*, *vasculaire* ou *supérieure*. Des deux bords, l'un adhère au contour de l'orifice, l'autre est libre. Le bord libre présente dans son épaisseur, à sa partie moyenne, un nodule plus ou moins volumineux dont le volume et même la constance varient suivant l'orifice considéré (*nodule d'Arantius et de Morgagni*). (Voy. fig. 347)

Pendant la systole ventriculaire, les valvules sigmoïdes sont appliquées contre la paroi du vaisseau; leurs faces sont planes et à peu près verticales. Pendant la diastole, au contraire, les valvules retombent en s'écartant de la paroi; leurs bords convexes deviennent tangents (fig. 342), leur face pariétale devient concave et regarde la cavité artérielle; l'autre devient convexe et fait saillie dans le ventricule. Dois-je ajouter que le nodule du bord libre comble le point d'union des trois bords accolés?

Il n'est pas rare de voir le nombre des valvules sigmoïdes se réduire à deux ou au contraire atteindre le chiffre de 4. Voy. sur ce point :

Taruffi, *Sulle malattie congenite e sulle anomalie del cuore*. Bologne, 1875. — Delg, Ein Beitrag zur Kenntniss seltener Herzanomalien. *Virchow's Arch.*, 1883. — Martinotti et Sperено, *Sulle anomalie numerische delle seminulari aortiche e pulmonare*. Torino, 1884. — Delitzin, Beobacht. über die vierte Halbmondklappe in der Arteria pulmonalis, *Archiv f. Anat. u. Phys.*, 1892. — Drury, Bicuspid aortic opening, *Tr. Roy. Ac. M. Ireland*, 1900, vol. 17. p. 453-454. — Zollikofer E., Ein Fall von angeborner Vierzahl der Aortenklappen, *Diss. med.* Zurich, 1899-1900.

VENTRICULE DROIT

Examinée sur une coupe du cœur pratiquée perpendiculairement à l'axe de cet organe, distendu au préalable par une injection (voy. fig. 344), la cavité du ventricule droit affecte la forme triangulaire que fait prévoir la configuration extérieure de l'organe. Ce ventricule présente à étudier trois parois, un sommet et une base.

Parois. — Les trois parois sont : antérieure, interne et inférieure.

La paroi *antérieure*, la plus étendue, présente un grand nombre de colonnes charnues, abondantes surtout dans le voisinage de la pointe du ventricule. Une de ces colonnes appartient au groupe des colonnes de premier ordre; c'est le *muscle papillaire antérieur*, ou *pilier antérieur* de la valvule tricuspide. Ce pilier affecte tantôt la forme d'un cône à sommet arrondi, tantôt celle d'un cylindre plus ou moins allongé. Sa base s'implante sur la paroi antérieure de la cavité ventriculaire par plusieurs racines qui se perdent dans le reticulum constitué par les colonnes charnues de deuxième ordre, au niveau du sommet du ventricule. Son point d'implantation est sensiblement à égale distance de la base et du sommet et du ventricule. Son sommet, libre, donne naissance, soit directement, soit après s'être divisé en plusieurs faisceaux charnus secondaires, à dix ou douze cordages tendineux, qui vont se jeter pour la plupart sur la valve antérieure de la valvule tricuspide. De la partie interne de la base de ce pilier se détache une colonne charnue de deuxième ordre, qui se porte en haut et en arrière, et vient se perdre sur la paroi interne, formée par la cloison, au-dessous de l'orifice de l'artère pulmonaire. Cette bandelette présente un bord concave absolument libre, regardant en arrière et à droite, et un bord convexe orienté en sens inverse, d'où s'échappent des faisceaux charnus, qui viennent se perdre dans le labyrinthe musculaire du sommet du ventricule. Je l'appellerai *bandelette ansiforme*. — La paroi antérieure du ventricule répond à la valve antérieure de la tricuspide.

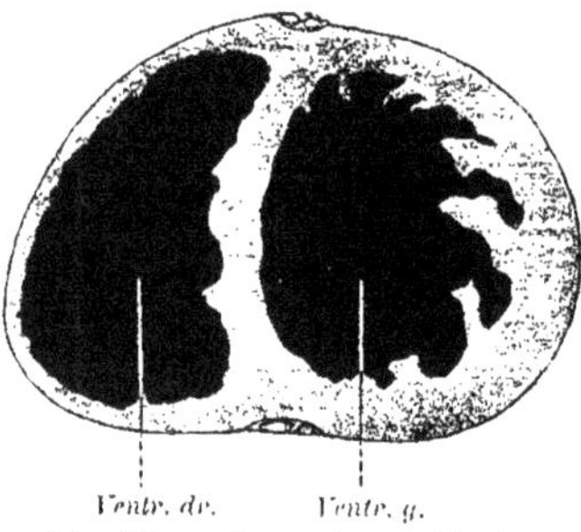

Fig. 344. — Coupe des ventricules

La paroi *interne* regarde en avant et à droite. Fortement convexe dans le sens vertical, elle présente trois segments : — un segment postérieur qui est caché par une des valves de la valvule tricuspide : — un segment moyen presque entièrement dépourvu de colonnes charnues de deuxième et de troisième ordre, mais donnant naissance à un nombre variable de cordages tendineux qui se rendent à la valve interne de la tricuspide; ces cordages tendineux se détachent, les uns directement, les autres par l'intermédiaire de petits muscles papillaires, de la paroi du ventricule; parmi ces muscles papillaires il en est un, constant dans sa disposition, qui se détache de la paroi interne de l'infundibulum et va s'attacher sur le bord antérieur de la valve antérieure de la tricuspide; c'est le *Papillar Muskel des Conus arteriosus* de

Luschka; — enfin, un segment antérieur remarquable, au contraire, par le nombre des colonnes charnues de deuxième et de troisième ordre auxquelles il donne naissance. La limite, entre le segment moyen et le segment antérieur de la paroi interne, est constituée par cette colonne charnue ansiforme que nous avons vue se détacher de la base du muscle papillaire antérieur. La paroi interne répond à la cloison interventriculaire; on peut l'appeler *paroi septale*.

La *paroi inférieure*, horizontale, est extrêmement riche en colonnes charnues. Les colonnes charnues de premier ordre constituent, au niveau de cette paroi, un ou deux muscles papillaires (muscles papillaires inférieurs), qui se distribuent aux valves inférieure et interne de la valvule tricuspide.

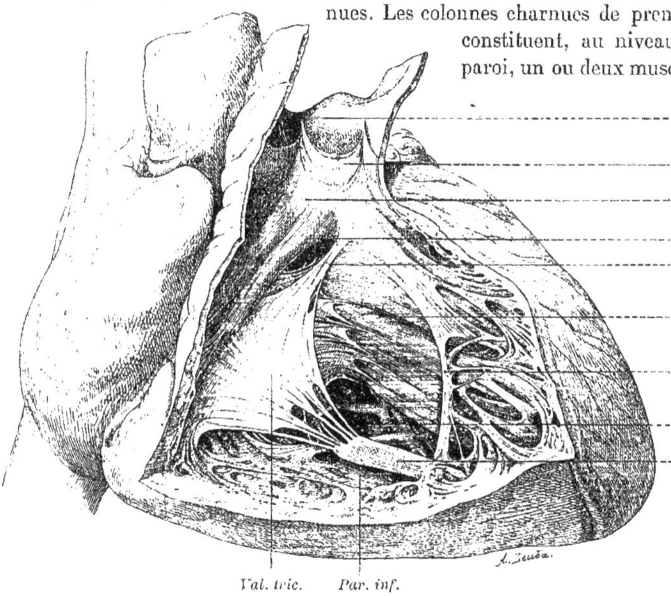

Fig. 345. — Ventricule droit, aspect intérieur.
La paroi antérieure a été réséquée en ménageant le pilier antérieur.

Sommet. — Le sommet du ventricule droit est occupé par un véritable système caverneux, formé par les anastomoses multiples de nombreuses colonnes charnues de deuxième ordre. C'est de ce système caverneux que naissent le pilier antérieur et le ou les piliers postérieurs de la valvule tricuspide.

Base. — La base du ventricule est occupée par deux orifices : l'orifice auriculo-ventriculaire droit, auquel est annexée la valvule tricuspide, et l'orifice de l'artère pulmonaire, auquel se rattachent les valvules sigmoïdes correspondantes.

Orifice auriculo-ventriculaire droit. — L'orifice auriculo-ventriculaire droit est ovalaire sur les cœurs examinés sans artifices de préparation. Sur des cœurs injectés, il tend à devenir circulaire, sans y arriver cependant entièrement. Son axe, c'est-à-dire la ligne perpendiculaire au plan dans lequel il se trouve, se dirige en avant, à droite et un peu en bas. Il est presque horizontal ; le plan de l'orifice est donc sensiblement vertical (fig. 342).

Sa circonférence est égale à 123 mm. chez l'homme et à 107 mm. chez la femme (Bizot).

La figure 342 nous montre la situation de cet orifice par rapport aux autres orifices de la base des ventricules. Il est situé à droite de l'orifice auriculo-ventriculaire gauche, en arrière et à droite de l'orifice aortique, sur un même plan que ce dernier, mais sur un plan moins élevé que l'orifice de l'artère pulmonaire.

Valvule tricuspide. — La valvule tricuspide ou triglochine affecte la forme d'un entonnoir, ou d'un cylindre membraneux, dont la circonférence posté-

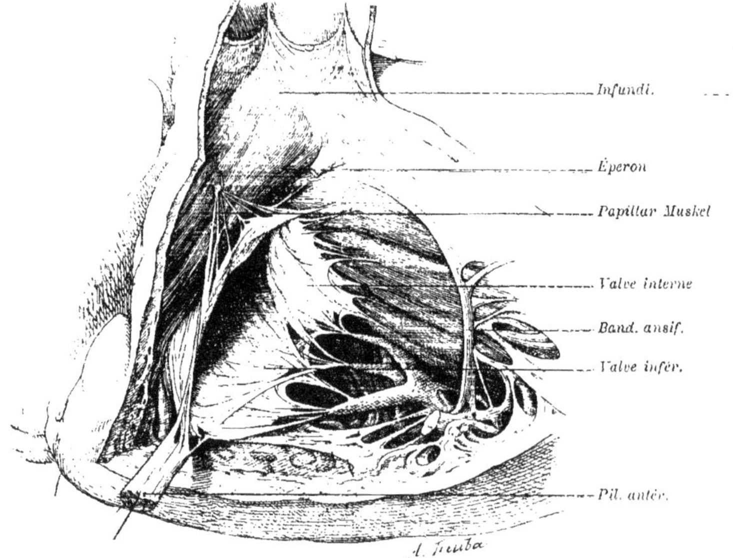

Fig. 346, — Ventricule droit, configuration intérieure.

Le pilier antérieur de la tricuspide a été coupé et relevé pour montrer les valves postérieure et interne de cette valvule.

rieure se fixe sur l'orifice auriculo-ventriculaire droit, et dont la circonférence antérieure s'avance dans la cavité du ventricule (voy. fig. 345 et 346). La longueur moyenne de ce cylindre membraneux est de 2 cm. environ. Sa circonférence antérieure est découpée par deux incisures qui permettent de décomposer la valvule tricuspide en trois valves. En se basant sur la situation de celles-ci, on peut leur donner les noms de valve antérieure, valve inférieure et valve interne. Chacune d'elles répond, comme on le voit, à une des parois du ventricule.

Il ne faudrait cependant pas s'exagérer le degré de séparation de ces valves : il est des cas où leurs limites respectives sont difficiles à établir. Cela est vrai surtout lorsqu'il s'agit de séparer la valve antérieure de la valve inférieure.

Enfin, je dois ajouter qu'entre la valve antérieure et la valve inférieure d'une part, entre la valve inférieure et la valve interne d'autre part, il existe souvent deux *languettes valvulaires accessoires*. Ces valvules accessoires sont bien visibles sur notre figure 344.

Chacune des trois valves a la forme d'un triangle dont la base adhère à l'anneau auriculo-ventriculaire, dont le sommet arrondi s'avance dans la cavité du ventricule, et dont les deux bords répondent aux bords contigus des deux valves voisines, auxquels ils sont reliés par de nombreux cordages tendineux.

Les cordages tendineux annexés à la valvule tricuspide appartiennent aux trois ordres que nous avons définis. Ces cordages naissent soit directement des différentes parois du ventricule, soit des muscles papillaires que nous avons signalés.

La valve antérieure reçoit la presque totalité des cordages tendineux du muscle papillaire antérieur (pilier antérieur). De plus, elle reçoit, presque toujours, par son bord supérieur, trois ou quatre petits cordages représentant la terminaison du petit muscle papillaire que nous avons vu se détacher en haut de la paroi interne ou septale.

La valve inférieure reçoit ses cordages tendineux du ou des piliers inférieurs qui se détachent de la paroi diaphragmatique de la cavité ventriculaire; par son bord externe, elle reçoit aussi quelques cordages venant du pilier antérieur.

Quant à la valve interne, elle reçoit quelques cordages émanés du plus interne des piliers inférieurs et d'autres, beaucoup plus nombreux, se détachant de la cloison, soit directement, soit par l'intermédiaire de deux ou trois petits muscles papillaires. Ces cordages, nés de la paroi interne, sont ordinairement assez courts; d'où le peu de mobilité de la valve interne à laquelle ils se rendent.

Orifice de l'artère pulmonaire et valvules sigmoïdes. — Situé en avant, en dedans et un peu au-dessus du précédent (voy. fig. 342), l'orifice de l'artère pulmonaire est régulièrement circulaire. Trois valvules sigmoïdes lui sont annexées. Elles répondent en tout point à la description générale que j'ai donnée page 563. Je me contenterai de rappeler ici le petit nodule que contient leur bord libre, à sa partie moyenne. On l'a appelé nodule de Morgagni, quoiqu'il ait été décrit par Arantius en même temps que le nodule correspondant des valvules sigmoïdes de l'aorte. La situation de ces trois valvules est la suivante : l'une est antérieure, les deux autres sont postérieures, l'une droite, l'autre gauche (voy. fig. 345).

Après avoir décrit les différents détails de la configuration intérieure du ventricule droit, je crois utile de jeter un coup d'œil d'ensemble sur la disposition générale de cette cavité. Lorsqu'on examine les figures 345 et 346, on voit que la valve antérieure de la tricuspide forme, avec le pilier antérieur, une cloison incomplète qui divise la cavité ventriculaire en deux portions : 1° une portion comprise entre cette valve et les deux autres valves de la tricuspide, communiquant largement avec l'oreillette droite : je l'appellerai la portion auriculaire du ventricule; 2° une portion située en avant et en dehors de cette valve antérieure, se continuant en haut et en arrière avec l'orifice de l'artère pulmonaire.

Ces deux portions sont assez nettement séparées l'une de l'autre; elles communiquent cependant par un vaste orifice ovalaire bien visible sur la figure 345, limité d'une part par le bord antéro-supérieur de la valve antérieure, d'autre part par la colonne charnue qui réunit le pilier antérieur à la cloison, colonne à laquelle j'ai donné le nom de *bandelette ansiforme*.

Le compartiment antérieur, prévalvulaire, de beaucoup le plus étendu, est lui-même divisé, ou plutôt tend à être divisé, en deux portions par une saillie musculaire. Celle-ci se détache de la paroi antérieure, immédiatement en avant de l'orifice auriculo-ventriculaire, se porte en dedans, en décrivant une courbe à concavité antérieure et vient se perdre sur la cloison (voy. fig. 345), c'est l'éperon de Wolff. Au-dessous de cette saillie, entre elle et la valve antérieure de la tricuspide, il existe une fossette, plus ou moins profonde, suivant les sujets. La portion de la cavité du ventricule, sus-jacente à cette bande musculaire, commence l'entonnoir qui conduit à l'artère pulmonaire; elle est connue depuis Wolff sous le nom d'*infundibulum*.

VENTRICULE GAUCHE

Examinée sur une coupe (fig. 344), la cavité du ventricule gauche a une forme assez régulièrement circulaire. Le ventricule gauche a, en effet, la forme d'un cône dont l'axe se dirige en avant, en bas et à gauche, en se rapprochant sensiblement de l'horizontale; mais, comme ce cône est très légèrement aplati dans le sens transversal, je lui décrirai, comme je l'ai fait en décrivant sa conformation extérieure, deux parois, deux bords, une base et un sommet.

Parois. — Les deux parois sont, l'une interne ou droite, l'autre externe ou gauche. Toutes les deux sont concaves et se regardent par leur concavité. La paroi interne est formée par la cloison interventriculaire; elle est lisse dans ses deux tiers postérieurs qui avoisinent l'orifice aortique; dans son tiers antérieur, elle présente un certain nombre de colonnes charnues qui courent parallèlement à l'axe de la cavité ventriculaire. La paroi gauche, répondant à la face gauche ou pulmonaire du cœur, présente, au contraire, dans toute son étendue, un nombre considérable de colonnes charnues.

Les deux bords sont l'un antéro-supérieur, l'autre postéro-inférieur; ils sont arrondis, et, à leur niveau, les deux faces du ventricule se continuent l'une avec l'autre sans aucune ligne de démarcation.

Là où la paroi gauche se recourbe pour se continuer avec les deux bords du ventricule, on voit se détacher deux énormes colonnes charnues du premier ordre : ce sont *les piliers de la valvule mitrale*. On peut les distinguer, de par leur situation, en pilier antérieur et pilier postérieur (il serait plus exact de dire pilier antéro-supérieur et pilier postéro-inférieur). Les deux piliers de la valvule mitrale affectent la forme de deux saillies mamelonnées, dont la configuration paraît varier avec les sujets. Dans la majorité des cas, leur forme est celle d'un cône tronqué; la base de ce cône s'implante sur la paroi ventriculaire et se continue avec plusieurs colonnes charnues de deuxième ordre, qui semblent se fusionner pour former les piliers. Le sommet, quelquefois régulièrement arrondi, est le plus souvent divisé en plusieurs mamelons secondaires. C'est même la règle pour le pilier postéro-inférieur dont la partie libre est, le plus souvent, formée par deux mamelons, ou deux groupes distincts de mamelons, l'un droit, l'autre gauche.

Lorsqu'on étudie les piliers sur une coupe transversale du ventricule, on voit qu'ils sont unis à la paroi ventriculaire par des colonnes charnues, sauf au niveau de la portion de leur surface qui regarde la cloison ou le pilier du côté opposé. On constate aussi que les deux piliers *s'emboîtent réciproquement*. Il m'a paru que le plus souvent le pilier postéro-inférieur, plus court et plus trapu, présentait une concavité qui recevait le pilier antérieur, plus allongé et régulièrement cylindrique. Mais, je dois ajouter que ce n'est point là un fait constant et que la disposition inverse n'est pas rare.

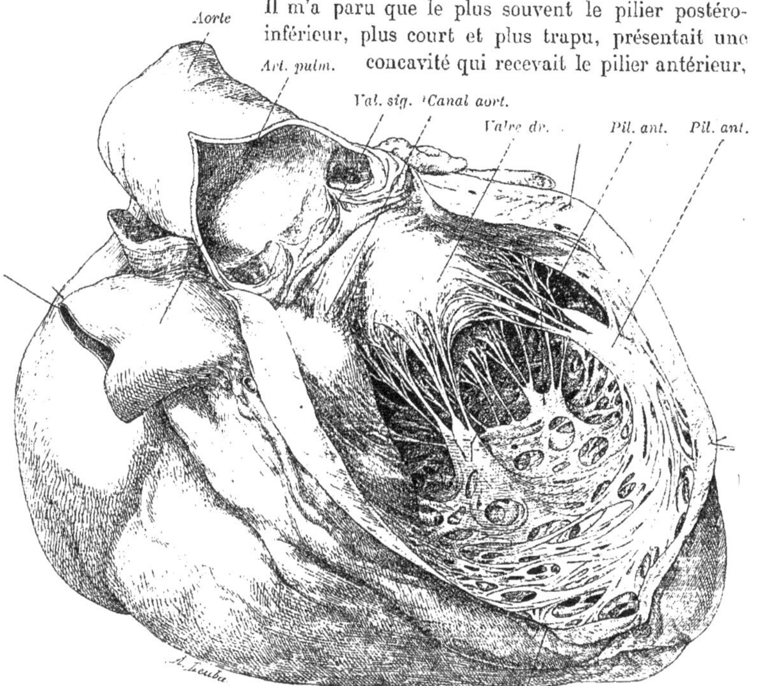

Fig. 347. — Ventricule gauche, ouvert le long de son bord antérieur, sur un cœur en place.

Les cordages tendineux émanés des piliers *se distribuent aux deux valves* de la mitrale. Ceux du pilier antéro-supérieur vont à la moitié antéro-supérieure des deux valves, ceux du pilier postéro-inférieur à la moitié postéro-inférieure des mêmes valves.

Sommet. — Le sommet du ventricule, assez régulièrement arrondi, est riche en colonnes charnues de deuxième et de troisième ordre, sans présenter cependant la disposition en labyrinthe que nous avons rencontrée au sommet du ventricule droit.

Base. — La *base* du ventricule gauche nous présente l'orifice auriculo-ventriculaire et l'orifice aortique.

Orifice auriculo-ventriculaire gauche. — Régulièrement arrondi, du moins quand on l'examine sur un cœur injecté, l'orifice auriculo-ventriculaire gauche a une circonférence de 110 millimètres chez l'homme et de 92 millimètres chez la femme. Son axe se dirige en avant, en bas et à gauche; son obliquité est moins marquée que celle de l'axe de l'orifice droit correspondant: en d'autres termes, il se rapproche moins de l'horizontale.

Comme on le voit sur la figure 342, il est situé à gauche de l'orifice auriculo-ventriculaire droit, en arrière et à gauche de l'orifice aortique, en rapport intime avec ces orifices situés sur le même plan que lui.

A l'orifice auriculo-ventriculaire gauche est annexée la valvule mitrale.

Valvule bicuspide ou mitrale. — Comme la valvule tricuspide, la valvule mitrale revêt la forme d'un cylindre membraneux, dont l'une des extrémités est fixée à l'orifice auriculo-ventriculaire gauche, et dont l'extrémité opposée s'avance dans la cavité ventriculaire. Elle est décomposable en deux valves : valve interne et valve externe. Winslow l'a comparée à une mitre renversée, d'où son nom de valvule mitrale.

La *valve interne* (valve droite, grande valve, valve de la cloison, valve aortique) est la plus étendue des deux valves de la mitrale. De forme quadrilatère, elle se fixe par son bord supérieur à la moitié droite de l'orifice auriculo-ventriculaire. Son bord antérieur et son bord postérieur reçoivent les cordages tendineux venus des piliers; son bord inférieur, libre, court, est occupé par une arcade réunissant les cordages venus du pilier antérieur à ceux venus du pilier postérieur. — Des deux faces de la valve interne, l'une, tournée en arrière et à gauche, regarde l'axe de l'orifice auriculo-ventriculaire, c'est la face axiale, absolument lisse; l'autre regarde en avant et à droite et répond à la cloison, c'est la face septale. Cette dernière ne présente pas de cordages tendineux de premier ordre; seuls, quelques cordages de deuxième ordre viennent se fixer sur sa moitié inférieure. Aussi cette face septale de la grande valve est-elle remarquablement lisse; elle se continue, en haut, avec la paroi aortique.

La *valve externe* (petite valve, valve gauche) est moins étendue que la précédente; elle la rappelle par sa forme générale. Elle s'attache par son bord supérieur à la moitié gauche de l'orifice auriculo-ventriculaire. Son bord antérieur reçoit les cordages du pilier antérieur, son bord postérieur, les cordages du pilier postérieur. Quant à son bord inférieur, on le voit quelquefois donner insertion à quelques petits filaments tendineux, nés directement de la paroi ventriculaire. La face antérieure et droite de la petite valve regarde l'axe de l'orifice; cette face axiale est complètement lisse. Sa face postérieure et gauche regarde la paroi externe ou gauche du ventricule. Cette face pariétale est parcourue par un grand nombre de cordages tendineux du premier et du deuxième ordre qui lui donnent un aspect irrégulier, contrastant singulièrement avec l'aspect lisse de la face correspondante de la grande valve. — On rencontre parfois entre les deux valves de petites languettes accessoires, analogues à celles que nous avons étudiées avec la valvule tricuspide.

Comme on le voit, par cette description, les deux valves de la mitrale reçoivent des cordages tendineux des deux piliers. Elles diffèrent, toutefois, par ce fait que les cordages venus des deux piliers s'implantent sur la face pariétale de la petite valve, tandis qu'ils s'arrêtent pour la plupart sur le bord libre de la grande valve, dont la face septale apparaît lisse et unie par les frottements du courant sanguin qui s'engage dans l'aorte.

Orifice aortique. — L'orifice aortique, régulièrement arrondi, d'une circonférence de 70 mm. chez l'homme, de 64 mm. chez la femme (Bizot), est placé en avant et à droite de l'orifice auriculo-ventriculaire gauche, en rapport immédiat avec ce dernier (voy. fig. 342). Son axe se dirige en haut, à droite et un peu en arrière, comme celui de la portion ascendante de la crosse aortique.

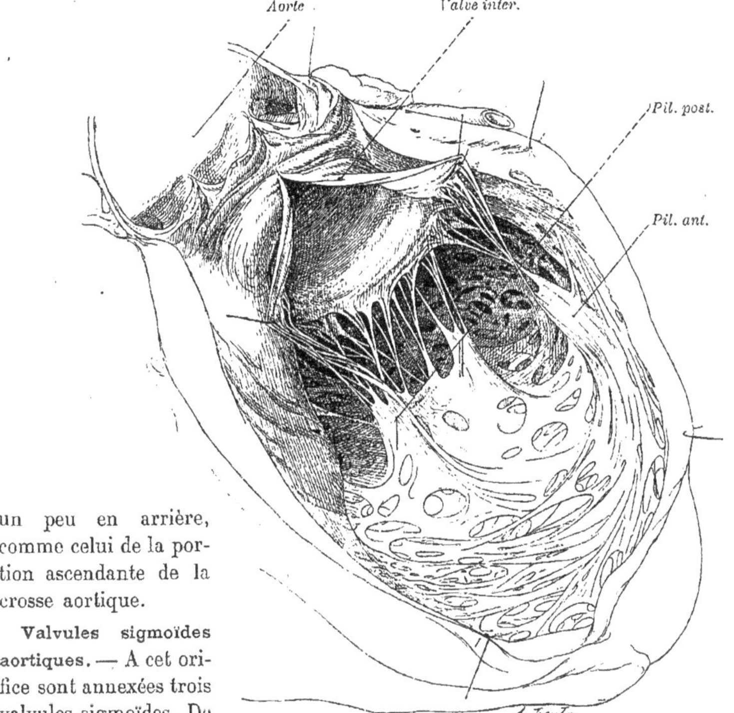

Fig. 348. — Ventricule gauche; la valve droite de la mitrale a été incisée et réclinée pour permettre de voir la valve gauche.

Valvules sigmoïdes aortiques. — A cet orifice sont annexées trois valvules sigmoïdes. De ces trois valvules, l'une est placée en avant et à droite, l'autre en avant et à gauche, la troisième en arrière. Il est intéressant de rapprocher cette situation des trois valvules sigmoïdes aortiques de celle des trois valvules sigmoïdes pulmonaires. Les deux schémas A et B (fig. 349), empruntés à Gegenbaur, nous donnent, en même temps que l'explication embryologique de cette orientation, un moyen commode de la retenir. L'aorte et l'artère pulmonaire dérivent d'un tronc unique, le bulbe artériel; celui-ci est pourvu de quatre valvules qui sont, comme le montre le schéma A, antérieure, postérieure, droite et gauche. Plus tard apparaît une cloison (septum aorticum) qui coupe, dans un plan frontal, les valvules latérales; alors, les deux valvules postérieures de l'artère pulmonaire, ainsi que les deux valvules antérieures de l'aorte se constituent aux dépens des tronçons des deux valvules latérales primitives, comme le montre le schéma B.

Les valvules aortiques sont beaucoup plus résistantes que les valvules de l'artère pulmonaire; lorsqu'on les examine avec soin, on voit qu'elles sont beaucoup plus épaisses dans leur moitié inférieure que dans leur moitié supérieure. Cette dernière, souvent percée de trous, est constituée par un simple repli endocardique, car le prolongement émané de l'anneau fibreux, sur lequel s'insère la valvule, n'occupe guère que la moitié inférieure de celle-ci. A l'union de ces deux zones d'épaisseur différente, il existe parfois sur la face pariétale des valvules sigmoïdes aortiques, des petits prolongements villeux visibles lorsqu'on examine les valvules sous l'eau. Ces prolongements, déjà vus par Santorini, ont été retrouvés et longuement décrits par Lambl (*Wiener medicin. Wochenschrift*, 1856, n° 16) et Luschka (*Deutsche Klinik*, 1856, n° 23).

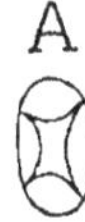

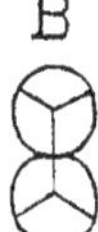

FIG. 349. — Schéma du développement des valvules sigmoïdes (d'après Gegenbaur).

Le nodule qui occupe le bord libre des valvules sigmoïdes aortiques est plus volumineux que le nodule des valvules pulmonaires; il porte le nom de nodule d'Arantius.

Si nous jetons maintenant un coup d'œil d'ensemble sur la cavité du ventricule gauche, nous voyons qu'on peut la considérer comme présentant deux compartiments distincts. La cloison, d'ailleurs incomplète, qui les sépare est formée par la grande valve aortique de la valvule mitrale. Des deux portions du ventricule, l'une est située en arrière et à gauche de cette valve aortique; elle communique largement en haut avec l'oreillette; c'est la *portion auriculaire*. L'autre, située en avant et à droite de la même valve, est remarquable par l'aspect lisse des parois qui la limitent; elle se continue en haut avec l'aorte; c'est la portion *artérielle* ou *canal aortique* des auteurs. Ces deux portions communiquent largement par un orifice ovalaire; comme on le voit sur la figure 347, cet orifice est limité par le bord droit des deux piliers de la mitrale et des cordages qui en émanent pour aller former une arcade au niveau du bord inférieur de la grande valve aortique.

CLOISON INTERVENTRICULAIRE

La cloison interventriculaire a la forme d'un triangle dont le sommet répond à la pointe du cœur, et dont la base répond à la base des ventricules. Comme cette dernière, elle regarde en haut et en arrière. Des deux bords, l'un est antéro-supérieur et correspond sur la surface extérieure de l'organe au sillon interventriculaire antérieur; l'autre est inférieur et répond au sillon interventriculaire de la face diaphragmatique. Des deux faces, l'une regarde en avant et à droite; elle est convexe et constitue la paroi interne du ventricule droit; l'autre regarde en arrière et à gauche; elle est concave et constitue la paroi interne du ventricule gauche.

Nous avons vu en étudiant les deux faces de la cloison considérées comme parois ventriculaires que, dans leur partie antéro-inférieure, voisine de la pointe par conséquent, ces deux faces étaient irrégulières et présentaient un grand nombre de colonnes charnues. Elles sont, au contraire, lisses et unies dans leur partie postéro-supérieure voisine de la base.

Envisagée au point de vue de sa constitution, la cloison interventriculaire, comme le montre la figure 350, se compose de deux parties : l'une, beaucoup plus épaisse et de beaucoup la plus étendue, l'autre beaucoup plus mince et occupant un espace très restreint. La première, *portion musculaire*, a une épaisseur d'environ 9 à 10 mm. ; uniquement constituée par des fibres charnues, dont nous indiquerons la disposition en décrivant l'architecture du cœur, elle constitue la presque totalité de la cloison,

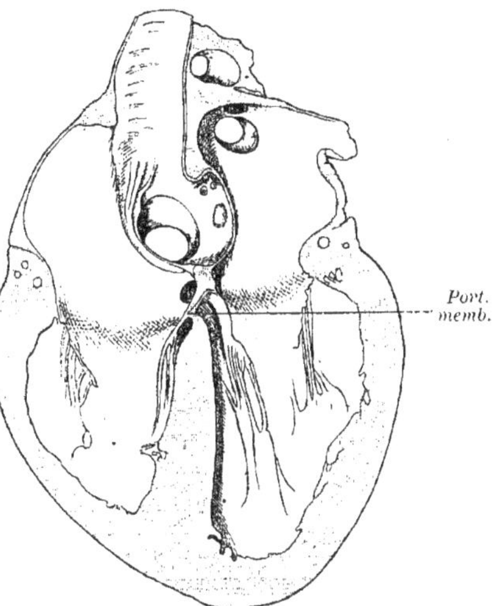

Fig. 350. — La cloison interventriculaire (d'après His).

L'autre, *portion membraneuse* (pars membranea), bien décrite par Thurnam (*Medico-chirurgicals Transactions*, 1838, vol. XXI) n'occupe qu'un espace très restreint. Elle ne dépasse pas, en effet, 15 à 20 mm. carrés ; tantôt triangulaire, tantôt elliptique, elle est située dans le voisinage de la base de la cloison interventriculaire, sur les confins de cette cloison et de la cloison interauriculaire. Blanchâtre et transparente, elle a une épaisseur de 1 mm. 1/2 à 2 mm. Si on étudie cette portion membraneuse de la cloison sur une coupe du cœur intéressant cette cloison dans toute son étendue, comme cela a été représenté dans la figure 350, on voit que, du côté gauche, cette portion membraneuse répond, dans toute son étendue, à la partie la plus élevée de la paroi interne du ventricule gauche, tandis que, du côté droit, cette portion membraneuse répond en partie au ventricule droit, en partie à l'oreillette droite. Ce rapport avec l'oreillette droite tient à ce que le ventricule droit est plus court que le ventricule gauche. La portion qui répond au ventricule droit est cachée sous la valve interne de la valvule tricuspide, qu'il faut couper pour l'apercevoir.

La portion de la cloison qui répond à l'oreillette droite occupe la partie de la paroi interne de cette cavité la plus rapprochée de l'orifice auriculo-ventriculaire. Un instrument enfoncé à ce niveau par l'oreillette droite ne pénètre pas, comme on pourrait le croire, dans l'oreillette opposée, mais bien dans le ventricule gauche.

C'est à tort que quelques auteurs ont prétendu que cette portion membraneuse était constituée seulement par l'adossement de l'endocarde des deux ventricules. En réalité, il existe entre les deux lames endocardiques du tissu fibreux qui, pour être très mince, n'en est pas moins très résistant. Chez certains animaux il existerait même à ce niveau une véritable lame osseuse (Luschka).

Au point de vue embryologique, l'origine de la portion membraneuse de la paroi interventriculaire est tout à fait différente de celle de la portion musculaire. La cloison interventriculaire se forme : 1° aux dépens du septum interventriculaire primitif, 2° du septum intermédiaire de His, dépendance de la cloison interauriculaire primitive, 3° du septum aortique, cloison qui divise en deux troncs secondaires le tronc artériel primitif. C'est aux dépens du septum interventriculaire que se développe la portion charnue de la cloison ; c'est aux dépens du septum intermédiaire et du septum aortique que se développe la portion membraneuse. Lorsqu'il existe une communication entre les deux ventricules, anomalie beaucoup plus rare que la persistance du trou de Botal, à laquelle elle est souvent associée, c'est que les trois éléments qui constituent la cloison définitive ne sont pas arrivés au contact.

Sur la persistance du foramen interventriculaire, voy. parmi les travaux récents :

Brœmser, Zwei Fälle von congenitalen Defect im Septum ventriculorum, *Dissert.* München, 1898. — Symington, On a specimen of a heart with incomplete interauricular and inter-ventricular Septa, one auriculo-ventricular opening (left) and a single arterial orifice (aortic). *Journ. of Anat. and Physiol.*, vol. 34, Part. 3, p. XIV-XVII. — Mühsam, Ueber unkomplicirte kongenitale Defekte in der Kammerscheidewand des Herzens, *Dissert. med.*, Kiel, 1900.

OREILLETTES

La cavité des oreillettes a une forme assez irrégulière, qui répond à leur forme extérieure. Comme nous l'avons dit, elles ont une forme cubique ; nous leur décrirons donc six parois.

D'une façon générale, les parois des oreillettes sont plus minces que celles des ventricules et l'on n'y rencontre point de colonnes charnues de premier ordre.

OREILLETTE DROITE.

Pour étudier la configuration intérieure de l'oreillette droite, il faut reséquer la paroi externe de cette cavité. Pour cela, il faut tracer une incision verticale, allant de l'embouchure de la veine cave supérieure à celle de la veine cave inférieure, et deux incisions horizontales, réunissant les deux extrémités de la première au sillon auriculo-ventriculaire. On détermine ainsi un petit lambeau à base antérieure que l'on peut rejeter en avant. C'est une préparation de ce genre qui a été représentée fig. 351.

Comme je l'ai dit, on peut décrire à l'oreillette droite six parois :

1° Une paroi *externe* ou *droite* ; cette paroi, détachée en lambeau sur notre figure, est des plus irrégulières. Elle présente des colonnes charnues à direction antéro-postérieure.

2° Une paroi *interne* ou *gauche* ; formée par le septum interauriculaire, elle présente plusieurs points intéressants à étudier. On remarque d'abord à sa partie moyenne une dépression plus ou moins marquée, la *fosse ovale*. A ce niveau, la paroi de l'oreillette est d'une minceur extrême et demi-transparente. Allongée dans le sens vertical, la fosse ovale est limitée par un relief arrondi, l'*anneau de Vieussens*. Très marqué en haut et en avant, ce relief s'atténue en bas et en arrière, si bien qu'à ce niveau, les limites de la fosse ovale manquent de netteté. L'anneau de Vieussens ressemble donc moins à un anneau qu'à un croissant dont la concavité regarde en bas et en arrière, Ce croissant limite, dans sa partie moyenne, un sillon ; un stylet introduit dans ce sillon pénètre à une profondeur de 3 à 4 mm. : dans quelque cas même, il arrive dans l'oreillette gauche. Mais, ces cas de communication entre les deux oreillettes ne sont pas aussi fréquents qu'on a bien voulu le dire, et l'introduction du stylet dans l'oreillette gauche est souvent la conséquence d'une exploration trop brutale, qui déchire la mince paroi séparant les deux cavités. On trouve encore sur la paroi interne, entre la fosse ovale et l'orifice de la veine cave supérieure, les orifices par lesquelles les veines auriculaires viennent déboucher dans l'oreillette.

3° Une paroi *supérieure*. Cette paroi supérieure présente en arrière, au niveau de sa jonction avec la paroi postérieure, l'orifice de la veine cave supérieure. Cet orifice, régulièrement circulaire, mesure de 18 à 22 mm. de diamètre (Cruveilhier) ; il est dépourvu de valvule. En avant de l'orifice de la veine cave supérieure, la paroi supérieure se continue avec la paroi correspondante de l'auricule.

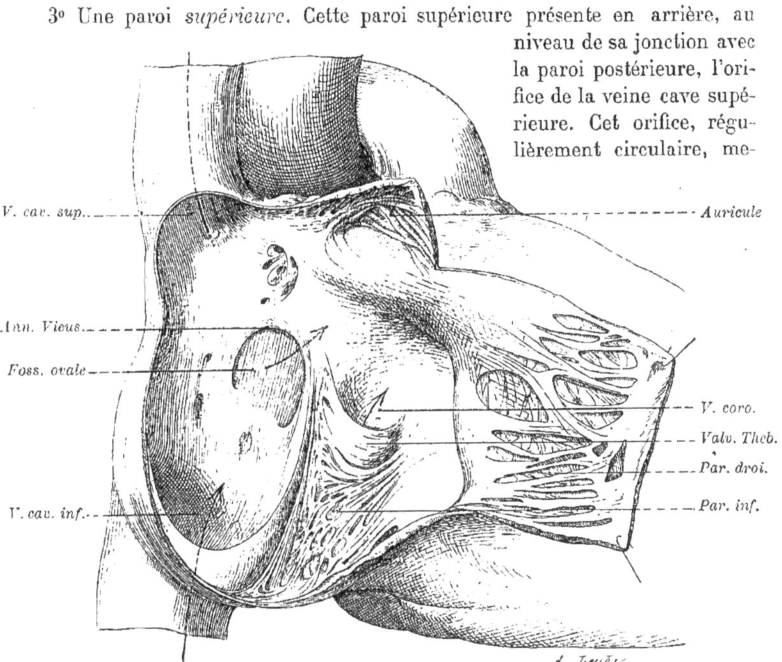

FIG. 331. — Oreillette droite sur un cœur en place ; la paroi droite a été incisée et réclinée.

4° Une paroi *inférieure*. Elle présente des colonnes charnues qui se continuent avec celles que nous avons signalées sur la paroi externe de l'oreillette, mais en diffèrent par leur volume. Beaucoup plus grêles, elles dessinent sur la paroi inférieure un réticulum très fin. Sur cette paroi inférieure, on aperçoit l'orifice de la grande veine coronaire : situé en avant de l'orifice de la veine cave inférieure, tout près de la cloison interauriculaire, il est régulièrement arrondi et présente un diamètre de 12 mm. environ. Il est parfois situé au fond d'une petite fossette. Cet orifice est muni d'une valvule : la valvule de Thebesius qui affecte la forme de croissant. Le bord libre de cette valvule est concave et regarde en haut ; son bord adhérent s'insère sur la demi-circonférence externe de l'orifice veineux et semble prolonger dans l'oreillette la paroi de la grande veine coronaire. De ses deux faces, l'une est tournée en dehors, l'autre en dedans vers la cloison interauriculaire. La valvule de Thebesius est extrêmement mince; sur certains sujets, je l'ai vue constituée non par une lamelle continue, mais par un fin réticulum, circonscrivant de minuscules orifices et comparable à une véritable toile d'araignée.

A la jonction de la paroi inférieure avec la paroi postérieure, se trouve l'orifice de la veine cave inférieure. Cet orifice est circulaire comme celui de la veine cave supérieure, mais plus considérable; son diamètre est de 27 à 36 mm. (Cruveilhier). Il n'est pas orienté dans un plan absolument horizontal, mais légèrement oblique en bas et en avant. Il en résulte que la veine cave inférieure est obligée de décrire une légère crosse pour déboucher dans l'oreillette. Cet orifice est pourvu d'une valvule, la valvule d'Eustachi. Cette valvule a, comme la valvule de Thebesius, la forme d'un croissant : son bord libre, concave, regarde en haut; son bord convexe adhère à la paroi inférieure de la cavité et semble prolonger dans l'oreillette la paroi interne de la veine. Ses deux faces regardent l'une en avant et en dehors, l'autre en arrière et en dedans. La première répond à la paroi externe de l'oreillette, avec laquelle elle limite un petit cul-de-sac; l'autre est séparée de la paroi interne par la lumière du vaisseau. Les deux extrémités du croissant valvulaire se perdent, la postérieure sur la paroi postérieure de l'oreillette, l'antérieure sur la paroi interne, immédiatement en avant de la fosse ovale. La valvule d'Eustachi est quelquefois percée de trous dans ses deux tiers supérieurs, où elle n'est formée que par un simple repli de l'endocarde. Elle est plus épaisse au niveau de son tiers inférieur, où le repli endocardique contient dans son épaisseur une émanation de la couche musculaire de l'oreillette.

La valvule d'Eustachi est le reliquat d'un appareil valvulaire mieux développé, séparant le *sinus veineux* de l'embryon de l'oreillette primitive. Plus tard lorsque le sinus est devenu partie intégrante de l'oreillette droite, la valvule d'Eustachi persistante atteste la dualité d'origine de l'oreillette définitive. Dire que la valvule d'Eustachi est un prolongement auriculaire de la veine cave, c'est là une expression commode peut-être pour indiquer que la valvule semble continuer la paroi du vaisseau, mais qui ne saurait donner le pourquoi de l'existence de ce repli membraneux.

5° Une paroi *postérieure*. La paroi postérieure se continue sans ligne de démarcation aucune avec la paroi externe; absolument lisse, elle ne présente rien de spécial à signaler. A la jonction de la paroi interne et de la paroi postérieure, presque à égale distance de l'embouchure des deux veines caves, plus rapproché cependant de la veine cave supérieure, on remarque parfois un tubercule, le tubercule de Lower (Richard Lower, *Tractatus de corde*, Amstelodami, 1669, p. 51).

Ce tubercule, de forme et de saillie très variables, affecte, lorsqu'il est bien marqué, la forme d'une crête mousse transversale. D'après Henle il serait dû à une accumulation limitée de graisse, qui cliverait, à ce niveau, en deux couches la paroi musculaire de l'oreillette, et soulèverait vers la cavité de cette dernière la couche la plus interne. D'après Lower, cette saillie résulterait d'un enfoncement de la paroi postérieure par la convergence des deux veines caves. Lower l'a défini : *tuberculum utramque venam distinguens* et lui a assigné comme rôle de dévier vers le centre de l'oreillette les colonnes sanguines qui débouchent des veines caves. — Après avoir recherché sur un grand nombre de cœurs le tubercule de Lower, nous devons avouer qu'il nous a été bien souvent impossible de le rencontrer.

6° Une paroi *antérieure*. La paroi antérieure nous présente l'orifice auriculo-ventriculaire. Vu par l'oreillette et prolongé par la valvule tricuspide, cet orifice affecte la forme d'un entonnoir à ouverture postérieure.

Auricule droite. — A la jonction de la paroi antérieure et de la paroi supérieure de l'oreillette se trouve l'orifice qui conduit dans la cavité de l'auricule droite. Cette cavité (voy. fig. 351) affecte la forme d'un entonnoir, dont le sommet est dirigé à gauche et dont la base, regardant à droite, s'ouvre largement dans l'oreillette. Les parois de l'auricule sont remarquables par le nombre considérable des colonnes charnues qu'elles présentent.

OREILLETTE GAUCHE.

La cavité de l'oreillette gauche présente la même conformation générale que celle de l'oreillette droite. Quoiqu'elle soit assez régulièrement arrondie, on la

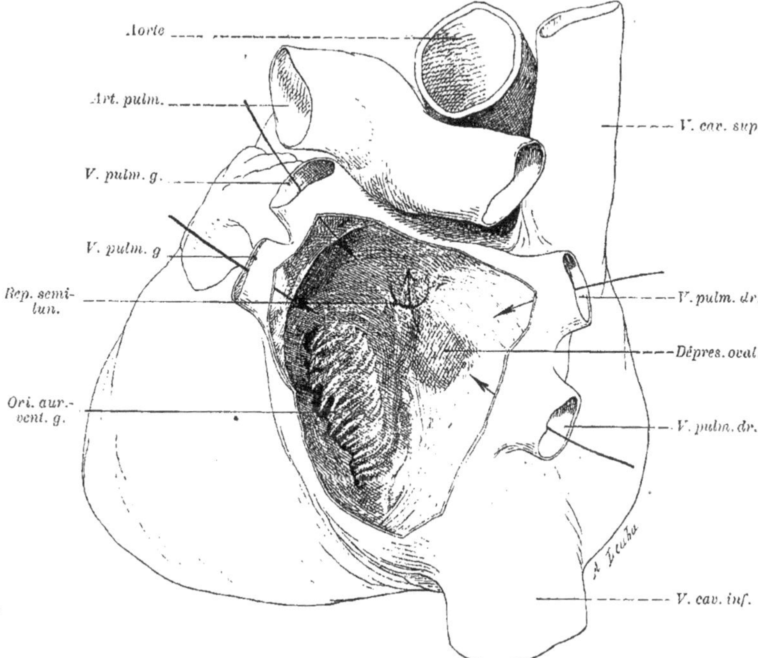

Fig. 352. — L'oreille gauche, sur un cœur en place, après résection de la paroi postérieure.

décrit ordinairement comme ayant une forme cubique et on lui considère par conséquent six parois, J'orienterai ces parois comme je les ai orientées en décrivant la configuration extérieure de l'oreillette et comme elles sont représentées dans la figure 352.

Les *parois supérieure* et *inférieure*, concaves, sont lisses et ne présentent rien de spécial.

La *paroi postérieure* montre l'ouverture des quatre veines pulmonaires, qui s'ouvrent symétriquement sur ses parties latérales. Ces orifices sont régulièrement arrondis, d'un diamètre de 14 à 15 mm. Leur disposition est sujette à de nombreuses variations. Il n'est pas rare d'en rencontrer cinq, trois à droite, deux à gauche. En revanche, leur nombre peut être réduit à trois, deux des veines pulmonaires se fusionnant en un tronc unique avant de pénétrer dans l'oreillette. On remarque encore sur la paroi postérieure, et à égale distance des deux groupes de veines pulmonaires, un foramen presque constant, signalé par Lannelongue.

La *paroi antérieure* présente l'orifice auriculo-ventriculaire gauche.

La *paroi externe* ou *gauche*, lisse, porte un orifice bien circonscrit qui conduit dans la cavité de l'auricule gauche.

La *paroi interne* est formée par la cloison interauriculaire. L'espace qui correspond à la fosse ovale de l'oreillette droite présente quelquefois une dépression peu marquée. En avant de cette dépression, il existe un croissant membraneux à concavité dirigée en haut et en avant. C'est le *repli semilunaire* (valvula semi-lunaris; valvula sinus sinistri, G. F. Wolff; valvula interauricularis, Parchappe) dont l'origine sera indiquée ci-après.

Auricule gauche. — Sa cavité est remarquable par l'irrégularité de ses parois, qui présentent de nombreuses colonnes charnues; elle contraste ainsi singulièrement avec l'aspect lisse de la cavité de l'oreillette.

CLOISON INTERAURICULAIRE

Envisagée dans son ensemble, la cloison interauriculaire affecte la forme d'une lame membraneuse, fixée en bas et en avant sur le tissu fibreux intermédiaire aux deux zones fibreuses auriculo-ventriculaires et continue dans le reste de son contour, avec les parois des oreillettes. Cette cloison n'est pas orientée dans le sens sagittal : comme le montre la figure 350, elle a une obliquité telle que l'une de ses faces regarde en avant et à droite, l'autre en arrière et à gauche. La cloison interauriculaire est plus étendue du côté de l'oreillette droite que du côté de l'oreillette gauche. Comme je l'ai dit plus haut, une aiguille enfoncée dans la paroi interne de l'oreillette droite, tout près de l'anneau auriculo-ventriculaire, pénètre non pas dans l'oreillette gauche, mais dans le ventricule correspondant. L'épaisseur moyenne de la cloison interauriculaire est de 2 mm. 5; elle descend au minimum au niveau de la partie moyenne, qui correspond à la fosse ovale.

Nous avons vu que la fosse ovale était limitée en haut et en avant par un bourrelet saillant à concavité regardant en bas et en arrière, l'anneau de Vieussens. J'ai dit aussi que, dans l'oreillette gauche, on trouvait, au point qui correspond à l'anneau de Vieussens, un repli valvulaire concave, mais dont la concavité regarde en haut et en avant.

L'embryologie nous explique nettement cette disposition. On sait que pendant la plus grande partie de la vie fœtale, la cloison interauriculaire reste incomplète et présente un orifice, le trou de Botal, qui permet une large communication entre les deux oreillettes; cet orifice est limité en haut et en avant par un bourrelet très marqué, le futur anneau de Vieussens. Vers la fin de la vie intra-utérine, cet orifice commence à s'oblitérer par le processus suivant. De la partie postéro-inférieure de sa circonférence s'élève un repli valvulaire, qui se dirige en haut et en avant, atteint l'anneau de Vieussens et arrive même à le dépasser; repli valvulaire et anneau finissent ainsi par chevaucher en quelque sorte, le repli valvulaire passant à gauche de l'anneau (voy. fig. 353). Normalement, le repli se soude à l'anneau de Vieussens, sauf au niveau de son bord libre qui forme le repli semi-lunaire décrit dans l'oreillette gauche. Si la soudure entre le repli et l'anneau ne se fait pas, il persiste une fente oblique qui établit une communication entre les deux oreillettes.

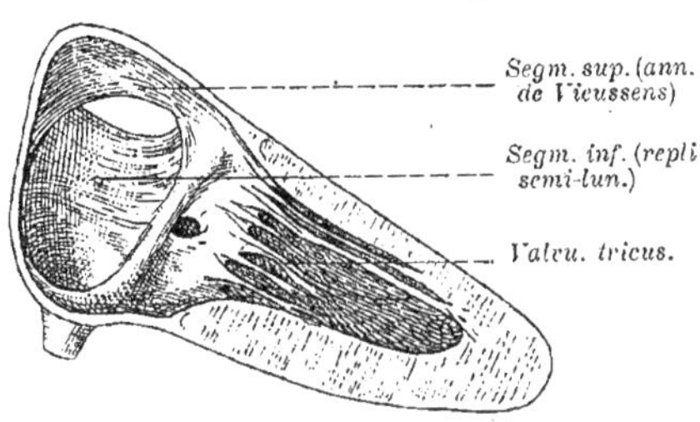

Fig. 353. — Cloison interauriculaire, face droite, d'un cœur de fœtus durci dans l'alcool (d'après Henle).

Cette communication, qui n'apporte aucun trouble dans le fonctionnement du cœur, et qu'il ne faut pas confondre avec les cas de persistance complète du trou de Botal, est un fait relativement fréquent. — Ogle (*Journal de la Phys.*, 1859, p. 119) l'a trouvée 13 fois sur 62 cœurs d'adultes ; Klob (*Bericht der Bonner Naturforscherversammlung*), 224 fois sur 500 cœurs; Wallmann (*Prager Vierteljahr.*, 1859), 132 fois sur 300 cœurs. D'après ce dernier auteur, la communication serait plus fréquente chez l'homme que chez la femme.

§ IV. — RAPPORTS DU COEUR

Le cœur est coupé par le plan médian sagittal en deux parties inégales. D'après Luschka, la partie droite comprend l'oreillette droite, sauf l'extrémité de son auricule, la moitié droite de l'oreillette gauche et la partie postérieure du ventricule droit; la partie gauche comprend la moitié gauche de l'oreillette gauche, la partie antérieure du ventricule droit et la totalité du ventricule gauche. C'est ce que montre bien la coupe horizontale fig. 354.

Les recherches de Giacomini confirment presque entièrement celles de Luschka ; cependant, l'auteur italien aurait toujours trouvé l'auricule droite à droite du plan médian (voy. Giacomini, *Topografia del cuore*, Torino, 1886, p. 18 et suiv.). Comme on le voit, l'embouchure de la grande veine coronaire est placée à droite du plan médian sagittal, et l'opinion des anciens auteurs qui la croyaient située au centre même du thorax est erronée.

Etudions maintenant les rapports des faces, de la base et du sommet de la pyramide cardiaque.

Face antérieure. — La *face antérieure* du cœur est recouverte par les plans suivants : peau et tissu cellulaire sous-cutané, grand pectoral, plastron sterno-costal, sur lequel nous aurons plus tard à projeter exactement la face antérieure du cœur, vaisseaux mammaires internes qui descendent à 10 ou

15 mm. environ des bords du sternum (voy. artère mammaire interne), muscle triangulaire du sternum, culs-de-sac pleuraux antérieurs et bords antérieurs des poumons, thymus chez l'enfant et ses restes chez l'adulte, et enfin le sac fibreux du péricarde. Ce sac fibreux incisé, on aperçoit la face antérieure du cœur, ou plus exactement, son segment inférieur, car ses deux segments moyen et supérieur sont encore cachés par l'aorte et l'artère pulmonaire.

Certains de ces rapports, et notamment le trajet précis des culs-de-sac pleu-

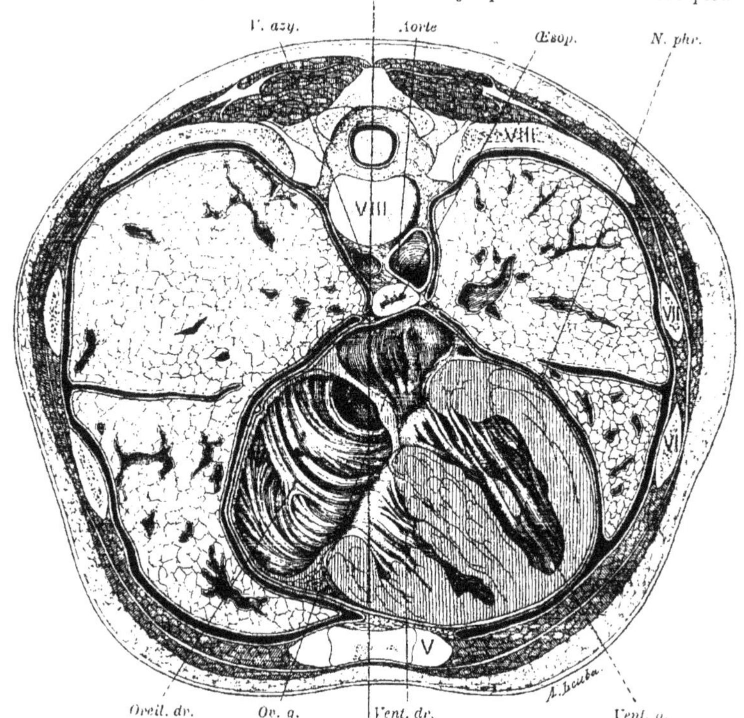

FIG. 354. — Coupe horizontale du thorax d'un nouveau-né passant par la huitième dorsale (d'après Luschka).

raux et du bord antérieur du poumon, en inspiration et en expiration, présentent un intérêt considérable.

Projection sterno-costale des culs-de-sac pleuraux médiastino-costaux antérieurs. — On peut distinguer trois portions dans le trajet des culs-de-sac pleuraux antérieurs :

Dans la première portion, étendue de l'interligne sterno-claviculaire au deuxième cartilage costal, les culs-de-sacs pleuraux droit et gauche se comportent de façon à peu près identique. Tous deux descendent en dedans des bords correspondants du sternum, par une courbe douce à convexité interne; ils se rapprochent de la ligne médiane, au fur et à mesure qu'ils descendent, et arrivent à se toucher au niveau du deuxième cartilage costal. — Ils limitent ainsi, derrière le manubrium, un espace triangulaire, dans l'aire duquel la face postérieure du sternum entre en contact direct avec le tissu cellulaire médiastinal. Le sommet de ce triangle, triangle médiastinal supérieur, est en bas; il répond à l'union du manubrium avec le corps sternal. La base, située à la hauteur de l'encoche sternale, est de dimensions des plus variables; toutefois sa lar eur moyenne paraît être de 4 centimètres.

Dans la *deuxième portion*, étendue des deuxièmes aux quatrièmes cartilages costaux, les deux culs-de-sac pleuraux, accolés l'un à l'autre, descendent verticalement un peu à gauche de la ligne médiane.

Dans la *troisième portion*, ils divergent de nouveau : le cul-de-sac droit, à partir du quatrième espace, se porte obliquement en bas et en dehors; il abandonne le sternum au niveau de l'extrémité sternale du sixième espace. — La plèvre gauche, dès le quatrième

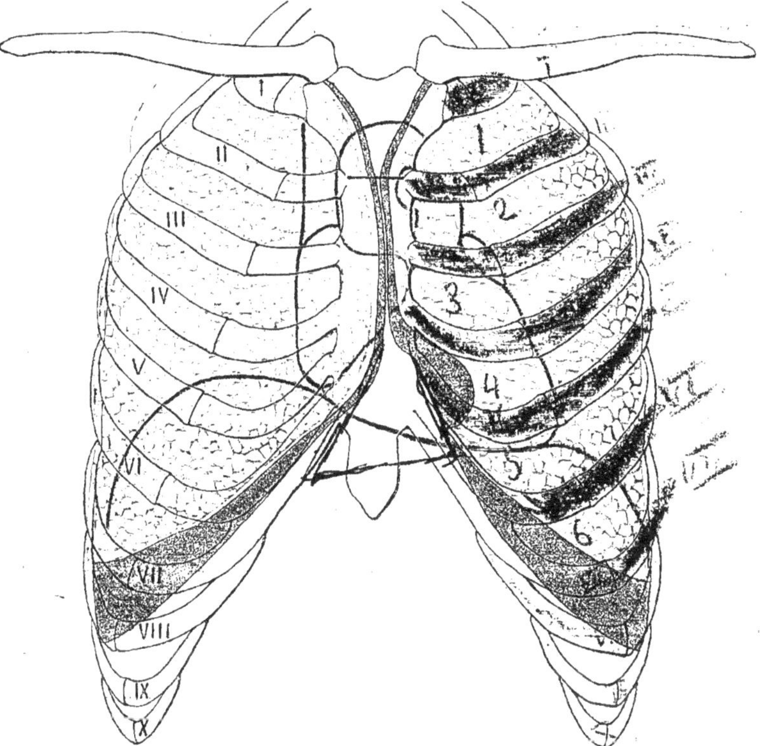

Fig. 355. — Projection sur la cage thoracique du cœur, des plèvres et des poumons en inspiration.

espace, se dirige très obliquement en bas et en dehors. Au niveau de la cinquième côte, elle est déjà à 1 cm. 5 environ en dehors du bord correspondant du sternum; elle s'en écarte de 2 centimètres au niveau de la sixième côte, de 3 cm. 5 au niveau de la septième.

Ainsi, dans leur troisième portion, les culs-de-sac pleuraux limitent encore un espace triangulaire : c'est dans l'aire de ce triangle médiastinal inférieur, à sommet supérieur, que la face antérieure du péricarde répond directement à la paroi sterno-costale. Le sommet se trouve au niveau du quatrième espace; la base coupe celle de l'appendice xyphoïde; le côté droit est limité par le cul-de-sac pleural correspondant, étendu du quatrième cartilage costal au sixième; le côté gauche est limité par le cul-de-sac pleural correspondant, étendu de la quatrième à la septième côte.

Telle est, en somme, la disposition type des culs-de-sac pleuraux. Mais, avec Luschka, il faut insister sur ce fait qu'il s'agit là d'une disposition fréquente, mais non constante. Les variations sont nombreuses. La partie la plus variable du trajet de la plèvre gauche est précisément celle qui s'étend du quatrième au septième cartilage costal, celle qu'il serait surtout intéressant de connaître au point de vue de la paracentèse du péricarde. C'est ainsi qu'exceptionnellement le cul-de-sac gauche peut, à ce niveau, s'avancer sous le sternum jusque vers le bord droit de cet os; il peut aussi ne pas s'écarter du bord gauche du sternum, réduisant ainsi à son minimum l'espace péricardique en rapport direct avec l'os.

Luschka a vu les deux culs-de-sac pleuraux, écartés dans tout leur trajet, suivre les bords du sternum. — Il peut aussi arriver que, dans la partie moyenne de leur trajet, au lieu de s'adosser, les culs-de-sac pleuraux droit et gauche se recouvrent; et si, plus souvent, c'est le droit qui passe au-devant du gauche, l'inverse est possible.

MM. Delorme et Mignon ont à nouveau étudié cette question; leurs recherches ont porté sur 32 cadavres. Comme Luschka, ils ont été frappés de l'extrême variabilité du trajet des culs-de-sac pleuraux. Ils insistent surtout sur ce fait que, contrairement à l'opinion classique, la plèvre gauche pénètre plus sous le sternum que la plèvre droite; ils admettent aussi que son trajet est moins variable que celui de cette dernière (*Revue de chirurgie*, octobre 1895).

Projection sterno-costale des bords antérieurs des poumons. — Le trajet des bords antérieurs des poumons varie suivant que ceux-ci se trouvent en état d'inspiration ou d'expiration.

Pendant l'inspiration, le trajet du bord antérieur du poumon droit est identique à celui du cul-de-sac pleural correspondant. Le bord du poumon est en contact avec le fond du cul-de-sac, si le sujet est en inspiration forcée; il est distant de quelques millimètres de ce fond, auquel il reste d'ailleurs parallèle, dans une inspiration moyenne. Il en est de même pour le bord antérieur du poumon gauche jusqu'au niveau de la quatrième côte; mais, à partir de ce point, le trajet du bord pulmonaire devient sensiblement différent de celui du cul-de-sac pleural. Ce bord s'incline en bas et en dehors, en décrivant une courbe qui, née derrière le bord gauche du sternum, au niveau de l'insertion sternale du quatrième cartilage costal, se termine à la partie moyenne du sixième cartilage. Cette courbe à convexité externe, est, en général, assez irrégulière; la longueur de ses rayons est des plus variables. Elle croise généralement la cinquième côte au niveau de son articulation avec le cartilage correspondant. On donne à la courbe que décrit à ce niveau le bord du poumon le nom d'*incisure cardiaque*. Comme le cul-de-sac pleural suit un trajet qui répondrait assez bien à la corde de l'arc formé par le bord pulmonaire, il existe toujours, à ce niveau, un vaste espace complémentaire qui n'est jamais rempli, même au moment des plus fortes inspirations.

Au-dessous de l'incisure cardiaque, le bord antérieur du poumon, envoie vers la ligne médiane une languette allongée; c'est le *processus linguiforme* qui s'interpose entre la pointe du cœur et la paroi thoracique.

Pendant l'expiration, les bords du poumon suivent sensiblement les bords correspondants du sternum; cependant le gauche s'en écarte très notablement au niveau de l'incisure cardiaque.

Face inférieure. — La *face inférieure* du cœur repose sur le centre phrénique, dont elle est séparée par le péricarde. Elle répond plus particulièrement à la foliole antérieure qu'elle déborde légèrement, d'un travers de doigt environ, à droite et à gauche. Sa surface de projection sur le diaphragme représente une surface de contour ovalaire, à grosse extrémité dirigée en arrière et à droite, à petite extrémité regardant en avant et à gauche, vers le cinquième espace intercostal. Par l'intermédiaire du diaphragme, la face inférieure répond au lobe gauche du foie.

Face gauche. — La *face gauche* du cœur est en rapport avec la face interne du poumon gauche, dans lequel elle creuse une forte dépression (*superficies cardiaca* des auteurs allemands). Le nerf phrénique et les vaisseaux diaphragmatiques gauches, appliqués à la surface extérieure du péricarde, croisent la face gauche du cœur près de la pointe de l'organe.

Base. — Au point de vue de ses rapports, la *base* du cœur présente deux segments distincts : l'un appartenant à l'oreillette gauche, l'autre appartenant à l'oreillette droite (voy. coupe horizont. du thorax, fig. 354). Le premier, *segment médiastinal*, est en rapport avec les organes du médiastin postérieur, dont il est séparé par le cul-de-sac rétro-auriculaire du péricarde ; ce cul-de-sac n'est point figuré sur notre coupe empruntée à Luschka. Ce segment répond, sur un plan antérieur, à l'œsophage, sur les côtés duquel cheminent les deux pneumogastriques, et aux ganglions inférieurs du groupe intertrachéo-bronchique ; sur un plan plus profond, il répond à l'aorte et à la grande azygos, et,

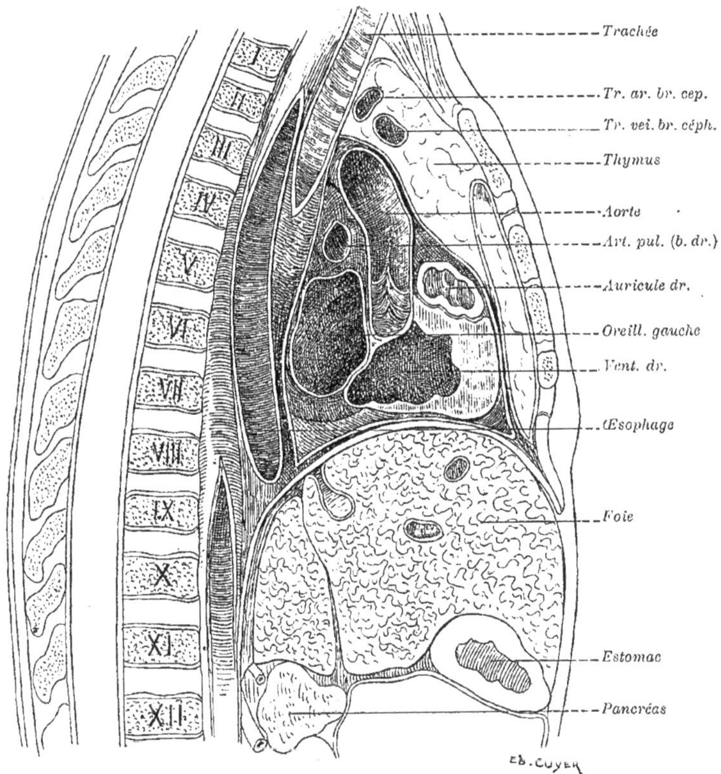

FIG. 356. — Coupe sagittale du thorax par le plan médian, sur un enfant de 18 mois (d'après Luschka).

plus profondément encore, au corps des sixième, septième et huitième vertèbres dorsales. Le segment formé par l'oreillette droite, *segment pulmonaire*, répond à la face interne du poumon droit; le phrénique droit descend entre l'oreillette droite et le poumon (voy. fig. 354).

Pointe. — La *pointe* du cœur répond au cinquième espace intercostal gauche, au niveau d'une ligne verticale passant par l'extrémité *externe* du cinquième cartilage. La pointe n'est d'ailleurs pas immédiatement en contact avec l'espace intercostal, elle en est séparée par la face profonde de la languette cardiaque du poumon gauche.

[POIRIER.]

TOPOGRAPHIE CARDIO-THORACIQUE.

La topographie cardio-thoracique a fait l'objet d'une foule de travaux. Les monographies spéciales, la plupart des auteurs d'anatomie topographique et les cliniciens qui ont écrit un traité des affections cardiaques, donnent un tracé de la projection du cœur sur le thorax. Dois-je ajouter que les descriptions sont loin de se ressembler ?

Le désaccord tient vraisemblablement à deux causes : en premier lieu, les variations individuelles, souvent considérables, et dont il importe de tenir le plus grand compte ; en second lieu, la différence des méthodes d'investigation.

Il existe en effet plusieurs procédés d'étude. Le plus ancien et le plus communément employé est le *procédé des aiguilles* (Hope, Gendrin, Meyer). Il consiste à enlever le plastron sterno-costal après avoir transfixé le thorax en des points déterminés, toujours les mêmes, avec de longues tiges d'acier, dont la pointe va se fixer dans la planche sur laquelle repose le sujet. — J'ai employé ce procédé sur 8 sujets.

En Allemagne, Pirogoff, Luschka et Braune (*Topographisch-anatomischer Atlas*, 1888) se sont surtout servis de la méthode des coupes sur sujets congelés. — Carlo Giacomini (*Topografia del cuore*, Torino, 1886) a modifié le procédé des aiguilles. Il remplace les tiges rigides par des cordons élastiques, qu'il passe à travers le corps, à l'aide de longues aiguilles spéciales, et dont il fixe solidement les extrémités au point d'entrée et au point d'émergence. Grâce à cette méthode à laquelle il donne le nom de *cucitura dei visceri*, G. a pu étudier les modifications des rapports du cœur consécutives aux mouvements respiratoires.

Tout récemment Haynes (The relations of the heart and lungs to the anterior chest wall. *New York medic. Journal*, 11 nov. 1893, p. 562, et 9 déc., p. 687) et Merkel (*Handbuch der topographischen Anatomie*, 2e vol., 2e fascic., 1896) ont utilisé la photographie dans l'étude de la topographie cardio-thoracique. Voici comment ont procédé ces auteurs. Sur un cadavre rigoureusement fixé on injecte préalablement le cœur et les poumons. Puis, à l'aide d'un appareil photographique maintenu absolument immobile pendant toute la durée des opérations, on photographie successivement : le sujet intact, le thorax dénudé, les poumons, la face antérieure du péricarde, puis la face antérieure du cœur. La superposition des différentes images obtenues donne avec précision les rapports réciproques des différents plans successivement photographiés.

Dans ces deux dernières années on a étudié la topographie du cœur avec les rayons X sans arriver à des résultats sensiblement différents de ceux obtenus par les anciennes méthodes.

Voy. : Moritz, Eine Methode um beim Röntgen-Verfahren aus dem Schattenbilde eines Gegenstandes dessen wahre Grösse zu ermitteln (Orthodiagraphie) und die exacte Bestimmung der Herzgrösse nach diesem verfahren, 6 fig. *München med. Wochenschr.*, Jahrg. 47, n° 29, p. 992-996. — Machado, *O exame do coração no vivo pe los raios X*, Lisbonne, 1900, Folh. — Holzknecht, Das radiographische Verhalten der normalen Brustaorta (11 fig.). *Wiener klin. Wochenschr.*, Jahrg. 13, n° 10, p. 225-231.

Projection du cœur sur la colonne dorsale. — D'après Giacomini, le cœur répondrait aux apophyses épineuses des 4e, 5e, 6e, 7e, 8e vertèbres dorsales. L'auteur italien donne à ces vertèbres le nom de *vertèbres cardiaques*. — Le plan de section passant par l'apophyse épineuse de la première de ces vertèbres (4e d.) passe, en réalité, un peu au-dessus du cœur et n'intéresse que les gros vaisseaux, d'où le nom de *vertèbre supra-cardiaque* que donne Giacomini à la vertèbre en question. — Le plan passant par l'apophyse de la cinquième dorsale coupe l'infundibulum et les valvules sigmoïdes aortiques (*vertèbre infundibulaire* ou *aortique* de Giacomini). — Celui qui passe par la sixième dorsale intéresse à peu près également les quatre cavités (*vertèbre basale*). — Le plan mené par la septième apophyse intéresse surtout les ventricules (*vertèbre ventriculaire*). — Le plan mené par la huitième répond à la paroi diaphragmatique et à la pointe de l'organe (*vertèbre de la pointe*).

Projection de la face antérieure du cœur sur le plastron sterno-costal. — La figure de projection de la face antérieure du cœur sur le plastron sterno-costal affecte la forme d'un quadrilatère irrégulier.

Les dimensions de ce quadrilatère, dans le sens vertical et dans le sens horizontal, sont beaucoup moins considérables que les dimensions correspondantes de la face antérieure du cœur. Cela tient à ce que cette dernière n'est point parallèle au plan de projection, mais présente, par rapport à lui, une double obliquité dans les deux sens indiqués.

La situation des bords de ce quadrilatère peut être fixée comme il suit. — Le bord supérieur, horizontal, coupe la partie moyenne de l'extrémité sternale

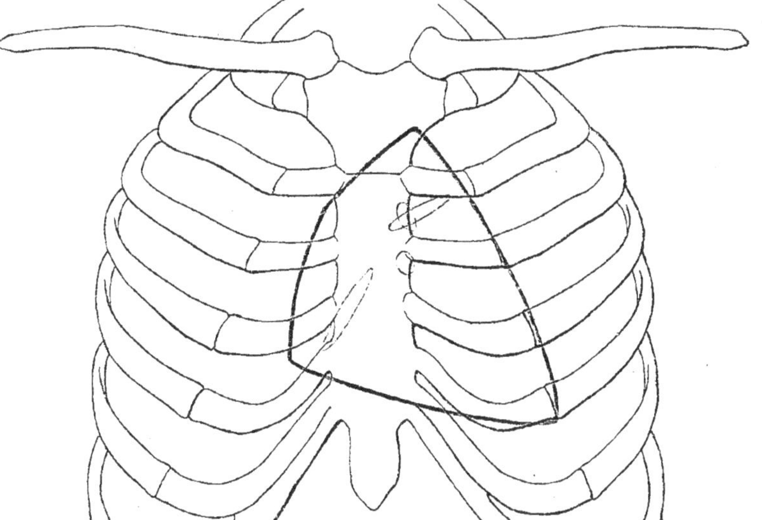

Fig. 357. — Projection du cœur et de ses valvules (d'après la description de Luschka).

des deuxièmes espaces intercostaux et dépasse, de un centimètre environ, le bord droit et le bord gauche du sternum. — Le bord inférieur, très légèrement oblique, en bas et à gauche, s'étend de l'extrémité sternale du cinquième espace intercostal droit à la pointe du cœur, c'est-à-dire à un point situé dans le cinquième espace gauche un peu en dehors du mamelon. — Le bord droit et le bord gauche réunissent les extrémités droites et gauches des bords supérieur et inférieur. Le premier est presque vertical, le deuxième fortement oblique en bas et à gauche.

Une diagonale réunissant l'angle inférieur droit du quadrilatère à son angle supérieur gauche, indique assez bien le trajet du sillon auriculo-ventriculaire. Comme on le voit sur la surface de projection, la zone auriculaire est presque aussi étendue que la zone ventriculaire.

La détermination de cette figure de projection repose sur mes propres constatations et sur l'examen comparé des coupes transversales du thorax exécutées par les différents auteurs

[POIRIER.]

qui se sont le plus spécialement occupés de la question (Henke, Luschka, Braune, Giacomini....).

En parcourant ces différents auteurs, j'ai été frappé par ce fait; alors qu'ils s'accordent généralement sur la situation des bords latéraux et du bord inférieur du quadrilatère, ils diffèrent, au contraire, très notablement lorsqu'il s'agit de préciser le siège de son bord supérieur.

Luschka (*loc. cit.*, p. 418) place ce bord supérieur, qui répond au point le plus élevé des oreillettes, au niveau d'une ligne allant de l'extrémité sternale du deuxième espace intercostal droit, à l'extrémité correspondante du premier espace intercostal gauche. Pour Henke au contraire, la limite supérieure des oreillettes ne dépasse point une ligne horizontale passant par les troisièmes cartilages costaux. Cet auteur est très affirmatif sur ce point; pour lui, seule la moitié inférieure du sternum serait en rapport avec le cœur. Giacomini (*loc. cit.*, p. 16) adopte une opinion intermédiaire; d'après lui, la limite supérieure des oreillettes serait indiquée par une ligne oblique en haut et à gauche, étendue de l'extrémité sternale du troisième cartilage costal droit, à l'extrémité correspondante du deuxième espace intercostal gauche (voy. fig. 355).

Le désaccord de ces auteurs est d'autant plus frappant que Luschka et Henke se sont servis des mêmes moyens d'investigation et qu'ils se sont basés, pour préciser la topographie du bord supérieur du cœur, sur l'examen de coupes congelées. Je ne serais pas éloigné de croire que c'est dans le degré d'affaissement plus ou moins considérable de la masse intestinale, et dans les modifications consécutives de la courbure du diaphragme qu'il faut chercher la cause première des résultats différents auxquels sont arrivés ces auteurs.

Dans tous les cas, j'insiste une fois de plus sur l'importance des variations individuelles. Il va de soi que les variations de volume du cœur portant, soit sur l'ensemble de ce viscère, soit sur l'une de ses cavités, modifient considérablement, non seulement les dimensions, mais encore la forme et la situation de la figure de projection, Des modifications plus importantes encore résultent des altérations pathologiques des autres organes inclus dans le thorax. Le déplacement du cœur par un épanchement pleural est une notion banale. On trouvera dans l'atlas de Braune d'intéressantes figures empruntées à Pirogoff, et montrant bien les différents déplacements que peut subir le cœur dans certains cas pathologiques. Enfin de simples changements dans l'attitude du corps peuvent modifier la situation du cœur. (Voy. PETERMANN, Uber die Beweglichkeit des Herzens bei Lageveränderungen des Korpers. *Deutsche med. Wochenschr.*, Jahr. 26, n° 15, p. 242-245.)

Projection des orifices du cœur. — D'après Luschka, les différents orifices du cœur se projettent sur le plan sterno-costal de la façon suivante:

Orifice auriculo-ventriculaire droit. — La direction de cet orifice, projeté sur le thorax, serait indiquée par une ligne s'étendant de l'extrémité sternale du cinquième cartilage costal droit à l'extrémité externe du premier cartilage costal gauche. Le milieu de l'orifice répond à l'intersection de la ligne précédente et d'une ligne horizontale menée par l'extrémité sternale des quatrièmes cartilages costaux. La valve antérieure de la tricuspide et le pilier antérieur se trouvent sur le trajet d'une ligne qui s'étend de l'extrémité sternale du quatrième cartilage costal droit à l'extrémité correspondante du cinquième cartilage gauche.

Orifice auriculo-ventriculaire gauche. — Il se projette sur une ligne allant du milieu de l'extrémité sternale du troisième cartilage costal droit, au bord inférieur de l'extrémité costale du deuxième cartilage gauche; son centre est situé sur cette ligne, à deux centimètres en dehors du bord gauche du sternum.

Orifice pulmonaire. — La situation de cet orifice est des plus discutées. D'après Luschka, il se projette sur une ligne oblique en bas et à gauche, coupant le deuxième espace intercostal gauche; le centre de l'orifice est situé un peu en dehors du bord gauche du sternum. — Engel (*Compendium der topographischen Anatomie*, p. 284), Brandt (*loc. cit.*, texte explicatif des planches

XII et XIII) et surtout Henke le placent plus bas, au niveau du troisième cartilage costal gauche.

Orifice aortique. — Il se projette sur une ligne oblique en bas et à droite, qui coupe à angle aigu l'extrémité sternale du troisième espace intercostal gauche. Le centre de l'orifice répond au bord gauche du sternum; l'orifice lui-même est donc situé en partie derrière l'os, en partie en dehors de lui.

Merkel (*loc. cit.*, p. 354 et 355) a donné récemment une description simple et facile à retenir de la projection des orifices du cœur sur le plastron sterno-costal. Comme le montre la figure 358, les lignes de projection sont au nombre de trois, superposées dans le sens vertical. La ligne *supérieure*, qui indique la situation de l'orifice de l'artère pulmonaire, est horizontale; située au niveau du bord supérieur du troisième cartilage gauche, elle répond par sa moitié gauche à ce cartilage, par sa moitié droite à la face postérieure du sternum. La ligne *moyenne* indique la position de l'orifice aortique; oblique en bas et à droite, elle s'étend de l'extrémité sternale du troisième cartilage costal gauche à la ligne médiane. La *ligne inférieure* indique, dans sa moitié droite, la situation de l'orifice tricuspide et, dans sa moitié gauche, la situation de l'orifice mitral; comme la précédente, à laquelle elle est parallèle, elle est oblique, en bas et à droite. Son extrémité droite et inférieure répond à l'extrémité sternale du cinquième cartilage costal droit; son extrémité gauche et supérieure, au bord inférieur du troisième cartilage costal gauche, à un travers de doigt du bord du sternum.

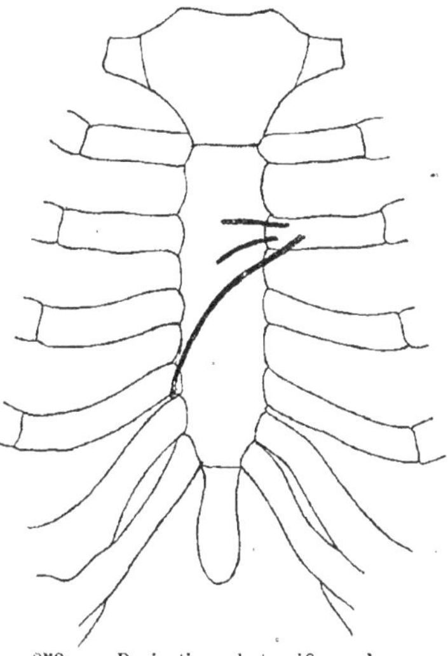

Fig. 358. — Projection des orifices du cœur sur le plastron sterno-costal (d'après Merkel).

§ VII. — STRUCTURE DU COEUR.

Au point de vue de sa constitution anatomique le cœur est essentiellement formé par un système de fibres musculaires qui prennent insertion sur des zones ou anneaux fibreux.

J'étudierai successivement : — 1° les zones ou anneaux fibreux qui forment le *squelette fibreux* du cœur; — 2° la disposition des fibres musculaires, le *myocarde;* — 3° les vaisseaux et nerfs de l'organe; — 4° son enveloppe extérieure, le *péricarde;* — 5° la membrane qui revêt ses cavités, l'*endocarde.*

L'étude histologique des éléments contractiles du myocarde a été traitée dans tous ses détails par le professeur Nicolas, dans le premier fascicule, Myologie, du tome II de ce traité, pages 21 et suivantes.

SQUELETTE FIBREUX DU CŒUR.

Le squelette du cœur est formé par quatre anneaux de tissu fibreux très dense, entourant les deux orifices auriculo-ventriculaires et les deux orifices artériels : ce sont les *cercles tendineux de Lower*.

Pour étudier les anneaux fibreux du cœur, il faut les disséquer après avoir détaché les oreillettes des ventricules, et après avoir coupé l'aorte et l'artère pulmonaire immédiatement au dessus des valvules sigmoïdes; en un mot exécuter l'opération dont le résultat est figure 341.

On constate alors que ces anneaux partagent la situation et l'orientation des orifices qu'ils entourent. La figure 360 nous montre bien leurs rapports respectifs : les deux anneaux auriculo-ventriculaires et l'anneau aortique sont situés sur un même plan ; les deux premiers, contigus en arrière, s'écartent en avant, limitant ainsi un espace triangulaire que vient combler l'anneau aortique. L'anneau pulmonaire, situé en avant des précédents, est en outre placé dans un plan supérieur ; il n'est donc tangent à aucun des trois autres orifices qu'il domine. Les dimensions des anneaux fibreux sont celles des orifices qu'ils entourent ; je n'ai pas à y revenir ici. La forme varie suivant qu'on envisage les anneaux artériels ou les anneaux auriculo-ventriculaires.

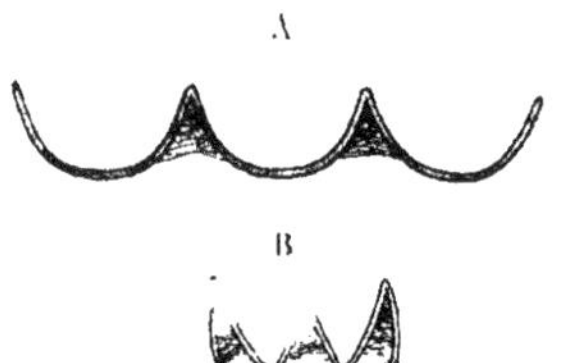

Fig. 359. — Zones fibreuses des orifices artériels.

Anneaux artériels. — Ils sont formés par la juxtaposition de trois arcs fibreux, concaves supérieurement, et occupant la ligne festonnée suivant laquelle s'insèrent les valvules sigmoïdes. Cylindriques et de consistance ferme, ils ont une épaisseur de 1 à 1 millimètre et demi. Ils constituent par leur réunion un anneau complet. Les deux schémas (fig. 359) représentent, l'un cet anneau étalé, l'autre cet anneau en place ; ils montrent son aspect festonné.

Les arcs fibreux envoient dans l'épaisseur des valvules sigmoïdes des prolongements membraneux qui constituent le squelette fibreux de ces dernières.

Par leur bord concave, les arcs fibreux répondent à la tunique moyenne de l'artère pulmonaire et de l'aorte. Les connexions de leur bord convexe varient suivant qu'on envisage l'orifice aortique ou l'orifice pulmonaire ; au niveau de ce dernier, les fibres musculaires viennent s'insérer directement sur la convexité des arcs fibreux ; seul, le sommet des festons est libre d'insertions musculaires et comblé par du tissu conjonctif émané des arcs fibreux.

Au niveau de l'orifice aortique, le feston compris entre l'arc gauche et l'arc postérieur est entièrement comblé par du tissu fibreux qui se continue avec le squelette de la valve aortique de la valvule mitrale. L'arc gauche et l'arc postérieur de l'orifice aortique sont, d'ailleurs, intimement unis par le sommet de leur convexité à l'anneau fibreux de l'orifice auriculo-ventriculaire gauche. C'est au point d'union de ces arcs et de la zone fibreuse auriculo-ventriculaire gauche que se trouvent les deux nodules que nous allons retrouver en décrivant les anneaux auriculo-ventriculaires.

Les prolongements fibreux que les arcs fibreux des orifices artériels envoient dans l'épaisseur des valvules sigmoïdes et dans l'intervalle des festons, qu'ils limitent ont été bien décrits pour la première fois par Gerdy.

Anneaux auriculo-ventriculaires. — Les anneaux auriculo-ventriculaires affectent la forme générale d'une bande fibreuse circulaire, entourant

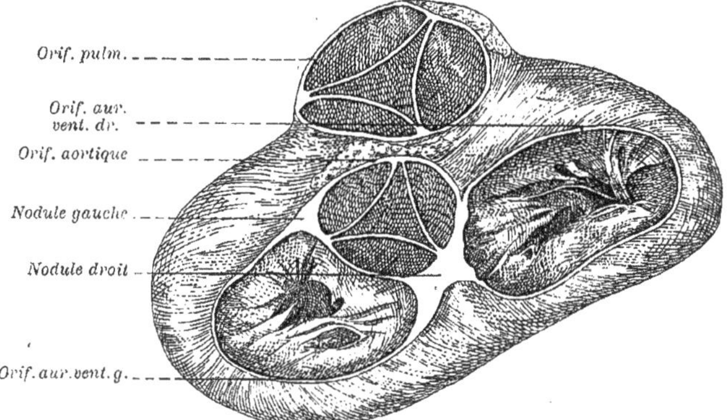

Fig. 300. — Zones fibreuses de la base des ventricules.

l'orifice correspondant. On les décrit généralement comme aplatis de dedans en dehors, représentant ainsi un cylindre creux, auquel on pourrait décrire deux faces : une face interne ou axiale, donnant attache aux valves des valvules

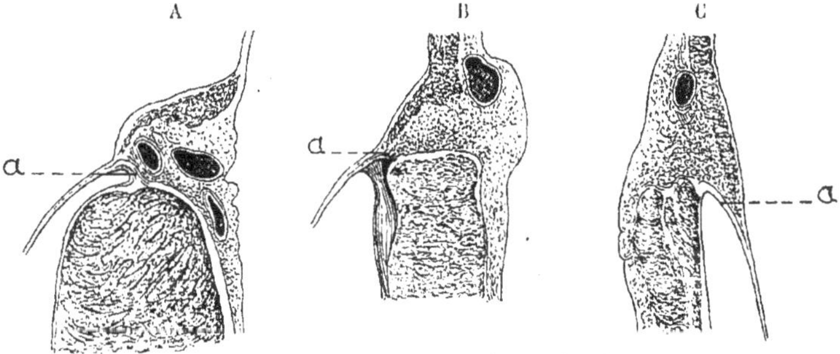

Fig. 301. — Coupes des zones fibreuses auriculo-ventriculaires (d'après Henle).

auriculo-ventriculaires et une face externe, sur laquelle viennent s'attacher les fibres musculaires des oreillettes et des ventricules. En réalité, comme le montrent les coupes A, B, C, que j'emprunte à Henle, la forme de ces anneaux et leurs connexions avec la valvule d'une part, avec les muscles auriculaires et ventriculaires d'autre part, sont des plus variables.

En certains points (fig. A) l'anneau fibreux (*a*) donne attache à la valvule auriculo-ventriculaire par son bord supérieur, et forme avec elle un angle ouvert en bas. Les fibres auriculaires s'insèrent sur le sommet de cet angle ; les fibres ventriculaires se fixent sur le bord inférieur de l'anneau.

Ailleurs (fig. B), l'anneau est aplati de haut en bas ; ses deux faces, respectivement inférieure et supérieure, donnent attache aux fibres ventriculaires et aux fibres auriculaires. C'est par son bord interne que l'anneau se continue avec la valvule.

En d'autres points (fig. C) la coupe de l'anneau est oblique en bas et en dedans, vers le centre de l'orifice auriculo-ventriculaire; l'anneau se continue par son bord inférieur, et sans ligne de démarcation bien nette, avec les valvules auriculo-ventriculaires. Ajoutons qu'en certains points, le cercle fibreux paraît faire défaut, et qu'en d'autres enfin, il paraît situé à une distance notable de la valvule, qui n'offre aucune connexion avec lui.

L'anneau auriculo-ventriculaire droit est plus mince que le gauche, qui a une épaisseur moyenne de 2 mm. Tous les deux sont situés sur le même plan que l'anneau aortique, avec lequel ils offrent d'importantes connexions. Comme on le voit sur la figure 350, l'extrémité gauche de l'anneau auriculo-ventriculaire droit vient se mettre en contact avec l'arc fibreux postérieur de l'orifice aortique; de même, la partie droite de l'anneau auriculo-ventriculaire gauche est tangente aux arcs gauche et postérieur du même anneau aortique. A ce niveau, les deux anneaux auriculo-ventriculaires se fusionnent avec l'anneau artériel et perdent leur individualité. Aussi, quelques auteurs et notamment Henle et Luschka, les regardent-ils comme interrompus au niveau du contact avec l'anneau aortique. Aux deux extrémités de la zone de fusion de l'anneau auriculo-ventriculaire gauche et de l'anneau artériel existent deux épaississements ou nodules très nets: l'un est situé au niveau de l'arc fibreux gauche, l'autre au niveau de l'arc fibreux postérieur de l'orifice aortique; ce dernier est le plus important.

Structure des anneaux fibreux. — Les anneaux fibreux sont formés uniquement par du tissu fibreux très dense, entremêlé de fibres élastiques extrêmement fines. Au point de réunion des zones auriculo-ventriculaires et aortiques, le tissu fibreux, plus épais, renferme quelques cellules cartilagineuses, et s'infiltre souvent de sels calcaires; ce point prend alors une consistance osseuse. Cette infiltration, rare et pathologique chez l'homme, est normale chez certains gros animaux (*os du cœur*, cheval, bœuf). Nous parlerons plus loin (voy. Endocarde) des vaisseaux de ces anneaux fibreux.

MYOCARDE

La question de l'agencement des fibres musculaires du cœur est un des points les plus controversés de l'anatomie de cet organe. Depuis les recherches de Vesale, qui a essayé le premier d'ébaucher un schéma de l'architecture du muscle cardiaque, une foule de travaux ont paru sur la question, sans qu'aucun d'eux paraisse avoir donné la solution définitive.

Chose remarquable, les anatomistes contemporains semblent s'être désintéressés de la question, et il n'existe à ma connaissance aucun travail récent sur ce sujet. En France, nos classiques semblent adopter, avec quelques modifications de détails, la vieille théorie de Gerdy; c'est donc elle que j'exposerai tout d'abord; je signalerai ensuite, rapidement, les autres conceptions de l'architecture cardiaque proposées par différents auteurs.

ARCHITECTURE DU CŒUR D'APRÈS GERDY

Le travail de Gerdy remonte à 1823 (Recherches, discussions et propositions d'anatomie, etc., *Th. de Paris*, 1823). Mais Gerdy avait eu des prédécesseurs;

Lower (Tract. de cord., *Bibl. anat.*, etc., de D. Leclerc et J. J. Mangetas, Genève, 1685), Lancisi, surtout Winslow (*Mémoires de l'Académie des sciences*, 1711) et Sénac avaient entrevu les faits principaux que Gerdy devait mettre en lumière.

On peut même dire que la description de Gerdy n'est qu'une paraphrase de la formule donnée par Winslow : « Le cœur est composé de deux sacs musculeux contenus dans un troisième également musculeux. »

Comme on va le voir, cette formule est applicable aussi bien aux oreillettes qu'aux ventricules.

Fibres musculaires des ventricules. — Les fibres musculaires des ventricules sont de deux ordres : les unes sont *propres* à chacun des ventricules, les autres sont *communes* à ces deux cavités. Fibres propres et fibres communes ont pour caractère commun de s'insérer par leurs deux extrémités sur les zones ou anneaux fibreux que nous avons décrits, mais après un trajet variable pour chacune des espèces.

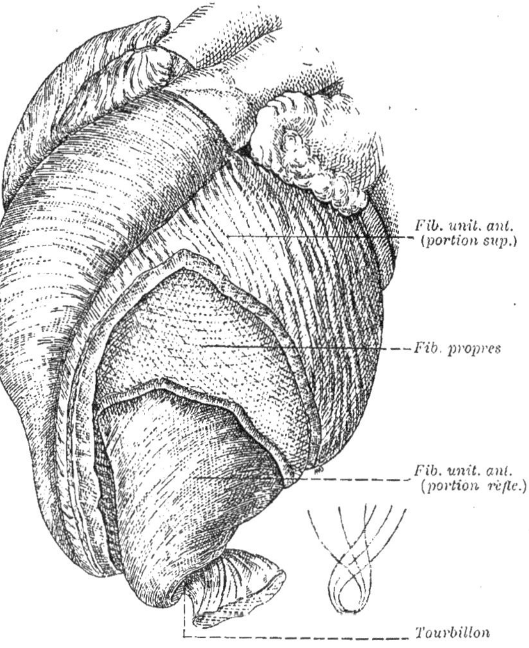

Fig. 362. — La musculature des ventricules (d'après Bonamy et Beau).

Fibres propres. — Les fibres propres forment des anses dont les deux extrémités se fixent sur les zones fibreuses auriculo-ventriculaires ou artérielles d'un même ventricule. Elles sont d'autant plus courtes qu'elles sont plus profondes, et elles s'emboîtent successivement, à la façon de cornets de papier, pour employer l'expression de Gerdy.

Elles ne se détachent pas perpendiculairement des zones fibreuses de la base, mais forment avec le plan de ces dernières un angle plus ou moins marqué. C'est ainsi que, sur le ventricule gauche, celles de ces fibres qui s'insèrent sur la partie antérieure de la zone auriculo-ventriculaire descendent obliquement en bas et à gauche, sur la face antérieure, et remontent en haut et à droite sur la face postérieure. Le plan dans lequel elles cheminent forme donc avec celui des zones fibreuses un angle aigu ouvert à gauche ; leur obliquité est d'ailleurs d'autant plus marquée que ces fibres sont plus courtes, c'est-à-dire qu'elles occupent une couche plus profonde. Les fibres d'un même plan, toujours parallèles entre elles, croisent donc à angle plus ou moins aigu les fibres des plans sus et sous-jacents.

Elles ont une disposition analogue, mais une obliquité en sens inverse, dans le ventricule droit (voy. schéma 363).

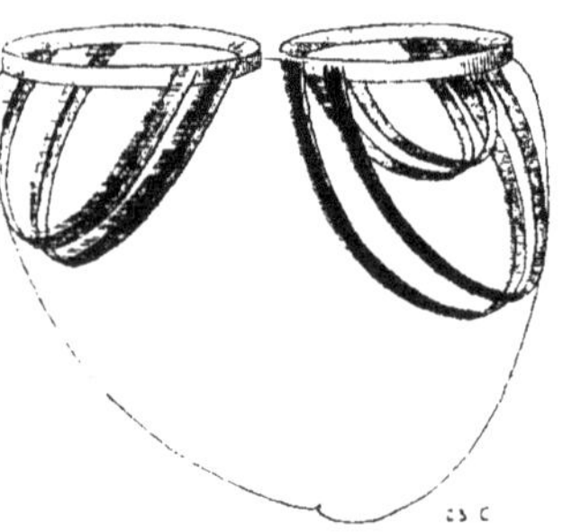

Fig. 363. — Schéma des fibres propres des ventricules.
Bleu, ventricule droit. Rouge, ventricule gauche.

Par leur réunion, toutes ces fibres propres constituent deux cônes creux, dont la base répond aux deux anneaux fibreux du ventricule correspondant, et dont le sommet tronqué se rapproche plus ou moins de la pointe du cœur. Il est classique de comparer ces deux sacs musculeux aux canons juxtaposés d'un fusil à deux coups. Ces sacs musculaires sont ouverts au niveau de leur extrémité inférieure. J'insiste sur ce dernier détail qui a son importance, pour permettre de comprendre le trajet des fibres ventriculaires communes.

Les fibres propres sont beaucoup plus nombreuses au niveau du ventricule gauche que du ventricule droit. Le sac formé par les fibres propres du ventricule droit ne dépasse pas le tiers supérieur de la longueur totale de ce ventricule.

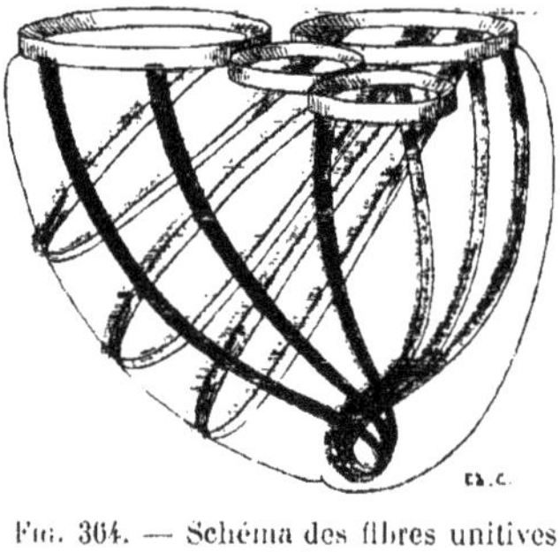

Fig. 364. — Schéma des fibres unitives superficielles.
En rouge, les fibres unitives antérieures, *fibres en huit*; en bleu, les fibres unitives postérieures, *fibres en anse*.

Fibres communes (fibres unitives de Gerdy). — Les fibres communes revêtent et réunissent les fibres propres, enveloppant dans un sac commun les cylindres ventriculaires formés par ces fibres propres; ainsi est réalisée la formule de Winslow. Les fibres unitives se divisent en unitives superficielles et unitives profondes.

Fibres unitives superficielles. — Les fibres unitives superficielles affectent une disposition générale commune. Elles se détachent des zones fibreuses du cœur, descendent à la surface de l'organe, recouvrant par conséquent les fibres propres, et, arrivées au sommet des sacs musculaires formés par celles-ci, deviennent ascendantes, pénètrent dans leur intérieur et viennent s'attacher de nouveau sur les anneaux fibreux.

On peut en distinguer deux groupes : fibres unitives antérieures, fibres unitives postérieures. Elles diffèrent par leur origine, leur trajet et leur mode de réflexion pour pénétrer dans le ventricule.

Les *fibres unitives antérieures* viennent de la demi-circonférence antérieure des quatre zones fibreuses du cœur, et surtout de la zone auriculo-ventriculaire droite; dès leur origine, elles se portent en bas et à gauche, formant ainsi un plan musculaire étalé et continu, qui apparaît très net lorsqu'on a enlevé le péricarde appliqué à la face antérieure et sternale du cœur (voy. fig. 364). Ces fibres convergent vers la pointe du ventricule gauche, de façon à se ramasser en un faisceau toujours aplati, mais de plus en plus épais et étroit. Arrivées à l'extrémité ouverte du sac formé par les fibres propres, elles se recourbent, deviennent ascendantes et pénètrent dans l'intérieur du sac musculaire. En s'engageant dans le ventricule, elles s'enroulent autour d'un axe fictif qui se confond avec l'axe du ventricule gauche et décrivent autour de cet axe des courbes spiroïdes. C'est cet enroulement spécial des fibres unitives antérieures qui détermine la formation de ce petit canal particulier, que signalent tous les anatomistes, au niveau de l'extrémité inférieure du ventricule gauche; c'est lui qui donne aussi à la pointe de ce ventricule cet aspect spécial (étoile de Sténon, rose tournante de Senac, tourbillon de Gerdy, vortex, etc. (voy. fig. 365).

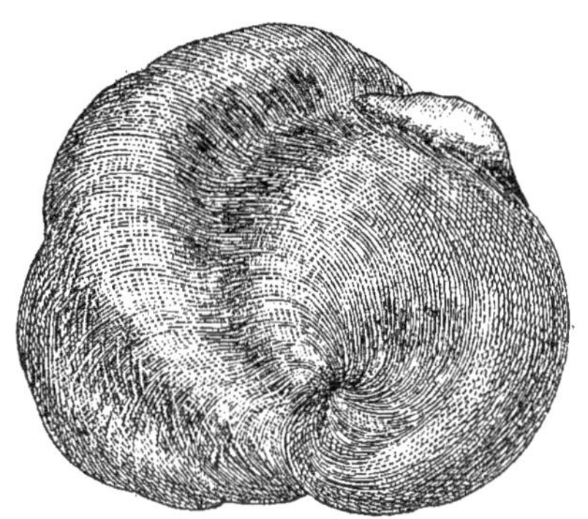

Fig. 365. — La pointe du cœur (d'après Bourgery).

Les *fibres unitives postérieures* naissent de la circonférence postérieure des deux anneaux fibreux auriculo-ventriculaires, mais surtout de l'anneau auriculo-ventriculaire gauche. Elles se portent en bas et à droite, constituant sur toute l'étendue de la face diaphragmatique du cœur un plan continu. Elles arrivent ainsi au niveau du bord droit du cœur; là, elles s'engagent sous les fibres unitives antérieures, puis se réfléchissent pour pénétrer à l'intérieur du ventricule. Leur mode de réflexion diffère de celui des fibres unitives antérieures: 1° parce qu'il se fait non pas en un point limité, au niveau de la pointe du ventricule, comme cela a lieu pour le ventricule gauche, mais sur les deux tiers inférieurs du bord droit du cœur; 2° parce que les fibres pénètrent dans le ventricule droit en formant des anses simples et non pas en décrivant un tourbillon ou huit.

Arrivées dans l'intérieur du ventricule, les fibres unitives, tant antérieures que postérieures, s'y terminent de deux façons:

1° Les unes constituent les muscles papillaires et viennent s'attacher par l'intermédiaire du tendon de ces derniers sur les valvules auriculo-ventriculaires (c'est là le seul mode de terminaison admis par Gerdy), c'est dans tous les cas le principal (voy. schéma 366);

2° Les autres restent appliquées sur la paroi des ventricules et gagnent ainsi directement les zones fibreuses auriculo-ventriculaires.

Fibres unitives profondes. — Les fibres unitives profondes forment la couche profonde de la paroi interne du ventricule droit. Elles se détachent de l'anneau fibreux de l'orifice auriculo-ventriculaire droit, et vont se confondre avec les fibres propres du ventricule gauche. Celles qui se détachent de la partie interne ou postérieure de l'anneau gagnent directement le ventricule gauche. Mais celles qui se détachent de la partie externe et de la partie antérieure de

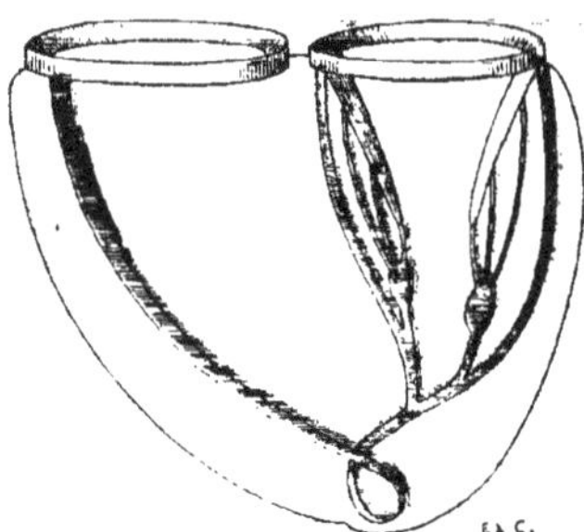

FIG. 366. — Schéma des modes de terminaison des fibres unitives superficielles dans le cœur gauche.

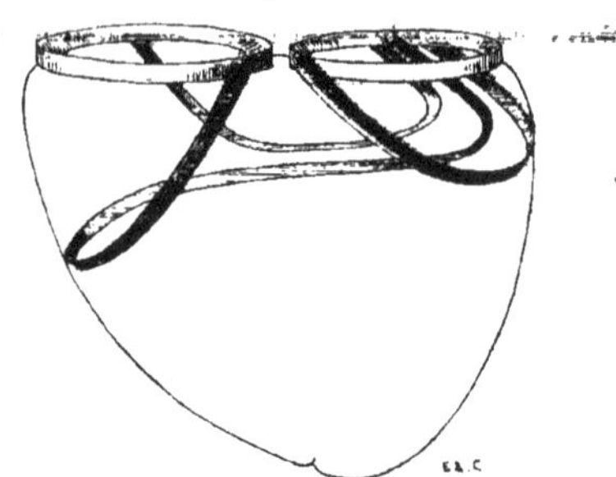

FIG. 367. — Schéma des fibres unitives profondes.
Fibres suturales en bleu.

cet anneau ont un tour de spire presque complet à décrire pour venir rejoindre les fibres postérieures et les internes et partager leur mode de terminaison. Le schéma 368 indique ce trajet des fibres unitives profondes. Quoique ces fibres aient été bien décrites par Gerdy, elles sont passées sous silence par la plupart des auteurs. Cela nous surprend d'autant plus qu'elles nous paraissent jouer un rôle capital dans la soudure des deux cœurs, par la part importante qu'elles prennent dans la constitution de la cloison. Ce sont elles qui soudent ou plutôt suturent les deux cœurs, enveloppés seulement par les fibres unitives superficielles; je les appelle *fibres suturales*.

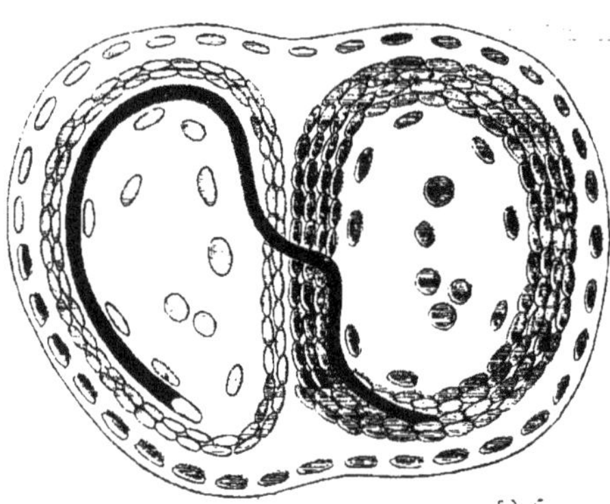

FIG. 368. — Coupe transversale schématique indiquant la superposition des plans du myocarde.

En rouge, fibres unitives superficielles antérieures et fibres propres du ventricule gauche; — en bleu, fibres unitives superficielles postérieures et fibres propres du ventricule droit; en noir, fibres unitives profondes, *suturales*.

Comme on le voit, les deux sacs musculaires formés par les fibres propres des ventricules sont contenus dans le sac extérieur formé par la partie descendante des fibres unitives superficielles et renferment, à leur tour, la portion ascendante de ces fibres et les fibres unitives profondes. Sur une coupe des ventricules, perpendiculaire à leur axe, on trouvera donc trois couches : 1° une couche externe formée par la portion directe ou descendante des fibres unitives superficielles; 2° une couche moyenne formée par les fibres propres; 3° une couche profonde formée par la portion réfléchie ou ascendante des fibres unitives superficielles. A droite, il faut encore ajouter, comme formant la couche profonde, les fibres unitives profondes ; à gauche, celles-ci, comme je l'ai dit, sont confondues avec les fibres propres des ventricules, c'est-à-dire appartiennent à la couche moyenne.

Cloison interventriculaire. — Comment est constituée la cloison interventriculaire? J'ai dit, en étudiant la configuration intérieure du cœur, que la cloison interventriculaire était composée de deux segments ; l'un, postéro-supérieur, très peu étendu, cloison membraneuse; l'autre, inféro-antérieur, bien plus important, cloison musculaire. Il résulte de la description que je viens de donner des fibres musculaires des ventricules que cette portion musculaire de la cloison est essentiellement constituée par la juxtaposition des deux sacs musculaires formés par les fibres propres de chaque ventricule. Ces deux sacs sont unis en avant par les fibres unitives superficielles antérieures, en arrière par les fibres unitives superficielles postérieures, et au niveau de la partie moyenne de la cloison par les fibres unitives profondes. Il suffit d'inciser les fibres unitives antérieures pour rendre possible la séparation des deux cœurs sans rompre d'autres fibres que les fibres unitives profondes.

Fibres musculaires des oreillettes. — Comme les ventricules, les oreillettes possèdent des fibres propres et des fibres communes. La formule de Winslow peut donc s'appliquer à ces cavités comme elle s'applique aux ventricules. Mais, d'une façon générale, la musculature des oreillettes offre un déve-

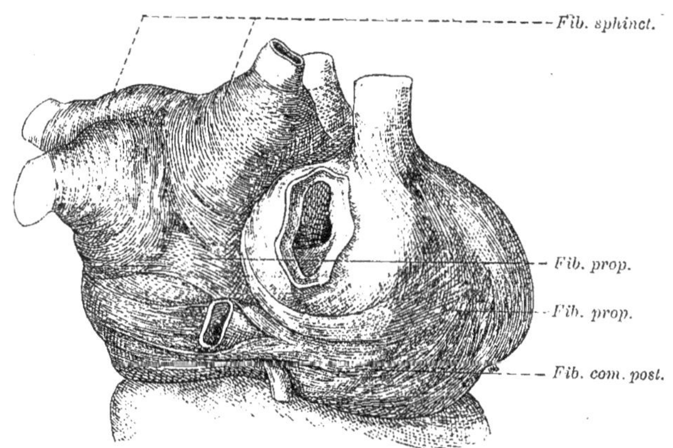

Fig. 360. — Fibres musculaires des oreillettes (d'après Bonamy et Beau).

loppement peu considérable. Les fibres communes, notamment, sont très peu développées et il est vraiment difficile de dire qu'elles constituent un sac musculaire, tant est incomplète l'enveloppe qu'elles forment aux fibres propres.

Fibres communes. — Les fibres communes constituent une couche circulaire. Ce plan, d'ailleurs assez mince, est formé par des fibres pâles et aplaties, abondantes surtout dans le voisinage du sillon auriculo-ventriculaire. Ces fibres communes font défaut au niveau de la partie supérieure des oreillettes.

On peut encore considérer comme appartenant aux fibres communes, un faisceau ansiforme qui se détache de la partie antérieure du sillon auriculo-ventriculaire et vient aboutir en arrière au point diamétralement opposé : c'est l'*anse interauriculaire* de Gerdy.

Fibres propres. — Les fibres propres comprennent : 1° *deux faisceaux ansiformes*, appartenant l'un à l'oreillette droite, l'autre à l'oreillette gauche. Chacun de ces faisceaux se détache de la partie antérieure de chaque zone fibreuse auriculo-ventriculaire et va s'attacher sur la partie postérieure de la même zone. Ce sont les *fibres propres fondamentales* de quelques auteurs ; — 2° des *fibres circulaires propres*, n'existant qu'au niveau de l'oreillette gauche ; — 3° des *fibres annulaires sphinctériennes*, autour des orifices des veines pulmonaires et de la veine cave supérieure ; 4° des *faisceaux irréguliers*, longitudinaux, obliques, circulaires autour des auricules.

Je viens d'exposer l'architecture du cœur telle que l'a comprise Gerdy. Je vais maintenant jeter un coup d'œil sur les descriptions données par les différents auteurs.

Parmi ceux-ci, les uns, et c'est le cas de la plupart des classiques français et de nombre d'auteurs allemands, adoptent, dans ses grandes lignes, la description que nous venons d'exposer. Quelques autres, au contraire, semblent rejeter systématiquement la formule de Winslow et s'appliquent uniquement à étudier le nombre des couches dont se compose le muscle cardiaque et à fixer la direction des fibres constituantes d'une couche donnée.

DESCRIPTION DES AUTEURS QUI ADOPTENT LA FORMULE DE WINSLOW

1° **Fibres musculaires des ventricules.** — A. ***Fibres propres.*** — Le désaccord des auteurs porte surtout sur la disposition des fibres propres. Sénac, qui leur accorde une longue description, les regarde comme décrivant des tours de spire et descendant ainsi par ce trajet spiroïde jusque vers la pointe du cœur (voy. SÉNAC, *Traité de la structure du cœur*, etc., 1749, t. I, p. 192 et suivantes). — Winckler nie formellement leur existence; pour lui, les ventricules ne possèdent que des fibres communes (voy. WINCKLER, *Archiv. f. Anat.*, 1865, p. 422). — Luschka (*loc. cit.*, p. 378) donne de ces fibres propres une description assez complexe, et qui se rapproche par certains côtés de la vieille description de Sénac. Pour Luschka, les fibres propres du ventricule gauche forment deux faisceaux spiroïdes naissant, l'un de la zone fibreuse aortique, l'autre de la zone fibreuse auriculo-ventriculaire, et s'enroulant *en sens inverse* autour de l'axe fictif du ventricule gauche; ces deux faisceaux se croiseraient deux fois au niveau de la cloison. Luschka ne s'explique pas sur leur mode de terminaison. Les fibres propres au ventricule droit naissent, pour la plupart, de la demi-circonférence antérieure de l'anneau auriculo-ventriculaire droit, descendent en bas et à gauche, et passent dans la cloison, d'où elles remonteraient sur la face postérieure vers la demi-circonférence postérieure de la zone auriculo-ventriculaire. Mais ce qui distingue surtout la description de Luschka, c'est que cet auteur admet que *les fibres propres des ventricules, surtout celles du ventricule droit, prennent part à la formation des muscles papillaires.* Au niveau du ventricule droit, les muscles papillaires de la paroi diaphragmatique et de la cloison seraient un prolongement des fibres propres du ventricule.

Quain (t. II, p. 475 et suiv.) décrit encore comme fibres propres, au niveau du ventricule droit, un anneau musculaire entourant l'infundibulum. Pour lui, les fibres propres du ventricule droit sont très peu abondantes et la plupart des fibres qui prennent part à la constitution de ce ventricule viennent prendre part également à la formation des parois du ventricule gauche. Enfin, Quain admet, avec Luschka et contrairement à Gerdy, que les fibres propres prennent part à la formation des muscles papillaires.

En France la majorité des classiques (Cruveilhier, Sappey, etc.) adoptent sans modifications la description des fibres propres telles que la donne Gerdy.

B. ***Fibres communes.*** — Les descriptions des fibres communes s'écartent moins de la conception primitive de Gerdy. Je dois même dire que les auteurs qui ont cherché à la modifier n'ont réussi, la plupart du temps, qu'à obscurcir la description si nette qu'on trouve dans le travail de Gerdy.

Cruveilhier, Sappey, après avoir décrit les deux modes de réflexion des fibres unitives superficielles, réflexion en anse pour les fibres postérieures, réflexion en tourbillon pour les fibres antérieures, décrivent le mode de terminaison de ces fibres de la façon suivante : « Parvenues dans l'intérieur des ventricules, les fibres unitives se terminent différemment. Les unes forment des anses simples avec leur portion superficielle; d'autres se contournent en huit de chiffre; d'autres forment les colonnes charnues du cœur. Les fibres en anses appartiennent par leur moitié superficielle et par leur moitié profonde à des ventricules différents et à des parois opposées.... Les fibres en huit de chiffre appartiennent par leur partie superficielle et par leur partie profonde au même ventricule et à des parois semblables » (Sappey).

Cette description me semble comporter plusieurs points obscurs, notamment : 1° fibres en huit et fibres en tourbillon sont-elles choses analogues ou choses différentes? 2° les

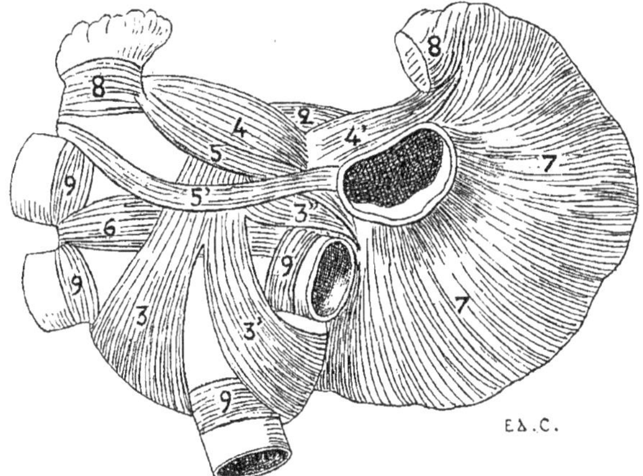

Fig. 370. — Schéma de la musculature des oreillettes, d'après une description de Bourgery.

fibres en huit peuvent-elles être un mode de terminaison des fibres *unitives*, puisque l'auteur dit qu'elles répondent par leur moitié profonde au même ventricule et qu'il appuie sa définition par cet exemple : « celles qui répondent par leur moitié superficielle à la paroi antérieure du ventricule gauche se terminent par leur moitié profonde dans la paroi antérieure du même ventricule? »

Bourgery, qui a contrôlé les recherches de Gerdy, est arrivé à des conclusions sensiblement différentes sur plusieurs points : 1° sur la disposition des fibres unitives superficielles antérieures; 2° sur la disposition des fibres unitives postérieures; et 3° sur la disposition des fibres unitives profondes (voy. Bourgery, *Angéiologie*, p. 25).

2° **Fibres musculaires des oreillettes.** — La plupart des auteurs (Cruveilhier, Sappey, Beaunis et Bouchard, etc.) acceptent la description de Gerdy. Ils admettent cependant que les fibres propres ne forment pas un anneau circulaire continu au-dessus du sillon auriculo-ventriculaire, mais se décomposent en deux lames situées l'une sur la face antérieure, l'autre sur la face postérieure des oreillettes.

Bourgery a longuement décrit la musculature des oreillettes. Je cite textuellement sa description qu'il faut suivre sur la figure 370, qui est la figure de Bourgery un peu schématisée. Cette musculature serait constituée par les faisceaux suivants.

« 1° Un faisceau postérieur horizontal, parallèle au sillon circulaire, et commun aux deux oreillettes; — 2° un autre faisceau horizontal antérieur (n° 2), semblable au précédent, et formant avec lui l'anneau circulaire de rétrécissement des deux oreillettes; — 3° trois bandes verticales (3, 3', 3''), nées des zones fibreuses auriculo-ventriculaires : *a*) L'une, médiane (3'), qui contourne la face supérieure, vient passer entre les deux veines pulmonaires droites et contribue à former en arrière la cloison, au-dessous de la veine cave supérieure ; — b) l'autre latérale gauche (3), la plus considérable des trois, contourne en dessous la convexité de l'oreillette, en passant entre les veines pulmonaires droites et gauches, vient s'épanouir, par des fibres obliques, dans la cloison, et, par un plan de fibres directes, rejoint en arrière la zone auriculo-ventriculaire; — c) La troisième bande (3″) monte obliquement sur l'oreillette droite, à la naissance de la veine cave supérieure. — 4° Deux bandelettes (4 et 4′) transversales, nées de chaque côté de la base de l'auricule, et venant l'une au-devant de l'autre s'adosser dans le sillon médian pour former la cloison. — 5° Au-dessus, deux fortes bandes diagonales (5 et 5′), entre-croisées au milieu, et confondues à la manière des piliers du diaphragme. Chacune d'elles naît de la base ou du collet de rétrécissement de l'auricule correspondante; celle de gauche (5) remonte entre la veine cave et la veine pulmonaire antérieure droite, et va au delà rejoindre la cloison; celle de droite (5′) va passer, après son entre-croisement, entre l'auricule gauche et la veine pulmonaire antérieure du même côté, dont elle complète l'ellipse. — 6° En arrière, l'oreillette gauche est tapissée, à partir de la base de l'auricule, par un plan superficiel de fibres transversales (6), qui forment, au-dessous des veines pulmonaires, une sorte de capsule et qui viennent s'enfoncer dans le sillon interauriculaire pour former la cloison. — 7° L'oreillette droite, en arrière et jusqu'à la base de l'auricule, est formée d'un plan de fibres obliques (7), nées du cercle ventriculaire, et qui vont rejoindre la cloison ou s'épanouir sur la naissance de la veine cave supérieure; en bas, ces fibres se prolongent également sur la veine cave inférieure; dans l'une et l'autre leur direction est longitudinale. — 8° Les deux auricules, sur leur face concave, sont formées de fibres épanouies de leur base au sommet de leurs dentelures (8); celles de l'auricule droite remontent longitudinalement sur la face gauche de la veine cave supérieure.... — 9° Enfin, dans l'écartement des ellipses formées par les bandelettes circulaires, se voient de petits sphincters (9), autour des embouchures des veines pulmonaires; il en existe également sous la couche longitudinale, autour des veines caves.... Il résulte de cette description que ces deux sacs auriculaires ne sont maintenus adossés que par trois bandelettes : le cercle de la base (1 et 2), le double faisceau antérieur en sautoir (5 et 5′) et la bandelette verticale droite (3′). »

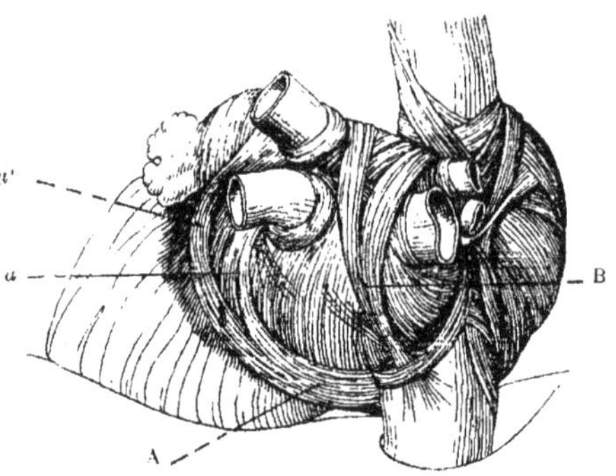

Fig. 371. — Musculature des oreillettes, fibres communes (d'après Luschka).

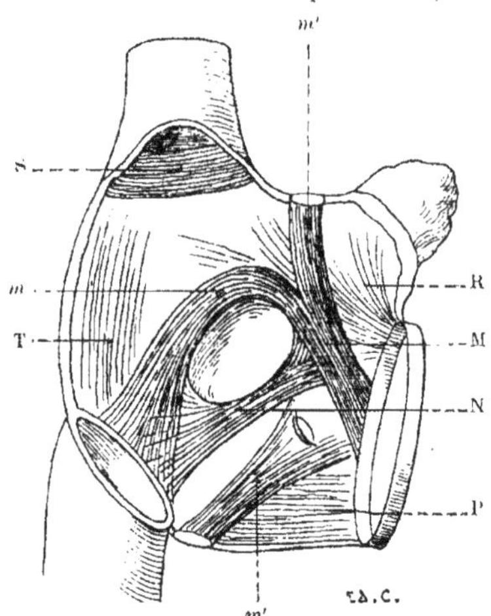

Fig. 372. — Schéma de la musculature de l'oreillette droite, fibres propres, d'après la description de Luschka.

Luschka (*loc. cit.*, p. 373 et suiv.) donne des fibres musculaires des oreillettes une description spéciale, qu'il faut suivre sur les figures 371 et 372 empruntées à cet auteur. Pour Luschka les fibres communes seraient constituées par : 1° un faisceau naissant de l'embouchure de la veine cave inférieure (A), cheminant au-dessus du sillon auriculo-ventriculaire, puis se divisant en deux faisceaux secondaires : l'un de ces faisceaux (*a*) passe entre les deux veines pulmonaires gauches, pour se réfléchir en arrière, et vient se terminer sur l'embouchure de la veine cave inférieure; il décrit ainsi un cercle presque complet; — l'autre (*a'*) passe entre la base de l'auricule et les veines pulmonaires gauches, et se termine dans le voisinage de la veine cave supérieure : — 2° par un faisceau naissant de la paroi même de la portion thoracique de la veine cave inférieure, et venant se perdre sur la paroi postérieure des oreillettes (B). Dans un cas observé par Luschka, ce faisceau naissait du bord postérieur de l'orifice quadrilatère et atteignait un volume considérable.

La disposition des fibres propres varie avec chaque oreillette. — Dans l'*oreillette droite*, les fibres propres sont représentées par plusieurs faisceaux. Nous les avons schématisés sur la figure 372. Ce sont : 1° un faisceau qui se détache de l'extrémité interne de l'anneau auriculo-ventriculaire droit (M), monte dans la cloison et se divise dans l'épaisseur de cette dernière en deux fascicules secondaires : un fascicule postérieur (*m*), qui contourne en avant et en haut la fosse ovale, se réunit à un faisceau (N) venant de l'oreillette gauche, et vient se perdre sur la partie interne de l'embouchure de la veine cave inférieure; un fascicule antérieur qui monte le long de la paroi interne chemine sur la paroi supérieure, descend sur la paroi postérieure, et croise enfin la face inférieure de l'oreillette, en suivant le bord adhérent de la valvule d'Eustachi (*m'*); il a donc un véritable trajet annulaire : — 2° par les muscles pectinés (P) qui font saillie dans la cavité et s'étendent de l'anneau fibreux auriculo-ventriculaire droit au faisceau annulaire dont je viens de parler; — 3° par un faisceau (R) naissant de la portion membraneuse de la cloison interventriculaire, et venant s'irradier dans la paroi interne et dans la paroi supérieure de l'oreillette; — 4° par un sphincter annulaire de la veine cave supérieure (S); — 5° par un faisceau reliant l'orifice des deux veines caves et situé au niveau du tubercule de Lower (T).

Dans l'*oreillette gauche*, les fibres propres sont formées : 1° par des fibres naissant de l'anneau fibreux auriculo-ventriculaire; au niveau de la cloison, quelques-unes de ces fibres se condensent en un faisceau plus épais qui limite inférieurement le contour de la fosse ovale (N, fig. 372); 2° par des fibres annulaires autour de l'embouchure des veines pulmonaires.

Il résulte de cette description, que le trou ovale est limité par une sorte d'anneau musculaire, formé de la façon suivante : en haut et en avant, par les fascicules postérieurs de ce faisceau des fibres propres qui naît de l'extrémité interne de la gaine fibreuse auriculo-ventriculaire droite, contourne le trou ovale, et vient se perdre au niveau de la demi-circonférence interne de l'orifice de la veine cave inférieure; en bas, par ce faisceau qui se détache de l'extrémité interne de la zone auriculo-ventriculaire gauche et vient partager la terminaison du fascicule précédent (*m* et N, fig. 372). En d'autres termes, le contour de la fosse ovale est limité en partie par des fibres propres appartenant à l'oreillette droite, en partie par des fibres appartenant à l'oreillette gauche. Quant à la portion centrale de la fosse, elle ne contient que quelques rares fibres musculaires qui, se détachant des faisceaux limitants, irradient vers le centre de la fosse.

DESCRIPTION DES AUTEURS QUI REJETTENT LA FORMULE DE WINSLOW

Après avoir ainsi jeté un coup d'œil sur les descriptions des auteurs qui admettent la formule de Winslow, c'est-à-dire prennent comme base de leur description la distinction fondamentale des fibres du cœur en fibres communes et en fibres propres, je passe à l'étude des auteurs qui ont conçu tout autrement l'architecture du cœur.

Ceux-ci considèrent, à tort ou à raison, comme impossible de suivre les fibres constituantes du cœur sur une longueur suffisante pour préciser leur mode de terminaison; ils s'attachent surtout à établir le nombre de couches musculaires dont se compose le cœur, et à préciser la direction de ces fibres. En somme, ils décrivent la musculature du cœur, comme on décrit généralement la musculature des conduits à fibres lisses (estomac, intestin, etc.).

Vésale décrivait déjà le cœur comme formé de fibres longitudinales obliques et transversales. — Sténon indiquait également les variétés de direction des fibres. — Meckel décrivait au cœur trois couches, deux externes obliques et une interne longitudinale.

C. F. Wolff, qui a donné des fibres musculaires du cœur une longue description que Theile a résumée et adoptée, sans grandes modifications, dans l'*Encyclopédie anatomique*, décrit trois couches au ventricule droit et cinq au ventricule gauche. (Voy. Wolff, *Acta Acad. scient. Petropol.*, 1780-1792, et Theile, in *Encycl. anat.*, trad. Jourdan, t. II, p. 377 et suiv.). Chacun des deux ventricules posséderait une couche superficielle commune, une couche profonde propre, et une couche intermédiaire. Celle-ci, unique pour le ventricule droit, est décomposable en trois couches secondaires pour le ventricule gauche.

La description de Wolff est très complexe; il suffit pour s'en rendre compte de dire que Wolff subdivise en huit faisceaux la portion des fibres musculaires propres répondant au ventricule droit (*loc. cit.* Dissertatio tertia in dissertatio sexta, pars prior).

D'après E. H. Weber le ventricule droit est formé par deux couches peu près transversales, le ventricule gauche en comprend quatre : deux couches transversales, comprises entre deux couches spiroïdes s'enroulant en sens inverse ; de plus, chaque ventricule comprend une couche tout à fait interne, rétiforme.

Pettigrew (*Proceed. of the roy. soc. of Edimb.*, 1860) a d'abord décrit neuf couches au ventricule gauche, puis il a réduit ce nombre à sept (*Transac. of the roy. soc. of Edimb.*, XXIII, p. 161). D'après cet auteur, la couche la plus superficielle est presque verticale ou très légèrement oblique ; l'obliquité de la deuxième et de la troisième couches augmente peu à peu et les fibres de la quatrième, c'est-à-dire de la couche centrale, sont nettement transversales (fig. 373). La cinquième est de nouveau oblique ; mais son obliquité est en sens inverse de celle des premières couches ; enfin, la sixième est plus oblique encore, et la septième a une obliquité presque aussi marquée que celle de la première. Superposées, les fibres de la première et de la septième couches se croisent donc à la façon d'un X dont les deux branches formeraient entre elles un angle très aigu.

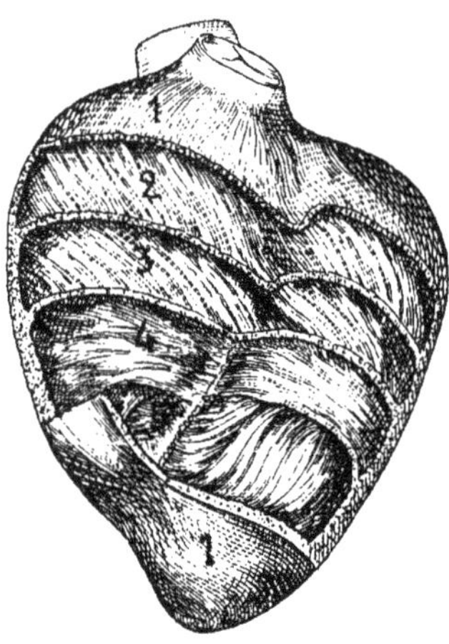

Fig. 373. — Dissection partielle des fibres de la paroi antérieure des ventricules sur un cœur de mouton, montrant les différents degrés d'obliquité des couches (d'après Allen Thomson).

Parmi les auteurs modernes, Henle a vivement combattu la théorie de Gerdy. Fibres en anse et fibres en huit de chiffre sont pour lui des hypothèses sans fondement. Quant à la continuité des fibres superficielles et des fibres profondes, c'est-à-dire des deux portions des fibres unitives superficielles, fait fondamental de la théorie de Gerdy, c'est pour lui une erreur anatomique (voy. Henle, *Hand. der Gefässlehr.*, p. 62). Henle donne de la musculature des ventricules et surtout des oreillettes une longue et minutieuse description dont je n'indiquerai ici que les traits principaux.

Fibres des oreillettes. — Les fibres des oreillettes sont de deux ordres : les unes représentent la continuation sur les oreillettes des fibres annulaires des vaisseaux venant aboutir

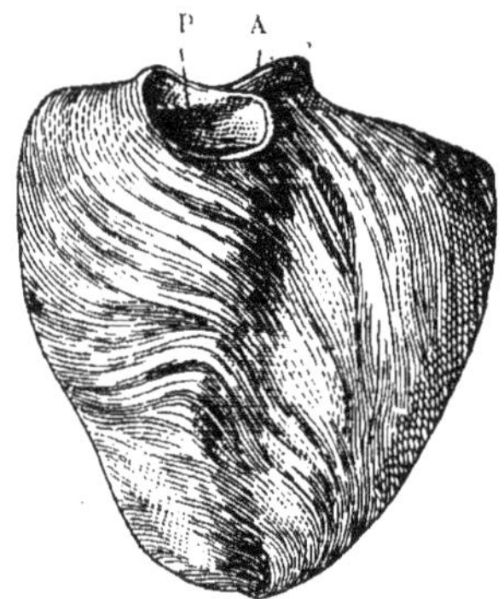

Fig. 374. — Musculature des ventricules, face antérieure (d'après Henle).

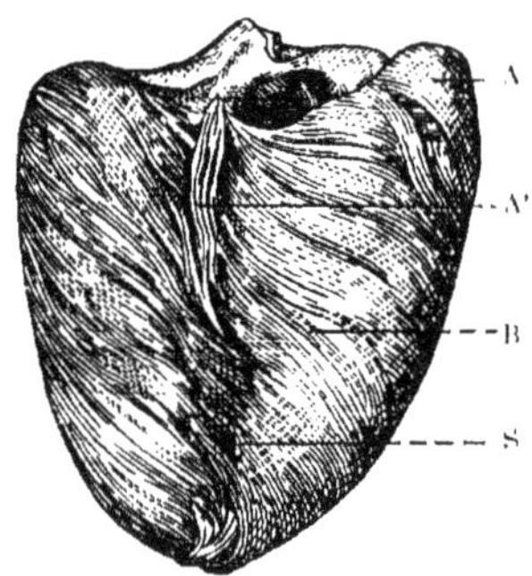

Fig. 375. — Musculature des ventricules, face postérieure (d'après Henle).

à ces cavités ; les autres naissent des anneaux auriculo-ventriculaires. Les premières forment une couche superficielle circulaire ; les deuxièmes une couche profonde longitudinale. Telle est la formule par laquelle Henle résume la constitution des oreillettes, mais il est forcé de convenir qu'elle n'est que très approximative. C'est ainsi que les fibres de la couche superficielle peuvent devenir longitudinales quand les veines dont elles prolongent le système circulaire abordent l'oreillette transversalement, comme c'est le cas pour les veines pulmonaires. De même, nombre de fibres naissant des anneaux veineux tendent à devenir horizontales; cela est vrai surtout pour l'oreillette gauche. Les fibres profondes de cette cavité ne naissent pas en effet de toute l'étendue de la zone auriculo-ventriculaire, mais sont réparties en deux faisceaux naissant, l'un du nodule antérieur ou gauche, l'autre du nodule postérieur ou droit de cette zone fibreuse; ces faisceaux sont formés par un véritable éventail de fibres dont les fibres moyennes sont verticales, mais dont les fibres extrêmes tendent à se rapprocher de l'horizontale.

La disposition schématique admise par Henle est encore obscurcie par l'apparition de véritables systèmes surajoutés, comme le *système sphinctérien du foramen ovale*, sur la constitution duquel Henle ne s'explique pas, et comme le *canal musculaire de la grande veine coronaire*. Ce canal, bien décrit par Henle, est essentiellement formé par des fibres transversales, c'est-à-dire parallèles à la direction de la veine. Ces fibres naissent de la paroi de l'oreillette gauche au-dessus et au-dessous de la veine coronaire, et viennent converger à la manière des barbes d'une plume sur la face supérieure du vaisseau. — Comme on le voit, Henle est obligé de reconnaître de nombreuses exceptions à la formule générale qu'il donne de la constitution des oreillettes. N'est-ce pas la meilleure preuve qu'elle n'est pas aussi satisfaisante qu'elle semble l'être au premier abord?

Couch. long. ext.
Couch. long. int.
Couch. circul.

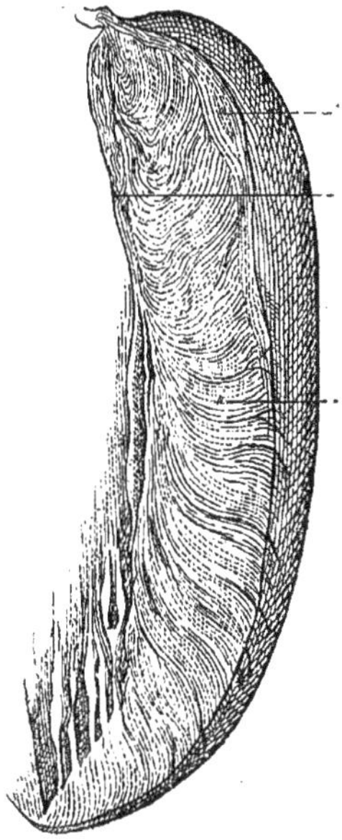

Fig. 376. — Coupe de la paroi du ventricule gauche (d'après Henle).

Fibres du ventricule. — Henle donne de la musculature du ventricule une description assez simple. Il la décrit comme formée par quatre couches qui sont de dehors en dedans : une couche longitudinale externe, une couche circulaire, une couche longitudinale interne et une couche rétiforme.

1° La *couche longitudinale externe*, peu importante, est formée sur le ventricule droit : *a*) par des fibres cheminant pour la plupart sur la face antérieure du ventricule et paraissant correspondre aux fibres unitives antérieures (portion superficielle) de nos classiques (voy. fig. 378); *b*) par un petit faisceau vertical, occupant le tiers supérieur du sillon interventriculaire postérieur. Ce faisceau a été depuis longtemps signalé par Wolff; Meckel, E. H. Weber, Theile disent ne l'avoir pas rencontré.

Sur le ventricule gauche la couche des fibres longitudinales externes n'occupe que le tiers supérieur du ventricule; elle se confond d'ailleurs plus bas avec les fibres circulaires, qui tendent à prendre la direction verticale. Cette couche est bien peu importante pour Henle, puisque, d'après lui, elle ne formerait que le huitième de l'épaisseur totale du ventricule gauche.

2° La *couche circulaire* constitue la couche de beaucoup la plus importante du cœur. La figure 376 montre combien l'épaisseur de cette couche l'emporte sur celle des deux couches longitudinale externe et longitudinale interne. Les fibres de cette couche circulaire ne sont pas toutes disposées dans un plan longitudinal; la plupart même sont obliques et l'obliquité de quelques-unes est si marquée qu'elles tendent à devenir verticales.

3° La *couche longitudinale interne* est très mince : elle n'acquiert quelque importance qu'au niveau de la base et du sommet des ventricules.

4° La *couche rétiforme* existe dans toute l'étendue de la face interne des ventricules, mais atteint son plus grand développement au niveau du sommet de ces cavités; c'est à elle que Henle rattache les muscles papillaires.

Comme on le voit, par cet exposé rapide des principales descriptions, l'accord est loin d'être fait sur l'architecture du cœur. Cependant, les divergences sont peut-être moins considérables que l'on serait tenté de le croire au premier abord. Celui qui voudra comparer avec soin les exposés des différents auteurs, en faisant abstraction des détails et en tenant compte de la différence des nomenclatures, retrouvera souvent dans celui de l'un les traits principaux de celui de l'autre. Le point délicat est le fait de la continuité ou de la non-continuité des fibres les plus superficielles et des fibres les plus profondes des ventricules; c'est lui surtout qui divise les auteurs. C'est ce point particulier, et la question des variations individuelles, que devront surtout tâcher d'éclaircir les anatomistes.

§ VI. — VAISSEAUX DU COEUR

1° **Artères.** — Les artères du cœur viennent des *artères coronaires*, branches de l'aorte. Au nombre de deux, l'une antérieure, l'autre postérieure.

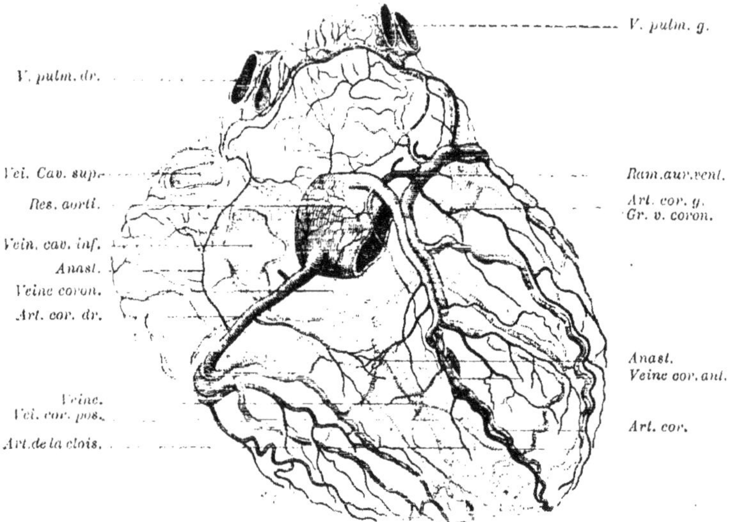

FIG. 377. — Les artères et veines coronaires (d'après Bourgery).

les artères coronaires cheminent à la surface de l'organe, dans l'épaisseur duquel elles s'épuisent peu à peu. Nous décrirons leur trajet extra-cardiaque en étudiant les branches de l'aorte.

Leurs rameaux, parvenus dans l'épaisseur du cœur, cheminent dans les interstices des faisceaux musculaires, en se divisant en rameaux de plus en plus petits. Ceux-ci finissent par donner naissance à un réseau capillaire dont les mailles enlacent les faisceaux primitifs. Comme Ranvier l'a depuis longtemps signalé, ces capillaires ne présentent pas les dilatations ampullaires que l'on rencontre ordinairement sur les capillaires des muscles. Leur fragilité est remarquable, aussi leur injection est-elle très délicate.

L'étude de la disposition des vaisseaux de l'endocarde et la question si discutée des vaisseaux des valvules, seront traitées plus loin, en même temps que l'endocarde (voy. p. 629).

Les vaisseaux du cœur apparaissent à une époque assez tardive du développement de l'organe. On sait qu'aux premiers stades de sa formation, le muscle cardiaque présente une disposition réticulée, qui permet au sang de baigner directement les faisceaux musculaires. Ce n'est que vers le deuxième mois, lorsque le tissu musculaire du cœur tend à devenir compact (Gegenbaur, Bernays), que les vaisseaux apparaissent dans son épaisseur. — Il est intéressant de constater qu'ici, comme toujours, l'histoire des espèces répète l'histoire de l'individu. En effet, chez les batraciens et certains reptiles, le cœur présente la disposition réticulée que l'on trouve chez l'embryon humain et ne possède point de vaisseaux. Chez des animaux d'ordre plus élevé, le myocarde, devenu plus dense, commence à acquérir des vaisseaux nourriciers.

2° **Veines.** — Les veines qui font suite au réseau capillaire du cœur viennent aboutir aux oreillettes : 1° par la grande veine coronaire ; 2° par des veines coronaires accessoires. Parmi celles-ci, l'une est connue depuis longtemps, c'est la *veine de Galien ;* les autres ont été plus récemment décrites par le professeur Lannelongue (Th. de Paris, 1867). Veines coronaires, principale et accessoires, seront décrites par mon collaborateur Charpy avec le système veineux du cœur.

3° **Lymphatiques.** — La question de l'origine des lymphatiques du cœur participe de l'obscurité qui enveloppe l'origine des lymphatiques en général.

Pour Sappey, Skwartzoff, Salvioli, l'origine des lymphatiques est représentée par un système de canaux tapissés par un endothélium continu, formant un réseau intermédiaire aux fibres cardiaques.

Les lymphatiques du cœur constituent deux réseaux : l'un profond, *sous-endocardique*, l'autre superficiel, *sous-péricardique*.

Le réseau profond est riche surtout au niveau des ventricules. Sappey n'a pu, du moins chez l'homme, injecter le réseau sous-endocardique des oreillettes. Comme l'a depuis longtemps montré Belayeff (1866), par l'imprégnation à l'argent, ce réseau profond se prolonge sur les valvules mitrale, tricuspide et sigmoïdes. Il donne naissance à des troncules qui traversent le muscle cardiaque et viennent se jeter, soit dans le réseau superficiel, soit dans les gros troncs collecteurs.

Le réseau superficiel est également beaucoup plus serré au niveau des ventricules qu'au niveau des oreillettes. Sappey n'a pu injecter le réseau superficiel des oreillettes que chez le bœuf et le cheval.

Tous les lymphatiques du cœur viennent aboutir à quatre troncs principaux : deux antérieurs et deux postérieurs. Les deux troncs *antérieurs* cheminent dans le sillon interventriculaire antérieur, recevant dans leur trajet les lymphatiques de la face antérieure des ventricules ; au niveau de l'extrémité supérieure de ce sillon, ces deux troncs antérieurs se fusionnent en un tronc unique. Celui-ci contourne la partie gauche de l'artère pulmonaire, croise la face antérieure et gauche de la portion horizontale de la crosse aortique, et vient se terminer dans un ganglion placé sur la partie latérale gauche de la trachée.

Les deux troncs *postérieurs* cheminent dans le sillon interventriculaire de la face diaphragmatique. Arrivés à la partie supérieure de ce sillon, ils se séparent. La gauche suit la partie gauche du sillon interventriculaire et vient se jeter dans l'un des troncs antérieurs. Le droit suit la partie droite du sillon auriculo-ventriculaire et, arrivé au niveau de l'infundibulum, se porte en arrière, croise la face droite de l'artère pulmonaire et vient se jeter dans un des ganglions sous-jacents à la bifurcation de la trachée.

Dans leur portion horizontale, les troncs lymphatiques postérieurs reçoivent plusieurs troncules verticaux, nés des parois ventriculaires (troncs accessoires de Sappey).

NERFS DU COEUR

Par P. JACQUES

Le cœur est relié aux centres nerveux par un grand nombre de faisceaux qui empruntent le trajet du pneumogastrique et du sympathique, exceptionnellement aussi celui de l'hypoglosse.

La plupart de ces filets, qui naissent symétriquement à la région cervicale[1], et dont l'étude détaillée relève du domaine de la névrologie, convergent, dès leur entrée dans le thorax, vers la base du cœur, en croisant les uns la face antérieure de la crosse aortique, les autres sa face postérieure. Arrivés dans l'étroit espace circonscrit par la concavité de la crosse en haut, en bas par la bifurcation et la branche droite de l'artère pulmonaire, et par la naissance des grosses bronches en arrière, tous les filets cardiaques s'unissent par de nombreuses anastomoses en un riche plexus tout à fait comparable aux plexus sympathiques du hile des principaux viscères : poumon, foie, rate, rein, etc. : c'est le *plexus cardiaque*. Ses travées s'orientent suivant deux plans facilement distincts : un plan antérieur, *plexus cardiaque antérieur* ou *superficiel* des auteurs allemands, qui couvre de ses mailles la concavité de la crosse; et un plan postérieur, plus important, appliqué au-devant de la bifurcation de la trachée, *plexus cardiaque postérieur* ou *profond*. A la constitution du plan antérieur concourent surtout les filets les plus élevés (rameaux directs du vague, filets du laryngé supérieur et des ganglions cervicaux supérieur et moyen). Dans la formation du plexus postérieur la part principale revient, au contraire, aux rameaux cardiaques inférieurs (du ganglion cervical inférieur ou premier thoracique, et de l'anse du récurrent). C'est à la région superficielle du plexus cardiaque qu'appartient l'amas ganglionnaire de Wrisberg.

A part quelques filets destinés au péricarde pariétal, la plupart des rameaux issus du plexus cardiaque se jettent sur les gros troncs artériels et gagnent avec eux la région auriculo-ventriculaire, le reste se portant directement sur les oreillettes. Parvenus dans le sillon horizontal de partage, ils se divisent en trois groupes pour atteindre leurs territoires respectifs : tandis qu'une faible portion s'enfonce immédiatement dans la cloison des oreillettes, un important faisceau, principalement formé des filets satellites de l'aorte, enveloppe l'origine de l'artère coronaire droite d'un riche plexus qui se poursuit sur tout le trajet de cette artère (*plexus coronaire droit*); enfin, le groupe des rameaux satellites

1. On sait que le cœur est primitivement chez l'embryon un organe de la région cervico-céphalique, d'où son innervation par des nerfs crâniens et cervicaux.

de l'artère pulmonaire accompagne de même la coronaire gauche en formant autour d'elle et de l'auriculo-ventriculaire gauche, sa collatérale la plus importante, le *plexus coronaire gauche*. De ces deux plexus naît la presque totalité des filets terminaux du myocarde.

Toutes ces dispositions, qu'une dissection minutieuse suffit à mettre en évidence, sont depuis longtemps bien connues; ce qui l'était moins jusqu'à ces derniers temps, et ce qu'ont largement contribué à élucider les nouvelles méthodes de coloration du système nerveux, c'est le trajet ultérieur, la terminaison des nerfs cardiaques et la nature des ganglions qui leur sont annexés.

A. — **Distribution des nerfs du myocarde.** — Tous les filets nerveux qui se détachent des plexus coronaires ne s'enfoncent pas directement

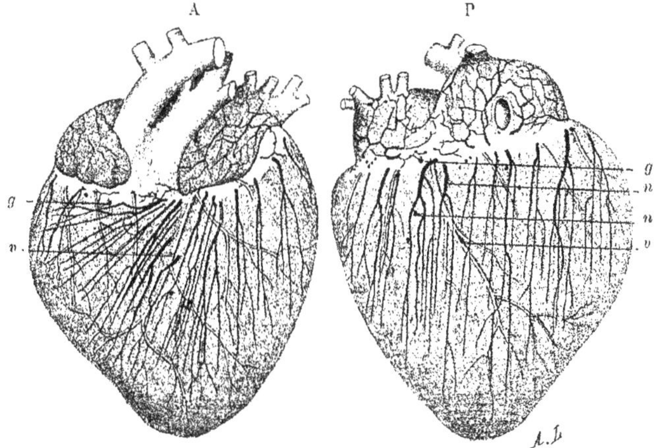

Fig. 378. — Vues antérieure et postérieure du cœur du chien adulte, après injection vasculaire de bleu de méthylène en solution concentrée (demi-schématique).

A, face antérieure; P, face postérieure; — *v*, *v*, vaisseaux coronaires; *n*, *n*, faisceaux nerveux sous-péricardiques; *g*, *g*, ganglions annexés au plexus sous-péricardique (l'épaisseur des filets nerveux a été légèrement exagérée).

dans le myocarde au niveau des sillons de partage : une bonne partie d'entre eux n'atteignent, au contraire, leur territoire de distribution qu'après avoir effectué à la face profonde du péricarde viscéral un trajet qui peut être fort long. C'est ainsi qu'il est facile de mettre en évidence, par l'injection de bleu de méthylène dans les vaisseaux coronaires, un grand nombre de faisceaux qui, émergeant du tissu cellulo-graisseux du sillon auriculo-ventriculaire, descendent plus ou moins parallèlement vers la pointe en cheminant immédiatement au-dessous du péricarde dont la transparence les laisse apercevoir, grâce à la coloration intense qu'ils ont fixée. Ces filets sous-péricardiques sont totalement indépendants des vaisseaux et affectent un trajet sensiblement rectiligne avec quelques bifurcations et des anastomoses transversales ou obliques visibles à la loupe. L'étude à un faible grossissement du péricarde viscéral permet en effet de reconnaître que ces filets, principalement formés de fibres nues, échangent entre eux un grand nombre de leurs éléments, si bien que toute la surface du myocarde ventriculaire se trouve enserrée dans une sorte de filet dont les mailles sont limitées par des faisceaux nerveux : c'est le *plexus sous-péricardique*. — Des travées de ce système naît superficiellement un double réseau de fibres pâles destinées à la séreuse; vers la profondeur s'enfoncent d'autre part des troncs plus importants destinés à l'innervation des couches externes du myocarde.

Des filets ascendants, issus également du sillon transverse de partage, courent en s'anastomosant à la surface des oreillettes où ils reproduisent un plexus sous-péricardique auriculaire comparable à celui que je viens de décrire sur les ventricules, bien que moins régulier et plus serré. Ces faits, que j'ai observés chez le chien, se retrouvent avec des caractères très voisins chez l'homme.

Parmi les branches profondes des plexus coronaires, les unes se ramifient directement dans les assises moyennes des parois ventriculaires et du septum, auxquelles elles portent la motilité et la sensibilité; tandis que les autres, ne faisant que traverser la paroi myocardique, s'organisent à la face interne de celle-ci en un *plexus sous-endocardique* dont les branches efférentes internes se distribuent par un double réseau à la membrane interne du cœur, les externes innervant les régions les plus profondes du myocarde.

On voit, en somme, qu'aux trois assises musculaires connues de la paroi ventriculaire correspondent trois plans nerveux distincts : les deux couches externe et interne des fibres musculaires communes reçoivent leurs nerfs par l'intermédiaire des plexus sous-endocardiques et sous-péricardiques, les fibres propres de la couche moyenne étant innervées par des filets directs émanés des plexus coronaires.

B. — **Terminaisons des nerfs du myocarde.** — Laissant de côté les nerfs des membranes de revêtement du cœur dont la description trouvera place ailleurs, je me bornerai à indiquer ici comment se terminent les fibres nerveuses motrices et sensitives du muscle cardiaque.

a) **Terminaisons motrices.** — L'étude des rapports intimes des plus fines fibrilles nerveuses avec les éléments musculaires du cœur, et la morphologie exacte de leurs terminaisons ont fait, depuis Kœlliker, le sujet de nombreux travaux sans que la méthode de l'or, appliquée à cet objet, pût lever les incertitudes aussi heureusement qu'elle l'avait fait pour tant d'autres tissus. Les histologistes qui l'employèrent conclurent, en effet, les uns à la présence de plaques motrices (Krause, von Openchowsky), les autres à l'existence de terminaisons libres intercellulaires (Kœlliker, Schweigger-Seidel), d'autres enfin à la pénétration des terminaisons effilées des fibrilles à l'intérieur de la cellule musculaire cardiaque (Langerhans, L. Gerlach, Ranvier). Il faut arriver jusqu'à ces dernières années pour recueillir de l'application des procédés plus récents (imprégnation chromo-argentique de Golgi, coloration vitale par le bleu de méthylène d'Ehrlich) des indications précises sur ce sujet. A l'emploi des méthodes nouvelles dans l'étude des terminaisons nerveuses intracardiaques se rattachent les noms d'Arnstein, de Cajal, de Retzius, d'Heymans, de Berkley, de Jacques et de Smirnow. De l'ensemble de leurs travaux se dégagent les notions suivantes :

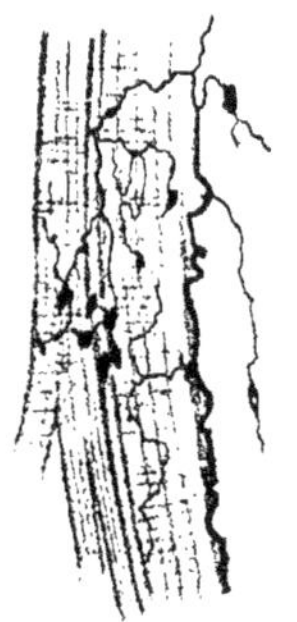

Fig. 379. — Terminaisons motrices dans le ventricule du rat; méthode de Golgi. Gross. : 250 d.

Les nerfs pénètrent dans le myocarde sous forme de faisceaux d'importance variable dans lesquels dominent les fibres de Remak. Les fibres qui s'en détachent courent, comme ces faisceaux eux-mêmes, entre les travées musculaires et parallèlement à leur direction en se divisant çà et là dichotomiquement; leurs branches collatérales et terminales, onduleuses et d'autant plus fortement variqueuses que le point considéré est plus proche de la terminaison, se résolvent finalement en fibrilles excessivement fines qui enveloppent les fibres musculaires d'un très riche réseau[1]. Sur ces fibrilles terminales apparaissent çà et là des nodosités plus ou moins volumineuses, axiales ou latérales, et, dans ce cas, sessiles ou brièvement pédiculées, figurant parfois de petits bouquets, peut-être aussi des appareils un peu plus compliqués et rappelant les plaques motrices des muscles striés (Berkley). Tous ces renflements terminaux, quelle qu'en soit la configuration spéciale, s'appliquent étroitement à la surface des éléments du myocarde et leur transmettent immédiatement l'incitation motrice. C'est là, on le voit, un mode de terminaison intermédiaire comme complication à ceux qu'on connaît dans le muscle strié et dans le muscle lisse, comparable (Schmidt) à l'un des stades du développement des terminaisons sur les fibres striées.

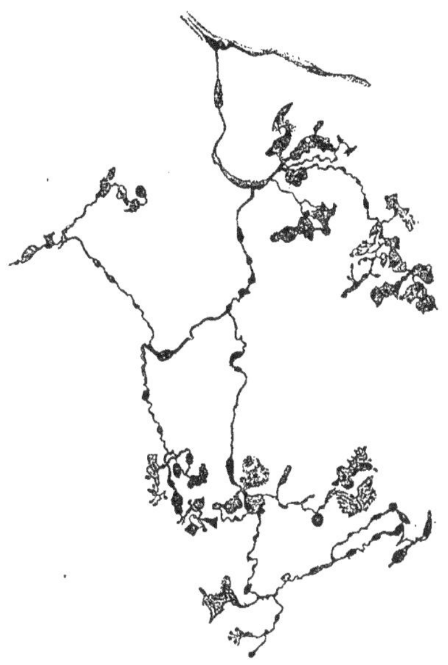

Fig. 380. — Terminaison sensible dans le tissu conjonctif interstitiel du ventricule de la grenouille (d'après Smirnow).

Les fibrilles nerveuses sont figurées en gris foncé, la substance sensible en gris clair.

Le réseau nerveux est également réparti dans toute l'étendue du cœur, de la base à la pointe, et sa richesse est telle qu'on peut admettre avec Heymans que chaque cellule cardiaque reçoit sa terminaison propre et que chaque élément musculaire reçoit par suite directement l'incitation nerveuse.

b) **Terminaisons sensitives.** — Indépendamment de son innervation motrice, le cœur renferme encore des terminaisons sensitives, et c'est à Smirnow que revient l'honneur d'avoir, il y a quelques années, mis en lumière leur existence. Les recherches ultérieures de Dogiel n'ont fait que confirmer les faits avancés par ce savant.

Ces terminaisons, surtout fréquentes dans l'endocarde et le péricarde, se rencontrent aussi dans le conjonctif interstitiel du myocarde. Leur forme et leurs dimensions sont en rapport avec celles de l'espace qui les renferme, mais leur caractéristique générale résiderait dans l'existence d'un substratum granuleux (substance sensible, « sensible Unterlage ») comparable à celui que l'on observe au niveau des plaques terminales des muscles striés des vertébrés et des arthropodes.

Ces terminaisons sensibles, en relation sans doute avec le nerf dépresseur, doivent être considérées comme le point de départ des actions réflexes que provoquent les irritations

1. Heymans admet en effet qu'il existe entre les diverses fibrilles terminales un réseau véritable, c'est-à-dire des anastomoses par fusion de substance et non par simple juxtaposition.

[JACQUES.]

chimiques portées sur le cœur, et sont appelées à fournir une base anatomique à la connaissance de certaines affections cardiaques douloureuses.

C. — **Ganglions du cœur.** — Cette question est l'une des moins élucidées à l'heure actuelle, bien qu'elle ait fait l'objet de travaux aussi nombreux que la précédente, travaux portant soit sur la topographie des ganglions cardiaques, soit sur la morphologie de leurs éléments constitutifs.

a) **Toopgraphie des ganglions cardiaques.** — Soulevée d'abord par Remak, qui, en 1844, mit à nu par la dissection un ganglion dans le septum ventriculaire du veau, la question des ganglions du cœur fut ensuite étudiée avec détail et résolue chez la grenouille par Ludwig et Bidder. Ces auteurs, et Ranvier après eux, montrèrent en effet que, chez les batraciens anoures, les deux nerfs cardiaques, parvenus au niveau de la paroi postérieure de la veine pulmonaire, s'unissent en un plexus riche en amas de cellules ganglionnaires, le *ganglion de Remak*. Se séparant ensuite, ils courent isolément dans la cloison des oreillettes sous les noms de nerf antérieur et de nerf postérieur de la cloison, échangeant seulement quelques fibres, et montrant sur leur trajet de nombreuses agglomérations de cellules nerveuses dont l'ensemble est réuni sous la dénomination de *ganglion de Ludwig*. Parvenus enfin à la limite inférieure du septum auriculaire, les nerfs cardiaques offrent une dernière agglomération d'éléments ganglionnaires à laquelle Bidder a attaché son nom, *ganglion de Bidder*. Au delà, ils se résolvent en branches indépendantes qui portent la motilité aux différentes régions du ventricule.

Nous sommes loin encore, malheureusement, de posséder sur la topographie des ganglions cardiaques chez les vertébrés supérieurs et l'homme des données anatomiques aussi précises, et des descriptions des auteurs qui se sont occupés de cette question (Schklarewsky, J. Dogiel, Vignal, Koplewsky, puis Kasem-Beck, Ott et Eisenlohr, chez l'homme), il faut reconnaître qu'il ne se dégage guère de notions satisfaisantes comme concordance ni comme netteté. Tandis, par exemple, que Schklarewsky, chez les oiseaux et les mammifères, localise ces ganglions aux sillons interauriculaire et auriculo-ventriculaire suivant deux cercles se coupant à angle droit, Vignal place les amas principaux au voisinage de l'embouchure des veines pulmonaires et sur le tiers supérieur des ventricules.

La répartition des ganglions cardiaques paraît varier dans de certaines limites avec les espèces; pourtant, en ce qui concerne les mammifères et l'homme, on peut admettre, comme assez voisins de la vérité, les faits suivants qui ressortent des belles recherches embryologiques de His jeune sur le développement de l'appareil d'innervation du cœur de l'homme, ainsi que sur l'ensemble des travaux morphologiques antérieurs.

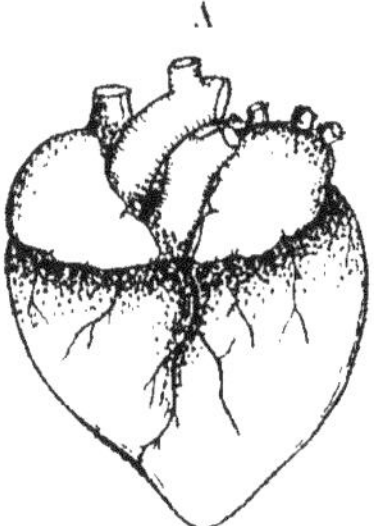

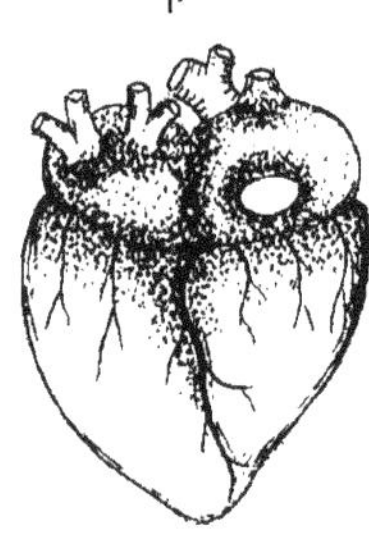

Fig. 381. — Essai de représentation schématique des zones ganglionnaires du cœur des mammifères.

Les régions ganglionnaires sont indiquées en pointillé. — A, face antérieure; P, face postérieure.

Aux travées du plexus nerveux qui recouvre la surface des oreillettes et des ventricules sont annexés, dans toute l'étendue des premières et sur le tiers supérieur des seconds, un grand nombre de ganglions microscopiques formés d'une quantité variable de cellules (1 à 100 et davantage). Disséminés irrégulièrement, ces amas cellulaires semblent se condenser d'une part au voisinage des orifices veineux, d'autre part dans les sillons de partage du cœur (plexus coronaires). Leur nombre total paraît être en raison inverse de leur importance individuelle, et c'est chez l'homme et les primates que ces ganglions seraient le plus petits et le plus nombreux (Vignal). Pour le même auteur, ils occuperaient une situation intra-musculaire dans les oreillettes et sous-péricardique sur les ventricules. Effectivement, en cette dernière région (tiers supérieur) il est aisé de mettre en évidence les plus volumineux d'entre eux, par l'injection de bleu de méthylène, sous forme de petites taches ponctiformes vivement colorées, appendues aux travées du plexus par un court pédicule ou sessiles sur elles (fig. 378, A). Par le même artifice on se convainc sans peine qu'au voisinage du sillon interventriculaire la zone ganglionnaire descend notablement au-dessous du tiers supérieur.

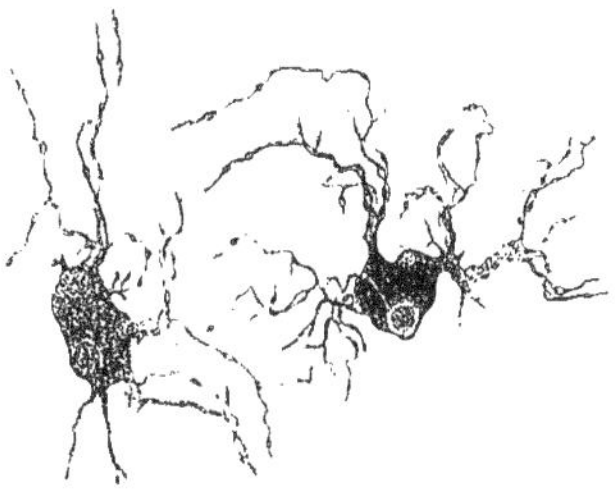

Fig. 382. — Deux cellules ganglionnaires multipolaires sous-péricardiques de la région du sillon auriculo-ventriculaire du chien adulte. Bleu de méthylène.

Chez l'embryon humain His distingue nettement trois districts ganglionnaires, en relation avec trois portions isolables du plexus cardiaque : *région du bulbe artériel*, en rapport avec les nerfs cardiaques supérieurs[1] (plexus cardiaque superficiel de l'adulte); — *région intermédiaire*, reliée aux centres par les nerfs cardiaques moyens; — *régions des oreillettes* (plexus cardiaque profond de l'adulte) en connexion avec les nerfs cardiaques inférieurs[2].

b) **Morphologie des cellules ganglionnaires du cœur.** — En ce qui concerne la morphologie, et partant la nature cérébro-spinale ou sympathique des éléments de ces ganglions, même incertitude que touchant leur localisation.

Les cellules à fibre spirale, considérées comme caractéristiques du système sympathique des batraciens, prédominent dans les ganglions veineux et auriculaires de la grenouille,

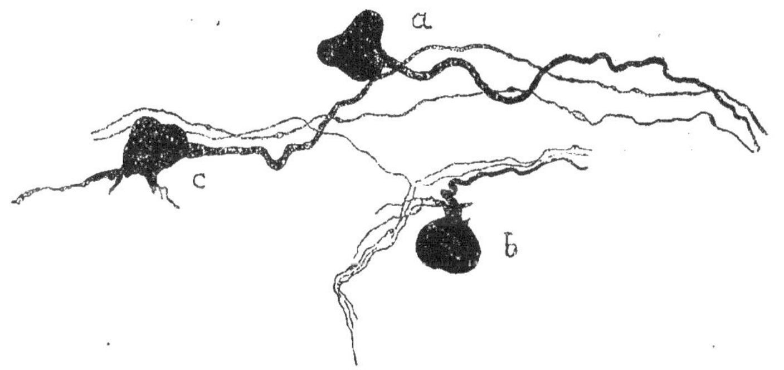

Fig. 383. — Cellules ganglionnaires du sillon interauriculaire du rat. Méthode de Golgi.

mélangés à une faible proportion d'éléments du type bipolaire ou multipolaire; tandis que la part principale revient à ces derniers éléments dans les ganglions ventriculaires ou de Bidder (Ranvier).

Chez le lapin, les cellules du sympathique sont caractérisées par la présence de deux noyaux et de plusieurs prolongements, se distinguant ainsi des cel-

1. Le bulbe artériel forme l'extrémité antérieure du tube cardiaque primitif.
2. Extrémité postérieure ou veineuse du tube cardiaque.

lules des ganglions cérébro-spinaux munies d'une expansion unique et d'un seul noyau. Or, Vignal n'a rencontré les premières que dans les oreillettes, où elles ne forment guère, d'ailleurs, qu'un tiers de la totalité de leurs éléments ganglionnaires. Les cellules unipolaires constituent à elles seules les ganglions ventriculaires. Les mêmes faits s'observeraient chez la plupart des mammifères et l'homme. — Sans contredire les résultats obtenus par Vignal chez le lapin, mes propres recherches sur l'innervation cardiaque de divers mammifères m'ont démontré d'une façon incontestable la constitution prédominante, sinon essentielle, des ganglions du sillon auriculo-ventriculaire et des ganglions ventriculaires par des éléments offrant la plus grande analogie avec ceux qui forment les renflements du cordon du sympathique (fig. 382). J'ai rencontré d'autre part dans le sillon interauriculaire du rat des amas ganglionnaires dans lesquels la forme unipolaire semblait être la règle, soit telle qu'on l'observe communément dans les ganglions spinaux des mammifères adultes (fig. 383, *a*), soit modifiée suivant le mode décrit récemment par A. Dogiel sous le nom de cellule du 2e type des ganglions spinaux (cellule unipolaire à expansion ramifiée) (fig. 383, *b*). Les formes multipolaires semblaient constituer l'exception (fig. 383, *c*).

Ces faits ne possèdent d'ailleurs qu'une valeur relative, étant donnée la résistance variable qu'offrent les divers éléments à l'imprégnation. Ils permettent toutefois d'affirmer que chez les mammifères, et probablement aussi chez l'homme, les divers amas ganglionnaires du cœur sont *mixtes* quant à la morphologie de leurs éléments cellulaires, et ne reproduisent d'une façon exclusive la structure ni des ganglions spinaux, ni des ganglions sympathiques, mais semblent résulter d'une intrication d'éléments de cette double origine. Dogiel a démontré du reste, dans le travail auquel je faisais allusion plus haut (*Anat. Anzeiger*, Bd. XII, n° 6), qu'en outre des éléments unipolaires, les ganglions spinaux des mammifères adultes renferment également des cellules multipolaires qui doivent fonctionner comme éléments d'association.

Poursuivant ses belles études sur la structure des ganglions sympathiques viscéraux, A. Dogiel a récemment fait paraître (*Arch. f. mikr. Anat.*, Bd. LIII, 1898) un travail très approfondi sur l'histologie des ganglions du cœur chez l'homme et les mammifères. Il y établit la multiplicité des amas ganglionnaires sous-péricardiques, multiplicité telle que leur confluence recouvre chez l'homme la surface des oreillettes d'une nappe uniforme, constituant pour ainsi dire un ganglion unique. On pourrait y distinguer, suivant cet auteur, outre les éléments des premier (prolongements protoplasmiques courts et ramifiés) et deuxième (dendrites allongés) types, un troisième type cellulaire, dont les expansions dendritiques, sans sortir des limites de l'amas ganglionnaire auquel elles appartiennent, offriraient des caractères plus voisins du second que du premier type. Chaque cellule ganglionnaire est enveloppée d'une gaine de larges cellules conjonctives aplaties, qui se prolonge sur l'origine de ses dendrites, et enserrée, en dehors de cette gaine, par un réseau serré de fibrilles nerveuses émanées d'éléments voisins ou éloignés. Quant aux connexions centrales et aux terminaisons périphériques des expansions nerveuses des ganglions cardiaques, les patientes et minutieuses investigations d'A. Dogiel n'ont pu réussir à les établir avec certitude, sauf pour les éléments du premier type, que ce savant considère comme de nature sympathique et de fonction motrice.

c) **Existe-t-il des ganglions dans l'intimité du tissu ventriculaire?** — Une question soulevée dans ces derniers temps, question d'un haut intérêt physiologique et qui a été diversement résolue par les anatomistes, est celle de l'existence, dans l'épaisseur des parois ventriculaires, de cellules ganglionnaires isolées ou agminées, capables d'expliquer les mouvements rythmiques par lesquels la pointe du cœur détachée répond aux excitations mécaniques ou électriques.

Si en effet la négation de tout élément nerveux cellulaire ou fibrillaire dans la pointe du cœur n'est plus l'apanage que d'un petit nombre de physiologistes malheureux dans leurs imprégnations, l'incertitude la plus complète règne encore lorsqu'il s'agit de la présence, dans cette même pointe, de cellules nerveuses légitimes.

Rencontre-t-on entre les divers plans du myocarde, annexés au plexus nerveux, des éléments ganglionnaires comparables à ceux du plexus myentérique, par exemple?

A cette question capitale aucune réponse satisfaisante n'a été fournie jusqu'ici. L'un de ceux qui ont le plus récemment soumis les données antérieures au contrôle des méthodes nouvelles, Berkley, a mis en évidence par le chromate d'argent chez divers rongeurs des corps cellulaires généralement fusiformes, munis de prolongements en nombre variable, d'aspect nerveux, épars au milieu des faisceaux musculaires du cœur, qu'il considère comme de véritables neurones de nature sympathique. Plus nouvellement encore V. Schmidt, usant du même procédé, a pu reconnaître, dispersées dans le myocarde du ventricule, de petites cellules nerveuses multipolaires dont le prolongement cylindraxile se rendait dans un tronc nerveux. Kölliker, de son côté, en se basant sur des considérations d'anatomie générale, admet comme très vraisemblable l'existence de tels ganglions intra-myocardiques. Si séduisante que soit l'hypothèse, si rationnelles que se montrent les inductions basées sur des analogies incontestables, il ne faut pas se dissimuler qu'elles sont loin encore d'être suffisamment étayées par les faits d'observation.

Il ne faut pas oublier en particulier que l'imprégnation chromo-argentique fait apparaître parfois, outre les éléments nerveux, divers éléments conjonctifs ou migrateurs dont les expansions minces et ramifiées peuvent facilement en imposer pour des formes cellulaires plus hautement différenciées. J'ai, pour mon compte, observé bien des fois de telles figures mises en évidence par l'un ou l'autre procédé, et pour lesquelles le doute ne pouvait résister à un examen attentif. Mais je dois reconnaître aussi avoir rencontré dans le myocarde de la grenouille et de la souris des éléments multipolaires nettement réduits en noir, dont la signification réelle n'a pu être déterminée en toute certitude. Ce que je puis seulement affirmer d'une façon catégorique, c'est que ces formes cellulaires, nerveuses ou non, ne sauraient être comparées ni comme disposition, ni comme dimensions, aux éléments des ganglions superficiels observés. — Dans le récent travail cité plus haut, A. Dogiel dit avoir pu colorer des amas ganglionnaires, assez rares, du reste, dans le myocarde auriculaire. Les éléments qui les constituent rentreraient dans le 2e type.

Quoi qu'il en soit, l'organe central de la circulation possède, on le voit, une innervation en rapport avec son activité fonctionnelle. Le cœur nous apparaît comme un organe des plus richement dotés au point de vue nerveux. Qu'est devenue la vieille proposition de Behrends (1781) « *Cor nervis carere* »?

[*JACQUES.*]

PÉRICARDE

Par A. SOULIÉ

Agrégé d'anatomie à la Faculté de médecine de Toulouse.

Définition. — Le péricarde est une poche fibro-séreuse qui renferme le cœur. La portion fibreuse constitue une membrane protectrice; la portion séreuse, analogue à celle des autres viscères, facilite les mouvements de l'organe. Le feuillet viscéral de cette séreuse tapisse la surface externe du muscle cardiaque, tandis que le feuillet pariétal s'unit intimement à une épaisse lame conjonctive, souvent décrite à part, sous le nom de *sac fibreux* ou encore *de fascia péricardique*, et que l'on identifie au péricarde dans l'étude des rapports, La continuité des deux feuillets se fait sur les gros vaisseaux, à une distance de leur origine variable pour chacun d'eux.

Les observations d'absence du péricarde sont très rares dans la littérature scientifique, et les quelques cas connus se rapportent à des malformations de la paroi thoracique ou à des ectopies du cœur incompatibles avec la vie.

Nous décrirons successivement dans cet article : 1° le sac fibreux; 2° la séreuse péricardique; 3° la constitution anatomique et histologique du péricarde; et 4° les vaisseaux et les nerfs qui s'y distribuent.

1° SAC FIBREUX PÉRICARDIQUE.

Dans l'étude du sac fibreux péricardique, nous examinerons successivement :

A) *Les caractères morphologiques;*

B) *Les rapports;*

C) *Les moyens de fixité.*

A) **Caractères morphologiques du sac fibreux.** — Nous insisterons plus particulièrement sur la forme, les dimensions et la capacité.

a) ***Forme.*** — Dans son ensemble, le péricarde peut être comparé à un cône aplati d'avant en arrière, dont la base inférieure est sensiblement triangulaire, et dont le sommet supérieur est obliquement tronqué. Toutefois, cette forme est en partie artificielle et représente plutôt celle du péricarde insufflé ou distendu; car, en dehors de toute affection pathologique, le péricarde, immédiatement appliqué à la surface du cœur, reproduit la configuration générale de cet organe, et ne possède pas de forme propre. L'aspect conique obtenu par l'insufflation est d'ailleurs assez irrégulier; il n'est pas rare d'observer sur des pièces fortement distendues une zone d'étranglement, située à la partie moyenne du péricarde, et correspondant à la base du cœur dont le diamètre reste à peu près constant pendant toute la durée de la révolution cardiaque. Si l'on adopte cette assimilation de la forme du péricarde avec celle d'un cône aplati à sommet tronqué, on doit lui considérer une base reposant sur le centre phrénique, un sommet correspondant aux gros troncs artériels, une face antérieure convexe très étendue, une face postérieure à peu près plane et deux bords surtout accusés dans leur partie supérieure par les pédicules vasculaires du poumon.

b) **Dimensions.** — Le *diamètre vertical*, mesuré sur la face antérieure, représente une longueur égale à celle du sternum, depuis la base de l'appendice xiphoïde jusqu'au milieu du manubrium ; il est compris entre 13 et 14 cm. ; le point le plus élevé de cette face antérieure est distant de la fourchette sternale de 15 à 18 mm. (Sappey). Ce même diamètre vertical n'a plus, sur la face postérieure, que 11 à 12 cm. — Le *diamètre antéro-postérieur* est de 10 cm. au niveau de la base du péricarde, il ne dépasse pas 7 cm. dans le voisinage du sommet. — Le *diamètre transversal* est très variable suivant les points envisagés. Sur la face antérieure, sa plus grande largeur correspond au quatrième espace intercostal où il atteint 14 cm ; au niveau du deuxième espace, il n'est plus que de 7 à 8 cm. Sur la face postérieure ce diamètre, pris sur une ligne passant par l'origine des veines pulmonaires inférieures, varie de 8 à 9 cm. 5. Les chiffres précédents se rapportent aux dimensions moyennes chez un homme adulte et bien constitué ; chez la femme, la moyenne est inférieure de 0 cm. 5 ou 1 cm., suivant les diamètres.

c) **Capacité.** — On évalue en général à 500 cm. c. la capacité moyenne de la cavité virtuelle qui sépare les deux feuillets de la séreuse, et que baigne une faible quantité de liquide péricardique. D'après Sénac, le contenu de cette cavité augmenterait de VI onces (192 gr.) à XXVI (832 gr.) depuis la naissance jusqu'à 60 ans, abstraction faite toutefois des nombreuses variations individuelles. Ces données représentent la masse de liquide que l'on peut injecter dans le péricarde sans en amener la rupture, elles ne sont pas susceptibles d'applications pratiques. En fait, il importe de distinguer trois cas :

1° A l'*état physiologique*, la capacité du péricarde atteint le volume du cœur dilaté au maximum (Cruveilhier), le liquide péricardique étant en quantité négligeable ;

2° Dans la *distension brusque*, telle que la produit une hémorragie par plaie pénétrante du cœur, la cavité péricardique n'admet que 200 à 250 grammes de liquide. La mort survient quand il y a environ 250 grammes de sang épanché (cas de Magnan et cas de Stiéber) ; cette quantité, sans doute à cause de l'inextensibilité de la fibreuse, suffit à produire l'arrêt du cœur par compression ;

3° Dans la *distension chronique* (hydro-péricarde), la fibreuse se laisse au contraire distendre insensiblement, et la masse de liquide peut s'élever de 500 à 2000 cm. c. et même davantage.

B) **Rapports.** — D'après ce que nous avons dit précédemment de la forme du péricarde, nous aurons à décrire les rapports : 1° de la face antérieure, 2° de la face postérieure, 3° des bords, 4° de la base, et 5° du sommet.

1° **Face antérieure.** — La face antérieure est celle dont les rapports sont les plus importants à connaître pour le clinicien, qu'il s'agisse d'un simple examen ou d'une intervention chirurgicale. Fortement convexe en avant, cette face est très étendue et se prolonge de chaque côté jusqu'aux pédicules pulmonaires. Il convient de lui distinguer deux parties : *a*) une partie centrale, superficielle, comprise entre les bords antérieurs des deux poumons, et *b*) une partie latérale, profonde, recouverte par le poumon correspondant.

a) *Portion centrale.* — La portion centrale (voy. fig. 384), découverte, extra-pulmonaire, dont le contour est limité par le bord antérieur des deux poumons, varie suivant la forme et le degré d'extension de ces organes. Elle correspond à ce qu'on appelle en clinique, au point de vue de la percussion, la zone de matité absolue. Sa forme est celle d'un triangle à base inférieure, dont la hauteur et la largeur n'excèdent pas 5 cm., et dont la surface couvre environ 8 cm. carrés (Luschka). Le côté droit du triangle est sensiblement rectiligne et vertical, comme le bord antérieur du poumon droit, et parallèle au bord droit du sternum, dont il est séparé par une distance de 15 à 18 mm. Le côté gauche, au contraire, très oblique en dehors et en bas, s'enfonce dans

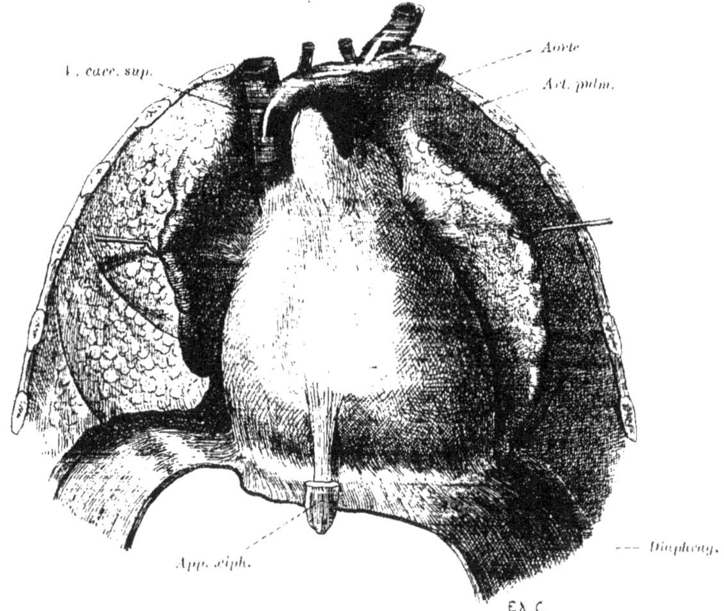

Fig. 384. — Le péricarde, vu par sa face antérieure.

On remarque en haut, embrassant l'aorte, les deux cornes péricardiques de Haller, en bas le ligament sterno-péricardique inférieur ou xipho-péricardique.

l'*échancrure* ou *incisure cardiaque* du poumon gauche, de sorte que, rapproché à 15 mm. du bord gauche du sternum au niveau de la deuxième côte, il s'en éloigne de 7 à 8 cm. (8 à 10 cm. de la ligne médiane) au niveau des quatrième et cinquième côtes. L'étendue de cette surface libre varie d'ailleurs suivant deux conditions : 1° selon les phases de la respiration, puisque, à chaque inspiration et surtout dans les inspirations forcées, les poumons empiètent sur le péricarde et tendent à se rapprocher l'un de l'autre ; 2° selon la conformation individuelle un peu variable, des poumons. On a depuis longtemps remarqué que chez les emphysémateux, le bord antérieur du poumon gauche tend à se projeter sous forme de lame sur la face antérieure du péricarde, et peut ainsi donner lieu à certaines variétés de souffles extra-cardiaques.

La partie centrale du péricarde est en rapport α) avec la paroi thoracique antérieure, β) avec le thymus, et γ) avec la plèvre et les bords antérieurs des poumons.

α) La paroi thoracique comprend : sur la ligne médiane, la face postérieure du sternum, depuis le milieu du manubrium (environ 15 mm. au-dessous de la fourchette sternale) jusqu'à la base de l'appendice xiphoïde (Luschka); à droite, les six premiers cartilages costaux; à gauche, les cartilages costaux jusqu'aux articulations chondro-costales depuis la première jusqu'à la septième côte (Delorme et Mignon). Le sternum est séparé du sac fibreux péricardique par une masse de tissu cellulaire lâche qui se condense en haut et en bas pour former les ligaments sterno-péricardiques supérieur et inférieur, des vaisseaux traversent cette atmosphère cellulo-adipeuse et relient la circulation thoracique à celle du péricarde. En dehors du sternum et de chaque côté de cet os, mais sur une étendue plus considérable à gauche qu'à droite, cette partie centrale est recouverte par les cartilages costaux et par la portion des muscles intercostaux qui les unissent; ces organes sont séparés, sur les parties latérales, de la fibreuse péricardique et du cul-de-sal pleural qui la revêt par le muscle triangulaire du sternum. Les vaisseaux mammaires internes occupent entre les cartilages et les muscles intercostaux d'une part, et le triangulaire du sternum d'autre part, une largeur de 5 à 6 mm.; ils sont distants du bord sternal d'environ 18 à 12 mm. C'est donc en dehors d'eux, et dans la partie gauche, entre la cinquième et la sixième côte, que se trouve le lieu d'élection pour la paracentèse.

β) Les rapports avec le thymus sont surtout accusés au dernier mois de la vie intra-utérine. Limité latéralement par les vaisseaux mammaires internes, cet organe s'étend à cette époque jusqu'à la cinquième côte, et couvre ainsi toute la face antérieure du péricarde. Les premières inspirations amènent l'extrémité inférieure du thymus à la hauteur de la quatrième côte, et, dans les jours qui suivent la naissance, la relèvent jusqu'au niveau de la troisième côte qu'elle ne débordera plus en bas (voy. fig. 356, p. 583). A mesure que le thymus entre en régression, vers la huitième année, une masse cellulo-adipeuse se substitue à lui, et sépare le péricarde du sternum dans l'intervalle compris entre la première et la troisième côte; toutefois il est toujours possible de retrouver, même à un âge très avancé, quelques lobules thymiques perdus au milieu de cet amas graisseux.

γ) Les rapports des plèvres et des bords antérieurs des poumons avec la face antérieure du péricarde, très importants à connaître pour le clinicien, sont soumis à d'assez grandes variations individuelles. Les faits essentiels, établis d'après les recherches de Luschka, ont été exposés page 581, nous n'y reviendrons pas; toutefois, nous insisterons sur un détail particulier qui est d'une grande utilité pratique. On sait, en effet, que le bord antérieur du poumon gauche, à la hauteur de l'incisure cardiaque, se trouve à une distance comprise entre 3 cm. 5 et 6 cm. 5 du bord correspondant du sternum. Or le cul-de-sac pleural ne présente qu'exceptionnellement une échancrure analogue, et ne s'écarte guère du bord gauche du sternum, au delà de 1 cm. 5 dans le territoire du 4e espace intercostal. Il en résulte donc qu'il existe à ce niveau, dans la portion gauche de la face antérieure du péricarde, une surface (espace complémentaire de Gerhardt), variant entre 3 et 5 cm. carrés, qui, si elle n'est pas recouverte par le poumon, est presque toujours revêtue par le cul-de-sac pleural. C'est tout au plus si, dans la majorité des cas, on peut compter sur une longueur de 1 cm. à 1 cm. 5 pour ponctionner le péricarde sans courir le risque de léser la plèvre. On trouvera de plus amples renseignements sur les variations d'étendue des culs-de-sac pleuraux dans le T. IV, fasc. 2, p. 543 et 491.

b) *Portion latérale.* — La portion latérale, cachée, sous-pulmonaire, est recouverte par la face interne du poumon correspondant et par la plèvre médiastine; en raison de sa forte courbure, elle devient de plus en plus profonde, à mesure qu'on se rapproche des pédicules pulmonaires (voy. fig. 354, p. 580 et T. IV, f. 2, fig. 249, p. 534). Cette portion est principalement en rapport avec le nerf phrénique accompagné des vaisseaux diaphragmatiques supérieurs; d'après Lagoutte et Durand, la plèvre médiastine se soulèverait en un méso tout le long du trajet de ce nerf.

2° ***Face postérieure***. — Le cœur et le péricarde qui l'enveloppe, étant situés dans le médiastin antérieur, se trouvent en relations, par leur face postérieure, avec les organes contenus dans le médiastin postérieur, depuis le bord supérieur de la cinquième vertèbre dorsale jusqu'au milieu du corps de la neuvième. Le rapport le plus important de cette face est celui qu'elle affecte avec l'œsophage; cet organe lui est intimement uni, suivant son diamètre vertical, par une série de tractus conjonctifs, quelquefois très résistants, qui passent de la fibreuse péricardique dans la tunique externe du canal alimentaire. L'œsophage, immédiatement au-dessous de la bifurcation de la trachée, se trouve compris entre les deux groupes de veines pulmonaires qui l'embrassent latéralement; sa face antérieure répond alors au grand diverticule de la séreuse péricardique, qui sera décrit plus loin sous le nom de cul-de-sac de Haller (voy. fig. 389). La face postérieure du péricarde est encore en rapport, quoique d'une façon moins intime, avec le nerf pneumogastrique gauche, la grande veine azygos, l'aorte descendante et le canal thoracique; la portion sus-diaphragmatique de la veine cave inférieure répond à l'union de cette face avec la base du péricarde.

3° ***Bords latéraux***. — Surtout accusés au niveau des pédicules pulmonaires, les bords latéraux présentent une disposition symétrique et correspondent aux vaisseaux du poumon sur lesquels les fibres du sac péricardique se prolongent de façon à leur constituer des gaines conjonctives. Le plus souvent on trouve accolés à ces bords quelques ganglions lymphatiques appartenant aux groupes du hile pulmonaire. Dans leur portion inférieure, les bords latéraux ne sont plus représentés que par la ligne d'accolement des deux feuillets de la plèvre médiastine (ligament triangulaire du poumon), et répondent dans le voisinage de la base du péricarde, aux ligaments phréno-péricardiques latéraux (voy. p. 619).

4° ***Base***. — La base du péricarde adhère à la foliole antérieure du centre phrénique et s'étend un peu latéralement sur les folioles droite et gauche. Cette surface d'union avec le diaphragme, sur laquelle nous reviendrons plus loin à propos du ligament phréno-péricardique antérieur, se présente sous la forme d'un triangle curviligne à base antérieure, dont le sommet, c'est-à-dire l'angle postérieur et droit, répond à la veine cave inférieure. A ce niveau, dans une sorte de carrefour compris entre la veine cave inférieure, le péricarde et l'œsophage, existent d'une façon constante un ou plusieurs ganglions lymphatiques qui peuvent s'engorger dans les inflammations ou dans les tumeurs des organes sous-diaphragmatiques.

Le pourtour de la base du péricarde est indiqué par un sillon continu, *sinus phréno-péricardique* (Luschka), qui résulte de ce que l'adhérence du sac fibreux avec le diaphragme ne se fait pas exactement selon la ligne de continuité de la base avec les faces ou avec les bords, mais un peu en dedans de cette ligne, comme le montre bien la figure 387. Comme ce sillon, du côté des cavités pleurales droite et gauche, est tapissé par le feuillet pariétal de la plèvre, il devient en réalité un sinus pleuro-phréno-péricardique.

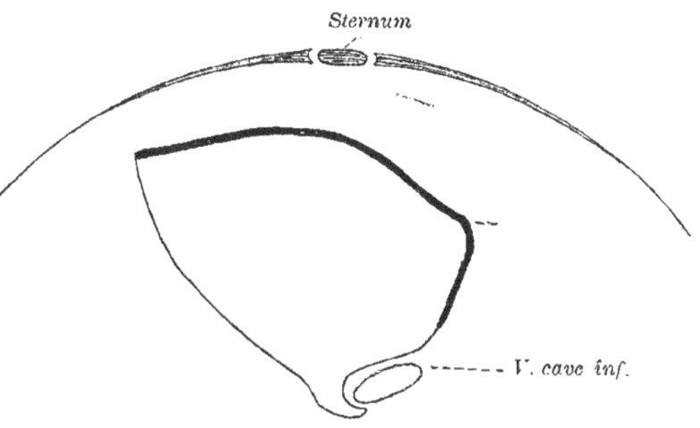

Fig. 385. — Surface péricardique du diaphragme.

Le trait renforcé indique la ligne d'échange de fibres entre le diaphragme et le sac fibreux (ligament phréno-péricardique antérieur).

5° **Sommet.** — Tronqué et irrégulièrement limité, le sommet répond aux gros troncs artériels avec l'adventice desquels une partie des fibres péricardiques se fusionne, tandis que l'autre partie entre dans la constitution des ligaments supérieurs du péricarde. Sa forme est celle d'une circonférence irrégulière dont le point le plus élevé (*corne supérieure* du péricarde, Haller, fig. 389) correspond à la partie postérieure de l'origine du tronc brachio-céphalique et se trouve exactement à la hauteur du milieu du manubrium sternal (Luschka). A l'union de la face postérieure et du sommet, directement au-dessous de la bifurcation de la trachée, les fibres qui constituent le sommet du sac péricardique se dédoublent en deux lames qui engainent la branche droite de l'artère pulmonaire.

C) **Moyens de fixité, ligaments.** — Le péricarde est maintenu en position par un certain nombre de ligaments. A son tour il sert d'organe fixateur au centre phrénique dont l'abaissement, dans l'inspiration normale, ne dépasse pas 5 mm. (Hasse); aussi le nom de *tendon creux du diaphragme*, que lui ont donné Beau et Maissiat, convient-il parfaitement à ce rôle. Cette fixité du péricarde et du centre phrénique est, du reste, nécessaire pour éviter aux gros troncs artériels et aux vaisseaux des pédicules pulmonaires des tiraillements nuisibles à leur bon fonctionnement.

Les ligaments du péricarde (voy. fig. 386), que l'on peut d'ailleurs considérer comme des expansions du sac fibreux, comprennent :

1° *Les ligaments sterno-péricardiques;*
2° *Les ligaments vertébro-péricardiques;*
3° *Les ligaments phréno-péricardiques.*

1° **Ligaments sterno-péricardiques** (*Syn. : lig. de Luschka*). — Bien étudiés par Luschka sous le nom duquel on les désigne parfois, ces ligaments sont au nombre de deux, l'un supérieur, l'autre inférieur.

a) Le ***ligament sterno-péricardique supérieur*** (ou ***sterno-costo-péricardique***), de forme triangulaire, s'insère par sa base sur le manubrium et sur les articulations du sternum avec la première côte (cette dernière insertion est décrite par Lannelongue et Le Dentu comme un ligament spécial : *ligament costo-*

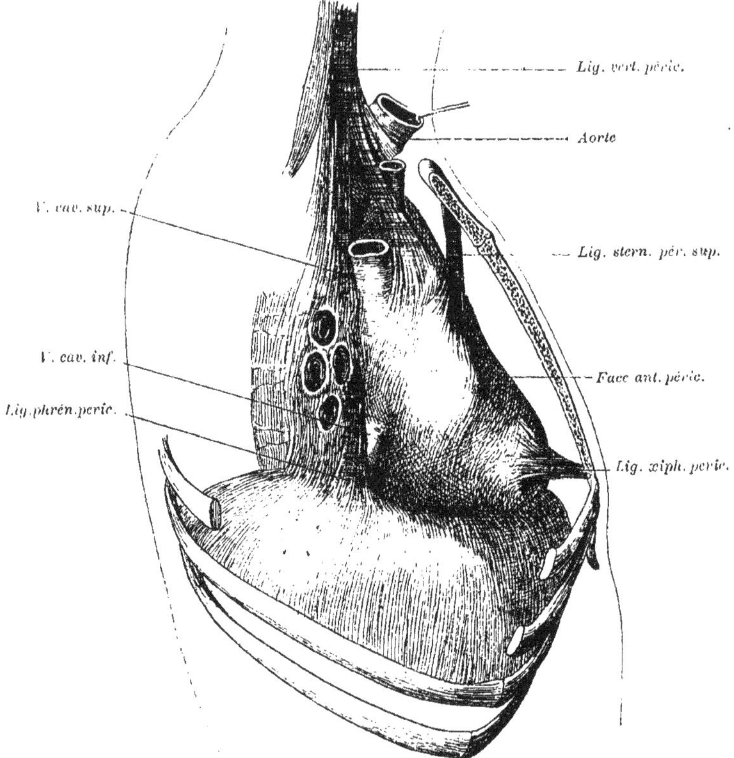

Fig. 386. — Les ligaments du péricarde (en partie d'après Teutleben).

Vue latérale droite montrant les ligaments vertébro-péricardique droit, phréno-péricardique droit, et les ligaments sterno-péricardiques supérieur et inférieur (en bleu).

péricardique). Ces fibres d'implantation, qui laissent toujours en dehors d'elles les vaisseaux mammaires internes, s'entre-croisent à leur origine avec l'aponévrose de contention des muscles sterno-thyroïdiens. Le sommet du ligament est inférieur, il se perd dans la portion du sac fibreux située directement en avant de l'aorte ascendante.

C'est le ligament que Richet a décrit sous le nom de *cervico-péricardique* en le considérant comme une expansion de l'aponévrose omo-claviculaire ; mais il est nettement indépendant de cette aponévrose, et ses insertions sur la ligne médiane se font en partie sur le sternum, en partie sur l'extrémité même de l'aponévrose cervicale moyenne (voy. Myologie, fig. 248). Ce ligament est suspenseur du péricarde, à la fois dans la position verticale et dans le décubitus dorsal.

b) Le **ligament inférieur** ou **xipho-péricardique**, triangulaire comme le précédent, naît de la base de l'appendice xiphoïde, contracte quelques adhérences avec le diaphragme et se termine sur la portion inférieure de la face antérieure du péricarde, au voisinage de la ligne médiane. Il est suspenseur du péricarde dans le décubitus dorsal.

2° **Ligaments vertébro-péricardiques** (*Syn. : lig. de Béraud*). — Décrits imparfaitement par Béraud (*Gaz. méd.*, 1861), qui les considérait comme une masse unique, ces ligaments ont été bien étudiés par Teutleben qui a montré qu'en réalité ils étaient doubles et situés symétriquement dans la région cervico-dorsale, à droite et à gauche des gros vaisseaux. Ce sont des lames fibreuses de l'ordre des cloisons sagittales décrites par Charpy (voy. Aponévroses du cou, p. 426). Leur insertion supérieure se fait sur un épaississement particulier de l'aponévrose cervicale profonde, compris entre la quatrième vertèbre cervicale et la cinquième dorsale (Teutleben). De là, ces cloisons se dirigent en avant pour constituer aux gros vaisseaux de la base du cou des gaines fibreuses, d'où se détachent de nombreux faisceaux connectifs. Ceux-ci vont se réunir en deux groupes vers le sommet du péricarde et vers ses bords latéraux; les uns passent en avant de la crosse aortique, les autres en arrière et divergent vers le hile du poumon, en engainant les branches de l'artère pulmonaire. Ces ligaments sont suspenseurs du péricarde dans la station verticale.

3° **Ligaments phréno-péricardiques**. — Nous décrirons un ligament antérieur et deux ligaments latéraux :

a) **Ligament phréno-péricardique antérieur**. — L'adhérence du péricarde au centre phrénique, impossible chez la plupart des mammifères à cause de la présence du lobe azygos du poumon droit, ne se rencontre guère que chez l'homme et chez les singes, chez lesquels elle représente une disposition acquise, conséquence à la fois de la station verticale et de la disparition du lobe azygos, ainsi que Haller l'avait en partie soupçonné. La surface de contact entre le centre phrénique et le péricarde est en majeure partie établie à l'aide d'un tissu cellulaire lâche, assez facile à déchirer, et qui joue surtout un rôle de remplissage. C'est seulement le long du bord antérieur et des deux tiers antérieurs du bord droit du triangle curviligne représentant la surface d'union qu'il y a réellement un échange de fibres dont l'ensemble mérite, nous semble-t-il, d'être désigné sous le nom de *ligament phréno-péricardique antérieur* (voy. fig. 385).

b) **Ligaments phréno-péricardiques latéraux** (*Syn. : lig. de Teutleben*). — Ces ligaments, signalés pour la première fois par Teutleben, se détachent du centre phrénique dans le voisinage du trou quadrilatère : l'un est situé à droite et l'autre à gauche de la veine cave inférieure. Le ligament droit (voy. fig. 386), de beaucoup le plus net, s'insère sur le bord droit du trou carré et s'accole à la veine cave inférieure, jusqu'au point où elle perfore le sac fibreux péricardique, sur le bord duquel il est facile de suivre les fibres qui constituent ce ligament, jusqu'à la hauteur du pédicule pulmonaire. Là, elles se divisent en deux groupes l'un antérieur, l'autre postérieur, qui vont se perdre avec chacun des groupes de fibres descendantes du ligament vertébro-péricardique correspondant sur l'adventice des vaisseaux pulmonaires et sur les bronches. Le ligament du côté gauche est, le plus souvent, réduit à un mince trousseau fibreux dont les éléments, très difficiles à suivre, se comporteraient, d'après Teutleben, comme ceux du ligament droit. Ces ligaments, surtout le droit, paraissent destinés à immobiliser la partie du péricarde en rapport avec l'embouchure de la veine cave inférieure et à faciliter ainsi l'écoulement continu du sang de ce vaisseau dans l'oreillette droite.

Quant aux autres ligaments décrits par les auteurs sous les noms de *trachéo-* et d'*œsophago-péricardiques*, ils ne paraissent pas être constants, ni bien individualisés, le dernier surtout. Ce sont plutôt des tractus plus ou moins denses, en nombre variable, qui passent du sac fibreux dans la tunique conjonctive de la trachée ou de l'œsophage; quelquefois, ces fibres groupées en faisceaux constituent des moyens d'union, assez faibles d'ailleurs, entre le péricarde et les organes voisins. En général, et surtout au niveau des bronches où ils sont le plus fréquemment distincts, ce sont des émanations des gaines de l'artère pulmonaire ou de ses branches qui se portent en haut vers la trachée et les bronches, et en bas vers la face postérieure du sac fibreux péricardique.

2° SÉREUSE PÉRICARDIQUE.

La séreuse péricardique, comme toutes les séreuses, forme au cœur une double enveloppe à peu près complète. Des deux feuillets qui la constituent, l'un, le feuillet pariétal, suit le trajet du sac fibreux auquel il s'unit intimement; l'autre, le feuillet viscéral, s'applique à la surface du muscle cardiaque et accompagne sur une certaine étendue, à partir de leur origine, les vaisseaux artériels et veineux. Ces deux feuillets se réfléchissent l'un dans l'autre suivant une ligne très irrégulière qui constitue le hile ou pédicule cardiaque (voy. fig. 388); ils limitent ainsi une cavité close de toutes parts, la cavité péricardique.

Pour simplifier autant que possible l'étude de la séreuse, nous donnerons d'abord une vue d'ensemble de sa disposition, puis nous décrirons un canal spécial, connu sous le nom de *sinus transverse*, qu'elle constitue entre la face postérieure des vaisseaux artériels et la face antérieure des oreillettes; nous indiquerons enfin les diverticules qu'elle envoie entre les gros vaisseaux artériels et veineux, et les gaines séreuses dont elle entoure l'origine de ces vaisseaux.

1° ***Disposition générale de la séreuse.*** — La figure 387, qui représente une coupe verticale antéro-postérieure du cœur et du péricarde, donne une idée assez exacte de cette disposition. Si l'on suppose le point de départ du feuillet viscéral sur la face antérieure de l'aorte, directement au-dessous du tronc brachio-céphalique, on voit que ce feuillet descend le long de l'aorte ascendante, tapisse la face antérieure des ventricules, coiffe la pointe du cœur et remonte sur la face postérieure des ventricules, jusqu'au niveau du sinus coronaire sur lequel il passe comme un pont. De là, formant une gaine incomplète aux veines pulmonaires qu'il rencontre, ce feuillet viscéral revêt la face postérieure des oreillettes et atteint leur bord supérieur, d'où il se réfléchit dans le feuillet pariétal. Celui-ci s'accole alors au sac fibreux et, après avoir suivi un trajet parallèle à celui du feuillet viscéral, aboutit au point de départ sur l'aorte ascendante, au voisinage de la naissance du tronc artériel brachio-céphalique.

2° *Sinus transverse.* — Cette même figure 387 montre, en outre, qu'il existe une portion de la cavité séreuse comprise entre la face postérieure des gros troncs artériels et la face antérieure des oreillettes; c'est la coupe d'un canal prismatique à section triangulaire, bien décrit par Theile, et que Henle a proposé de désigner sous le nom de *sinus transverse* (sinus du péricarde, C. Krause). Le sinus transverse résulte de ce que la séreuse constitue une gaine complète aux vaisseaux artériels, et le doigt peut ainsi passer librement en arrière d'eux. Ce canal triangulaire à sommet inférieur, d'une hauteur moyenne de 3 cm., est limité en avant par l'artère pulmonaire et l'aorte, en

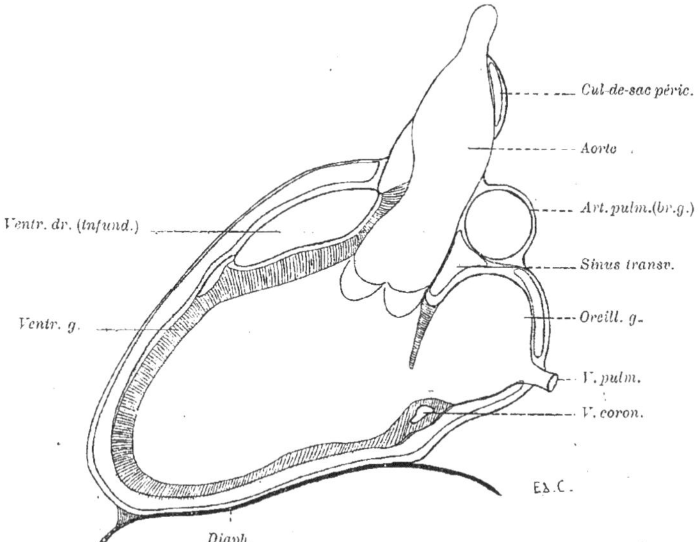

FIG. 387. — Trajet de la séreuse péricardique (en rouge).
Coupe verticale passant par le grand axe du cœur.

arrière par l'auricule et l'oreillette droites, l'oreillette et l'auricule gauches. Le toit, base ou voûte, de ce sinus transverse, est constitué par un dédoublement du feuillet fibreux du péricarde qui englobe l'artère pulmonaire à sa bifurcation, et surtout la branche droite de cette artère. On décrit en outre, au sinus transverse, deux orifices en forme de fentes, qui regardent en avant, et par lesquels ce canal se met en communication avec la grande cavité péricardique. L'orifice droit est compris entre l'aorte en avant et en dedans, la veine cave supérieure et l'auricule droite en dehors; l'orifice gauche est limité en dehors par l'auricule gauche et par la veine pulmonaire gauche supérieure, en dedans par le tronc de l'artère pulmonaire, et en haut par la branche gauche de cette artère qui le croise transversalement.

Le sinus transverse est constant dans la série des mammifères; il apparaît de très bonne heure chez l'homme et nous avons pu l'observer nettement sur un embryon de 3 mm.

[SOULIÉ.]

3° ***Ligne de réflexion, diverticules, gaines et formations particulières de la séreuse.*** — Nous examinerons successivement : *a*) la ligne de réflexion, *b*) les diverticules, *c*) les gaines séreuses qui entourent les vaisseaux, et nous terminerons par l'étude de quelques formations spéciales à la cavité péricardique.

a) ***Ligne de réflexion*** (voy. fig. 388 et fig. 389). Cette ligne peut être considérée comme ayant son point de départ à l'origine du tronc artériel brachio-céphalique. Elle se porte tout d'abord obliquement en bas, en arrière et en dehors sur la face antérieure de la veine cave supérieure, qu'elle entoure sur les trois quarts de sa circonférence, puis elle longe la

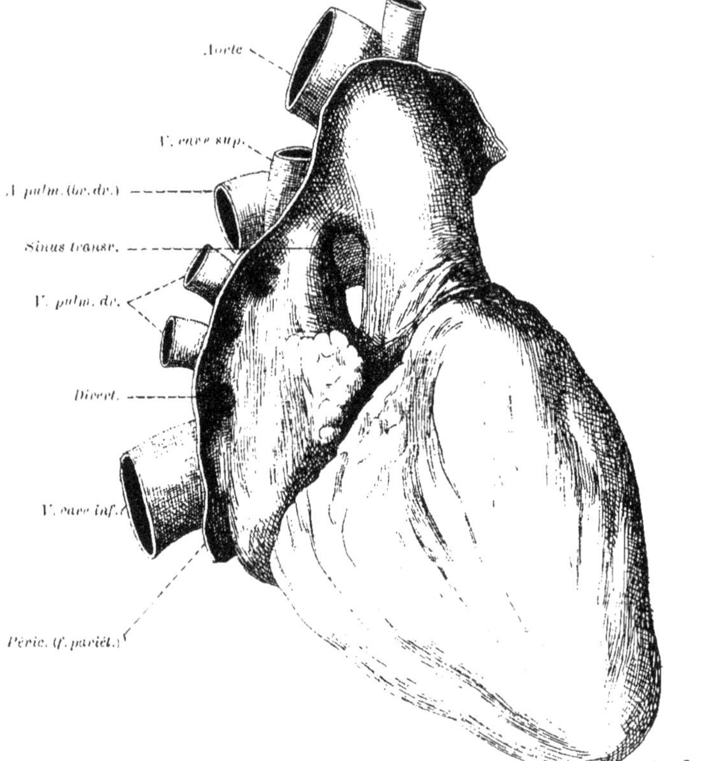

FIG. 388. — La ligne de réflexion et les diverticules intervasculaires de la séreuse péricardique vus sur le côté droit du cœur.

Dessin, d'après Henle modifié, montrant le sinus transverse.

face externe de la V. P. D. S. (veine pulmonaire droite supérieure) et plus bas celle de la V. P. D. I., avant d'aller constituer à la veine cave inférieure une gaine à peu près complète. De la face interne de cette veine, elle remonte, en côtoyant l'origine de la V. P. D. I., sur la face postérieure de l'oreillette gauche jusqu'au bord supérieur de l'oreillette droite, d'où elle redescend vers la V. P. G. I., qu'elle contourne pour se diriger vers la V. P. G. S. dont elle enveloppe les trois quarts externes. Elle parvient ainsi au niveau de la branche gauche de l'artère pulmonaire, croise obliquement le tronc de cette artère sur sa face antérieure et près de son point de bifurcation, et gagne, par un trajet presque vertical sur la convexité de l'aorte ascendante, le tronc artériel brachio-céphalique dont elle atteint l'origine à la face postérieure de ce vaisseau. La figure 389 montre le trajet de la ligne de réflexion de la séreuse divisée en deux parties au niveau du sinus transverse, indiquant ainsi nettement l'existence d'un hile artériel et d'un hile veineux.

b) ***Diverticules.*** — Dans son parcours si compliqué, la ligne de réflexion n'est pas constituée par une courbe régulière, car la séreuse envoie entre les divers vaisseaux une série de diverticules. Le plus important d'entre eux, situé entre les deux groupes de veines

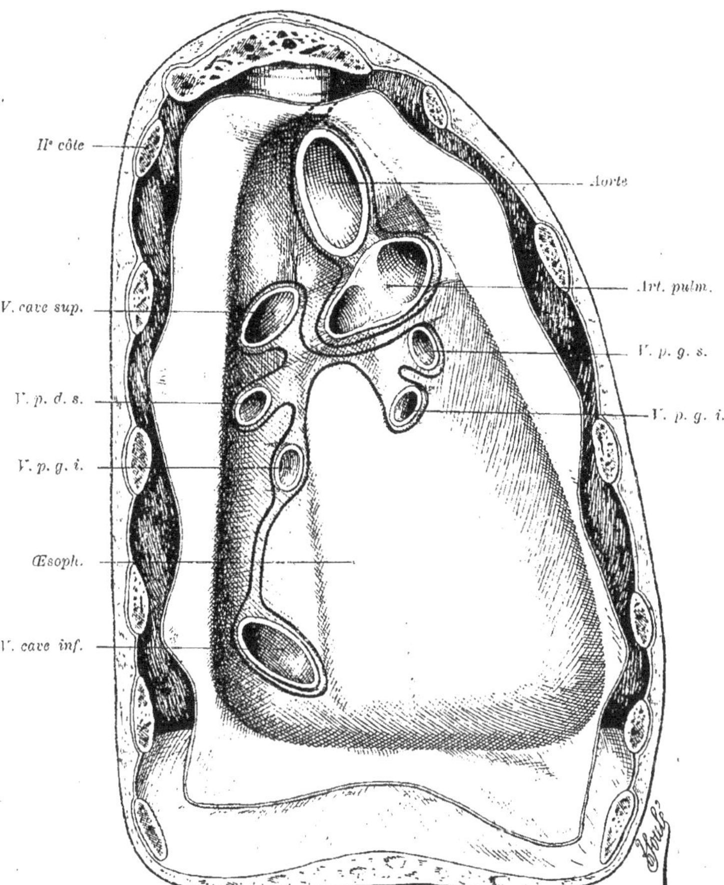

Fig. 389. — Ligne de réflexion de la séreuse sur la face postérieure du péricarde (en rouge).

Vue de la cavité péricardique par sa face antérieure, le cœur étant enlevé et les vaisseaux coupés au niveau de la ligne de réflexion : dans le fond, on remarquera la saillie de l'œsophage derrière le cul-de-sac de Haller.

pulmonaires, s'étend sur la face postérieure de l'oreillette gauche, jusqu'au bord supérieur de cette oreillette; il a une profondeur moyenne de 4 à 5 cm. (voy. fig. 389). Désigné par Haller sous le nom de *prolongement en cæcum*, il mériterait d'être appelé *grand diverticule de la séreuse* ou *cul-de-sac de Haller*, à cause de la bonne description que cet auteur en a donné le premier, désignation que d'ailleurs M. Testut a confirmée, en reproduisant notre description du péricarde. Il divise le hile veineux du cœur en deux pédicules secondaires: l'un droit, comprenant la V. C. S. (veine cave supérieure), la V. P. D. S., la V. P. D. I., et la V. C. I. (veine cave inférieure), l'autre gauche, formé par les V. P. G. C'est

[SOULIÉ.]

contre ce cul-de-sac de Haller qu'est accolé l'œsophage, ainsi qu'il a été dit plus haut; l'accumulation de liquide à ce niveau pourrait donc expliquer la dysphagie dans les péricardites avec épanchement.

On rencontre au niveau de chacun de ces pédicules veineux un certain nombre de diverticules disposés sur leur face externe c'est-à-dire sur la face opposée à celle qui limite le cul-de-sac de Haller. Il en existe cinq : trois à droite et deux à gauche. Le premier est situé en arrière de la veine cave supérieure et en avant de la V. P. D. S., il s'insinue au-dessous de la branche droite de l'artère pulmonaire et longe le bord supérieur de l'oreillette droite; sa profondeur varie entre 25 et 28 mm., son orifice d'entrée mesure de 10 à 12 mm. Entre les deux veines pulmonaires droites, on rencontre un second diverticule de 12 à 15 mm., le troisième est représenté par une petite fossette de 5 à 8 mm. comprise entre la V. P. D. I. et la veine cave inférieure (voy. fig. 388). Des deux diverticules que l'on trouve sur la face externe du pédicule veineux gauche, le plus profond (20 à 22 mm. en moyenne) sépare les deux veines pulmonaires correspondantes; l'autre s'enfonce au-dessous de la branche gauche de l'artère pulmonaire en avant de la V. P. G. S., il ne dépasse pas 8 mm. Ces différents diverticules interveineux ont été signalés tout d'abord par Bichat.

On trouve encore, en avant du hile artériel du cœur, deux autres diverticules. En effet, lorsque la cavité péricardique a été distendue, la séreuse affecte, sur la convexité de l'aorte, la forme d'un croissant dont la concavité regarde en haut, en arrière et en dedans; chacune des *cornes* de ce croissant figure un diverticule (voy. fig. 384). Le supérieur (corne supérieure de Haller) passe en arrière de la crosse aortique, atteint l'origine du tronc artériel brachio-céphalique sur sa face postérieure et s'interpose entre la veine cave supérieure en arrière, la crosse aortique en avant et la branche droite de l'artère pulmonaire au-dessous; il mesure une profondeur moyenne de 28 mm. Cannieu l'a vu, dans un cas, tapisser toute la face postérieure du tronc brachio-céphalique jusqu'à sa division en carotide primitive et sous-clavière. D'après Luschka, l'accumulation de liquide pathologique dans ce diverticule pourrait amener des troubles circulatoires dans le domaine de la veine cave supérieure. Le diverticule inférieur s'insinue entre la concavité de l'aorte et la bifurcation de l'artère pulmonaire sur une étendue de 18 à 20 mm., mais il ne dépasse jamais en dehors le cordon fibreux résultant de l'oblitération du canal artériel contre le côté interne duquel il est accolé. Nous l'avons toujours vu séparé du nerf récurrent gauche par une distance de 1 cm. à 1 cm. 5; toutefois, il se pourrait qu'au cours des péricardites avec épanchement, ce diverticule arrive au contact du récurrent, le comprime même et occasionne les paralysies récurrentielles signalées par les laryngologistes. Il nous paraît cependant plus vraisemblable d'admettre que ces paralysies sont plutôt le résultat de névrites dues à l'inflammation des filets nerveux péricardiques détachés du récurrent gauche, qu'à la compression directe de ce tronc nerveux.

c) ***Gaines séreuses des vaisseaux.*** — Les diverticules que présente la ligne de réflexion, règlent la disposition de la séreuse sur les gros vaisseaux, et entraînent à leur origine la formation d'un certain nombre de gaines séreuses, parmi lesquelles celle qui enveloppe l'aorte et l'artère pulmonaire est seule complète (voy. fig. 388). Plus élevée du côté droit (7 cm). où elle atteint l'origine du tronc brachio-céphalique que du côté gauche (4 cm.) où elle s'arrête à la bifurcation de l'artère pulmonaire, la gaine séreuse des vaisseaux artériels forme, comme on l'a vu, la paroi antérieure du sinus transverse. Quelques auteurs (Sappey, Debierre) la signalent comme incomplète, ce qui est extrêmement rare.

Toutes les autres gaines sont incomplètes, elles correspondent au point d'abouchement des vaisseaux veineux dans les oreillettes. Sur la veine cave supérieure, la séreuse revêt les trois quarts externes ou droits de la circonférence du vaisseau; elle atteint une longueur de 3 cm. sur sa face antérieure, et de 2 cm. seulement sur sa face postérieure, où elle serait limitée, d'après Luschka, par le confluent de la grande veine azygos. Les deux veines pulmonaires supérieures présentent une gaine partielle de 11 à 12 mm. qui les embrasse sur les 2/3 ou les 3/4 de leur pourtour, la partie de la veine qui regarde le cul-de-sac de Haller est dépourvue de revêtement séreux, et son adventice s'accole à la fibreuse péricardique. Les gaines séreuses des veines pulmonaires inférieures, et surtout de la V. P. G. I. sont plus complètes, puisque la portion de ces vaisseaux en rapport avec le cul-de-sac de Haller est tapissée par la séreuse ; leur longueur est sensiblement la même que celle des veines pulmonaires supérieures. Enfin la veine cave inférieure a une gaine, incomplète seulement du côté de la V. P. D. I, à laquelle elle est rattachée par un court méso ; cette gaine mesure 20 mm. sur la face antérieure et 24 mm. sur la face postérieure (voy. fig. 389).

Formations particulières de la cavité péricardique. — La cavité péricardique présente à considérer un certain nombre de formations particulières parmi lesquelles nous examinerons : 1° le pli vestigial, 2° les plis semi-lunaires, et 3° les vincula aortæ.

1° *Pli vestigial.* — Signalé pour la première fois par Theile, bien décrit par Marshall et par W. Gruber, le pli vestigial se présente sous la forme d'un soulèvement semi-lunaire de la séreuse pouvant atteindre jusqu'à 7 ou 8 mm. Il s'étend depuis la veine intercostale supérieure gauche jusqu'au sinus coronaire, et représente les restes atrophiés de la veine cave supérieure gauche de l'embryon. Il apparaît très nettement accusé dans le toit du sinus transverse qu'il déprime en un repli falciforme au-dessus et en dehors de l'origine de la branche gauche de l'artère pulmonaire, puis il se continue sur la face postérieure de l'oreillette gauche en faisant une saillie assez nette entre l'auricule et les veines pulmonaires gauches. Dans sa portion supérieure le pli vestigial renferme un cordon fibreux avec quelques fibres musculaires lisses, et dans sa partie inférieure il est occupé par la veine oblique de l'oreillette gauche.

2° *Plis semi-lunaires* (Rindfleisch), *pli aortique* (Concato). — Les plis semi-lunaires sont des plis en forme de croissant qui embrassent dans leur concavité la convexité de l'aorte, leur hauteur peut atteindre jusqu'à 10 mm, et leur épaisseur varie entre 0,5 et 1 mm. : ils

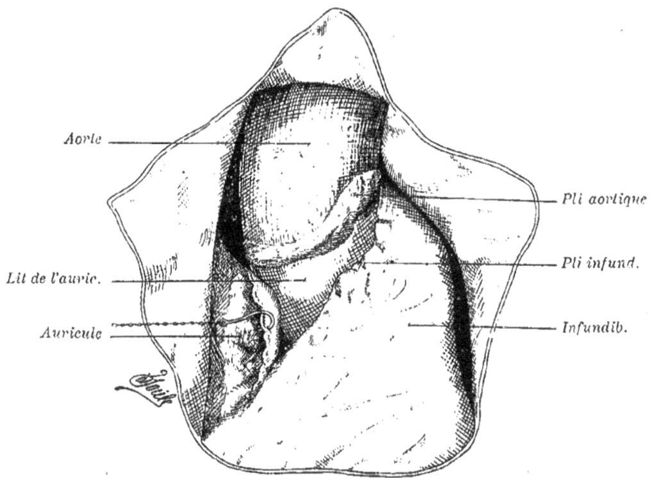

FIG. 390. — Le lit de l'auricule droite et les plis aortique et infundibulaire sur un homme de 48 ans.

sont constitués par du tissu cellulaire lâche contenant de nombreuses vésicules adipeuses. D'après Rindfleisch (1884), ils résultent de ce que le feuillet viscéral de la séreuse, moins élastique que les tuniques de l'aorte, revient plus difficilement sur lui-même que ces tuniques, et conserve en quelque sorte la trace de chaque systole cardiaque. Ce défaut d'élasticité du feuillet viscéral du péricarde se manifeste par un ou plusieurs plissements devenus très nets et constants à partir d'un certain âge (40 ans), et affectant la forme de plis semi-lunaires. Entrevus par Luschka qui les comprenait dans le groupe plus général des *plis adipo-péricardiques*, le plus important et le plus net d'entre eux a été décrit en 1876 par Concato, à propos d'une observation d'anévrysme de l'aorte, sous le nom de *pli aortique*. Marcacci sans connaître les recherches de Rindfleisch reprit en 1885 l'étude du pli aortique qu'il signale comme une disposition anatomique naturelle et indépendante de l'âge et du sexe. Ce pli aortique, sorte de ressaut de la séreuse dans lequel s'accumule peu à peu de la graisse, serait produit par le va-et-vient de l'auricule contre la face antérieure de l'aorte; il limite avec un pli analogue (*pli infundibulaire*) situé à l'origine de l'aorte et sur le bord droit de l'infundibulum de l'artère pulmonaire, une surface polie de forme quadrilatère ou trapézoïdale sur laquelle glisse l'auricule droite et qui mérite le nom de *lit de l'auricule*. Marcacci fait encore remarquer que le lit de l'auricule reste toujours lisse et dépourvu de graisse, tandis que la portion intrapéricardique de l'aorte placée au-dessus du pli aortique se charge de petits amas adipeux. On voit donc par ce qui précède que le pli aortique et les plis semi-lunaires sont des formations de même valeur; ces plis ne sont pas constants, quoi qu'on ait dit. La figure 390, prise sur un homme de 48 ans, montre le pli aortique ou semi-lunaire, au-dessous duquel apparaît la surface lisse du lit de l'auricule droite. On trouve également sur la face gauche de l'artère pulmonaire qui est lisse un véritable lit pour l'auricule gauche; dans certains cas, ce lit de l'auricule gauche est limité en avant par un repli de la séreuse bourré de graisse et qui peut être désigné sous le nom de *pli de l'artère pulmonaire*. Ce pli a une direction presque verticale, parallèle au grand axe de l'artère pulmonaire, et forme à l'orifice gauche du sinus transverse un bourrelet qui se termine en bas dans le sillon ou sur le pli infundibulaire gauche et en haut contre la face antérieure de la branche droite de l'artère pulmonaire.

3° *Vincula aortæ*. — D'après Rindfleisch, l'extension systolique du cœur, jouant le rôle d'un excitant mécanique modéré, mais continu, provoque des hyperplasies conjonctives. Celles-ci se manifestent au delà de 40 ans sous l'aspect de formations rayonnées en forme de crampons unissant, comme par des liens, l'artère pulmonaire à l'aorte, de là le nom de vincula aortæ; elles rappellent assez bien les cicatrices laissées par les ulcères.

3° — CONSTITUTION ANATOMIQUE ET HISTOLOGIQUE DU PÉRICARDE

On a vu précédemment que la séreuse péricardique, après s'être intimement unie au sac fibreux, venait se réfléchir sur l'origine des gros vaisseaux, et tapisser la surface extérieure du cœur, formant ainsi une cavité close dans laquelle se trouve contenue une petite quantité de sérosité, le liquide péricardique. Nous allons décrire, d'après des pièces histologiques provenant d'un supplicié, la structure : 1° du sac fibro-séreux; 2° du revêtement séreux du cœur ou épicarde, et 3° nous terminerons par une étude sommaire du liquide péricardique.

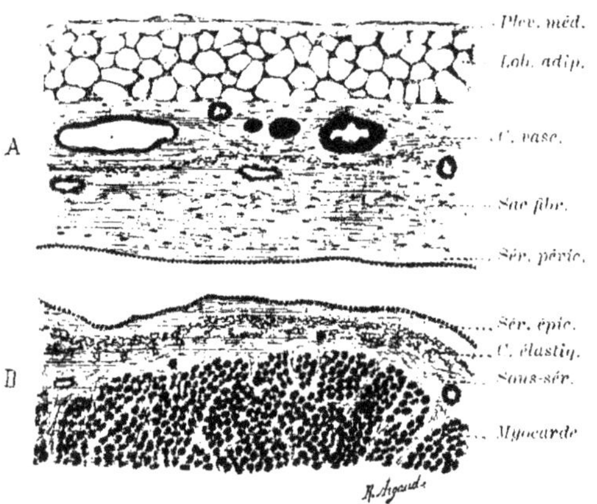

Fig. 391. — Coupe transversale du péricarde. Gr. : 50 diamètres.
En A, le sac fibreux; en B, l'épicarde.

1° **Sac fibro-séreux.** — Dans la presque totalité de son étendue, le feuillet pariétal du péricarde est intimement soudé au sac fibreux; il ne s'en distingue qu'au niveau des points de réflexion de la séreuse où il se continue avec le feuillet viscéral, tandis que la fibreuse, diminuant sensiblement d'épaisseur, se perd dans l'adventice des vaisseaux. Le feuillet pariétal et la fibreuse mesurent une épaisseur totale de 0 mm. 5 à 1 mm.; dans les parties où le sac péricardique est doublé par la plèvre médiastine, à laquelle le rattache un tissu cellulaire sous-séreux fréquemment chargé de vésicules adipeuses, les deux membranes accolées peuvent atteindre jusqu'à 1 mm. 5. A cause de l'adhérence intime du sac fibreux et de la séreuse, il est impossible, sur les coupes perpendiculaires à la surface, de distinguer la limite entre ces deux membranes. Le sac fibreux (voy. fig. 391, A) semble se continuer en dedans jusqu'à l'épithélium péricardique, dont il reste toutefois séparé par une mince couche fibrillaire mesurant tout au plus 4 à 5 μ. Nulle part, nous n'avons pu constater l'existence d'une membrane basilaire nettement différenciée.

Le sac fibreux résulte de la superposition de faisceaux conjonctifs, étalés en nappes, généralement parallèles à la surface, et agencés sur un certain nombre de couches dont l'ensemble représenterait, d'après Lacroix (Th. de Lyon, 1891), une lame pseudo-aponévrotique; ces faisceaux sont accompagnés d'un fin réseau élastique surtout apparent au voisinage de la plèvre. Dans la partie externe du sac fibreux, la lame pseudo-aponévrotique s'unit à la séreuse pleurale par l'intermédiaire d'un tissu sous-séreux, souvent infiltré de graisse; c'est entre le sac fibreux et le tissu sous-séreux que rampent les vaisseaux et les nerfs destinés aux différentes membranes du sac fibro-séreux et à la plèvre médiastine. La disposition régulière des vaisseaux permet de distinguer à ce niveau une véritable couche vasculaire.

L'épithélium péricardique n'affecte pas l'aspect ordinaire des endothéliums séreux; comme celui de l'épicarde, à la description duquel nous renvoyons, il se compose en effet de cellules cubiques, qui s'éloignent sensiblement par leurs caractères des cellules endothéliales.

Le sac fibreux péricardique se trouve doublé en dehors par la plèvre médiastine dont la structure sera exposée à propos de la description histologique des plèvres (voy. Appareil respiratoire).

2° *Épicarde.* — La séreuse épicardique est séparée du muscle cardiaque par une couche sous-séreuse qui se charge partiellement de graisse à partir de la 20e année et qui contient des vaisseaux et des nerfs. Dans les parties dépourvues de graisse (voy. fig. 391, B), l'épaisseur totale des couches depuis la surface de l'épicarde jusqu'au myocarde varie de 130 à 300 μ, dont la moitié environ revient à la séreuse. Celle-ci renferme dans sa partie profonde un réseau de fibres élastiques qui en marque la limite et dont les éléments se continuent jusque dans le tissu sous-séreux.

L'épithélium péricardique s'écarte des revêtements endothéliaux ordinaires par la hauteur de ses cellules qui peut atteindre 12 μ, et par leur faible largeur comprise entre 8 et 20 μ. Les descriptions des auteurs signalant, à la surface du cœur, l'existence d'un véritable endothélium, nous paraissent résulter des conditions spéciales dans lesquelles les pièces ont été recueillies. Nous avons, en effet, pu constater, sur les animaux, que la forme et les dimensions des cellules séreuses sont en relation directe avec les variations fonctionnelles de volume des organes qu'elles revêtent, surtout quand ces organes, comme le cœur et le poumon, sont sujets à des changements brusques et fréquents (Soulié, *Soc. de biologie*, 1897).

3° ***Liquide péricardique.*** — La plupart des auteurs admettent que la surface de la séreuse est constamment humectée par un liquide jaune citrin, existant en très faible quantité.

L'analyse en a été faite par Gorup Besanez dans 3 ou 4 cas sur des suppliciés et voici la moyenne des résultats qu'il a obtenus :

Eau	955,13		
Matières solides	44,87	Fibrine	0,81
		Albumine	24,68
		Matières extractives	12,69
		Sels inorganiques	6,69

On rencontre parfois, dans le liquide péricardique, de petits corps granuleux qui, d'après Luschka, représentent les petites villosités d'abord appendues à la surface interne de la séreuse et devenues libres dans sa cavité. Ces prolongements villeux, visibles à l'œil nu et de volume variable, sont constitués par un axe conjonctif et revêtus par un épithélium analogue à celui de la séreuse : le plus souvent ils sont portés par un mince pédicule.

4° VAISSEAUX ET NERFS

Il importe de distinguer les vaisseaux et les nerfs du sac fibreux et du feuillet pariétal de ceux du feuillet viscéral.

a) Vaisseaux.

1° ***Vaisseaux du sac fibro-séreux.*** — Les *artères* proviennent des branches voisines : thymiques, bronchiques, œsophagiennes et diaphragmatiques supérieures. Ce sont ces dernières qui sont les plus importantes au point de vue de l'irrigation du péricarde; car, les branches qui s'en détachent se distribuent à la face antérieure et à la base du sac fibreux.

Les *veines* ont un trajet parallèle à celui des artères; celles de la face postérieure, les plus volumineuses, se jettent dans la grande veine azygos, celles de la face antérieure s'abouchent dans les veines diaphragmatiques supérieures, dans les troncs innominés ou dans la veine cave supérieure, quelques-unes aboutissent dans les veines thyroïdiennes inférieures (Gaudier); celles de la base et de la partie inférieure de la face antérieure présentent des anastomoses avec la mammaire interne en suivant le ligament xipho-péricardique.

Les *lymphatiques* du feuillet fibreux, peu nombreux du reste, aboutissent aux ganglions voisins de la veine cave supérieure ou de la bifurcation de la trachée.

2° ***Vaisseaux du feuillet viscéral.*** — Les vaisseaux sanguins appartiennent au système du muscle cardiaque (voy. Artères et veines du cœur).

D'après Sappey, les lymphatiques sont indépendants de la séreuse ; Lacroix décrit un système sous-séreux distinct de celui du myocarde et sans communication avec les fentes de Henle.

b) Nerfs.

1° ***Nerfs du sac fibro-séreux.*** — Luschka a décrit de fins rameaux nerveux venant des deux phréniques et du récurrent droit. Ce sont des nerfs trophiques ou vaso-moteurs renfermant de nombreuses fibres de Remak. En outre le pneumogastrique et surtout le récurrent gauches ainsi que les nerfs du plexus cardiaque envoient également quelques filets nerveux dans la fibreuse vers le sommet et la face postérieure. Pianesse (*Arch. it. de Biologie*, 1893) a vu, principalement sur la face antérieure, des terminaisons libres et des terminaisons de forme et de structure spéciales. Les quelques filets que le sympathique fournit au sac fibro-séreux sont, d'après cet auteur, destinés aux vaisseaux sanguins.

2° ***Nerfs du feuillet viscéral.*** — Ces filets nerveux sont tributaires du plexus cardiaque. Jacques a montré que du plexus sous-péricardique, qui renferme de petites cellules nerveuses multipolaires, se détachent de fines fibrilles qui arrivent jusqu'au contact de l'endothélium, contre lequel elles forment un plexus sous-endothélial (voy. Nerfs du cœur).

Bibliographie. — Sur les rapports : LUSCHKA, *Anatomie des Menschen.* — DELORME et MIGNON, Incision et ponction du péricarde. *Revue de chirurgie*, oct. 1895.

Sur les ligaments : TEUTLEBEN, Die Ligamenta suspensoria Diaphragmatis. *Archiv für Anatomie*, 1877.

Sur la séreuse : SOULIÉ et RAYNAL, l'Anatomie du péricarde. *Journal de l'Anatomie*, 1896. Mémoire dans lequel on trouvera une bibliographie complète sur certains points de l'anatomie du péricarde. — CANNIEU, Note sur l'Anatomie du péricarde. *Archives cliniques de Bordeaux*, 1897.

ENDOCARDE

Par P. JACQUES

L'endocarde, membrane de revêtement interne des cavités cardiaques, se continue directement, au niveau de leurs orifices, avec la tunique interne des gros vaisseaux sanguins, dont il possède toute la valeur (Luschka cependant considère l'endocarde comme représentant à lui seul une paroi vasculaire tout entière. Le myocarde est, pour lui, une formation surajoutée, indépendante de la tunique musculaire des vaisseaux. Schweigger-Seidel confirme cette manière de voir). Nous voyons tout de suite qu'il faut se garder de lui attribuer la même signification morphologique qu'à la membrane de revêtement externe du myocarde : l'endocarde, portion modifiée d'une tunique vasculaire, comme le cœur dans son ensemble est une région dilatée d'un tube primitivement uniforme, ne doit pas être assimilé au péricarde, membrane séreuse limitant un département isolé de la cavité générale primitive du corps (cœlome).

1° **Disposition anatomique.** — L'endocarde revêt la face interne des quatre cavités cardiaques, épousant exactement toutes les saillies et toutes les dépressions de la paroi, à laquelle il communique un aspect lisse et brillant. Continu dans toute l'étendue du cœur jusqu'à la fin de la vie intra-utérine, grâce au trou de Botal, il se sépare définitivement lors de l'occlusion de cet orifice en deux sacs complètement distincts, droit et gauche.

L'endocarde n'a pas une épaisseur identique en ses différents points (20 à 500 μ suivant Rauber). Quant à savoir si c'est dans le cœur droit ou le gauche, au niveau des oreillettes ou sur la paroi ventriculaire que cette épaisseur est maxima, le désaccord le plus complet existe sur ce point entre les différents auteurs. En présence d'une telle incertitude, j'ai examiné avec soin une série de dix cœurs d'adultes. Constamment j'ai trouvé un maximum correspondant à l'oreillette gauche (350 à 500 μ) avec un minimum portant sur le ventricule droit (5 à 50 μ). En outre, tandis que l'épaisseur de l'endocarde est sensiblement uniforme dans chaque oreillette, elle varie considérablement dans les divers points des ventricules. Enfin, une étude attentive de la topographie des régions épaissies montre qu'elles coïncident avec les points où les frottements des tourbillons sanguins s'exercent avec le plus d'énergie[1].

Aux orifices de communication auriculaires ou artériels des ventricules, l'endocarde, en s'accolant à lui-même ou à l'endartère qui lui fait immédiatement suite, contribue pour une large part à la formation des valvules cardiaques.

2° **Constitution histologique.** — Nous étudierons successivement à ce point de vue l'endocarde proprement dit, puis les valvules.

L'*endocarde*, par sa structure comme par son origine, rappelle la tunique interne des gros vaisseaux : comme elle, il se trouve formé d'une assise conjonctivo-élastique supportant un revêtement endothélial.

Les éléments de l'*endothélium* sont aplatis, de forme polygonale irrégulière, moins allongés que dans les artères.

Dans le *tissu propre de l'endocarde*, la portion conjonctive est très réduite et la membrane presque entièrement formée de tissu élastique. Celui-ci consiste essentiellement en fibres élastiques de volume inégal et diversement orientées. Ces fibres, plus délicates au voisinage de la surface interne, s'organisent immédiatement au-dessous de l'endothélium en un réseau fin et serré. C'est dans les oreillettes, et spécialement dans l'oreillette gauche, que les formations élastiques de l'endocarde atteignent leur maximum d'importance : on les voit dans cette région se condenser en de véritables lames ou membranes élastiques

1. Pour plus de détails voir : *Bibliographie anatom.*, sept.-oct. 1896.

(Seipp). Sur les cordages tendineux l'endocarde se réduit à l'endothélium doublé du réseau élastique sous-endothélial.

L'élément conjonctif reprend la première place à la face externe ou profonde de l'endocarde, où il constitue une assise lâche, continue avec le tissu conjonctif du myocarde et parcourue par les nerfs et les lymphatiques sous-endocardiques ainsi que par les *réseaux de Purkinje* (voy. pour la morphologie et la signification de ces réseaux : Généralités sur le muscle, tome II, fasc. 1, p. 24).

Outre les fibres conjonctives et élastiques, la membrane interne du cœur renferme encore, surtout dans sa portion auriculaire, quelques fibres lisses que Luschka a considérées comme l'équivalent morphologique de la tunique musculaire du système vasculaire sanguin.

L'endocarde proprement dit est totalement dépourvu de *vaisseaux sanguins*; j'ai démontré qu'il renferme en revanche un *réseau nerveux* délicat, émané du plexus sous-endocardique (voy. Nerfs du cœur) et accompagné d'arborisations sensibles très compliquées, récemment découvertes et figurées par Smirnow.

Les *valvules auriculo-ventriculaires et semi-lunaires* ne sont pas de simples replis de l'endocarde, mais elles doivent être considérées comme essentiellement formées par une lame fibreuse (lame valvulaire), émanée des anneaux fibreux de la base du cœur et recouverte sur ses deux faces par l'endocarde. Chez l'enfant nouveau-né, on rencontre dans la lame fibreuse propre des valves mitrales et tricuspidiennes, sur une étendue variable à partir de leur insertion, quelques éléments erratiques de la musculature des oreillettes et des ventricules. Ils disparaissent chez l'adulte pour faire place à des éléments élastiques (Seipp).

Les formations élastiques des valvules cardiaques ne présentent pas une égale importance sur les deux faces de celles-ci : plus faibles sur les faces ventriculaires de la mitrale et de la tricuspide, et sur les faces artérielles des sigmoïdes, elles offrent sur les faces opposées une épaisseur beaucoup plus considérable, épaisseur en relation soit avec le frottement qu'elles subissent de la part du sang (Cornil, Ranvier, Renaut), soit avec la tension plus forte qu'elles supportent sur les faces considérées dans l'état d'occlusion (Seipp).

Des considérations mécaniques analogues rendent également compte du développement généralement prépondérant du tissu élastique dans les valvules du cœur gauche.

Les cordages tendineux offrent la structure des tendons, et leurs faisceaux se fusionnent directement avec ceux de lame fibreuse valvulaire.

Les valvules cardiaques renferment-elles des vaisseaux? Question qui, depuis Luschka, partisan de l'affirmative, fut bien des fois débattue et diversement résolue. L'avis général fut longtemps que ces organes devaient renfermer des vaisseaux, mais en petit nombre. En 1886, Coen, chez l'homme et quelques mammifères, accordait l'irrigation sanguine aux valvules auriculo-ventriculaires et la refusait totalement aux sigmoïdes. Darier, en 1888, établit en principe *qu'à l'état normal il n'existe pas de vaisseaux dans les parties purement fibro-élastiques des valvules*, la présence de vaisseaux sanguins dans la majeure portion des valvules auriculo-ventriculaires de l'enfant, et leur persistance dans un territoire très réduit de la base de la grande valve mitrale de l'adulte étant étroitement liées à l'existence en ces régions de tissu musculaire cardiaque. D'autre part, il est incontestable que les altérations pathologiques de longue durée de ces voiles membraneux s'accompagnent fréquemment d'un développement vasculaire parfois considérable et susceptible d'expliquer les divergences des opinions antérieures.

Les *nerfs*, eux aussi, ont été longtemps déniés aux valvules cardiaques ; or j'ai pu récemment m'assurer de leur présence dans les deux catégories de valvules, et constater en même temps leur rareté relative. Ils courent au-dessous du revêtement endocardique, émettant à la fois vers la surface et dans la profondeur de fines fibrilles terminales. A noter la disposition qu'ils affectent dans les valvules artérielles : issus d'un petit plexus occupant la partie moyenne de leur bord adhérent, ils irradient en éventail dans tout le voile, gagnant ainsi jusqu'à son bord libre et émettant çà et là des branches à direction transversale.

Les valvules veineuses d'Eustachi et de Thebesius possèdent une constitution voisine de celle des valvules artérielles.

CHAPITRE II

DES ARTÈRES

Les artères sont des conduits membraneux, à ramifications divergentes, qui portent aux différentes parties de l'organisme le sang chassé à chaque systole par la contraction des ventricules. Toutes les artères naissent de deux troncs : l'aorte et l'artère pulmonaire, formant ainsi deux systèmes artériels qui affectent une grande analogie. Dans les deux systèmes, les artères, au fur et à mesure qu'elles s'éloignent du cœur, se divisent en troncs moins volumineux ou *branches*, qui se subdivisent en *rameaux;* ces derniers donnent naissance à des *ramuscules*, dont le diamètre s'atténue graduellement jusqu'à la ténuité des capillaires dans lesquels ils se résolvent.

Les branches ainsi fournies par les artères aux territoires organiques qu'elles traversent sont dites *branches collatérales*. Ces collatérales se détachent, en général, du tronc générateur sous un angle aigu, à sommet tourné du côté du cœur, et se rendent, par un trajet oblique, à des parties situées au-dessous de leur point d'émergence ; quelquefois elles émergent perpendiculairement au tronc ; enfin, dans quelques cas, la collatérale, dès son origine, tend à revenir vers le cœur et se rend à des parties situées en amont de son point d'émergence ; ces branches, à trajet récurrent, sont dites *artères récurrentes*.

CONFORMATION EXTÉRIEURE DES ARTÈRES

Forme et calibre. — Toutes les artères sont régulièrement cylindriques : on admet généralement que leur calibre ne varie pas entre l'émergence de deux collatérales ; seule, la naissance de ces dernières pourrait réduire le calibre du tronc d'origine dans des proportions en rapport avec le volume de ses collatérales. Il semble cependant bien prouvé aujourd'hui que d'autres causes peuvent influer sur le calibre du tronc artériel. Parmi celles-ci, une des plus intéressantes est le changement brusque de direction ; son influence a été bien mise en évidence par Stahel (*Arch. für Anat. und Physiol.*, 1886).

D'après S., toutes les fois qu'une artère décrit une courbe de petit rayon, elle présente, au niveau du point culminant de cette courbe, un point rétréci. Des mensurations précises lui ont permis de constater ce rétrécissement sur la crosse de l'aorte, les sous-clavières, etc. Stahel explique ce fait de la façon suivante : il se produit, au niveau du point culminant de la courbe, sous l'influence de la force centrifuge, une contraction de la veine liquide ; l'artère, se moulant sur le sang qu'elle contient, doit se rétrécir à ce niveau.

Dans tous les cas, il n'est pas exact de dire que le volume d'un tronc artériel diminue régulièrement et qu'on peut le comparer dans son ensemble à un cône tronqué. Il ne nous semble pas non plus très juste de regarder, avec Bichat, un tronc donné comme formé d'une série de cylindres de rayons de plus en plus petits. En réalité, si, dans l'ensemble, il y a décroissance continue de calibre, cette décroissance n'est pas soumise à des règles aussi régulières qu'on a bien voulu le dire.

Abstraction faite de l'aorte, dont le calibre, à l'origine, atteint en moyenne 28 mm., on peut, avec Henle, diviser les artères du corps en six catégories :

1) Artères	de 8 mm.	de diamètre,	exemple :	carotide primitive;
2)	—	6 mm.	—	—	humérale;
3)	—	5 mm.		—	cubitale;
4)	—	3 mm. 5	—	—	temporale;
5)	—	2 mm.	—	—	auriculaire postérieure;
6)	—	1 mm. à 0,5	—	—	art. sus-orbitaire.

Les vaisseaux d'un calibre inférieur à 0 mm. 5 n'entrent pas, en général, dans la nomenclature. Cependant, par exception, on décrit des artérioles dont le calibre ne dépasse pas 0 mm. 3, soit parce que ces vaisseaux cheminent dans un conduit osseux spécial, comme l'artère tympanique, soit à cause de leur importance morphologique ou physiologique, comme l'artère centrale de la rétine.

Épaisseur. — L'épaisseur des artères est, en général, proportionnelle à leur calibre. Cependant, il existe de nombreuses exceptions à cette règle. C'est ainsi que, dans certaines régions, le cou, par exemple, les parois artérielles sont moins épaisses qu'au niveau des membres. Il faut demander la cause de cet amincissement des parois aux conditions favorables dans lesquelles s'effectue la circulation veineuse, et, indirectement, la circulation artérielle en ces régions. — On a remarqué aussi qu'au niveau de la bifurcation d'un tronc artériel, l'épaisseur des parois devient plus considérable. Enfin, Stahel (*loc. cit.*) a montré que le changement brusque de direction modifiait l'épaisseur des artères, comme il modifie leur calibre.

Consistance et aspect. — Sur le cadavre, les artères donnent au doigt et à l'œil la sensation d'un cordon aplati, creusé en gouttière et légèrement épaissi sur ses bords; sur le vivant, les artères apparaissent comme des conduits cylindriques dépressibles, présentant des battements isochrones à ceux du cœur.

Sur le vivant, l'artère est d'un blanc rosé; elle est blanc mat sur le cadavre.

Si l'on vient à sectionner une artère, elle reste béante, en raison de sa structure, tandis que la veine, à parois plus minces, s'affaisse.

Direction. — Les artères suivent ordinairement le trajet le plus court pour gagner le territoire auquel elles vont se rendre. Ainsi, au niveau des membres, on les voit cheminer parallèlement à l'axe de ces derniers et du côté de la flexion.

Il existe cependant quelques exceptions à cette règle : toutes les fois qu'une artère se rend à un organe mobile, ou sujet à des variations de volume, elle présente des flexuosités dont le nombre et l'importance sont en raison directe de l'étendue du déplacement, de la mobilité et des modifications de volume de l'organe (ex. : artères utérine, splénique, stomacales, etc.).

De même, toutes les fois qu'une artère se rend dans un organe à texture délicate, et qui doit être soustrait à l'action brutale d'un choc artériel trop intense, les artères présentent des flexuosités qui atténuent la violence de ce choc (ex. : artères du cerveau). — Il ne faut pas confondre ces flexuosités normales et physiologiques avec les sinuosités que l'on rencontre sur les artères des vieillards : celles-ci relèvent d'une diminution de l'élasticité du vaisseau, à la suite des modifications que l'âge, ou certaines diathèses (arthritisme), ou des maladies infectieuses (syphilis), provoquent dans sa structure. Ces artères, vieilles ou vieillies avant l'âge, incrustées parfois de sels calcaires, sont dites athéromateuses.

Situation. — Les artères sont, en général, situées assez profondément. A l'artère sont presque toujours accolées une ou deux veines satellites et quelquefois un ou plusieurs troncs nerveux. Artères, veines, nerfs constituent, par leur réunion, un *paquet vasculo-nerveux*. Ces organes sont contenus dans une gaine, condensation du tissu cellulaire voisin, qui les rend ordinairement solidaires. Lorsque nous étudierons les rapports d'une artère, nous décrirons ses connexions avec les autres éléments du paquet vasculo-nerveux, sous le nom de rapports *immédiats*, regardant comme rapports *médiats* ceux que peut présenter l'artère avec les parties avoisinantes (os, articulations, muscles, etc.). Ces derniers rapports sont des plus variables, et je juge inutile d'entrer ici, à leur sujet, dans des considérations générales dépourvues d'intérêt. — Disons seulement que les artères tendent à se rapprocher des os, sur lesquels elles impriment une gouttière ou sillon, lorsque le contact est devenu immédiat (ex. : gouttière de la vertébrale sur l'atlas, de la sous-clavière sur la première côte, etc., etc.) ; — qu'en général, au voisinage des articulations, elles répondent au côté de la flexion (ex. : artère humérale au pli du coude, artère poplitée, etc.); — et qu'elles cheminent le plus souvent dans les interstices des muscles; lorsqu'une artère traverse un muscle, celui-ci présente une arcade aponévrotique qui défend le vaisseau contre la compression par contraction musculaire (ex. : orifice aortique du diaphragme, anneau du soléaire, etc.).

Je n'insisterai pas sur les connexions de certaines artères, plus particulièrement les artères des membres, avec certains muscles que l'on considère comme leurs muscles satellites (ex. : biceps, satellite de l'artère humérale), bien que la plupart de ces muscles, dits satellites, croisent plutôt qu'ils ne suivent la direction du vaisseau (ex. : couturier, satellite (?) de l'artère fémorale, sterno-cléido-mastoïdien, satellite de l'artère carotide primitive).

Anastomoses. — Les artères communiquent souvent entre elles; on donne aux canaux qui établissent ces communications le nom d'*anastomoses*.

On peut diviser ces anastomoses en : A) anastomoses simples ; — B) anastomoses en réseau.

A. **Anastomoses simples.** — Elles sont formées par la réunion de deux branches, d'un calibre assez considérable, et venant de deux artères voisines. Elles comprennent plusieurs variétés :

1° *Anastomose transversale.* — Les deux branches se détachent à angle droit du tronc qui leur donne naissance et se réunissent bout à bout, formant ainsi un rameau anastomotique transversal (ex. : communicante antérieure réunissant les deux cérébrales antérieures) (fig. 392, A).

2° *Anastomose par inosculation.* — C'est un dérivé de la forme précédente. Les deux branches, au lieu de constituer une barre transversale, forment une arcade anastomotique (ex. : anastomose entre les deux gastro-épiploïques droite et gauche) (fig. 392, B).

3° *Anastomose par convergence.* — Elle est formée par deux artères se fusionnant pour constituer un tronc unique (ex. : les deux artères vertébrales se réunissant pour constituer le tronc basilaire (fig. 392, C).

4° *Anastomoses par vas aberrans.* — Cet ordre d'anastomose est formé par un vaisseau, ordinairement de petit calibre, qui se détache d'un tronc donné, chemine parallèlement à ce tronc et vient se fusionner plus bas, soit avec lui, soit avec une de ses branches terminales (ex. : vasa aberrantia de l'artère humérale) (fig. 392, D).

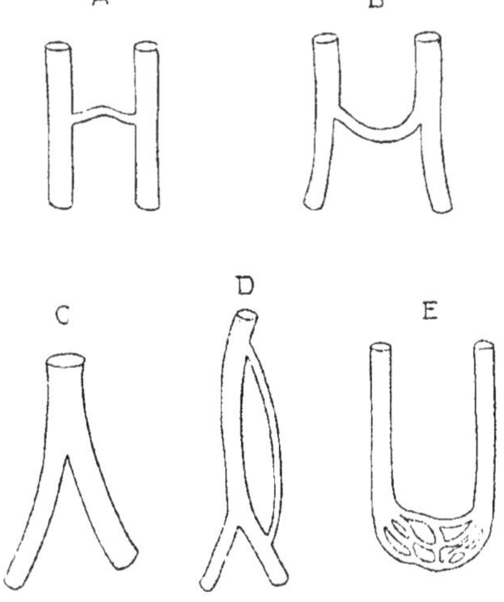

Fig. 392. — Schéma des anastomoses artérielles.

B. Anastomoses rétiformes. — On dit qu'il y a anastomose rétiforme lorsque la communication entre deux vaisseaux s'établit, non par abouchement direct de deux rameaux volumineux naissant de ces vaisseaux, mais par la réunion de fins ramuscules, branches terminales de collatérales de l'un ou l'autre tronc (fig. 392, E). Ces anastomoses sont beaucoup plus intéressantes que les précédentes, car elles sont beaucoup plus répandues. Presque toujours, en effet, les rameaux terminaux d'une collatérale quelconque d'un tronc artériel s'unissent aux rameaux terminaux des collatérales sus- et sous-jacentes. Il en résulte la formation, à côté de la voie principale, d'une voie secondaire qui la double et qui peut la suppléer au besoin. En étudiant les artères des membres, nous constaterons toujours l'existence de cette voie secondaire, et nous aurons soin de la mettre en évidence, car c'est par elle que se rétablit la circulation, après ligature du tronc principal. Nous allons voir, en étudiant les anomalies, quel rôle certains auteurs ont fait jouer à ces anastomoses en réseaux, pour expliquer certaines dispositions atypiques.

Terminaison des artères. — A mesure qu'elles s'éloignent de leur point de départ, les artères deviennent de plus en plus grêles et contractent avec les artères voisines des anastomoses de plus en plus étendues. Leur mode de ramescence terminale est des plus variables. Les ramifications ultimes peuvent être disposées en treillages, en pinceaux, en étoiles, etc. Finalement, les derniers rameaux se continuent avec les capillaires.

A l'étude de la terminaison des artères se rattachent plusieurs questions intéressantes, comme la question des *artères terminales*, des *canaux dérivatifs* et des *réseaux admirables*. La première est examinée à propos de certains organes à l'étude desquels elle est plus spécialement liée (poumons, cerveau, t. III, p. 698); nous étudierons la deuxième avec les capillaires; quant aux *réseaux admirables*, ils ne méritent qu'une simple mention.

On décrit sous ce nom la disposition suivante : une artère se divise brusquement en une multitude d'artérioles très fines qui s'anastomosent entre elles, forment un réseau toujours très complexe, puis se fusionnent de nouveau pour reconstituer le tronc primitif. Ces réseaux n'existent pas chez l'homme, du moins à l'état normal, à moins qu'on ne veuille considérer comme tel le système artériel des glomérules du rein. En revanche, ces réseaux sont très développés sur certaines artères (carotide interne et ophtalmique) de quelques espèces animales (veau, mouton).

Anomalies. — La disposition des artères est sujette à de nombreuses variations ; ces variations sont plus fréquentes que celles du système musculaire. Les artères peuvent varier dans leur origine, leur volume, leur trajet, leurs rapports et dans la disposition de leurs branches collatérales ou terminales.

D'après Sappey, toutes ces variétés d'anomalies pourraient toujours rentrer dans l'un ou l'autre des deux groupes suivants : 1° anomalies par excès ou défaut de convergence ; — 2° anomalies par renversement de volume.

Dans le premier cas, il s'agit d'une artère prématurément ou tardivement divisée. Dans le deuxième cas, il y a réduction considérable d'un tronc artériel normalement bien développé et suppléance de ce tronc par le développement exagéré d'un tronc voisin, ou d'une série d'anastomoses constituant normalement une voie collatérale parallèle au tronc atrophié.

La distinction entre ces deux groupes d'anomalies n'est pas toujours aussi aisée qu'on pourrait le croire au premier abord. Nous verrons, en étudiant les faits décrits sous le nom de bifurcation prématurée de l'humérale, que si quelques- uns de ces faits rentrent dans les cas d'anomalies par défaut de convergence, d'autres constituent en réalité de véritables anomalies par renversement de volume. Cette distinction n'a d'ailleurs qu'une valeur conventionnelle, et ne constitue pas une interprétation. L'interprétation, plusieurs anatomistes ont essayé de la donner.

Krause, dans son remarquable mémoire des anomalies artérielles, annexé à l'Angéiologie de Henle, tente une explication embryologique des anomalies artérielles. D'après lui, le système artériel formerait, du moins à l'origine, un réseau dont les éléments constitutifs présenteraient un volume sensiblement égal. Au cours de l'évolution de l'individu, certaines parties de ce réseau prennent un développement considérable, alors que d'autres s'atrophient au point de disparaître ou de sembler disparaître en totalité; dans ces conditions, il est facile d'imaginer que telle ou telle partie, qui d'habitude s'atrophie, puisse persister, prendre un développement considérable et supplanter ainsi les portions qui, dans les cas normaux, auraient seules évolué.

La conception de Krause semble vraie pour certaines parties de l'arbre artériel. Comme nous le verrons, elle explique notamment, d'une façon très satisfaisante, les anomalies d'origine et de trajet de la crosse aortique et de ses branches. Mais est-elle applicable à toute l'étendue du système artériel? Ruge (*Morphol. Jahrb.*, 1884) le nie et déclare que, pour les membres notamment, ce n'est qu'une hypothèse sans fondement. R. a étudié sur des coupes en série le système artériel des membres embryonnaires; si peu avancé que fût le développement de ces membres, il a toujours pu reconnaître l'existence de troncs artériels principaux déjà différenciés. On conçoit qu'en l'absence de données précises sur les détails du développement de l'appareil circulatoire périphérique, toute explication embryologique des anomalies artérielles soit encore prématurée.

Jusqu'à présent du moins, il ne semble pas que l'anatomie comparée ait donné, pour l'interprétation des anomalies artérielles, des résultats plus intéressants. Je ne vois pas, en effet, qu'une anomalie artérielle soit expliquée lorsqu'on m'a dit qu'elle est normale chez tel ou tel animal. Est-ce à dire que je prétende que les données de l'anatomie comparée soient absolument inutiles? Certes non, mais je crois qu'il est indispensable, pour interpréter une anomalie quelconque, non seulement de constater l'existence de cette anomalie à titre de disposition habituelle dans une espèce donnée, mais encore de trouver dans d'autres espèces les intermédiaires entre cette anomalie et la disposition normale chez l'homme. En d'autres termes, il faut essayer d'établir l'évolution à travers les espèces de la disposition définitive. Toute anomalie artérielle nous apparaîtra alors comme un arrêt, à une étape quelconque, de l'évolution phylogénique. Dans ces conditions, on s'expliquera facilement que ce soit au niveau des parties les plus jeunes au point de vue phylogénique, c'est-à-dire, chez l'homme, au niveau de la main et du pied, que se rencontrent surtout les variations artérielles, comme du reste les variations musculaires.

Malheureusement l'histoire phylogénique du système artériel est aussi difficile à tracer à l'heure actuelle que son histoire embryologique. On conçoit en effet la nécessité de documents *précis* et *détaillés*. Or, ceux-ci font défaut la plupart du temps. Quoique, dans ces dernières années, il ait paru plusieurs intéressantes monographies sur le système artériel des espèces qui nous intéressent le plus, c'est-à-dire des espèces simiennes, les lacunes sont encore trop nombreuses pour qu'une explication vraiment scientifique des anomalies artérielles de l'homme par l'anatomie comparée ne me paraisse pas prématurée.

Les principaux ouvrages parus sur les anomalies artérielles sont : QUAIN, *On the arteries of the human body*, London, 1844; — DUBRUEIL, *Des anomalies artérielles*, Paris, 1847; — KRAUSE, Mémoire inséré dans l'*Angéiologie* de HENLE. — On trouve aussi de nombreuses observations dans THEILE (*Encyclopédie anatomique*) et des reproductions d'intéressantes anomalies dans l'*Atlas* de TIEDEMANN.

STRUCTURE DES ARTÈRES

Par P. JACQUES

Une artère doit être envisagée comme constituée par un *tube endothélial* (partie essentielle) revêtu d'une *enveloppe conjonctive* (partie accessoire); dans celle-ci se développent, au cours de l'évolution embryonnaire, diverses formations élastiques et musculaires dont l'importance et les proportions respectives varient avec la nature, le calibre et la situation du vaisseau considéré (Renaut, Schiefferdecker). L'enveloppe conjonctive dans son ensemble est très réduite dans les plus petites artérioles; le tissu musculaire y prend la première place dans les artères de petit et de moyen calibre (*artères à type musculaire*); et c'est le tissu élastique qui l'emporte dans les gros troncs artériels (*artères à type élastique*). Ceux-ci possèdent au plus haut degré l'une des propriétés générales des artères, l'*élasticité*; celles-là révèlent par leur structure une autre propriété essentielle, la *contractilité*.

1° **Artères à type musculaire.** — Je prendrai pour type de ma description une artère de moyen calibre (radiale, linguale); je signalerai ensuite les différences qui distinguent les artères de volume extrême. C'est donc le type musculaire que j'aurai particulièrement en vue dans cette description; aussi bien ce type est-il de beaucoup le plus répandu dans l'économie.

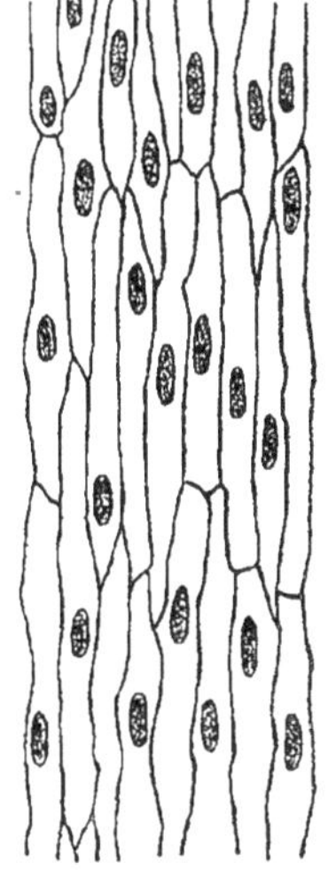

Fig. 393. — Endothélium d'une artère de la pie-mère cérébrale, après traitement par le nitrate d'argent, Gross. : 300 d. (d'après Rauber, un peu mod.).

Indépendamment de l'*endothélium*, les auteurs s'accordent à considérer à la paroi artérielle trois couches ou tuniques séparées par des lames élastiques et qu'on désigne, d'après leur situation, sous les noms de *tunique interne* (intima), *tunique moyenne* (media), *tunique externe* (adventitia).

a) **Endothélium.** — Il est formé de cellules plates, transparentes, fusiformes et plus ou moins allongées suivant l'axe du vaisseau. Soudées par leurs bords à peu près rectilignes, ces cellules se disposent en une assise unique tapissant d'un revêtement continu et luisant tout le système artériel. Bien que fortement aplaties dans les conditions ordinaires, où l'on voit le noyau proéminer dans la lumière du vaisseau, elles jouissent d'une élasticité suffisante pour regagner en épaisseur ce qu'elles perdent en surface lors du retrait de l'artère, parfois même au point de simuler dans les artérioles vides, après l'action de certains fixateurs, la forme cubique ou cylindrique (Renaut). Suivant le même auteur l'endothélium reposerait sur une mince vitrée indépendante des formations élastiques sous-jacentes.

b) **Tunique interne** (intima, endartère). — Elle est limitée par l'endothélium d'une part, et de l'autre par la *lame élastique interne*. Celle-ci est très apparente dans les artères de moyen et de petit volume et se présente, en coupe transversale, sous forme d'une étroite bande circulaire généralement continue et plus ou moins profondément festonnée suivant le degré de retrait du vaisseau. En coupe longitudinale, elle est à peu près rectiligne, parfois interrompue sur une faible longueur : c'est en effet une lame fenêtrée et la plus importante formation élastique de la paroi artérielle; aussi apparaît-elle toujours avec une grande netteté, si bien qu'à un examen superficiel elle semble constituer à elle seule la tunique interne tout entière des vaisseaux de médiocre calibre.

Par une étude approfondie, on reconnaît pourtant entre la lame élastique interne et l'endothélium une mince assise de nature connective et d'aspect strié : c'est la *couche sous-endothéliale* ou *striée*. Elle est formée de faisceaux conjonctifs parallèles, unis par un fin réseau de fibres élastiques. Éventuellement on y rencontre en outre, surtout aux points de bifurcation des artères viscérales, quelques fibres musculaires lisses isolées.

c) **Tunique moyenne** (media, musculaire). — Supérieure aux deux autres par son épaisseur, la tunique moyenne caractérise, par le développement prépondérant de ses assises contractiles, les artères à type musculaire qui servent de base à notre description. Limitée du côté de la lumière du vaisseau par la lame élastique interne (qu'on appelle aussi pour cette raison *membrane limitante interne*), elle est séparée de l'adventice par une autre membrane fenêtrée de même nature, mais moins épaisse que la précédente, la *lame élastique externe* (*membrane limitante externe*, niée par Renaut en tant que formation spéciale et constante). L'espace ainsi circonscrit est occupé par du tissu conjonctif, du tissu élastique et du tissu musculaire lisse.

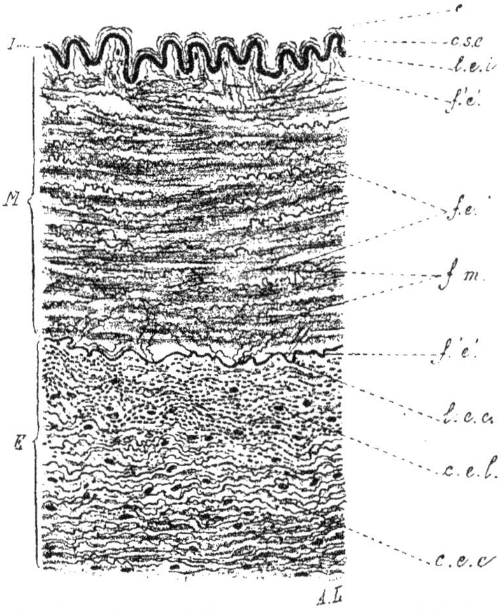

Fig. 394. — Fragment d'une coupe transversale de l'artère linguale de l'homme adulte (d'après Grünstein).

I, tun. interne ; *M*, tun. moyenne ; *E*, tun. externe ; — *c*, endothélium ; *c. s. e*, couche sous-endothéliale ; *l. e. i*, lame élastique int. ; *f. c*, fibres élastiques circulaires ; *f' e'*, fibres élastiques obliques ; *f. m*, fibres lisses ; *l. e. e*, lame élastique externe ; *c. e. l*, assise élastique longitudinale ; *c. e. c*, assise élastique circulaire.

La *trame conjonctive* est réduite à quelques travées et peu de cellules plates. Les *formations élastiques* consistent en des lamelles et des fibres à direction générale circulaire, sauf au voisinage immédiat des membranes limitantes où leur orientation devient plus ou moins radiaire, c'est-à-dire normale à la surface de ces membranes. De l'union de ces éléments élastiques résulte une véritable charpente réticulaire enfermant dans ses mailles les *fibres musculaires lisses*. Cette charpente élastique de la tunique moyenne se continue du reste avec la trame de même nature des tuniques extrêmes par l'intermédiaire des limitantes et à travers leurs orifices. En sorte que, comme l'observent Retterer et Robin, dans les artères comme dans les veines, les diverses tuniques ne font qu'un, grâce à la continuité de leurs éléments élastiques. Les *fibres musculaires* constituent de puissants faisceaux fusiformes s'enroulant plus ou moins exactement autour de l'axe du vaisseau. Les petites artères des extrémités des membres offrent un remarquable développement de la tunique musculaire (pédieuse, collatérales digitales).

d) **Tunique externe** (externa, adventice). — Assez nettement isolée en dedans de la tunique musculaire, surtout lorsque la limitante externe est bien développée, l'adventice se continue en dehors, sans ligne de démarcation précise, avec le conjonctif ambiant (gaine des vaisseaux).

Cette tunique est formée de *faisceaux conjonctifs* entre-croisés et obliques par rapport à l'axe du vaisseau; elle est parcourue en tous sens par un riche *réseau élastique*, qui, dans les artères d'un certain calibre, se condense au voisinage de la couche moyenne en une lame fenêtrée, la membrane élastique externe (*limitante externe*). Dans les mêmes vaisseaux les fibres élastiques se disposent en deux assises faciles à distinguer par leur orientation : l'assise interne est formée de fibres à direction longitudinale; l'externe, de fibres circulaires. On y rencontre enfin çà et là, notamment dans l'assise élastique interne, quelques *éléments musculaires* isolés ou groupés en petits faisceaux et étendus parallèlement à la direction du vaisseau (splénique, mésentérique supérieure, rénale, spermatique, utérine, dors. de la verge.)

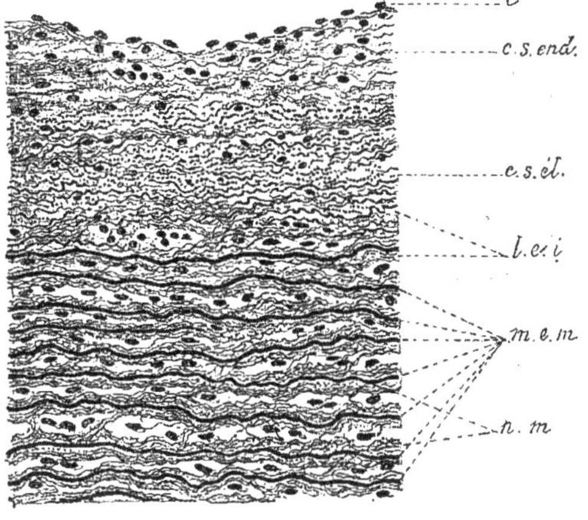

Fig. 395. — Tunique interne et portion de la tunique moyenne de l'aorte de l'homme (d'après Grünstein).

e, endothélium; *c. s. end.*, couche sous-endothéliale; *c. s. él.*, couche sous-élastique; *l. e. i.*, lame élastique interne; *m. e. m.*, membranes élastiques de la tunique moyenne; *n. m.*, noyaux de fibres lisses. (Pour ces derniers organes, ne pas tenir compte des traits de renvoi mal placés.)

2° **Artères à type élastique**. — C'est à la constitution spéciale de leur tunique moyenne que les artères les plus volumineuses doivent leur physionomie particulière : la prépondérance de la substance élastique sur l'élément musculaire leur a valu le nom d'artères à type élastique. Sous cette rubrique il faut ranger l'aorte, le tronc de la pulmonaire, le tronc brachio-céphalique, la sous-clavière et la carotide. L'axillaire et l'iliaque commune (Grünstein) constituent des types de transition.

L'*endothélium* est caractérisé dans ces vaisseaux par l'aspect moins allongé de ses cellules, qui deviennent plutôt losangiques ou polygonales que fusiformes.

La *tunique interne*, épaissie (1/8 de mm. environ pour l'aorte[1]), montre une double assise conjonctive striée : à la couche sous-endothéliale striée longitudi-

1. Ce chiffre et les suivants sont relatifs à l'aorte de l'homme adulte et empruntés au mémoire de Grünstein, Ueber den Bau der grœsseren menschlichen Arterien in verschiedenen Alterstufen, in *Arch. f. mikr. Anat.*, Bd 47, H. 3, 1896.

nalement s'ajoute une couche sous-élastique striée transversalement. La lame élastique interne, elle aussi, se clive en deux ou plusieurs membranes séparées par une assise lamelleuse intermédiaire.

Dans la *tunique moyenne* considérablement renforcée (1 mm. environ), le tissu élastique prend nettement le pas sur les faisceaux musculaires, sous forme de lames perforées, de plaques ramifiées, de membranes fenêtrées, concentriquement disposées autour du vaisseau et réunies entre elles par des fibres à direction radiaire. La tunique moyenne se trouve ainsi cloisonnée en un grand nombre d'assises superposées et limitées par des lamelles élastiques. Dans l'intervalle de celles-ci, s'insinuent des fibres lisses transversalement dirigées, parfois modifiées dans leur forme, aplaties et rameuses (Ranvier). A la limite externe de la couche moyenne apparaissent quelques faisceaux longitudinaux. La part prise par le tissu musculaire à la constitution de la paroi artérielle diminue à mesure qu'on se rapproche de l'origine des gros troncs; l'élément contractile disparaîtrait même complètement à la base de l'aorte et de la pulmonaire.

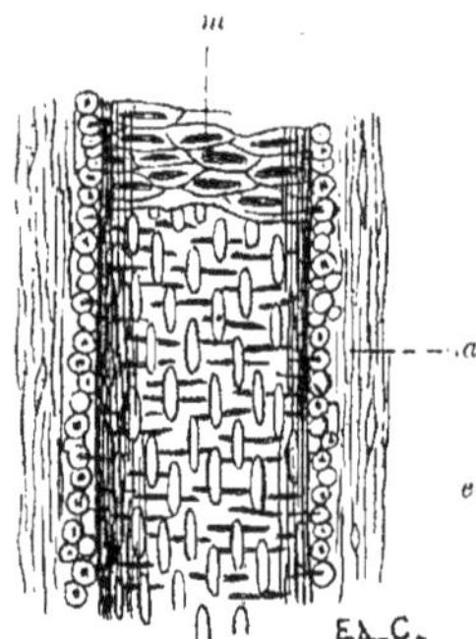

FIG. 396. — Coupe longitudinale d'une artériole. Gross. : 350 d. (d'après Gegenbaur).

L'endartère, absente dans la partie supérieure de la figure, laisse voir la tunique moyenne avec ses noyaux musculaires, *m*, à grand axe transversal; *e*, noyaux de l'endothélium à grand axe longitudinal; *a*, adventice.

L'*adventice* (1/2 mm. environ) offre une trame élastique richement développée avec les deux assises précédemment décrites. — Dans la plus interne, longitudinale, apparaît par places une belle lame musculaire à fibres longitudinales (iliaque primitive).

Les modifications qui distinguent les gros troncs des artères de moyen volume peuvent donc se résumer en deux mots : épaississement et complication des différentes tuniques, prédominance du tissu élastique.

Réduction du tissu élastique, simplification des tuniques, tels sont au contraire les caractères inverses que nous rencontrons dans les **artérioles** (ex. : artères de la pie-mère). Ici, en effet, l'*endartère* est réduite à la lame élastique interne immédiatement revêtue d'un *endothélium* à forme allongée. La *tunique moyenne*, essentiellement musculaire, n'est représentée que par une ou deux assises de fibres lisses circulaires. L'*adventice*, presque dépourvue de réseaux élastiques, se perd rapidement dans le conjonctif ambiant.

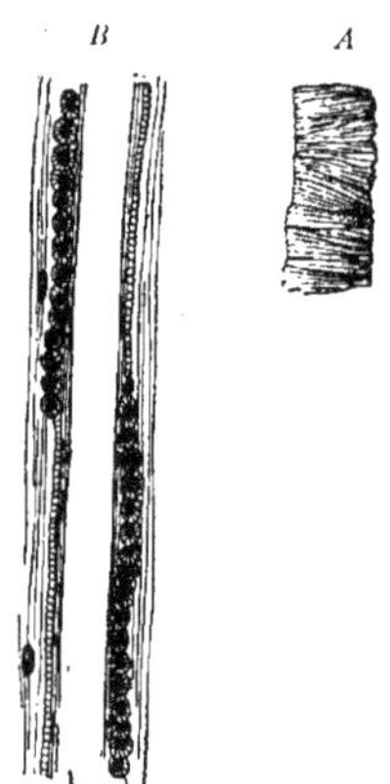

FIG. 397. — Artériole du grand épiploon du lapin.

B, vaisseau examiné, l'objectif étant mis au point sur la coupe optique de son bord. Les cellules musculaires laissent voir leurs noyaux et les champs qui les entourent. — *A*, l'objectif est mis au point sur la surface supérieure. On y reconnaît des groupes de fibrilles ou cylindres primitifs vus suivant leur longueur (d'après Ranvier, *Traité technique d'histologie*, 2e éd., 1889, G. Masson, éditeur).

Variations de structure en rapport avec l'âge. — Grünstein, qui a étudié à ce point de vue les troncs principaux (aorte, sous-clavière, carotide, iliaque primitive) en dehors de toute altération pathologique, formule ainsi ses conclusions :

Dans toutes les artères examinées, les tuniques interne et moyenne s'épaississent avec l'âge : toutefois, tandis que cet épaississement porte principalement sur l'endartère dans l'aorte, la sous-clavière et la carotide, c'est l'inverse qui se passe pour l'iliaque. En outre, l'accroissement prépondérant de la tunique interne dans les premiers vaisseaux s'accentue beaucoup plus durant la période de développement que passé l'âge adulte; pour l'iliaque, le rapport entre les deux tuniques est constant pendant toute la vie. D'autre part, une partie de l'élastine du tissu élastique se transforme dans l'âge avancé (à partir de 50 ans) en une substance chimique voisine, l'élacine; ce qui a pour effet de diminuer l'élasticité des parois artérielles et de créer peut-être une variété particulière d'artério-sclérose. Certaines réactions colorantes révèlent encore des altérations chimiques, principalement dans les assises les plus internes de la tunique moyenne, mais il est impossible à l'heure actuelle d'en interpréter la signification.

Variations structurales en rapport avec la nature et la situation du vaisseau. — On a remarqué, au cours de la description générale des artères, que certains de ces vaisseaux s'écartaient légèrement du type habituel par l'absence de quelques éléments normaux dans l'une des tuniques, ou, au contraire, par l'apparition insolite dans l'une d'elles d'organes y faisant habituellement défaut (telle la présence de faisceaux bien développés de fibres lisses dans les tuniques extrêmes des artères de divers viscères abdominaux et pelviens, ou bien dans les points de bifurcation des artères des membres). Ces modifications structurales s'accentuent considérablement à l'état normal dans les artères de certaines régions, soit sous l'influence de conditions particulières de circulation, soit en raison de la disposition des tissus ambiants. Une description spéciale serait nécessaire pour chaque cas : je dois me borner ici à signaler quelques faits.

L'*artère ombilicale* du fœtus à terme, surtout dans sa portion extra-abdominale, est remarquable par sa richesse en tissus musculaire et conjonctif et sa pauvreté en tissu élastique. Ici, l'élément contractile a envahi toutes les tuniques, et les fibres lisses se disposent en quelques régions en trois assises : une moyenne circulaire et deux extrêmes longitudinales ; ailleurs, la paroi artérielle tout entière est représentée par une couche unique et puissante de fibres lisses, à disposition plus ou moins exactement transversale.

Organe également transitoire, le *canal artériel* de Botal offre une structure différente à la fois de celle de l'aorte et de celle de la pulmonaire. Chez le fœtus de 5 à 7 mois, le tissu élastique y manque encore presque totalement. Il apparaît plus tard, mais seulement sous formes de fibres isolées ou réunies en fins réseaux. Les trois tuniques habituelles des artères peuvent alors être reconnues, mais leurs limites respectives demeurent assez peu distinctes. Dans les dernières semaines de la vie intra-utérine la lumière du canal se rétrécit grâce à la prolifération du tissu conjonctif des tuniques interne et moyenne, ainsi qu'à l'épaississement de l'endothélium qui se stratifie par places. Le cordon, qui succède chez l'adulte au conduit fœtal, ne renferme pour ainsi dire plus que des éléments fibreux et élastiques, avec une étroite lumière interrompue dans une étendue variable (Toldt).

Chez l'homme adulte, les *artères encéphaliques* sont remarquables par le développement de leur membrane élastique interne, qui se montre munie de stries parallèles et perforée de nombreux petits orifices. — On sait la richesse en faisceaux musculaires des *artères des corps caverneux* du pénis.

La constitution histologique des tissus ambiants peut, aussi bien que des conditions spéciales de circulation, provoquer des modifications structurales de la paroi vasculaire : les artères et surtout les veines du myocarde voient se réduire leurs tuniques musculaires. J'ai montré dernièrement que les *artères ciliaires courtes postérieures*, en traversant la coque scléroticale, perdent leur adventice ainsi qu'une partie de leur musculeuse et adhèrent à la lame fibreuse qu'elles perforent.

3° **Vaisseaux des artères.** — Sous le nom de *vasa vasorum*, on réunit les vaisseaux sanguins artériels, veineux et capillaires qui concourent à la nutrition des parois vasculaires. De tels vaisseaux n'existent que dans les artères et les veines de quelque importance : on les reconnaît sans peine à l'œil nu, à la surface des gros troncs. Jamais ils ne naissent directement du vaisseau qu'ils irriguent ; ils tirent leur origine, soit de l'une de ses branches, soit d'un vaisseau voisin. Il existe constamment une artériole pour deux veinules ; entre les ramuscules terminaux de la première et les radicules des secondes s'étend un large réseau capillaire.

[*JACQUES.*]

Quel est le territoire de la paroi vasculaire, et plus spécialement de la paroi artérielle, que parcourent les vasa vasorum? Bien que l'accord ne soit pas encore établi sur ce point d'une façon absolue, il paraît très probable qu'à l'état physiologique ces vaisseaux nourriciers, abondamment répandus dans l'adventice, ne pénètrent qu'exceptionnellement dans la tunique moyenne, et n'en dépassent pas, en tous cas, les assises les plus externes.

On n'a pu encore mettre en évidence, d'une façon certaine, la présence de *vaisseaux lymphatiques* dans les parois vasculaires; il est vraisemblable toutefois qu'il existe des canaux de ce genre dans les tuniques interne et moyenne. On sait, en outre, que nombre d'artères sont normalement enveloppées, en totalité, d'une *gaine lymphatique* continue ou discontinue (artères des centres nerveux, de la rate, des os, etc.).

4° **Nerfs des artères.** — Indépendamment de leurs nerfs satellites, c'est-à-dire des nerfs qui partagent leur trajet et leur distribution, les vaisseaux sanguins sont très abondamment pourvus de nerfs propres. Ceux-ci, *nerfs vaso-moteurs*, ou mieux nerfs vasculaires, sont de nature sympathique et, issus des cellules ganglionnaires qu'on rencontre étagées le long des vaisseaux, accompagnent les artères et les veines jusque dans leurs plus délicates ramifications. Ils forment suivant Ranvier, dans l'épaisseur des parois des troncs principaux, un triple plexus de fibres amyéliniques : dans l'adventice, ils constituent, par leurs anastomoses, un premier plexus assez grossier, le *plexus fondamental*; de la face profonde de ce dernier se détachent de nombreux rameaux qui, s'enfonçant vers la tunique moyenne, s'unissent à la limite externe de celle-ci en un *plexus intermédiaire*; ce dernier donnerait enfin naissance aux ramuscules constitutifs d'un troisième *plexus intra-musculaire*, origine des fibres motrices terminales.

Là ne se termine pas pourtant le domaine des nerfs vasculaires; et, si la majeure partie d'entre eux se rend aux fibres lisses de la musculeuse, une certaine proportion de *fibres sensitives*, caractérisées par leur gaine myélinique, s'épanouissent en majeure partie dans l'adventice, sous forme de plaques sensibles terminales, analogues à celles qu'on rencontre dans l'endocarde et le péricarde (Dogiel). Ces appareils terminaux, dans les grosses artères, s'observeraient à la fois dans les tuniques externe et interne (Schemetkin).

Il est facile de mettre en évidence par le bleu de méthylène l'existence de nerfs propres dans les plus petits vaisseaux des membranes : on reconnaît par ce moyen que les dernières artérioles sont toujours accompagnées d'une fibre à myéline qui court à leur surface, émettant çà et là de fines collatérales et se divisant en même temps que le vaisseau lui-même. Puis, cette fibre, amincie, perd sa myéline et ne tarde pas, en s'arborisant, à couvrir de ses ramifications terminales les ramuscules artériels ultimes et les capillaires qui leur font suite.

DISPOSITION GÉNÉRALE DU SYSTÈME ARTÉRIEL

Deux troncs artériels se détachent de la base des ventricules; l'un, l'artère pulmonaire, née du ventricule droit, se porte vers les deux poumons, dans lesquels elle se résout en capillaires; l'autre, né du ventricule gauche, l'aorte, constitue le tronc d'origine des artères qui se distribuent à toutes les parties du corps, autres que le poumon. — Le système artériel comprend donc deux systèmes secondaires : le système de l'artère pulmonaire et le système de l'aorte.

SYSTÈME DE L'ARTÈRE PULMONAIRE

ARTÈRE PULMONAIRE

L'artère pulmonaire (*art. pulmonalis communis*; *vena arteriosa*) apporte aux deux poumons le sang du ventricule droit : sa disposition varie chez l'embryon, le fœtus et chez l'individu arrivé à l'état de complet développement. Nous n'étudierons ici que l'artère pulmonaire de l'adulte.

Trajet. — L'artère pulmonaire naît de l'infundibulum du ventricule droit et monte à côté de l'aorte, dont elle contourne le flanc gauche. Arrivée au-dessous de la crosse de l'aorte, elle se divise en deux branches : l'une, droite, *artère pulmonaire droite*; l'autre, gauche, *artère pulmonaire gauche*. Chacune de ces artères se dirige transversalement vers le poumon correspondant; au niveau du hile de ces organes, elles se divisent, la droite en trois branches, la gauche en deux, qui se subdivisent à leur tour en rameaux de plus en plus petits; ceux-ci donnent naissance en dernier lieu aux capillaires du lobule pulmonaire.

Le système de l'artère pulmonaire présente ainsi une portion extra-pulmonaire et une portion intra-pulmonaire. Cette dernière sera étudiée en même temps que le poumon.

Division et rapports. — Dans son trajet hors des poumons, l'artère pulmonaire comprend deux parties : une partie initiale, *tronc de l'artère pulmonaire, artère pulmonaire commune*, et deux branches de bifurcation, l'*artère pulmonaire droite* et l'*artère pulmonaire gauche* (voy. fig. 333, 334, 338, 339).

Tronc de l'artère pulmonaire. — Le tronc de l'artère pulmonaire a une longueur qui varie entre 4 cm. 5 et 5 cm. 5; son diamètre est égal à 3 cm. 5 et son épaisseur est d'environ un millimètre.

Sa direction générale est très oblique en haut, à gauche et en arrière, si oblique, en arrière surtout, qu'une coupe horizontale du thorax intéresse le tronc pulmonaire *dans toute sa longueur*; de plus, ce tronc décrit une courbe à concavité dirigée à droite et en arrière, s'appliquant contre la portion ascendante de la crosse aortique, que l'artère pulmonaire semble contourner en pas de vis.

Envisagé au point de vue de ses rapports, le tronc de l'artère pulmonaire présente à étudier une *portion intra-péricardique* et une *portion extra-péricardique*. Dans la première, l'artère pulmonaire est entourée par une gaine séreuse qui lui est commune avec l'aorte (voy. Péric., p. 623). Elle répond *en avant*, par l'intermédiaire d'un double feuillet séreux, à la paroi antérieure du sac péricardique; *à gauche*, à l'auricule gauche, qui s'avance un peu sur sa face antérieure, et à la portion initiale de l'artère coronaire gauche ou antérieure qui la contourne. *A droite*, elle répond à la crosse de l'aorte, située en réalité un peu en arrière d'elle. Enfin, *en arrière*, elle est en rapport avec la face antérieure de l'oreillette gauche, dont elle est séparée par le double feuillet séreux du canal de Theile.

Dans sa portion extra-péricardique, l'artère pulmonaire entre en rapport : *en avant*, avec le tissu cellulo-adipeux, reliquat du thymus, qui la sépare de la plèvre et du poumon gauche; *en arrière*, elle répond à la bifurcation de la trachée; *à droite*, à la portion ascendante de la crosse aortique; *à gauche*, à la face interne du poumon correspondant.

Si l'on étudie la projection de la face antérieure de l'artère pulmonaire sur le plastron sterno-costal, on voit que cette face antérieure est située tout entière en dehors du bord gauche du sternum; quelquefois cependant, son bord interne est recouvert par l'os. Quatre fois sur huit, une tige, enfoncée, au ras du sternum, dans le deuxième espace intercostal gauche, a percé l'artère pulmonaire près de son origine. Dans le sens vertical, elle s'étend du bord supérieur du troisième cartilage costal gauche (Henke), du milieu du deuxième espace intercostal du même côté (Luschka), au bord supérieur du deuxième cartilage costal (voy. fig. 355).

Artère pulmonaire droite. — Longue de 5 à 6 cm., l'artère pulmonaire droite se dirige transversalement, et un peu d'avant en arrière, vers le hile du poumon correspondant. Dans ce trajet, elle chemine *au-dessus* du bord supérieur de l'oreillette droite, *au-dessous* de la crosse de l'aorte et de la crosse de la veine azygos, *en arrière* de la portion ascendante de l'aorte et de la veine cave supérieure, *en avant* de la bronche droite (voy. fig. 356). — *Au niveau du hile*, elle est située immédiatement en avant de cette bronche.

Artère pulmonaire gauche. — Un peu plus courte que la précédente, elle mesure environ 3 cm. Elle n'est pas absolument transversale, mais légèrement ascendante et oblique en arrière. Dans son trajet vers le poumon, elle répond : *en bas*, à l'oreillette gauche; *en avant*, à la plèvre médiastine gauche; *en haut*, à la crosse aortique; *en arrière*, à la bronche gauche. Au niveau du hile, elle est située, non pas en avant de la bronche correspondante, comme du côté droit, mais au-dessus de cette bronche. — Elle répond au deuxième espace intercostal gauche et dans la moitié de nos expériences, l'aiguille, rasant le bord gauche du sternum, a percé l'artère pulmonaire gauche après avoir traversé le tronc de l'artère pulmonaire.

Canal artériel. — Chez le fœtus dont les poumons ne fonctionnent pas, les deux branches de l'artère pulmonaire sont petites, presque inutiles; le sang de l'artère pulmonaire est conduit directement dans l'aorte par un canal, le canal artériel, qui dérive du 5e arc aortique gauche et représente ainsi embryologiquement et physiologiquement le prolongement du tronc pulmonaire.

Situé dans le médiastin postérieur, le canal artériel s'étend du tronc pulmonaire à l'origine de l'aorte thoracique. Il naît parfois au niveau de la bifurcation même de ce tronc, mais le plus souvent de la branche pulmonaire gauche (Gérard); de là il se dirige en arrière et un peu à gauche, horizontalement d'abord, puis au cours du développement un peu obliquement en bas. Il se termine dans l'aorte au niveau du bord supérieur de la bronche gauche, au-dessus des premières intercostales aortiques.

Dans ce trajet, il est immédiatement appliqué sur la face antérieure de la bronche gauche qu'il croise presque perpendiculairement; le nerf récurrent s'enroule sous lui et croise sa face postérieure avant de remonter derrière la portion horizontale de la crosse aortique. Il est ordinairement extrapéricardique dans toute son étendue.

Son diamètre augmente jusqu'à la naissance pour diminuer quelques jours après elle; il est à ce moment toujours supérieur à celui des deux branches pulmonaires.

Ligament artériel. — Après la naissance, le canal artériel, n'ayant plus de rôle à remplir, s'atrophie, cesse d'être perméable et se transforme en un cordon fibreux, le ligament artériel. Ce cordon, long de 7 à 9 mm. (Henle), 17 mm. (Luschka), épais d'environ 3 à 4 mm., naît toujours du bord supérieur de l'artère pulmonaire gauche de 1 à 7 mm. de la bifurcation, et s'insère sur la paroi inférieure de la portion horizontale de la crosse aortique.

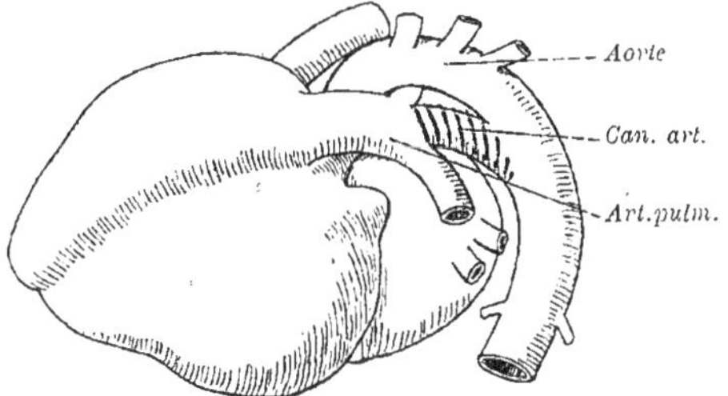

FIG. 398. — Le canal artériel.

Ce ligament, en apparence fibreux, présente tous les caractères histologiques d'une artère : on constate, en effet, qu'il est formé par trois tuniques : une tunique externe, qui se continue avec le tissu cellulaire ambiant, une tunique moyenne formée de fibres élastiques et contenant même des fibres musculaires, et une tunique interne présentant la structure habituelle. En dedans de cette tunique, il existe un véritable bouchon formé par du tissu cellulaire, produit du processus d'oblitération qui commence au moment de la naissance et dont Langer (*Zeitschr. der Gesellsch. Wiener Aerzte*, 1857, p. 328) (voy. p. 642) et Walkhoff (*Zeitschr. f. rat. Med.*, Bd. XXXVI, p. 109) ont donné une minutieuse description.

Le mécanisme de l'oblitération du canal artériel a été étudié avec soin par Gérard (*J. de l'Anatom.*, 1900), qui distingue avec raison l'occlusion physiologique et l'oblitération anatomique. L'occlusion physiologique s'effectue très peu de temps après la naissance; le canal est encore pendant longtemps perméable dans toute sa longueur, alors qu'il ne livre déjà plus passage au sang. Cette occlusion résulte : 1° De l'établissement de la respiration; 2° Du changement de position des organes thoraciques.

L'oblitération anatomique est due à la prolifération de l'endartère et à l'étouffement du vaisseau par la condensation du tissu conjonctif. Elle commence du côté pulmonaire du canal. Elle n'est ordinairement complète que vers la fin de la deuxième année.

Variétés de l'artère pulmonaire. — Les anomalies de l'artère pulmonaire sont rares : elles sont, la plupart du temps, associées à des malformations graves du cœur, souvent incompatibles avec la vie. La bifurcation prématurée (Cassan, 1827), la duplicité (Hall et Vrœlike, 1825), l'absence de l'une des deux branches, l'existence d'une branche anormale (artère coronaire) ont été rencontrées. — La persistance complète du canal artériel, sans réduction aucune de celui-ci, a été observée; comme Alvarenga et Walkhoff l'ont montré, elle est le plus souvent associée à la persistance du trou de Botal et de l'orifice interventriculaire.

SYSTÈME DE L'ARTÈRE AORTE

AORTE

L'aorte est le tronc originel de toutes les artères du corps. Née du ventricule gauche, elle s'élève, décrit autour du pédicule du poumon gauche une courbe, puis descend, verticalement appliquée sur la colonne vertébrale, passe à travers le diaphragme et pénètre dans la cavité abdominale. Elle parcourt ainsi successivement la région thoracique et la région abdominale. Dans cette dernière, elle donne deux branches que l'on décrit comme branches terminales, les *artères iliaques primitives*, et, très réduite, descend au-devant du sacrum, sous le nom de *sacrée moyenne*.

Ce long vaisseau peut être divisé en trois segments : 1° portion qui contourne le hile, ou *crosse de l'aorte*; 2° portion descendante dans le thorax, ou *aorte descendante thoracique*; 3° portion abdominale ou *aorte abdominale*.

[POIRIER.]

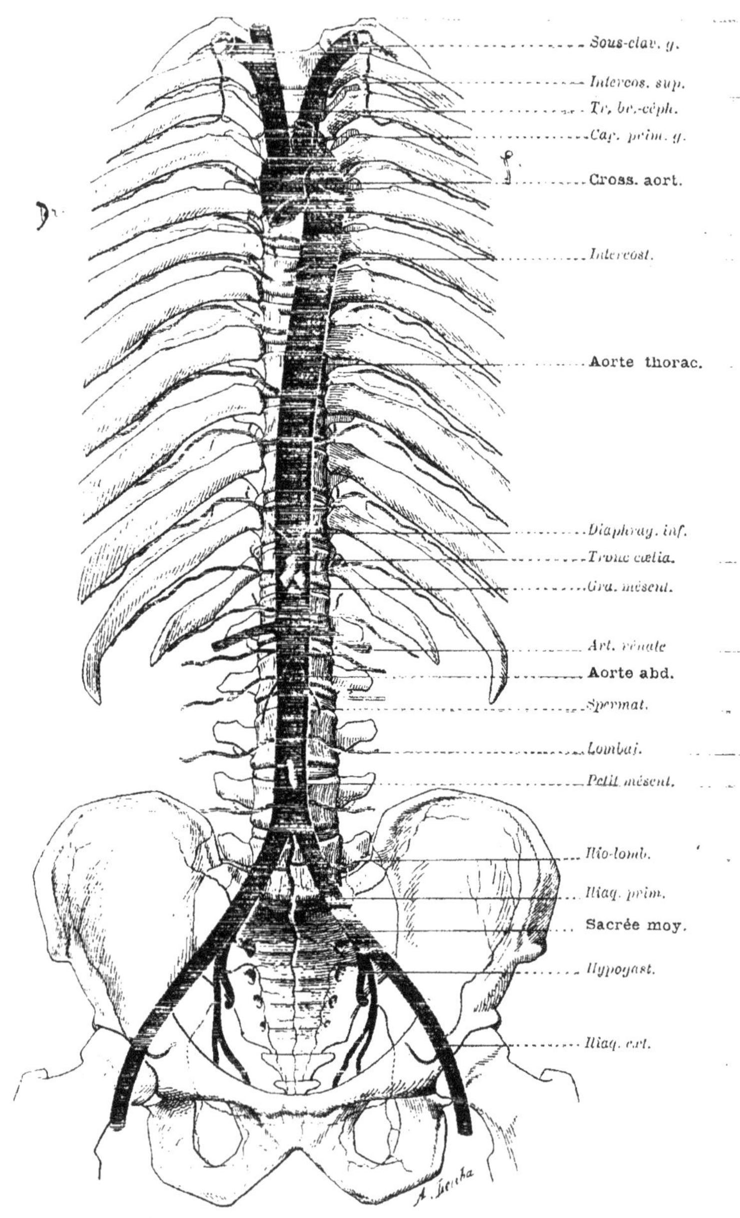

FIG. 399. — Vue générale du système aortique.

CROSSE DE L'AORTE

On donne ce nom au premier segment de l'aorte, en raison de la vaste courbe que décrit le vaisseau autour du hile pulmonaire gauche.

Limites. — La crosse de l'aorte commence au niveau de l'orifice du ventri-

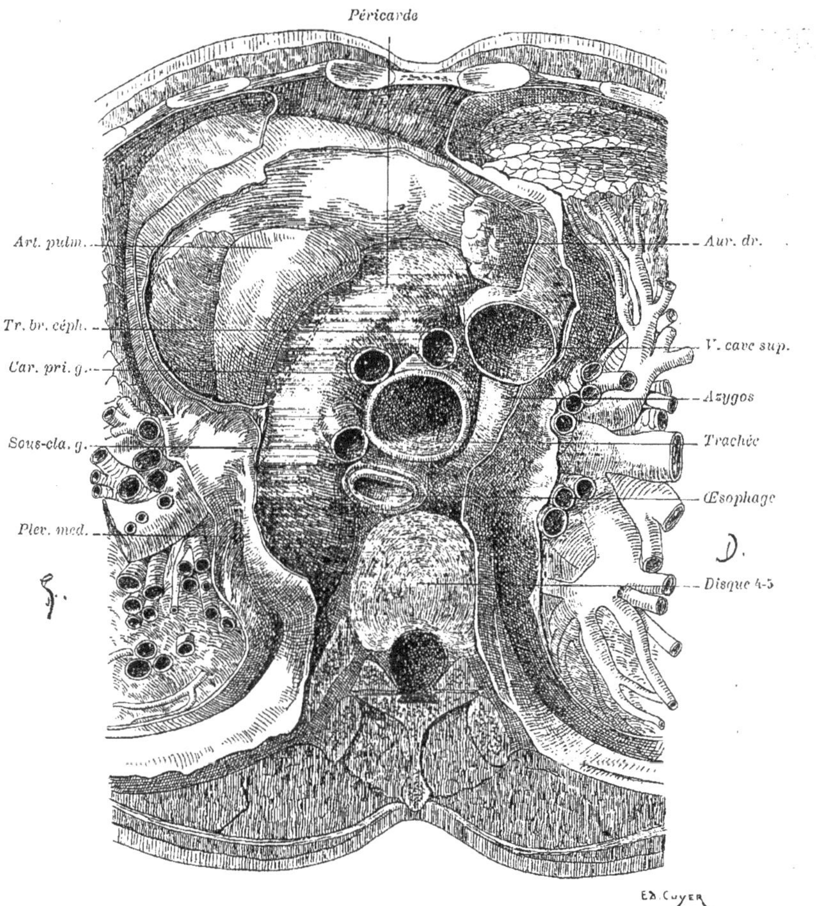

Fig. 400. — Coupe horizontale du thorax (d'après Bourgery).

cule gauche; elle finit à la quatrième vertèbre dorsale, là où l'artère change de direction pour descendre verticalement dans le thorax. Cette limite est toute conventionnelle. — Dans sa première partie, cette crosse monte d'abord obliquement, puis verticalement; dans sa deuxième partie, elle se dirige horizontalement de droite à gauche et d'avant en arrière (voy. fig. 400).

Calibre. — La crosse de l'aorte forme un cylindre incurvé sur lui-même. Le diamètre de ce cylindre est d'environ 27 mm. Son calibre n'est pas absolument régulier; il décroît à partir du point où le tronc émet des grosses branches. Toutefois, cette diminution n'est pas en rapport avec le volume de ces branches, si bien qu'à sa terminaison la crosse de l'aorte mesure encore 18 à 20 mm.

Stahel a décrit sur la crosse de l'aorte un rétrécissement siégeant immédiatement en aval de l'origine de la sous-clavière gauche. D'après cet auteur, ce rétrécissement ne serait pas dû à ce que la crosse vient d'émettre trois branches très volumineuses, mais serait la conséquence du changement de direction du vaisseau (Voy. Généralités, p. 631).

De plus, la crosse aortique présente des dilatations : les *sinus de Valsalva* et le *grand sinus de l'aorte.*

Sinus de Valsalva. — On donne ce nom à trois saillies qui se remarquent à l'origine du vaisseau, et répondent, comme forme et situation, aux valvules sigmoïdes (voy. fig. 342) : il y a donc un sinus postérieur et deux sinus latéraux, l'un droit, l'autre gauche. C'est au niveau de ces sinus, ou à quelques millimètres au-dessus d'eux, qu'émergent les artères coronaires.

Grand sinus de l'aorte. — On nomme ainsi une dilatation que l'on observe au niveau de l'union des portions ascendante et horizontale de la crosse de l'aorte. Cette dilatation est constante; on ne peut donc pas la regarder comme un fait pathologique; cependant elle est d'autant plus marquée que l'âge est plus avancé.

Trajet. Direction. — En sortant du ventricule gauche, l'aorte se dirige en haut, en avant et à droite, *obliquement ascendante.* Après un trajet de 3 à 5 cm., elle se redresse légèrement et prend une direction *verticalement ascendante.* Puis, elle se recourbe, devient horizontale et se dirige ainsi d'avant en arrière et un peu de droite à gauche jusque sur le flanc gauche de la quatrième vertèbre dorsale.

D'après Mehnerdt (*XII Versamml. der Anat. Gesellsch.*, Kiel, 1898, p. 211) à sa terminaison, la crosse de l'aorte se trouverait située soit en avant du rachis en position prévertébrale, soit sur son flanc gauche en situation paravertébrale : le premier type se rencontrerait chez l'enfant (t. infantile), le deuxième chez l'adulte (t. viril)

Cette portion horizontale n'est pas rectiligne : comme le montre la figure 400, elle décrit une courbe à concavité droite et postérieure embrassant la trachée et l'œsophage. — En résumé, nous voyons que la crosse de l'aorte décrit un arc de cercle très fermé, dont les deux extrémités sont distantes de 4 à 7 centimètres.

Rapports. — Les rapports de la crosse de l'aorte doivent être étudiées : 1° dans sa portion ascendante; 2° dans sa portion horizontale.

1° *Portion ascendante.* — L'aorte, dans son trajet ascendant, est logée dans le péricarde. Elle entre en rapport direct avec les organes situés dans cette enveloppe et, par l'intermédiaire de celle-ci, elle confine à d'autres parties. Le feuillet séreux du péricarde forme à l'aorte une gaine qui lui est commune avec l'artère pulmonaire (voy. Péricarde, p. 623); ces connexions de l'aorte avec le tronc de l'artère pulmonaire méritent de fixer l'attention. L'artère pulmonaire, née en avant de l'aorte, se termine en arrière de sa portion verticalement ascendante ; elle la contourne en passant sur son côté gauche. Tandis que l'artère pulmonaire se dirige en haut, en arrière et à gauche, l'aorte se dirige en haut, en avant et à droite; ainsi, les deux vaisseaux adossés adaptent leur courbure en pas de vis. — De la graisse remplit de chaque côté l'interstice des artères ; lorsque cette graisse manque, comme cela arrive chez l'enfant, le péri-

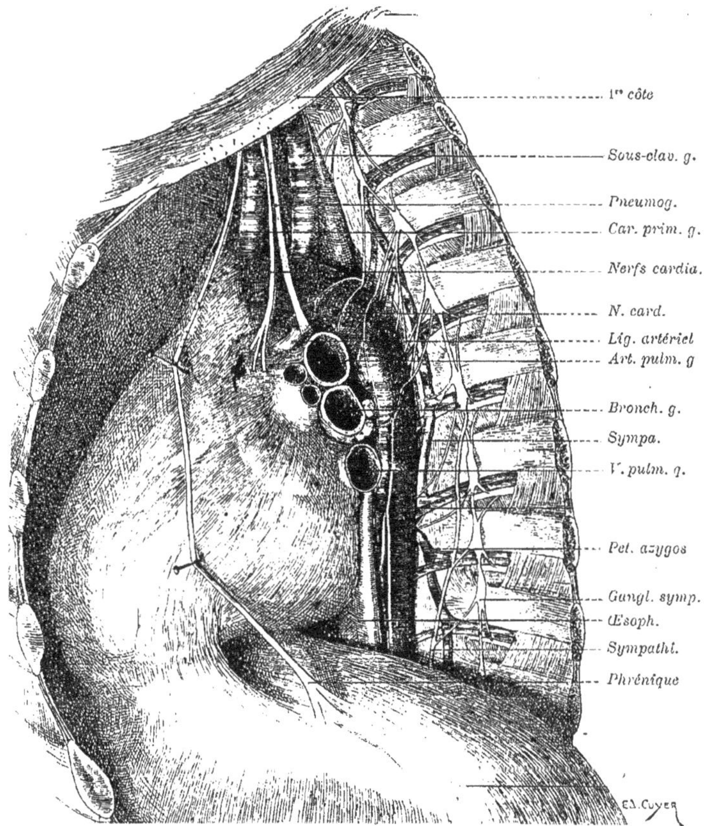

Fig. 401. — La crosse aortique et ses rapports.

carde séreux se déprime de chaque côté entre les vaisseaux. Entre le péricarde et le tronc aortique rampent de nombreux rameaux nerveux.

A gauche, l'aorte est en rapport, à ce niveau, avec l'auricule gauche qui contourne le vaisseau et s'avance sur sa face antérieure ; le contact n'est pas immédiat, car le feuillet séreux s'insinue entre l'aorte et l'auricule. — A droite, elle est en rapport avec l'auricule droite. — En arrière, l'aorte est en rapport avec la face antérieure des oreillettes, surtout l'oreillette gauche, mais elle en est séparée par le circuit séreux dit canal de Theile.

Au delà du péricarde séreux, l'aorte, toujours ascendante, est entourée par le feuillet fibreux du péricarde et elle est en rapport : en avant, avec une masse cellulo-adipeuse, plus ou moins abondante, qui la sépare de la face postérieure du sternum ; dans cet espace descend le thymus, très réduit chez l'adulte. — A droite, elle est en rapport avec la veine cave supérieure qui descend verticalement, mais sur un plan un peu postérieur.

2° *Portion horizontale.* — La direction en arrière et à gauche de cette portion fait que sa face latérale gauche regarde en avant, tandis que sa face latérale droite regarde en arrière (voy. fig. 400).

Sa face antérieure et gauche adhère, dans sa partie antérieure, au péricarde fibreux, par un tissu dense qui rend sa dissection difficile. Au-devant d'elle descendent, dans la graisse qui la sépare du sternum, les vaisseaux diaphragmatiques supérieurs gauches et le phrénique, les nerfs cardiaques antérieurs et le nerf pneumogastrique. Comme le montre la figure 401, ces organes sont étagés dans l'ordre suivant : en avant, le phrénique qui n'est pas en contact direct avec la crosse de l'aorte; plus en arrière, les nerfs cardiaques et le pneumogastrique ; ce dernier croise la crosse au niveau de l'origine de la sous-clavière gauche. Nerfs cardiaques et pneumogastrique sont directement appliqués sur le vaisseau.

Plus en arrière, dans sa portion postérieure ou pleurale, la face antérieure ou gauche de la crosse de l'aorte est recouverte par la plèvre. Le vaisseau, saillant sous la plèvre, marque son empreinte sur la face médiastinale du lobe supérieur du poumon gauche. Au-dessus de cette saillie, la plèvre se déprime en une large fosse triangulaire que l'on pourrait appeler *fosse pleurale sus-aortique*. Cette fosse est limitée en avant par la saillie, toujours très appréciable, de l'artère sous-clavière gauche ; son fond répond à la paroi vertébro-costale. — Des filets du sympathique allant au plexus cardiaque et pulmonaire descendent entre la plèvre et cette portion postérieure de la crosse de l'aorte.

La face postérieure et droite de la portion horizontale de la crosse de l'aorte entre en rapport avec tous les organes du médiastin (voy. fig. 400). D'avant en arrière, nous rencontrons : la veine cave supérieure qui, verticalement descendante, croise tout à fait en avant la crosse horizontale ; la trachée en contact direct avec l'aorte qui frappe, sur le conduit aérien, l'empreinte étudiée par Nicaise, Lejars, etc.; un tissu cellulaire lâche, parfois séreux, unit les deux organes ; en arrière de la trachée, l'œsophage en contact immédiat avec la crosse, repoussé à droite par le vaisseau auquel il est souvent relié par le muscle aortico-œsophagien. Plus en arrière, l'aorte s'applique au flanc gauche de la colonne dorsale sur laquelle elle laisse son empreinte. — Signalons encore quelques filets cardiaques du sympathique gauche qui croisent obliquement cette face.

La face inférieure de la crosse de l'aorte décrit une vaste courbe qui embrasse le pédicule du poumon gauche (fig. 401). Cette face est en rapport avec la branche droite de l'artère pulmonaire logée dans l'angle formé par les portions ascendante et horizontale de la crosse. Le ligament artériel, venu de la branche gauche de l'artère pulmonaire, aboutit à cette face inférieure ; il forme avec la crosse aortique en haut et à droite, et la bifurcation de l'artère pulmonaire en bas, une petite fossette où vient se loger le ganglion de Wrisberg; ce ganglion, le plus souvent très étalé, ne peut trouver place dans cette fossette et empiète toujours sur les organes voisins. A ce niveau, mais plus profondément, la face inférieure de l'aorte répond à la bronche gauche, dont elle croise la direction légèrement oblique en bas et en dehors. Le tissu cellulaire intermédiaire à ces deux organes est parfois transformé en une véritable bourse séreuse (Calori). — Le nerf récurrent, détaché du pneumogastrique, contourne la face inférieure de la crosse aortique, immédiatement en arrière du ligament artériel. Chaput a montré que cette réflexion se faisait, non autour de la crosse de l'aorte (quatrième arc aortique), mais autour du canal artériel lui-même (cinquième arc aortique).

Par la face supérieure de sa portion horizontale, la crosse aortique émet trois branches : le tronc brachio-céphalique, l'artère carotide gauche, l'artère sous-clavière gauche. Elle donne ces branches avant d'avoir atteint le sommet de sa courbe. Plus en arrière, la face supérieure répond à la cavité pleurale, formant le bord inférieur de la fosse pleurale sus-aortique.

Topographie. — La crosse aortique, ou plus exactement sa portion ascendante, se projette sur le sternum de la façon suivante. En bas, elle commence au niveau d'une ligne oblique en bas et à droite, coupant l'extrémité sternale du deuxième espace intercostal gauche. Sa limite supérieure est indiquée par une ligne horizontale passant par le milieu de l'extrémité sternale des premiers cartilages costaux. Sa limite gauche est assez bien indiquée par une ligne partant du deuxième espace intercostal gauche, à quelques millimètres en dehors du sternum, et allant aboutir à l'articulation sterno-claviculaire droite. Sa limite droite est formée par une ligne qui part de l'extrémité sternale du troisième cartilage costal gauche et gagne le bord droit du sternum, qu'elle suit au niveau des deuxièmes et premiers espaces intercostaux, en se tenant un peu en dehors de lui (voy. fig. 355.)

La distance qui sépare la convexité de la crosse aortique du bord supérieur du sternum varie avec l'âge; elle est moins considérable chez l'enfant que chez l'adulte, en raison du faible développement du sternum, moins considérable aussi chez le vieillard, en raison du développement du grand sinus. Il n'est pas rare chez les sujets âgés de voir la crosse de l'aorte battre dans la dépression sus-sternale.

AORTE THORACIQUE.

Elle commence au niveau du flanc gauche de la quatrième vertèbre dorsale et finit sur la face antérieure de la dixième. Dans la partie supérieure, encore très arquée, l'aorte thoracique répond au flanc gauche de la colonne dorsale; peu à peu, elle se rapproche de la ligne médiane qu'elle atteint presque au niveau de sa partie inférieure. Dans l'ensemble, elle est donc dirigée en bas, à droite et en avant (voy. fig. 399).

Rapports. — *En arrière*, l'A. T. repose sur la colonne dorsale, séparée du ligament vertébral commun antérieur par du tissu cellulaire épais de quelques millimètres, dans lequel cheminent, avec des veinules, la terminaison de la petite azygos et du tronc des veines intercostales supérieures gauches (voy. fig. 401). Le canal thoracique monte presque verticalement entre l'aorte et la colonne. C'est de cette face postérieure que naissent les artères intercostales; comme leur origine est très rapprochée de l'axe du vaisseau, les artères intercostales croisent la face postérieure de celui-ci.

A gauche, l'A. T. confine à la cavité pleurale, recouverte seulement par la plèvre gauche (voy. tome IV, fig. 76); la saillie qu'elle fait dans cette cavité, très prononcée en haut où elle continue la saillie sous-pleurale de la crosse aortique, s'atténue en bas et disparaît. Dans le tissu qui double la plèvre rampent des veines qui dépendent du système pleural et des nerfs qui proviennent du tronc du sympathique.

En avant, l'A. T. est en rapport direct avec l'œsophage; ce conduit longe d'abord le flanc droit du vaisseau, puis croise sa face antérieure, la dépasse et vient la déborder à gauche. L'aorte et l'œsophage sont séparés par du tissu celluleux qui forme la gaine de l'œsophage. Entre l'aorte et l'œsophage, la plèvre gauche s'insinue, formant un cul-de-sac aortico-œsophagien gauche (voy. t. IV, p. 185-186, fig. 75 et 76).

Au-dessus du point où la face antérieure de l'A. T. est croisée par l'œsophage, cette face répond aux éléments du pédicule du poumon gauche; c'est-à-dire, de haut en bas, à l'artère pulmonaire, à la bronche gauche, qui est hypo-artérielle, et aux veines pulmonaires. C'est à ce niveau que le pneumogastrique droit vient s'appuyer sur la face antérieure de l'aorte, réduit à quatre ou cinq filets qui descendent en s'anastomosant. Comme l'œsophage perfore le diaphragme au-dessus et en avant du point où l'aorte traverse le muscle, il y a une portion de la face antérieure du vaisseau, haute de deux ou trois centimètres, qui répond aux piliers du diaphragme.

A droite, l'aorte thoracique répond à la plèvre droite, sous laquelle on peut l'apercevoir dans la partie inférieure de celle-ci; de ce côté encore la plèvre s'insinue entre l'aorte et l'œsophage, formant le cul-de-sac aortico-œsophagien droit (voy. t. IV, fig. 75). Cette face droite est longée en arrière, dans toute son étendue, par la grande veine azygos, appliquée contre la colonne vertébrale.

Dans le canal diaphragmatique, l'aorte s'engage sous le tunnel aponévrotique formé par la réunion des deux piliers; en arrière, elle est en rapport avec la première et la deuxième vertèbres lombaires. — Le canal thoracique et un réseau veineux dépendant du système des azygos, passent en même temps que l'artère dans le canal musculaire. Je rappelle que les troncs des azygos passent ordinairement à travers l'origine des piliers, entre leur partie principale et leur partie externe, ou pilier accessoire; rarement, la grande azygos passe avec l'aorte dans l'orifice du diaphragme.

Sur les variétés de situation de l'aorte thoracique, voir : MEHNERDT, Ueber die Lagevariationen der Aorta thoracica des Menschen. *An. Anz.* Ergänzungsh., 1898, p. 201.

AORTE ABDOMINALE.

Après avoir traversé le canal diaphragmatique, l'aorte appartient à la région abdominale. Appliquée sur le plan vertébral, elle est située en arrière de la masse intestinale. L'aorte abdominale se dirige verticalement en bas: cependant, l'orifice diaphragmatique étant un peu à gauche de la ligne médiane, on peut dire que l'aorte abdominale continue la direction de l'aorte thoracique, et ne devient exactement médiane qu'au niveau de la quatrième vertèbre lombaire; elle se dirige donc légèrement à droite.

Rapports. — *En avant*, immédiatement à son entrée dans la cavité abdominale, l'aorte est entourée d'un plexus fibreux et nerveux très abondant (plexus solaire); de plus, elle reste en contact sur une certaine longueur avec les branches collatérales qu'elle émet et qui s'en détachent très obliquement. Dans l'angle formé par l'artère mésentérique supérieure et la face antérieure de l'aorte, vient se loger la veine rénale gauche qui croise perpendiculairement le tronc du vaisseau. Cette *face antérieure* de l'A. A. est en rapport immédiat

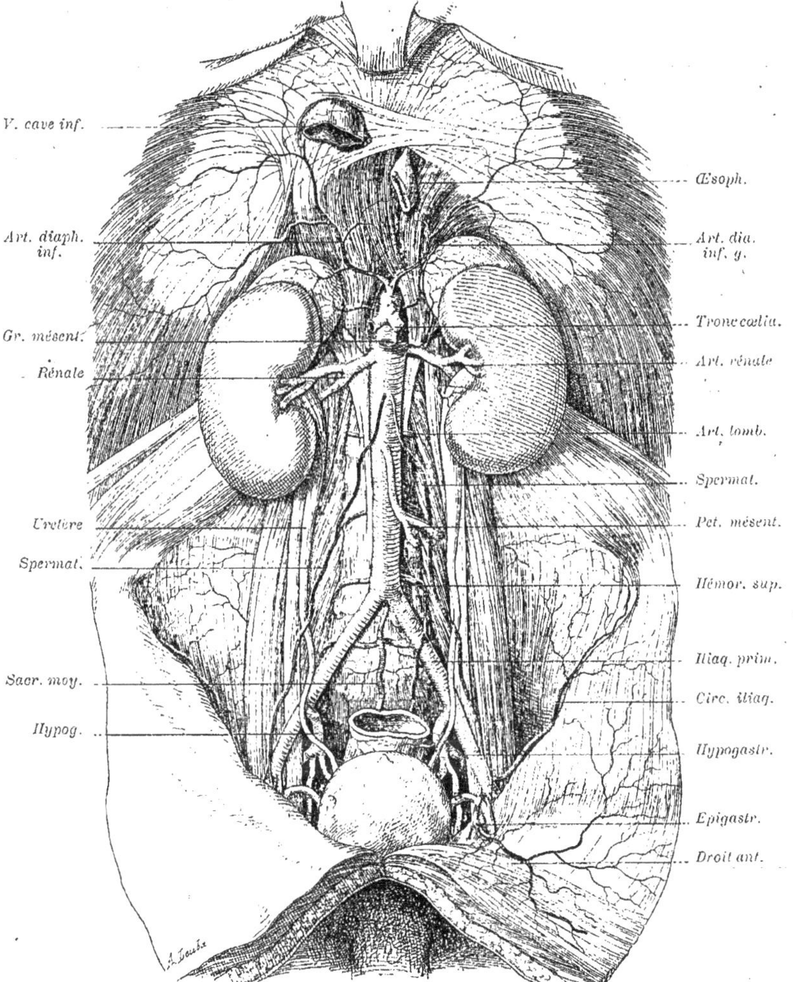

Fig. 402. — Aorte abdominale.

de haut en bas : avec le pancréas (union de la tête et du corps), le duodénum (troisième portion, p. horizontale), le mésentère qui la croise obliquement et dans l'épaisseur des deux lames duquel se trouvent les vaisseaux mésentériques supérieurs avec de nombreux ganglions lymphatiques.

[POIRIER.]

A droite, l'aorte est longée par la veine cave : celle-ci, à son origine, est accolée directement au flanc droit de l'artère ; peu à peu elle s'en éloigne, et au niveau de la deuxième lombaire, elle en est séparée par le pilier droit du diaphragme et le lobule de Spiegel.

A gauche, la face gauche de l'A. A. répond au bord interne du rein et à la capsule surrénale gauche. L'extrémité supérieure du rein est plus rapprochée de l'artère qui est séparée de l'extrémité inférieure par le bassinet. Au-dessous du bassinet, l'uretère descend parallèlement à l'aorte.

En arrière, l'A. A. repose sur les deuxième, troisième et quatrième vertèbres lombaires, revêtues du grand ligament vertébral commun antérieur. De chaque côté sont les arcades du psoas qui donnent passage aux artères et veines lombaires et aux *rami communicantes*. Comme les intercostales thoraciques, les intercostales lombaires naissent très près de la ligne médiane : elles ont donc un trajet rétro-aortique de plusieurs millimètres. Le tronc du grand sympathique suit la face antérieure de la colonne, de chaque côté de l'aorte.

Au niveau de la quatrième vertèbre lombaire, l'aorte donne deux branches, dites terminales, les *artères iliaques primitives*.

VARIÉTÉS DE LA CROSSE DE L'AORTE ET VARIÉTÉS D'ORIGINE DES DEUX CAROTIDES ET DES DEUX SOUS-CLAVIÈRES

Les dispositions anormales que peuvent présenter la crosse de l'aorte et les troncs auxquels elle donne naissance, ont été minutieusement décrites par Krause dans le mémoire déjà cité. Les lignes qui suivent ne sont qu'un résumé du travail de l'auteur allemand, travail auquel je renvoie pour des détails plus étendus.

Ces anomalies ne peuvent s'expliquer que par l'embryologie, aussi allons-nous rappeler brièvement l'histoire du développement de cette partie du système artériel.

Si on examine le schéma 403, on voit sortir de la base du cœur un tronc volumineux qui se divise bientôt en deux branches; ces branches montent verticalement dans la région antérieure du cou. Arrivées au niveau du premier arc branchial, elles se recourbent, deviennent transversales, puis descendantes; elles cheminent alors sur les parties latérales de la région cervicale et pénètrent dans le thorax, où elles se fusionnent pour donner naissance à l'aorte descendante.

Le tronc qui émane de la base du cœur est le *tronc artériel primitif*. Les deux arcs auxquels il donne naissance en se bifurquant constituent les *deux premiers arcs aortiques*. A chacun de ces arcs, on peut considérer une portion *ascendante*, une portion *transversale* et une portion *descendante*. Portion ascendante et portion descendante sont réunies par des anastomoses transversales, au nombre de quatre, qui portent les noms de 2e, 3e, 4e et 5e arcs aortiques. On peut donner aux segments de la portion ascendante et de la portion descendante, compris entre l'abouchement dans ces portions de deux arcs aortiques différents, le nom de *segments intermédiaires*, antérieurs pour la portion ascendante, postérieurs pour la portion descendante. Les premiers de ces segments sont formés par les parties de la portion ascendante et de la portion descendante sus-jacente au deuxième arc; les deuxièmes segments seront compris entre le 2e et le 3e arc aortique, les troisièmes entre le 3e et le 4e arc, les quatrièmes entre le 4e et le 5e arc. Quant à la portion de la branche descendante sous-jacente à l'abouchement dans cette branche du 5e arc aortique, on peut lui donner le nom de racine descendante de l'aorte thoracique.

Cette terminologie, toute conventionnelle, varie malheureusement avec les auteurs. Quelle que soit celle qu'on adopte, il importe d'en préciser les termes, de façon à pouvoir rendre à la fois claire et rapide l'exposition de l'évolution ultérieure normale, ou anormale, de cette partie du système artériel.

Disons maintenant comment ces arcs aortiques évoluent pour donner le type normal. Je n'indiquerai ici que les faits principaux, en les schématisant le plus possible, et sans tenir compte des détails encore discutés.

Le tronc artériel commun est divisé bientôt en deux troncs secondaires, par une cloison qui apparaît dans son intérieur. Ces deux troncs sont l'artère pulmonaire et la portion ascendante de la crosse de l'aorte.

Les arcs aortiques évoluent de la façon suivante : comme on le voit sur le schéma 403, modification du schéma de Rathke, sur lequel les portions persistantes des arcs aortiques sont colorées en rouge, le cinquième arc aortique droit s'atrophie, le gauche donne naissance : au canal artériel (il est surmonté du chiffre 5 dans notre schéma); les deux quatrièmes arcs aortiques persistent pour donner naissance, le droit à l'artère sous-clavière droite, le *gauche, à la crosse de l'aorte.* Les troisièmes donnent naissance à une partie de la carotide interne, les premiers et les deuxièmes disparaissent.

Les premiers et les deuxièmes segments intermédiaires antérieurs donnent naissance à l'artère carotide externe; les segments intermédiaires postérieurs correspondants, à la portion terminale de la carotide interne. Le troisième segment intermédiaire antérieur donne naissance à la carotide primitive; le troisième segment intermédiaire postérieur s'atrophie. Le quatrième donne naissance : à droite, au tronc brachio-céphalique; à gauche, à la portion verticalement ascendante de la crosse aortique. Quant aux deux racines de l'aorte descendante, la droite s'atrophie; seule la gauche persiste et constitue la portion initiale de l'aorte thoracique.

En d'autres termes, la crosse de l'aorte se développe aux dépens : 1° du tronc artériel commun; 2° du quatrième segment intermédiaire antérieur gauche; 3° du quatrième arc aortique gauche; 4° du quatrième segment intermédiaire postérieur gauche; 5° de la racine gauche de l'aorte descendante. — L'artère pulmonaire se développe aux dépens du tronc artériel commun. — Le canal artériel naît du cinquième arc aortique gauche. — Le tronc brachio-céphalique se développe aux dépens du quatrième segment intermédiaire antérieur droit; la sous-clavière droite aux dépens du quatrième arc aortique droit et du quatrième segment intermédiaire postérieur droit; — la carotide primitive aux dépens des troisièmes segments intermédiaires antérieurs; — la carotide externe aux dépens des premiers et deuxième segments intermédiaires antérieurs; — la carotide interne aux dépens des troisièmes arcs aortiques et des premiers et deuxième segments intermédiaires postérieurs. — La sous-clavière gauche ne dérive pas des arcs aortiques, mais se développe comme un vaisseau indépendant, se détachant de la crosse aortique.

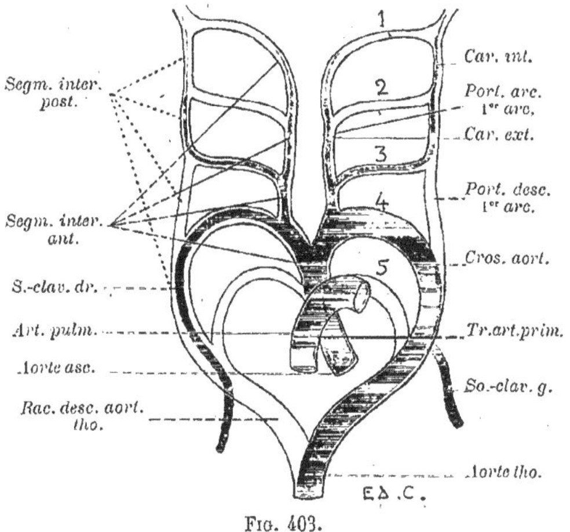

Fig. 403.

Les déviations de ce type de développement donnent naissance aux anomalies.

La description des arcs aortiques et de leur évolution que nous venons de donner correspond au schéma depuis longtemps classique de Rathke. Les recherches de ces dernières années (Boas, Hochstetter, etc.) ont montré que le nombre des arcs aortiques n'était pas seulement de 5, comme le croyait Rathke, mais de 6. On a découvert en effet un arc supplémentaire entre le 5e et le 4e arc des classiques. Le 5e arc de Rathke doit donc porter en réalité le nom de 6e arc. Mais, cette réserve faite, le schéma de Rathke peut être conservé. Il suffira dans les pages qui suivent de lire 6e arc au lieu de 5e. Cette découverte d'un sixième arc chez les mammifères a une grande importance au point de vue de l'anatomie comparée. Elle a en effet permis de rétablir avec précision les homologies entre l'appareil aortique des vertébrés supérieurs et celui des vertébrés inférieurs.

Anomalies de développement du tronc artériel commun. — Rares, elles sont, pour la plupart, du domaine de la tératologie. Elles peuvent être rangées en plusieurs catégories : 1° dans certains cas le cœur n'est pas divisé en cœur droit et en cœur gauche, l'aorte et l'artère pulmonaire ne forment qu'un seul et même tronc; — 2° dans d'autres cas, le cloisonnement du cœur est incomplet, le trou de Botal persiste ordinairement, la communication entre l'aorte et l'artère pulmonaire est plus ou moins étendue; — 3° dans d'autres cas enfin, il y a changement dans les rapports réciproques de l'aorte et de l'artère pulmonaire. Cette inversion dans les rapports des deux artères est liée, soit à une inversion de tous les viscères (*situs inversus*), soit à une inversion des ventricules, ou elle est absolument isolée. La plupart de ces malformations sont incompatibles avec la vie.

Anomalies dans le développement des quatrième et cinquième arcs aortiques, des segments intermédiaires correspondants et des racines de l'aorte descendante.

1° *Les quatrièmes segments intermédiaires antérieurs ou racines ascendantes de l'aorte, les quatrièmes arcs aortiques, les quatrièmes segments intermédiaires postérieurs et les racines descendantes de l'aorte persistent.*

Dans ce cas, il existe une aorte ascendante qui se divise en deux branches, l'une gauche, l'autre droite, se reconstituant ensuite pour donner naissance à l'aorte thoracique. La branche droite donne naissance d'abord à la carotide droite, ensuite à la sous-clavière droite; de la branche gauche naissent les mêmes artères du côté gauche. Ces deux branches forment un énorme anneau artériel dans lequel passent tantôt la trachée et l'œsophage, tantôt la trachée seulement (17 et 18, fig. 410). Il n'existe qu'un nombre relativement peu considérable de cette intéressante anomalie; j'en compte huit dans le mémoire de Krause, dont les deux plus anciens sont ceux bien connus de Hommel et de Malacarne.

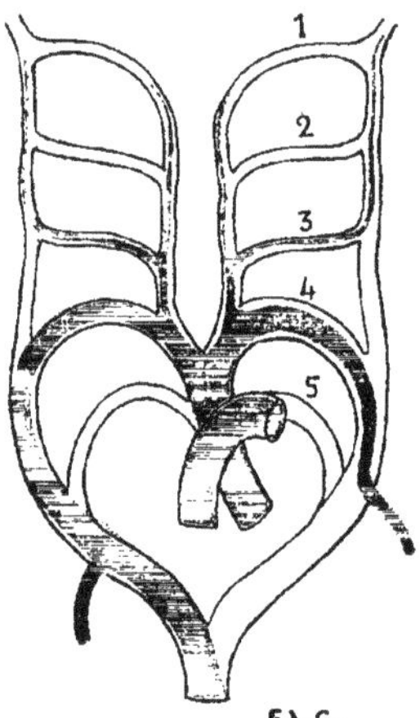

FIG. 404.

2° *Le 4e segment intermédiaire antérieur droit (racine ascendante droite de l'aorte), les 4es arcs aortiques, le 4e segment intermédiaire postérieur droit et la racine descendante droite de l'aorte thoracique persistent; les parties correspondantes du côté gauche disparaissent en totalité ou en partie.*

Dans ce cas, il existe une crosse de l'aorte qui passe à droite de la trachée et enjambe la bronche droite, pour descendre ensuite sur le flanc droit de la colonne vertébrale, disposition normale chez les oiseaux. Il existe, d'ailleurs, dans cette disposition générale, des variantes qui s'expliquent par la persistance plus ou moins étendue du côté gauche de ces portions de l'arbre artériel primitif que nous avons vu persister en totalité du côté droit.

A. — *Persistance du 4e segment intermédiaire antérieur gauche (racine ascendante gauche de l'aorte), du 4e arc aortique gauche et du 4e segment intermédiaire postérieur du même côté. — Disparition de la racine descendante gauche de l'aorte* (schéma 404).

Dans ce cas, il existe toujours une crosse de l'aorte placée à droite et donnant naissance : 1° à un tronc brachio-céphalique gauche se divisant en carotide primitive gauche et sous-clavière gauche; 2° à une artère carotide primitive droite et à une sous-clavière droite.

La persistance ou l'absence du canal artériel donnent lieu à plusieurs variétés des anomalies de cet ordre.

a) S'il persiste entièrement, la sous-clavière gauche semble naître par deux racines. Cas de Klinkosch et de Meckel. — *b*) S'il disparaît complètement, nous avons la disposition générale ci-dessus indiquée. — *c*) S'il persiste en partie, il peut s'ouvrir, soit dans le tronc brachio-céphalique gauche, soit dans la sous-clavière primitive gauche.

B. — *Le 4e segment intermédiaire antérieur gauche persiste, mais reste peu développé; le 4e arc aortique et le 4e segment intermédiaire postérieur gauche disparaissent; — la racine descendante gauche de l'aorte persiste.* — Dans ce cas, la crosse de l'aorte passe encore à droite de la trachée : elle donne naissance aux carotides primitives et à une artère sous-clavière droite. La sous-clavière gauche naît de l'aorte thoracique et a un trajet rétro-œsophagien plus ou moins long pour aller passer au-dessus du sommet du poumon.

C. — *La racine ascendante gauche de l'aorte (ou 4e segment intermédiaire antérieur gauche), la racine descendante gauche, le 4e arc aortique gauche et le 4e segm. intermédiaire postérieur gauche sont oblitérés.* — Dans ce cas, dont il n'existe à ma connaissance qu'une seule observation (PANAS, *Bull. Soc. anatom.*, 1857), la crosse de l'aorte passe à droite de la trachée et donne naissance à une artère carotide primitive droite et à une sous-clavière droite. L'artère carotide primitive gauche et l'artère sous-clavière gauche étaient fournies par un tronc naissant au niveau de la sixième vertèbre dorsale, sortant du thorax au niveau du cinquième espace, y rentrant au niveau du deuxième et se divisant pour donner naissance à l'artère carotide primitive gauche et à la sous-clavière gauche. — J'insiste sur ce cas parce que, au premier abord, il semble extrêmement bizarre et impossible à interpréter. Il suffit cependant de se reporter au schéma 405 pour voir qu'il s'agit d'un développement anormal des anastomoses entre les intercostales aortiques et l'intercostale supér., et des anastomoses normalement à peine marquées entre le tronc de la sous-clavière gauche et de la carotide primitive gauche. Ce développement était devenu nécessaire par l'atrophie des portions précitées des arcs aortiques.

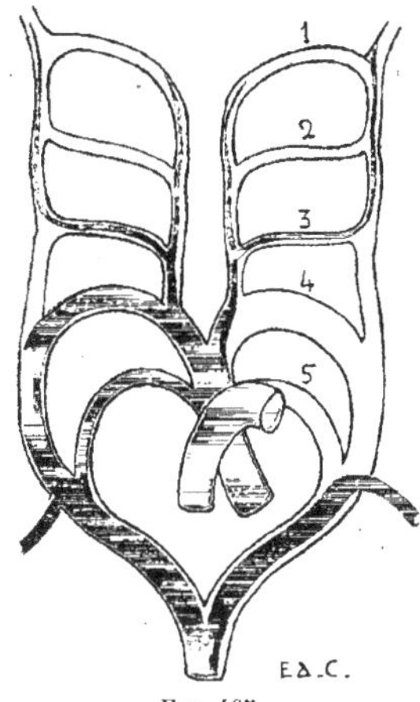

Fig. 405.

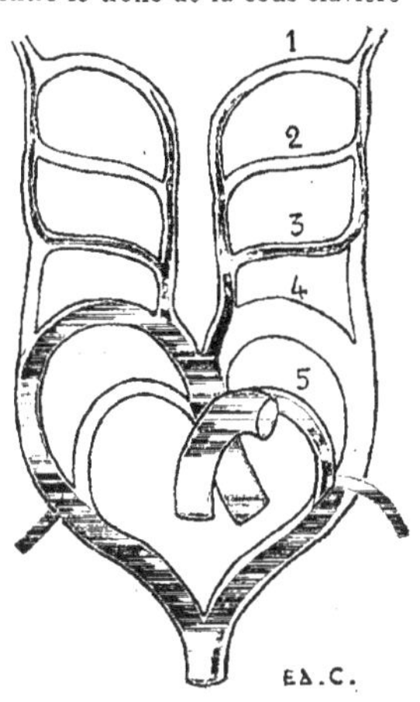

Fig. 407.

D. — *Il n'existe pas de modification dans le processus d'atrophie des arcs aortiques, mais il existe une inversion dans la position de ces derniers, inversion associée ou non à une inversion totale des viscères.*

3° *Le quatrième arc aortique gauche, le quatrième segment intermédiaire postérieur gauche, sont oblitérés; le cinquième arc aortique gauche et la racine descendante gauche de l'aorte persistent* (schéma 405). — La crosse de l'aorte, placée à droite de la trachée, donne la carotide gauche, la carotide primitive droite et la sous-clavière droite. — Le canal artériel persiste et vient, par l'intermédiaire de la racine descendante gauche de l'aorte, se jeter dans l'aorte thoracique. Il forme ainsi une anse dont se détache l'artère sous-clavière gauche. Il n'existe qu'un cas de cette disposition, c'est celui observé par Greig sur un fœtus (1852).

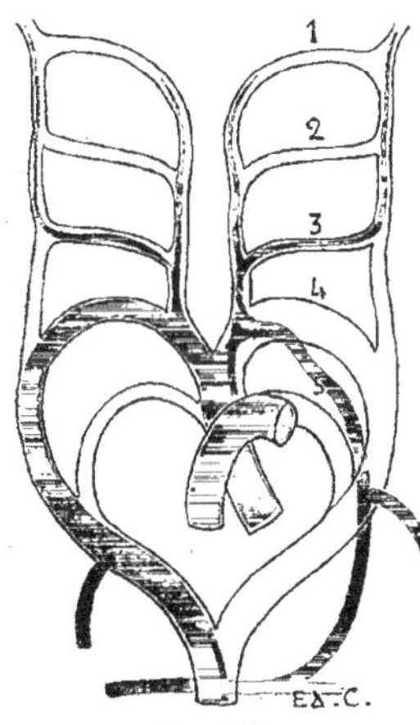

Fig. 406.

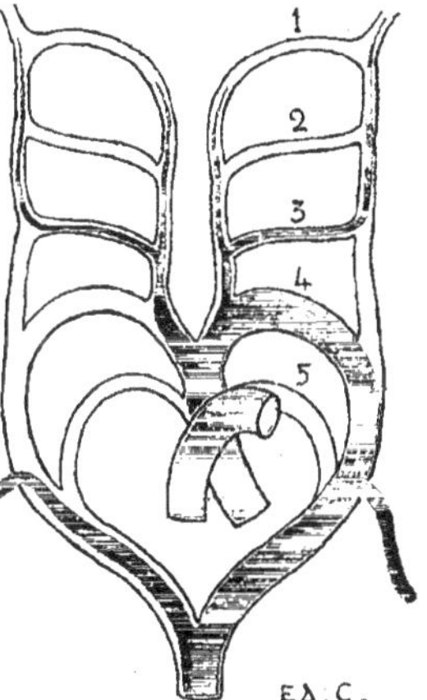

Fig. 408.

4° *A l'atrophie des parties indiquées dans le paragraphe 3, se joint celle de la racine descendante gauche de la crosse de l'aorte.*

L'artère sous-clavière gauche se continue alors directement avec le canal artériel; je n'ai pas fait schématiser cette disposition que l'on peut parfaitement se représenter sur le schéma 406, en supposant atrophiée la racine ascendante gauche de l'aorte.

5° *Le quatrième arc aortique droit et le quatrième segment intermédiaire postérieur du même côté sont atrophiés; le quatrième segment intermédiaire antérieur droit et la racine descendante de l'aorte thoracique persistent.*

Cette disposition est, comme on le voit, l'homologue de la disposition indiquée à 2° B. Les vaisseaux naissent de la crosse de l'aorte dans l'ordre suivant : artère carotide primitive droite, carotide primitive gauche et artère sous-clavière gauche. Le schéma 407 indique parfaitement le pourquoi de cette disposition, La sous-clavière droite naît ordinairement assez bas et gagne le sommet du poumon par un trajet rétro-œsophagien.

6° *La racine descendante gauche de l'aorte est rétrécie immédiatement au-dessous de l'origine de l'artère sous-clavière.* — Il s'agit là d'une atrophie incomplète de cette portion de l'arbre artériel. C'est ainsi que s'expliquent les cas de rétrécissement congénital de l'aorte thoracique.

7° *Le cinquième arc aortique gauche est en partie ou en totalité disparu.* — Cette anomalie est le plus souvent associée à des modifications, ordinairement très marquées, de l'artère pulmonaire et incompatible avec la vie.

8° *Le cinquième arc aortique gauche persiste.* — Ce sont des cas de persistance du canal artériel.

9° *Le cinquième arc aortique droit reste perméable.* — Il existe alors un canal artériel droit accessoire. Dans le cas unique publié par Breschet, ce canal allait de la branche droite de l'artère pulmonaire au tronc brachio-céphalique droit (Breschet, *Répert. génér. d'anat. et de phys. path.*, 1826, t. II, p. 10).

Anomalies numériques des branches naissant de la crosse de l'aorte.

Parmi les anomalies numériques des branches naissant de la crosse aortique, les unes sont la conséquence d'arrêt de développement ou de persistance anormale du cinquième et surtout du quatrième arc aortique, les autres sont consécutives à des troubles dans l'évolution des trois premiers arcs. Les premières ont déjà été signalées; nous allons donc retrouver ici des faits connus.

Trois cas peuvent se présenter : tantôt le nombre des branches naissant de la crosse aortique est diminué; tantôt ce nombre reste invariable, mais la disposition des branches diffère de celle qui existe à l'état normal; tantôt enfin ce nombre est augmenté.

1° *Le nombre des branches est diminué.*

A. *Il ne naît qu'une branche de la crosse aortique.* — Cette branche forme un tronc volumineux qui donne naissance aux deux carotides, et aux deux sous-clavières. Cette anomalie a été notée chez des individus présentant d'autres malformations. C'est ainsi que Boudant l'a rencontrée chez un enfant qui avait un anus imperforé (Boudant, *Bull. Soc. Anat.*, 1829, p. 11).

B. *Il naît deux branches de la crosse aortique.* — Les dispositions observées sont des plus variables. — *a*) Les deux branches sont la carotide droite et la sous-clavière droite; la carotide et la sous-clavière gauche naissent de l'aorte thoracique (cas de Panas déjà indiqué). — *b*) Il existe deux troncs brachio-céphaliques, l'un droit, l'autre gauche; chacun d'eux donne naissance à une artère carotide et à une artère sous-clavière. Il faut noter que, dans ce cas, la disposition du tronc brachio-céphalique gauche est toute différente de celle que présente ce tronc, lorsqu'il coexiste avec une aorte située à droite de la trachée. — *c*) Il y a deux troncs innominés donnant naissance l'un aux deux carotides, l'autre aux deux sous-clavières. — *d*) Il existe un gros tronc donnant naissance à la sous-clavière droite, à la carotide droite et à la carotide gauche, et une sous-clavière gauche naissant isolément. Cette anomalie est intéressante par sa grande fréquence : c'est la plus fréquente parmi les anomalies consécutives à un vice d'évolution des arcs aortiques. — *e*) Il existe une artère sous-clavière droite et un tronc commun pour l'artère carotide droite, la carotide gauche et la sous-clavière gauche. — *f*) On voit naître de la crosse aortique une artère carotide droite et un tronc brachio-céphalique gauche, la sous-clavière droite se détachant de l'aorte thoracique (cas de Tiedemann). — *g*) Il existe un tronc commun pour les deux carotides et une artère sous-clavière gauche. La carotide droite naît directement de l'aorte thoracique (un cas de Meckel et trois cas de Quain).

2° *Le nombre des branches est normal.*

Les branches peuvent se succéder dans les différents ordres que voici. — *a*) Sous-clavière droite, carotide droite et un tronc brachio-céphalique gauche; — *b*) tronc brachio-céphalique droit, sous-clavière gauche, carotide gauche; — *c*) sous-clavière droite, tronc commun pour les deux carotides (truncus bicaroticus), artère sous-clavière gauche; — *d*) tronc commun pour les deux carotides, artère sous-clavière gauche, sous-clavière droite : cette dernière peut, pour gagner le côté droit, cheminer soit en avant de la trachée, soit en arrière; — *e*) tronc commun pour les deux carotides, sous-clavière droite, sous-clavière gauche; — *f*) tronc brachio-céphalique donnant naissance à la carotide droite, à la sous-clavière droite et à la carotide gauche, artère vertébrale gauche, sous-clavière gauche; — *g*) un tronc brachio-céphalique donnant naissance à la sous-clavière droite et aux deux carotides, artère sous-clavière gauche, vertébrale gauche. Ces différentes dispositions se rencontrent aussi bien lorsque la crosse de l'aorte se trouve à droite que lorsqu'elle se trouve à gauche.

3° *Le nombre des branches est augmenté.*

Dans un premier groupe de faits (A), l'augmentation des branches provient soit du dédoublement du tronc brachio-céphalique, soit de la naissance directe sur la crosse aortique de l'une ou des deux vertébrales; le tronc surnuméraire est toujours volumineux. Dans un deuxième groupe (B), il s'agit de l'adjonction aux branches normales d'une artère supplémentaire de moindre importance, comme la thyroïdienne inférieure de Neubauer.

A. — Il peut exister quatre, cinq ou six troncs.

1) *Il existe quatre troncs* : — *a*) sous-clavière droite, carotide droite, sous-clavière gauche, carotide gauche (anomalie assez fréquente); — *b*), carotide droite, sous-clavière

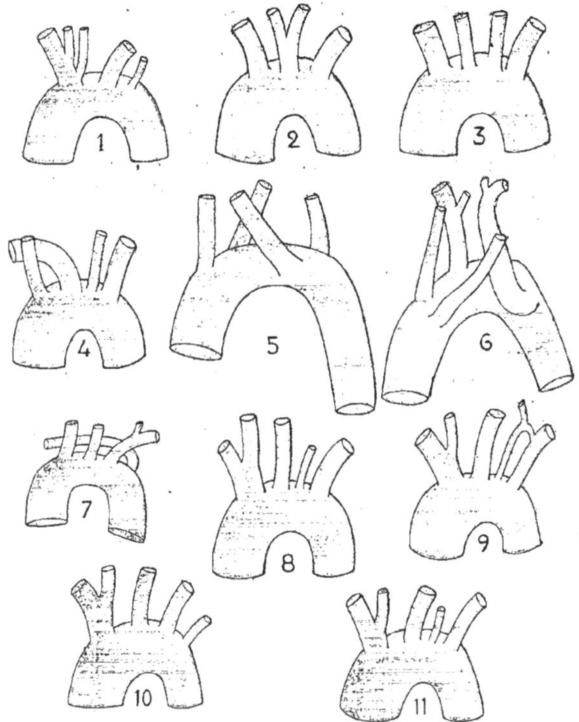

Fig. 409. — Anomalies de la crosse aortique et de ses branches (d'après Tiedemann).

droite, croisant la face postérieure de la carotide correspondante pour passer à droite, carotide gauche, sous-clavière gauche (cas unique de Huber); — *c*) artères carotide droite, carotide gauche, sous-clavière droite passant soit derrière, soit entre les deux carotides, sous-clavière gauche; — *d*) carotides droite et gauche, sous-clavières droite et gauche; — *e*) carotides gauche et droite, sous-clavières droite et gauche; — *f*) sous-clavière droite, carotide droite, carotide gauche, sous-clavière gauche (observé sur un fœtus dont la crosse de l'aorte passait sur la bronche droite); — *g*) tronc brachio-céphalique droit, carotide gauche, un tronc thyro-vertébral et sous-clavière gauche; — *h*) aux branches normales naissant de la crosse aortique vient se joindre une artère vertébrale se détachant directement de la crosse de l'aorte; c'est tantôt la vertébrale droite, tantôt la vertébrale gauche.

2) *Il existe cinq troncs*. — On peut rencontrer les dispositions suivantes : — *a*) artère sous-clavière droite, carotide externe droite, carotide interne droite, carotide commune gauche, sous-clavière gauche; comme on le voit, il s'agit d'un dédoublement de la carotide primitive droite (cas de Power et de Quain); — *b*) les trois branches normales et deux artères vertébrales (cas de Penada, de Fiorati, de Meckel, de Tiedemann); — *c*) le tronc innominé manque et, avec l'adjonction de l'une ou de l'autre des vertébrales, on a cinq branches se détachant de la crosse aortique.

3) *Il existe six troncs* : — *a*) la sous-clavière droite, vertébrale droite, carotide droite, la carotide gauche, la vertébrale gauche, sous-clavière gauche (cas de Müller, Meckel, Harrisson, Tiedemann); — *b*) il existe deux crosses de l'aorte; chacune d'elles donne naissance à trois branches (cas unique de Malacarne, 1784).

B. — Il s'agit ici, comme nous l'avons dit, de l'adjonction aux gros troncs normaux d'une artériole anormale; c'est le plus souvent la thyroïdienne de Neubauer; cette thyroïdienne (thyroidea ima) a été observée pour la première fois par Neubauer; elle est

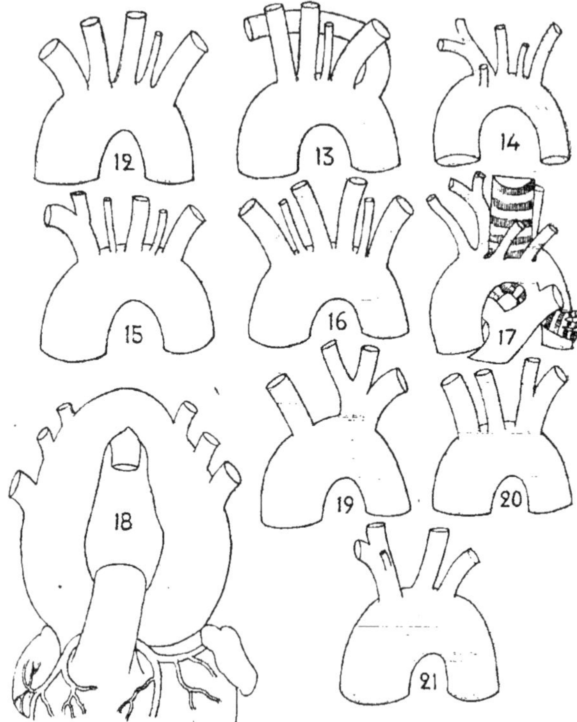

Fig. 410. — Anomalies de la crosse aortique et de ses branches (d'après Tiedemann).

relativement fréquente, puisque Gruber prétend l'avoir observée 125 fois; d'après Nuhn, elle existerait une fois sur 11 ou sur 12. Cette artère, dont le volume est quelquefois assez considérable, naît tantôt entre le tronc brachio-céphalique et la carotide gauche, tantôt entre la carotide gauche et la sous-clavière du même côté ; elle monte verticalement en avant de la trachée et aborde le corps thyroïde par son bord inférieur. Sa présence a presque toujours pour conséquence la diminution du volume des autres artères thyroïdiennes.

On a vu encore naître de la crosse aortique une artère thymique gauche (Huber, Hyrtl), une mammaire interne droite, une thyroïdienne inférieure, ou même une artère coronaire gauche (artère coronaire gauche, cas de Hyrtl).

ARTÈRES CORONAIRES.

Syn. : A. coronariæ cordis ; — Art. cardiacæ ; — Kranzarterien.

Les artères coronaires, artères du cœur, sont au nombre de deux : l'une gauche ou antérieure, l'autre droite ou postérieure.

Elles naissent de chaque côté de l'aorte, au niveau ou un peu au-dessus du bord supérieur des valvules sigmoïdes, dans les sinus droit et gauche.

On n'admet plus aujourd'hui que les valvules aortiques, appliquées à la paroi du vaisseau par l'impulsion de l'ondée sanguine, ferment les artères coronaires et empêchent ainsi l'arrivée du sang dans le myocarde, au moment de la systole ventriculaire. Par suite, l'opinion ancienne mettant la diastole et la systole sous l'influence de l'occlusion des artères coronaires par les valvules aortiques n'a plus cours. D'une part, en effet, les recherches précises d'anatomie ont montré que les coronaires naissent le plus souvent au-dessus du bord supérieur des valvules; d'autre part, les physiologistes ont constaté le synchronisme des battements de l'aorte et des artères coronaires, montrant ainsi, à l'évidence, que la pénétration du sang dans les coronaires se fait comme dans toutes les artères, au moment de la systole ventriculaire.

Les deux artères coronaires ont de 3 à 5 mm. de diamètre; on admet généralement que l'artère coronaire droite est plus volumineuse que l'artère coronaire gauche. Cependant, Halbertsma, sur vingt cœurs, a trouvé que seize fois le volume de la coronaire gauche l'emportait sur celui de la droite; trois fois l'artère coronaire droite était plus volumineuse ; une fois seulement leur calibre était égal. — Plus que toutes les autres artères musculaires, les coronaires présentent des variations de volume en rapport avec l'état pathologique du cœur.

Artère coronaire gauche ou antérieure. — L'artère coronaire gauche se détache du flanc gauche de l'aorte; elle chemine d'abord entre l'artère pulmonaire à droite et l'oreillette gauche à gauche, sur le segment moyen ou vasculaire de la face antérieure du cœur; dans cette portion initiale de son trajet, elle est, comme le segment sur lequel elle repose, oblique en haut et en avant (voy. fig. 342); la coronaire gauche arrive ainsi dans le sillon interventriculaire, le long duquel elle descend flexueuse, sur la face antérieure du cœur, au milieu de la graisse qui comble toujours le sillon interventriculaire, à côté de la veine cardiaque antérieure. D'après Dragneff (*Bibliographie anatomique*, juin 1896, p. 111), l'artère coronaire gauche ne suivrait pas exactement le sillon interventriculaire antérieur, mais le croiserait à angle aigu et viendrait se terminer à droite de la pointe du cœur.

Dans son trajet, la coronaire gauche émet de nombreuses *collatérales*, ce sont :

1° Quelques artérioles sans importance qui se détachent de la partie initiale de l'artère et se rendent en *dehors* sur la face interne ou concave de l'auricule, en *dedans* sur la paroi gauche de l'aorte et de l'artère pulmonaire.

Une de ces artérioles présente un volume un peu plus considérable; elle se perd dans la masse adipeuse abondante qui se trouve sur la face antérieure de l'artère pulmonaire ; c'est l'*artère graisseuse gauche de Vieussens*.

2° L'*artère auriculo-ventriculaire*. Cette artère, toujours volumineuse, se détache de la coronaire gauche, au moment où celle-ci s'engage dans le sillon interventriculaire antérieur; elle se porte à gauche, dans le sillon auriculo-ventriculaire, contourne la face gauche du cœur et arrive sur la face diaphragmatique de l'organe, où elle se termine en s'anastomosant avec l'artère coronaire droite, au niveau de l'extrémité postérieure du sillon interventriculaire inférieur. — D'après Dragneff, cette artère n'atteindrait pas la face diaphragmatique du cœur et se perdrait sur sa face gauche sans s'anastomoser avec la coronaire droite. C'est d'ailleurs la disposition qui est représentée par

Henle (*Gefæsslehre*, p. 58). — L'artère auriculo-ventriculaire fournit plusieurs rameaux collatéraux. Les uns sont *ascendants;* ce sont : l'artère de l'auricule gauche, petit rameau qui se perd sur la face inférieure de cette auricule et dont les ramuscules montent à la surface de l'oreillette gauche; les autres, *descendants*, cheminent sur la face gauche du cœur et s'enfoncent, à un niveau variable, dans la paroi ventriculaire.

3° *Des branches ventriculaires.* — Ces branches ventriculaires se détachent de la coronaire gauche au niveau du sillon interventriculaire antérieur; on peut les diviser en *superficielles* et *profondes*. — Les *artères ventriculaires superficielles* sont ordinairement au nombre de quatre ou de cinq; très

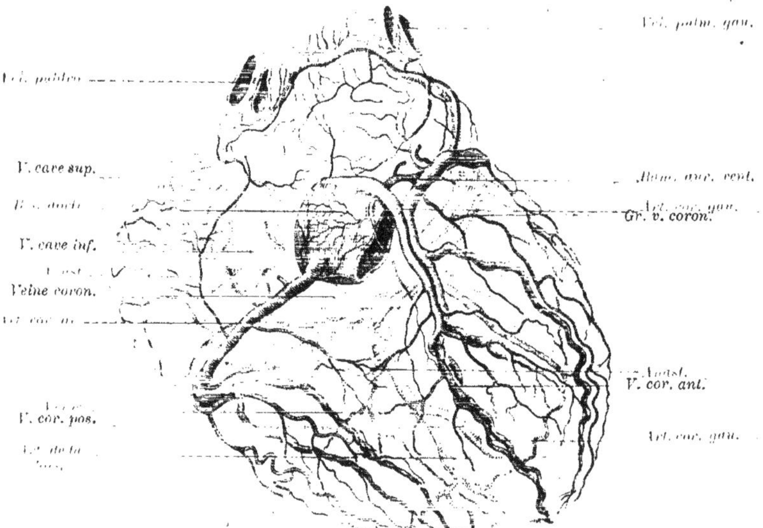

FIG. 411. — Les artères et veines coronaires (d'après Bourgery).

flexueuses, elles cheminent sur une étendue plus ou moins longue à la surface du cœur, dans le tissu cellulaire sous-péricardique, puis s'enfoncent dans les parois des ventricules auxquelles elles se distribuent. — Les *artères ventriculaires profondes*, au nombre de deux ou de trois, se détachent de la coronaire à des hauteurs variables; dès leur origine, elles s'enfoncent dans la cloison interventriculaire où elles s'épuisent. La plus élevée de ces artères envoie des vaisseaux à la portion charnue de la grande valve ou valve aortique de la mitrale.

Artère coronaire droite ou postérieure. — L'artère coronaire droite ou postérieure se détache du flanc droit de l'aorte; comme la coronaire gauche, elle se dirige d'abord en haut et en avant, cheminant sur le segment moyen ou vasculaire de la face antérieure du cœur (voy. fig. 342); elle arrive ainsi au niveau du sillon auriculo-ventriculaire dans lequel elle s'engage; elle contourne le bord droit du cœur et parvient sur la face diaphragmatique; à l'extrémité postérieure du sillon interventriculaire, elle s'engage dans ce sillon et le parcourt jusqu'à la pointe du cœur, où elle se termine.

Dans ce trajet, elle fournit plusieurs collatérales : *au niveau de sa partie initiale*, c'est-à-dire avant de pénétrer dans le sillon auriculo-ventriculaire, elle donne plusieurs ramuscules assez grêles à l'auricule droite, au flanc droit de l'aorte et de l'artère pulmonaire, et une artériole plus volumineuse qui se distribue au tissu cellulo-graisseux situé en avant de l'artère pulmonaire; c'est l'*artère graisseuse droite de Vieussens*.

Elle donne aussi une artériole constante, bien décrite par Dragneff, l'*artère de la cloison interauriculaire*; cette artère naît de la coronaire droite assez près de son origine, se porte en haut et en arrière et pénètre dans l'épaisseur de la cloison interauriculaire; là, elle se divise en deux rameaux, l'un gauche ou antérieur, l'autre droit ou postérieur, qui reparaissent à la surface des oreillettes; le premier passe au-dessus du groupe des veines pulmonaires droites et se perd sur le bord supérieur de l'oreillette gauche; le deuxième passe en arrière de la veine cave supérieure et se ramifie sur la face postérieure de l'oreillette droite.

Au niveau du sillon auriculo-ventriculaire, l'artère coronaire droite fournit des rameaux ascendants pour l'oreillette droite et des rameaux descendants qui se distribuent au ventricule correspondant. Parmi ces rameaux, il en est un qui présente toujours un volume plus considérable, c'est l'*artère du bord droit du cœur*; cependant, elle n'arrive jamais jusqu'au niveau de la pointe de l'organe.

Au niveau du sillon interventriculaire, l'artère coronaire droite fournit de nombreux rameaux aux deux ventricules. Parmi ces rameaux il en est un, décrit par Dragneff sous le nom d'*artère postérieure de la cloison*, qui se détache de la coronaire droite, au moment où celle-ci pénètre dans la cloison interventriculaire inférieure; ce rameau pénètre aussi dans la cloison et se ramifie dans l'espace compris entre les deux orifices auriculo-ventriculaires.

Comme on le voit par cette description, et mieux encore par la figure 411, le cœur est entouré, au niveau de la jonction des oreillettes et des ventricules, par un anneau artériel à peu près complet, logé dans le sillon auriculo-ventriculaire. C'est le cercle *auriculo-ventriculaire*, formé à droite par la portion horizontale de la coronaire droite, à gauche par l'artère auriculo-ventriculaire, branche de la coronaire gauche.

La partie antérieure et la partie postérieure de cet anneau sont reliées par une anse artérielle (*anse interventriculaire*), qui occupe les sillons interventriculaires et dont la partie moyenne répond à la pointe du cœur; la partie antérieure de cette anse est formée par l'artère coronaire gauche, sa partie postérieure par la portion verticale de la coronaire droite. — Du cercle auriculo-ventriculaire naissent des rameaux ascendants pour les oreillettes et des rameaux descendants pour les ventricules. — De l'anse interventriculaire se détachent des rameaux droits et des rameaux gauches pour les ventricules et des rameaux profonds qui pénètrent dans la cloison.

Anastomoses des deux artères coronaires. — On admet que les deux artères coronaires s'anastomosent largement entre elles, c'est-à-dire que le cercle auriculo-ventriculaire et l'anse interventriculaire ne sont point interrompus. Cependant Hyrtl avait déjà depuis longtemps constaté l'indépendance des territoires des deux coronaires. Plus récemment, Dragneff a repris cette question et est arrivé aux conclusions suivantes : dans 80 0/0 des cas, il n'existe aucune communication entre les territoires des deux coronaires et une injection fine poussée dans l'une des deux artères ne pénètre pas dans le territoire de l'autre; dans 14 0/0 des cas, les deux artères s'anastomosent tantôt à la pointe du cœur, tantôt au niveau de l'extrémité postérieure du sillon interventriculaire inférieur. Dans ces cas seulement, il existe un cercle auriculo-ventriculaire et une anse interventriculaire complets.

Variétés. — Il peut n'exister qu'une artère coronaire (Fantoni, Thebesius, Harrisson, Otto, Hyrtl); — cette disposition est normale chez les reptiles (MECKEL, *Archiv f. Anat. und Phys.*, 1832, p. 316), et se rencontre comme variété chez l'éléphant (CAMPER, *Œuvres*, 1803, II, 133. — VULPIAN et PHILIPPEAUX, *Annales des sciences naturelles*, 4e série zoologique, t. V, 1806). — L'une des deux artères coronaires, très petite, est suppléée par l'autre d'un volume anormal (BARCLAY, *Description des artères du corps humain*, 1812). — Les deux artères coronaires peuvent naître du sinus gauche (Hyrtl). — L'artère coronaire gauche peut être une branche de la coronaire droite (BOCHDALECK jun., *Arch. f. pathol. Anat.*, 1867, XLI, 260).

Il y a trois ou quatre artères coronaires (Morgagni, Halbertsma et autres); j'ai sous les yeux un cœur sur lequel il y a deux artères coronaires droites. — Ces artères supplémentaires naissent séparément du sinus droit ou gauche, à un point peu distant de l'origine des coronaires normales; elles naissent plus souvent du sinus droit que du gauche. — Cruveilhier a vu l'artère coronaire droite naître de l'aorte par trois branches juxtaposées. — Du sinus droit peut naître une artère qui passe derrière l'aorte ascendante en avant de l'oreillette, puis va dans le sillon horizontal gauche (artère circonflexe droite — 2 fois sur 100 cas, Halbertsma). — Cette artère peut exister concurremment avec un rameau antérieur de l'artère coronaire droite, né isolément, de sorte que trois artères prennent leur origine dans le sinus droit. — La branche horizontale de l'artère coronaire gauche peut naître isolément dans le sinus gauche (Halbertsma, *loc. cit.*, 2 fois sur 100 cas).

TRONC BRACHIO-CÉPHALIQUE

Syn. : A. anonyma, brachio-cephalica ; — Ungenannter Stamm.

Le tronc brachio-céphalique, que les anciens anatomistes décrivaient comme constituant la partie initiale de la sous-clavière droite (Riolan), ou de la carotide primitive droite (Vésale), est décrit aujourd'hui comme formant le tronc commun de ces deux artères.

Le tronc B. C. se détache de la crosse de l'aorte au point de jonction de la portion ascendante et de la portion horizontale de cette crosse. Son origine est située en avant et à droite de celle des deux autres branches de la crosse aortique. Il finit au niveau de l'articulation sterno-claviculaire, où il se bifurque en carotide primitive et sous-clavière droite.

Sa *longueur* est d'environ 3 cm.; son *diamètre* mesure 14 à 15 mm.; sa *direction* est oblique de bas en haut et de dedans en dehors.

Rapports. — Le tronc B. C. répond : *en avant*, à la face postérieure du sternum dont il est séparé par le tronc veineux brachio-céphalique gauche, par le thymus chez l'enfant et par son reliquat graisseux chez l'adulte, par les insertions inférieures des muscles sterno-hyoïdien et sterno-thyroïdien droits; sur sa face antérieure descendent les filets cardiaques venus de la portion cervicale du pneumogastrique droit; — *en arrière*, le tronc B. C. répond à la trachée qu'il croise obliquement; entre lui et la trachée descendent les filets cardiaques venus du récurrent et les filets cardiaques nés des ganglions cervicaux du sympathique; — *en dehors*, il répond à la plèvre qui le sépare du poumon droit; — *en dedans*, il répond à la carotide primitive gauche, dont il est séparé par un espace angulaire au fond duquel on aperçoit la trachée. Le tronc B. C. ne fournit normalement aucune branche collatérale.

Si l'on projette le tronc brachio-céphalique sur le sternum, on voit qu'il chemine derrière la partie droite du manubrium. Son extrémité inférieure est située au niveau d'une ligne horizontale passant par le bord inférieur de l'extrémité sternale des premiers cartilages costaux; son extrémité supérieure est au niveau d'une ligne passant par la partie moyenne de l'interligne sterno-claviculaire. Chez le vieillard, cette extrémité supérieure se trouve ordinairement reportée plus haut, au niveau du bord supérieur de l'extrémité sternale de la clavicule.

Le tronc brachio-céphalique résulte de la persistance chez l'adulte du segment de la portion ascendante du premier arc aortique sous-jacent à l'abouchement du quatrième arc dans cette portion. Comme le montre le schéma 403, il est l'homologue de la partie supérieure de la portion ascendante de la crosse aortique.

Variétés. — Je ne parlerai pas ici des cas d'absence, ni des anomalies d'origine du tronc brachio-céphalique, qui ont été étudiées avec les anomalies de la crosse aortique.

La longueur du tronc brachio-céphalique peut être augmentée; on l'a vue atteindre 5 et même 7 centimètres; dans un cas de Dubrueil, il montait jusqu'à la cinquième vertèbre cervicale, la carotide primitive était très courte et la sous-clavière avait un long trajet descendant dans la région carotidienne. Anormalement, on a vu naître du tronc brachio-céphalique la vertébrale droite (ces cas sont les homologues de ceux où la vertébrale gauche naît de la crosse aortique), une thyroïdienne inférieure de Neubauer, une mammaire interne droite, une artère thymique, des petites artères médiastines, péricardiques, diaphragmatiques, trachéales, bronchiques, musculaires et un rameau ascendant, véritable carotide externe.

ARTÈRES CAROTIDES PRIMITIVES

Syn. : A. soporalis (Vésale); — troncs céphaliques (Chaussier); — carotis communis s. primitiva.

Les carotides primitives sont au nombre de deux; elles s'étendent : la droite, de la bifurcation du tronc brachio-céphalique, la gauche, de la crosse de l'aorte au bord supérieur du cartilage thyroïde, où elles se divisent en deux branches terminales : la carotide externe et la carotide interne. Le niveau de la bifurcation est d'ailleurs variable; elle peut se faire au niveau de l'os hyoïde et même au-dessus. D'après Merkel, la bifurcation élevée se rencontrerait chez les individus à cou court et la bifurcation basse chez les sujets à cou allongé.

De ces différences d'origine, il résulte que les deux carotides diffèrent par leur *longueur*, la gauche étant plus longue que la droite, de toute la longueur du tronc brachio-céphalique. Elles diffèrent également par leur *situation générale*; on a vu (fig. 400) que la portion horizontale de la crosse aortique était orientée dans un plan presque sagittal; le tronc brachio-céphalique naissant en avant de la carotide gauche, la carotide droite sera, du moins à son origine, sur un plan plus antérieur que la carotide gauche.

A leur origine, les deux carotides se dirigent en haut et un peu en dehors, puis elles deviennent verticales et cheminent parallèlement entre elles dans tout le reste de leur trajet. D'après Richet, la direction des deux carotides ne serait cependant pas absolument identique : la carotide droite répondrait à une ligne partant du milieu de l'espace compris entre la branche montante de la mâchoire et l'apophyse mastoïde pour aboutir à l'extrémité interne de la clavicule; la ligne de la carotide gauche aboutirait à l'intervalle qui sépare les deux faisceaux du sterno-mastoïdien.

On admet généralement que le calibre des carotides est sensiblement uniforme. Cependant Stahel regarde comme constant un rétrécissement siégeant à la partie moyenne de leur trajet (voy. STAHEL, Ueber Arterienspindeln, *Arch. f. Anat. u. Phys.*, 1886, S. 310). En outre, il existe souvent, à la partie supérieure des carotides primitives, au niveau même de la bifurcation, une dilatation plus ou moins marquée, *bulbe carotidien*. Cette dilatation n'existe jamais chez le nouveau-né; on ne la rencontre qu'exceptionnellement chez des sujets ayant moins de trois ans. Elle peut même faire défaut chez des individus âgés; cependant, il est peu de vieillards, surtout de vieillards athéromateux, qui ne la présentent à un degré plus ou moins avancé.

D'après Biswanger (Anat. Untersuch. über die Ursprungsstelle und den Anfangstheil der Carotis interna. *Arch. f. Psychiatrie*, 1879, Bd IX), la dilatation porterait autant, sinon plus sur la carotide interne que sur la carotide primitive. Elle présenterait les trois modalités suivantes : la dilatation commence au niveau de la bifurcation et se prolonge sur les deux branches, plus marquée cependant au niveau de la carotide interne; — la dilatation commence au niveau de la division, mais ne se prolonge que sur la carotide interne; — seule, la partie initiale de la carotide interne est dilatée.

Rapports. — Les rapports des deux carotides primitives sont identiques dans la région cervicale. Mais, la carotide primitive gauche présente une portion intra-thoracique que ne possède pas la carotide droite.

Dans cette portion intra-thoracique longue de 3 cm. environ, la carotide primitive gauche répond : *en avant*, à l'origine du tronc veineux brachio-céphalique gauche, qui la croise obliquement et la sépare du sternum doublé à ce niveau par les muscles sterno-thyroïdien et sterno-hyoïdien ; entre l'artère et la veine descendent les nerfs cardiaques supérieurs du pneumogastrique; — *en arrière*, à l'artère sous-clavière gauche et à l'origine de la vertébrale correspondante; — *en dehors*, à la plèvre et au poumon gauche; le nerf pneumogastrique, situé dans la région cervicale derrière l'artère, contourne ici sa face externe pour descendre en avant et à gauche de la portion horizontale de la crosse aortique; — *en dedans*, la carotide répond à l'origine du tronc brachio-céphalique, dont elle s'écarte à angle aigu, à la face latérale gauche de la trachée et au nerf récurrent; l'œsophage, situé plus en arrière, reste distant de l'artère de 1 cm. et demi environ.

Dans *leur portion cervicale*, les deux carotides affectent des rapports identiques.

En arrière, elles reposent sur les apophyses transverses des vertèbres cervicales, un peu en dedans des tubercules antérieurs de ces vertèbres. On sait l'importance de l'un de ces tubercules (celui de la sixième cervicale, *tubercule de Chassaignac*), comme point de repère dans la ligature de la carotide primitive. Le plan osseux est doublé à ce niveau par les muscles long du cou et droit antérieur, recouverts par l'aponévrose prévertébrale. Le grand sympathique descend en arrière des carotides, et certaines de ses branches cardiaques (nerf cardiaque supérieur et moyen) ont un long trajet rétro-carotidien avant de pénétrer dans la cage thoracique. Au niveau du tubercule de la sixième cervicale, la face postérieure de la carotide est croisée perpendiculairement par l'artère thyroïdienne inférieure.

En dedans, les carotides répondent à la trachée, à l'œsophage et aux nerfs récurrents et, plus haut, au larynx et au pharynx. Les rapports de l'œsophage et de la carotide sont beaucoup plus étendus à gauche, à cause de la situation légèrement asymétrique du conduit œsophagien qui déborde la trachée de ce côté. Leur partie supérieure est longée par la thyroïdienne supérieure.

En dehors, elles répondent à la veine jugulaire interne qui, lorsqu'elle est distendue, proémine en avant de l'artère et la recouvre en partie; la veine tend de plus en plus à se placer en avant de l'artère; elle lui devient franchement antérieure au voisinage de sa terminaison. Dans l'angle ouvert en arrière que forment l'artère et la veine, se trouve le nerf pneumogastrique, qui, dans quelques cas cependant, peut rester assez éloigné de la veine; il se place alors en arrière de l'artère.

En avant, l'artère est recouverte par les plans suivants : peau, peaucier, couche celluleuse sous-jacente dans laquelle on trouve les filets de la branche cervicale transverse, et souvent une veine jugulaire accessoire, et sterno-cléido-mastoïdien engainé dans un dédoublement de l'aponévrose cervicale superficielle. Il est classique de dire que l'artère étant verticale et le muscle oblique en haut et en arrière, les rapports des deux organes varient suivant le point considéré : en bas, à son origine, la carotide répondrait à l'interstice qui sépare le chef sternal des chefs claviculaires; à la partie moyenne du cou, l'artère ne serait plus recouverte que par le bord antérieur du muscle; enfin, elle se dégagerait de ce bord près de sa bifurcation et ses deux branches terminales seraient situées en avant du sterno-mastoïdien. Richet s'est élevé vivement contre cette opinion : pour lui, le muscle, lorsque sa gaine aponévrotique est intacte, recouvre non seulement la totalité de la carotide primitive, mais encore ses deux branches de bifurcation. Richet a évidemment exagéré et, comme le fait remarquer Tillaux, si les rapports donnés par Richet sont exacts lorsque la tête est dans sa position normale, ils deviennent inexacts lorsque la tête occupe la position qu'on lui donne dans la ligature. Au-dessous du sterno-mastoïdien, on rencontre de nombreux ganglions lymphatiques en rapport, moins avec la carotide, qu'avec la jugulaire interne. Sur un plan plus profond, le ventre supérieur de l'omoplato-hyoïdien, tendant l'aponévrose moyenne, croise la face antérieure de l'artère vers la partie moyenne du cou. Sur les vaisseaux, reposent la branche descendante de l'hypoglosse et les rameaux cardiaques supérieurs du pneumogastrique. La face antérieure de l'artère est encore en rapport avec le bord postérieur des lobes latéraux du corps thyroïde; on dit souvent qu'elle se creuse au niveau de ce bord une véritable gouttière; d'après Gaudier cette gouttière n'existerait que *post mortem* et serait la conséquence du décubitus dorsal prolongé des sujets examinés.

Carotide, jugulaire interne et pneumogastrique sont contenus dans une gaine spéciale qui a été longuement décrite avec les aponévroses du cou (voy. Myologie, p. 407).

Les carotides primitives ne fournissent normalement aucune branche collatérale, sauf quelques ramuscules insignifiants à la jugulaire interne et à la glande intercarotidienne (Henle).

Corpuscule intercarotidien (*Ganglion intercarotidien*). — Découvert en 1762 par Haller et non par Arnold, comme on le dit généralement, le corpuscule intercarotidien a été surtout étudié par Mayer, Valentin, Henle, Luschka. En 1863, Switzer (de Copenhague) lui a consacré une monographie. Plus récemment (1892), Rieffel a fait de ce corpuscule l'objet d'un travail intéressant (RIEFFEL, *Le corpuscule rétro-carotidien*. Steinheil, 1892).

Le corpuscule intercarotidien est situé, non entre les deux branches de bifurcation de la carotide primitive, mais derrière ces branches, réunies entre elles à leur origine par une gaine de tissu cellulaire très dense; il est donc plutôt rétro-carotidien qu'intra-carotidien (Rieffel). Il est fixé à la carotide primitive par un trousseau fibreux qui se détache de son extrémité inférieure, et qu'on désigne quelquefois sous le nom de ligament de Mayer.

La forme du ganglion intercarotidien est variable; il est le plus souvent ovoïde à grand axe vertical. Il est quelquefois divisé en quatre ou cinq corpuscules secondaires; dans ce cas, il peut passer inaperçu, mais c'est à tort que quelques anatomistes l'ont regardé comme inconstant. De consistance ferme, de coloration rougeâtre, le ganglion intercarotidien mesure 7 millimètres de longueur, 4 millimètres de largeur et 2 millimètres d'épaisseur (Luschka). D'après Rieffel, ces dimensions seraient peut-être exagérées. Le ganglion intercarotidien reçoit deux ou trois ramuscules naissant de la carotide primitive (Henle). Un grand nombre de filets nerveux l'abordent, soit directement, soit après s'être jetés dans le plexus carotidien; ces filets viennent du ganglion cervical supérieur, des nervi molles de Haller, du glosso-pharyngien, du grand hypoglosse, du laryngé supérieur. Seuls, les rameaux venant du sympathique paraissent constants.

On est loin d'être fixé sur la structure et par conséquent sur la signification morphologique du corpuscule intercarotidien. Luschka a décrit dans ce corpuscule des culs-de-sac glandulaires; le corpuscule intercarotidien deviendrait ainsi une glande à sécrétion interne comparable à la thyroïde. Arnold a insisté surtout sur la richesse du tissu du corpuscule en vaisseaux sanguins et tendrait plutôt à le rapprocher de la rate. D'autres, frappés par le nombre des rameaux nerveux que reçoit le corpuscule, l'ont comparé à un ganglion nerveux. On tend aujourd'hui à le regarder comme le reliquat d'une disposition atavique disparue. Pour Debierre, il représenterait les débris d'un réseau vasculaire qui est annexé, chez les amphibiens, au deuxième arc branchial.

Dans ces dernières années, un certain nombre d'anatomistes ont voulu faire du corpuscule carotidien un dérivé branchial, analogue au thymus ou à la thyroïde, provenant, soit de la 4e fente (Stieda, de Meuron), soit de la 3e (Van Bemmelen, Rabl, Prenant). Pour ce dernier auteur (*Elém. d'embryol.*, 1896, t. II, p. 738), la glande carotidienne naîtrait comme un épaississement de la paroi de la troisième poche entodermique branchiale. D'abord purement épithéliale, elle serait ensuite pénétrée par le tissu conjonctif et les vaisseaux du voisinage. Cette opinion n'a pas été confirmée et les recherches histologiques et embryologiques de Schaper, de Verdun, de Kohn semblent montrer que l'origine vasculaire du corpuscule carotidien est de beaucoup la plus vraisemblable.

Sur l'anatomie du corpuscule carotidien, voy. : Princeteau, Le Corpuscule carotidien au point de vue de ses connexions vasculaires et nerveuses chez l'homme. *J. de méd. de Bordeaux*, 8 oct. 1899.

Sur l'embryologie et l'histologie, voy. : Paltauf, Ueber Geschwülste der Glandula carotica nebst Beiträge zur Histologie, etc. *Beitr. z. path. Anat. u. allg. Path.*, XI, 1892. — Schaper, Beiträge z. Histol. der Glandula carotica. *Archiv f. mikr. Anat.*, XL, 1892; — Ueber die sogenannten Epithelkörper, etc., *Archiv f. mikr. Anat.*, XLVI, 1896. — Verdun, Dérivés branchiaux. *Th. Toulouse*, 1898. — Kohn, Ueber den Bau u. die Entwick. der. sog. Carotisdrüse. *Arch. f. mikrosk. Anat. u. Entwick.* Bd. LVI, H. 1, p. 81.

Variétés. — Nous avons indiqué les variétés d'origine de la C. P. (voir crosse de l'aorte). Elle peut manquer, les deux carotides secondaires naissant directement soit du tronc brachio-céphalique, soit de la crosse de l'aorte. — Sa longueur peut être diminuée : on l'a vue se bifurquer à la hauteur du cartilage cricoïde (5 fois sur 295) (Quain), de la cinquième cervicale (Dubrueil, Hyrtl), de la sixième cervicale (Burns), ou même à la partie inférieure du cou (Monro, Ryan, etc...). — Sa longueur est augmentée dans les cas de bifurcation tardive, qui peut se faire au niveau de l'os hyoïde ou même de l'apophyse styloïde; la carotide passe alors entre le digastrique et le stylo-hyoïdien, pour gagner le canal carotidien, et donne les branches qui normalement naissent de la carotide externe. — La carotide primitive peut donner anormalement naissance à une artère coronaire (Mayer), à la vertébrale droite, à la vertébrale gauche, à une thyroïdienne inférieure accessoire, à la thyroïdienne inférieure, à une artère thymique, à la thyroïdienne supérieure, à la linguale, à la pharyngienne ascendante. Ces dernières branches ne viennent de la carotide primitive que dans les cas de bifurcation tardive de cette artère.

CAROTIDE EXTERNE

Syn. : Carotis externa ; — a. com. facialis.

Branche de bifurcation de la carotide primitive, l'artère carotide externe s'étend du bord supérieur du cartilage thyroïde au col du condyle du maxillaire, point où elle se divise en deux branches terminales : l'artère temporale superficielle et la maxillaire interne. — Sa limite inférieure est variable,

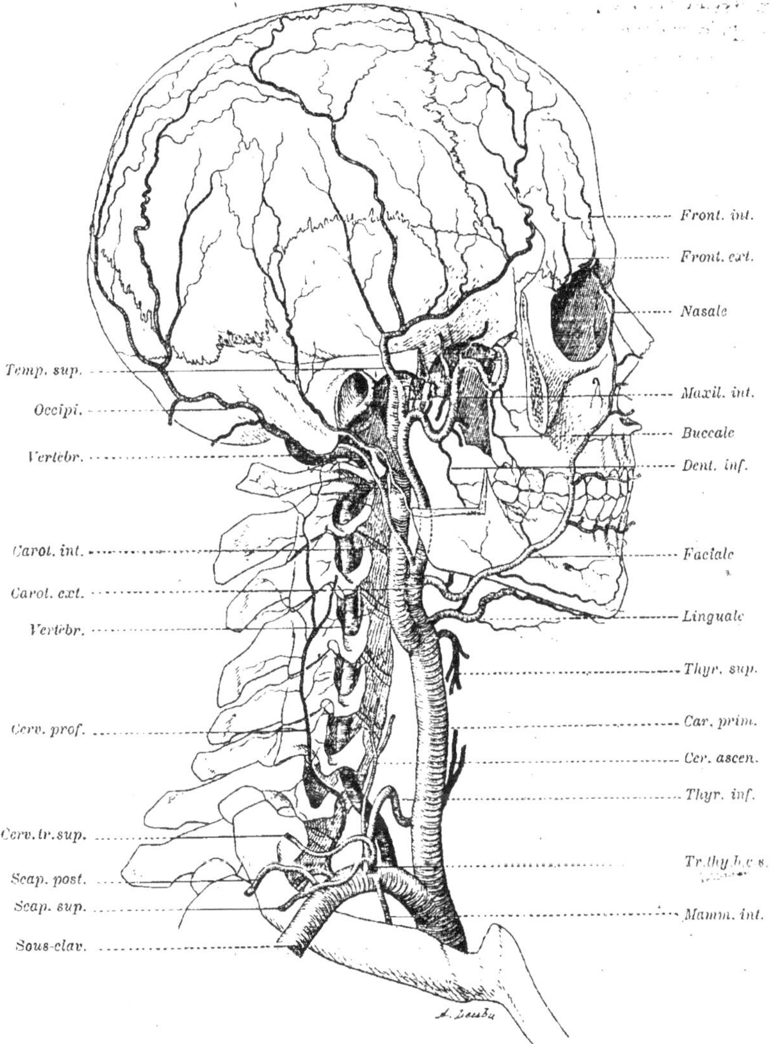

Fig. 412. — Les carotides, la sous-clavière et ses branches.

comme je l'ai dit, la carotide primitive pouvant se bifurquer entre le bord supérieur du cartilage thyroïde et l'os hyoïde, et même, quoique plus rarement, au niveau de ce dernier.

[POIRIER.]

Chez l'adulte, son calibre, égal à celui de la carotide interne, lui est parfois un peu inférieur. Chez l'enfant, et surtout chez le fœtus, la carotide interne est notablement plus volumineuse que l'externe, en raison du développement précoce des centres nerveux et de l'appareil de la vision (Sappey).

Direction. — Placée à son origine un peu en dedans et en avant de la carotide interne, la carotide externe se porte d'abord en haut et en dehors, vers l'angle de la mâchoire; à partir de ce point, elle devient verticalement ascendante jusqu'au col du condyle, où elle se bifurque.

Rapports. — La carotide externe est d'abord relativement superficielle, puis elle s'engage sous le digastrique pour pénétrer dans la loge parotidienne. Aussi peut-on, au point de vue des rapports, lui considérer deux portions : l'une inférieure sous-jacente au digastrique, l'autre supérieure située au-dessus de ce muscle.

Au-dessous du digastrique, la carotide externe appartient à la région sterno-mastoïdienne; sa *face externe* est recouverte par les plans suivants : peau, peaucier contenu dans le fascia superficialis dédoublé, et aponévrose cervicale superficielle, contenant dans un dédoublement le sterno-cléido-mastoïdien; j'ai signalé ailleurs (voy. Carotide primitive) les différentes opinions sur les rapports exacts de ce muscle et des deux branches de bifurcation de la carotide. Sous l'aponévrose, on trouve un tissu cellulo-adipeux plus ou moins abondant, renfermant des ganglions, et, immédiatement appliqués sur l'artère : 1° le nerf grand hypoglosse, qui croise l'artère à 5 ou 20 mm. de son origine et émet à ce niveau sa branche descendante (voy. fig. 416); 2° la terminaison des veines linguale, faciale, thyroïdienne supérieure, qui, tantôt se jettent isolément dans la jugulaire interne, ce qui est rare, tantôt se fusionnent en un gros tronc commun (tronc thyro-linguo-facial, confluent inférieur de Launay); ce tronc veineux croise l'artère assez bas, tout près de son origine, au-dessous de la grande corne de l'os hyoïde. La jugulaire interne, lorsqu'elle est distendue, s'avance sur la face externe de l'artère, mais elle lui reste ordinairement un peu postérieure.

En dedans, la carotide externe repose sur la paroi du pharynx, formée à ce niveau par le constricteur inférieur; entre l'artère et le pharynx s'insinue le nerf laryngé supérieur.

En arrière, la carotide externe répond à la carotide interne. Les rapports respectifs des deux carotides méritent d'être précisés : à son origine, la carotide externe est située en avant et un peu en dedans de l'interne, qui est plus superficielle; mais, par suite de l'obliquité en haut et en dehors de la carotide externe, celle-ci croise obliquement la carotide interne et passe en dehors. Les deux carotides sont réunies par un tissu cellulaire extrêmement dense, qui rend leur séparation difficile et forme un véritable ligament intercarotidien, bien décrit par Rieffel.

En avant, la carotide externe émet des branches collatérales, thyroïdienne inférieure, linguale, faciale; elle répond à l'extrémité postérieure de la grande corne de l'os hyoïde.

Au-dessus du digastrique, la carotide externe chemine d'abord entre le stylo-hyoïdien qui est en dehors, et la paroi du pharynx, puis entre cette paroi et la parotide, dans laquelle elle pénètre à la jonction du tiers inférieur et des tiers supérieurs de la glande. Dans cette portion sous-parotidienne, la carotide décrit parfois une courbe à convexité dirigée en arrière et en dedans. Lorsque cette courbe est très accentuée, elle peut se rapprocher beaucoup de l'amygdale, dont la carotide externe est normalement éloignée de 2 cm. environ (voy. Rieffel, *Sur les rapports des amygdales avec les vaisseaux carotidiens*, Steinheil, 1892). — Dans la parotide, l'artère chemine entre les lobules glandulaires, intimement adhérente à la glande par les branches qu'elle lui fournit.

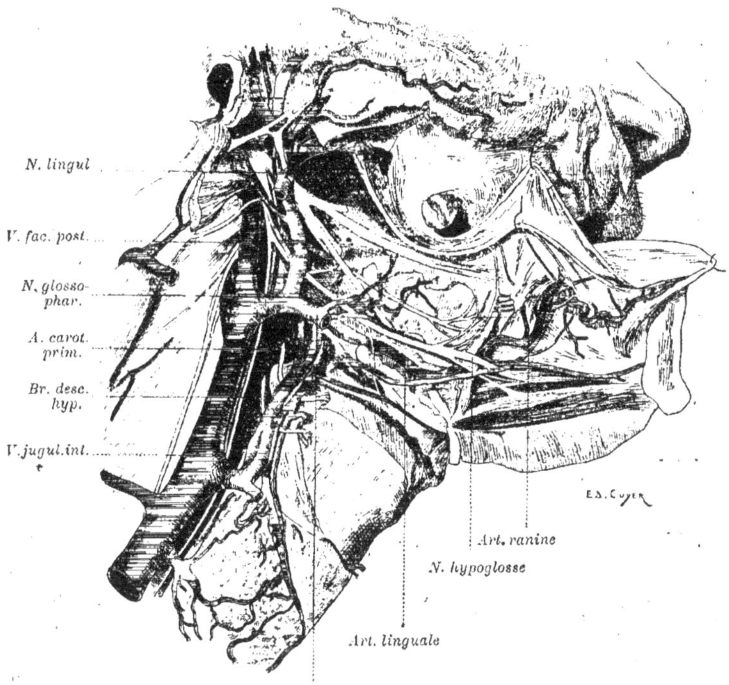

Fig. 413. — Branches de la carotide externe; l'artère linguale naît par un tronc commun avec l'artère faciale.

Exceptionnellement, la carotide externe suit la face interne de la glande sans être englobée par elle. Tous les autres organes intra-parotidiens, jugulaire externe, veine carotide externe de Launay, nerf auriculo-temporal, nerf facial, sont situés en dehors de l'artère; il en est de même de la plupart des ganglions lymphatiques intra-parotidiens.

Variétés. — La carotide externe peut passer en dehors du stylo-hyoïdien au lieu de passer en dedans de lui. Elle peut être très courte, lorsqu'il y a bifurcation tardive de la carotide primitive, ou plus longue que normalement, lorsque la carotide primitive se bifurque prématurément. — Elle peut manquer : toutes ses branches, naissant d'un même point, forment un véritable bouquet artériel. — La carotide externe peut fournir des branches surnuméraires; on a rencontré : une artère thyroïdienne supérieure accessoire, une ou deux pharyngiennes ascendantes accessoires, une laryngée supérieure, une artère crico-thyroïdienne, une artère pharyngo-basilaire, une artère palatine ascendante, une artère hyoïdienne.

Distribution. — L'artère carotide externe donne six branches collatérales, la *thyroïdienne supérieure*, la *linguale*, la *faciale*, la *pharyngienne ascendante*, l'*auriculaire postérieure* et l'*occipitale*, — et deux branches terminales, la *temporale superficielle* et la *maxillaire interne*.

Artère thyroïdienne supérieure. — Cette artère, dont les ramifications se rendent au larynx et au corps thyroïde, naît au niveau ou un peu au-dessus de la bifurcation de la carotide primitive, parfois même de ce vaisseau; plus rarement, elle se détache d'un tronc commun avec la linguale. Elle se porte d'abord transversalement en avant et légèrement en bas; après un trajet de 5 à 10 mm., elle se courbe pour se diriger presque verticalement en bas, vers le lobe correspondant du corps thyroïde, dans lequel elle se termine. A son origine, elle est recouverte seulement par quelques veines, l'aponévrose cervicale superficielle, le peaucier et la peau; sur la paroi pharyngienne (constricteur inférieur), elle croise le nerf laryngé supérieur; dans sa portion descendante elle est recouverte par l'omo-hyoïdien et le sterno-thyroïdien.

Son calibre, toujours considérable, est en raison inverse de celui des autres thyroïdiennes et en rapport direct avec le volume du corps thyroïde.

Branches collatérales. — Dans sa première portion, horizontale, l'artère thyroïdienne supérieure donne :

A. Un *rameau sous-hyoïdien* qui suit le bord inférieur de l'os hyoïde et se ramifie dans les muscles qui s'insèrent à cet os;

B. La *branche sterno-mastoïdienne moyenne*, très grêle, qui pénètre dans le bord antérieur du muscle où elle se termine; elle peut naître directement de la carotide externe;

C. **L'artère laryngée supérieure.** — Cette dernière constitue une véritable branche de bifurcation; elle naît de la courbure formée par la portion horizontale avec la portion descendante de l'artère thyroïdienne supérieure, s'engage sous le muscle thyro-hyoïdien, traverse la membrane thyro-hyoïdienne avec le nerf laryngé supérieur, et se divise dans le larynx en rameaux ascendants et rameaux descendants, qui se distribuent aux muscles et à la muqueuse du larynx, de l'épiglotte et de la base de la langue.

D. **L'artère laryngée inférieure ou crico-thyroïdienne**; de volume assez grêle, elle naît, quelquefois, de la branche interne de terminaison de l'artère thyroïdienne supérieure; elle se porte transversalement au-devant de la membrane crico-thyroïdienne et s'anastomose sur la ligne médiane avec celle du côté opposé; elle donne des vaisseaux perforants qui se ramifient dans les muscles et la muqueuse de la portion sous-glottique du larynx.

Branches terminales. — L'artère thyroïdienne supérieure aborde le corps thyroïde par le sommet de son lobe latéral et se divise en trois branches terminales : *a*) une *branche externe*, qui longe le côté du lobe latéral; *b*) une *branche interne*, qui s'infléchit en dedans pour suivre le bord supérieur de la glande; *c*) une *branche postérieure*, qui gagne la face postérieure de la glande, sur les côtés de la trachée. Toutes ces branches sont flexueuses et donnent naissance à de nombreux rameaux qui s'anastomosent dans l'épaisseur du corps thyroïde, entre eux, avec les rameaux venus de la thyroïdienne inférieure du même côté et avec les rameaux des deux thyroïdiennes du côté opposé.

Variétés. — La thyroïdienne supérieure manque rarement dans sa totalité, mais son volume est assez souvent très réduit; elle ne donne alors que la laryngée supérieure : son territoire thyroïdien reçoit ses artères de l'artère opposée ou de la thyroïdienne inférieure. — L'artère peut être double; il s'agit le plus souvent d'une origine anticipée de la laryngée supérieure. — La thyroïdienne supérieure peut naître directement du tronc de la carotide primitive. — Son trajet est soumis à quelques variations dues aux flexuosités que décrit l'artère. Chez certains vieillards, elle forme une spire à plusieurs tours, pouvant s'avancer sur le bord antérieur du sterno-cléido-mastoïdien.

L'artère laryngée supérieure peut pénétrer dans le larynx en passant entre le cartilage thyroïde et le cartilage cricoïde; c'est une disposition très fréquente; Arnold et Gruber l'ont vue traverser le cartilage thyroïde, puis ressortir au-dessous du bord inférieur de ce cartilage pour se distribuer au corps thyroïde. — L'artère crico-thyroïdienne peut présenter un volume considérable. On l'a vue former, avec l'artère du côté opposé, un tronc transversal inter-crico-thyroïdien, qui donnait naissance au niveau de la ligne médiane à un gros rameau verticalement descendant. C'est bien à tort que Wood (*Transact. of the path. Soc.*, 1859, X, 119) a regardé ce tronc transversal comme le reliquat d'une anastomose reliant chez l'embryon les deuxièmes arcs aortiques.

Artère linguale. — L'artère linguale naît de la carotide externe près de la grande corne de l'os hyoïde, généralement à un centimètre au-dessus de l'artère thyroïdienne supérieure (voy. fig. 413). Elle se porte en haut et en dedans, recouverte par le ventre postérieur du digastrique, le nerf grand hypoglosse et la veine linguale; elle atteint ainsi le bord postérieur du muscle hyoglosse et s'engage sous sa face profonde. Reposant sur les muscles constricteur moyen du pharynx et génio-glosse, elle est recouverte par l'hyoglosse, le nerf grand hypoglosse accompagné des veines linguales, la glande sous-maxillaire et la peau. Au niveau de la grande corne de l'os hyoïde, la linguale donne un rameau sus-hyoïdien qui suit la face supérieure de l'os. Sous la face profonde du muscle hyoglosse, l'artère linguale donne une branche importante, la dorsale de la langue, qui monte se ramifier dans la muqueuse de la base de la langue et envoie souvent des rameaux en bas vers l'épiglotte, en haut vers les piliers : au lieu d'une seule artère, on en rencontre fréquemment deux ou plusieurs qui deviennent alors insignifiantes. La dorsale de la langue naît ordinairement au point où le digastrique croise le trajet de l'artère linguale : la circulation n'y sera donc pas arrêtée en cas de ligature de la linguale dans le triangle hypoglosso-hyoïdien (Tr. de Pirogoff); pour obtenir une hémostase complète de la langue, il faut lier la linguale à son origine même dans le triangle dit tr. de Béclard. (Voy. T. III, p. 303 et fig. 517.)

Arrivée au bord antérieur du muscle hyoglosse, l'artère linguale se bifurque en artère sublinguale et artère ranine.

L'artère sublinguale se dirige en avant dans le sillon que délimitent le mylo-hyoïdien en dehors, le génio-hyoïdien et le génio-glosse en dedans; elle est située en dehors du canal de Warthon et s'engage avec lui sous la face profonde de la glande sublinguale : les rameaux du nerf lingual croisent en remontant sa face interne.

La plus grande partie de ses branches se terminent dans la glande sublinguale, les autres se distribuent aux fibres du génio-glosse qui avoisinent son insertion osseuse ou remontent dans la muqueuse gingivale qui revêt la face interne du maxillaire inférieur. Un rameau traverse toujours le mylo-hyoïdien, accompagné d'une grosse veine, et s'anastomose avec les branches de la sous-mentale, les deux artères se suppléant assez souvent l'une l'autre.

L'artère ranine a été complètement décrite avec la langue (voy. t. IV, p. 102).

Les artères linguales des deux côtés sont à peine anastomosées l'une avec l'autre. A part les anastomoses qui se font dans la muqueuse et l'arc ranin, toujours très faible, il n'existe guère qu'une branche anastomotique constante qui réunit les deux artères linguales à la base de la langue en passant juste le long du bord supérieur du corps de l'os hyoïde entre le génio-glosse et le génio-hyoïdien.

Ces anastomoses sont assez minimes pour qu'une injection même fine poussée d'un côté ne puisse remplir la moitié opposée de la langue. En pratique la ligature d'une artère linguale suffit pour assécher la moitié correspondante de l'organe.

Artère faciale ou maxillaire externe. — L'artère faciale, remarquable par son volume et ses flexuosités, naît de la face antérieure de la carotide externe, à quelques millimètres au-dessus de l'origine de l'artère linguale, parfois au même point que celle-ci, ou par un tronc commun.

Elle se porte en avant et en haut, contournant la glande sous-maxillaire et le bord du maxillaire, sur lequel elle apparaît au-devant du masséter, et se dirige alors obliquement vers le sillon naso-labial, puis dans la vallée naso-génienne, à la partie supérieure de laquelle elle se termine en s'anastomosant avec une branche de l'ophtalmique.

Rapports. — A son origine, l'artère est profondément située, comme l'artère linguale; recouverte par le bord antérieur du sterno-cléido-mastoïdien, elle est au-dessous du digastrique et du stylo-hyoïdien, au-dessus de l'artère linguale, qui lui est presque parallèle, et du nerf hypoglosse; elle est accompagnée de la veine faciale, plus superficielle. Plus haut, l'artère s'engage sous la face profonde des muscles digastrique et stylo-hyoïdien, presque au contact de la paroi pharyngienne, formée à ce niveau par le constricteur moyen. Au-dessus du digastrique, l'artère décrit une courbe à concavité inférieure qui la conduit sous le bord inférieur du maxillaire. L'arc, l'étendue et la forme de cette courbe sont des plus variables; tantôt elle est à peine marquée, quelquefois, c'est une double courbe en S, dont l'arc supérieur peut s'avancer jusqu'au voisinage de l'amygdale. — Rieffel (*loc. cit.*) l'a vue arriver à 12 mm. de l'amygdale, 3 fois sur 16 sujets.

Dans la partie terminale de sa courbure, la faciale contourne le bord supérieur de la glande sous-maxillaire, creusant une encoche, parfois très profonde, dans le tissu glandulaire. L'étendue des rapports de l'artère avec la glande varie suivant la forme et le rayon de la courbe. (Voy. T. IV, p. 678.)

Arrivée sur le bord inférieur du maxillaire, la faciale monte sur la face externe de cet os, parallèlement au bord antérieur du masséter, recouverte à ce niveau par le peaucier et la peau. Puis, elle se dirige obliquement en avant et en haut, vers l'aile du nez et la vallée naso-génienne. Dans cette dernière partie de son trajet, elle repose sur le buccinateur, le canin et le transverse du nez; elle est recouverte par le peaucier, le triangulaire des lèvres, le grand et le petit zygomatiques qui la croisent obliquement, et enfin par l'élévateur de la lèvre supérieure et quelques rameaux du facial. La veine faciale est située

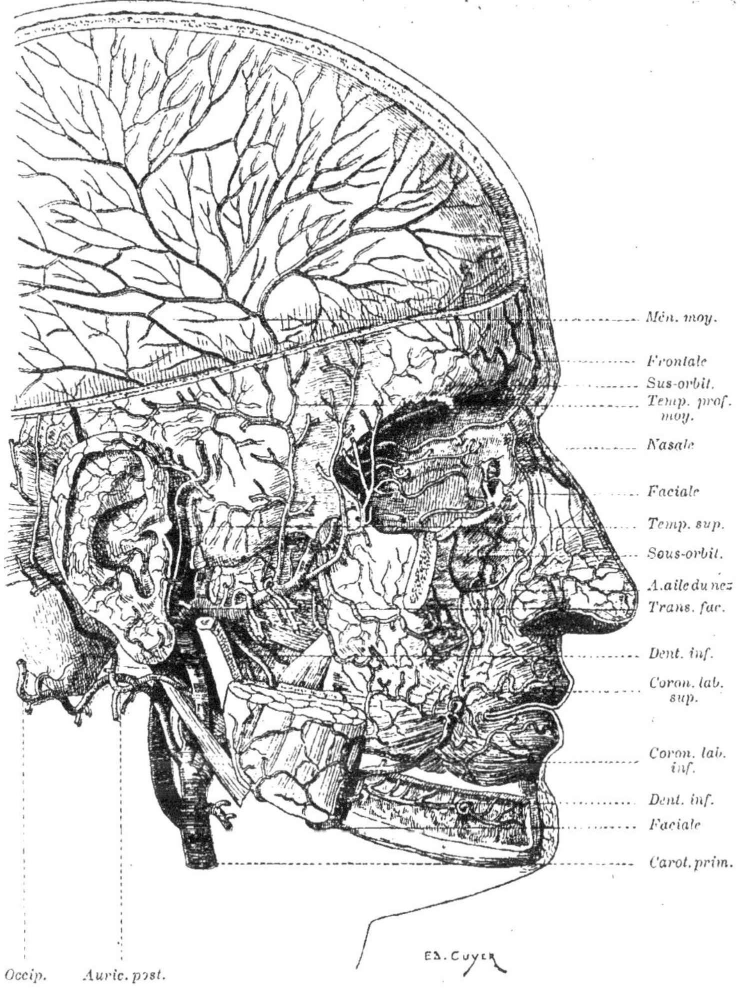

Fig. 414. — Artères de la face et du crâne (d'après Bourgery).

en arrière et en dehors de l'artère; elle forme la corde de l'arc que décrit celle-ci, C'est ordinairement entre les deux vaisseaux que l'on trouve les ganglions lymphatiques géniens.

Branches collatérales. — L'artère faciale donne, de bas en haut :

1° La *palatine inférieure ou ascendante*; cette branche naît parfois du tronc même de la carotide; elle passe sous les muscles styliens, appliquée sur la paroi pharyngienne, et se rend au voile du palais, à l'amygdale (*artères tonsillaires*) et jusqu'à la trompe d'Eustache (voy. Voile du palais, t. IV, p. 163).

2° L'*artère sous-mentale*; plus volumineuse que la précédente, elle naît de la faciale au niveau du bord inférieur du maxillaire, et se dirige horizontalement en avant; appliquée sur la face interne de l'os, elle suit les attaches du mylo-hyoïdien jusqu'aux insertions du digastrique. La sous-mentale affecte un rapport important avec le bord supérieur de la glande sous-maxillaire, logé dans l'angle dièdre formé par la face interne de la mâchoire et la face externe du mylo-hyoïdien. La sous-mentale donne des rameaux à la glande sous-maxillaire et au mylo-hyoïdien; des rameaux externes, qui contournent le bord inférieur du maxillaire, irriguent la peau, le peaucier et s'anastomosent avec les branches terminales (mentonnières) de la dentaire inférieure; ces branches montent jusqu'à la lèvre. — Parfois, elle donne l'artère sublinguale ou constitue un rameau de celle-ci.

3° Les *branches ptérygoïdiennes*; grêles, elles se détachent de la faciale, au moment où celle-ci contourne les insertions inférieures du muscle ptérygoïdien interne et s'épuisent dans ce muscle.

4° Les *branches massétérines*; généralement petites, elles abordent le muscle par son bord antérieur.

5° Les *artères coronaires labiales*; au nombre de deux, une inférieure, une supérieure, les coronaires naissent de la faciale au niveau de la commissure des lèvres; elles cheminent, flexueuses, dans l'épaisseur des lèvres et vont s'anastomoser sur la ligne médiane, avec les coronaires labiales du côté opposé, formant ainsi un cercle artériel complet autour de l'orifice buccal. — L'étude complète de ces artères a été faite avec les lèvres (voy. Tube digestif, p. 57).

6° Les *rameaux faciaux*; sur son trajet facial, l'artère émet des rameaux qui vont aux muscles et aux téguments de la région, en s'anastomosant avec les rameaux de la temporale superficielle (artère transverse de la face) et de la maxillaire interne (artères buccale, sous-orbitaire, alvéolaire).

7° L'*artère de l'aile du nez*; d'un volume variable, elle naît du tronc facial à la hauteur de la narine, et se divise en deux rameaux : l'un, inférieur, suit le bord externe de l'orifice de la narine; l'autre, supérieur, ascendant, longe le bord supérieur de l'aile du nez. Du rameau inférieur naît parfois l'*artère de la sous-cloison*, quand elle n'est pas fournie par l'arcade des coronaires supérieures. L'artère de l'aile du nez s'anastomose avec l'artère coronaire supérieure et avec l'artère nasale, branche de l'ophtalmique. Elle constitue souvent la branche terminale de la faciale, qui donne alors un rameau insignifiant, montant dans le sillon naso-génien.

Branche terminale. — Très réduite après l'émission des branches précitées, la faciale (devenue l'*artère angulaire* de quelques auteurs) monte sur les faces latérales du nez, donne quelques ramuscules aux muscles et aux téguments voisins, et se termine en s'anastomosant avec la branche nasale de l'ophtalmique et avec la sous-orbitaire.

Variétés. — L'artère faciale manque rarement, mais elle peut être réduite à un petit rameau qui s'arrête à l'angle du maxillaire. Dans ce cas, le tronc de l'artère est suppléé par la transverse de la face, la nasale, la sous-orbitaire et même la lacrymale. — Inversement, elle peut remplacer toutes ces artères. — Il est très fréquent (presque un tiers des cas) de la voir naître avec la linguale. — La faciale peut avoir un trajet anormal et se mettre en rapport intime avec la face externe de l'amygdale. — Chez certains sujets l'artère est sous-cutanée dans toute son étendue. — Certaines des branches qu'elle émet normalement peuvent provenir des artères voisines.

Lorsque la faciale naît au niveau de l'angle de la mâchoire, elle appartient à la région amygdalienne. Dans cette situation, la faciale est en rapport : en avant, avec la carotide interne, en dedans avec la carotide externe, en dehors avec la palatine ascendante dont les rameaux tonsillaires sont l'origine ordinaire des hémorragies dans l'amygdalotomie.

L'artère faciale peut donner naissance à une artère pharyngienne ascendante, à la maxillaire interne (Quain), à l'artère sterno-cléido-mastoïdienne, à l'artère sub-linguale. — Hyrtl l'a vue fournir une branche ascendante qui atteignait la fosse ptérygo-maxillaire et donnait la plupart des branches de la maxillaire interne atrophiée.

Artère pharyngienne ascendante. — Cette artère naît de la face interne et postérieure de la carotide, au voisinage de l'origine de la faciale et de la linguale; elle monte verticalement, appliquée sur le pharynx. C'est essentiellement une artère de pharynx; elle a été étudiée à propos de cet organe (voy. Splanchn., t. IV, p. 163). Près de sa terminaison, la pharyngienne ascendante émet une branche méningienne qui, passant au-devant de la veine jugulaire, donne quelques ramuscules au pneumogastrique et au ganglion supérieur du grand sympathique, pénètre dans le crâne par le trou déchiré postérieur, et se ramifie dans la dure-mère qui tapisse les fosses occipitales inférieures; cette branche donne aussi un rameau qui entre dans le crâne par la substance fibreuse du trou déchiré antérieur (Sappey).

Variétés. — L'origine de l'artère pharyngienne inférieure est très variable; il n'est pas rare de la voir naître de l'occipitale, de la faciale, de la linguale ou des carotides. — Elle peut manquer et être remplacée par la palatine ascendante. Hyrtl l'a vue pénétrer dans le canal carotidien et se terminer comme artère méningée, au voisinage de la selle turcique, en s'anastomosant avec la méningée moyenne. — Elle peut fournir anormalement la palatine ascendante (anomalie très fréquente) et l'artère laryngée supérieure (Hildebrandt).

Artère auriculaire postérieure. — L'auriculaire postérieure, qui se rend au pavillon de l'oreille et à la partie avoisinante du cuir chevelu, naît de la face postérieure de la carotide, à quelques millimètres au-dessus de l'origine de l'artère occipitale, au niveau du point où la carotide externe passe sous le ventre postérieur du digastrique; elle naît parfois d'un tronc commun avec l'occipitale.

L'auriculaire postérieure se dirige en haut et un peu en arrière, suivant le bord supérieur du muscle digastrique, appliquée sur la face externe du muscle stylo-hyoïdien; puis, elle s'infléchit et se porte verticalement en haut, vers le bord antérieur de l'apophyse mastoïde, où elle se divise en ses branches terminales, l'*auriculaire* et la *mastoïdienne*.

Les rapports de l'auriculaire avec la parotide sont des plus variables : quelquefois, elle est tout entière en dehors de la glande; beaucoup plus souvent, dès sa naissance, elle pénètre dans la glande et en ressort au niveau de la pointe de l'apophyse mastoïde; quand l'origine de l'artère est reportée un peu plus haut, elle naît dans la glande et aborde ensuite le bord antérieur de l'apophyse mastoïde.

Branches collatérales. — Dans son trajet, l'auriculaire postérieure donne :

a) L'artère *stylo-mastoïdienne*, qui naît dans l'épaisseur de la glande parotide, passe immédiatement en dehors du nerf facial et pénètre avec lui dans l'aqueduc de Fallope; elle donne des rameaux au muscle de l'étrier, à la caisse du tympan, aux canaux demi-circulaires et s'anastomose avec les rameaux

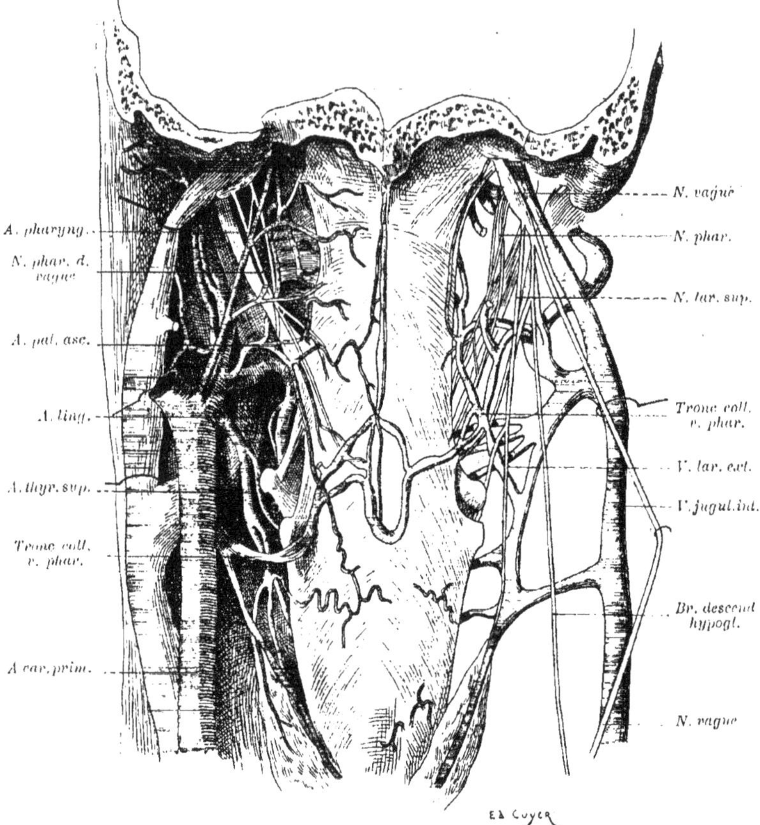

Fig. 415. — Vue postérieure du pharynx avec ses artères, ses veines et ses nerfs.

Les gros troncs vasculaires et nerveux ont été écartés de façon à permettre de voir la disposition de leurs branches. A gauche on a conservé les artères, une partie des veines et les rameaux nerveux pharyngiens du vague. L'artère carotide interne a été enlevée tout près de son origine. Les artères linguale et faciale naissent par un tronc commun de la carotide externe. L'artère pharyngienne nait près de la bifurcation de la carotide. L'artère palatine ascendante nait de l'angle que forme le tronc linguo-facial avec la carotide externe. A droite, on n'a conservé que les veines et les nerfs qui entourent le pharynx ou s'y rendent.

auriculaires de la méningée moyenne. Parfois l'artère stylo-mastoïdienne vient de l'occipitale.

b) Des *rameaux parotidiens* dans la glande.

c) Des *rameaux auriculaires*, qui se perdent dans la peau de la face postérieure du pavillon.

d) Quelques *rameaux musculaires*.

c) Des *rameaux mastoïdiens*, qui se portent en arrière vers les téguments de la région mastoïdienne.

Branches terminales. — Au-dessous du conduit auditif externe, l'artère auriculaire postérieure se divise en deux branches terminales :

1° Une *branche supérieure* ou *auriculaire*, qui monte dans le sillon auriculo-crânien, donne des rameaux à la face crânienne du pavillon et quelques rameaux perforants à sa face externe, dans la région de l'hélix et de l'anthélix ;

2° Une *branche postérieure* ou *mastoïdienne*, dont les rameaux se portent en arrière aux téguments de la région mastoïdienne, au muscle occipital; ils s'anastomosent avec les rameaux de l'occipitale en arrière, et avec ceux de la temporale superficielle en avant.

Variétés. — *L'artère auriculo-postérieure* peut naître avec l'artère occipitale. Elle peut être suppléée par celle-ci ou par l'auriculaire antérieure. — Inversement, elle peut suppléer l'occipitale par un ou deux rameaux.

Artère stylo-mastoïdienne. — Hyrtl a vu l'artère stylo-mastoïdienne pénétrer dans la caisse du tympan par sa paroi inférieure, cheminer sur le promontoire, passer entre les deux branches de l'étrier, puis sortir de la caisse, soit en pénétrant dans le canal de Fallope, soit en traversant le *tegmen tympani* pour se distribuer à la dure-mère. Arnold pense que l'artère en question ne doit pas être regardée comme une artère stylo-mastoïdienne à trajet anormal, mais comme une artère satellite du nerf de Jacobson anormalement développée.

Artère occipitale. — L'artère occipitale naît de la face postérieure de la carotide externe, à peu près au même niveau que la linguale et la faciale, le plus souvent en regard de cette dernière. Son volume est inférieur à celui des trois branches déjà émises par le tronc carotidien, mais il surpasse celui de l'auriculaire postérieure et surtout celui de la pharyngienne ascendante.

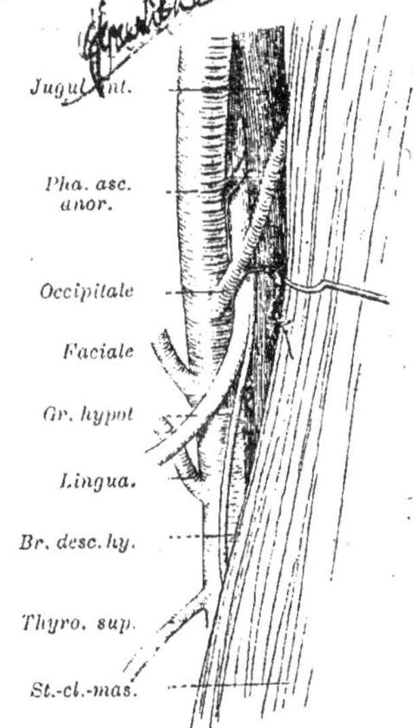

Fig. 416. — L'anse de l'hypoglosse et les branches de la carotide externe.

Elle se dirige obliquement en haut et en arrière jusqu'au niveau de l'apophyse transverse de l'atlas; là, elle se réfléchit pour se diriger horizontalement en arrière et en haut, sous le splénius où elle se recourbe pour devenir verticalement ascendante dans sa dernière portion. Presque superficielle, à son origine, elle devient bientôt très profonde, pour redevenir superficielle vers sa terminaison.

Rapports. — A son origine, l'artère est croisée par le bord antérieur du sterno-cléido-mastoïdien; puis, elle s'enfonce et vient au contact de la veine jugulaire interne, sur une longueur de plus d'un centimètre. Entre l'artère et la veine s'insinue le nerf hypoglosse qui se réfléchit autou de l'occipitale pour se porter en bas et en avant, tandis que l'artère se dirige en haut et en arrière. De là, elle suit le bord inférieur du digastrique et ne tarde pas à s'engager sous ce muscle. Le nerf spinal, oblique en bas, en dedans et en arrière, s'insinue aussi entre la veine jugulaire interne et l'artère, dont il croise perpendiculairement la face profonde. L'occipitale arrive ainsi jusqu'à la face supérieure de l'apophyse transverse de l'atlas; elle passe entre l'atlas et l'occipital, laissant parfois sur cet os une empreinte; à ce niveau, elle est très profondément située sous les insertions supérieures du sterno-cléido-mastoïdien et du digastrique : puis, elle s'engage sous le splénius et le petit complexus, en rapport en dedans avec le petit oblique. Enfin, elle émerge sous le bord postérieur du splénius, et apparaît dans l'espace laissé libre entre les insertions supérieures du sterno-cléido-mastoïdien et du trapèze. Devenue superficielle, elle repose sur l'occipital, recouverte par l'aponévrose épicrânienne et la peau, engainée dans un lacis fibreux dense, qui rend sa dissection très difficile; dans quelques cas, elle perfore l'insertion supérieure du trapèze.

L'occipitale est flexueuse, en raison de la mobilité de la région qu'elle parcourt; ses rameaux terminaux se répandent dans le cuir chevelu de toute la région occipito-pariétale postérieure. — Elle s'anastomose avec l'occipitale du côté opposé, avec l'auriculaire postérieure, avec la temporale superficielle.

Branches collatérales. — Dans son long trajet, l'occipitale donne de nombreuses collatérales; les principales sont :

1° L'*artère sterno-mastoïdienne supérieure*, qui naît de l'occipitale au moment où l'hypoglosse vient la croiser, se réfléchit autour de ce nerf et se dirige transversalement en dehors, pour pénétrer la face profonde du sterno-cléido-mastoïdien dans lequel elle se termine;

2° L'*artère stylo-mastoïdienne*, qui se détache plus souvent de l'auriculaire postérieure avec laquelle nous l'avons étudiée. Lorsqu'elle provient de l'occipitale, elle naît sous les insertions supérieures du digastrique, s'insinue entre le digastrique et le stylo-hyoïdien et gagne ainsi la face externe du nerf facial avec lequel elle pénètre dans le trou stylo-mastoïdien;

3° Des *branches musculaires*, qui naissent de la portion horizontale de l'artère et se rendent dans le petit oblique, dans le grand complexus, dans le splénius, dans tous les muscles de la nuque où elles s'anastomosent avec les branches terminales de la cervicale ascendante, branche de la sous-clavière;

4° Une *artère cervicale postérieure* (Cruveilhier), parfois considérable, qui descend entre le splénius et le complexus jusqu'à la partie supérieure du cou;

5° Une *artère méningée postérieure*, qui pénètre dans le crâne par le trou déchiré postérieur ou par le trou occipital (Cruveilhier).

Branches terminales. — Elles sont au nombre de deux : l'une, *externe*, se porte en dehors et en avant, et vient s'anastomoser avec l'auriculaire postérieure; un de ses rameaux pénètre par le trou mastoïdien; l'autre, *interne*, très longue et flexueuse, monte sur les côtés de la ligne médiane, jusqu'au sommet du crâne, distribuant ses ramifications terminales au muscle occipital et au cuir chevelu. L'un de ses rameaux pénètre dans le trou pariétal, *rameau pariétal*, et se répand dans la dure-mère sous-jacente, où il s'anastomose avec les ramifications supérieures de la méningée moyenne.

Variétés. — L'artère occipitale peut être atrophiée; elle est alors suppléée par l'auriculaire postérieure, par la cervicale profonde, ou même par l'artère vertébrale. — Elle peut naître par un tronc commun avec l'auriculaire postérieure ou avec la faciale, ou la linguale. Elle peut rester superficielle et passer sur le sterno-cléido-mastoïdien. Il n'est pas rare de la voir se mettre en contact avec la vertébrale au niveau de l'apophyse transverse de l'atlas. Ces deux artères s'envoient quelquefois une anastomose. — Hyrtl a vu la branche de bifurcation externe de l'occipitale pénétrer dans le diploë à travers la suture occipito-mastoïdienne, puis redevenir superficielle après un trajet osseux de plusieurs millimètres.

L'occipitale peut fournir la pharyngienne ascendante, une artère pharyngienne ascendante accessoire, des rameaux anastomotiques pour la sous-clavière et la thyroïdienne inférieure. Le rameau que l'occipitale envoie dans le trou pariétal peut s'anastomoser avec la méningée moyenne (Jancke, Sœmmering, Barkow, Sappey) ou avec le rameau homologue du côté opposé (Gruber).

Artère maxillaire interne. — L'artère maxillaire interne, branche de bifurcation profonde de la carotide externe, plus volumineuse que la temporale, s'étend du col du condyle au sommet de la fosse zygomatique ou ptérygo-maxillaire. Les variétés de son trajet, de ses rapports, de l'origine de ses branches, ont été étudiées sous mes yeux, dans mon laboratoire, par mon élève Juvara, à la thèse duquel j'emprunte une partie de leurs détails (Anatomie de la région ptérygo-maxillaire, *Thèse de Paris*, 1895).

Trajet. — La maxillaire interne naît de la carotide externe, au niveau du col du condyle; elle s'engage aussitôt dans une boutonnière formée par le bord interne du condyle et le bord postérieur, épaissi, de l'aponévrose ptérygoïdienne : c'est la *boutonnière rétro-condylienne* de Juvara. Le nerf auriculo-temporal sort par cette boutonnière, au-dessus de l'artère.

La maxillaire interne se dirige en avant et en dedans, dans la loge du ptérygoïdien externe, appliquée sur la face externe, près du bord inférieur de ce muscle, qui peut être dit son *muscle satellite*. A partir de ce point, l'artère se dirige très flexueuse, en avant et en dedans, vers le trou sphéno-palatin, fond de la fosse ptérygo-maxillaire. Mais, pour y arriver, elle peut prendre deux voies. Tantôt, elle suit la face interne du ptérygoïdien externe, passant ainsi dans l'interstice des deux muscles ptérygoïdiens et traverse le ptérygoïdien externe pour arriver à sa destination; *c'est la voie profonde*; tantôt, elle suit la face externe du ptérygoïdien externe, passant entre ce muscle et le muscle temporal, *c'est la voie externe*. En deux mots, elle passe tantôt en dedans, tantôt en dehors du ptérygoïdien externe, qui reste toujours son muscle satellite.

Ces deux variétés sont presque d'une égale fréquence : on peut même les rencontrer toutes les deux chez le même sujet; toutefois, il m'a paru que la variété externe était un peu plus fréquente.

Variété profonde. — La maxillaire interne, appliquée sur le bord inférieur de la face interne du ptérygoïdien externe, décrit une première courbe à concavité inférieure; puis, elle se relève et se dirige vers l'apophyse ptérygoïde; un peu au-dessous de la base de celle-ci, elle s'applique à l'aile ptérygoïdienne externe, qu'elle creuse parfois en gouttière, et s'engage obliquement de bas en haut entre les deux faisceaux du ptérygoïdien externe. Arrivée à la face externe de ce muscle, la M. I., devenant très flexueuse, décrit une nouvelle courbe à concavité supérieure, et vient s'appliquer à la partie supérieure de la tubérosité maxillaire; elle creuse souvent une gouttière ou fossette sur celle-ci, et, suivant la partie supérieure de cette tubérosité, elle va traverser l'arrière-fond de la fosse ptérygo-maxillaire pour s'engager dans le trou sphéno-palatin, à partir duquel elle appartient aux fosses nasales, et prend le nom d'artère sphéno-palatine.

Quand l'artère suit ce trajet, elle croise perpendiculairement, dans sa portion sous-ptérygoïdienne, les nerfs dentaire inférieur et lingual, près de la réunion de la corde du tympan, et perfore le ptérygoïdien externe à côté du nerf buccal.

Variété externe. — Dans cette variété (voy. fig. 418), la M. I., pour arriver au trou sphéno-palatin, suit la face externe du ptérygoïdien externe, cheminant dans l'interstice ptérygo-temporal, au milieu du tissu fibro-graisseux qui se trouve entre l'extrémité inférieure du muscle temporal et la face externe du

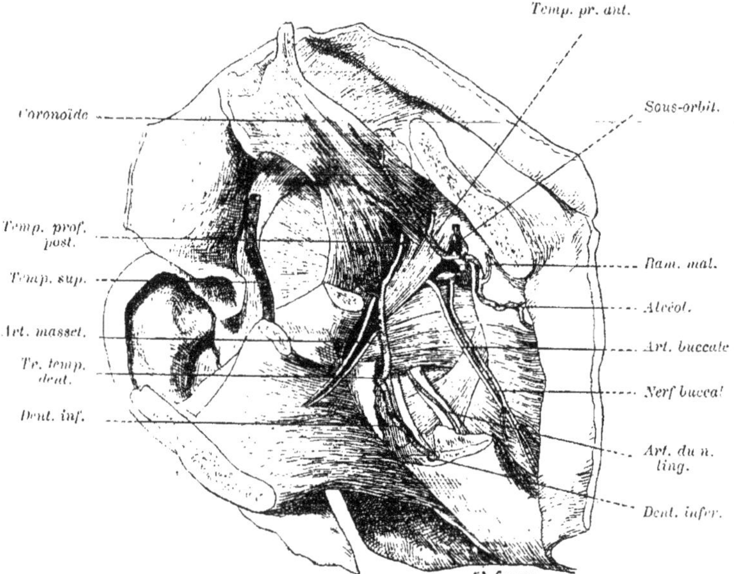

FIG. 417. — Artère maxillaire interne, variété profonde.

ptérygoïdien externe. Après avoir dépassé le ptérygoïdien, l'artère s'applique sur la tubérosité du maxillaire et se termine de la même façon que dans la variété profonde.

Quand l'artère suit ce trajet, elle affecte avec les nerfs dentaire inférieur et lingual des rapports moins intimes que dans la variété profonde : elle ne touche le dentaire inférieur qu'au niveau du point où elle contourne le bord inférieur du ptérygoïdien externe. Elle est loin du lingual; par contre, elle est croisée par le nerf buccal, qui perfore le muscle ptérygoïdien, et passe en avant de l'artère.

La M. I. émet quatorze branches collatérales; l'habitude est de classer ces collatérales en :

Supérieures ou ascendantes; — inférieures ou descendantes; — externes ou antérieures; — internes ou postérieures.

Les cinq ascendantes sont : la *tympanique*, la *petite méningée*, la *méningée moyenne*, la *temporale profonde postérieure* et la *temporale profonde antérieure*.

Les cinq descendantes : la *dentaire inférieure*, la *massétérine*, la *buccale*, les *ptérygoïdiennes* et la *palatine supérieure*.

Les deux antérieures : l'*alvéolaire* et la *sous-orbitaire*.

Les deux postérieures : la *vidienne* et la *ptérygo-palatine*.

Je décrirai ces branches, en suivant, autant que possible, l'ordre suivant lequel elles se détachent du tronc M. I. (voy. fig. 419); ainsi, on rencontre

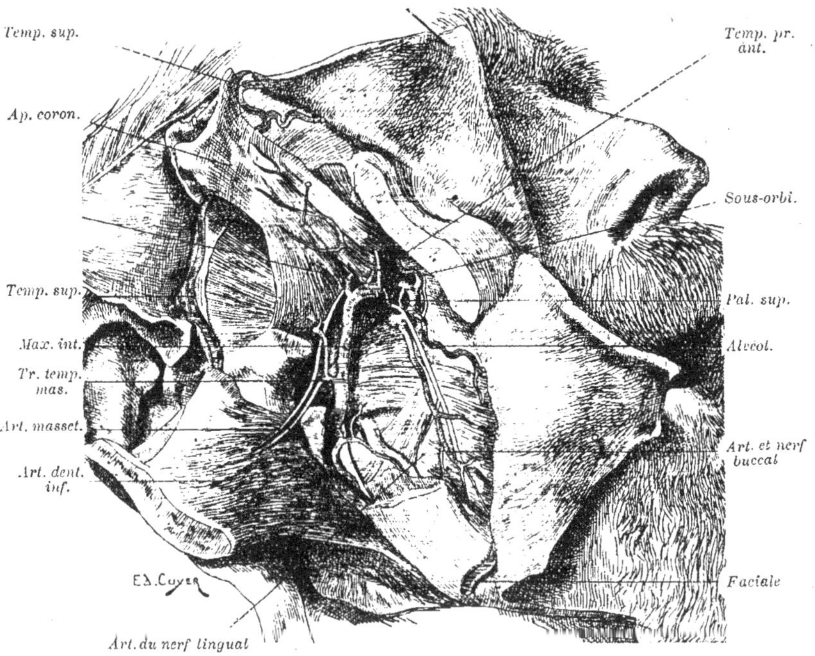

Fig. 418. — La maxillaire interne, variété externe.

successivement : la tympanique, la méningée moyenne, la petite méningée, la dentaire inférieure avec l'artère du nerf lingual, la massétérine, les artères ptérygoïdiennes, la temporale profonde postérieure, la buccale, la temporale profonde antérieure, l'alvéolaire, la palatine supérieure, la sous-orbitaire, la vidienne, la ptérygo-palatine, enfin la branche de terminaison ou *artère spléno-palatine*.

Artère tympanique (Lauth). — De très petit volume, elle naît de la M. I. près du col du condyle; assez souvent, elle vient de la méningée moyenne, plus rarement de la temporale ou de la dentaire inférieure. Elle passe en avant du nerf auriculo-temporal, donne quelques rameaux à l'articulation temporo-maxillaire, et pénètre à côté de la corde du tympan dans un conduit spécial, pour arriver dans l'oreille moyenne, où elle distribue ses rameaux à la muqueuse de la caisse du tympan; elle s'anastomose avec les rameaux de la stylo-mastoïdienne, branche de la carotide externe.

Artère méningée moyenne. — Syn. sphéno-épineuse. — Remarquable par son volume et son long trajet, elle constitue la plus considérable des branches de la M. I.; elle irrigue la plus grande partie de la dure-mère, et toute la région temporo-pariétale du crâne. La méningée moyenne naît de la M. I. en dedans du ptérygoïdien externe, et monte obliquement vers le trou petit rond ou sphéno-épineux, dans lequel elle s'engage, souvent après avoir

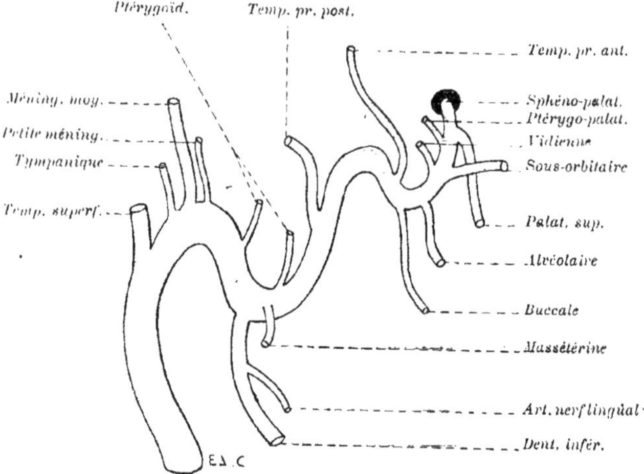

FIG. 419. — Schéma de la maxillaire interne et de ses branches.

passé dans une boutonnière nerveuse formée par l'auriculo-temporal. — Dans le crâne, elle se dirige en dehors et en avant, creusant un profond sillon dans la paroi osseuse de la fosse cérébrale moyenne; après un trajet de deux à quatre centimètres, elle se divise en deux branches.

Dans son trajet extra-crânien, la méningée moyenne donne : — 1° quelques rameaux très grêles, qui se perdent dans le muscle ptérygoïdien; — 2° une petite branche qui descend avec le nerf lingual vers le plancher de la bouche (Juvara); — et 3° quelquefois, la petite méningée et l'artère tympanique.

Dans le crâne, la méningée moyenne donne : 1° quelques rameaux à la dure-mère de la fosse sphénoïdale et au ganglion de Gasser; — 2° un rameau qui pénètre avec le nerf pétreux supérieur dans l'aqueduc de Fallope, où il s'anastomose avec l'artère stylo-mastoïdienne, branche de l'auriculaire postérieure ou de l'occipitale; — 3° des rameaux orbitaires, qui pénètrent dans l'orbite par la fente ethmoïdale, et s'anastomosent avec l'ophtalmique qu'elles peuvent suppléer; — 4° quelques rameaux qui pénètrent par la suture pétro-squameuse, et se rendent dans l'oreille moyenne, où ils s'anastomosent avec la stylo-mastoïdienne et la tympanique.

Les *branches terminales* de la méningée moyenne sont au nombre de deux. L'*antérieure* gagne l'extrémité externe de la petite aile du sphénoïde, et arrive à l'angle du pariétal; sur cet os, elle suit parfois la suture fronto-pariétale, plus souvent, elle se tient à 5 ou 10 millimètres environ en arrière de celle-ci (Marchant). J'ai indiqué, ailleurs (Topographie crânio-encéphalique, p. 35) le procédé de trépanation qu'il faut employer pour l'atteindre sûrement. Cette branche antérieure est flanquée de deux veines, dont l'une est souvent confondue avec le sinus sphéno-pariétal.

La *branche postérieure*, plus petite, se dirige en haut et en arrière, et se ramifie sur la portion écailleuse du temporal et sur la portion inférieure et postérieure du pariétal, en suivant d'abord la suture pétro-occipitale qu'elle croise plus haut.

La portion intra-crânienne du tronc de la méningée moyenne et ses deux branches de terminaison proéminent sur la face externe de la dure-mère et creusent sur la table interne des os du crâne des gouttières arborescentes, parfois transformées en canaux osseux sur certains points de leur trajet. — Ces branches terminales échangent des anastomoses avec celles du côté opposé, si bien que les deux bouts de l'artère saignent après la section.

Petite méningée (Lauth). — Inconstante, elle naît tout près de la méningée moyenne, dont elle n'est très souvent qu'un rameau. Elle se dirige en haut, suivant le nerf maxillaire inférieur, et pénètre avec lui dans le trou ovale. Dans le crâne, elle répond à la face profonde du ganglion de Gasser, auquel elle donne des rameaux, ainsi qu'à la paroi externe du sinus caverneux.

Artère dentaire inférieure. — Elle naît du tronc de la maxillaire interne, au moment où celle-ci contourne le bord inférieur du muscle ptérygoïdien externe; puis, elle se dirige en bas et en avant, appliquée sur la face interne du maxillaire inférieur par l'aponévrose inter-ptérygoïdenne épaissie à ce niveau en ligament sphéno-maxillaire. En dedans de l'épine de Spix, la dentaire inférieure pénètre avec le nerf dentaire inférieur dans le canal dentaire, qu'elle suit dans toute son étendue.

Au niveau des petites molaires, elle se divise en deux branches : l'une, *mentonnière*, émerge par le trou mentonnier et se rend aux téguments du menton; l'autre, *incisive*, continue la direction de la dentaire jusqu'à la symphyse, où elle se perd dans le diploé.

Ses rameaux collatéraux, *rameaux dentaires*, en nombre égal à celui des racines des dents correspondantes, montent vers les dents, dans lesquelles il pénètrent par l'orifice placé au sommet de la racine de celles-ci; d'autres, *rameaux diploïques*, vont au diploé du maxillaire inférieur.

Avant d'entrer dans le canal dentaire inférieur, la dentaire inférieure donne souvent une artère intéressante, sur laquelle les recherches de Juvara ont appelé l'attention, l'*artère du nerf lingual*; au-dessous de celle-ci, elle fournit le *rameau mylo-hyoïdien*.

Le *rameau mylo-hyoïdien* se détache de la dentaire au moment où celle-ci va pénétrer dans l'orifice du canal dentaire; il creuse sur la face interne du maxillaire un sillon qui descend vers le muscle mylo-hyoïdien dans lequel le rameau se termine.

L'artère du nerf lingual naît de la dentaire inférieure, ou du tronc même de la M. I., entre la dentaire inférieure et la petite méningée; dès son origine, elle se porte en avant et en dedans, et, après un trajet de quelques millimètres, elle aborde le nerf lingual qu'elle suit jusqu'à la langue dans laquelle elle se termine.

Artère massétérine. — L'artère massétérine, petite, naît quelquefois par un tronc commun avec la buccale, et assez souvent de la temporale profonde postérieure ou de la dentaire inférieure; elle se porte obliquement en bas et en dehors, au-devant du col du condyle, passe dans l'échancrure sigmoïde avec le nerf massétérin, en avant duquel elle est placée, et pénètre dans la partie supérieure du masséter par la face profonde de celui-ci. Ses rameaux terminaux s'anastomosent avec les rameaux de l'artère transverse de la face; son volume est en raison inverse de celui de la massétérine fournie par la transverse de la face.

Artères ptérygoïdiennes. — De très petit volume et en nombre très variable, elles se rendent aux muscles ptérygoïdiens. Tandis que ces rameaux sont les voies principales de nutrition du ptérygoïdien externe, ils ne sont pour le ptérygoïdien interne que des voies accessoires; en effet, ce muscle reçoit d'importants rameaux du tronc de la dentaire inférieure et de la faciale, au niveau où celle-ci croise ses insertions inférieures.

Artère temporale profonde postérieure. — Elle naît très souvent d'un tronc commun avec la dentaire, *tronc temporo-dentaire de Juvara* (voy. fig. 417), ou directement de la maxillaire interne près de son origine; dans ce dernier cas, elle fournit d'ordinaire la massétérine. Le tronc temporo-dentaire, long de quelques millimètres, naît au niveau de la face interne du ptérygoïdien externe, descend obliquement en avant, en dehors des nerfs lingual et dentaire inférieur, contourne le bord inférieur du muscle et se divise immédiatement en : 1° une branche inférieure, qui continue le trajet primitif (l'artère dentaire inférieure) et 2° une branche supérieure qui se recourbe brusquement autour du bord inférieur du muscle; c'est la *temporale profonde postérieure*.

La *temporale profonde postérieure* monte verticalement sur la face externe du ptérygoïdien, en avant et en dedans du nerf massétérin, et atteint la crête du sphénoïde. Là, elle se divise presque aussitôt en deux branches qui rampent sur le périoste, sous la face profonde du muscle temporal, et s'anastomosent avec la temporale profonde antérieure et la temporale moyenne.

Artère buccale. — Elle naît du tronc de la maxillaire au point où celui-ci atteint la tubérosité maxillaire, se place tantôt en avant, tantôt en arrière du nerf buccal, sur les insertions antérieures du ptérygoïdien externe, passe dans la partie antérieure de l'espace ptérygo-temporal, et aborde les insertions postérieures du buccinateur; elle se répand alors sur la face externe de ce muscle, formant un plexus en rapport avec la terminaison du canal de Sténon. Ses branches terminales vont aux parois buccales et aux nombreuses glandes que l'on trouve sur la face interne du buccinateur. La buccale, à ce niveau, s'anastomose avec la faciale, avec l'alvéolaire et la sous-orbitaire.

Artère temporale profonde antérieure. — Cette branche, assez volumineuse, naît de la maxillaire interne, au moment où cette artère décrit ses sinuosités sur la tubérosité du maxillaire, le plus souvent entre la buccale et les alvéolaires; elle monte dans la graisse qui sépare le bord antérieur du temporal de la paroi antérieure de la fosse temporale, et se trouve ainsi plus temporale antérieure que temporale profonde. Flexueuse, elle donne au muscle de nombreux rameaux qui s'anastomosent avec ceux des artères temporale moyenne, temporale profonde postérieure et temporale superficielle. Elle émet constamment des rameaux qui passent par les trous du malaire dans l'orbite, où ils s'anastomosent avec l'artère lacrymale qu'ils peuvent même suppléer.

Artère alvéolaire. — Née sur la tubérosité du maxillaire, elle se dirige en bas et en avant, d'abord assez adhérente à l'os sur lequel elle est comme bridée par une lame fibreuse dépendant du périoste. Presque dès son origine, elle émet deux ou trois rameaux qui pénètrent dans les canaux dentaires postérieurs et se ramifient dans les racines des grosses molaires, dans la muqueuse des gencives et dans celle du sinus maxillaire (*rameaux dentaires postérieurs* et *rameaux gingivaux*). Son tronc se divise en plusieurs rameaux qui forment, sur la tubérosité maxillaire et sur le buccinateur, un plexus prolongement du plexus formé par l'artère buccale avec laquelle l'artère alvéolaire s'anastomose.

Artère sous-orbitaire. — Branche importante, elle naît au moment où l'artère, après avoir décrit ses flexuosités sur la tubérosité maxillaire, va gagner l'arrière-fond de la fosse ptérygo-maxillaire.

Elle se dirige transversalement en avant, et, après un trajet de quelques millimètres, pénètre dans la gouttière creusée sur la paroi inférieure de l'orbite; elle suit cette gouttière et vient émerger par le trou sous-orbitaire avec le nerf maxillaire supérieur.

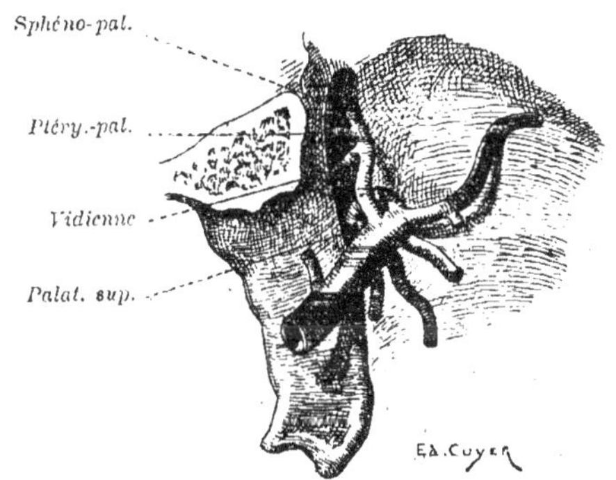

Fig. 420. — L'artère maxillaire interne dans l'arrière-fond de la fosse ptérygo-maxillaire.

Dans la fente sphéno-maxillaire, elle donne une branche orbitaire qui se divise en deux rameaux : l'un se porte en avant vers la paupière inférieure où il s'épuise; l'autre se rend dans la glande lacrymale. — Dans le canal sous-orbitaire, l'artère donne une branche qui descend dans le conduit dentaire supérieur et antérieur, et se rend à la pulpe des incisives et des canines.

Arrivée à l'orifice antérieur du canal sous-orbitaire, l'artère s'épanouit en un bouquet de branches : les ascendantes, palpébrales, s'anastomosent avec les rameaux de l'ophtalmique; les descendantes vont aux muscles et à la peau de la joue; les internes, nasales, se rendent aux téguments du nez; d'autres, externes, vont sur la pommette et s'anastomosent avec les branches de la transverse faciale.

Artère vidienne. — Très grêle, elle naît de l'artère maxillaire interne tout près du trou sphéno-palatin, se dirige immédiatement en arrière, passe en dehors du ganglion sphéno-palatin, traverse l'arrière-fond de la fosse ptérygo-maxillaire et pénètre dans le canal vidien; elle suit ce canal d'avant en arrière, accompagnée par le nerf vidien. Arrivée sous la muqueuse du pharynx, elle se termine sur la partie latérale de la voûte, dans le voisinage de la trompe à laquelle elle donne des rameaux. — Elle s'anastomose avec la branche postérieure de la palatine supérieure ou descendante, et avec l'artère ptérygo-palatine.

Artère palatine supérieure. — Elle naît de la M. I. tout au fond de la fosse ptérygo-maxillaire et descend aussitôt dans le canal palatin postérieur; arrivée à l'orifice inférieur de ce canal, elle se réfléchit et se dirige horizontalement en avant entre la voûte et la muqueuse palatines; très sinueuse, elle trace de profondes gouttières sur le palais osseux. Sa branche principale chemine dans la gouttière osseuse qui longe le bord alvéolaire, jusqu'au conduit palatin antérieur dans lequel elle envoie un rameau (rameau nasal), qui s'anastomose avec la terminaison de la sphéno-palatine (artère de la cloison); elle donne des rameaux gingivaux et alvéolaires. Peu après son origine, avant de s'engager dans le conduit palatin postérieur, la palatine supérieure fournit des *rameaux staphylins*, qui pénètrent par les conduits palatins accessoires et se distribuent aux muscles, à la muqueuse, et à l'épaisse couche glandulaire de la voûte du palais (voy. t. IV, fig. 39), jusqu'à l'orifice de la trompe.

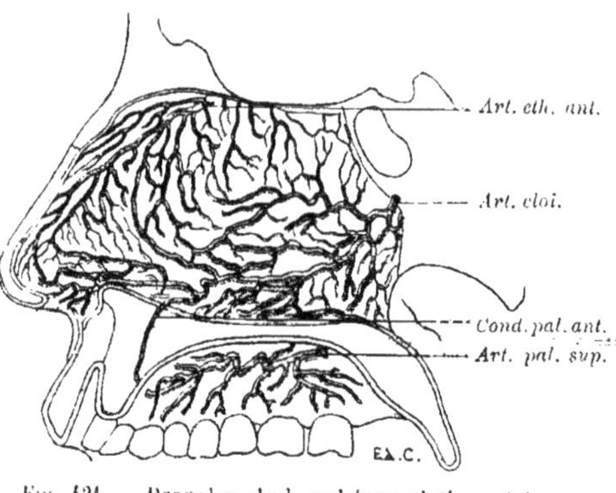

FIG. 421. — Branches de la sphéno-palatine, cloison des fosses nasales.

Artère ptérygo-palatine (pharyngienne supérieure). — Encore plus grêle que la vidienne, à côté de laquelle elle prend origine (fig. 420), elle se porte en arrière, traverse le conduit ptérygo-palatin, et se ramifie dans la muqueuse de la voûte en s'anastomosant avec la vidienne.

Artère sphéno-palatine. — Au trou sphéno-palatin, la maxillaire interne, très réduite de volume, prend le nom de sphéno-palatine et pénètre dans la fosse nasale correspondante. Parfois, elle se divise avant ou au moment de passer dans le trou sphéno-palatin; il y a alors deux et quelquefois trois artères sphéno-palatines. A l'extrémité postérieure du méat supérieur, la sphéno-palatine se divise en deux branches :

1° L'une, *interne, artère de la cloison*, descend obliquement en avant et vient pénétrer dans le conduit palatin antérieur, où elle s'anastomose avec la palatine supérieure ; — l'autre, *externe, artère des cornets et des méats*, donne successivement trois rameaux, qui suivent horizontalement les cornets, et s'épuisent dans la muqueuse qui les recouvre. — Le réseau vasculaire de la pituitaire, très riche, sera étudié avec cette membrane.

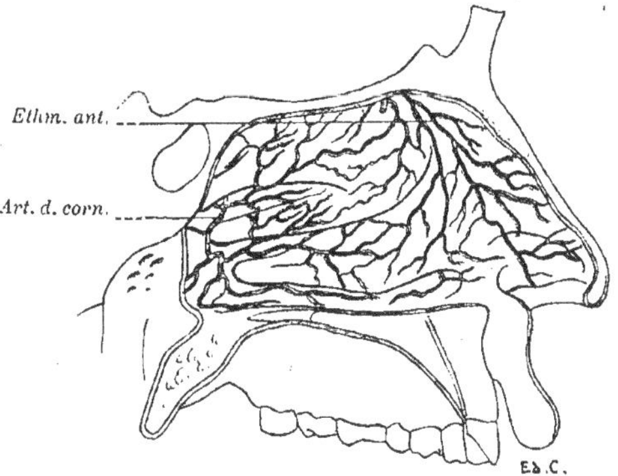

Fig. 422. — Branches de la sphéno-palatine, paroi externe des fosses nasales.

Résumé de la distribution de la maxillaire interne. — Avec Cruveilhier, on peut résumer la distribution de la maxillaire interne de la façon suivante. Elle fournit :

1° Aux organes de la mastication (maxillaires, dents, muscles), les artères *dentaire inférieure, alvéolaire, sous-orbitaire, massétérine, temporales et ptérygoïdiennes;*

2° Aux organes de la déglutition (voûte palatine, voile du palais, pharynx), les artères *palatine supérieure, vidienne, ptérygo-palatine*;

3° Aux fosses nasales (olfaction), la *sphéno-palatine* et des rameaux de la *sous-orbitaire ;*

4° A l'oreille (caisse du tympan), l'*artère tympanique;*

5° A la face, les artères *buccale, sous-orbitaire, mentonnière* (de la dentaire inférieure);

6° Aux os du crâne et à la dure-mère, la *méningée moyenne* et la *petite méningée*.

Variétés. — *Tronc.* — L'artère maxillaire interne peut être très réduite et ne donner que la méningée moyenne, les autres branches étant fournies par les artères avec lesquelles s'anastomose la maxillaire interne.

Branches anormales. — La maxillaire interne peut fournir anormalement la branche terminale postérieure de la temporale superficielle (Haller), la transverse de la face, une artère linguale accessoire. Quain l'a vue donner deux troncs volumineux, qui pénétraient dans le crâne par les trous ovale et petit rond et remplaçaient la carotide interne absente. Hyrtl a signalé, comme branche anormale de la maxillaire interne, une artère méningée accessoire, qui pénétrait dans la caisse du tympan, s'engageait ensuite dans l'aqueduc de Fallope et débouchait dans le crâne par le conduit auditif interne.

Variétés des branches. — Les variétés des branches de la maxillaire interne sont fréquentes. Je ne signalerai que les principales. La *méningée moyenne* peut donner : l'artère temporale profonde postérieure, l'ophtalmique (Krause), ou une des branches de cette artère. — Hyrtl et Barkow l'ont vue fournir des rameaux perforants volumineux.

Voy. Rocher, Anomalies de l'artère méningée. *Journ. de méd. de Bordeaux*, t. XXX, p. 31.

L'artère temporale *profonde antérieure* peut donner la lacrymale, qui pénètre dans l'orbite par la fente sphénoïdale ou le canal zygomatico-temporal. — On a signalé l'absence de la plupart des branches de la maxillaire interne et leur suppléance par les artères voisines.

Voy. sur les anomalies de la maxillaire interne : Delitzin, Arteria maxillaris communis. *Arch. f. Anat. u. Entwick.*, 1890, p. 3 et 4.

Artère temporale superficielle. — (A. temporalis superficialis). — Branche de bifurcation externe et superficielle de la carotide externe, l'artère temporale superficielle se distribue à la moitié supérieure de la face et à la partie antéro-latérale du cuir chevelu. — Née au niveau du col du condyle, elle monte verticalement au-devant du tragus, croise l'apophyse zygomatique et, à 3 ou 4 centimètres au-dessus de cette dernière, se divise en deux branches terminales.

Rapports. — Au-dessous de l'apophyse zygomatique, l'artère temporale superficielle est située dans l'épaisseur de la parotide. Elle répond à ce niveau : *en avant*, au col du condyle et à la partie postérieure de l'articulation temporo-maxillaire; *en arrière*, au conduit auditif externe. Au-dessus de l'apophyse zygomatique, elle devient sous-cutanée et repose sur l'aponévrose temporale, qui la sépare du muscle temporal. Elle est recouverte par le muscle auriculaire antérieur, l'aponévrose épicrânienne et les téguments à travers lesquels on la voit, d'autant plus flexueuse que le sujet est d'un âge plus avancé.

L'artère temporale superficielle est accompagnée par une veine et par le nerf auriculo-temporal. Ordinairement, on trouve échelonnés, d'avant en arrière, l'artère, la veine et le nerf. Ces trois organes sont contenus, en regard du tragus, dans une gaine celluleuse très dense, qui rend leur séparation difficile.

Branches collatérales. — La temporale superficielle fournit de nombreuses collatérales. On les distingue en *antérieures* ou *faciales*, *postérieures* ou *auriculaires* et *interne* ou *temporale moyenne*.

1) Les branches *antérieures*, pour la plupart assez grêles, se distribuent à l'articulation temporo-maxillaire et au masséter; les massétérines, ordinairement au nombre de deux, s'anastomosent avec l'artère massétérine, branche de la maxillaire interne.

Deux des branches antérieures de la temporale méritent une mention spéciale : ce sont l'*artère transversale* de la face et l'artère *zygomato-orbitaire*.

L'*artère transversale de la face* (*a. facialis transversa posterior*) naît un peu au-dessous de l'arcade zygomatique; elle se dirige directement en avant, chemine sur la face externe du masséter, au-dessous de l'arcade zygomatique, parallèle et sus-jacente au canal de Sténon, et arrive ainsi sur le buccinateur, au niveau duquel elle se termine. Elle fournit de nombreux rameaux à la parotide, au canal de Sténon, au masséter, au grand et au petit zygomatique, à l'élévateur de la lèvre supérieure, au canin, à la partie inférieure de l'orbiculaire, au buccinateur et aux téguments de la joue. Elle s'anastomose avec les branches postérieures de la faciale et avec les artères buccale, alvéolaire et sous-orbitaire, branches de la maxillaire interne.

L'*artère zygomato-orbitaire* (*R. supra-orbitalis, A. temporalis ant. de Tiedemann*) suit le bord supérieur de l'apophyse zygomatique, logée dans un dédoublement de l'aponévrose temporale, et se distribue à la partie interne de l'orbiculaire des paupières, où elle s'anastomose avec les palpébrales de l'ophtalmique.

2°) Les branches *postérieures*, au nombre de quatre ou cinq, se distribuent aux muscles auriculaires antérieur et supérieur et au pavillon de l'oreille.

3°) La *branche interne*, ou *artère temporale moyenne*, naît du tronc de la temporale immédiatement au-dessus ou au-dessous de l'arcade zygomatique; elle traverse l'aponévrose, puis pénètre dans l'épaisseur du muscle temporal, auquel elle se distribue en s'anastomosant avec les deux artères temporales profondes, branches de la maxillaire interne.

D'après Barkow (*Die Blutgefæsse*, Taf. XV, fig. 4), la temporale moyenne traverserait le muscle temporal et se diviserait au-dessous de lui en deux branches divergentes. Ces deux branches suivent, l'une la partie antérieure, l'autre la partie postérieure de la ligne courbe temporale inférieure et s'anastomosent à la partie moyenne de celle-ci, formant ainsi un arc vasculaire qui longe les insertions supérieures du muscle temporal.

Branches terminales. — Les deux branches terminales de la temporale superficielle se séparent à 3 ou 4 cm. de l'arcade zygomatique. L'une se porte en avant, c'est la branche *antérieure* ou *frontale*; l'autre continue à monter verticalement, prolongeant en haut le tronc primitif, c'est la branche *postérieure* ou *verticale*. Les branches terminales de la temporale cheminent dans le tissu cellulaire sous-cutané; elles soulèvent les téguments, à travers lesquels il est facile de suivre leurs flexuosités, sur les sujets artério-scléreux et maigres.

La branche *antérieure* ou *frontale* se divise en un grand nombre de rameaux; les uns se portent en haut et en avant, se distribuent à la peau du front et au muscle frontal et s'anastomosent avec la sus-orbitaire; les autres se portent en bas, pénètrent dans la paupière supérieure et s'anastomosent avec la palpébrale supérieure.

La branche *postérieure* ou *pariétale* se divise : en rameaux antérieurs, qui s'anastomosent avec les rameaux de la branche précédente; rameaux supérieurs, qui montent jusqu'au niveau de la suture sagittale et s'anastomosent avec ceux du côté opposé, et rameaux postérieurs, qui s'anastomosent avec les artères auriculaires postérieure et occipitale. Tous ces rameaux se distribuent aux téguments, à l'aponévrose épicrânienne, au muscle auriculaire supérieur et à l'aponévrose temporale, que quelques-uns traversent pour s'anastomoser avec les artères temporales moyenne et profonde.

Variétés. — Le calibre de l'artère temporale superficielle peut être très réduit. Cette artère est alors suppléée par les artères temporales profondes ou par l'occipitale, la sus-orbitaire et la lacrymale. — La bifurcation de la carotide externe peut se faire très bas, au niveau de la partie moyenne de la branche du maxillaire : la temp. a alors un long trajet parotidien. — La *transversale de la face* peut acquérir un volume considérable et suppléer la sous-orbitaire, la buccale, la faciale, les coronaires. — Il n'est pas rare de la voir naître d'une autre branche de la carotide comme l'auriculaire postérieure, de la faciale, ou même se détacher directement du tronc de la carotide externe. Elle peut être suppléée par des rameaux de la buccale, de la sous-orbitaire, branches de la maxillaire interne avec lesquelles elle s'anastomose.

Voy. : Grote, Die Varietäten der Arteria temporalis. *München. med. Wochenschr.*, Jahr. 47, n° 21, p. 233.

CAROTIDE INTERNE

Syn. : Carotis interna s. cerebralis

Branche de bifurcation de la carotide primitive (fig. 412), la carotide interne s'étend du bord supérieur du cartilage thyroïde à l'apophyse clinoïde antérieure, au niveau de laquelle elle se divise en quatre branches terminales : *cérébrale antérieure*, *cérébrale moyenne*, *choroïdienne antérieure et com-*

municante postérieure (fig. 432). Elle se distribue à la partie antérieure du cerveau, à l'œil et à ses dépendances.

Chez l'adulte, son volume est égal ou légèrement supérieur à celui de la carotide externe; chez l'enfant et surtout chez le fœtus, le volume de la carotide interne l'emporte toujours sur celui de la carotide externe. On admet généralement que les deux carotides internes sont sensiblement égales. Cependant, d'après Agle (*Medico-chirurg. Transact.*, 1871, p. 279), la carotide gauche serait un peu plus volumineuse que la droite; le même auteur aurait également remarqué que, chez les gauchers, la carotide droite est aussi volumineuse, ou même plus volumineuse, que la gauche.

La carotide interne, d'abord située en dehors de la carotide externe, se dirige en haut et un peu en dedans, croisant, par conséquent, à angle aigu la carotide externe qui a une direction inverse. Elle arrive ainsi sous la parotide, redevient verticale et monte le long du pharynx jusqu'au niveau de l'orifice inférieur du canal carotidien. Là, d'abord verticale comme le conduit lui-même, elle devient ensuite horizontale et transversale ou plus exactement oblique en avant et en dedans; elle arrive ainsi sur les parties latérales de la selle turcique et pénètre dans le sinus caverneux, dans lequel elle chemine d'arrière en avant et de bas en haut, en décrivant une double courbe en *S* italique, dont les courbures sont d'autant plus accentuées que l'âge du sujet est plus avancé; parvenue au niveau de l'apophyse clinoïde antérieure, elle se relève, devient verticale et perfore la dure-mère. Elle donne alors sa seule collatérale importante, l'artère ophtalmique et se divise presque aussitôt en quatre branches terminales.

La carotide interne décrit de nombreuses flexuosités : sans parler de celles que lui impose son trajet à travers le canal carotidien et de sa double courbure en *S* dans le sinus caverneux, elle présente deux ou trois incurvations avant de pénétrer dans le crâne; celles-ci sont parfois assez accentuées pour faire saillie du côté du pharynx.

Rapports. — Étudiée au point de vue de ses rapports, la carotide interne présente trois portions principales : une portion cervicale, une portion intrapétreuse et une portion intra-crânienne.

Portion cervicale (fig. 415). — Au cou, la carotide interne chemine d'abord, comme la carotide externe, au-dessous du digastrique, dans la partie supérieure de la région carotidienne; elle s'engage ensuite sous le digastrique et les autres muscles styliens et chemine alors dans l'espace sous-parotidien postérieur. — Au-dessous du digastrique, ses rapports généraux se rapprochent de ceux de la carotide externe; je ne fais que les indiquer brièvement. Presque superficielle, elle répond, *en dehors*, au bord antérieur du sterno-cléido-mastoïdien, à l'aponévrose superficielle, au peaucier et à la peau. — *En dedans*, elle est contiguë à la paroi du pharynx. — *En avant*, elle est en contact avec la partie initiale de la carotide externe. — *En arrière*, elle répond aux apophyses transverses des vertèbres cervicales, doublées par le droit antérieur et le long du cou. La jugulaire interne longe sa paroi externe.

Au-dessus du digastrique et du stylo-hyoïdien, l'artère chemine dans l'espace sous-parotidien postérieur. Cet espace est limité : *en arrière*, par les apophyses transverses de la colonne cervicale ; — *en avant*, par le prolongement pharyngien de la parotide et par une cloison fibreuse qui prolonge en dedans le plan des muscles styliens et comble l'espace triangulaire entre le stylo-pharyngien et la paroi latérale du pharynx ; — *en dedans*, par la paroi du pharynx; enfin, *en dehors*, l'espace n'a pas de limites bien nettes; il se prolonge entre le plan stylien et les apophyses transverses de la colonne cervicale, jusqu'à la face profonde du sterno-cléido-mastoïdien. *En haut*, l'espace sous-parotidien postérieur est surplombé par la base du crâne, percée de nombreux orifices qui livrent passage aux organes vasculaires et nerveux contenus dans cet espace ; *en bas*, il communique largement avec la région carotidienne.

La carotide interne est en rapport plus ou moins direct avec les différentes parois de cet espace. Elle est en contact immédiat avec le prolongement pharyngien de la parotide et avec la paroi du pharynx; nous avons dit que ses flexuosités pouvaient repousser cette paroi. En revanche, les rapports de la carotide interne avec l'amygdale sont loin d'être aussi immédiats que l'enseignent les classiques. L'amygdale est en effet placée en regard, non pas de l'espace sous-parotidien postérieur, mais de l'espace sous-parotidien antérieur, et dans les cas moyens, 2 cm. environ la séparent de la carotide interne (voy. pour les détails et la bibliographie, rapports de l'amygdale, t. IV, p. 128).

Enfin, la carotide interne est encore en rapport avec les autres organes contenus dans l'espace sous-parotidien postérieur.

La jugulaire interne, à sa sortie du trou déchiré postérieur, est d'abord placée en arrière de la carotide, puis elle se porte en bas et un peu en dehors et vient s'accoler à la partie externe de l'artère. — *Le spinal* se porte en bas et en dehors, croise la face postérieure de la jugulaire interne et ne présente point de rapports immédiats avec la carotide interne. — Le *pneumogastrique*, au contraire, vient, dès sa sortie du crâne, se placer dans l'angle dièdre ouvert en arrière que forment en s'accolant la carotide et la jugulaire et descend ensuite parallèlement à la direction de ces vaisseaux. — Le *glosso-pharyngien*, d'abord situé en arrière de la carotide, croise plus bas sa face externe, lorsqu'il change de direction pour se porter sur les parties latérales du pharynx et de la base de la langue. — Le *grand hypoglosse*, au moment où il sort du trou condylien antérieur, est situé en arrière et en dedans de la carotide interne ; il croise ensuite très obliquement la face postérieure du vaisseau, sans être en contact immédiat avec lui, et se porte en bas et en dehors pour aller contourner la carotide externe, immédiatement au-dessous de l'origine de l'occipitale. — Le *ganglion cervical supérieur* est situé en arrière et en dedans de la carotide interne, à la hauteur des deuxième et troisième vertèbres cervicales. Son rameau jugulaire (tronc commun des rameaux anastomotiques pour IX et X) et ses rameaux communicants pour les premières paires cervicales croisent la face postérieure de l'artère. Les rameaux pharyngiens du ganglion croisent la face interne de la carotide, le long de laquelle descend verticalement le nerf cardiaque supérieur. Enfin le rameau carotidien s'applique à l'artère et pénètre avec elle dans le canal intra-pétreux, où il se divise en plusieurs branches qui forment le plexus carotidien. — Enfin, la carotide interne est encore en rapport dans l'espace sous-parotidien postérieur avec de nombreux *ganglions lymphatiques*.

Portion intra-pétreuse. — Dans sa portion intra-pétreuse, la carotide interne chemine dans le canal carotidien. Elle est séparée des parois de ce dernier par le plexus sympathique qui l'accompagne et par un plexus veineux. Dans la portion verticale du canal carotidien, elle répond, par l'intermédiaire des parois de ce conduit : *en avant*, à la paroi postérieure de la portion osseuse de la trompe d'Eustache et du conduit du muscle du marteau qui la croisent perpendiculairement; *en arrière* au limaçon; *en dehors*, à la jonction de la paroi antérieure ou tubaire de la caisse du tympan et de sa paroi interne ou labyrinthique.

Dans la portion horizontale du canal carotidien, la carotide interne est en rapport : *en bas*, avec la paroi inférieure de ce canal, complétée en dedans par les trousseaux fibreux qui obturent le trou déchiré antérieur; *en haut*, avec la paroi supérieure du canal, complétée en dedans par la dure-mère et quelquefois par une lamelle osseuse qui se détache du sphénoïde (lingula). La face antérieure de la carotide est croisée, à ce niveau, par le tronc qui résulte de la fusion du grand nerf pétreux superficiel et du grand nerf pétreux profond. Ce tronc, après avoir reçu un filet sympathique du plexus carotidien, prend le nom de nerf vidien, s'engage sous l'artère et sort du crâne par le trou déchiré antérieur.

Portion crânienne. — La carotide interne est d'abord contenue dans le sinus caverneux. Dans le sinus, la carotide occupe la partie moyenne de ce conduit. Sa face *supérieure* est fixée à la paroi durale du sinus par de solides adhérences. Sa face *inférieure* donne attache au ligament carotidien, qui va s'insérer sur l'extrémité postérieure de la gouttière carotidienne du corps du sphénoïde et sur le feuillet profond de la cavité durale du ganglion de Gasser (voy. Trolard, *Journal de l'anatomie*, 1890, n° 5). La face *interne* de la carotide est en rapport avec la portion vasculaire du corps pituitaire, sur la face externe duquel elle creuse parfois une gouttière. Sa face *externe* est croisée, de haut en bas, par le moteur oculaire commun, le pathétique, le moteur oculaire externe et l'ophtalmique. Le moteur oculaire externe est ordinairement libre dans l'intérieur du sinus; les autres troncs nerveux (ophtalmique, mot. oc. com., pathét.) sont inclus dans l'épaisseur de la paroi externe du sinus.

A sa sortie du sinus, l'artère croise la face externe du nerf optique et, après avoir traversé l'arachnoïde qui lui forme une gaine complète, elle se divise, au niveau de l'extrémité interne de la scissure de Sylvius, en ses quatre branches terminales.

Branches collatérales. — Dans sa portion cervicale, la carotide interne ne donne pas, normalement, de branches collatérales; très exceptionnellement, elle peut donner une pharyngienne ou une occipitale. — Dans sa portion intra-pétreuse, la carotide interne fournit quelques rameaux peu importants qui se distribuent au périoste du canal, et une artériole un peu plus volumineuse, *rameau carotico-tympanique*, qui pénètre dans le canal de ce nom et se ramifie dans la muqueuse de la paroi inférieure de la caisse du tympan.

Dans sa portion *intra-crânienne*, la carotide interne fournit : *un rameau anastomotique pour l'artère vidienne*, rameau qui sort du crâne avec le nerf vidien; un *rameau anastomotique pour l'artère méningée moyenne*, et des ramuscules très grêles pour la dure-mère, le ganglion de Gasser, et les nerfs qui cheminent dans le plexus caverneux. La seule collatérale importante est l'artère ophtalmique.

Variétés de la carotide interne. — L'absence de la carotide interne a été notée par Todd (1787). Sans disparaître entièrement, cette artère peut être très petite, plus petite même que la vertébrale correspondante. — Les variations de longueur tiennent, comme pour la carotide externe, à la bifurcation tardive ou prématurée de la carotide primitive. — La carotide interne peut fournir anormalement certaines branches de la carotide externe : artères pharyngienne ascendante, linguale, transverse de la face; on a également signalé d'autres branches surnuméraires, comme une artère méningée accessoire, une branche anastomotique pour l'artère basilaire, une autre pour les sinus sphénoïdaux. — Il existe de nombreuses variétés dans la disposition et la distribution de ses branches terminales (voy. tome III, p. 693).

ARTÈRE OPHTALMIQUE

L'artère ophtalmique, qui distribue ses nombreuses branches à l'œil et aux annexes de l'œil, naît de la carotide interne dans le crâne, sort avec le nerf optique par le canal osseux de ce nerf, traverse l'orbite et se termine dans les paupières, le front et le nez.

Elle se détache de la carotide, au moment où celle-ci émerge de la paroi supérieure du sinus caverneux.

Direction, trajet. — Elle se dirige horizontalement en avant et un peu en dehors, vers le trou ou canal optique avec le nerf optique, au-dessous duquel elle est alors placée, et pénètre dans l'orbite. Là, elle contourne le nerf, passe en dehors de lui, puis au-dessus et, continuant son trajet oblique en avant et en dedans, vient atteindre l'angle interne de l'orbite où elle se termine.

Rapports. — Dans le crâne, elle est en dehors du nerf optique; — dans le canal optique, l'artère est au-dessous et en dehors du nerf, incluse avec lui dans le prolongement orbitaire de la dure-mère; — dans l'orbite, elle est d'abord en dehors, puis au-dessus, et enfin en dedans du nerf optique. L'artère opht. est en rapport avec le ganglion ophtalmique. Ce ganglion répond, en général, au point où l'artère va croiser le nerf optique pour passer sur sa face supérieure. Le plexus sympathique qui entoure l'artère envoie constamment de petits rameaux au ganglion (racines sympathiques du ganglion). Le nerf lacrymal et le muscle droit externe sont en dehors de l'artère. — Au-dessus du nerf optique, l'artère passe sous le droit supérieur et le releveur de la paupière, qui la séparent du nerf frontal. Le nerf nasal, placé au côté interne de l'artère, affecte avec elle des rapports plus immédiats; il peut être considéré comme son nerf satellite. — En dedans du nerf optique, l'artère longe l'interstice du muscle droit interne et du grand oblique, arrive au-dessous de la poulie du grand oblique, sort alors de l'orbite avec la racine inférieure de la veine ophtalmique (Festal), et se termine en s'anastomosant avec la faciale.

Dans tout ce trajet, l'artère ophtalmique est accompagnée par une veine volumineuse, la veine ophtalmique, qui placée en dehors sur un plan inférieur, aussi souvent sous-jacente au nerf optique que sus-jacente, sort de l'orbite par la fente sphénoïdale.

Branches collatérales. — Dans son trajet orbitaire, le long de la courbure *en bayonnette* qu'elle décrit au-dessus du nerf optique, l'artère ophtalmique donne un grand nombre de branches collatérales.

Artère centrale de la rétine. — C'est la première branche qui se détache du tronc de l'ophtalmique après son entrée dans l'orbite. Nos classiques la font naître en aval de l'artère lacrymale, mais Meyer, dans un important mémoire sur cette artère (*Morphologisches Jahrbuch.*, 1887, p. 414) a montré que la première branche de l'artère ophtalmique était la centrale de la rétine. Courte et grêle, elle est d'abord appliquée au nerf optique par la gaine dure-

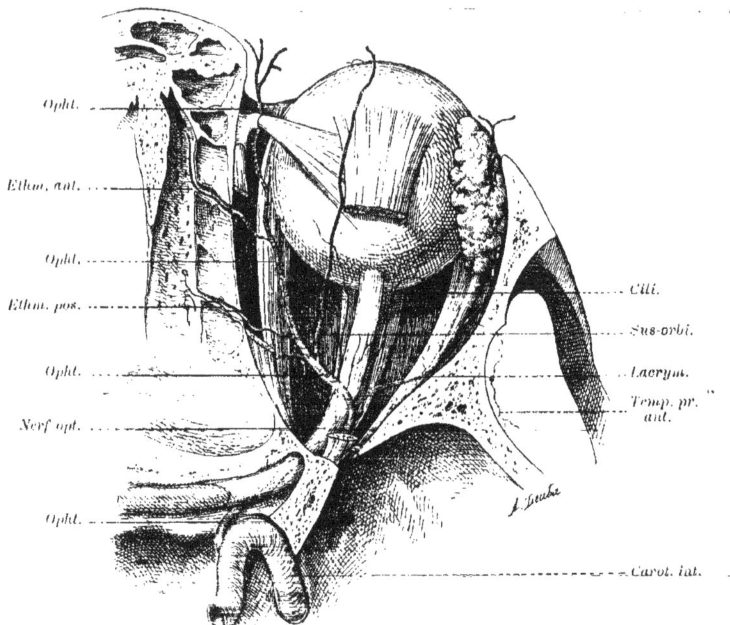

Fig. 423. — Artère ophtalmique.
(L'injection à base de glycérine n'a pas rempli les vaisseaux.)

mérienne; puis à 15 mm. environ du globe oculaire, elle plonge dans l'épaisseur du nerf optique et chemine au centre de ce nerf, accompagnée par un petit rameau nerveux (nerf de Tiedemann) vers le globe oculaire. Au moment où le nerf s'épanouit dans la rétine, l'artère centrale se divise en deux branches principales, l'une descendante, l'autre ascendante, qui rayonnent, se ramifient et s'anastomosent, formant, sous la face profonde de la rétine, un réseau à mailles serrées. L'artère centrale donne au nerf optique un grand nombre de ramifications très ténues.

Chez le fœtus, l'artère centrale donne une branche antéro-postérieure qui traverse le corps vitré d'arrière en avant et va se terminer dans la membrane pupillaire; ce rameau s'atrophie et disparaît avec cette dernière.

Artère lacrymale. — Volumineuse, elle naît du tronc de l'ophtalmique peu après son entrée dans l'orbite, au niveau de la face externe du nerf optique. Dès son origine, elle se porte en dehors, accompagnée par le nerf lacrymal, s'applique à la paroi externe de l'orbite et suit le bord supérieur du muscle droit externe jusqu'à la glande lacrymale, qu'elle traverse en lui donnant de nombreux rameaux. Au sortir de la glande, elle est très réduite de volume et envoie ses branches terminales dans la paupière supérieure.

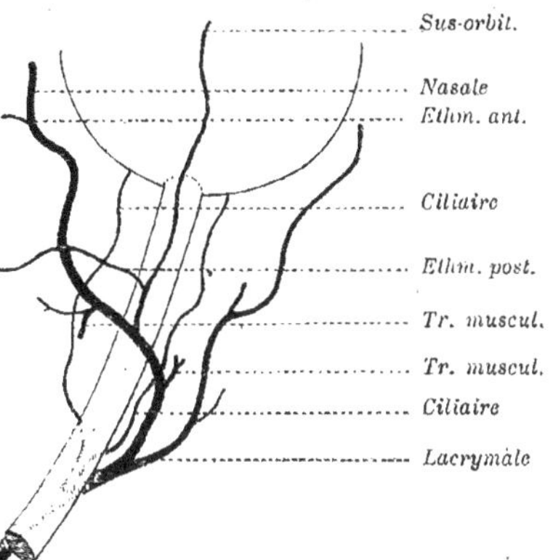

FIG. 424. — Schéma des branches de l'ophtalmique.

La veine lacrymale accompagne l'artère qui est parfois très flexueuse; située en dedans de l'artère, elle en partage la distribution, sans que les deux réseaux soient calqués l'un sur l'autre (Festal).

Branches collatérales. — L'artère lacrymale donne des rameaux au périoste et aux muscles droit externe et releveur. Un de ses rameaux, très grêle, traverse la fente sphénoïdale et s'anastomose avec la méningée moyenne (*petite artère méningienne* de Cruveilhier). Un autre traverse la paroi externe de l'orbite dans un canal osseux du malaire (*rameau malaire*), donne des rameaux osseux et s'anastomose avec la temporale profonde antérieure et la transversale de la face.

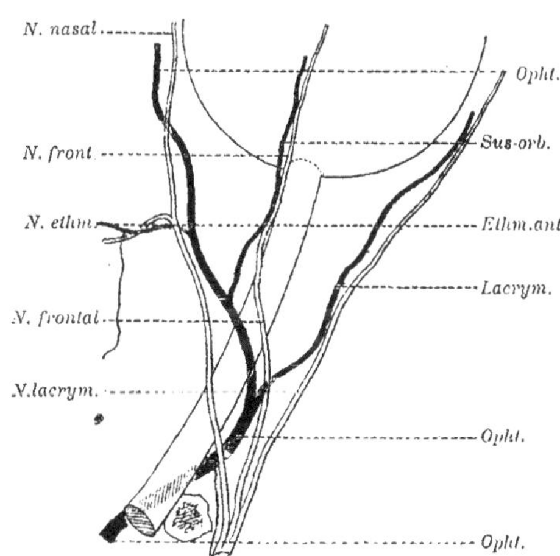

FIG. 425. — Rapports des branches artérielles de l'ophtalmique avec les nerfs.

Branches terminales. — Très grêles, elles vont dans la paupière supérieure, où elles s'anastomosent avec la palpébrale supérieure, la sus-orbitaire et la temporale superficielle.

Artère sus-orbitaire ou frontale externe. — Elle naît du tronc de l'ophtalmique au moment où ce tronc contourne la face supérieure du nerf optique. Elle se dirige en haut, puis horizontalement en avant entre le périoste de la voûte orbitaire et le releveur de la paupière supérieure; dans son trajet, elle est en dehors du nerf nasal et est longée en dedans par le nerf sus-orbitaire. Elle sort de l'orbite avec ce nerf, par l'échancrure sourcilière (quelquefois le trou sourcilier), et se divise en trois branches terminales. Dans tout son trajet, elle fournit des rameaux périostiques et un ramuscule au nerf sus-orbitaire, des rameaux musculaires au droit supérieur et au releveur, et un rameau diploïque qui s'en détache au moment où elle passe dans l'échancrure sus-orbitaire.

Branches terminales. — Le plus souvent, elles sont au nombre de trois : une *branche palpébrale* qui descend dans la paupière supérieure, s'anastomose avec une branche de terminaison de l'ophtalmique, et deux *branches frontales*, qui montent en divergeant légèrement, donnent des rameaux superficiels à la peau, et des rameaux profonds au périoste. Ces branches, très longues, atteignent le sommet de la tête et s'anastomosent avec des branches de la temporale superficielle, de l'auriculaire postérieure et de l'occipitale (voy. fig. 414).

Artères ciliaires. — Les artères ciliaires, naissant de l'ophtalmique, peuvent être divisées en *ciliaires longues* et *ciliaires courtes*.

Les *ciliaires longues*, au nombre de deux, l'une interne, l'autre externe, naissent de l'ophtalmique au-dessus du nerf optique, et se portent en avant de chaque côté de ce nerf; longues et flexueuses, elles vont traverser obliquement la sclérotique de chaque côté et à quelque distance du point de pénétration du nerf optique, dans le plan de l'équateur de l'œil.

Elles cheminent, sans se ramifier, entre la sclérotique et la choroïde jusqu'au cercle ciliaire, dans lequel elles se divisent et anastomosent leurs branches pour former le *grand cercle artériel* de l'iris (*artères iriennes* de Chaussier).

Les *ciliaires courtes* naissent en avant des précédentes, par un, deux ou plusieurs troncs, au-dessus et au-dessous du nerf optique; très grêles et très flexueuses, elles se dirigent vers le globe de l'œil, entourant immédiatement le nerf optique. Au voisinage du globe, elles s'épanouissent en une touffe de ramuscules flexueux qui traversent la sclérotique tout autour de l'entrée du nerf optique, se ramifient sur la face externe de la choroïde et se terminent en s'avançant jusqu'aux procès ciliaires. — Leur nombre à l'entrée du nerf optique est de 8 à 10 (Sappey), 15 à 18 (Cruveilhier), 16 (Hyrtl).

Ce système des artères ciliaires est complété par les artères *ciliaires antérieures*, rameaux des artères musculaires ou de la lacrymale, qui rampent entre la sclérotique et la conjonctive et viennent traverser la sclérotique à 2 ou 3 mm. en dehors de la circonférence de la cornée, pour se rendre au muscle ciliaire et au grand cercle de l'iris; on les appelle encore *petites iriennes*.

Suivant Meyer (*loc. cit.*) cette disposition, adoptée par tous les classiques, serait exceptionnelle. Il n'y aurait point d'ordinaire deux variétés d'artères ciliaires, les unes courtes, les autres longues; le plus souvent, on observerait seulement deux troncs, naissant de l'artère ophtalmique, cheminant le long et de chaque côté du nerf optique et se divisant, avant de pénétrer dans le globe de l'œil, en rameaux fins, au nombre de onze en moyenne pour chaque tronc, qui pénètrent irrégulièrement la sclérotique autour du nerf optique. Ces conclusions de Meyer sont basées sur la dissection de trente artères ophtalmiques.

Artères musculaires. — On décrit d'ordinaire deux artères musculaires, l'une supérieure, l'autre inférieure, naissant isolément; or, le plus souvent, ces artères naissent d'un tronc commun. Ce tronc naît de l'artère ophtalmique au moment où celle-ci contourne la face inférieure du nerf optique. Il se dirige immédiatement en bas et en avant et se divise presque aussitôt en deux rameaux ; l'un, constant, se porte en bas vers les muscles droit inférieur, droit externe et petit oblique; l'autre, inconstant et plus petit, se rend aux muscles droit supérieur, droit interne, grand oblique et releveur. — Le rameau inférieur donne souvent des artères ciliaires. — La lacrymale et la sus-orbitaire donnent aussi de fins ramuscules aux muscles de l'œil.

Artères ethmoïdales. — Les artères ethmoïdales sont au nombre de deux, l'une antérieure, l'autre postérieure. Leur volume est en rapport inverse. Elles peuvent naître par un tronc commun ; ce tronc est alors celui de l'ethmoïdale antérieure et cette artère donne simplement un petit rameau récurrent qui devient l'ethmoïdale postérieure; c'est la disposition que j'ai le plus souvent rencontrée (fig. 426). — D'autres fois, elles naissent isolément par deux rameaux, qui viennent de l'artère ophtalmique ; cependant il n'est pas rare de voir l'ethmoïdale postérieure naître de l'artère sus-orbitaire.

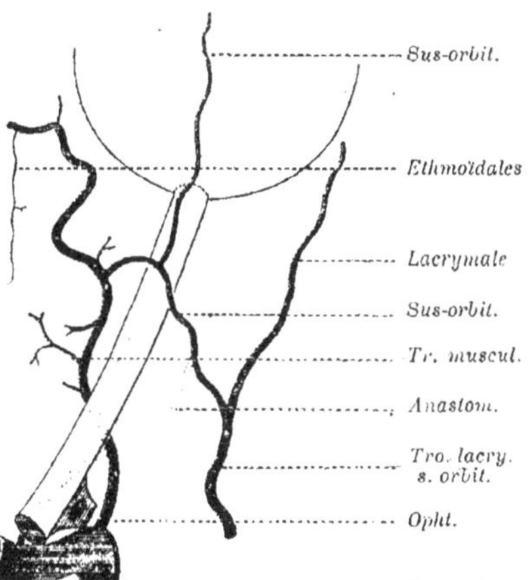

FIG. 426. — L'artère ophtalmique naît par deux branches de la carotide interne; la lacrymale et partie de la sus-orbitaire viennent de la méningée moyenne.

Le tronc des artères ethmoïdales affecte avec le nerf nasal des rapports intimes que j'ai représentés dans le schéma 425.

Chacune des artères ethmoïdales est accompagnée par un filet nerveux qui pénètre avec elle dans des trous ethmoïdaux creusés dans l'angle supérieur et interne de l'orbite ; d'ordinaire, le filet nerveux est en arrière de l'artère; pour l'eth. ant. c'est le filet ethmoïdal du rameau nasal de la branche ophtalmique de Willis, pour l'eth. post. c'est le nerf sphéno-ethmoïdal de Luschka, filet du nasal. Les artères ethmoïdales suivent les canaux ethmoïdaux (voy. Ostéol., t. I, p. 493, fig. 371, 403, 441), entourées par les cellules ethmoïdales. A leur sortie des canaux orbitaires, les artères ethmoïdales, intra-crâniennes, sont appliquées sur la lame criblée de l'ethmoïde et donnent des rameaux au bulbe olfactif, au nerf olfactif et à la dure-mère. Le plus souvent, l'artère ethmoïdale postérieure s'épuise à ce niveau; exceptionnellement, elle est volumineuse et descend dans les fosses nasales par les trous de la lame criblée.

L'artère ethmoïdale antérieure a un trajet plus long. Elle suit le sulcus ethmoidalis (voy. t. I, fig. 403), s'engage dans un orifice de la lame criblée, situé sur les côtés de l'apophyse crista-galli, et arrive dans les fosses nasales. Avant de s'engager dans cet orifice, elle émet une petite artériole méningée qui se perd dans la dure-mère de la région frontale (fig. 432).

Dans les fosses nasales, l'artère ethmoïdale antérieure descend obliquement en bas et en avant sur la face postérieure des os propres du nez (fig. 421 et 422), et concourt à l'irrigation de la portion correspondante de la pituitaire.

A. palpébrale inférieure. — Volumineuse en général, elle naît de l'ophtalmique, au niveau de la poulie du grand oblique, se porte derrière le tendon du muscle orbiculaire, puis se réfléchit et se dirige en dehors, dans l'épaisseur de la paupière inférieure qu'elle suit dans toute sa longueur pour s'anastomoser, vers l'angle externe des paupières, avec les rameaux de la transverse de la face. L'artère palpébrale inférieure forme ainsi sous la paupière, à quelques millimètres au-dessous du bord libre, une arcade palpébrale inférieure ; cette arcade, située immédiatement au-dessous des bulbes ciliaires, entre le cartilage tarse et le muscle orbiculaire, donne des rameaux ascendants pour la peau, l'orbiculaire, les glandes de Meibomius, les glandes ciliaires, la conjonctive, et des rameaux descendants qui se perdent dans le muscle et la peau de la paupière en s'anastomosant avec les rameaux supérieurs de la sous-orbitaire.

A sa sortie de l'orbite, la palpébrale inférieure donne un rameau qui descend dans le canal nasal et se ramifie dans la muqueuse : c'est le rameau du canal nasal.

Artère palpébrale supérieure. — Elle naît presque au même niveau que la palpébrale inférieure, souvent par un tronc commun avec elle, et se porte en bas et en dehors, puis en dehors et en haut, formant dans la paupière supérieure une arcade, l'arcade palpébrale supérieure, dont la terminaison s'anastomose avec les rameaux de la temporale superficielle. Elle chemine entre l'orbiculaire et le cartilage tarse, près du bord libre de celui-ci, et donne, comme l'arcade palpébrale inférieure, des rameaux ascendants et descendants.

Artère frontale interne. — C'est la dernière des branches de l'ophtalmique ; la plupart des auteurs la décrivent comme l'une des branches de la bifurcation terminale de l'ophtalmique. Elle naît un peu en avant de la poulie du grand oblique, se dirige en haut et en dedans, donne à la partie interne de la paupière quelques rameaux qui s'anastomosent avec les branches de la nasale et de la palpébrale supérieure, et se divise, après un court trajet, en deux branches terminales : l'une superficielle, moins volumineuse, se rend aux téguments de la racine du nez; l'autre, profonde, sous-musculaire, se distribue au frontal, au pyramidal, et au périoste crânien.

Branches terminales. — **Artère nasale.** — L'artère nasale est la vraie branche terminale de l'artère ophtalmique ; elle est toujours plus volumineuse que la frontale interne et parfois plus volumineuse que l'ophtalmique elle-même, par le fait de son anastomose à plein canal avec la terminaison de la faciale (fig. 414). Elle continue la direction de l'artère, oblique en bas, en dedans et en avant, et passe au-devant du tendon de l'orbiculaire. De là, elle descend dans l'angle formé par la racine du nez et la paupière inférieure, et, prenant le nom d'*artère angulaire*, s'anastomose avec la faciale par inosculation, de telle sorte qu'il est impossible d'établir une limite précise entre ces deux artères.

Dans son trajet, l'artère nasale donne un rameau qui se rend à la paroi du sac lacrymal et une autre branche plus volumineuse, la *dorsale du nez*, qui descend sur le dos de cet organe et s'anastomose, à sa terminaison, avec l'artériole de l'aile du nez.

Variétés. — *Tronc.* — J'ai vu l'artère ophtalmique passer au-dessous du nerf optique. — Elle peut naître par deux branches de la carotide interne (fig. 404) : l'une passant par le trou optique, l'autre par la fente sphénoïdale. Le rameau venu de la carotide passe par la partie la plus interne de la fente sphénoïdale et va se jeter dans l'artère ophtalmique, immédiatement après son entrée dans l'orbite. D'habitude très grêle, cette branche peut parfois acquérir des proportions considérables et suppléer alors le vrai tronc. S'il y a atrophie de la branche interne, l'artère ophtalmique passe par la fente sphénoïdale; elle est alors située à la partie la plus interne de celle-ci, en dedans de l'anneau de Zinn et de tous les nerfs moteurs. — L'anastomose avec la méningée moyenne peut prendre un développement considérable et suppléer en totalité ou partie l'artère ophtalmique. Il n'est pas rare de voir la lacrymale naître de l'artère méningée moyenne. — L'artère, en contournant la face inférieure du nerf optique, émet un petit rameau qui, passant sur la face inférieure de ce nerf, contourne son bord interne et va se jeter à nouveau dans le tronc de l'ophtalmique, qui a décrit sa courbe sur le nerf optique. Le tronc de l'artère et son anastomose forment donc un véritable cercle autour du nerf. Quelquefois, cette anastomose acquiert des proportions considérables et peut devenir égale au vrai tronc de l'ophtalmique : dans certains cas même, elle est plus volumineuse que lui. Le tronc de l'artère passe alors audessous du nerf optique. Dans ces conditions l'artère sus-orbitaire naît d'un tronc commun avec la lacrymale (Meyer).

Branches. — L'artère lacrymale peut venir de la temporale profonde antérieure par l'anastomose que j'ai signalée et qui passe à travers la paroi osseuse. Plus fréquemment, l'artère lacrymale donne la temporale profonde antérieure. — L'artère lacrymale peut n'être représentée que par un petit filet sans importance qui n'arrive pas jusqu'à la glande; l'artère lacrymale vient alors de la transverse de la face. — Les anomalies des artères sus-orbitaire et nasale sont rares et de peu d'importance; ces artères peuvent être suppléées par des branches de la faciale ou de la transverse de la face.

ARTÈRE SOUS-CLAVIÈRE

Syn. : Subclavia, truncus brachialis; — Schlüsselbein der Unterschlüsselbeinpulsader; portion sous-clavière du tronc brachial de Chaussier.

Limites. — L'artère sous-clavière s'étend du tronc brachio-céphalique à droite, de la crosse de l'aorte à gauche, jusqu'à la partie moyenne de la clavicule, où elle change de nom pour prendre celui d'artère axillaire.

Cette différence d'origine s'explique par l'embryologie (voy. Anomalies de la crosse aortique). La sous-clavière droite se développe aux dépens du quatrième arc aortique droit; elle est, par conséquent, l'homologue de la portion transversale de la crosse aortique qui se développe aux dépens de l'arc correspondant du côté gauche. — Au contraire, la sous-clavière gauche se développe sous forme d'un vaisseau autonome, qui se détache de la crosse elle-même et n'est pas un dérivé des arcs aortiques primitifs. Ce mode de développement explique pourquoi le nerf récurrent du côté droit contourne la sous-clavière droite, alors que le récurrent gauche contourne la crosse aortique. Mais il explique surtout certaines anomalies d'origine de la sous-clavière, que nous avons déjà étudiées.

Longueur. — Différentes par leur origine, les sous-clavières diffèrent encore par leur direction, leur situation, leur calibre et leurs rapports.

[POIRIER.]

La sous-clavière droite est plus courte que celle du côté gauche de toute la longueur du tronc brachio-céphalique.

Direction. — La sous-clavière droite, cervicale dès l'origine, est d'abord très légèrement oblique en haut et en dehors ; elle s'infléchit ensuite sur le sommet du poumon et se dirige en bas et en dehors, vers le milieu de la face inférieure de la clavicule. — Dans son ensemble, elle décrit une courbe de grand rayon, à concavité regardant directement en bas.

La sous-clavière gauche, d'abord thoracique, monte, verticale, jusqu'à la base du cou ; puis, elle s'infléchit sur le dôme pulmonaire, devient transver-

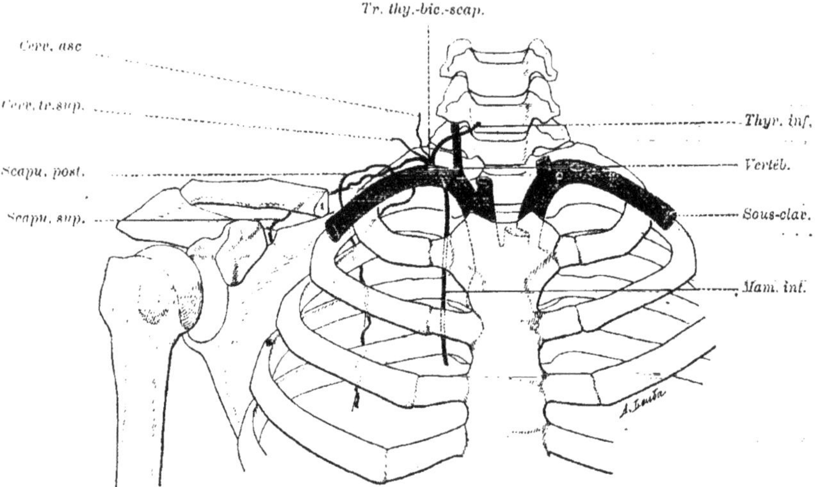

FIG. 427. — Schéma des branches de la sous-clavière.

sale et enfin descend obliquement en dehors. A la courbe de la sous-clavière droite, elle ajoute toute sa portion thoracique verticale.

Situation générale. — Le tronc brachio-céphalique naissant de la crosse de l'aorte sur un plan beaucoup plus antérieur que celui de la sous-clavière gauche (voy. fig. 400), il en résulte que la sous-clavière droite est plus antérieure que la sous-clavière gauche.

Calibre. — La sous-clavière droite est ordinairement un peu plus volumineuse que la sous-clavière gauche. Ces deux artères présentent, au niveau de leur partie moyenne, un rétrécissement ou *isthme* qui a été décrit par Stahel.

Ce rétrécissement est plus ou moins marqué suivant les cas, mais il est ordinairement assez notable. C'est ainsi que, mesurant la surface de section d'une artère sous-clavière gauche, Stahel a trouvé :

En amont de l'isthme.	27 mm.
Au niveau.	15 —
En aval.	20 —

Quelle est la cause de ce rétrécissement? On ne peut admettre qu'il soit déterminé par le passage à travers le défilé des scalènes. Cet isthme a en effet une longueur de 10 mm.

et ses 5 derniers millimètres sont situés en dehors des scalènes. On ne peut guère admettre non plus qu'il soit dû à ce que la sous-clavière donne immédiatement en amont toutes ses collatérales puisque le calibre augmente de nouveau après le rétrécissement. — Stahel explique la formation de cet isthme d'une façon tout à fait particulière. Pour lui il ne s'agirait que d'un cas particulier d'une véritable loi générale : toutes les fois qu'une artère décrit une courbe assez prononcée, il se produit au niveau du point culminant de la courbe une contraction de la veine liquide, contraction déterminée par la force centrifuge ; là où la veine liquide se contracte, le vaisseau devient nécessairement plus étroit.

Rapports. — Au point de vue des rapports on doit diviser la sous-clavière en trois portions : la première située en dedans des scalènes, *pré-scalénique*, la

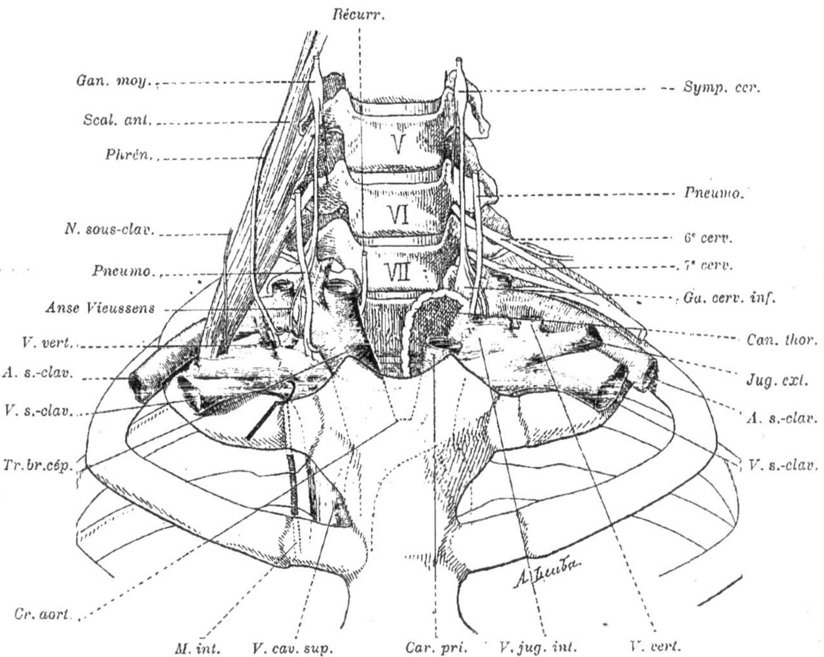

Fig. 428. — Rapports de la sous-clavière (schéma).

deuxième entre les scalènes, *inter-scalénique*, et la troisième en dehors des scalènes, *post-scalénique*.

1re portion. — Les rapports de cette portion pré-scalénique diffèrent pour la sous-clavière droite et pour la sous-clavière gauche.

Sous-clavière droite. — *En avant*, l'artère sous-clavière est recouverte par les plans suivants : peau, tissu cellulaire sous-cutané, peaucier, clavicule et insertions inférieures du sterno-cléido-mastoïdien, du sterno-cléido-hyoïdien et du sterno-thyroïdien. Au-dessous de ces muscles, on trouve le confluent veineux formé par la réunion de la jugulaire interne et de la sous-clavière. Dans la veine sous-clavière, tout près de ce confluent, viennent se jeter les veines jugulaire antérieure, jugulaire externe et vertébrale. Cette dernière descend verticalement jusqu'au confluent ; la jugulaire externe et la jugulaire antérieure, venues la première de la région sus-claviculaire, la deuxième de la région médiane antérieure du cou, abordent la veine sous-clavière après un trajet horizontal, rétro-claviculaire pour la jugulaire externe, rétro-sternal pour la jugulaire antérieure : signalons à ce niveau des ganglions lymphatiques et la grande veine lymphatique. — En arrière de ce plan veineux, trois cordons ner-

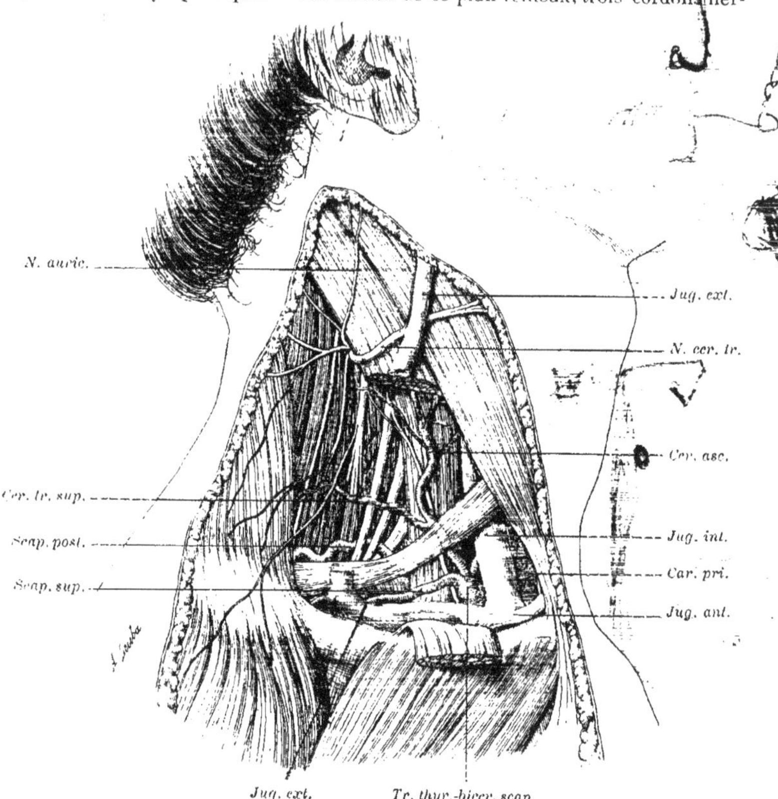

FIG. 429. — Région sus-claviculaire.

veux verticaux croisent la face antérieure de l'artère : en dehors, le phrénique, en dedans le pneumogastrique, entre les deux, un gros rameau sympathique.

Le phrénique croise l'artère immédiatement en dedans de l'origine de la mammaire, avec laquelle il affecte d'étroites connexions ; il envoie à ce niveau un filet récurrent qui croise la face inférieure de l'artère sous-clavière, pour gagner le ganglion cervical inférieur du sympathique, ou une des branches afférentes de ce ganglion. — Le pneumogastrique croise l'artère tout près de son origine et émet à ce niveau le nerf récurrent, dont la courbe embrasse l'artère par sa concavité. — Le sympathique se comporte ordinairement de la

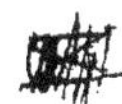

façon suivante : au niveau du disque qui sépare la sixième vertèbre cervicale de la septième, le sympathique cervical se divise en deux troncs ou plus exactement en deux groupes de rameaux : un groupe postérieur qui gagne directement le ganglion cervical inférieur, en passant derrière l'artère; un groupe antérieur qui passe en avant de la sous-clavière, contourne sa face inférieure et gagne, par un trajet récurrent, le bord inférieur du ganglion, formant ainsi une anse (anse de Vieussens). En somme, trois anses nerveuses contournent la face antérieure de l'artère.

En arrière, la sous-clavière droite répond à l'apophyse transverse de la septième cervicale dont elle est séparée par la portion verticale du nerf récurrent, le ganglion cervical inférieur du grand sympathique, la première racine antérieure dorsale et le muscle transverso-pleural.

En bas, la sous-clavière répond à la plèvre ; cette face inférieure est ordinairement croisée par les veines qui correspondent au tronc cervico-intercostal, veines parmi lesquelles se trouve la jugulaire postérieure de Walther, qui gagne la veine sous-clavière.

En haut, elle fait angle avec la carotide primitive et donne la plupart de ses branches qui, comme nous le verrons, naissent en dedans des scalènes.

Sous-clavière gauche. — La première portion de la sous-clavière gauche est beaucoup plus longue que celle de la sous-clavière droite, de toute la longueur de sa portion thoracique. Dans ce trajet intra-thoracique, l'artère sous-clavière répond : *en avant*, à la carotide du même côté, et à l'origine du tronc veineux brachio-céphalique gauche qui la sépare du sternum ; — *en arrière*, elle est en contact presque immédiat avec la colonne dorsale, dont la sépare la partie inférieure du muscle long du cou ; *en dedans*, elle répond à la face latérale gauche de la trachée et surtout de l'œsophage, au nerf récurrent correspondant et à de nombreux ganglions lymphatiques ; — *en dehors*, elle répond à la plèvre médiastine qui la sépare de la face interne du poumon gauche.

Dans son trajet cervical, elle présente les mêmes rapports généraux que la sous-clavière droite. Ici, comme à droite, le phrénique et le sympathique croisent perpendiculairement la face antérieure de cette portion cervicale, mais le pneumogastrique, situé plus en dedans, descend verticalement en avant de la portion thoracique. Ajoutons encore, comme rapport spécial de la sous-clavière gauche, le canal thoracique, dont la crosse enjambe la sous-clavière pour se jeter dans le confluent des veines jugulaire interne gauche et sous-clavière du même côté (voy. fig. 428).

2e portion. — *Entre les scalènes*, la sous-clavière répond : *en avant*, au scalène antérieur, *en bas* à la première côte, excavée en gouttière que limite en avant le tubercule de Lisfranc sur lequel s'insère le scalène antérieur ; *en arrière* et *en haut*, aux cordons du plexus brachial qui séparent l'artère des scalènes moyen et postérieur.

3e portion. — Dans sa troisième portion, l'artère sous-clavière chemine à la base du creux sus-claviculaire : *en haut*, elle est recouverte par les plans suivants : la peau et le tissu cellulaire sous-cutané, dans lequel se trouvent le peaucier, les branches sus-claviculaires du plexus cervical superficiel et la veine jugulaire externe, qui perfore l'aponévrose un peu en arrière du bord postérieur du muscle sterno-cléido-mastoïdien ; au-dessous, l'aponévrose cervicale superficielle, une couche épaisse de graisse, des ganglions lymphatiques et enfin le muscle omo-hyoïdien, prolongé jusqu'à la clavicule par l'aponévrose cervicale moyenne. — *En bas*, l'artère repose sur le premier espace intercostal. — *En avant*, elle répond à la veine sous-clavière et à l'artère sus-scapulaire (rétro-claviculaire) qui la sépare de la clavicule. — *En arrière*, elle est en rapport avec les nerfs du plexus brachial traversés à ce niveau par l'artère scapulaire postérieure.

Branches collatérales. — La sous-clavière donne naissance à neuf branches qui sont : la *vertébrale*, la *thyroïdienne inférieure*, la *cervicale*

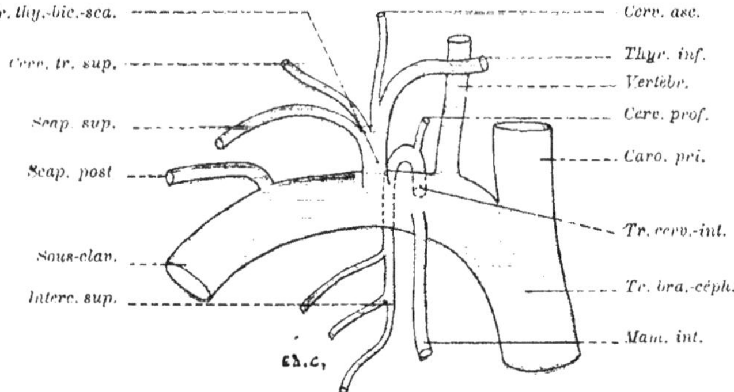

Fig. 430. — Schéma des branches de la sous-clavière.

ascendante, la *cervicale transverse superficielle*, la *scapulaire supérieure*, la *mammaire interne*, la *cervicale profonde*, l'*intercostale supérieure*, la *scapulaire postérieure*.

Quelques-unes de ces artères naissent de la sous-clavière par des troncs communs. Le plus souvent on trouve la disposition indiquée dans le tableau suivant :

— Vertébrale.	
— Tronc thyro-bi-cervico-scapulaire donnant.	thyroïdienne inférieure. cervicale ascendante. cervicale transverse superficielle. scapulaire supérieure.
— Mammaire interne.	
— Tronc cervico-intercostal donnant.	cervicale profonde. intercostale supérieure.

Cette nomenclature est loin d'être universellement acceptée. Certaines des branches que nous regardons comme des branches autonomes sont regardées par d'autres auteurs comme simples rameaux des collatérales de premier ordre de la sous-clavière. Ces auteurs ne décrivent à la sous-clavière que cinq collatérales. Mais, la confusion vient surtout de la multiplicité des dénominations données à chacune des branches de la sous-clavière, et de ce fait qu'un même nom désigne, suivant les auteurs, des artères différentes.

Les branches de la sous-clavière se détachent du tronc dans l'ordre suivant : en premier lieu la vertébrale qui naît de la face supérieure de l'artère ; puis, un peu en dehors de la vertébrale, naissent au même niveau la mammaire interne et le tronc cervico-intercostal, qui se détachent, la première de la face antérieure, le deuxième de la face postérieure de la sous-clavière; enfin à 2 ou 3 mm. plus en dehors, le tronc thyro-bi-cervico scapulaire qui naît de la partie supérieure de la sous-clavière. L'origine de ces quatre collatérales est *en dedans du bord interne du scalène antérieur*, c'est-à-dire sur la première portion de l'artère. La distance qui sépare le point d'émergence de la vertébrale de celui du tronc thyro-bi-cervico-scapulaire ne dépasse pas 25 mm. Beaucoup plus en dehors, au niveau du point où la sous-clavière vient de franchir les scalènes, elle donne sa dernière branche, la scapulaire postérieure.

Variétés. — Les variétés d'origine ont été étudiées avec la crosse de l'aorte, nous n'y reviendrons pas. — Certains rapports anormaux tiennent aux anomalies d'origine et nous les avons indiqués avec ces dernières; d'autres sont liées à l'existence d'une côte surnuméraire; dans ces cas, la sous-clavière passe ordinairement au-dessus de la côte supplémentaire (Adams, Halbertsma). — Les rapports de l'artère avec le scalène antérieur sont des plus variables; elle peut passer en avant de ce muscle (anomalie relativement fréquente) ou entre ses faisceaux (Robert, Quain, Knox, etc.). — Hyrtl, Schwegel ont vu la sous-clavière former autour du scalène antérieur un anneau artériel.

La bifurcation de la sous-clavière est rare. Beck en a décrit un cas remarquable (*Archiv für physiol. Heilkunde*, 1846).

Branches surnuméraires. — La sous-clavière peut fournir anormalement : une racine accessoire pour l'artère vertébrale; — une artère vertébrale accessoire passant par le trou de la septième apophyse transverse; — un vaisseau aberrant qui descend derrière l'artère vertébrale et l'œsophage, et se termine dans les parois de l'aorte thoracique. Ce rameau est intéressant au point de vue morphologique, car il représente la racine droite descendante de l'aorte thoracique, racine qui enjambe la bronche droite, comme sa racine gauche enjambe la bronche gauche (Wood, *Transact. of the pathol. Soc.*, 1859, X, 123); — une artère thyroïdienne inférieure (Arteria thyroïdea ima des Allemands), qui passe en avant de la carotide primitive; — un tronc commun pour les artères thyroïdiennes inférieures droite et gauche (Barclay, S. Burns, *Diseases of the Heart*, 1800, p. 290); — une artère thyroïdienne inférieure accessoire, se distribuant au lobe droit de la glande thyroïde (Alquier-Dubrueil). Il ne faut pas confondre cette dernière avec la « thyroïdea ima » : celle-ci se distribue à la partie moyenne du corps thyroïde, alors que l'artère thyroïdienne accessoire se distribue aux lobes latéraux de la glande. Il peut y avoir de chaque côté une artère thyroïdienne inférieure accessoire et une « thyroïdea ima ». Il en résulte l'existence de huit artères thyroïdiennes; cela se rencontrait dans un cas de Hyrtl sur un sujet qui présentait deux thyroïdiennes supérieures, deux thyroïdiennes inférieures venant de la sous-clavière, deux thyroïdiennes accessoires, deux arteriæ thyroïdeæ imæ : de ces deux dernières, l'une, la gauche, venait de la crosse de l'aorte, l'autre du tronc brachio-céphalique (Hyrtl, *Oesterr. Zeitsch. f. Heilk.*, 1860, § 324); — une artère mammaire interne accessoire; — une fine artère pour le plexus brachial, fréquente d'après Quain; — une artère péricardique (Dieterich); — une artère bronchique, le plus souvent la droite (Turner, *Medico-chirurg. Transact.*, 1862, XXX). Cette anomalie répéterait la disposition normale chez quelques animaux; — la collatérale interne inférieure (Labatt, *London medical Gazette*, 1838, I, 8); — les artères thoracique externe, sous-scapulaire, circonflexe antérieure et postérieure; — une artère aux ganglions de l'aisselle; — l'artère humérale profonde (Zagorsky, *Mémoires de l'Académie des sciences de Saint-Pétersbourg*, 1809, I, 386).

ARTÈRE VERTÉBRALE

Syn. : Arteria vertebralis ; — Wirbelpulsader.

L'artère vertébrale est la première des branches de la sous-clavière. Elle naît, comme nous l'avons dit, à la partie supérieure de la première portion du vaisseau et monte par le canal des apophyses transverses vers la protubérance, le bulbe et la partie postérieure du cerveau et du cervelet.

Dès son origine, elle se porte en haut et en arrière, passe en avant de l'apophyse transverse de la septième vertèbre cervicale, et s'engage dans le canal osseux de l'apophyse transverse de la sixième. Elle monte alors, verticale, et traverse successivement les trous ou canaux des apophyses transverses des cinquième, quatrième, troisième et deuxième cervicales. Arrivée au-dessous de

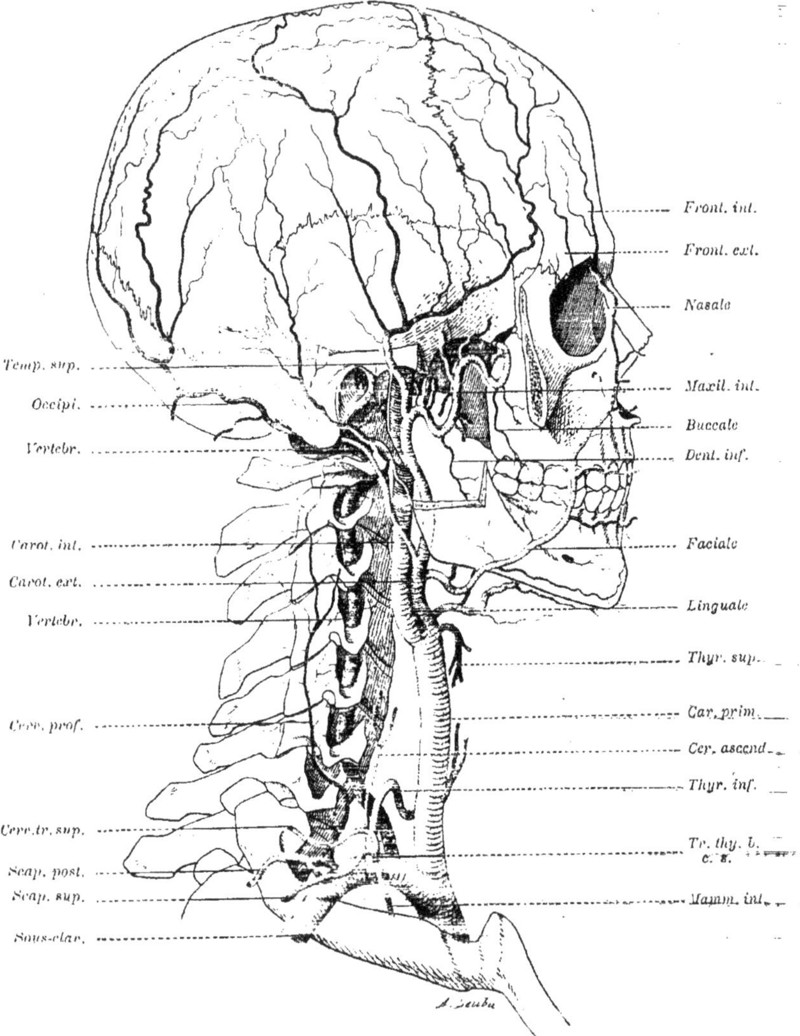

FIG. 431. — Les carotides, la sous-clavière et ses branches.

l'axis, elle se porte très obliquement en haut et en dehors, pour gagner le trou de l'apophyse transverse de l'atlas, situé plus en dehors que les trous sous-jacents ; elle traverse ce conduit osseux, puis décrit une courbe à concavité antérieure qui embrasse la face externe et la face postérieure des masses latérales de l'atlas, sur lesquelles elle creuse une gouttière profonde ; perfore les ligaments atloïdo-occipitaux postérieurs et la dure-mère, entre l'arc postérieur de l'atlas et l'occipital, et pénètre ainsi dans la cavité crânienne. Alors, se portant en haut et en avant, elle contourne la face latérale du bulbe et vient se réunir à la vertébrale du côté opposé, au niveau du sillon qui sépare la protubérance du bulbe, pour former le *tronc basilaire*.

Rapports. — De son origine au trou de la sixième vertèbre cervicale, la vertébrale occupe la partie la plus profonde de la région sus-claviculaire ; à ce niveau, elle répond : *en avant*, à la veine vertébrale, qui passe devant l'artère pour se jeter dans la veine sous-clavière, à la partie antérieure de l'anse de Vieussens et à l'artère thyroïdienne inférieure, qui la croise perpendiculairement; — *en arrière*, elle répond à la terminaison de la veine jugulaire postérieure, au ganglion de Neubauer et à la branche antérieure de la première paire dorsale et de la septième cervicale; — *en dehors*, elle est en rapport avec le muscle transverso-pleural (Sébileau); — *en dedans*, elle répond à la jugulaire interne, à la carotide primitive et au tronc du pneumogastrique, situés sur un plan antérieur et, profondément, au muscle long du cou.

Dans son trajet par le canal mi-osseux, mi-musculaire, que forment les trous des apophyses transverses réunies par les muscles intertransversaires, antérieurs et postérieurs, la vertébrale est entourée d'un plexus veineux (plexus vertébral) et accompagnée d'un tronc nerveux (nerf vertébral de François Franck); elle croise les nerfs cervicaux en passant au-devant d'eux.

Entre l'atlas et l'axis, elle entre en rapport, en arrière, avec le muscle grand oblique. — Entre l'atlas et l'occipital, elle répond en arrière au petit oblique, en avant à la gouttière osseuse de la face postérieure des masses latérales. — Après avoir perforé la dure-mère rachidienne et l'arachnoïde, elle pénètre dans la cavité crânienne et chemine d'abord entre la face interne des masses latérales de l'occipital et a face latérale du bulbe, puis entre la face antérieure du bulbe et la gouttière basilaire.

Au niveau du bord inférieur de la protubérance, elle s'unit à celle du côté opposé pour donner naissance au *tronc basilaire*. Celui-ci, impair et médian, chemine entre la face antérieure de la protubérance et la gouttière basilaire; arrivé au niveau du bord supérieur de la protubérance, il se divise en deux branches terminales, les deux artères cérébrales postérieures.

Branches collatérales. — La vertébrale fournit de nombreuses collatérales. On peut les diviser en trois groupes : branches naissant de sa portion cervicale; branches naissant de sa portion intra-crânienne; branches naissant du tronc basilaire.

Branches naissant de la portion cervicale. — Au niveau du cou, la vertébrale ne fournit que quelques rameaux insignifiants. En passant entre les apophyses transverses, elle émet quatre ou cinq rameaux peu volumineux : ce sont les *rameaux spinaux*, qui pénètrent avec les nerfs rachidiens dans la cavité vertébrale où ils se comportent comme les rameaux spinaux des artère intercostales. La vertébrale cervicale fournit encore quelques rameaux musculaires, de nombre et de volume très variables, qui se distribuent aux muscles prévertébraux, aux muscles spinaux et aux muscles intertransversaires. Enfin, elle fournit quelques branches grêles aux articulations des apophyses articulaires et aux articulations unci-vertébrales.

Branches naissant de la portion intra-crânienne. — *Dans le crâne*, la vertébrale fournit quatre branches.

1° L'*artère méningée postérieure* (occipito-méningienne de Chaussier). —

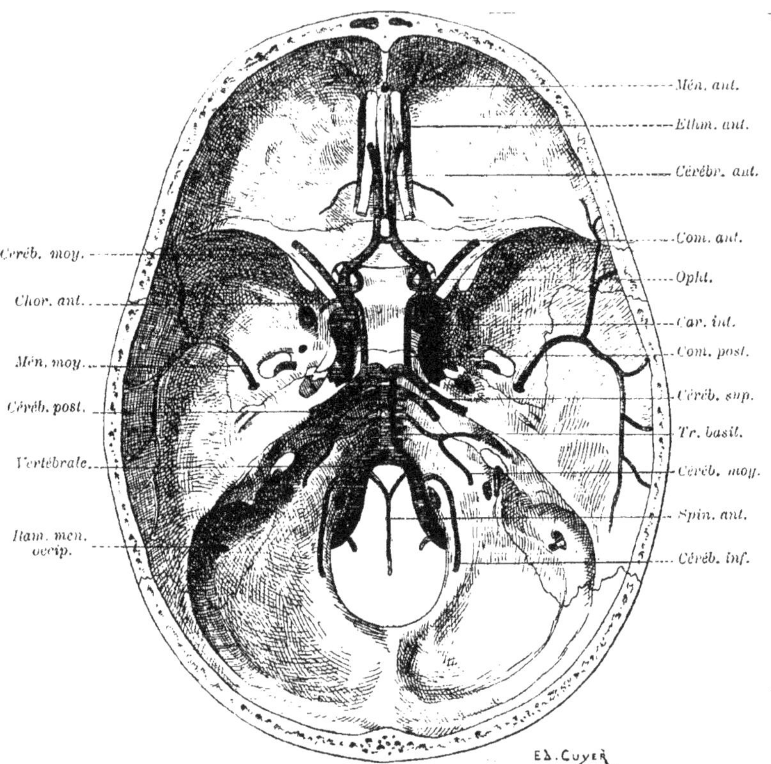

Fig. 432. — Les artères de la base du crâne.

Cette branche se détache de la vertébrale, aussitôt après que celle-ci a traversé la dure-mère rachidienne; elle se dirige en haut et en dehors, cheminant dans la fosse cérébelleuse; au niveau de la tente du cervelet, elle se recourbe et se ramifie sur la face inférieure de l'organe.

2° L'*artère spinale postérieure*. — On appelle ainsi, bien à tort, une branche très grêle qui naît de la vertébrale peu après que cette artère a traversé la dure-mère, contourne les faces latérales du bulbe, passe entre les fibres radiculaires du spinal et arrive sur la face postérieure de la moelle, où elle se divise en deux rameaux : l'un *ascendant* ou *ventriculaire* gagne la partie latérale du quatrième ventricule; l'autre, *descendant* ou *spinal*, représente la continuation de l'artère.

Ce rameau spinal chemine, très flexueux, sur les côtés de la face postérieure de la moelle, où il se subdivise en deux artérioles, qui descendent l'une en avant, l'autre en arrière des racines postérieures des nerfs spinaux. Cette artère spinale postérieure, émanée de la vertébrale, *s'épuise bientôt*; mais elle est continuée par des rameaux venus des branches spinales cervicales, dorsales et lombaires qui, s'anastomosant entre eux par leurs branches médullaires, les unes ascendantes, les autres descendantes, constituent l'*artère spinale postérieure vraie* (voy. à ce sujet la description de Charpy, t. III, et la reproduction des belles figures de Kadyi).

3° L'*artère spinale antérieure*, plus volumineuse que la précédente, se détache de la vertébrale au-dessus de la postérieure, tout près du tronc basilaire dont elle peut aussi provenir; elle se porte aussitôt en bas et un peu en dedans, au-devant du bulbe, et s'anastomose avec l'artère spinale antérieure du côté opposé, pour constituer un tronc médian antérieur; ce tronc renforcé par les artères radiculaires antérieures cervicales, dorsales et lombaires, constitue l'*artère spinale antérieure* proprement dite, qui descend jusqu'à la partie terminale de la moelle, en suivant à peu près le sillon médian antérieur de celle-ci (voy. t. III).

4° *Artère cérébelleuse* (cérébelleuse inférieure et postérieure; vertébro-cérébelleuse). — L'artère cérébelleuse naît du côté externe de la vertébrale, en regard de la précédente (voy. t. III, fig. 378). Son calibre, parfois inégal d'un côté à l'autre, est toujours assez considérable (grande cérébelleuse inférieure, Chaussier); elle contourne les faces latérales du bulbe, passant entre les filets radiculaires du grand hypoglosse, contourne ou traverse les racines du pneumogastrique et du glosso-pharyngien, croise le corps restiforme et gagne ainsi les côtés du quatrième ventricule; là, elle s'enfonce vers la scissure interhémisphérique du cervelet et s'épuise sur le lobe médian, envoyant une ou deux branches en dehors sur la face inférieure des lobes latéraux.

Branches collatérales du tronc basilaire. — Le tronc basilaire qui a été décrit (t. III, p. 681-682) et représenté (*ibid.*, fig. 378 et 379) fournit : 1° Les *branches protubérantielles* qui, très nombreuses et très grêles, s'enfoncent dans la protubérance annulaire à laquelle elles se distribuent.

2° L'*artère auditive interne*, qui accompagne le nerf auditif dans le conduit auditif interne et se distribue à l'oreille interne.

3° L'*artère cérébelleuse moyenne* (artère cérébelleuse inférieure et antérieure) petite, qui se dirige en dehors, vers le lobule du pneumogastrique et se distribue à la face antérieure du cervelet.

4° L'*artère cérébelleuse supérieure*, qui naît du tronc basilaire, tout près de sa bifurcation, et se distribue à la face supérieure du cervelet. Elle suit dans son parcours le tronc du moteur oculaire commun dans le sillon sus-protubérantiel et se distribue à la face supérieure du cervelet (voy. t. III, p. 682, 683 et fig. 378, 379).

Branches terminales du tronc basilaire. — Au niveau du bord supérieur de la protubérance et un peu au-dessous du bord supérieur du plan basilaire, le tronc basilaire se divise en deux branches terminales : les artères cérébrales postérieures, l'une droite, l'autre gauche. Chacune d'elles contourne le pédoncule cérébral jusqu'aux tubercules quadrijumeaux, et se porte en arrière et en dehors sur le lobe occipital, où elle se divise en ses branches terminales.

L'artère cérébrale postérieure reçoit, à 5 ou 12 mm. de son origine basilaire, la communicante postérieure, qui anastomose le système de la vertébrale avec celui de la carotide interne. Elle donne des collatérales à la protubérance, au ventricule moyen, etc.; ses branches terminales, d'ordinaire au nombre de trois, se rendent à la face inférieure du lobe temporal et au lobe occipital (voy. t. III, p. 698, 699 et fig. 386, 387).

Variétés. — L'artère vertébrale peut naître de la sous-clavière par un tronc commun avec l'une quelconque des branches de celle-ci; mais cette origine est d'autant plus rare que l'on considère une branche plus éloignée; on observe assez souvent une vertébrale naissant avec la thyroïdienne ou la cervicale ascendante, exceptionnellement avec la scapulaire postérieure. — La vertébrale peut naître d'un tronc autre que la sous-clavière : 1° du tronc brachio-céphalique, soit près de sa bifurcation, soit dès son origine; 2° de la crosse de l'aorte, à une hauteur variable; 3° de la sous-clavière gauche : dans ce cas, elle passe en arrière de l'œsophage (Struthers, Hyrtl); 4° de la carotide primitive ou même de la carotide externe, par un tronc commun avec l'occipitale. Quain l'a vue naître par deux rameaux bientôt fusionnés en un seul tronc.

La longueur, la complexité du trajet de la vertébrale permettent de comprendre les variétés qu'elle peut présenter. Elle passe quelquefois par le trou de la septième apophyse transverse. Elle peut ne pénétrer que dans le cinquième, le quatrième ou même le deuxième trou transversaire. On l'a vue sortir du canal pour y rentrer ensuite (Romaglia). N. Batuzeff (*Anat. Anz.*, mai 1889) a vu le tronc basilaire manquer. Ce tronc était remplacé par une artère naissant de la carotide interne, un peu avant que celle-ci pénètre dans le canal carotidien. Cette branche anormale entrait dans le crâne par le trou condylien antérieur gauche, gagnait le plan basilaire et se comportait comme l'aurait fait un tronc basilaire normal. Les deux vertébrales étaient atrophiées.

Branches surnuméraires. — La vertébrale peut fournir l'artère thyroïdienne inférieure, l'intercostale supérieure, la cervicale profonde, l'artère occipitale (Grun); par contre, elle peut perdre quelques-unes de ses branches normales. — Les anomalies de ses branches intra-crâniennes sont étudiées, t. III, p. 693.

TRONC THYRO-BICERVICO-SCAPULAIRE (Farabeuf).

Syn. : Tronc thyro-scapulaire; — Truncus thyreo-cervicalis (Aut. allemands).

Je décris, sous cette dénomination heureuse, le tronc qui se détache de la sous-clavière et donne naissance à la thyroïdienne inférieure, à la cervicale ascendante, à la cervicale transverse superficielle et à la scapulaire supérieure. Nos classiques décrivent ces quatre branches comme naissant, à l'ordinaire, directement de la sous-clavière, alors qu'une telle disposition est plutôt exceptionnelle. Les Allemands (Henle, Luschka, etc.) décrivent le tronc commun aux quatre branches sous le nom de truncus thyreo-cervicalis, tronc thyro-cervical.

Toujours très volumineux, ce tronc se détache de la partie antéro-supérieure de la sous-clavière, à quelques millimètres en dehors de la naissance de la mammaire interne et du tronc cervico-intercostal. Dès son origine, il se porte en haut et un peu en avant, et, après un trajet très court variant entre 2 et 10 mm., il se divise en quatre branches : *thyroïdienne inférieure, cervicale ascendante, cervicale transverse superficielle* et *scapulaire supérieure.* Dans un certain nombre de cas, le tronc thyro-scapulaire donne simultanément ces quatre branches ; le plus souvent, il se divise en deux branches : l'une interne qui donne naissance à la thyroïdienne inférieure et à la cervicale ascendante ; l'autre, externe, qui se divise en cervicale transverse superficielle et en scapulaire supérieure. C'est ce qui explique pourquoi la plupart de nos classiques décrivent la cervicale ascendante comme branche de la thyroïdienne inférieure et la cervicale transverse superficielle comme branche de la scapulaire supérieure. Il est assez rare de voir l'une de ces quatre branches naître isolément du tronc de la sous-clavière, et plus rare encore de voir les quatre se détacher séparément de ce tronc.

Variétés. — Le tronc thyro-scapulaire peut manquer; ses quatre branches naissent isolément de la sous-clavière; il est beaucoup plus fréquent de le voir se scinder en deux troncs, l'un donnant naissance à la thyroïdienne inférieure et à la cervicale ascendante, l'autre à la scapulaire supérieure et à la cervicale transverse superficielle. — Le tronc thyro-scapulaire peut naître en dehors du scalène antérieur (Quain), ou entre les scalènes. Dans un cas où le tronc thyro-scapulaire naissait entre les scalènes, Gruber l'a vu perforer le scalène antérieur. — Le nombre des branches du tronc thyro-scapulaire peut être porté à cinq par l'adjonction aux quatre branches normales d'une branche surnuméraire comme la vertébrale, la mammaire interne, la cervicale profonde, l'intercostale supérieure.

THYROIDIENNE INFÉRIEURE

La thyroïdienne inférieure est la plus interne des branches du tronc T. B. S. Son calibre, toujours considérable, est en raison inverse de celui de l'artère thyroïdienne supérieure du même côté.

Dès son origine, elle se porte verticalement en haut, jusqu'au niveau de l'apophyse transverse de la cinquième cervicale ; là, elle s'infléchit brusquement, redevient descendante, puis transversale et enfin de nouveau ascendante, pour gagner l'extrémité inférieure du lobe latéral du corps thyroïde, où elle se divise en deux branches terminales. Elle décrit ainsi deux courbes, l'une, externe et profonde, dont la concavité regarde en bas et un peu en avant, l'autre, interne et moins profonde, dont la concavité regarde en haut et un peu en arrière.

La thyroïdienne inférieure affecte les rapports suivants. — *En arrière*, elle répond aux apophyses transverses des sixième et cinquième vertèbres cervicales, dont elle est séparée par le long du cou, par l'aponévrose prévertébrale et par l'artère et la veine vertébrales qui, d'abord placées au-devant de la thyroïdienne inférieure, passent ensuite en arrière d'elle ; — *en avant*, elle répond à la carotide primitive, à la jugulaire interne, au pneumogastrique et au sympathique, qui la croisent perpendiculairement et qu'elle embrasse dans la concavité de sa courbure externe ; — *en dehors*, la partie initiale ascendante de la thyroïdienne longe le bord externe du scalène antérieur ; — *en dedans*, sa partie terminale, également ascendante, longe la trachée et l'œsophage et entre en rapport avec le récurrent ; ses rapports avec le récurrent, très variables, seront étudiés en même temps que ce nerf (t. III, p. 886 et suiv.).

Branches collatérales. — Dans tout ce trajet, la thyroïdienne inférieure fournit des *rameaux* musculaires aux muscles long du cou, cléido-hyoïdien, sterno-thyroïdien ; des rameaux œsophagiens et trachéaux. La plus importante de ses collatérales est l'*artère laryngée postérieure*. Cette artère, qui se détache souvent de l'une des branches terminales de la thyroïdienne inférieure, monte verticalement à côté du nerf récurrent, se termine sur la face postérieure du larynx dans les muscles crico-aryténoïdien postérieur et ary-aryténoïdien et dans la muqueuse de la paroi postérieure du larynx.

Branches terminales. — Ces branches sont au nombre de trois : 1° une branche inférieure, qui longe le bord inférieur de l'isthme du corps thyroïde et s'anastomose à plein canal avec celle du côté opposé; — 2° une branche postérieure, qui monte verticalement le long du bord postérieur des lobes latéraux et s'anastomose avec la branche homologue de la thyroïdienne supérieure; — 3° une branche profonde, qui s'insinue entre la trachée et la glande, dans la partie postérieure de laquelle elle se distribue.

Variétés. — L'artère thyroïdienne inférieure peut manquer : elle est suppléée alors par l'une des autres thyroïdiennes ou par une thyroïdienne surnuméraire comme la thyroïdienne de Neubauer. — Il est rare de la voir naître d'un autre tronc que la sous-clavière, comme la carotide primitive, le tronc brachio-céphalique, la crosse de l'aorte, et même la carotide ou la sous-clavière du côté opposé. Dans un cas où la thyroïdienne inférieure gauche naissait de la sous-clavière droite, Barclay et Burns ont vu cette artère passer devant la trachée. Par contre, dans un cas de Luschka, la même artère, naissant de la carotide droite, gagnait le lobe gauche du corps thyroïde par un trajet rétro-trachéal.

L'artère thyroïdienne inférieure peut fournir anormalement un rameau anastomotique pour l'artère vertébrale, une thyroïdea ima accessoire, l'artère crico-thyroïdienne, une ou plusieurs artères bronchiques, etc.

ARTÈRE CERVICALE ASCENDANTE

Syn. : Branche cervicale de la thyroïdienne supérieure; — Cervicalis ascendens.

Deuxième branche du tronc T. B. S., la cervicale ascendante se porte dès son origine verticalement en haut; elle repose d'abord sur le scalène antérieur, longée en dehors par le nerf phrénique, recouverte par le muscle omoplato-hyoïdien et l'aponévrose moyenne. Elle vient ensuite se placer sur les tubercules antérieurs des apophyses transverses des vertèbres cervicales, et chemine là entre les insertions du scalène antérieur en dehors, du long du cou et du droit antérieur en dedans. Elle se termine ordinairement au niveau de la troisième vertèbre cervicale. Dans son trajet, elle donne des rameaux *musculaires* et des rameaux *spinaux*. Les premiers se distribuent au long du cou, au grand droit antérieur et au scalène antérieur. Les rameaux spinaux s'engagent dans la gouttière des apophyses transverses, passent en avant des nerfs cervicaux, en arrière de l'artère vertébrale, et pénètrent par les trous de conjugaison dans la cavité rachidienne.

Variétés. — Elle peut manquer ou présenter un volume anormal et remplacer alors en totalité ou en partie la cervicale profonde; elle peut donner naissance à la mammaire interne ou à l'occipitale.

ARTÈRE CERVICALE TRANSVERSE SUPERFICIELLE

Syn. : A. cervicalis superficialis; — branche trapézienne de la scapulaire supérieure.

Troisième branche du tronc T. B. S., la cervicale transverse superficielle se porte, dès son origine, en bas et en dehors, traverse la partie inférieure du creux sus-claviculaire et s'engage sous le trapèze dans lequel elle se termine.

Recouverte d'abord par le sterno-cléido-mastoïdien, puis par l'aponévrose cervicale superficielle, elle croise successivement le nerf phrénique, le scalène antérieur et le ventre postérieur de l'omoplato-hyoïdien qui la sépare du plexus brachial. Elle chemine à une distance moyenne de 25 mm. au-dessus de la clavicule et de la sus-scapulaire qui lui est parallèle, mais elle a un trajet rétro-claviculaire. La cervicale transverse superficielle fournit quelques rameaux aux ganglions sus-claviculaires et à la nappe graisseuse sous-aponévrotique. Sous le trapèze, elle se divise en plusieurs rameaux terminaux; les uns, *ascendants*, s'anastomosent avec les rameaux trapéziens de l'occipitale et de l'artère cervicale profonde; les autres, *descendants*, s'anastomosent avec les rameaux de la scapulaire postérieure.

Son absence ou son dédoublement ont été souvent observés. — La cervicale transverse supérieure peut naître de la scap. post., ou donner une vertébrale accessoire (Hyrtl).

ARTÈRE SCAPULAIRE SUPÉRIEURE

Syn. : Sus-scapulaire; — transverse du scapulum; — rétro-claviculaire (Farabeuf).

Quatrième branche du tronc T. B. S., la scapulaire supérieure se dirige, dès son origine, en bas et en dehors, et vient se placer derrière la clavicule dont elle longe le bord postérieur. Elle traverse ainsi le creux sus-claviculaire et arrive au niveau du bord supérieur du scapulum. Là, elle se recourbe en arrière et passe au-dessus du ligament qui clôt l'échancrure coracoïdienne, pour descendre dans la fosse sus-épineuse, qu'elle traverse, et jusque dans la fosse sous-épineuse, en croisant le bord concave de l'épine de l'omoplate.

Rapports. — Dans le creux sus-claviculaire, elle répond en avant au bord postérieur de la clavicule; en arrière, elle croise successivement le nerf phrénique, le scalène antérieur, la veine et l'artère sous-clavière et les cordons du plexus brachial. — Au niveau du bord supérieur du scapulum, elle passe au-dessus du ligament qui transforme en trou l'échancrure coracoïdienne; le nerf sus-scapulaire, accolé à l'artère depuis le point où celle-ci a croisé le plexus brachial, l'abandonne à ce niveau pour passer avec les veines sous-scapulaires au-dessous du ligament. Enfin, dans les fosses sus et sous-épineuses, l'artère chemine entre les muscles et le périoste.

Branches collatérales. — Dans son trajet, elle fournit de nombreuses collatérales. Ce sont : 1° un *rameau thoracique*, qui se détache de la partie initiale de la sus-scapulaire, passe en arrière de la veine sous-clavière, plus rarement en avant, et se ramifie dans le muscle sous-clavier; souvent il traverse ce muscle et vient s'anastomoser au-dessous de lui avec les branches thoraciques de l'axillaire; 2° plusieurs *rameaux musculaires*, pour le scalène antérieur, le trapèze et le sous-scapulaire; le rameau de ce dernier muscle se détache de la scapulaire supérieure, au moment où cette artère va croiser le bord supérieur de l'omoplate; il descend entre le muscle et l'os et s'anastomose avec la volumineuse branche que donne au sous-scapulaire la scapulaire inférieure, branche de l'axillaire; — 3° des rameaux pour le muscle sus-épineux et pour le périoste de la fosse sus-épineuse.

Branches terminales. — Dans la fosse sous-épineuse, l'artère fournit des rameaux périostiques, osseux, musculaires. Elle s'anastomose en arcade avec la scapulaire inférieure, branche de l'axillaire, et donne un rameau qui suit le bord axillaire de l'omoplate et va s'anastomoser avec un rameau de la scapulaire postérieure.

Variétés. — Elle peut manquer et être remplacée par l'une des deux autres scapulaires.

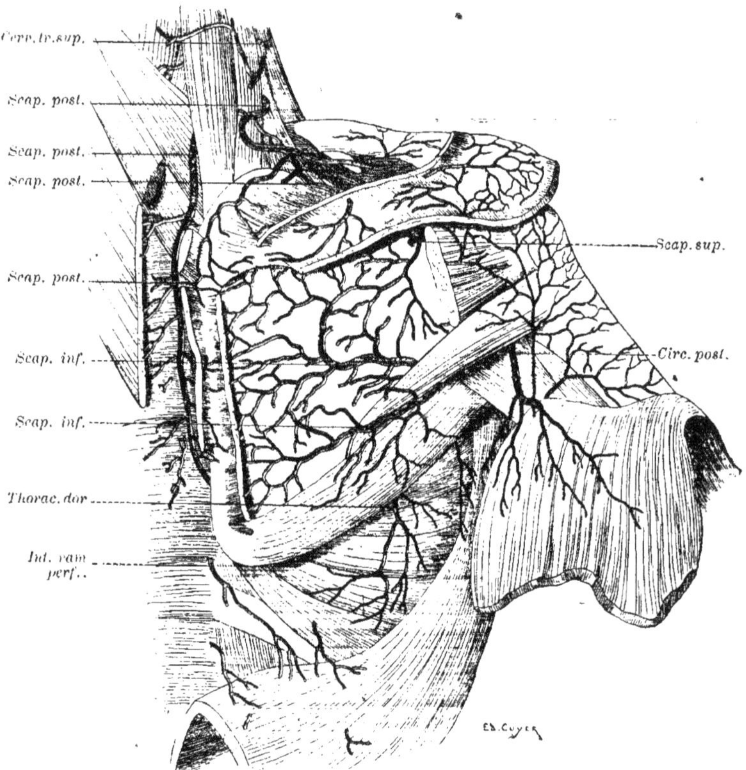

FIG. 433. — Les artères scapulaires, d'après Tiedemann.

Elle peut fournir une artère sterno-cléido-mastoïdienne accessoire (Dubrueil), une thyroïdea ima (Nuhn), l'artère cervicale profonde (Krause).

ARTÈRE MAMMAIRE INTERNE

Syn. : Thoracique interne; — mammaria interna; — Innere Brustpulsader.

L'artère mammaire interne, d'un calibre inférieur à celui de la vertébrale, est remarquable par l'étendue du trajet qu'elle parcourt et par la multiplicité de ses branches; elle naît de la face antérieure de la sous-clavière, à 3 ou 4 mm. en dehors de la vertébrale. Dès son origine, elle se porte en bas, en avant et un peu en dedans et atteint ainsi la face postérieure du premier cartilage costal; là, elle devient verticale, croise perpendiculairement la face postérieure des six premiers cartilages costaux, et, au niveau de l'extrémité sternale du sixième espace intercostal, se divise en deux branches terminales, l'une interne, l'autre externe.

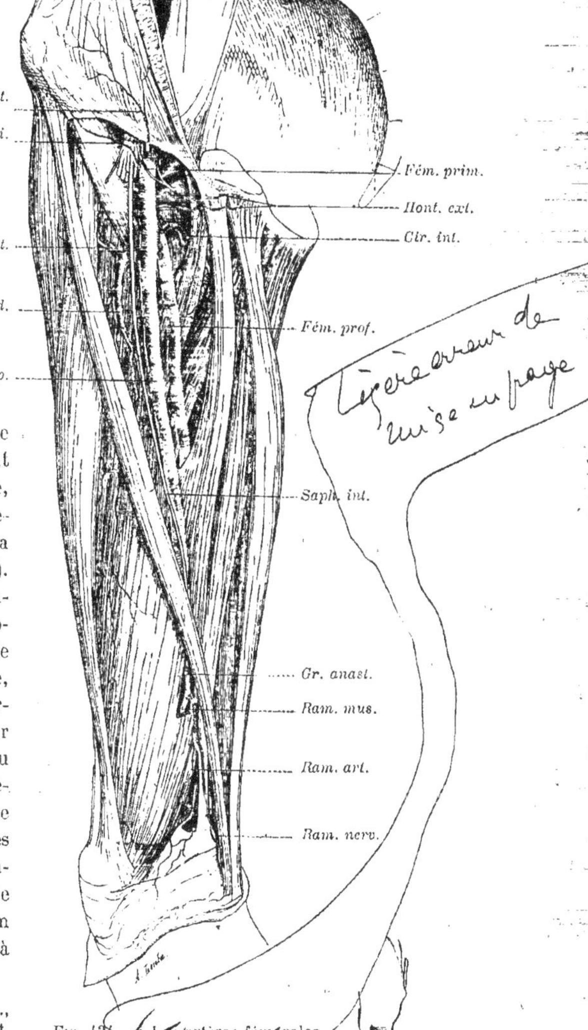

FIG. 431. — Les artères fémorales.

Rapports. — *Au niveau du cou*, la mammaire interne, qui répond à l'extrémité interne de la clavicule, chemine entre le dôme pleural sur le versant antérieur duquel elle est appliquée et la face inférieure de la veine sous-clavière. A ce niveau, elle est croisée par le nerf phrénique qui, d'abord situé en avant et en dehors de l'artère, passe en arrière et en dedans d'elle, contournant sa face interne (voy. fig. 428). — *Dans le thorax*, la mammaire interne est en rapport en arrière avec le feuillet pariétal de la plèvre, dont elle est séparée à partir de la troisième côte par le muscle triangulaire du sternum; en avant elle répond à la face postérieure des six premiers cartilages costaux et aux muscles intercostaux internes. Elle longe le bord du sternum à une distance de 5 à 15 mm.

Sappey évalue à 8 ou 10 mm., Cruveilhier, à 5 mm. seulement. Récemment, Delorme et Mignon (*loc. cit.*), ont étudié cette distance sur 30 sujets : comme le montrent les chiffres suivants, cette distance est des plus variables. Au niveau du premier espace, la distance oscille entre 6 et 20 mm.; — au niveau du deuxième, elle varie entre 10 et 20 mm.; — au niveau du troisième, entre 10 et 21 mm.; — au niveau du quatrième, entre 8 et 25 mm.; —

au niveau du cinquième, entre 7 et 35 mm.; — au niveau du sixième enfin, entre 6 et 45 mm.

La mammaire est accompagnée de deux veines et d'une chaîne de ganglions lymphatiques. Les deux veines ne sont pas toujours en contact avec l'artère; chez certains sujets, Delorme et Mignon ont vu l'ensemble formé par les trois vaisseaux atteindre une largeur de 1 cm.

Branches collatérales. — Dans son trajet, la mammaire interne fournit de nombreuses branches collatérales. On peut les diviser en postérieures, externes et antérieures.

Les *branches postérieures* sont des artères *thymiques*, qui se distribuent au thymus ou à la graisse qui le remplace; des artères *péricardiques*, qui se rendent sur la face antérieure du péricarde, et une artère plus importante, l'*artère diaphragmatique supérieure*. Cette artère se porte en arrière et en bas et va rejoindre le nerf phrénique, sur le côté interne duquel elle se place. De calibre assez réduit, elle descend avec le nerf entre la plèvre et le péricarde jusqu'à la face supérieure du diaphragme, dans lequel elle se termine en s'anastomosant avec la diaphragmatique inférieure. Dans son trajet, elle fournit quelques rameaux très grêles à la plèvre médiastine, au thymus, au nerf phrénique et au péricarde.

Les *branches internes* sont les artères *intercostales antérieures*; au nombre de deux pour chaque espace, l'une supérieure, l'autre inférieure, ces artères se dirigent obliquement en bas et en dehors, car elles naissent un peu au-dessus de l'espace auquel elles se rendent. D'abord situées entre le triangulaire et l'intercostal interne, elles perforent ce dernier muscle et se placent en avant de lui. Elles se terminent en s'anastomosant à plein canal avec la partie terminale des intercostales aortiques. — Le volume de ces artères est des plus variables; il n'est pas rare de voir une ou plusieurs d'entre elles faire défaut.

Les *branches antérieures*, encore appelées *branches perforantes*, sont en nombre égal à celui des espaces intercostaux que croise la mammaire interne. Elles perforent la partie la plus interne de l'espace intercostal et se distribuent au muscle grand pectoral, à la glande mammaire et à la peau. Chez la femme, surtout chez la femme enceinte, les branches qui se rendent à la glande mammaire deviennent très flexueuses et prennent un grand volume; Cruveilhier les a vues atteindre le calibre d'une radiale.

Branches terminales. — Les branches terminales sont au nombre de deux : l'une *externe* ou *thoracique*, l'autre *interne* ou *musculo-phrénique*.

La *branche externe* ou *thoracique* se dirige en bas et en dehors, formant avec le tronc de la mammaire interne un angle obtus ouvert en haut et en dehors. Elle chemine au niveau des insertions du diaphragme, en arrière du rebord cartilagineux de l'ouverture inférieure du thorax. Au niveau de chaque espace intercostal, elle donne une ou deux branches qui offrent la même disposition que les branches intercostales venues du tronc de l'artère mammaire interne. Elle fournit de nombreux rameaux au diaphragme et se termine, en général, au niveau du dixième espace, rarement du onzième.

La *branche interne* ou *abdominale*, d'ordinaire moins volumineuse que l'externe, continue la direction du tronc principal, sort de la cavité thoracique en passant dans l'interstice celluleux qui sépare les faisceaux sternaux des faisceaux costaux du diaphragme et pénètre dans la gaine du muscle droit. Avant de pénétrer dans cette gaine, elle émet un petit rameau qui se dirige transversalement en dedans, soit en avant, soit en arrière de l'appendice xiphoïde et s'anastomose au niveau de la ligne médiane avec un rameau analogue du côté opposé. Parvenue dans la gaine du grand droit, elle chemine d'abord entre cette enveloppe aponévrotique et le corps charnu du muscle et se termine en s'anastomosant avec l'épigastrique, vers la région ombilicale. — Les mammaires internes, leurs branches abdominales et les épigastriques constituent, dans la paroi antérieure du thorax et de l'abdomen, une double anastomose verticale entre le système aortique supérieur et l'inférieur. De plus, les intercostales thoraciques et les lombaires, s'unissant aux intercostales mammaires, forment autant de traits d'union entre la grande anastomose et le système aortique.

Variétés. — Il est extrêmement rare que la mammaire interne fasse complètement défaut, mais on peut la voir considérablement réduite de volume. — Elle est quelquefois double de chaque côté. — Les variétés d'origine sont multiples; elle naît fréquemment de la sous-clavière avec l'une des autres branches de cette artère; on l'a vue naître encore de l'aorte, du tronc brachio-céphalique et même de l'axillaire. — Hyrtl l'a vue sortir du thorax par un espace intercostal et y rentrer par l'espace sous-jacent.

Mammaire interne accessoire. — On donne ce nom à une artère qui descend sous la plèvre, parallèlement à la mammaire interne. Signalée pour la première fois par Otto qui l'appela « ramus costalis lateralis sive intercostalis », elle a été observée par Tiedeman, Hodges, Henle qui l'appelle mammaire interne latérale, Hyrtl qui lui donne le nom d'artère intercostale médiane. Plus récemment, Rieffel en a observé un cas : l'artère, née de la sous-clavière, s'étendait jusqu'au quatrième espace intercostal, elle donnait des branches antérieures et postérieures à chaque espace, Souligoux (*Th. Paris*, 1894, p. 73) a également décrit un cas de mammaire interne accessoire.

TRONC CERVICO-INTERCOSTAL

Le tronc cervico-intercostal se détache de la face postérieure de la sous-clavière au même niveau que la mammaire interne. Il se porte en bas et en arrière et pénètre dans la fossette sus-rétro-pleurale (Sébileau), fossette limitée en dedans par la bandelette vertébro-pleurale, en dehors par le muscle pleuro-transversaire et le ligament costo-pleural; il passe en dehors du ganglion de Neubauer qui occupe la partie la plus interne de cette fossette et, après un parcours de 8 à 10 mm. environ, se divise en deux branches terminales. Ces deux branches sont : l'*intercostale supérieure* et la *cervicale profonde.*

ARTÈRE INTERCOSTALE SUPÉRIEURE

Syn. : A. intercostalis suprema ; — A. intercostalis prima.

Branche de bifurcation inférieure du tronc cervico-intercostal, l'artère intercostale supérieure se porte verticalement en bas, jusqu'au troisième espace intercostal au niveau duquel elle se termine. Dans ce trajet descendant elle répond : en avant, à la plèvre pariétale; en arrière, au col de la première et de la deuxième côte et aux deux premiers nerfs dorsaux qu'elle croise perpendiculairement; en dedans, au tronc du sympathique qui lui est parallèle (voy. fig. 401).

Au niveau de chaque espace intercostal qu'elle croise, elle fournit : 1° un *rameau dorso-spinal*, qui a la même distribution que les rameaux dorso-spinaux des intercostales aortiques; — 2° un *rameau intercostal proprement dit*, qui se comporte comme les intercostales aortiques et vient s'anastomoser en avant avec les intercostales antérieures, fournies par la mammaire interne. Ce rameau intercostal fournit des branches perforantes qui s'anastomosent avec les branches thoraciques de l'axillaire.

Le volume de l'intercostale supérieure est des plus variables; quelquefois elle est réduite à un ramuscule très grêle et les intercostales des premiers espaces sont fournis par l'aorte thoracique. L'intercostale supérieure peut se terminer dans le deuxième espace; plus rarement elle descend jusqu'au quatrième.

Variétés. — Son volume peut être plus considérable; elle peut descendre jusqu'aux cinquième ou sixième espace intercostal. Quain l'a vue passer par le trou de l'apophyse transverse de la septième vertèbre cervicale. L'artère intercostale peut fournir une artère bronchique, une artère pour le canal vertébral (Quain), une mammaire interne accessoire (Blandin).

ARTÈRE CERVICALE PROFONDE

Syn. : Cervicalis profunda; — cervicalis posterior.

Branche de bifurcation supérieure du tronc cervico-intercostal, l'artère cervicale se porte dès son origine en haut et en arrière. Elle passe au-dessus du huitième nerf cervical, s'engage entre le col de la première côte et l'apophyse transverse de la septième vertèbre cervicale, puis monte verticalement entre le transversaire épineux et le grand complexus, dans lesquels elle s'épuise.

Au moment où l'artère cervicale profonde vient de contourner le col de la première côte, elle donne un rameau descendant qui va s'anastomoser avec la scapulaire postérieure. Dans sa portion verticale, elle donne de nombreux rameaux qui se dirigent en dehors, se distribuent au petit complexus, au splenius et à l'angulaire de l'omoplate.

Variétés. — Elle peut être très réduite; elle est alors suppléée par les rameaux cervicaux de la vertébrale, par la scapulaire postérieure ou par une branche anormale de la thyroïdienne inférieure ou de la cervicale ascendante. — Elle peut passer entre les apophyses transverses de la septième et de la sixième, ou même de la sixième et de la cinquième cervicales. On l'a vue donner une artère vertébrale accessoire.

ARTÈRE SCAPULAIRE POSTÉRIEURE

Syn. : Transversa colli; — cervicale transverse.

L'artère scapulaire postérieure est la plus externe des branches de la sous-clavière. Elle naît ordinairement entre les scalènes, quelquefois même un peu en dehors d'eux. Dans la grande majorité des cas, elle se détache isolément de la sous-clavière; exceptionnellement, elle naît du tronc T. B. S. ou du tronc cervico-intercostal.

Son volume, moins considérable que celui de la vertébrale, de la thyroïdienne inférieure et de la mammaire interne, dépasse celui des autres branches de la sous-clavière : il est d'ailleurs en raison inverse de celui des autres scapulaires.

Dès son origine, la scapulaire postérieure se porte en haut; puis elle change de direction et devient horizontale; elle se dirige alors en dehors, en décrivant de nombreuses flexuosités, traverse les cordons du plexus brachial et arrive au niveau de l'angle supérieur du scapulum. Là, elle descend le long du bord spinal de l'omoplate, jusqu'à l'angle inférieur de cet os au niveau duquel elle se termine.

Rapports. — Dans sa portion *horizontale* ou *cervicale*, la scapulaire postérieure repose sur le *plexus brachial* qu'elle traverse entre le sixième et le septième nerf cervical, plus rarement entre le septième et le huitième, et sur la saillie du scalène moyen et du scalène postérieur. — En *avant*, elle répond d'abord à l'aponévrose moyenne et à l'omoplato-hyoïdien, puis elle s'engage sous le trapèze et enfin sous l'angulaire de l'omoplate. — Dans sa portion *verticale* ou *scapulaire*, elle chemine parallèlement au bord spinal de l'omoplate, en arrière du dentelé postérieur et supérieur sur lequel elle repose, en avant du rhomboïde qui la recouvre.

Branches collatérales. — Dans sa portion cervicale, la scapulaire postérieure donne plusieurs rameaux assez grêles aux scalènes, au sterno-cléido-mastoïdien, au peaucier, aux téguments et aux nerfs du plexus brachial. Elle peut aussi fournir l'artère scalénique (voy. p. 722). — En atteignant le bord antérieur du trapèze, elle fournit une artère volumineuse qui chemine entre l'angulaire de l'omoplate et le trapèze et se distribue à ces deux muscles, ainsi qu'au splénius et au sus-épineux. Ce rameau, *artère trapézienne*, s'anastomose avec les branches postérieures de l'artère vertébrale, avec l'artère cervicale profonde et la cervicale transverse superficielle. — Dans sa portion verticale, l'artère donne des rameaux *postérieurs* pour le rhomboïde, le trapèze et les téguments du dos; des rameaux *antérieurs* pour le petit dentelé supérieur; des rameaux *internes* qui vont à la masse commune et s'anastomosent avec les rameaux dorsaux des intercostales, et des rameaux *externes* qui se distribuent au grand dentelé, au sous-scapulaire et au sous-épineux en s'anastomosant avec les deux autres scapulaires.

La partie terminale de la scapulaire postérieure se perd dans le grand dorsal ou s'anastomose au niveau de l'angle inférieur du scapulum avec les scapulaires supérieure et inférieure.

Variétés. — L'artère scapulaire postérieure peut être très grêle; elle est suppléée alors par les scapulaires supérieure et inférieure. Elle peut croiser le plexus brachial sans le traverser (Marcellin Duval), fournir la cervicale superficielle, la scapulaire supérieure et la cervicale profonde.

En plus de ces branches principales, la sous-clavière fournit quelques rameaux innominés au thymus, à l'œsophage, à différents muscles du cou et aux ganglions lymphatiques du creux sus-claviculaire.

En 1886, Stahel (*loc. cit.*) a décrit sous le nom d'*artère scalénique* une petite artériole qui naît de la face supérieure de la sous-clavière entre les scalènes, monte verticalement en avant du plexus brachial et se perd à une hauteur variable dans les scalènes moyen et postérieur. Elle s'anastomose toujours par un rameau transversal avec la scapulaire postérieure; dans quelques cas l'artère scalénique se détache de cette artère scapulaire.

Si j'en crois mes recherches, cette dernière disposition serait très fréquente, car je l'ai constatée quatre fois sur dix.

[POIRIER.]

ARTÈRE AXILLAIRE

Syn. : Axillaris ; — Achselpulsader.

L'artère axillaire s'étend du milieu du bord postérieur de la clavicule, où elle fait suite à la sous-clavière, au bord inférieur du tendon du grand pectoral, où elle change de nom et prend celui d'humérale. Elle est donc constituée par la portion du grand tronc du membre supérieur qui répond à la cavité axillaire.

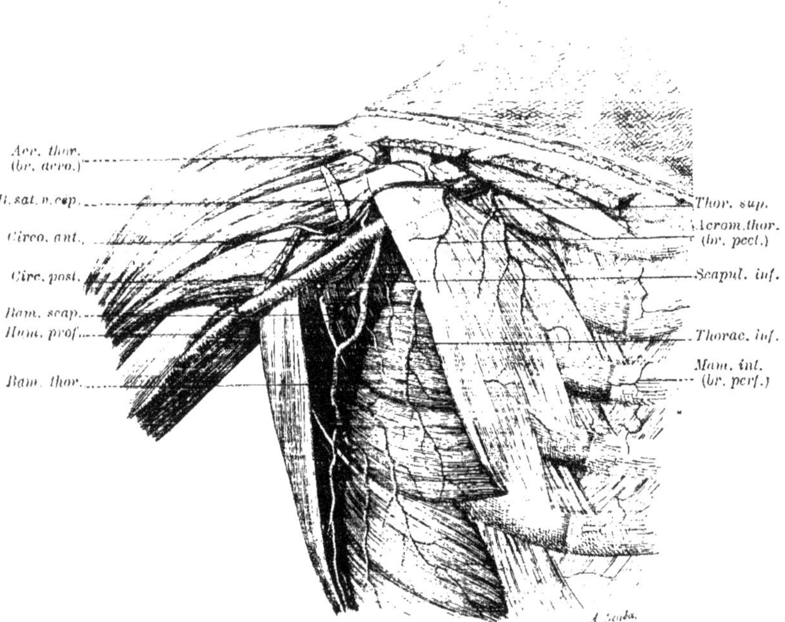

FIG. 435. — Artère axillaire et ses branches (d'après Tiedemann).

— J'évite de répéter qu'elle traverse en diagonale la cavité axillaire ; rien n'est plus faux : l'artère suit la paroi antérieure de l'aisselle.

Lorsque le bras est pendant le long du corps, l'artère se rapproche beaucoup de la verticale, présentant seulement une faible obliquité en bas, en avant et en dehors et décrivant une courbe très peu prononcée, à concavité postéro-interne. — Sa direction varie d'ailleurs, avec la position qu'occupe le bras : elle devient rectiligne quand le bras est étendu à angle droit.

Rapports. — J'envisagerai successivement les rapports de l'axillaire avec les parois et le contenu de l'aisselle.

1° *Rapports avec les parois du creux axillaire.* — L'axillaire suit la paroi antérieure du creux axillaire. Elle pénètre dans cette cavité par son sommet, c'est-à-dire par cet espace triangulaire limité : en avant, par la clavicule doublée du sous-clavier; en dedans, par la première côte recouverte par la digitation supérieure du grand dentelé; en dehors, par le bord supérieur de l'omoplate, caché par le muscle sous-scapulaire. L'artère descend obliquement le long de la paroi antérieure de l'aisselle et va s'appliquer en bas sur la paroi externe de cette cavité et la face interne du bras. Dans ce trajet, l'artère croise la face postérieure du petit pectoral. En se basant sur les rapports qu'elle affecte avec ce muscle, on peut lui considérer trois portions : une première portion située au-dessus du bord supérieur du petit pectoral; une deuxième

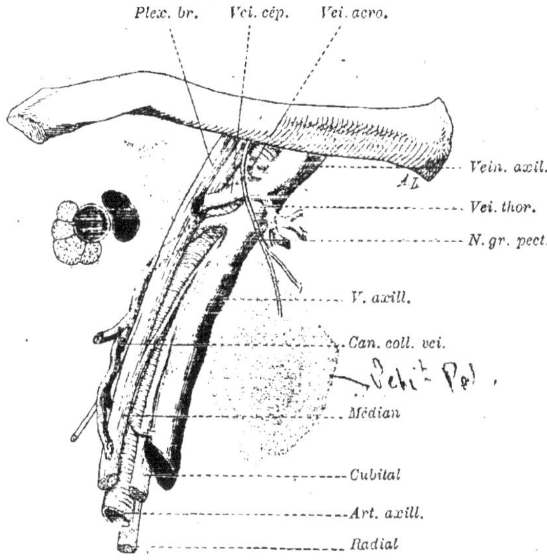

Fig. 437. — Rapports des vaisseaux axillaires et des troncs nerveux.

La racine interne du médian est trop petite, ainsi que le nerf musculo-cutané; le brachial cutané interne n'a pas été figuré.

portion placée derrière ce muscle; une troisième portion sous-jacente au bord inférieur du muscle.

Dans sa première portion qui va de la clavicule au bord supérieur du petit pectoral, l'artère est en rapport : en dedans, avec les deux digitations supérieures du grand dentelé; en arrière, avec la graisse qui comble l'interligne scapulo-thoracique; en avant, elle est recouverte par les éléments qui constituent à ce niveau la paroi antérieure du creux de l'aisselle, c'est-à-dire en allant de la superficie vers la profondeur et abstraction faite des couches superficielles : par le grand pectoral, par la couche de tissu cellulaire sous-jacente à ce muscle, couche dans laquelle cheminent les vaisseaux acromio-thoraciques, le nerf du grand pectoral, la partie terminale de la céphalique, enfin par le sous-clavier, et, au-dessous de ce muscle, par la portion supérieure de l'aponévrose clavi-coraco-axillaire, aponévrose parfois très épaisse et toujours perforée par les vaisseaux acromio-thoraciques et la veine céphalique.

Dans sa deuxième portion, l'artère répond : *en avant*, à la face profonde du muscle petit pectoral engainé dans un dédoublement de l'aponévrose clavi-pectorale; *en dedans*, elle s'est déjà notablement éloignée de la paroi interne du creux de l'aisselle; *en dehors*, elle répond à l'insertion coracoïdienne du coraco-brachial et du biceps; *en arrière*, elle repose sur le tendon du sous-scapulaire soulevé par la tête humérale.

Dans sa troisième portion, l'artère, devenue partie intégrante de la paroi externe de l'aisselle, est en rapport : *en avant*, avec le bord interne du coraco-brachial qui la sépare de la face postérieure du grand pectoral; *en arrière*, elle répond aux tendons du grand dorsal et du grand rond; *en dehors*, à l'interstice des muscles grand dorsal et coraco-biceps; *en dedans*, à l'aponévrose et aux téguments.

Je rappelle qu'à ce niveau l'aponévrose s'est beaucoup amincie et qu'un peu au-dessus de la terminaison de l'axillaire, elle semble disparaître brusquement, formant là un repli falciforme à concavité supérieure, l'armbogen de Langer (voy. Myologie, p. 161).

2° *Rapports de l'artère avec les éléments du paquet vasculo-nerveux.* — Au niveau de la première portion, la *veine* est placée en dedans de l'artère; mais, lorsqu'elle est distendue par le sang, elle s'avance sur la face antérieure de l'artère, qu'elle couvre en partie. C'est à ce niveau que la veine acromio-thoracique, la céphalique et le canal collatéral de la veine axillaire, se jettent dans la veine axillaire, soit isolément, soit par un tronc commun[1]. A ce niveau, les branches terminales du plexus brachial, encore accolées, sont placées en arrière et en dehors de l'artère. Ajoutons que le nerf du grand pectoral (n. thoracique antérieur de Bourgery) croise la face antérieure de l'artère, tandis que le nerf du petit pectoral (thoracique postérieur de Bourgery), plus profond, croise la face postérieure du vaisseau. Ces deux filets nerveux s'anastomosent à ce niveau, en formant une anse qui passe sur la face interne de l'artère et embrasse dans sa concavité l'embouchure de la veine acromio-thoracique dans la veine axillaire.

Au niveau de la deuxième portion, la veine s'est déjà écartée de l'artère : — le plexus brachial a commencé à se diviser, et les trois troncs qui le résument sont disposés de la façon suivante : en arrière, le tronc commun du radial et du circonflexe; en dehors, la racine externe du médian; en dedans, la racine interne du même nerf, qui croise obliquement la face antérieure de l'artère, pour aller se fusionner avec la racine externe. Les rapports au niveau de la troisième portion sont plus complexes; pour les étudier d'une façon pratique et utile, il faut placer le bras en abduction, c'est-à-dire dans la position de la ligature. Les éléments du paquet vasculo-nerveux, devenus horizontaux, s'étagent, superposés dans le sens vertical, le long de la paroi externe de l'aisselle. Tout à fait en haut, s'engageant immédiatement dans le tunnel musculaire que lui forme le coraco-brachial : le musculo-cutané, qui n'affecte avec l'artère que

1. Les veines céphalique et acromiale croisent la face antérieure de l'artère, mais elles sont placées en avant de l'aponévrose; le canal collatéral est au contraire sous-aponévrotique et en contact immédiat avec la paroi artérielle. Ce canal collatéral est de volume et d'importance très variables; tantôt assez grêle, il représente simplement le canal collecteur des veines circonflexes antérieures; tantôt, beaucoup plus volumineux, il continue le trajet de la veine humérale externe. — Marcellin Duval a bien étudié les différentes variétés de l'embouchure de ces canaux veineux dans la veine axillaire, variétés très intéressantes pour le chirurgien qui veut lier l'artère axillaire au niveau de sa première portion (voy. Marcellin Duval, *Atlas général d'anatomie... et de médecine opératoire*, pl. 10, et texte expl., p. 44 et suiv.).

des rapports éloignés; au-dessous du musculo-cutané, le médian, sus-jacent à l'artère et immédiatement en contact avec elle, occupe cependant un plan plus superficiel que le vaisseau; au-dessous de lui, l'artère, plus profonde; plus bas encore, le brachial cutané interne et le cubital; enfin, la veine, plus superficielle. Le radial, qui a donné le circonflexe, est au même niveau que le cubital et le brachial cutané interne, mais sur un plan plus profond. Ajoutons qu'en dedans du médian, un peu au-dessus de l'artère par conséquent, et immédiatement en contact avec elle, chemine le petit canal collatéral de la veine axillaire que nous avons vu plus haut croiser la face antérieure de l'artère pour se jeter dans la veine axillaire.

La situation exacte du médian par rapport à l'artère est un point assez discuté. Henle place le nerf en dedans de l'artère (Henle, *Gefæsslehre*, 2e v., p. 136 et fig. 14). C'est aussi l'opinion de Marcellin Duval (voy. Duval, *Atlas*, pl. X, fig. 10 et 11, et texte explicatif, p. 41 à 45). C'était d'ailleurs l'ancienne opinion de Boyer, de Richet et de Cloquet. Si l'on expose les rapports de l'axillaire en supposant le bras pendant le long du corps, l'opinion de ces auteurs peut se soutenir; les vaisseaux et les nerfs sont alors disposés dans un plan sagittal, et comme le médian est plus superficiel que l'artère, il est plus rapproché qu'elle de la ligne médiane, et par conséquent plus interne. C'est précisément afin d'éviter toute confusion que j'ai supposé le bras en abduction et en légère rotation externe. Dans ces conditions, le médian, plus rapproché du coraco-brachial que l'artère, lui est sus-jacent; il n'y a pas de contestation possible.

Rapports avec les ganglions lymphatiques. — Le groupe externe ou brachial des ganglions lymphatiques est disposé parallèlement aux vaisseaux, mais toujours plus rapproché de la veine que de l'artère.

Rapports avec les faisceaux musculaires anormaux. — Dans certains cas, l'artère axillaire peut présenter des rapports intéressants avec des faisceaux musculaires anormaux. Le plus important de ces faisceaux est le faisceau surnuméraire du grand dorsal (à tort désigné sous le nom d'Achselbogen de Langer, voy. Myologie, t. II, p. 499), qui va s'attacher le plus souvent à la face profonde du grand pectoral. Il croise toujours la face antérieure du paquet vasculo-nerveux. — Signalons encore la présence anormale, au-devant de l'artère, du costo-coracoïdien de Wood et enfin de faisceaux surnuméraires du petit pectoral et du sous-clavier, qui tendent à faire disparaître le triangle clavi-pectoral en remplaçant l'aponévrose clavi-pectorale par un plan charnu.

Branches collatérales. — Les collatérales principales de l'axillaire, dont le nombre varie de 6 à 7, peuvent être réparties suivant la direction qu'elles prennent pour gagner les quatre parois de la cavité axillaire. — Les unes, *antérieures*, au nombre de deux ou trois, la *thoracique supérieure*, l'*acromio-thoracique* et les *petites thoraciques*, vont aux muscles de la paroi axillaire antérieure; — les *externes*, au nombre de deux, la *circonflexe antérieure* et la *circonflexe postérieure*, se disposent en anneau autour du col chirurgical de l'humérus et se répandent dans les divers éléments de la paroi axillaire externe; — l'*interne*, la *thoracique inférieure* ou *mammaire*, descend sur la paroi interne de l'aisselle; — la *postérieure*, la scapulaire *inférieure*, gagne la paroi scapulaire ou postérieure de la cavité.

Thoracique supérieure (*Thoracica suprema, s. prima, seu minor, superior or short thoracicartery*). — Nos classiques ne mentionnent pas cette branche de l'axillaire; la raison de cet oubli est que dans un grand nombre de cas la thoracique supérieure provient d'un tronc commun avec l'acromio-thoracique; cependant, le plus souvent, elle naît directement de l'axillaire et doit prendre place au nombre des collatérales. Toujours assez grêle, elle naît de la face antérieure de l'artère axillaire au niveau du bord inférieur du muscle sous-clavier, perfore l'aponévrose clavi-pectorale et se distribue aux muscles pectoraux et à la peau de la région mammaire. Avant son passage à travers l'aponévrose, elle fournit un ou deux rameaux aux digitations supé-

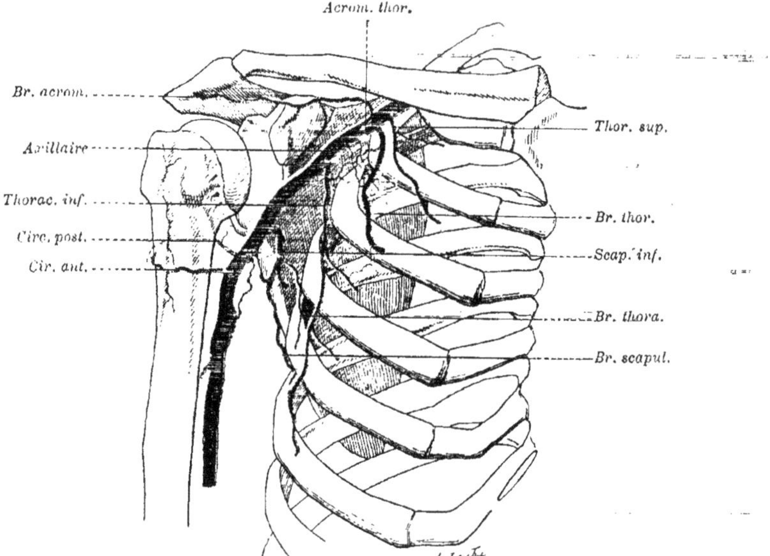

Fig. 438. — Schéma des branches de l'axillaire.

rieures du grand dentelé; ce rameau profond peut descendre jusqu'à la cinquième côte.

Acromio-thoracique (*Thoraco-acromialis, s. humeraria, s. secunda; Brustschulterpulsader*). — Beaucoup plus volumineuse que la précédente, elle naît de la face antérieure de l'axillaire, le plus souvent un peu au-dessous du bord supérieur du petit pectoral, quelquefois à son niveau ou même au-dessus, décrit une petite crosse pour contourner ce bord supérieur du muscle et perfore l'aponévrose clavi-pectorale. Arrivée ainsi sous la face profonde du grand pectoral, elle se bifurque en branches externe ou acromiale et branche interne ou thoracique.

La *branche externe ou acromiale* (ramus transversus) se porte en haut et en dehors, s'engage sous le deltoïde, passe sur la face supérieure du ligament acromio-coracoïdien, et se termine au voisinage de l'articulation acromio-claviculaire, en s'anastomosant avec la sus-scapulaire. — Elle fournit des rameaux musculaires, au sous-clavier, au petit pectoral et à la portion claviculaire du deltoïde, des rameaux plus grêles pour les ligaments coraco-claviculaires et pour la partie supérieure de la capsule de l'articulation de l'épaule, enfin des rameaux cutanés pour la peau de la région deltoïdienne. — Un de ces rameaux collatéraux (*ramus descendens seu deltoideus*) mérite une mention spéciale : il se détache de l'artère acromiale au niveau du point où cette artère croise l'interstice delto-pectoral, descend dans cet interstice au-dessous de la veine céphalique et s'épuise dans les deux muscles voisins.

La *branche interne ou thoracique* se dirige en bas et en dedans ; elle se divise presque aussitôt en plusieurs branches qui se distribuent au sous-clavier, au petit pectoral, mais surtout au grand pectoral. Les branches de ce dernier courent dans l'épaisseur du corps charnu parallèlement à ses fibres jusque dans le voisinage du sternum ; elles s'anastomosent là avec les perforantes de la mammaire interne. — Constamment, ces filets du grand pectoral fournissent eux-mêmes de nombreux rameaux à la mamelle et aux téguments.

Petites thoraciques (*Thoraciques postérieures* de Sappey). — Constantes et très grêles, les petites thoraciques sont ordinairement au nombre de deux; elles naissent de la face antérieure de l'artère axillaire, derrière le muscle petit pectoral; elles se distribuent surtout à ce muscle, mais fournissent cependant quelques rameaux au grand pectoral et aux muscles intercostaux au niveau des insertions thoraciques du petit pectoral.

Thoracique inférieure (*Thoracica longa, s. major, s. inferior; mammaire externe*). — Toujours volumineuse et longue, la thoracique inférieure naît de la face interne de l'axillaire, un peu au-dessus du bord inférieur du petit pectoral; il n'est pas rare de la voir naître par un tronc commun avec la sous-scapulaire. Elle se porte en bas et en dedans sur la paroi interne de l'aisselle, et descend sur cette dernière en suivant le bord antérieur du grand dentelé jusqu'au septième espace intercostal environ. D'abord placée entre le grand pectoral et le grand dentelé, elle chemine ensuite entre le grand dentelé et la peau parallèlement au nerf de ce muscle.

Elle fournit des rameaux au grand et au petit pectoral, au grand dentelé, aux intercostaux des troisième, quatrième, cinquième et sixième espaces, aux ganglions lymphatiques du groupe axillaire antéro-interne, à la glande mammaire et à la peau. — Elle s'anastomose avec les autres thoraciques fournies par l'axillaire et avec les intercostales.

Scapulaire inférieure (Syn. : *subscapularis, infra-scapularis, scapularis inferior s. communis.*) — La scapulaire inférieure, la plus volumineuse des branches de l'axillaire, se détache du tronc principal au moment où celui-ci croise le bord inférieur du muscle sous-scapulaire, parfois elle naît d'un tronc commun avec les circonflexes et l'humérale profonde; son volume devient alors très considérable. Elle se dirige en bas, en arrière et en dedans, chemine sur une étendue de quelques millimètres sur la face antérieure du muscle sous-scapulaire, en suivant son bord inférieur et en lui abandonnant quelques rameaux assez grêles (rami subscapulares). — Elle se divise ensuite en deux branches : l'une, interne ou thoracique, l'autre externe ou scapulaire, toutes deux très flexueuses.

La *branche thoracique* (*branche descendante*, *thoracica dorsalis* de Krause, *thoracica longa* de Meckel) descend sur la paroi interne de l'aisselle, en arrière et au-dessous de la mammaire externe, à laquelle elle est sensiblement parallèle. Appliquée sur le grand dentelé, elle fournit des rameaux nombreux aux dernières digitations de ce muscle, aux intercostaux sous-jacents, au grand dorsal et enfin à la peau ; elle s'anastomose avec les intercostales et les autres thoraciques.

La *branche scapulaire* (*circonflexe scapulaire*), plus volumineuse que la précédente, s'engage dans l'espace triangulaire limité en avant par le tendon de la longue portion du triceps, en haut par le bord inférieur du sous-scapulaire et du petit rond, en bas par le bord supérieur du grand rond, et vient contourner le bord externe de l'omoplate, un peu au-dessous du col de l'os sur lequel elle trace son empreinte. — Au niveau du bord externe de l'omoplate elle se divise en trois branches : antérieure, postérieure et descendante. La branche antérieure s'enfonce entre l'omoplate et la face profonde du muscle sous-scapulaire, dans lequel elle s'épuise en totalité; la branche postérieure se perd dans l'épaisseur du sous-épineux et du petit rond ; la branche inférieure, ou descendante, longe le bord axillaire de l'omoplate et fournit de nombreux rameaux aux muscles ronds.

Ces deux branches s'anastomosent largement avec les autres artères scapulaires et plus spécialement avec la scapulaire postérieure.

Circonflexe postérieure. — Ordinairement assez volumineuse, la circonflexe postérieure se détache de la face postérieure de l'axillaire au niveau du bord supérieur du grand rond. Elle naît souvent par un tronc qui lui est commun avec la circonflexe antérieure. D'après Meckel, dans les cas d'origine commune des deux circonflexes, le tronc commun se détacherait de la scapulaire inférieure. — Dès son origine, cette artère se porte en arrière, contourne le col chirurgical de l'humérus en cheminant dans un espace quadrangulaire limité : en haut, par le bord inférieur du petit rond, en bas par le bord supérieur du grand rond, en dedans par la longue portion du triceps, en dehors par le col huméral. Elle arrive ainsi, accompagnée par le nerf circonflexe, sous la face profonde du deltoïde, dans l'épaisseur duquel elle se termine en s'anastomosant avec la circonflexe antérieure. Chemin faisant elle a fourni de nombreux rameaux aux grand et petit ronds, à la longue portion du triceps et à la partie supérieure du vaste externe, au périoste huméral, à l'articulation et enfin à la peau du moignon de l'épaule.

Circonflexe antérieure. — Le plus souvent moins volumineuse que la précédente, elle se porte transversalement en dehors au niveau du bord supérieur du tendon grand dorsal, contourne la partie antérieure du col chirurgical de l'humérus en passant sous l'arcade de Struthers, et gagne la face profonde du deltoïde. Elle fournit de nombreux rameaux à la partie antérieure de ce muscle, ainsi qu'au coraco-brachial et à la courte portion du biceps. Au niveau de la coulisse bicipitale, elle se divise en deux rameaux terminaux : l'un, ascendant, donne quelques filets très grêles à la séreuse qui entoure le tendon et s'épuise dans le périoste huméral et la partie supéro-externe de la capsule; l'autre, descendant, fournit des rameaux au deltoïde et à la partie supérieure du brachial antérieur; les deux rameaux s'anastomosent avec les terminaisons de la circonflexe postérieure.

Indépendamment de ces branches principales, l'artère axillaire donne encore un grand nombre d'artérioles innominées aux ganglions lymphatiques, à la graisse, à la peau, aux nerfs de la région axillaire.

Je résumerai plus loin dans un chapitre d'ensemble les anastomoses des branches de l'axillaire avec les autres segments du grand tronc artériel brachial.

Variétés. — *Branches anormales.* — On a signalé : un tronc très volumineux, donnant naissance à une thyroïdienne inférieure, à une cervicale ascendante, à une cervicale superficielle, à une cervicale profonde, et à une autre cervicale accessoire (Lauth); — l'artère mammaire interne (une fois sur 506 cas) (Quain); — *une artère* transverse du scapulum; — un *gros tronc* d'où venaient l'artère sous-scapulaire, l'artère circonflexe humérale postérieure, l'artère circonflexe antérieure et deux artères humérales profondes (*Guy's hospit. reports*, 1871, XVI, 155); — *un tronc commun* donnant : une artère sus-scapulaire, la circonflexe postérieure et l'humérale profonde (Schwegel, quatre fois sur 140 bras); — un tronc commun fournissant : une artère sus-scapulaire, la thoracique longue, la circonflexe humérale antérieure et postérieure, et une collatérale externe et inférieure (Alquier et Dubrueil); — un tronc volumineux, qui passait à travers le muscle grand rond et donnait naissance à la scapulaire inférieure, aux circonflexes antérieure et postérieure, et à l'humérale profonde (Krause, sur un nouveau-né).

On a souvent observé une volumineuse artère ganglionnaire pour les ganglions et la peau de l'aisselle (A. thoracica alaris, thoracica quarta de Sœmmering). On a également observé une artère thoracique longue accessoire, des artères circonflexes antérieure et postérieure accessoires, une artère circonflexe du scapulum accessoire.

En résumé, nous voyons qu'il n'est pas rare de voir les branches normales ou anormales de l'artère naître par un tronc commun.

Quain a étudié sur 501 bras la fréquence des différentes dispositions et en a donné le tableau suivant :

Tronc commun des circonflexes..	29 fois
Tronc des circonflexes et le rameau dorsal, branche de l'artère sous-scapulaire	2 —
Tronc des circonflexes, thoracique dorsale et artère humérale profonde.	2 —
Tronc des circonflexes et humérale profonde..	5 —
Tronc des circonflexes, humérale profonde et collatérale interne supérieure..	2 —

L'artère circonflexe postérieure peut s'unir à d'autres branches de l'axillaire ou de l'humérale :

Avec le rameau thoracico-dorsal.	8 fois
Avec celui-ci, l'humérale profonde et la collatérale interne supérieure.	2 —
Avec l'humérale profonde et la collatérale interne supérieure.. . . .	1 —
Avec l'artère humérale profonde.	14 —

Voy. à ce propos un bon travail de Hitzrot dans *John's Hopkins Hospital Bulletin*, 1901, vol. 12, p. 136-146.

L'*acromio-thoracique* donne la thoracique supérieure ou la thoracique longue; sa branche acromiale peut manquer. Elle peut donner une volumineuse artère, qui descend dans la coulisse bicipitale et se distribue au biceps. — L'*artère mammaire externe* peut manquer et être suppléée par la thoracico-dorsale, branche de la sous-scapulaire : elle peut donner l'artère cubitale. — L'*artère sous-scapulaire* peut fournir anormalement : 1° le rameau sus-épineux de la scapulaire postérieure (Dubrueil); 2° l'artère thoracique longue, disposition fréquente et même normale pour Meckel; 3° une artère ganglionnaire; les deux circonflexes, ou l'une des deux; une artère thoracique spéciale, l'artère collatérale interne supérieure (Bourgery et Jacob, Dubrueil), une artère aberrante qui se réunit au-dessus du poignet avec une branche de l'interosseuse antérieure, pour former l'artère radiale (Tiedemann, 1846, Tab. XLV, f. 2). Cette artère aberrante peut aussi se jeter dans l'artère humérale au-dessus de l'articulation du coude (Grüber), ou se continuer avec la cubitale (Barkow). — L'*artère circonflexe antérieure* peut manquer. — L'*artère circonflexe postérieure* donne une ou plusieurs collatérales humérales interne ou externe.

ARTÈRE HUMÉRALE

Syn. : A. brachialis; — a. humeralis; — Armpulsader; — Oberarmpulsader.

Limites. — L'artère humérale, qui continue directement le tronc de l'axillaire, s'étend du bord inférieur du grand pectoral au pli du coude, un peu au-dessous duquel elle se bifurque en branches terminales : la radiale et la cubitale.

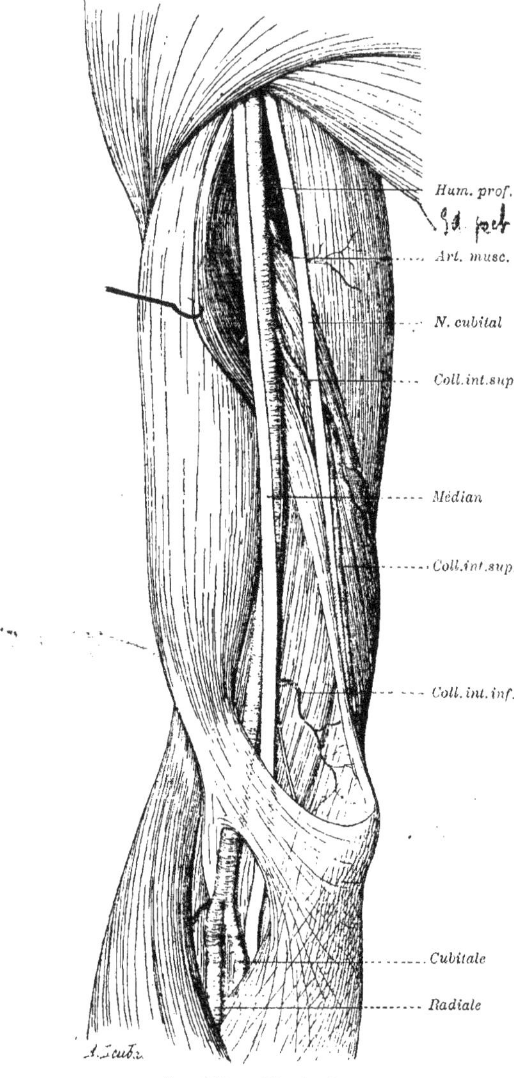

FIG. 439. — L'artère humérale.

Direction. — Le bras étant supposé pendant le long du corps, l'artère est très légèrement oblique en bas, en avant et en dehors. Située d'abord à la partie interne du bras, elle descend peu à peu sur la face antérieure. Rectiligne chez les sujets jeunes et les adultes, elle tend à devenir flexueuse chez les sujets âgés. Son trajet est indiqué par une ligne étendue du sommet du creux de l'aisselle au milieu du pli du coude.

Dans ce trajet son calibre diminue peu à peu d'une façon assez régulière.

Rapports. — *Au bras*, l'artère répond : *en avant*, au bord interne du coraco-brachial remplacé plus bas par le bord interne du biceps (*muscle satellite*); suivant que ces muscles sont plus ou moins développés, ils empiètent plus ou moins sur la face antérieure de l'artère; leur atrophie la découvre et la laisse en contact avec l'aponévrose; — *en arrière*, la brachiale répond à la cloison intermusculaire interne, qui la sépare du vaste interne, et plus bas à la face antérieure du brachial antérieur; — *en dedans*, elle est en contact immédiat avec l'aponévrose brachiale recouverte d'une peau mince; — *en dehors*, elle répond au coraco-brachial, et, plus bas, à l'interstice qui sépare le biceps du brachial antérieur.

Au pli du coude, l'artère chemine dans l'interstice qui sépare le tendon du biceps du faisceau coronoïdien du rond pronateur. Elle est recouverte par l'aponévrose, renforcée par l'expansion aponévrotique du biceps, qui sépare l'artère de la veine médiane basilique et des filets du brachial cutané interne.

Rapports avec les veines, les lymphatiques et les nerfs. — L'artère humérale est accompagnée de deux veines collatérales, occupant l'une, le côté antéro-externe, l'autre, le côté postéro-interne de l'artère. Ces veines échangent, en avant et en arrière de l'artère, des anastomoses transversales. Au niveau du pli du coude, il n'est pas rare de voir l'une des deux veines, ordinairement la collatérale externe, se placer devant l'artère. La médiane basilique et la basilique suivent, au-dessus de l'aponévrose, un trajet qui est sensiblement le même que celui de l'humérale; — l'H. est accompagnée de deux troncs lymphatiques profonds qui présentent sur leur trajet trois ou quatre ganglions ordinairement peu volumineux.

Le nerf médian affecte avec l'artère des rapports intimes. En haut du bras, il répond à la partie externe de l'artère et souvent à sa partie antérieure (Marcellin Duval), puis il la croise en X très allongé en passant sur la face antérieure du vaisseau et devient de plus en plus interne. Au pli du coude, il en est séparé par toute l'épaisseur du chef coronoïdien du rond pronateur. — Le nerf cubital, qui appartient à la loge postérieure du bras, est d'abord très rapproché de l'artère à la partie postérieure de laquelle il répond, séparé d'elle toutefois par la cloison intermusculaire interne. Plus bas, ce nerf, qui descend directement pour gagner la face postérieure de l'épitrochlée, est séparé du vaisseau par une épaisse couche musculaire appartenant au vaste interne. — Le nerf musculo-cutané, qui a perforé le coraco-brachial avant que l'axillaire soit devenue l'humérale, n'affecte avec cette dernière que des rapports éloignés. — Il en est de même du radial. — Quant au brachial cutané interne, d'abord situé à la partie interne de l'artère, il perfore bientôt l'aponévrose pour devenir sous-cutané.

Branches collatérales. — L'humérale fournit un nombre assez considérable de collatérales (16 à 20, Theile; 12, Henle). Les plus petites de ces collatérales n'ont pas reçu de nom spécial; ce sont les *rameaux musculaires* qui se distribuent aux muscles voisins, deltoïde, coraco-brachial, biceps, brachial antérieur et vaste interne, aux téguments et au périoste huméral.

L'un des rameaux d'une branche musculaire pénètre dans le conduit nourricier de l'humérus; cette *artère nourricière* vient le plus souvent d'un rameau appartenant au brachial antérieur; il peut provenir aussi de l'humérale profonde. — Les collatérales principales sont : 1° le rameau deltoïdien; — 2° la collatérale externe ou humérale profonde; — 3° la collatérale interne supérieure; — 4° la collatérale interne inférieure. Toutes ces branches présentent des dispositions et un développement variable non seulement sur des sujets différents, mais encore sur les bras d'un même sujet.

Rameau deltoïdien (Cruveilhier; *collateralis radialis sup.*). — Cette branche se détache de la face externe de l'humérale, un peu au-dessous du bord inférieur du grand pectoral; elle se porte en dehors, passe sous l'arcade de Struthers, sous la courte portion du biceps, et se termine dans la partie inférieure du deltoïde et la partie supérieure du brachial antérieur.

Collatérale externe (*Humérale profonde; — brachialis profunda; — profunda humeri; — the superior profund artery*, Quain). — Elle naît de la partie postérieure de l'humérale, au niveau du bord inférieur du grand rond. Très développée d'ordinaire, elle se dirige en bas, en dehors et un peu en arrière, gagnant la face postérieure, puis la face externe de l'humérus; elle descend ainsi, en spirale, logée avec le nerf radial dans la *gouttière radiale* de l'humérus, gouttière qu'il ne faut point confondre avec la gouttière dite de torsion (voy. Ostéol., t. I, p. 148, B). Elle est alors recouverte par la longue portion et le vaste externe du triceps brachial; elle longe les insertions supérieures du vaste interne et arrive au niveau du bord externe de l'humérus, où elle se divise en deux branches terminales, l'une antérieure, l'autre postérieure.

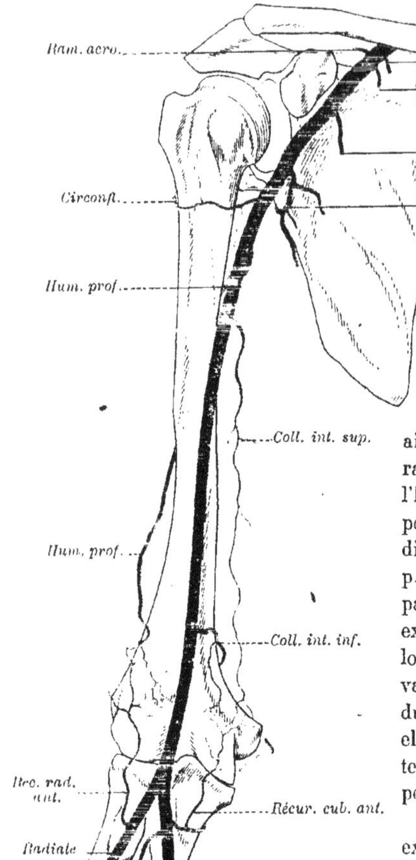

Fig. 440. — Schéma des branches de l'humérale.

Dans son trajet, la collatérale externe a fourni de nombreux rameaux collatéraux : les uns musculaires (grand rond, grand dorsal et surtout triceps), les autres périostiques et osseux, d'autres enfin à distribution cutanée (peau de la face postérieure du bras). — Dans un certain nombre de cas, elle fournit l'artère nourricière de l'humérus.

Sa *branche terminale antérieure*, branche superficielle de quelques auteurs, descend dans l'interstice qui sépare le long supinateur et le premier radial externe du brachial antérieur et se termine au niveau de l'épicondyle en s'anastomosant avec la récurrente radiale antérieure.

La *branche postérieure* ou *profonde* descend dans l'épaisseur du vaste interne, fournit de nombreux rameaux à ce muscle, ainsi qu'à la face postérieure de l'humérus et à l'articulation du coude, Elle se termine en s'anastomosant avec les récurrentes radiale et cubitale postérieures, prenant ainsi part à la formation du réseau périarticulaire du coude.

Collatérale interne supérieure (*Branche superficielle de la portion interne du triceps*, Sappey, Cruveilhier; — *collateralis ulnaris superior seu prima*, Allem.; — *the inferior profund artery*, Quain). — Elle naît un peu au-dessous de l'humérale profonde, se dirige en bas et en arrière et perfore la cloison intermusculaire interne. Elle descend alors dans la loge postérieure du bras, sur la face antérieure de la longue portion du triceps et du vaste interne, accompagnée du nerf cubital, dont elle constitue l'artère satellite. La C. I. S. fournit des rameaux au triceps et au brachial antérieur et se termine au voisinage de l'épitrochlée, en s'anastomosant avec les récurrentes radiales et cubitales et avec la collatérale interne et inférieure.

On voit souvent se détacher de la partie initiale de cette collatérale supéro-interne une branche qui descend, superficielle, sur la partie interne du brachial antérieur; cette branche peut aussi provenir de l'humérale elle-même. Sappey, Cruveilhier considèrent cette dernière disposition comme normale et décrivent le rameau interne en question sous le nom de branche superficielle du brachial antérieur.

Collatérale interne inférieure (*Collateralis ulnaris inferior s. secunda; — anastomotic artery*, Quain). — Cette artère naît environ à quatre centimètres au-dessus de l'interligne du coude, se dirige en bas et en dedans, abandonne des rameaux au brachial antérieur et au rond pronateur et se termine dans la région de l'épitrochlée, en s'anastomosant avec les récurrentes cubitales antérieure et postérieure. Cette artère fournit, immédiatement au-dessus de l'épitrochlée, une branche importante que les auteurs anglais considèrent comme la continuation du tronc principal; cette branche se porte transversalement en dedans, perfore la cloison intermusculaire, contourne le bord interne de l'humérus et s'anastomose avec la terminaison de la branche postérieure de l'humérale profonde, en formant une arcade transversale au-dessus de la fosse olécrânienne.

Variétés. — *Anomalies de trajet et de rapports* (voy. p. 42, 43 et 44 du *Précis de Manuel opératoire* du Pr L.-H. Farabeuf, les types principaux et importants de ces anomalies), et E. Schwalbe, Beitr. z. Kennt. der Arterienvarietäten des menschlichen Armes, *Morph. Arbeiten*, Band VIII, s. 1). Le nerf médian peut, dans toute l'étendue de son trajet, cheminer en arrière de l'artère (Chassaignac 2 fois, Dubrueil 3 fois; Grüber, *Anat. Abhandl.*, 1852, p. 133; Duval, *loc. citat.*). Le nerf médian peut croiser l'artère en passant derrière elle (Velpeau, Grüber, 6 fois sur 100 bras, Schevegel). — Une des anomalies de trajet les plus intéressantes consiste dans le passage de l'artère humérale sous une apophyse sus-épitrochléenne ou par un conduit osseux spécial creusé dans l'humérus au niveau de cette apophyse. Cette anomalie a fait l'objet d'un grand nombre de travaux dont le plus important est celui de G. Ruge (*Morphol. Jahr.*, vol. IX, p. 329), qui donne une bibliographie très complète jusqu'à 1884. On sait que cette disposition est normale chez différents animaux (voy. Ostéologie, t. I, p. 148, fig. 137). — L'artère humérale peut décrire à sa partie inférieure un arc convexe en dedans, saillant sous l'aponévrose (Cruveilhier, Dubrueil). Il ne faut pas confondre ces flexuosités congénitales avec celles qui existent chez les individus âgés et athéromateux.

L'humérale traverse l'aponévrose au-dessus du pli du coude et se divise en deux branches également sous-cutanées (cette anomalie est représentée in Bourgery et Jacob, *Anat. descript.*, 1835, t. IV, Taf. 38, fig. 5).

Anomalies de terminaisons. — Elles sont relativement très fréquentes; il en existe un nombre considérable d'observations; elles ont d'autant plus d'intérêt qu'elles retentissent sur la disposition des artères de l'avant-bras et souvent même sur celles de la main. — Il est exceptionnel que l'humérale se bifurque tardivement; la bifurcation prématurée est au contraire fréquente. Elle se présente d'ailleurs sous des formes très différentes; la disposition la plus fréquente est la suivante : à une hauteur variable, l'artère humérale se divise en deux branches, dont l'une chemine superficiellement et représente une branche anormale et dont l'autre suit le trajet habituel de l'artère humérale; celle-ci, arrivée au pli du coude, se divise en ses deux branches habituelles, radiale et cubitale. Lorsque ces deux troncs sont de gros volume, il existe trois artères principales au niveau de l'avant-bras; mais dans la plupart des cas, une des deux artères antibrachiales normales est atrophiée et suppléée par la branche brachiale anormale, que l'on regarde alors comme formant la radiale ou la cubitale.

Lorsque c'est la cubitale qui naît ainsi prématurément au niveau du bras, son point d'origine est des plus variables: elle peut naître de l'axillaire au niveau de l'origine des circonflexes (Grüber, 2 fois sur 20 cas d'anomalie de l'artère cubitale rencontrés sur 440 bras, appartenant à 220 cadavres), ou au-dessous de celles-ci (2 fois), ou au niveau du tiers supérieur de l'artère humérale (6 fois), au niveau du tiers moyen (3 fois), au niveau du tiers inférieur (2 fois). — Son trajet est très variable: le plus souvent elle accompagne l'artère humérale, et passe sous l'expansion aponévrotique du biceps, 15 fois sur 20 cas; mais elle peut perforer cette expansion ou cheminer dans son épaisseur. — Dans quelques cas, elle chemine dans toute l'étendue de son trajet brachial dans un dédoublement de l'aponévrose, accompagnée de la veine basilique et du brachial cutané interne. On l'a vue contourner l'épitrochlée accompagnant par conséquent le nerf cubital (Thomson, *Quain's, Anat.*, t. II, 1866, p. 387). — Lorsque l'artère cubitale a ainsi une origine anormale, elle chemine superficiellement au niveau de l'avant-bras; il est exceptionnel qu'elle occupe sa place habituelle; on l'a vue, assez rarement d'ailleurs, suivre la face profonde du grand palmaire.

Lorsque la radiale naît au niveau du bras, elle chemine ordinairement en dehors du *tronc brachial*; elle peut quelquefois être située d'abord en dedans de ce tronc qu'elle croise ensuite pour passer en dehors de lui. Dans ces conditions, les deux troncs artériels forment un 8, dans l'ouverture supérieure duquel peut passer le nerf médian. — La radiale est en général superficielle, tout en passant au-dessous de l'expansion aponévrotique du biceps, exceptionnellement au-dessus de cette expansion (Tiedemann, Bourgery et Jacob, Quain, Grüber, Dursy). — Cette radiale anormale chemine le plus souvent en avant du muscle biceps; elle peut aussi passer derrière ce muscle et descendre dans le sillon bicipital externe en suivant jusqu'au pli du coude le trajet du musculo-cutané. Au pli du coude, elle est séparée de l'artère humérale par toute l'épaisseur du tendon du biceps (Langer).

Il peut arriver que, la radiale et la cubitale naissant au niveau du bras, l'artère humérale, très réduite, se continue au pli du coude avec l'interosseuse commune (Grüber 2 fois sur 120 cas). Dans ce cas, il n'est pas rare de voir la cubitale et la radiale, unies par un rameau transversal anastomotique volumineux, affecter les dispositions les plus variables.

En résumé, les principales dispositions que l'on peut rencontrer sont les suivantes :

L'humérale donne en un point quelconque du bras une artère qui constitue à l'avant-bras un tronc surnuméraire, puis elle se divise au pli du coude en cubitale et radiale; — l'humérale donne une artère qui vient remplacer à l'avant-bras la radiale atrophiée; — on peut observer la même disposition pour la cubitale; la coexistence de ces deux anomalies; — une humérale devenue très grêle au-dessous de l'origine de ces deux branches anormales descend jusqu'au pli du coude et se continue le plus souvent avec l'interosseuse commune.

Quelle est la cause de cette origine prématurée des branches terminales de l'humérale? S'agit-il d'un véritable arrêt de développement, comme l'ont pensé Hyrtl et Giacomini, qui ont constaté la division prématurée de l'artère chez les embryons.

Ou bien ces anomalies s'expliquent-elles par le développement anormal de rameaux ordinairement peu développés? Cette hypothèse a été soutenue surtout par Krause. J'ai dit (voy. Généralités) que, d'après cet auteur, la disposition originelle du système artériel était une disposition en réseau. Ordinairement, certaines parties de ces réseaux prennent un développement notable, et constituent les troncs artériels normaux. Mais, on peut très bien concevoir que des portions de ce réseau qui, normalement, restent insignifiantes, puissent augmenter de volume et arriver à supplanter les troncs habituels. Dans le cas particulier, ce rôle serait joué par les *vasa aberrantia de Haller*. On désigne sous ce nom depuis Haller, des vaisseaux, le plus souvent de petit calibre et de trajet superficiel, qui naissent de l'artère humérale ou même de l'axillaire et viennent se jeter ordinairement dans une des artères antibrachiales, le plus souvent dans la radiale, exceptionnellement dans la cubitale. Très rarement ils aboutissent aux artères de la main.

Branches surnuméraires. — On a signalé comme branches surnuméraires : l'artère sous-scapulaire ou la circonflexe postérieure; ces artères peuvent se détacher isolément de l'humérale ou naître par un tronc commun avec d'autres branches normales ou anormales de la brachiale; — une collatérale externe accessoire; — un rameau anastomotique allant se jeter dans une radiale née anormalement de l'axillaire (Vergez).

L'artère superficielle du pli du coude. — Sous le nom de Arteria plicæ cubiti sup., Grüber décrit une artère qui, d'après lui, serait normale et qui naît de la brachiale, ou quelquefois de la collatérale inférieure et interne, ou même de la radiale. Cette artère descend sous l'aponévrose, dans l'interstice du cubital antérieur et du grand palmaire et se termine dans ces muscles. Dans quelques cas, cette artériole prend un développement considérable et devient une artère cubitale accessoire (voy. Grüber, *Zeitschr. d. Gesellsch. d. Aertzle zu Wien*, 1852, II, 48).

Anomalies des branches. — Les anomalies des branches, à part les variétés dans l'origine, variétés que nous avons signalées, sont rares. Elles sont souvent associées à la bifurcation prématurée. — L'absence de quelques-unes des branches, et notamment des collatérales externes, ou le dédoublement de l'une de ces artères, ont été assez souvent rencontrés.

ARTÈRE RADIALE

Syn. : A. radialis; — Radialartery; — Speichenpulsader; — Armspindelpulsader.

Branche de bifurcation externe de l'humérale, la radiale s'étend du pli du coude à la paume de la main.

Trajet. — Limites. — Ordinairement moins volumineuse que la cubitale, la radiale se dirige d'abord obliquement en bas et en dehors, continuant presque la direction de l'humérale; elle descend ensuite, verticale, jusqu'au-dessus de l'interligne radio-carpien ; là, elle dévie en dehors et en arrière et contourne, sous l'apophyse styloïde du radius, le ligament latéral externe de l'articulation radio-carpienne. Ayant ainsi passé de la face antérieure de l'avant-bras à la face externe du poignet, elle gagne obliquement le premier espace intermétacarpien, dans l'extrémité supérieure duquel elle s'enfonce pour aboutir à la paume, où elle constituera, en s'anastomosant avec une branche de la cubitale, l'*arcade palmaire profonde*.

Division. — Comme on le voit, la radiale occupe successivement les régions de l'avant-bras, du poignet et de la paume : on peut donc lui considérer trois portions, *antibrachiale*, *carpienne* et *palmaire*.

Rapports. — *Portion antibrachiale.* — Dans le tiers supérieur de sa portion antibrachiale, la radiale, profonde est ordinairement recouverte par le bord interne du long supinateur. Ses rapports avec ce muscle varient suivant les sujets : chez les sujets musclés, l'artère est complètement recouverte par le long supinateur, qu'il faut récliner en dehors pour voir le vaisseau; chez les sujets peu musclés, l'artère affleure le bord interne du muscle. En arrière, la radiale repose sur le court supinateur et, plus bas, sur le rond pronateur; elle est maintenue sur ce dernier par le feuillet profond de la gaine aponévrotique du long supinateur.

Dans la partie inférieure de la portion antibrachiale, le long supinateur étant devenu tendineux, l'artère répond : *en avant*, à l'aponévrose antibrachiale; *en arrière*, elle repose successivement sur le fléchisseur commun superficiel des doigts, le fléchisseur propre du pouce et le carré pronateur et, par l'intermédiaire de ce muscle, sur l'extrémité inférieure du radius. Tout en bas de sa portion antibrachiale, la radiale, immédiatement sous-aponévrotique, répond au large intervalle qui sépare les tendons long supinateur et grand palmaire; là, la peau mince se déprime et permet de voir les battements de l'artère en même temps que la pulpe peut apprécier les qualités de ses battements : c'est la *gouttière du pouls*. — Une ligne allant du milieu du pli du coude à la gouttière du pouls trace sur l'avant-bras le trajet de la radiale et constitue la *ligne d'opération*, le long de laquelle l'opérateur doit inciser pour aller à la recherche du vaisseau.

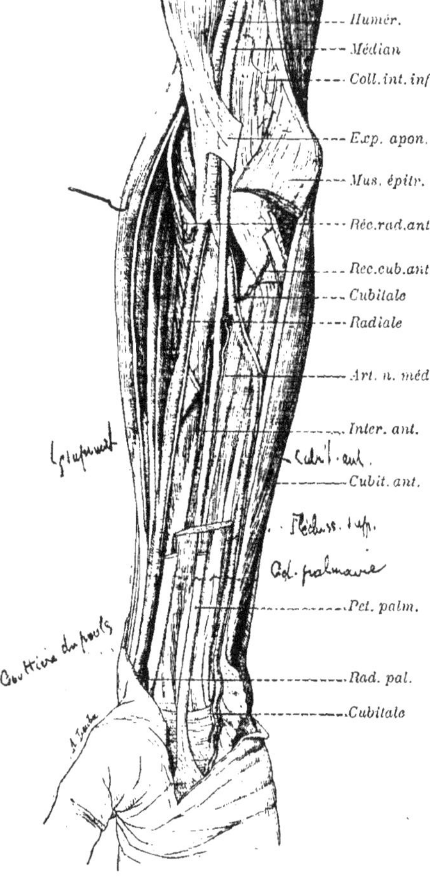

FIG. 441. — Artères de l'avant-bras.

Portion carpienne. — Lorsqu'elle contourne le bord externe du poignet au-dessous de l'apophyse styloïde du radius, la radiale s'engage entre les tendons accolés du long abducteur et du court extenseur du pouce et le ligament latéral externe de l'articulation radio-carpienne.

Elle pénètre alors dans cette excavation losangique que limitent le tendon long extenseur du pouce en dedans, les tendons long abducteur et court extenseur en dehors; c'est la *tabatière* anatomique, dont le fond est formé par le trapèze. La radiale traverse obliquement la tabatière sur le fond osseux de laquelle elle repose; elle est recouverte par la peau, le tissu cellulaire sous-cutané dans lequel cheminent la veine céphalique du pouce et les ramifications du nerf radial, l'aponévrose et une abondante couche de tissu cellulo-graisseux sous-aponévrotique. Enfin, ayant passé sous le tendon long extenseur du pouce, la radiale s'enfonce dans l'extrémité supérieure du premier espace interosseux.

Portion palmaire. — Au niveau de la paume, la radiale chemine profondément, appliquée sur les métacarpiens et les interosseux, recouverte par le paquet des tendons fléchisseurs (v. Artères de la main).

Branches collatérales. — *Portion antibrachiale.* — Dans sa portion antibrachiale, l'artère radiale fournit de nombreux rameaux innominés : les uns, antérieurs, se distribuent à la peau de l'avant-bras; d'autres, externes, se terminent dans le long supinateur, les radiaux, le long abducteur du pouce, le long extenseur et les téguments de la région externe; les internes vont dans le grand palmaire et le fléchisseur superficiel; les postérieurs se distribuent au court supinateur, au rond pronateur, au fléchisseur propre du pouce, au carré pronateur, et au radius.

Ces branches innominées sont en nombre variable : pour Meckel, il n'en existerait pas moins de 40 en moyenne.

La R. fournit trois branches plus importantes : *la récurrente radiale antérieure, la transverse antérieure radiale du carpe et la radio-palmaire.*

Récurrente radiale antérieure (*Recurrens radialis*). — Elle naît de la partie externe de la radiale, tout près de l'origine de cette artère. Le plus souvent, elle se porte d'abord en bas et en dehors, puis se réfléchit et monte obliquement entre le long supinateur et le brachial antérieur, reposant sur le court supinateur d'abord, puis sur la capsule de l'articulation du coude. Elle décrit donc dans son ensemble une courbe à concavité supéro-externe. De la convexité de cette courbe partent de nombreux rameaux qui se distribuent au long et au court supinateur, et aux deux radiaux externes. Par sa concavité, elle donne une branche au brachial antérieur et à l'articulation huméro-antibrachiale. Elle se termine en s'anastomosant avec le rameau terminal antérieur de l'humérale profonde.

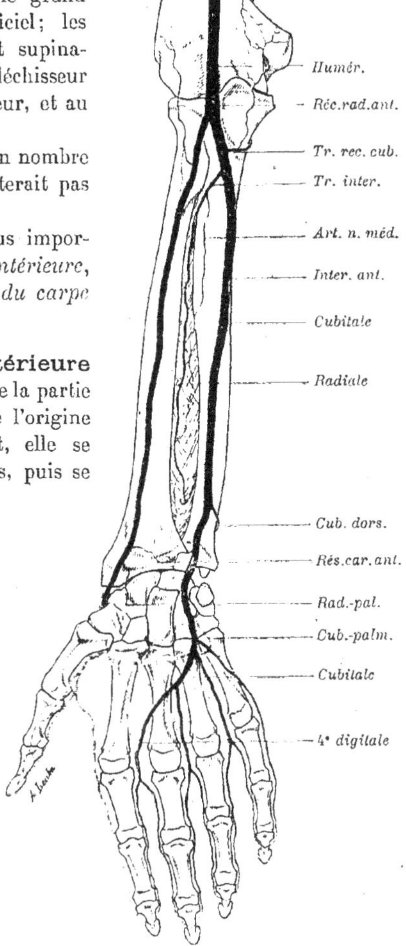

FIG. 442. — Schéma des artères de l'avant-bras.

Artère transverse antérieure du carpe (*A. carpea volaris radialis*). — Petite mais constante, elle se détache de la radiale au niveau du bord inférieur du carré pronateur, se dirige transversalement en dedans, et se termine en s'anastomosant avec une branche homologue venue de la cubitale, avec la terminaison de l'artère interosseuse antérieure et avec les branches récurrentes de l'arcade palmaire profonde, formant ainsi un réseau carpien antérieur (rete carpeum anterius seu volare). — Elle donne chemin faisant des rameaux musculaires (rond pronateur), articulaires (ligaments antérieurs de l'articulation radio-carpienne), périostiques et osseux (radius).

Artère radio-palmaire (*Ramus volaris, arteria superficialis volæ, arteria radio-palmaris, a. metacarpea volaris sublimis*). — Elle naît de la radiale ordinairement au niveau de l'interligne radio-carpien, c'est-à-dire au niveau du point où la radiale, changeant de direction, va contourner le bord externe du poignet, quelquefois plus haut sur la face antérieure de l'avant-bras. De volume variable, elle est ordinairement assez grêle. Elle se dirige en bas et un peu en dedans, cheminant au niveau de la base ou talon de l'éminence thénar. Tantôt elle n'est recouverte que par l'aponévrose, tantôt elle chemine dans l'épaisseur du court abducteur du pouce ou même au-dessous de ce muscle.

Arrivée à la paume, elle vient se jeter à *angle droit* dans la partie terminale de la cubitale. Plus rarement, elle s'anastomose à plein canal avec la terminaison de la cubitale, *formant alors une arcade palmaire superficielle*. Dans quelques cas enfin, elle s'épuise dans les muscles de l'éminence thénar.

Portion carpienne. — Dans sa portion carpienne, la radiale fournit trois branches : la *dorsale du pouce*, la *transverse postérieure du carpe* et l'*interosseuse dorsale du premier espace*. Je ne fais que mentionner ici ces trois branches que je décrirai plus loin avec les artères du dos de la main.

Portion palmaire. — Dans sa portion palmaire, où elle forme l'arcade palmaire profonde, la radiale fournit quatre branches; ce sont les *artères interosseuses antérieures*. Elles seront étudiées avec les artères de la paume.

ARTÈRE CUBITALE

Syn. : A. cubitalis; — Ellenbogenpulsader.

Limites. — Branche de bifurcation interne de l'humérale, la cubitale s'étend du pli du coude (plus exactement deux centimètres au-dessous) à la paume où elle se termine par une arcade ou crosse à concavité supérieure, l'*arcade palmaire superficielle*.

Volume, direction, trajet. — Plus volumineuse que la radiale, elle naît au milieu du coude; pour gagner le côté interne de l'avant-bras, qu'elle va suivre jusqu'au poignet, la cubitale s'engage sous la masse des muscles épitrochléens; par ce trajet oblique, elle atteint la face antérieure du cubitus, recouverte par le fléchisseur commun profond, et descend verticalement sur cette face jusqu'au poignet, Là, elle s'engage en dehors du pisiforme, dans l'épaisseur du ligament annulaire, et arrive à la paume, où elle se dirige en bas et en dehors, en décrivant une courbe à concavité supérieure et externe, l'*arcade palmaire superficielle*.

Le point où la C. se termine est difficile à préciser. Lorsque les artères de la main affectent leur disposition type, la cubitale paraît se continuer sans ligne de démarcation aucune avec la quatrième digitale et on pourrait, en bonne logique, la conduire jusqu'à la partie supérieure de l'espace interdigital, où elle se bifurquerait pour donner naissance à la collatérale externe du médius et à la collatérale interne de l'index (voy. fig. 445). Mais au point de vue de la

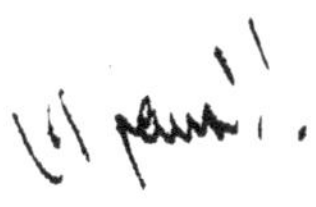

nomenclature, ce mode de description ne serait pas sans inconvénient. On peut considérer comme formant la limite inférieure de la cubitale le point où elle reçoit la radio-palmaire. J'insiste dès à présent sur ce mode de terminaison, ne pouvant consentir à répéter avec tous « que la cubitale se termine en s'anastomosant à plein canal avec la radio-palmaire », ce qui est l'exception.

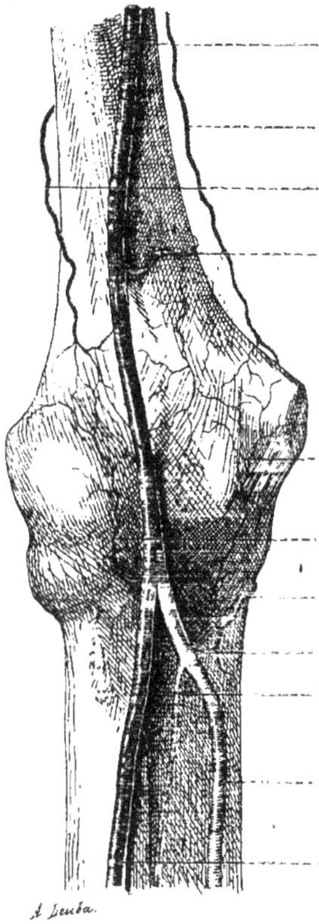

Rapports. — *Portion antibrachiale.* — Dans le tiers supérieur de cette portion, la cubitale, oblique en bas et en dedans, répond : *en avant*, au médian qui croise sa face antérieure et aux muscles épitrochléens (rond pronateur, grand et petit palmaires, fléchisseur commun superficiel); *en arrière*, elle croise le tendon du brachial antérieur et repose sur le fléchisseur commun profond, sur lequel l'applique une couche aponévrotique, mince d'abord, plus épaisse ensuite.

Dans *ses deux tiers inférieurs*, devenue verticale, elle répond : *en avant*, au muscle cubital antérieur, puis à l'interstice de ce muscle et du faisceau interne du fléchisseur sublime : tout en bas, au-dessus du poignet, l'artère repose sur le carré pronateur. Elle est toujours séparée de la peau par deux feuillets aponévrotiques : l'un représente la continuation de l'aponévrose superficielle, l'autre la couche celluleuse qui tapisse le fléchisseur profond. Le bord externe du tendon cubital tend à recouvrir la C. En somme, dans les deux tiers inférieurs de l'avant-bras, le cubital peut être dit *muscle satellite*, et c'est lui qui marque la ligne épitrochléo-pisiformienne, *ligne d'opération de la cubitale*.

Fig. 443. — Réseau péri-articulaire du coude, face antérieure.

Portion carpienne. — Au niveau du carpe, l'artère repose sur la face antérieure du ligament annulaire antérieur, immédiatement en dehors de la saillie du pisiforme; elle est recouverte à ce niveau par la terminaison des fibres du ligament annulaire dorsal du poignet.

Je rappelle qu'au niveau du bord cubital du poignet les fibres inférieures du ligament s'arrêtent sur le pisiforme. Les supérieures au contraire viennent se perdre sur la face antérieure du ligament antérieur; elles forment là, au-devant de l'artère cubitale, un trousseau fibreux très net au-dessous duquel passe l'artère (voy. t. II, Myol., p. 165, et vérifiez les rapports des artères cubitale et radiale sur la coupe de l'avant-bras, t. II, fig. 120).

Entre ces deux couches fibreuses, l'artère, ordinairement flexueuse, se meut dans une atmosphère séreuse : de gros pelotons adipeux, très mobiles favorisent les mouvements de l'artère dans cette logette fibreuse.

Appuyez fortement avec la pulpe du pouce sur la base de votre éminence thénar et vous verrez sourdre au poignet, immédiatement au-dessus du pli qui limite en haut le talon de la main, ces pelotons adipeux, sous l'aspect de petites masses arrondies, faussement fluctuantes et jouant le kyste séreux. C'est par cet artifice que l'artère échappe à la compression, quand le talon de la main s'appuie fortement sur un corps dur.

Portion palmaire. — Plus bas, l'artère est recouverte par le palmaire cutané; à la paume elle est entre le plan tendineux et l'aponévrose, accolée à la face profonde de cette dernière, en rapport avec les branches du nerf médian et du nerf cubital, *croisée par l'anastomose entre ces deux nerfs.*

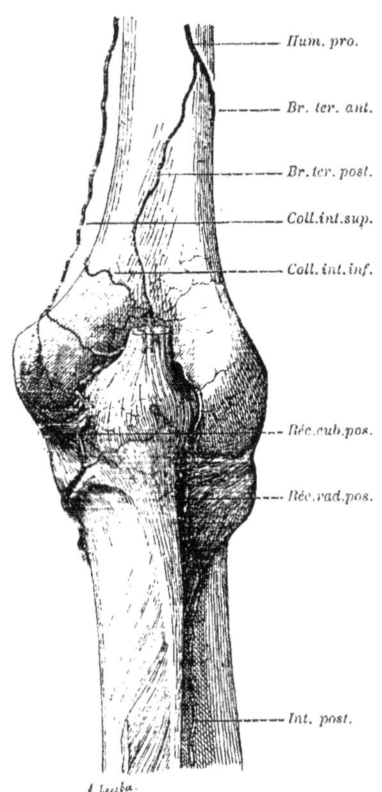

Fig. 444. — Réseau péri-articulaire du coude, face postérieure.

Dans tout son trajet, la cubitale est accompagnée par deux veines, veines cubitales profondes, et par des lymphatiques profonds. — Le nerf cubital, qui descend à la partie postérieure de l'avant-bras par la gouttière rétro-épitrochléenne, est d'abord séparé de l'artère par un espace angulaire à sommet inférieur. Il s'en rapproche de plus en plus et vient se mettre en contact avec elle à la jonction du tiers supérieur et des deux tiers inférieurs de l'avant-bras. Il l'accompagne ensuite, toujours placé en dedans du vaisseau.

Branches collatérales. — *Portion antibrachiale.* — Dans son trajet antibrachial, la cubitale fournit un grand nombre de branches aux muscles avec lesquels elle entre en rapport. La plupart de ces branches peu volumineuses n'ont reçu aucun nom. D'autres, plus importantes, méritent une mention spéciale. Ce sont : la *récurrente cubitale antérieure*, la *récurrente cubitale postérieure*, le *tronc commun des interosseuses*, la *dorsale du carpe* et la *transverse antérieure du carpe.*

Récurrente cubitale antérieure. — La récurrente cubitale antérieure se détache de la partie supérieure de la cubitale. Dans la moitié des cas environ, elle naît d'un tronc commun avec la récurrente cubitale postérieure, *tronc commun des récurrentes cubitales.* Ordinairement assez grêle, elle se dirige en haut et en dedans, cheminant dans l'interstice du brachial antérieur et du rond pronateur. Elle se termine au niveau de l'épitrochlée en s'anastomosant avec la collatérale interne inférieure de l'humérale. Dans son trajet, elle fournit : des rameaux musculaires au brachial antérieur, au rond pronateur, au grand palmaire et au chef épitrochléen du fléchisseur commun superficiel; des rameaux articulaires à la partie antérieure de la capsule de l'articulation du coude.

Récurrente cubitale postérieure. — Elle se détache de la cubitale soit immédiatement au-dessous de la précédente, soit par un tronc qui lui est commun avec celle-ci.

Beaucoup plus volumineuse, elle se dirige d'abord horizontalement en arrière et en dedans, contourne l'extrémité supérieure du cubitus au-dessous des muscles épitrochléens, puis se recourbe en haut, monte dans la gouttière olécrânienne interne, longeant le nerf cubital, et passant, comme lui, sous l'arcade d'insertion du cubital antérieur. Elle se termine au niveau de la face postérieure de l'épitrochlée, en s'anastomosant avec le rameau postérieur de la collatérale inférieure et interne de l'humérale. La récurrente cubitale postérieure fournit des rameaux musculaires aux muscles voisins (grand et petit palmaires, fléchisseur commun superficiel et fléchisseur commun profond, cubital antérieur, vaste interne); — des rameaux articulaires (partie postéro-interne de l'articulation du coude); — des rameaux cutanés (téguments de la partie postérieure de la région du coude).

Tronc commun des interosseuses (*A. interossea antibrachii communis*). — Ce tronc se détache de la partie postérieure de la cubitale, un peu au-dessous du précédent. Il est d'ordinaire si volumineux qu'un grand nombre d'anatomistes le considèrent comme une branche de bifurcation. Ce tronc se dirige en bas, en arrière et un peu en dehors, gagnant ainsi l'extrémité supérieure de l'espace interosseux, où il se divise en deux branches, l'une antérieure, l'autre postérieure. La longueur du tronc commun des interosseuses est variable : tantôt il n'existe pour ainsi dire pas et se divise presque immédiatement en ses deux branches terminales; tantôt il atteint une longueur de 1 centimètre et demi à 2 centimètres. Ses deux branches de terminaison constituent les *artères interosseuses antérieure et postérieure*.

Interosseuse postérieure (*interossea externa, s. posterior, perforans suprema*). — Dès son origine, l'interosseuse postérieure se dirige directement en arrière et s'engage dans l'orifice ménagé entre les os de l'avant-bras et le bord supérieur, concave, du ligament interosseux, à 5 centimètres environ au-dessous de l'interligne de l'articulation huméro-cubitale. Arrivée dans la loge postérieure de l'avant-bras, elle change brusquement de direction, descend entre le court supinateur et le long abducteur du pouce, puis entre la couche superficielle et la couche profonde des muscles de la région postérieure de l'avant-bras et se termine au niveau de l'interligne radio-carpien, en prenant part à la constitution du réseau carpien dorsal (rete carpeum dorsale).

L'interosseuse postérieure fournit de nombreux rameaux innominés aux muscles de la région postérieure et une branche importante, la *récurrente radiale postérieure*.

La *récurrente radiale postérieure* (*interossea recurrens*) est considérée par quelques auteurs comme une branche de bifurcation de l'interosseuse postérieure. Dès son origine, elle monte entre l'anconé qui la recouvre et le court supinateur sur lequel elle repose et se termine au niveau de la gouttière rétro-épicondylienne, en s'anastomosant avec les autres branches qui prennent part à la constitution du réseau périarticulaire du coude.

Elle fournit des rameaux musculaires (anconé, court supinateur, cubital postérieur, vaste interne), des rameaux articulaires et des rameaux cutanés.

Interosseuse antérieure (interossea interna, s. anterior). L'interosseuse antérieure est plus volumineuse que la postérieure. Elle descend, appliquée sur le ligament interosseux, dans le sillon qui sépare les origines ligamenteuses du long fléchisseur propre du pouce et du fléchisseur commun profond et s'engage plus bas sous la face profonde du carré pronateur. A 4 centimètres environ de l'interligne radio-carpien, elle traverse obliquement le ligament interosseux par un canal fibreux que j'ai décrit et représenté (t. I, Arth. p. 603, fig. 511), et se termine, comme l'interosseuse postérieure, dans le réseau carpien postérieur.

Dans son trajet, elle fournit un nombre considérable de rameaux que l'on distingue en antérieurs, postérieurs et latéraux, Les *antérieurs* se distribuent au cubital antérieur, au fléchisseur commun superficiel, au carré pronateur et à la peau (Theile). Le plus important de ces rameaux antérieurs est le *rameau du nerf médian*. Ce rameau pénètre dans les fibres du médian et chemine dans l'épaisseur du tronc nerveux; ordinairement très grêle, il est intéressant surtout par la longueur de son trajet, par sa constance et, enfin, par les anomalies qu'il peut présenter; nous étudierons ces anomalies plus loin. Notons seulement ici que très souvent (dans la moitié des cas d'après Theile), le rameau du médian provient directement de la cubitale. — Les rameaux *postérieurs* traversent le ligament interosseux, s'anastomosent avec les rameaux de l'interosseuse postérieure et, comme ceux-ci, viennent se distribuer aux muscles de la couche profonde de la région postérieure de l'avant-bras. — Les rameaux *internes* se distribuent au fléchisseur commun profond; le plus important est l'*artère nourricière du cubitus* qui pénètre dans la diaphyse cubitale au niveau de la face antérieure de celle-ci, à la jonction du tiers supérieur de l'os avec ses deux tiers inférieurs. — Les rameaux *externes* se distribuent au long fléchisseur propre du pouce. Citons parmi eux l'*artère nourricière du radius* qui pénètre dans la face antérieure de la diaphyse radiale.

Artère dorsale du carpe, cubito-dorsale (*Carpea dorsalis, arteria s. ramus dorsalis*). — Ordinairement très grêle, cette branche naît à environ 4 centimètres de l'interligne radio-carpien. Elle contourne la partie inférieure du cubitus en passant sous le cubital antérieur, et gagne ainsi la face dorsale du poignet, sur laquelle elle se jette dans le réseau carpien postérieur, ou bien elle s'anastomose avec la dorsale du carpe fournie par la radiale pour former l'arcade dorsale (voy. Artères du dos de la main). Elle fournit des rameaux au cubital antérieur, au carré pronateur, au périoste cubital et aux téguments du bord interne du poignet.

Artère transverse antérieure du carpe. — On décrit, sous le nom de transverse antérieure du carpe, un rameau qui se détacherait de la cubitale au niveau du bord inférieur du carré pronateur et irait se perdre dans le réseau carpien antérieur, s'anastomosant avec la branche homologue de la radiale, En réalité, il n'existe le plus souvent à ce niveau que deux ou trois ramuscules presque insignifiants qui méritent à peine de recevoir un nom spécial.

Portion carpienne. — Dans sa portion carpienne, la cubitale fournit quelques rameaux à la peau et au palmaire cutané ; elle donne surtout une branche beaucoup plus importante, la cubito-palmaire.

Cubito-palmaire. — La cubito-palmaire, dont le volume est en raison directe de celui de l'arcade palmaire profonde, arcade radiale, se détache de la partie postérieure de la portion carpienne de la cubitale à un niveau assez variable. Tantôt, l'origine se fait immédiatement au-dessous du pisiforme, dans ce cas, l'artère s'enfonce dans la profondeur, en passant au-dessus du bord supérieur du court fléchisseur et de l'opposant : tantôt, elle naît plus bas, au-dessous de l'os crochu, et contourne alors le bord inférieur ou externe de ces muscles; dans le premier cas, elle est satellite de la branche profonde du nerf cubital; dans le deuxième, nerf et artère suivent un trajet différent. La cubito-palmaire abandonne quelques branches aux muscles de l'éminence hypothénar et se termine en s'anastomosant avec la portion palmaire de la radiale.

Portion palmaire. — Dans sa portion palmaire, la cubitale fournit quatre troncs qui donnent les collatérales digitales du petit doigt, de l'annulaire, du médius et la collatérale interne de l'index, et deux branches anastomotiques dont l'une va se jeter dans le tronc commun de la collatérale externe de l'index et de la collatérale interne du pouce, l'autre, dans la collatérale externe de ce doigt. — Je ne fais que mentionner ici les branches palmaires de la cubitale sur lesquelles je vais revenir plus longuement en étudiant les artères de la main.

Variétés des artères de l'avant-bras. — Je serai bref sur les variétés des artères de l'avant-bras, n'ayant pas à indiquer ici les anomalies d'origine, qui ont été étudiées avec l'artère humérale, ni les anomalies de terminaison, qui seront étudiées avec les artères de la main.

Variétés de l'artère radiale et de ses branches. — I. *Variétés du tronc.* — *a*) *Variétés de trajet.* — Nous avons vu, en étudiant les anomalies de l'humérale, que, lorsque la radiale naissait anormalement au bras, elle pouvait présenter un trajet anormal dans toute son étendue; il en est de même lorsqu'elle naît au pli du coude. On l'a vue perforer l'expansion aponévrotique du biceps et cheminer sous les téguments, à côté de la veine radiale superficielle. Elle peut, dans ces cas, contourner le bord externe de l'avant-bras, et, après avoir donné la radio-palmaire, gagner la face dorsale de la main (Dubreuil, Cruveilhier, Gruber). Cette anomalie est rare, puisque Gruber ne l'a rencontrée qu'une fois sur plusieurs milliers de bras injectés. — Le même auteur a vu la radiale se diviser en deux branches qui se réunissaient de nouveau en une seule après un trajet de 3 cm. 5 (Gruber, *Archiv für Anat. und Physiologie*, 1864, p. 439).

b) *Variétés de volume.* — 1° *Diminution.* — La radiale peut être complètement atrophiée. Elle est alors suppléée par l'interosseuse commune (Otto, Barkow, Blandin, Dubreuil), par l'artère du nerf médian, ou par l'interosseuse antérieure (Gruber). Elle peut n'exister que dans son segment supérieur. Dans un cas de ce genre, Gruber l'a vue suppléée, en partie, par une branche de la récurrente radiale, qui descendait jusqu'à la face dorsale de la main. — Elle peut atteindre la main et se jeter dans une des arcades palmaires ou dorsales, sans prendre part à la constitution de ces dernières entièrement fournies par la cubitale. — 2° *Augmentation de volume.* — Lorsque la radiale naît au niveau du bras, elle est ordinairement augmentée de volume. Cette augmentation est d'autant plus considérable qu'elle donne, dans ce cas, des branches fournies normalement par l'humérale ou même l'axillaire. Elle est également augmentée de volume lorsqu'elle empiète sur le territoire de la cubitale, soit au niveau de l'avant-bras, soit au niveau de la main.

c) Branches surnuméraires. — L'artère radiale peut fournir des branches surnuméraires. Ce sont, au niveau du bras (lorsqu'elle a une origine prématurée) : la sous-scapulaire (Gœttig), les circonflexes, l'humérale profonde et la collatérale interne supérieure (Quain), la circonflexe du scapulum (Baader), une des collatérales cubitales (Lauth), ou une branche du réseau articulaire du coude (Meckel). — Au niveau de l'avant-bras, elle peut donner l'interosseuse commune, une branche anormale allant se jeter dans l'arcade palmaire superficielle (Meckel), un rameau anastomotique pour l'artère cubitale (Monro), une artère médiane (Gruber). — Enfin, au niveau de la main, elle peut donner de nombreuses branches surnuméraires fournies normalement par les artères de la main (voy. Anomalies des artères de la main).

II. *Variétés des branches.* — *a) Récurrente radiale antérieure.* — Elle est parfois très volumineuse; son calibre peut atteindre celui de la radiale (2 fois sur 229 cas) (Quain). — On l'a vue donner la récurrente radiale postérieure, fournie normalement par l'interosseuse postérieure. — *b)* Pour les anomalies des autres branches de la radiale, voyez les Artères de la main.

Variétés de l'artère cubitale et de ses branches. — I. *Variétés du tronc.* — Je ne parlerai pas ici des anomalies d'origine et de terminaison pour lesquelles je renvoie aux anomalies de l'humérale et des artères de la main.

a) Variétés de trajet. — Très fréquentes, lorsque l'artère cubitale se détache de l'humérale au niveau du bras, elles sont plus rares lorsque l'artère a son origine normale; cependant on a vu la cubitale, naissant normalement au niveau du pli du coude, cheminer au-dessous des téguments. Elle peut passer aussi entre le grand palmaire et le fléchisseur commun superficiel, au lieu de s'engager sous la masse commune des muscles épitrochléens.

b) Variétés de volume. — Elle peut être atrophiée et ne fournir que quelques branches musculaires aux muscles de l'avant-bras, et être alors suppléée, au niveau de la main, par l'artère radiale. Cette atrophie de la cubitale est, d'ailleurs, beaucoup plus rare que celle de la radiale, ce qui s'explique peut-être par ce fait que la cubitale est, du moins d'après Meyer (*Archiv f. Anat.*, 1881), l'artère originelle de l'avant-bras et de la main. Par contre, il n'est pas rare de voir l'artère cubitale augmenter de volume, ce qui a lieu, soit parce qu'elle naît au niveau du bras, soit encore parce que son territoire au niveau de la main a pris une extension plus considérable.

c) Branches surnuméraires. — Au niveau du bras, l'artère cubitale, naissant prématurément, peut donner l'artère sous-scapulaire (Barkow), l'artère humérale profonde (Hyrtl), les collatérales internes de l'humérale. Elle peut également donner naissance, au-dessus de l'épitrochlée, à une branche venant la rejoindre de nouveau, au niveau de sa portion antibrachiale. Hyrtl a vu un de ses rameaux descendre jusqu'à la face dorsale de la main où il formait l'artère dorsale du métacarpe.

Au niveau de l'avant-bras, elle peut donner naissance à des vasa aberrantia. Charles a vu ces vasa aberrantia naître d'un anneau artériel formé par un dédoublement de l'artère cubitale. Elle peut encore donner une artère récurrente cubitale accessoire, la récurrente radiale, une artère articulaire moyenne du coude (art. articularis cubiti media de H. Meyer), une artère du nerf médian qui peut perforer ce nerf et prendre part à la constitution des artères de la main.

II. *Anomalies des branches.* — Les anomalies de certaines des branches de la cubitale (interosseuses antérieure et postérieure et artère du nerf médian) sont relativement fréquentes. Comme elles sont surtout intéressantes lorsqu'elles viennent modifier le type artériel de la main, nous les étudierons avec les anomalies des artères de cette partie du membre supérieur. — Voy. Bartels, Ueber eine Œsenbildung der arteria recurrens radialis, etc. *Anat. Hefte*, 1899, Abth. 1.

ARTÈRES DE LA MAIN.

Généralités. — Les artères de la main sont fournies par l'artère cubitale et l'artère radiale. Elles sont remarquables par leur extrême variabilité. Celle-ci n'a d'ailleurs rien qui doive nous étonner, la main étant une formation récente au point de vue phylogénique ; comme tous les organes en évolution progressive ou régressive, elle est sujette à de multiples variations portant sur les différents éléments qui la constituent. Parmi les nombreux types artériels qu'elle peut présenter, les uns présentent de véritables formes régressives, rappelant des dispositions antérieures ataviques, les autres sont des anomalies progressives indiquant le sens de l'évolution.

Cependant, il existe un type que l'on doit considérer comme représentant en quelque sorte l'étape actuelle de cette évolution. Pour établir ce dernier, on ne peut se baser que sur sa fréquence. Mais celle-ci est très relative et ne devient évidente qu'après un chiffre assez élevé de constatations. J'insiste donc, en commençant, sur la nécessité de ne baser la description d'un type artériel de la main que sur un assez grand nombre de pièces. C'est faute d'avoir observé cette règle que quelques auteurs ont décrit comme représentant le type nombre de dispositions que je suis forcé de regarder comme anormales.

J'étudierai successivement les artères de la main à la face palmaire et à la face dorsale.

ARTÈRES DE LA FACE PALMAIRE

Elles sont fournies par l'arcade palmaire superficielle, *cubitale*, et par l'arcade palmaire profonde, *radiale*.

ARCADE PALMAIRE SUPERFICIELLE.

L'arcade palmaire superficielle, arcade cubitale, est formée, *lorsqu'elle existe*, par l'anastomose de la portion palmaire de la cubitale avec la radio-palmaire.

Forme et constitution. — La forme de cette arcade mérite d'être précisée, car elle est assez inexactement décrite et figurée dans la plupart de nos classiques. On représente en effet, d'ordinaire, l'arcade palmaire superficielle comme un arc artériel *uniformément* calibré ou à calibre décroissant *régulièrement* de dedans en dehors, c'est-à-dire de la cubitale vers la radio-palmaire. La cubitale se continuerait ainsi, sans ligne de démarcation bien nette, avec la radio-palmaire, et il serait difficile, sinon impossible, de préciser leurs limites réciproques. Cette disposition existe, je dois même reconnaître qu'elle n'est pas exceptionnelle, mais je pense qu'on ne doit pas la considérer comme la disposition typique.

Il m'a paru en effet que l'*arcade palmaire superficielle est normalement formée par deux segments bien distincts: l'un interne, cubital, très volumineux, l'autre externe, radial, ordinairement très grêle.* Ces deux segments se réunissent, tantôt en formant une courbe plus ou moins régulière en U, tantôt en formant un angle plus ou moins aigu en V. Mais dans les deux cas, il y a au point de jonction changement brusque de calibre et on ne peut dire que la cubitale se continue à plein calibre avec la radio-palmaire. *Dans la plupart des cas* (13 fois sur 20 mains injectées que j'ai sous les yeux), *la cubitale paraît se continuer directement avec la quatrième digitale.* — Je m'empresse d'ajouter que les déviations de ce type sont fréquentes (voy. les planches de Tiedemann, Bourgery et Jacob, Farabeuf, etc.): nous aurons plus loin à les indiquer et à les interpréter.

Rapports. — Le point le plus déclive de l'anse artérielle formée par la réunion de la cubitale et de la radio-palmaire est assez bien indiqué par l'intersection de deux lignes: la bissectrice de l'angle formé par le pli cutané supérieur de la paume et le pli cutané moyen, et la ligne qui continue dans la paume le bord interne du pouce quand ce doigt est dans l'abduction complète.

Le meilleur moyen pour préciser les rapports de l'arcade palmaire superficielle avec les plis cutanés est celui qu'a, depuis longtemps, indiqué Pingaud (Pingaud, *in* Th. Cauchy, Paris, 1875). Il consiste à disséquer l'arcade palmaire par sa face profonde, après désarticulation des métacarpiens et à la fixer sur les téguments en la transfixant par des épingles d'arrière en avant.

L'arcade palmaire superficielle est recouverte par la peau et l'aponévrose

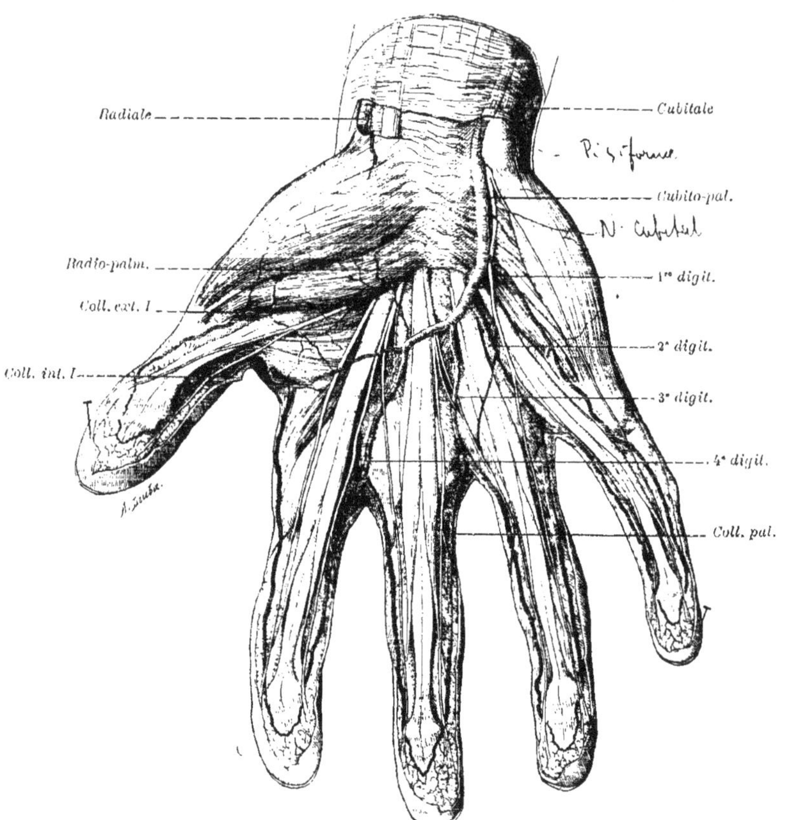

Fig. 445. — Artères de la main : arcade *palmaire superficielle*.
(Les nerfs, desséchés sur la préparation qui a servi de modèle, n'ont point leur volume.)

palmaire. Elle repose sur les nerfs collatéraux fournis par les portions palmaires du médian et du cubital, sur les tendons fléchisseurs superficiels et les lombricaux. Le filet anastomotique entre le médian et le cubital la croise quelquefois très obliquement. L'arcade, flanquée de deux veines collatérales et entourée d'un tissu celluleux lâche, est mobile et se déplace aisément.

Branches. — L'arcade palmaire superficielle n'émet aucune branche par sa concavité.

Le *segment radial* de l'arcade palmaire superficielle fournit des rameaux nombreux, mais grêles, aux muscles de l'éminence thénar.

L'un d'eux (A, fig. 446), cheminant à la superficie des muscles de l'éminence thénar, établit une anastomose entre le segment radial de l'arcade palmaire superficielle et la collatérale externe du pouce. Cette anastomose est *directe* ou *indirecte ;* en d'autres termes, ce rameau peut aller se jeter directement dans la collatérale externe du pouce ou s'anastomoser avec ses branches récurrentes.

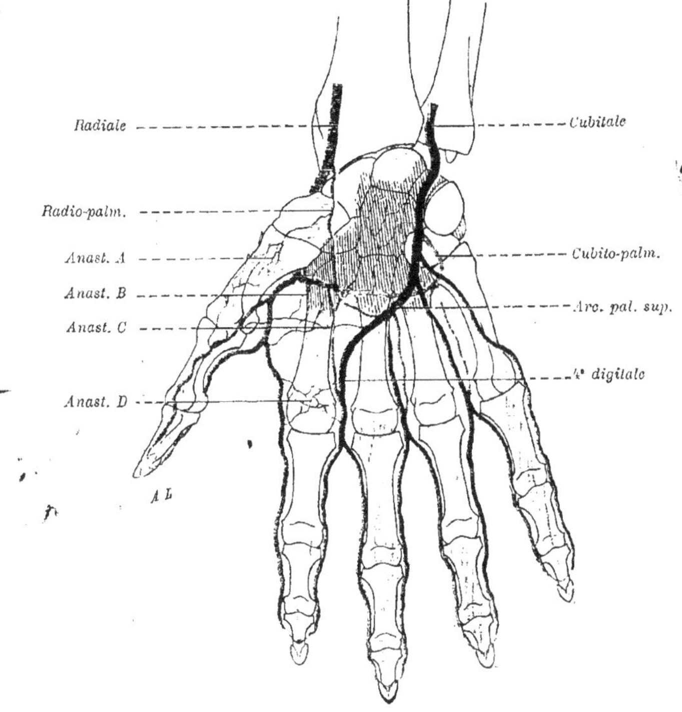

Fig. 446. — Schéma des artères de la main, type normal.

— Il n'est pas rare de voir se détacher de la radio-palmaire même un ou deux ramuscules qui vont se jeter dans les branches anastomotiques constantes que la cubitale envoie à la collatérale externe du pouce, et au tronc commun de la collatérale interne de ce doigt et de la collatérale externe de l'index (B, fig. 446); quoique très grêles, ces rameaux n'en ont pas moins une importance considérable, car leur existence permet d'interpréter certaines anomalies d'origine de la collatérale externe de l'index et des deux collatérales du pouce.

Le *segment cubital* de l'arcade palmaire superficielle fournit 4 branches volumineuses : ce sont les artères digitales et des branches anastomotiques.

Artères digitales. — On distingue les artères digitales en 1re, 2e, etc., en allant du bord cubital vers le bord radial (c'est en sens contraire qu'on compte les métacarpiens et les artères interosseuses). Leur volume va en augmentant de dedans en dehors. Le plus souvent, elles naissent isolément de l'arcade superficielle, mais il n'est pas très rare de voir deux d'entre elles naître par un tronc commun.

Les artères digitales descendent sous l'aponévrose, sur les muscles lombricaux, entre les tendons fléchisseurs, séparées de ces derniers par des cloisons sagittales, dépendances de l'aponévrose palmaire moyenne (voy. Myologie, p. 151). Elles sont accompagnées par les branches terminales du médian et du cubital, qui forment parfois autour des artères digitales des anastomoses en boutonnière.

Un peu au-dessous du bord inférieur du ligament transverse superficiel, chaque artère digitale se divise en deux branches qui vont constituer les deux collatérales des doigts limitant l'espace interdigital correspondant.

Seule la première digitale ne se divise pas. Elle se dirige en bas et en dedans, croisant obliquement les muscles de l'éminence hypothénar, auxquels elle abandonne chemin faisant quelques petits ramuscules, et vient constituer la *collatérale interne du petit doigt*.

La deuxième digitale donne naissance à la *collatérale externe du petit doigt* et à la *collatérale interne de l'annulaire*.

La troisième forme la *collatérale externe de l'annulaire* et la *collatérale interne du médius*.

La quatrième donne la *collatérale externe du médius* et la *collatérale interne de l'index*.

Au niveau du bord inférieur du ligament palmaire transverse superficiel, chaque artère digitale s'anastomose avec l'interosseuse antérieure correspondante, ce qui explique la possibilité pour cette interosseuse de supplanter l'artère digitale, et de fournir les deux collatérales de l'espace interdigital auquel elle correspond. Cette anastomose est normalement très grêle et difficile à mettre en évidence.

Au niveau même de leur bifurcation, les digitales reçoivent les perforantes inférieures (voy. Artères de la face dorsale).

Rameaux anastomotiques. — Les rameaux anastomotiques fournis par le segment cubital de l'arcade palmaire superficielle sont au nombre de deux. Ils naissent par un tronc commun (D, fig. 446) ; le premier va se jeter dans la collatérale interne du pouce, ordinairement au niveau du point où cette artère croise l'interligne métacarpo-phalangien.

Le deuxième va se jeter dans le tronc commun de la collatérale interne du pouce et externe de l'index, au niveau même de la bifurcation de ce tronc. Il n'est pas rare de voir ce rameau anastomotique se jeter non plus dans le tronc lui-même, mais dans l'une de ses deux *branches terminales*.

L'existence de ces deux rameaux anastomotiques permet d'expliquer les cas où les collatérales du pouce et la collatérale externe de l'index sont fournies par le segment cubital de l'arcade palmaire superficielle.

ARCADE PALMAIRE PROFONDE.

L'arcade palmaire profonde, *radiale*, est formée par la portion palmaire de la radiale et son anastomose avec la cubito-palmaire, branche collatérale de la cubitale.

Contrairement à ce que nous avons vu pour l'arcade palmaire superficielle, il s'agit ici d'une anastomose à plein canal entre les deux artères qui constituent l'arcade, et le calibre de celle-ci diminue régulièrement de dehors en dedans. D'ailleurs, cette diminution de calibre de dehors en dedans atteste que c'est la radiale qui forme essentiellement l'arcade palmaire profonde.

Cependant, lorsque la cubito-palmaire est très grêle, ce qui n'est pas excep-

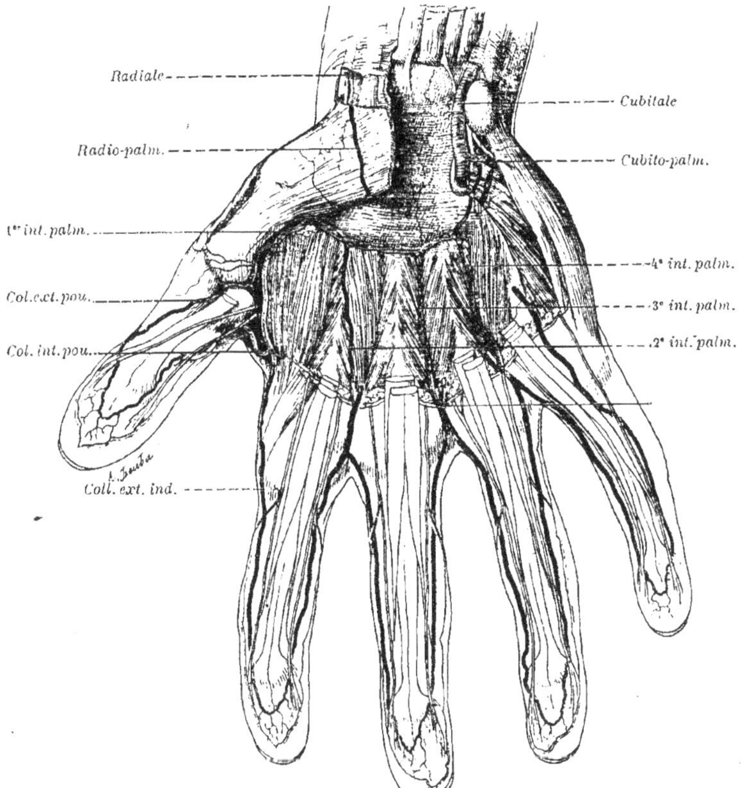

FIG. 447. — Artères de la main, *arcade palmaire profonde.*

tionnel, la radiale se continue directement non plus avec la cubito-palmaire, mais avec la perforante supérieure du quatrième espace, disposition à rapprocher de celle que je considère comme normale pour l'arcade palmaire superficielle.

L'arcade palmaire profonde a une direction transversale. Elle repose sur les bases des quatre derniers métacarpiens. Elle est recouverte par le paquet des tendons fléchisseurs profonds et, à sa partie externe, par l'adducteur du pouce; elle passe ordinairement entre le chef métacarpien et le chef carpien de ce muscle. L'A. P. P., flanquée de deux veines, est croisée par la branche profonde du nerf cubital.

Branches. — Elle fournit des *branches ascendantes*, des *branches postérieures*, des *branches descendantes*.

Les *branches ascendantes* sont en nombre variable. Ordinairement très grêles, elles se distribuent aux os de la deuxième rangée du carpe et aux articulations médio-carpiennes et carpo-métacarpiennes.

Les *branches postérieures* portent le nom de perforantes.

Perforantes. — Elles sont ordinairement au nombre de trois. Très courtes, elles cheminent d'avant en arrière dans l'espace interosseux et viennent se jeter dans l'interosseuse postérieure correspondante; dans les cas où la dorsale du carpe est très réduite, ce sont ces perforantes qui fournissent les interosseuses dorsales. — Dans leur trajet elles fournissent des ramuscules très grêles aux interosseux, aux métacarpiens et aux articulations intermétacarpiennes.

Les *branches descendantes* portent le nom d'artères *interosseuses*.

Interosseuses. — Elles sont au nombre de quatre; je rattache en effet à l'arcade palmaire profonde le tronc commun des collatérales interne du pouce et externe de l'index, qui me paraît constituer l'interosseuse du premier espace. Ce tronc descend en effet, *le plus souvent*, en avant de l'interosseux dorsal du premier espace. Par sa situation même, il est absolument l'homologue des autres artères interosseuses; cependant, il diffère de celles-ci par son volume plus considérable et surtout par son mode de distribution, aussi mérite-t-il une description spéciale.

Tronc commun des collatérales du pouce et de la collatérale externe de l'index, ou *première interosseuse palmaire*. — Ce tronc commun se détache de la radiale immédiatement après qu'elle a perforé le premier interosseux dorsal. Il descend verticalement, répondant en avant à l'adducteur du pouce, en arrière au chef externe du premier interosseux dorsal, et, au-dessous de ce chef, aux téguments de la face dorsale. Lorsque le chef externe du premier interosseux est réduit, le tronc artériel est beaucoup plus facilement visible par la face dorsale de la main que par la face palmaire.

Mais c'est une erreur que de le considérer comme appartenant au système des interosseuses dorsales. L'interosseuse dorsale du premier espace existe, en effet, quoique normalement très réduite, et elle descend, comme ses congénères, *en arrière* du muscle interosseux dorsal.

Après un trajet qui varie de quelques millimètres à trois centimètres, le tronc abandonne une branche qui chemine sur le versant interne de la face antérieure du premier métacarpien, croise l'articulation métacarpo-phalangienne du pouce en passant entre les deux os sésamoïdes et vient former la collatérale externe du pouce. — Je remarque, sans y attacher autrement d'importance, le trajet intersésamoïdien de cette artériole, rapport qui m'a paru constant lorsque ce vaisseau provenait de l'arcade palmaire profonde.

Après avoir fourni la collatérale externe du pouce, la première interosseuse palmaire se divise en deux branches, la *collatérale interne du pouce* et la *collatérale externe de l'index*. La disposition que je viens de décrire m'a paru la plus fréquente. Dans l'excellente figure 26 du *Précis de Manuel opératoire* du Pr Farabeuf, on voit les deux collatérales du pouce naître de l'arcade palmaire profonde par un tronc commun qui se détache de cette arcade au même point que la collatérale externe de l'index ; si cette disposition existe, elle doit être exceptionnelle, puisque sur les 20 mains injectées que j'ai sous les yeux, je ne la rencontre pas une fois.

Le plus souvent, la première interosseuse palmaire envoie à la quatrième digitale une anastomose (voy. fig. 446, D) qui atteint cette dernière au niveau même de sa bifurcation en branches terminales, disposition intéressante car elle explique une anomalie d'origine de ces deux branches qui est loin d'être exceptionnelle.

Interosseuses des deuxième, troisième et quatrième espaces. — Beaucoup moins volumineuses que celle du premier espace, les interosseuses des deuxième, troisième et quatrième espaces descendent verticalement, appliquées sur les muscles interosseux par l'aponévrose qui les recouvre. Un peu au-dessous des articulations métacarpo-phalangiennes, elles se terminent soit librement, soit en se jetant dans les artères digitales un peu au-dessus de leur bifurcation.

Elles donnent des rameaux nombreux, mais très grêles, aux muscles interosseux, à l'abducteur du pouce, aux tendons fléchisseurs et aux lombricaux, aux métacarpiens, aux articulations métacarpo-phalangiennes et aux téguments de l'espace interdigital.

ARTÈRES DE LA FACE DORSALE

Les artères qui cheminent sur la face dorsale de la main viennent de la radiale, soit *directement*, soit *indirectement* par l'intermédiaire de l'*arcade dorsale*. J'insiste encore une fois sur le petit volume de ces artères dorsales, qui contraste singulièrement avec le développement considérable du système artériel de la face palmaire.

Artères venant directement de la radiale. — Elles sont au nombre de deux : la *dorsale du pouce*, qui serait mieux nommée la collatérale dorsale externe de ce doigt — et l'*interosseuse dorsale du premier espace*, tronc commun de la *collatérale dorsale interne du pouce et de la collatérale dorsale externe de l'index.*

Artère dorsale du pouce ou *collatérale dorsale externe* (dorsalis pollicis radialis). — Toujours très grêle, cette artère se détache de la radiale immédiatement avant le passage de cette artère dans la tabatière anatomique, c'est-à-dire au niveau du point où la radiale croise la face profonde du long abducteur du pouce et du court extenseur. Elle descend sur la face postérieure du premier métacarpien, longe la partie externe de la face postérieure de la première phalange du pouce et se termine ordinairement au niveau de l'articulation de la première et de la deuxième phalange ; il est rare qu'elle descende jusqu'à la phalange unguéale.

Interosseuse dorsale du premier espace. — Cette interosseuse est ordinairement très courte et c'est ce qui la différencie des autres interosseuses dorsales. Elle se détache de la radiale au moment où celle-ci va s'engager entre les deux chefs de l'interosseux dorsal. Toujours très grêle, à moins qu'elle ne supplée l'interosseuse palmaire correspondante, normalement beaucoup plus développée, elle descend sur la face postérieure du premier espace interosseux. Après un parcours de quelques millimètres à peine, elle se bifurque en : *collatérale dorsale interne du pouce* et *collatérale dorsale externe de l'index*. — Cependant la collatérale dorsale interne du pouce peut être fournie par le tronc interosseux palmaire correspondant, et alors la collatérale dorsale externe de l'index naît isolément de la radiale.

Artères naissant de l'arcade dorsale. — **Arcade dorsale.** —

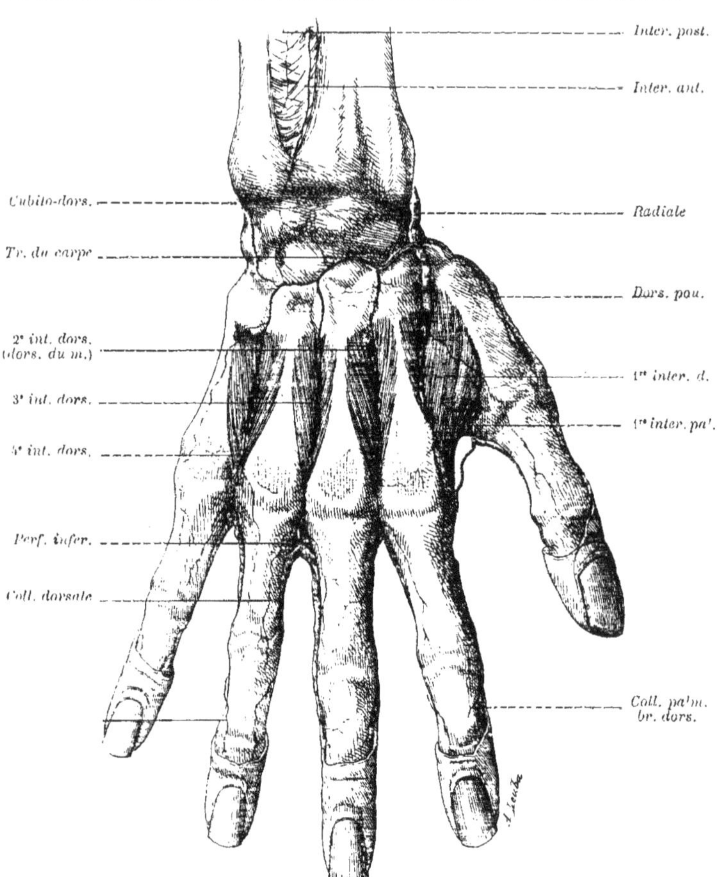

FIG. 448. — Artères de la main, face dorsale.

L'arcade dorsale a une disposition variable. Dans les cas *types*, elle est formée par l'anastomose à plein canal de la dorsale du carpe fournie par la cubitale avec la dorsale du carpe fournie par la radiale.

La *dorsale du carpe* (*cubitale*) se détache du tronc de la cubitale à quatre centimètres au-dessus de l'interligne radio-carpien et gagne la face postérieure du poignet en passant au-dessous du muscle cubital postérieur.

La *dorsale du carpe* (*radiale*) se détache de la radiale dans la tabatière anatomique; elle se dirige transversalement en dedans et vient se réunir à la précédente.

L'*arcade dorsale*, formée par la réunion de ces artères, a une direction transversale; elle est située sur les os de la deuxième rangée du carpe, recouverte par les tendons extenseurs.

Chez certains sujets, l'arcade dorsale du carpe est remplacée par un réseau plus ou moins régulier (réseau carpien postérieur), à la constitution duquel prennent part les deux dorsales du carpe, radiale et cubitale, et la terminaison des deux artères interosseuses de l'avant-bras.

C'est de cette arcade ou du réseau qui la remplace que se détachent les artères interosseuses postérieures et la *collatérale dorsale interne du petit doigt.* — Je ne fais que signaler cette dernière toujours très grêle, atteignant à peine la deuxième phalange et faisant assez souvent défaut.

Interosseuses postérieures. — Les *artères interosseuses postérieures* descendent d'abord sur la face postérieure de l'interosseux dorsal correspondant. Au niveau de l'extrémité supérieure des métacarpiens, elles échangent souvent des anastomoses transversales, dont l'ensemble constitue une *arcade dorsale du métacarpe*, quelquefois assez nette. Au niveau de l'extrémité supérieure de l'espace interosseux, elles reçoivent la perforante supérieure qui vient de l'arcade palmaire profonde. Dans certains cas, les interosseuses postérieures augmentent brusquement de volume, immédiatement après cette anastomose; parfois même le segment sus-jacent à cette dernière est si réduit qu'on est autorisé à dire qu'elles proviennent des perforantes.

Au niveau de la partie inférieure de l'espace interosseux, chaque interosseuse postérieure se divise en trois branches: deux branches latérales qui constituent les *collatérales dorsales des doigts* (voy. p. 756); une branche moyenne qui plonge entre les têtes métacarpiennes et va se jeter dans l'artère digitale correspondante, constituant ainsi une *perforante inférieure.*

Ces *perforantes inférieures* ne sont pas mentionnées dans nos classiques; je dois avouer qu'elles sont souvent très grêles et qu'elles font parfois défaut. Cependant, j'ai vérifié la remarque de Henle, à savoir que la perforante inférieure du deuxième espace interosseux manque rarement. Cette perforante inférieure est intéressante, car sa présence fait comprendre qu'une interosseuse dorsale puisse fournir les deux collatérales palmaires correspondantes, anomalie rare dont j'ai un exemple sous les yeux.

Les interosseuses postérieures des troisième et quatrième espaces sont ordinairement très grêles; l'absence de l'interosseuse du quatrième espace est même un fait relativement fréquent. Par contre, l'interosseuse du deuxième espace a un volume toujours notable. Improprement appelée par quelques auteurs *artère dorsale du métacarpe*, cette interosseuse du deuxième espace est décrite par nos classiques comme se détachant normalement de la radiale. Je ne peux souscrire à cette opinion, puisque sur vingt pièces, je la vois deux fois seulement se détacher de la radiale; dans tous les autres cas, elle vient de la dorsale du carpe. J'ai signalé la constance de l'anastomose de cette artère avec la digitale correspondante par une perforante antérieure.

[POIRIER.]

COLLATÉRALES DES DOIGTS.

Les collatérales des doigts sont au nombre de quatre pour chaque doigt : deux palmaires, deux dorsales ; mais je dois ajouter que les collatérales dorsales sont si grêles, si insignifiantes, surtout quand on les compare aux collatérales palmaires, que l'opinion des auteurs qui ne décrivent que deux collatérales pour chaque doigt est jusqu'à un certain point justifiée.

Collatérales palmaires. — ***Origine.*** — J'ai indiqué dans le chapitre précédent le mode d'origine des collatérales des doigts, lorsque la main présente sa disposition typique. Je résume ce mode d'origine dans le tableau ci-dessous et je renvoie aux anomalies des artères de la main pour l'étude des différentes variétés que peuvent présenter à ce point de vue les collatérales des doigts.

L'arcade palmaire superficielle (segment cubital) fournit . .	les deux collatérales du petit doigt. — — de l'annulaire. — — du médius.
L'arcade palmaire profonde fournit.	la collatérale interne de l'index. la collatérale externe de l'index. les deux collatérales du pouce.

Volume. — Ces collatérales sont toujours volumineuses. D'après Hyrtl, lorsque la main présente sa disposition artérielle typique, les deux collatérales d'un même doigt seraient dans un rapport constant : au pouce, à l'index et au médius, la collatérale qui correspond au bord cubital de ces doigts l'emporterait sur la collatérale du côté opposé ; ce serait l'inverse à l'annulaire et au petit doigt.

Trajet. — Les collatérales digitales cheminent sur la face latérale du doigt, dans le tissu cellulo-adipeux sous-cutané. Elles sont situées un peu en arrière des nerfs collatéraux palmaires ; le rameau dorsal de ceux-ci croise obliquement l'artère, en cheminant sur un plan plus superficiel.

Branches. — Les collatérales digitales s'anastomosent à la partie *moyenne* de chacune des trois phalanges. Elles fournissent de nombreux rameaux collatéraux au tissu cellulo-adipeux du doigt, aux téguments, aux nerfs collatéraux correspondants, aux tendons fléchisseurs et aux phalanges. Presque toujours, elles émettent vers la partie moyenne du doigt un rameau dorsal qui se distribue aux parties molles des doigts au niveau des deuxième et troisième phalanges et supplée ainsi à l'insuffisance des collatérales dorsales. Il se passe là quelque chose d'analogue à ce qui existe pour les nerfs des doigts ; la face dorsale de ceux-ci étant innervée, au niveau des deuxièmes et troisièmes phalanges, par le rameau dorsal d'un collatéral palmaire.

Rameaux terminaux. — Les deux collatérales palmaires d'un même doigt s'unissent par des anastomoses transversales ordinairement au nombre de quatre. La première de ces anastomoses répond à la partie moyenne de la première phalange ; la deuxième à l'extrémité supérieure de la deuxième phalange ; la troisième à l'extrémité inférieure de cette deuxième phalange. Enfin, l'anastomose terminale se trouve au niveau de la partie moyenne de la troisième phalange.

C'est de cette dernière anastomose que naissent, irradiées dans la pulpe, les branches terminales des collatérales des doigts. Ce sont des troncules assez volumineux et si nombreux que tout l'espace compris entre la peau et le périoste est rempli par l'épanouissement de ces ramuscules artériels; sur des pièces bien injectées, on a l'illusion d'un véritable plexus (Hyrtl, Bourceret).

Collatérales dorsales. — Elles sont, théoriquement au moins, au nombre de deux pour chaque doigt.

J'ai signalé leur mode d'origine : je le résume ici rapidement. Les collatérales de l'auriculaire, de l'annulaire, du médius, la collatérale interne de l'index proviennent des quatrième, troisième, deuxième interosseuses dorsales, fournies par l'arcade dorsale du carpe. La collatérale externe de l'index et l'interne du pouce sont fournies par la première interosseuse dorsale qui se détache directement de la radiale. La collatérale externe du pouce vient directement de la radiale ; on la décrit ordinairement sous le nom de dorsale du pouce.

Ces collatérales dorsales des doigts sont très grêles ; elles manquent souvent. Il est rare qu'elles atteignent la partie moyenne de la deuxième phalange, et exceptionnel qu'elles arrivent à la phalange unguéale d'ordinaire irriguée, comme la phalangine, par le rameau dorsal des digitales palmaires.

Anomalies des artères de la main

Les anomalies des artères de la main sont d'une fréquence extrême, et c'est cette fréquence qui explique la difficulté d'établir un type et les divergences qui existent à ce sujet entre les auteurs.

J'ai décrit plus haut la disposition que je considère comme typique. Je me suis basé, pour l'établir, sur sa fréquence même, et sur la possibilité de lui rapporter et d'expliquer par elle les autres dispositions observées.

Mais j'insiste sur ce point que cette fréquence est toute relative, puisque, sur les vingt mains injectées que j'ai là sous les yeux, je ne trouve que quatre fois ce type absolument réalisé; je me hâte d'ajouter qu'en revanche, aucune des autres dispositions observées ne se répète plus de deux fois.

Si nombreuses que soient les anomalies artérielles de la main, elles tiennent dans une formule assez simple : il s'agit presque toujours de la réduction de l'une des arcades artérielles, avec suppléance compensatrice par l'autre. Je dois ajouter que toujours la suppléance se fera par l'*hypertrophie des anastomoses que j'ai signalées en décrivant le type*, et figurées fig. 446, anastomoses dont on saisit l'importance.

Avant d'étudier les modifications que peuvent subir les territoires des arcades de la main, je crois bon de rappeler brièvement leur disposition normale.

L'*arcade palmaire superficielle* fournit normalement les sept collatérales digitales palmaires internes. Cette arcade superficielle est d'ailleurs formée par deux segments distincts : l'un interne ou cubital, qui donne les collatérales en question, l'autre externe ou radial (radio-palmaire) qui ne fournit normalement que des branches insignifiantes. J'insiste sur cette division, car au point de vue des anomalies, ces deux segments de l'arcade palmaire superficielle possèdent une autonomie complète.

L'*arcade palmaire profonde* ne fournit que la collatérale externe de l'index et les deux collatérales du pouce.

L'*arcade dorsale* et la portion carpienne de la radiale ne donnent que des collatérales dorsales insignifiantes.

La connaissance de cette disposition va nous permettre de classer les anomalies artérielles de la main. On peut les diviser en deux grands groupes. Le premier comprend les anomalies des artères de la main indépendantes des anomalies des artères de l'avant-bras; le deuxième les anomalies des artères de la main qui sont la conséquence d'une modification dans le nombre ou la disposition des gros troncs artériels antibrachiaux.

1er groupe. — 1° *Atrophie de l'arcade palmaire superficielle.* — Cette atrophie peut porter soit sur la *radio-palmaire*, soit sur la *portion palmaire de la cubitale.*

A) Je n'insiste pas sur l'atrophie de la radio-palmaire. Reportez-vous à la figure 446 représentant la disposition typique et voyez combien est grêle cette artère; son peu de développement est un fait presque normal, elle peut cependant être plus réduite encore. Dans ces cas, elle n'atteint pas la cubitale et s'épuise entièrement dans l'abducteur du pouce. Cependant, la communication radio-cubitale est assurée par l'existence d'une récurrente cubitale, qui se rend également au court abducteur et qui s'anastomose avec la précédente, soit dans l'épaisseur du muscle, soit au niveau des téguments. Il s'agit là d'une anomalie fréquente.

B) L'atrophie du segment cubital est beaucoup plus intéressante, car son territoire est, comme nous l'avons vu, très étendu; dans les anomalies, il a tout à perdre, rien ou presque rien à gagner. — Son territoire peut être diminué d'une ou plusieurs digitales. La perte d'une digitale (la quatrième) est une anomalie *très fréquente*. La perte de deux digitales est rare. La perte de toutes les digitales est exceptionnelle. Je ne connais que le cas de Baader (Var. der Armarterien. *Diss. Bern.*, 1866, p. 10).

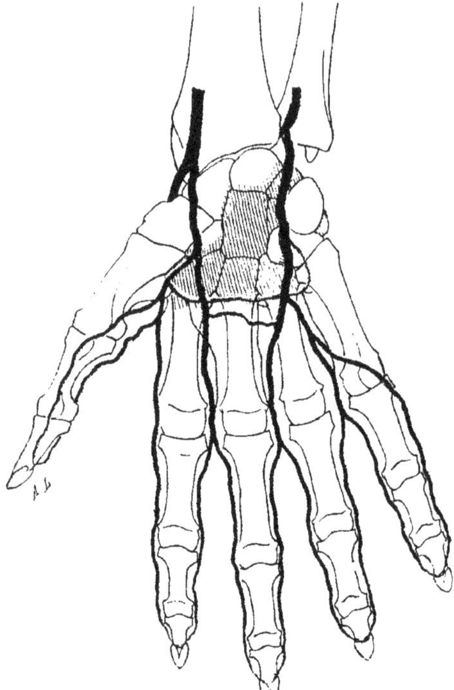

Fig. 449. — Schéma des artères de la main, type rare, caractérisé par l'égalité des segments cubital et radio-palmaire que réunit une anastomose transversale.

Le mode de suppléance est ici des plus intéressants à étudier; le segment cubital atrophié est remplacé soit par le segment radial de l'arcade palmaire superficielle, soit par l'arcade palmaire profonde, soit encore par le système dorsal.

a) La suppléance par la radio-palmaire se fait le plus souvent de la façon suivante : Cette artère augmente de volume, devient aussi considérable, quelquefois même plus considérable, que la portion palmaire de la cubitale et paraît se continuer directement avec celle-ci. Cette disposition est très intéressante, car, dans ces cas, il existe une arcade palmaire superficielle telle que la décrivent et la comprennent nos auteurs. Je n'hésite pas à déclarer cette disposition extrêmement rare, ce qui surprendra peut-être, car il est fréquent de rencontrer une arcade palmaire constituée, en apparence, comme le veulent nos classiques. Mais j'ai remarqué que, dans tous les cas où existait une arcade palmaire avec radio-palmaire volumineuse, il y avait le plus souvent, pour ne pas dire toujours, anomalie d'origine des collatérales de l'index et du pouce, en d'autres termes, ce cas rentre dans les cas d'*atrophie de l'arcade palmaire profonde avec suppléance par la radio-palmaire*. C'est ce que je constate sur quatre mains qui présentent une radio-palmaire volumineuse, ainsi que sur les belles planches de Tiedemann qui reproduisent cette anomalie.

Dans d'autres cas la radio-palmaire supplée la cubitale en *donnant directement* les digitales que ne fournit pas celle-ci. Ici encore je constate que cette anomalie est liée le plus souvent à une anomalie d'origine des collatérales du pouce et de la collatérale externe de l'index. Dans ces cas, l'arcade palmaire se présente sous la forme d'un rameau transversal très court et très grêle venant s'aboucher perpendiculairement dans la cubitale et la radio-palmaire anormalement développée.

Enfin, la radio-palmaire peut encore renforcer la cubitale en se dédoublant (fait de Tiedemann, *loc. cit.*, t. XVIII, fig. 2) ou en envoyant une branche supplémentaire à une des digitales (Barkow, *Ang. Samml. d. Univ. Breslau*, 1869, Tab. III, fig. 2).

b) La suppléance par l'arcade palmaire profonde se fait le plus souvent par l'augmentation de volume de l'interosseuse antérieure correspondant à la digitale atrophiée. L'arcade palmaire profonde peut donner ainsi la totalité des collatérales digitales, comme dans le cas déjà cité de Baader. Cette anomalie devient alors des plus intéressantes, car elle reproduit la disposition normale au pied, où il n'existe pas, normalement, de formation homologue à l'arcade palmaire superficielle. Mais une artère digitale peut être supplantée par une interosseuse autre que celle qui lui correspond; c'est ainsi qu'on peut voir la collatérale externe du médius et la collatérale interne de l'index fournies par la première interosseuse grâce au développement anormal de l'anastomose (fig. 446 D.).

c) Je ne fais que signaler la suppléance d'une digitale par l'interosseuse postérieure correspondante. C'est une anomalie extrêmement rare : je n'en trouve pas d'exemple dans les nombreux types fournis par Tiedemann. Dans le seul cas que j'aie rencontré, c'était l'interosseuse dorsale du deuxième espace qui remplaçait la quatrième digitale. Cette anomalie s'explique par le développement anormal de la perforante inférieure, qui, au niveau du deuxième espace, ne fait presque jamais défaut.

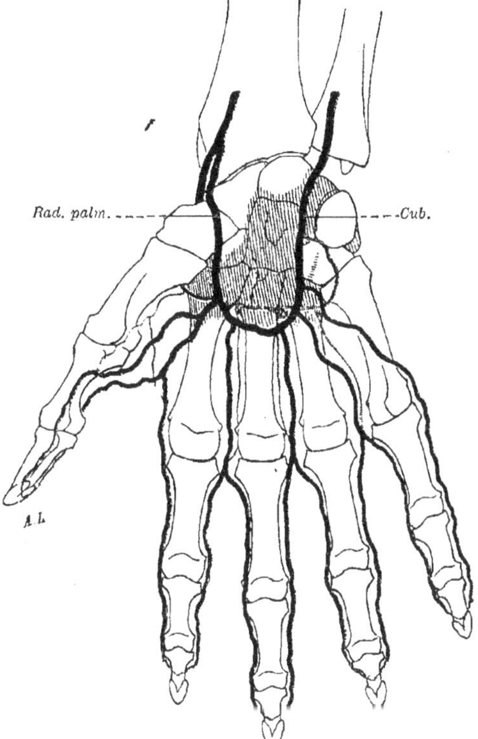

Fig. 450. — Schéma des artères de la main; type assez fréquent, caractérisé par la présence d'une arcade palmaire répondant au type classique.

2° *Atrophie de l'arcade palmaire profonde.* — Dans le cas d'atrophie de l'arcade palmaire profonde, une ou plusieurs des collatérales que donne normalement cette arcade sont fournies, soit par la radio-palmaire, soit par la cubitale, soit par le système dorsal.

a) La radio-palmaire peut fournir la collatérale externe du pouce, la collatérale interne de ce doigt et la collatérale externe de l'index, et cela par développement anormal des anastomoses B (voy. fig. 446). Elle peut donner la collatérale externe du pouce par développement anormal du système anastomotique A.

b) La suppléance de l'arcade profonde par le segment cubital de l'arcade palmaire superficielle se fait par développement anormal des anastomoses C (voy. fig. 446). Je remarque que l'anastomose C est commune à la collatérale externe de l'index et à la collatérale interne du pouce. C'est ce qui explique la solidarité habituelle de ces deux artères dans leurs anomalies d'origine.

c) La suppléance de l'arcade palmaire profonde par le système dorsal est un fait assez rare. Dans quelques cas cependant, les trois collatérales digitales normales de l'arcade profonde sont fournies par un tronc qui chemine sur la face postérieure du premier interosseux dorsal. — Nos classiques font de ces cas une *anomalie de situation* du tronc commun des collatérales externe de l'index, externe et interne du pouce, tronc qui, d'après eux, pourrait cheminer soit en avant, soit en arrière du muscle premier interosseux dorsal. — Je regarde au contraire ces faits comme des cas de suppléance du système palmaire profond par le système dorsal. Le vaisseau qui chemine sur la face postérieure du premier interosseux dorsal est la première interosseuse dorsale hypertrophiée, remplaçant la première interosseuse palmaire, grâce aux anastomoses qui unissent ces deux vaisseaux. En effet, lorsque j'ai observé cette anomalie, j'ai toujours constaté, même lorsque le tronc dorsal était très développé, la persistance du tronc palmaire, très réduit, il est vrai.

3° *Atrophie du système dorsal.* — L'atrophie du système dorsal est un fait presque normal. Cependant, elle peut s'accentuer encore. C'est le cas lorsque les interosseuses dorsales sont fournies par les perforantes supérieures. Cette anomalie est des plus intéressantes, car elle reproduit la disposition que von Meyer (*Archiv für Anatomie*, 1881) regarde comme la disposition originelle.

C'est par l'excès de développement d'une de ces perforantes supérieures qu'on peut expliquer cette anomalie signalée par Luschka : l'artère radiale, s'enfonçant dans le premier espace interosseux, forme l'arcade profonde et revient sur le dos de la main en perforant le quatrième espace interosseux (Luschka, cité par W. Krause).

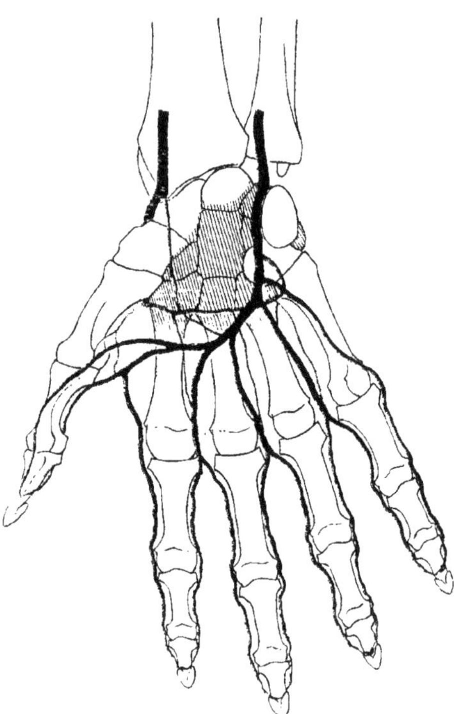

Fig. 451. — Schéma des artères de la main, type rare caracterisé par l'atrophie du système de l'arcade palmaire profonde, suppléée par le segment cubital de l'arcade palmaire superficielle.

2° groupe. — Dans ce groupe je place, comme je l'ai dit, celles des anomalies de la main qui sont la conséquence d'une disposition anormale des gros troncs artériels de l'avant-bras. Le plus souvent il s'agit de l'existence d'un gros tronc supplémentaire dû au développement anormal de l'interosseuse antérieure, ou de l'interosseuse postérieure, ou de l'artère du nerf médian.

Dans certains cas, ces artères atteignent la main et se jettent dans une des arcades palmaires ou dorsales, mais sans modifier beaucoup la disposition générale du réseau artériel de la main.

Dans d'autres cas elles prennent part à la formation de ces arcades ou donnent directement naissance à des artères digitales, elles suppléent alors la radiale ou la cubitale plus ou moins atrophiées.

C'est ainsi qu'on a vu l'interosseuse antérieure très volumineuse se jeter au-dessus du poignet dans une radiale assez grêle, absorber en quelque sorte cette artère et donner ainsi toutes les branches fournies normalement par la radiale (C. Krause, Tiedemann, Tab. XLV, fig. 3). Elle peut se comporter d'une façon analogue vis-à-vis de la radio-palmaire. — De même, l'interosseuse postérieure peut donner des interosseuses dorsales. — Mais, c'est surtout l'artère du nerf médian que l'on a vu ainsi prendre part anormalement à la formation des arcades de la main. Blandin (*Élém. d'Anat. descript.*, 1838) et Dubrueil (*loc. cit.*) ont vu cette artère donner naissance à toutes les artères digitales sur un sujet dont la radiale et la cubitale étaient atrophiées.

Ludwig, Haller ont vu l'artère du nerf médian constituer l'arcade palmaire superficielle.

Sur les anomalies des artères de la main, voy. : Mouret (J.), Sur la circulation de la main. *Montpellier médic.*, 1890, 1re année. — Salvi, Arteriæ dorsales carpi. *Atti. d. Soc. Toscana.* Memorio, vol. 17.

VOIES ANASTOMOTIQUES DU MEMBRE SUPÉRIEUR

Nous venons de voir que le courant artériel principal du membre supérieur est formé par la *sous-clavière*, *l'axillaire*, *l'humérale* et les deux branches de bifurcation de cette dernière : la *radiale* et la *cubitale*. Mais, à côté de cette grande voie, il existe des voies accessoires, formées par les anastomoses que présentent entre elles les collatérales qui se détachent des différents segments du tronc artériel principal. Ces anastomoses sont des plus intéressantes, car c'est par elles que peut se rétablir la circulation du membre, lorsque le tronc principal est interrompu en un point quelconque de son trajet.

Entre la *sous-clavière* et l'*axillaire*, il existe deux courants collatéraux, l'un *interne*, l'autre *postérieur*. — Le premier est formé par les anastomoses qui unissent la *mammaire interne* et l'*intercostale supérieure* aux branches thoraciques de l'axillaire (rameau thoracique de l'acromio-thoracique, thoracique supérieure, petites thoraciques, mammaire externe, thoracique dorsale). — Le deuxième est constitué par les anastomoses de la scapulaire supérieure et de la scapulaire inférieure; ces anastomoses se font surtout dans les fosses sous-scapulaire et sous-épineuse.

Au-dessous de l'extrémité inférieure de l'*axillaire*, il existe un courant collatéral qui occupe toute l'étendue de la face postérieure du membre supérieur. Comme il est facile de le voir sur nos schémas de la circulation artérielle du membre supérieur (fig. 440 et 442), cette voie collatérale est formée de haut en bas : par les anastomoses successives de la circonflexe postérieure, de l'humérale profonde, des récurrentes radiale et cubitale postérieures, de l'interosseuse postérieure et des rameaux ascendants de la portion carpienne de la radiale ou de la dorsale du carpe.

A côté de cet important courant collatéral postérieur, signalons : le *courant collatéral interne du bras*, formé par les anastomoses des deux collatérales internes, de l'humérale et de la récurrente cubitale antérieure; — et les *deux courants collatéraux antérieurs de l'avant-bras*, constitués par les anastomoses de l'interosseuse antérieure et de l'artère du médian avec les artères de la main.

Ces anastomoses entre les collatérales nées de la voie artérielle principale sont surtout nombreuses au voisinage des articulations. Aussi trouvons-nous au niveau de l'épaule, du coude et du poignet, de riches réseaux anastomotiques, le plus souvent disposés de façon à former des cercles péri-articulaires ou plus exactement péri-épiphysaires.

Au niveau de l'*épaule*, il existe un cercle artériel des plus nets, autour de la partie supérieure du col chirurgical de l'humérus. Ce cercle est formé par l'anastomose à plein canal des circonflexes antérieure et postérieure. De ce cercle partent de nombreux rameaux ascendants qui vont s'anastomoser avec des rameaux descendants de la sus-scapulaire et de la branche scapulaire de l'acromio-thoracique (voy. fig. 440).

Au niveau *du coude*, la disposition est beaucoup plus complexe (voy. fig. 443 et 444). Il existe deux cercles artériels verticaux, l'un interne, l'autre externe. Le premier résulte de l'anastomose des deux branches de bifurcation antérieure et postérieure de la collatérale interne inférieure de l'humérale avec les deux récurrentes cubitales; il entoure l'épitrochlée; on peut donc lui donner le nom de *cercle épitrochléen*. — Le deuxième résulte de l'anastomose des deux branches terminales de l'humérale profonde avec les deux récurrentes radiales; il entoure l'épicondyle; c'est le *cercle épicondylien*. Le cercle épitrochléen et le cercle épicondylien sont unis par des anastomoses transversales. Ces anastomoses, peu marquées au niveau de l'extrémité supérieure des os de l'avant-bras, sont beaucoup plus nettes au niveau de l'extrémité inférieure de l'humérus. En avant, il existe ordinairement plusieurs rameaux étendus de la branche antérieure de la collatérale interne inférieure à la branche de bifurcation antérieure de l'humérale profonde. Ces rameaux sont quelquefois remplacés par un vaisseau unique, volumineux, que Siraud (*Artères des os longs*, Paris, 1895), regarde comme formé par l'anastomose à plein canal de deux artères qu'il décrit sous les noms de *branches transverses épicondyliennes* et *épitrochléennes*. En arrière, il existe toujours une forte anastomose transversale entre la branche postérieure de la collatérale interne inférieure et la branche correspondante de l'humérale profonde. — L'ensemble de ces deux anastomoses transversales antérieure et postérieure constitue autour de l'extrémité inférieure de l'humérus un cercle complet : *cercle épiphysaire inférieur de Siraud*.

Les anastomoses que contractent entre elles ces différentes branches constituent un réseau dont les mailles entourent complètement l'articulation du coude. A la partie postérieure du coude ce réseau périarticulaire est décomposable en deux réseaux secondaires : l'un superficiel, l'autre profond. Le réseau superficiel est placé sur l'aponévrose et la face postérieure du tendon du triceps; le réseau profond est immédiatement appliqué sur le périoste et la capsule articulaire. Ces deux réseaux communiquent d'ailleurs largement au niveau de la face postérieure de l'épicondyle et de l'épitrochlée. Henle les décrit sous le nom de *rete cubitale*.

Au niveau du *poignet*, il existe sur la face antérieure et la face postérieure de la capsule de l'articulation radio-carpienne deux riches réseaux anastomotiques. Le *réseau antérieur* (*rete carpeum volare*) est formé par les anastomoses des deux artères transverses du carpe venues de la radiale et de la cubitale, de la branche de bifurcation antérieure de l'interosseuse antérieure et des rameaux ascendants de l'arcade palmaire profonde. Le réseau postérieur (*rete carpeum dorsale*) est constitué par la réunion des anastomoses des deux interosseuses, et des branches ascendantes de la dorsale du carpe (voy. fig. 447 et fig. 448).

Sur les artères du membre supérieur en général, voy. : ZUCKERKANDL, Vorlaüfige Mitteilung über die Morphologie der Armarterien. *Anat. Anz.* Ergänzungsh. zu VII Jahrg., 1892.

BRANCHES DE L'AORTE THORACIQUE

L'aorte thoracique, que nous avons étudiée dans le chapitre consacré au grand tronc artériel, donne un grand nombre de branches collatérales. On peut diviser ces branches en : *branches viscérales*, qui naissent de la partie antérieure du vaisseau, et *branches pariétales*, qui naissent de sa partie postérieure. Les premières sont : les *bronchiques*, *œsophagiennes*, *médiastines*; les autres comprennent les *intercostales aortico-thoraciques*.

ARTÈRES BRONCHIQUES

Les artères bronchiques sont le plus souvent, d'après les recherches de Haller (*Disput. anatom.* sel, III, 4), au nombre de trois : une droite et deux gauches. Cependant il n'est pas rare de voir leur nombre réduit à deux ou élevé à quatre.

Elles naissent, en général, de la face inférieure de la crosse aortique, près du point où l'aorte se recourbe pour devenir aorte thoracique. Ordinairement, la bronchique droite naît par un tronc commun avec une des bronchiques gauches. Quelquefois une bronchique droite naît d'une artère intercostale, celle du troisième espace le plus souvent.

Les artères bronchiques se dirigent en dehors et un peu en bas; comme les bronchiques naissent à gauche de la ligne médiane, la droite passe en avant de l'œsophage, un peu au-dessous du point où cet organe est en rapport avec l'origine des bronches. Chemin faisant elle donne des rameaux aux nombreux ganglions qui l'environnent, à la trachée, à l'œsophage et au péricarde. Après un trajet de 2 à 3 centimètres, elle s'applique sur la face postérieure de la bronche droite.

L'artère bronchique gauche, dès son origine, se place sur la face postérieure de la bronche gauche. Elle donne quelques rameaux à l'œsophage, aux ganglions médiastinaux, aux parois de l'aorte et même à l'oreillette gauche, d'après Sappey.

Les deux artères bronchiques accompagnent les bronches, se ramifiant avec elles. Sur tout leur trajet, elles donnent des branches nombreuses à la bronche sur laquelle elles sont appliquées, aux parois des vaisseaux pulmonaires, aux ganglions lymphatiques, au tissu cellulaire.

Leur terminaison a prêté à de nombreuses discussions; elle sera étudiée avec le poumon.

ARTÈRES MÉDIASTINES

On donne ce nom à des artérioles fort petites, qui naissent de la face antérieure de l'aorte thoracique et se portent dans les nombreux ganglions du médiastin, dans le tissu cellulaire sous-pleural, à la paroi postérieure du péricarde et même à la face supérieure des piliers du diaphragme (Ar. phrenicæ sup.). Ces artérioles s'anastomosent avec des rameaux venus des intercostales et de la mammaire interne.

ARTÈRES ŒSOPHAGIENNES

Ces artères sont en nombre variable; on en compte généralement de quatre à six. De petit volume, elles se détachent de l'aorte au niveau des points où ce vaisseau est en contact avec l'œsophage. Leur trajet est très court; elles décrivent de nombreuses flexuosités dans l'atmosphère celluleuse de ce conduit avant de s'engager entre les fibres musculaires. Elles se divisent ensuite en rameaux ascendants et descendants, qui se divisent à leur tour et forment dans la tunique sous-muqueuse un véritable plexus (voy. t. IV, p. 197). A ces œsophagiennes aortiques, il faut ajouter d'autres rameaux œsophagiens venant des intercostales, des artères bronchiques, de la sous-clavière quelquefois, et des artères thyroïdiennes inférieures. — Des rameaux de la coronaire stomachique et d'autres venus des diaphragmatiques inférieures se rendent dans la partie inférieure de l'œsophage.

[*POIRIER.*]

ARTÈRES INTERCOSTALES AORTIQUES

Le nombre des artères intercostales naissant de l'aorte thoracique varie de trois à douze. En général, on en compte neuf qui vont aux neuf espaces inférieurs; les intercostales des trois premiers espaces sont fournies par un tronc commun venu de l'artère sous-clavière. Mais il n'est pas très rare de voir l'aorte donner douze artères intercostales; dans ce cas, le tronc des intercostales supérieures manque ou est très réduit, ne donnant que des rameaux musculaires postérieurs.

Le calibre des artères intercostales est sensiblement égal en haut et en bas; peut-être les troncs inférieurs sont-ils un peu plus volumineux que les troncs supérieurs.

Origine. — Les intercostales aortiques se détachent de la face postérieure de l'aorte, tout près de la ligne médiane; les deux artères d'un même segment vertébral naissent au même niveau, et à 2 ou 3 millimètres l'une de l'autre. Elles naissent parfois par un tronc commun.

Voy. : Ernst, Unpaariger Ursprung der Intescostal- und Lumbalarterien aus der aorta. *Zeitschr. f. Morphol. und Anthropol.*, Bd I, H. 3, p. 495-506.

Direction. — Les artères intercostales se dirigent en dehors et en haut; cette direction ascendante est d'autant moins marquée que l'on examine des rameaux plus inférieurs, si bien que les artères des derniers espaces intercostaux sont horizontales ou même descendantes. Dans les cas où l'aorte donne toutes les artères intercostales, les troncs des trois premiers espaces naissent au point où l'aorte achève sa réflexion ; ils montent verticalement sur les faces latérales de la colonne et se recourbent au niveau de l'espace intercostal qu'ils abordent par sa partie inférieure.

Pour mieux fixer la direction des intercostales, j'ai jalonné sur le squelette leur origine, et j'ai vu que l'artère du quatrième espace naît au niveau du bord inférieur de la 5e vertèbre dorsale; — que l'artère du 5e naît au niveau du bord supérieur de la 6e vertèbre; — celle du 6e au niveau du bord inférieur de la 6e vertèbre; — celle du 7e espace au milieu de la 7e vertèbre; — celle du 8e espace au milieu de la 8e vertèbre; — celle du 9e espace, au milieu de la 9e vertèbre, un peu plus près du bord inférieur que du bord supérieur; — celle du 10e espace, au niveau du disque, entre la 9e et la 10e vertèbre dorsale; — la 11e à 2 cm. au-dessus de l'origine de la diaphragmatique inférieure; — la 12e à 1 cm. au-dessus de l'artère rénale.

Trajet et rapports. — Les artères intercostales passent sur les faces antéro-latérales des vertèbres correspondantes, appliquées là par de nombreux tractus fibreux qui rendent leur dissection malaisée. Comme l'aorte est située à gauche de la ligne médiane, les intercostales droites sont plus longues que les intercostales gauches et leurs connexions avec les vertèbres sont plus étendues. Les artères intercostales sont entourées d'un lacis veineux très abondant dépendant du système azygos. Les troncs de la grande veine à droite et de la petite veine à gauche, placés sur un plan antérieur, les croisent perpendiculairement. Le canal thoracique, accolé à la colonne osseuse, leur est postérieur. Les rameaux du grand sympathique croisent obliquement leur face antérieure, en rapport encore avec de nombreux ganglions lymphatiques. La plèvre recouvre tous ces organes. Dans ce trajet, le tronc intercostal donne quelques rameaux très grêles aux vertèbres, aux ganglions, à la plèvre, à l'œsophage et au tissu cellulaire du médiastin.

D'après Turner, ces rameaux médiastinaux s'anastomoseraient avec des rameaux de la mammaire interne et formeraient dans le médiastin un large réseau antéro-postérieur. De ce réseau, d'après le même auteur, naîtraient des artères nourricières du poumon.

Arrivée à l'extrémité vertébrale de l'espace intercostal, chaque intercostale se divise en deux branches : une branche externe, *artère intercostale proprement dite*, une branche postérieure, *tronc dorso-spinal*.

Artère intercostale proprement dite. — De volume sensiblement égal à celui du tronc dorso-spinal, chaque artère intercostale gagne l'espace correspondant et le suit jusqu'à son extrémité antérieure. Dans l'espace intercostal, l'artère est au-dessus du nerf intercostal, au-dessous de la veine et sur un plan postérieur. L'artère est donc placée entre la veine et le nerf, mais sur un plan postérieur; comme la veine est plus volumineuse que l'artère, elle entre souvent en contact avec le nerf, masquant ainsi l'artère placée en arrière. A son entrée dans l'espace intercostal, ce paquet vasculo-nerveux repose sur le muscle intercostal externe et est recouvert seulement par la plèvre pariétale doublée d'une lame fibreuse, plus ou moins épaisse (fascia endothoracica), mais assez transparente pour laisser apercevoir les vaisseaux et le nerf. Puis, nerfs et vaisseaux arrivent au contact et s'engagent sous le muscle sous-costal, entre l'intercostal externe et l'intercostal interne, dans la gouttière costale. L'artère chemine ainsi sur une certaine longueur, entre les deux muscles intercostaux, puis elle s'insinue entre les fibres du muscle intercostal interne qu'elle divise en deux couches (Souligoux) (voy. fig. 306). Dans le tiers antérieur de l'espace, l'intercostale s'éloigne de la côte et se place dans la partie moyenne de l'espace, où elle se termine en s'anastomosant avec la mammaire interne. On voit ainsi que l'artère intercostale ne répond à la gouttière costale que dans la partie moyenne de son trajet; en avant et en arrière elle est au milieu de l'espace.

Branches collatérales. — L'artère intercostale donne de petits rameaux musculaires, peu volumineux, qui se perdent dans les muscles intercostaux. Ses rameaux principaux sont l'*artère inférieure de l'espace* et *la branche perforante latérale*.

L'*artère inférieure de l'espace* (*arteria supracostalis*) naît de l'artère intercostale au moment où celle-ci aborde l'espace. Elle se dirige en avant et en bas jusqu'au bord supérieur de la côte sous-jacente, qu'elle suit sur toute sa longueur; si bien que l'on a pu dire qu'il y avait deux intercostales pour chaque espace; ces deux artères sont unies par des branches volumineuses, obliques en bas et en dehors. Ce sont ces branches qui ravitaillent l'intercostale inférieure et lui conservent son volume (Rieffel). Ces intercostales donnent des rameaux aux muscles intercostaux, au périoste et aux côtes; elles s'anastomosent avec les deux rameaux de l'intercostale antérieure que la mammaire donne à chaque espace.

La *branche perforante latérale* se détache au niveau de la ligne axillaire, elle perfore obliquement le muscle intercostal externe, puis elle donne quelques rameaux aux muscles voisins, pectoraux, grand dentelé et s'anastomose à plein canal, avec des branches de la mammaire externe et de la thoracique postérieure.

Les artères intercostales inférieures (8e, 9e, 10e, 11e, 12e) donnent, en outre, de nombreux rameaux aux insertions costales du diaphragme et s'anastomosent avec les diaphragmatiques inférieures, branches de l'aorte abdominale.

D'après Turner (*Brit. and Foreign medico-chirurg. Review*, janvier 1865, p. 208), ces artères s'anastomoseraient encore avec un plexus sous-péritonéal fourni par les artères viscérales ; si bien qu'on pourrait injecter les artères intercostales par ces artères viscérales (art. rénale, art. pancréatique, mésentérique).

Branche postérieure, *ou tronc dorso-spinal*. — Cette branche forme avec la précédente un angle droit; elle se dirige en arrière, passe tantôt au-dessous (espaces supérieurs), tantôt au-dessus (espaces inférieurs) du nerf intercostal et après un trajet de quelques millimètres, arrive en regard du trou de conjugaison; là, elle se divise en deux rameaux : un rameau spinal vertébro-médullaire, un rameau dorsal musculo-cutané.

Le *rameau spinal vertébro-médullaire* pénètre avec le nerf rachidien dans le trou de conjugaison. Il donne des branches fines au nerf, au tissu cellulaire extra-dure-mérien, une branche médullaire qui concourt à former les spinales antérieure et postérieure, et un gros rameau qui pénètre dans le corps de la vertèbre; en réalité, ce rameau spinal est *vertébro-médullaire*.

Le *rameau dorsal, musculo-cutané*, continuant la direction du tronc primitif, passe dans l'espace intertransversaire. Il donne constamment un rameau qui se rend aux lames vertébrales et aux ligaments jaunes, puis, il se divise après un trajet variable en branche externe musculaire qui passe en dehors du ligament cervico-transversaire intercostal, chemine entre le sacro-lombaire et le long dorsal et se termine dans ces muscles, et branche interne, musculo-cutanée, qui passe en dedans du ligament cervico-transversaire intercostal, entre le long dorsal et le transversaire épineux, donne des rameaux à ces muscles, puis perfore le trapèze à quelques centimètres de la crête épineuse (rameaux perforants postérieurs) et arrive sous la peau où elle se termine. Le volume de ces branches perforantes postérieures diminue en descendant.

Variétés. — Une ou plusieurs intercostales peuvent faire défaut. Il n'est pas rare de voir deux et même trois intercostales d'un même côté se détacher de l'aorte par un tronc commun. Il est plus rare de rencontrer ce mode d'origine pour les deux artères intercostales du même segment. — Une artère intercostale peut naître à plusieurs centimètres au-dessus de l'espace auquel elle doit se distribuer; elle gagne alors l'espace en question en cheminant obliquement sous la plèvre et croise ainsi la face interne de une ou de plusieurs côtes et des espaces intercostaux correspondants. — Le rameau musculaire de la branche dorso-spinale peut manquer. L'absence du rameau spinal est beaucoup plus rare.

BRANCHES DE L'AORTE ABDOMINALE

Comme l'aorte thoracique, l'aorte abdominale donne des *branches viscérales* et des branches pariétales. Je décrirai ces branches dans l'ordre suivant lequel elles se détachent du tronc aortique. Outre ces grosses branches, l'aorte abdominale donne encore toute une série de petits rameaux qui vont se perdre dans le trou cellulaire et les ganglions lymphatiques avoisinant l'aorte : ils ont été bien étudiés par Frédéric (*Schwalbe's Morph. Arbeiten*, Bd. VII, S. 690).

ARTÈRES DIAPHRAGMATIQUES INFERIEURES

Les artères diaphragmatiques inférieures (*sous-diaphragmatiques*) naissent le plus souvent de la face antérieure de l'aorte immédiatement au-dessous de

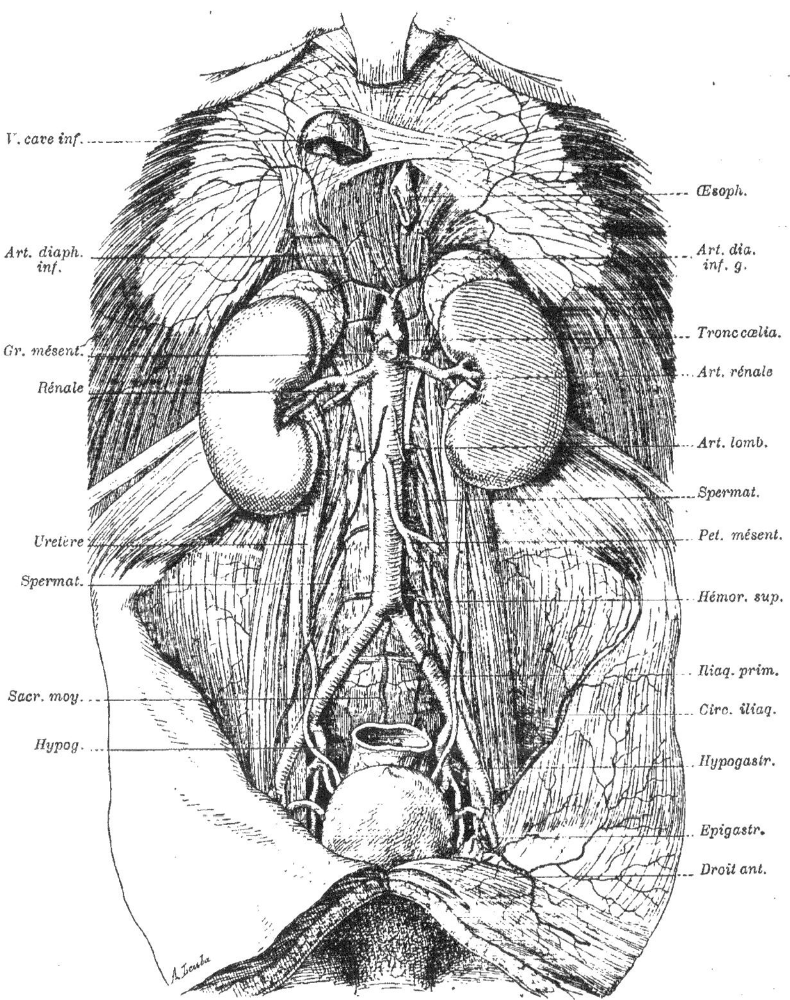

Fig. 452. — Aorte abdominale.

l'orifice aortique du diaphragme et au-dessus du tronc cœliaque, tout près de la ligne médiane, à quelques millimètres l'une de l'autre et parfois d'un tronc commun. L'artère diaphragmatique inférieure droite naît, presque toujours, un peu plus bas que la gauche. Ces artères se détachent de l'aorte très près

[POIRIER.]

de la naissance du tronc cœliaque. Souvent l'une d'elles ou toutes les deux naissent de la partie supérieure de ce tronc, c'est pourquoi Meckel et quelques autres après lui les ont décrites comme branches du tronc cœliaque. Plus rarement, l'une d'elles provient de la coronaire stomachique. Dès leur origine, les diaphragmatiques inférieures, divergeant à angle aigu, se portent en haut, en dehors et en avant; appliquées par le péritoine sur les piliers du diaphragme, elles longent le bord interne des capsules surrénales.

Dans ce trajet, elles donnent quelques rameaux aux piliers du diaphragme et un rameau peu volumineux qui se dirige transversalement en dehors et va se ramifier sur la face antérieure de la capsule surrénale constituant l'*artère capsulaire supérieure*.

Au niveau de l'entre-croisement des piliers, chaque diaphragmatique se bifurque. La *branche interne* (ou postérieure) petite, monte vers l'orifice œsophagien, autour duquel elle s'anastomose avec la branche homologue du côté opposé. De ce cercle péri-œsophagien se détachent de fins ramuscules qui vont à l'œsophage. Les rameaux de cette branche interne se rendent aux portions vertébrales et lombaires du diaphragme.

La *branche externe* ou antérieure, plus grosse et plus flexueuse, se porte obliquement en dehors et en avant, et se ramifie sur la face inférieure du diaphragme. Ses rameaux terminaux antérieurs vont jusqu'aux insertions costales et xyphoïdiennes du muscle, où ils s'anastomosent avec les rameaux des intercostales inférieures et de la mammaire interne. Les rameaux internes se portent sur le centre phrénique; ils forment un cercle artériel autour de l'orifice de la veine cave et s'anastomosent sur la ligne médiane avec les rameaux de la diaphragmatique du côté opposé.

La diaphragmatique inférieure droite donne quelques ramuscules qui gagnent le foie par le ligament suspenseur. — Du cercle artériel que j'ai signalé autour de l'orifice de la veine cave partent quelques grêles rameaux qui se rendent aux parois de cette veine; — la diaphragmatique gauche abandonne quelques rameaux au bord postérieur du foie, au pancréas et à la rate (Henle).

Les artères diaphragmatiques inférieures s'anastomosent encore avec les diaphragmatiques supérieures et les péricardiques par de fins rameaux qui traversent le centre aponévrotique du diaphragme.

Variétés. — Les artères diaphragmatiques inférieures peuvent naître du tronc cœliaque, de la coronaire stomachique, de la rénale, de la mésentérique supérieure, de l'hépatique. — Lauth les a vues naître au-dessous de la mésentérique supérieure et donner trois rameaux à la capsule surrénale. — Les artères diaphragmatiques inférieures peuvent donner naissance aux artères spermatiques ou utéro-ovariennes (Krause), à un rameau hépatique (Cruveilhier). Le volume des diaphragmatiques inférieures peut être très réduit; dans ce cas, il peut exister une ou plusieurs diaphragmatiques inférieures accessoires.

TRONC CŒLIAQUE

Syn. : Tripus Halleri s. cœliacus; — tr. opistho-gastrique de Chaussier; — Eingeweidepulsader.

Le tronc cœliaque (de κοιλία, ventre) naît de la face antérieure de l'aorte abdominale, sur la ligne médiane, dans l'angle supérieur de l'orifice aortique du diaphragme, immédiatement au-dessous des diaphragmatiques inférieures et souvent par un tronc commun avec elles.

Sur le squelette, il répond au disque qui unit la douzième dorsale à la première lombaire. Son volume est considérable, presque égal à celui d'une artère rénale. Sa longueur est de 10 à 15 mm.; Luschka lui donne 3 cm. de long et 9 mm. de diamètre.

Dès son origine, le tronc cœliaque se dirige en avant et légèrement en bas, entouré d'un tissu fibreux très dense qui contient de nombreux filets nerveux du plexus solaire et rend la dissection du vaisseau très laborieuse. A cette enveloppe fibro-nerveuse aboutissent les fibres qui partent de l'angle duodéno-jéjunal (muscle de Treitz). Il est en rapport à gauche et en avant avec le cardia, à droite et en avant avec le lobule de Spigel et en bas avec le bord supérieur du pancréas.

Le tronc cœliaque se divise, *ad modum tridentis*, en trois branches terminales : la *coronaire stomachique*, l'*hépatique*, la *splénique*. Le mode de division du tronc cœliaque est variable ; parfois, les trois branches se détachent au même point, c'est la vraie trifurcation; plus souvent peut-être la coronaire stomachique naît la première à angle droit de la face antérieure du tronc, qui se divise ensuite en hépatique et splénique.

Coronaire stomachique. — La coronaire stomachique, la plus petite des branches du tronc cœliaque, peut naître directement de l'aorte ou de la diaphragmatique gauche; légèrement ascendante d'abord, elle se porte à gauche et en avant vers le cardia et la petite courbure de l'estomac, sur le milieu de laquelle elle *se divise en deux branches* qui suivent la petite courbure jusqu'au pylore, où elles s'anastomosent avec les rameaux de la pylorique. Dans ce trajet parallèle à la petite courbure, l'artère, dont la direction se rapproche beaucoup plus de la verticale que de l'horizontale, est logée entre les deux feuillets de l'épiploon gastro-hépatique.

L'artère coronaire stomachique donne deux et quelquefois trois rameaux *cardio-œsophagiens*, qui remontent vers le cardia et l'œsophage; et des *rameaux gastriques*. Ces derniers cheminent d'abord sous la lame péritonéale antérieure de l'estomac dans les tuniques duquel elles se ramifient (voy. t. IV, p. 233, 234 et suivantes, les terminaisons de ces branches). — Le tronc de la coronaire stomachique donne un rameau hépatique, qui se porte dans le lobe gauche du foie en cheminant dans l'épaisseur du petit épiploon.

Artère hépatique (*Arteria hepatica communis s. propria*). — Plus volumineuse que la coronaire stomachique, l'artère hépatique monte obliquement de gauche à droite et d'arrière en avant vers le hile du foie. A son origine, l'artère hépatique, profonde, se dirige obliquement de gauche à droite, d'arrière en avant, au-devant du pilier droit du diaphragme (Luschka), au-dessous du lobe de Spigel sur lequel elle creuse parfois un sillon (Henle) et à la convexité duquel elle accommode sa courbure à concavité supérieure. Puis, elle contourne le flanc gauche de la veine porte et vient se placer sur la face antérieure ou ventrale de ce vaisseau avec lequel elle monte vers le sillon transverse du foie, dans l'épaisseur de l'épiploon gastro-hépatique. Retterer (*Journal de l'Anatomie*, 1893, p. 238 et suivantes) s'est attaché à préciser la situation et les rapports réciproques de l'artère hépatique et de la veine porte, insistant sur ce fait que : dans sa *portion initiale*, l'artère hépatique est située en arrière de la veine porte, c'est-à-dire sur un plan plus dorsal; que, dans sa partie moyenne, elle contourne le flanc gauche de cette veine pour venir se placer en avant d'elle; de sorte que, dans sa *portion terminale*, l'artère est en avant de la veine porte qui la sépare de l'hiatus de Winslow, à gauche et tout près des canaux cholédoque puis hépatique. Elle monte ainsi vers le sillon transverse du foie, où elle se divise en ses deux branches terminales.

Dans son trajet, l'artère hépatique donne quelques petits rameaux qui se portent en bas vers le pancréas et le pylore et trois collatérales importantes, la *pylorique*, la *gastro-duodénale droite* et la *cystique*.

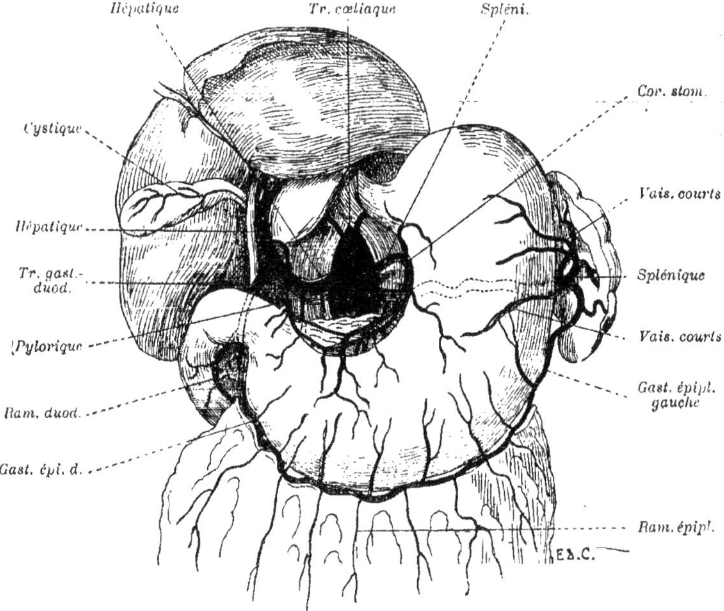

FIG. 453. — Tronc cœliaque.

Artère pylorique. — Très grêle, elle naît de l'hépatique au-dessus du pylore, dans l'épaisseur du ligament gastro-hépatique, et se dirige de droite à gauche vers la partie supérieure du pylore, où elle se divise en une branche antérieure et une branche postérieure. Ces branches, qui peuvent naître séparément de l'artère hépatique, vont s'anastomoser avec les branches de la coronaire stomachique sur le tiers inférieur de la petite courbure de l'estomac.

Artère gastro-duodénale. — Je donne à cette artère le nom de *gastro-duodénale, parce qu'elle distribue ses branches au duodénum et à l'estomac*; classiquement c'est la gastro-épiploïque droite.

Remarquable par son volume et par l'étendue de son trajet, l'artère gastro-duodénale descend à droite du pylore, en arrière de la première portion du duodénum, au-dessous de laquelle elle se divise en deux branches : la *gastro-épiploïque droite* et la *pancréatico-duodénale*.

La *gastro-épiploïque droite* chemine derrière la portion initiale du duodénum dans le sillon d'accolement du duodénum à la surface antérieure du pancréas et gagne la grande courbure de l'estomac qu'elle longe de droite à gauche pour s'anastomoser, vers la partie moyenne de celle-ci, avec la gastro-épiploïque gauche, branche de la splénique. Elle donne des rameaux ascendants aux tuniques de l'estomac, et des rameaux descendants, très longs et très ténus, au grand épiploon.

La *pancréatico-duodénale*, deuxième branche du tronc gastro-duodénal, naît en arrière de la portion initiale du duodénum et suit la concavité de l'anneau duodénal. Cette artère a été décrite et représentée (t. IV, p. 265 et fig. 118) sous le nom d'artère duodéno-pancréatique, appellation logique, car la grande majorité de ses rameaux se rendent au duodénum.

Voy. : Wiart, Recherches sur la forme et les rapports du pancréas. *Journal de l'Anatomie*, janvier-février 1899.

Artère cystique. — De petit calibre, elle naît souvent de la branche terminale droite de l'hépatique et gagne le col de la vésicule biliaire pour descendre sur celle-ci et se diviser en branches qui se ramifient les unes sur la face libre du réservoir biliaire, les autres sur sa face adhérente; ces dernières abandonnent quelques ramuscules au parenchyme hépatique.

Branches terminales. — Les branches terminales de l'artère hépatique se ramifient dans le parenchyme de l'organe en suivant le même trajet que les branches de la veine porte; comme celles-ci, elles gagnent transversalement les extrémités du sillon transverse et s'engagent dans les gaines tubuleuses formées par la capsule de Glisson, avec les ramifications portes et celles des conduits biliaires.

Leurs rameaux terminaux, bien décrits par Hyrtl (*Corros. Anat.*, p. 101), se rendent au parenchyme du foie, *rameaux parenchymateux*; aux parois des vaisseaux et conduits biliaires, *rameaux vasculaires et biliaires*; à la capsule, *rameaux capsulaires*; ces derniers viennent former sous la capsule un réseau dont les ramuscules se prolongent dans les ligaments hépatiques.

Artère splénique (*A. lienalis*). — Grosse (7 mm. de diamètre, Luschka), longue et flexueuse, l'artère splénique se porte transversalement de droite à gauche le long du bord supérieur du pancréas, sur lequel elle se creuse une gouttière, et croise la face antérieure de la queue de cette glande pour aborder le hile de la rate. Avant son entrée dans le parenchyme splénique, l'artère se divise en un grand nombre de branches, de 6 à 12, qui pénètrent isolément dans cet organe.

Collatérales. — Dans son trajet, la splénique donne : 1° Des *rameaux pancréatiques*, qui naissent de l'artère dans la gouttière pancréatique et descendent dans le tissu de la glande;

2° La *gastro-épiploïque gauche*, qui naît de la splénique, à sa sortie de la gouttière pancréatique, à 3 ou 4 cm. de la rate, descend sur la face postérieure de l'estomac et se recourbe pour longer la face postérieure de la grande courbure, *près* du bord libre de celle-ci, puis *sur* ce bord libre; vers la partie moyenne de la grande courbure, elle s'anastomose avec la gastro-épiploïque droite et se divise, comme celle-ci, en *rameaux ascendants ou gastriques* et *rameaux descendants ou épiploïques*.

3° Les *vaisseaux courts* (artères courtes). — En nombre variable (trois à six), ils se détachent de la splénique à des intervalles irréguliers, soit sur la portion pancréatique, soit sur une des ramifications de cette artère (voy. fig. 453) et se rendent sur le fond et la partie postérieure de l'estomac, s'anastomosant avec les artères de la grande et de la petite courbures pour compléter le cercle artériel de l'estomac.

TABLEAU RÉSUMANT LES BRANCHES DU TRONC CŒLIAQUE

Tronc cœliaque	Coronaire stomachique.		
	Hépatique	Pylorique.	
		Gastro-duodénale.	Pancréatico-duodénale. Gastro-épiploïque droite.
		Cystique.	
	Splénique.		Gastro-épiploïque gauche. Vaisseaux courts.

Variétés. — *Tronc cœliaque.* — Le tronc cœliaque peut être plus long, plus court, où même manquer complètement; ses trois branches terminales se détachent alors directement de l'aorte abdominale. Il peut ne donner naissance qu'à deux branches; ce sont ordinairement l'artère hépatique et l'artère splénique. — Il peut fournir des branches surnuméraires : on l'a vu notamment donner une artère duodénale (Th. Lauth), la mésentérique supérieure (voy. Tiedemann, *loc. cit.*, Taf. XLIX, fig. 2), une artère rénale accessoire, une artère pancréatique, des branches coliques, etc. — Le tronc cœliaque peut donner naissance à trois branches, dont deux normales et une troisième anormale. C'est ainsi que Lauth l'a vu se diviser en : coronaire stomachique, artère hépatique et tronc commun des artères diaphragmatiques; l'artère splénique se détachait directement de l'aorte abdominale.

Variétés. — *Coronaire stomachique.* — Elle peut naître directement de l'aorte abdominale, ou fournir anormalement une artère splénique accessoire, une ou plusieurs diaphragmatiques inférieures accessoires. Hyrtl a vu une de ces artères diaphragmatiques accessoires, qui présentait un volume très notable, donner, avant d'atteindre le diaphragme, de nombreux rameaux à la grosse tubérosité de l'estomac, à la capsule surrénale gauche et au pilier gauche du diaphragme. Le rameau hépatique constant que fournit la coronaire est de calibre très variable; parfois il est assez volumineux pour irriguer à lui seul tout le lobe gauche du foie (Guibé, *Soc. anat.*, 1901).

Artère hépatique. — W. Krause a constaté l'absence de l'artère hépatique sur un mort-né qui présentait de graves malformations de tout le système artériel. — L'artère hépatique peut manquer en tant que branche du tronc cœliaque; elle est alors remplacée par un tronc qui se détache des artères voisines et notamment de l'artère mésentérique supérieure ou de l'artère rénale droite. Il s'agit évidemment dans ces cas de l'hypertrophie de ces petits rameaux insignifiants qu'envoient normalement au foie les artères en question. Il est intéressant de rapprocher ces *artères hépatiques accessoires*, comme les appelle Krause, des *veines portes accessoires*. L'artère hépatique peut fournir normalement un rameau pour le cardia, plusieurs rameaux pyloriques, la coronaire stomachique, une artère cystique accessoire, une ou plusieurs artères diaphragmatiques inférieures accessoires. — Les deux branches terminales de l'artère hépatique peuvent donner naissance à une artère cystique accessoire, à une ou plusieurs artères diaphragmatiques surnuméraires et même à la coronaire stomachique (Meckel).

L'artère *gastro-duodénale* peut donner anormalement une artère cystique accessoire, une artère hépatique surnuméraire, la coronaire stomachique, une ou plusieurs artères coliques. Barkow a vu une branche de la gastro-duodénale former avec une branche de la gastro-épiploïque gauche ou de l'artère splénique un arc vasculaire occupant la partie moyenne du grand épiploon.

Artère splénique. — L'artère splénique donne souvent naissance à des branches surnuméraires, comme la branche gauche de l'artère hépatique, la colique moyenne, la coronaire stomachique, l'hémorroïdale supérieure (Rhode cité par Krause, *loc. cit.*, p. 295). — Parfois sa division est prématurée.

ARTÈRE MÉSENTÉRIQUE SUPÉRIEURE

L'artère mésentérique supérieure naît de la face antérieure de l'aorte, sur la ligne médiane, à 2 cm. au-dessous de l'origine du tronc cœliaque, à peu près au niveau du disque unissant la deuxième et la troisième vertèbres lombaires (voy. t. IV, fig. 109).

Dès son origine, elle se dirige en bas et en avant, au-devant de l'aorte, en arrière du pancréas sur la face postérieure duquel elle trace une empreinte qui sépare le col du corps de cette glande. Entre la mésentérique supérieure et l'aorte passe la veine rénale gauche.

A droite, la M. S. est en contact avec la tête du pancréas; à gauche, elle suit le bord droit de l'angle duodéno-jéjunal. Elle est entourée d'un réseau fibreux très dense, formé de fibres élastiques et d'abondants filets nerveux; ce réseau la réunit au tronc cœliaque qui la domine. Bientôt la M. S. émerge au-dessous du bord inférieur du pancréas, croise perpendiculairement la face antérieure de la troisième partie du duodénum, contre lequel elle est directement appliquée. Elle s'engage alors dans l'épaisseur de la racine du mésentère, pour descendre obliquement à droite jusqu'au niveau de l'embouchure de l'iléon dans le gros intestin où elle prend fin en s'anastomosant avec la branche iléale de l'artère iléo-colique. — Longue de 23 à 25 cm., la M. S. décrit une arcade à convexité tournée à gauche et en avant.

Branches. — Par la convexité de son arcade, la M. S. émet un grand nombre de branches, les *artères intestinales*; de la concavité de cette même arcade naissent les *artères coliques droites*.

Artères intestinales. — Les artères intestinales sont de deux ordres : les plus volumineuses, au nombre de dix à douze, se détachent de la partie initiale de l'arcade; les plus petites, huit à douze, émanent de la portion terminale de l'artère. Ces branches cheminent entre les deux feuillets du mésentère; après un trajet de 7 à 8 cm. pour les grosses, 3 à 5 cm. pour les petites, elles se bifurquent. Les branches de bifurcation s'anastomosent avec celles des artères intestinales voisines et forment ainsi *une première série d'arcades*, à convexité tournée vers l'intestin. De ces arcades partent de nouvelles branches parallèles, quarante à cinquante (Sappey), qui se bifurquent à leur tour et dont les rameaux forment, en s'anastomosant, *une deuxième série d'arcades*, près du bord mésentérique de l'intestin. Les ramuscules qui naissent de cette seconde série d'arcades forment, de la même manière, *une troisième série d'arcades* de laquelle partent les rameaux terminaux, antérieurs et postérieurs, qui se distribuent dans les parois de l'intestin (voy. t. IV, p. 274 et 286, fig. 130 et 131).

Par sa concavité, la M. S. donne : 1° *l'artère duodéno-pancréatique gauche* (*a. pancréatico-duodénale inf. des classiques*); 2° les *artères coliques droites*.

Artère duodéno-pancréatique gauche. — L'artère *duodéno-pancréatique gauche* naît de la M. S. au point où celle-ci longe le flanc droit de la portion ascendante du duodénum et descend le long de la moitié gauche de l'anneau duodénal (voy. t. IV, p. 266 et fig. 118); elle se distribue au duodénum, accessoirement au pancréas.

Coliques droites. — Ces artères, qui se rendent à la moitié droite du gros intestin, sont au nombre de deux ou trois. On les désigne sous le terme générique de coliques et on les distingue, en général, par les épithètes de supérieure ou ascendante, moyenne ou transversale, inférieure ou descendante. J'estime, avec mon ex-collaborateur Jonnesco et nombre d'autres, qu'il est préférable, pour satisfaire à la fois la logique et la mémoire, de les désigner d'après la portion du gros intestin à laquelle elles se rendent. Ainsi, je décrirai :

1° *Artère du côlon transverse (colique supérieure de quelques auteurs,*

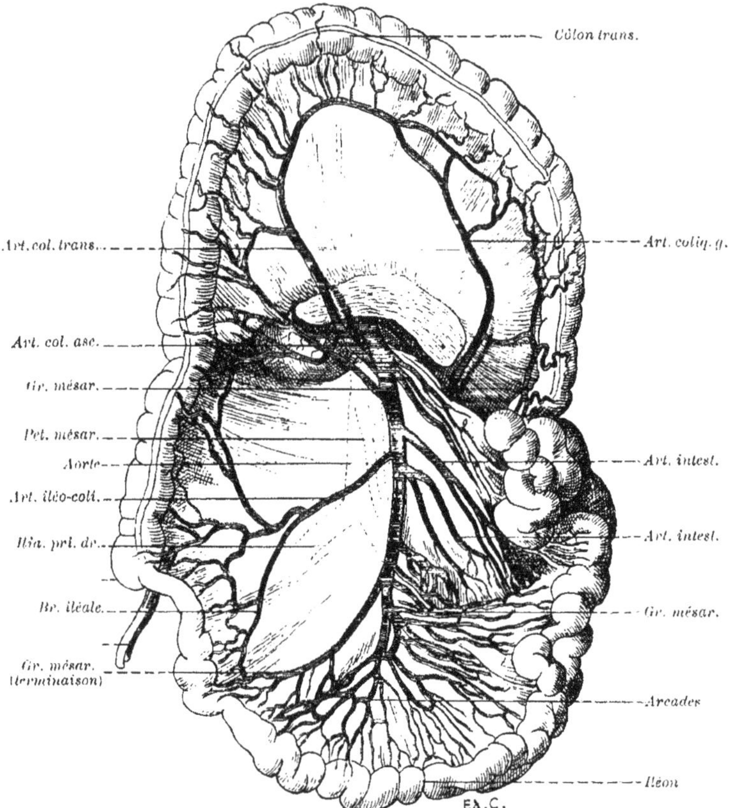

FIG. 454. — Grande mésentérique (d'après Henle).

ascendante de certains autres, colique moyenne des Allemands). — Elle naît de la mésentérique dans la concavité de l'anneau duodénal, pénètre dans l'épaisseur du méso-côlon transverse, se dirige en avant et légèrement à droite et se divise à quelques centimètres du bord mésentérique du côlon transverse en deux branches : la branche droite s'anastomose avec l'artère du côlon ascendant, la branche gauche avec celle du côlon descendant.

2° *Artère du côlon ascendant (colique droite, transversale, moyenne).* — Elle naît directement du tronc de la mésentérique supérieure ou de l'une des deux autres coliques : c'est ainsi que le nombre des artères coliques peut être réduit à deux. Elle se dirige à droite et un peu en bas, passe sous le duodénum et se divise avant d'arriver au côlon ascendant en deux branches, dont la supérieure s'anastomose avec l'artère du côlon transverse et l'inférieure avec l'iléo-colique.

3° *Artère iléo-colique ou iléo-colo-cæcale* (colique inférieure, descendante). Elle termine l'arcade formée par la M. S., et descend à droite, vers l'angle iléo-colique où elle se divise en branches allant au cæcum et à l'iléon.

Comme on le voit, la mésentérique supérieure irrigue tout l'intestin grêle et la moitié du gros intestin; les branches de l'intestin grêle naissent de la convexité de son arcade, celles du gros intestin se détachent de la concavité de cette arcade.

Artère mésentérique supérieure. — La distance qui sépare l'origine du tronc cœliaque de celle de la M. S. est plus considérable, absolument et relativement, chez le fœtus et l'enfant que chez l'adulte, ce qui tiendrait à ce que le segment d'aorte intermédiaire serait en quelque sorte absorbé dans les parois des deux vaisseaux. Ainsi s'expliqueraient les cas anormaux où la M. S. provient du tronc cœliaque (Frédéric).

L'artère mésentérique supérieure fournit souvent des branches surnuméraires. On l'a vue donner l'artère hépatique (Kunst), ou la branche droite de cette artère (Haller), l'artère cystique, une artère cystique accessoire (Wilde), l'artère rénale (Cruveilhier), l'artère gastro-duodénale ou une des collatérales de cette artère, un rameau anastomotique pour l'artère hépatique naissant anormalement de l'aorte abdominale, la coronaire stomachique, une artère pancréatico-duodénale accessoire, l'artère colique gauche et l'artère hémorroïdale supérieure, plusieurs artères coliques accessoires.

Persistance de l'artère omphalo-mésentérique. — On sait que chez l'embryon, la mésentérique supérieure représente la branche intestinale de l'artère omphalo-mésentérique, dont la branche ombilicale va se ramifier sur la vésicule ombilicale. Normalement cette branche ombilicale, satellite du diverticule de Meckel, disparaît vers le deuxième mois de la vie intra-utérine. Mais elle peut persister (Hyrtl, Haller). Dans le cas de Hyrtl (*Œsterreich. Zeitschr. f. prakt. Heilk*, 1850, p. 159), cette artère, née de la mésentérique supérieure, cheminait entre les anses de l'intestin grêle et venait se terminer au niveau de l'ombilic; elle s'anastomosait là avec l'artère épigastrique et envoyait un rameau dans l'épaisseur du ligament suspenseur du foie.

ARTÈRES CAPSULAIRES MOYENNES.

Syn. : Atrabilariæ ; — surrénales ; — suprarenales mediæ s. aorticæ.

Les artères capsulaires moyennes naissent des faces latérales de l'aorte, à quelques millimètres au-dessus de l'origine des artères rénales. Leur volume est peu considérable. Elles se dirigent transversalement sur la face antérieure des piliers du diaphragme. — Du côté droit l'artère est cachée par la veine cave qui la recouvre complètement; du côté gauche la capsulaire moyenne n'est recouverte que par du tissu cellulaire renfermant de nombreux ganglions. — De chaque côté, un abondant réseau nerveux entoure ces artères.

Branches terminales. — Arrivée au niveau de l'extrémité interne de la capsule surrénale, l'artère dévie légèrement en dehors et donne des branches antérieures et postérieures qui se capillarisent sur les faces correspondantes de l'organe. Ces rameaux forment un réseau auquel viennent aboutir les rameaux des artères capsulaires supérieures, branches de la diaphragmatique inférieure, et celles des capsulaires inférieures venant de la rénale. De ce réseau partent des rameaux qui se rendent au parenchyme de la capsule et au tissu graisseux qui l'enveloppe.

[POIRIER.]

Variétés. — La capsulaire moyenne peut manquer (anomalie rare); elle peut être très réduite; dans les deux cas, elle est suppléée par les capsulaires supérieures et inférieures. Elle peut donner la spermatique; cette anomalie est plus fréquente à gauche qu'à droite (W. Krause).

ARTÈRES RENALES.

Les artères rénales, au nombre de deux, naissent sur les faces latérales de l'aorte abdominale, un peu au-dessous de la mésentérique supérieure, au niveau de la deuxième vertèbre lombaire. Leur volume est considérable; leur calibre atteint 8 mm. d'après Luschka. D'ordinaire les artères rénales se détachent au même niveau; parfois, la rénale gauche naît à un niveau plus élevé que la droite. Il est classique de dire que les artères se dirigent horizontalement en dehors; mais l'assertion n'est pas d'une exactitude absolue: en effet, ces artères se dirigent obliquement en bas, formant avec l'aorte un angle aigu qui peut descendre jusqu'à 45°. En plus de cette obliquité dans le plan frontal, l'artère rénale décrit une courbe à concavité postérieure qui s'adapte à la convexité du corps vertébral; cette courbe est beaucoup plus marquée à droite qu'à gauche.

La longueur des deux artères est différente: l'artère droite mesure en moyenne un centimètre de plus que la gauche.

Rapports. — La *face antérieure* de ces artères est toujours masquée par de gros troncs veineux qui sont: à gauche, la veine rénale, assez volumineuse pour déborder le tronc artériel en haut et en bas; à droite, une veine rénale beaucoup plus courte, et, en dedans d'elle, le tronc de la veine cave inférieure presque perpendiculaire à l'artère. La face postérieure des artères rénales repose sur la colonne lombaire, au niveau du point où viennent s'insérer les fibres inférieures des piliers du diaphragme; elle en est séparée à gauche, par l'anastomose entre la veine rénale, la petite azygos et une veine lombaire, *tronc réno-azygo-lombaire de Lejars.*

Entre l'artère et le plan osseux est une couche celluleuse dans laquelle on trouve un plexus nerveux très abondant, des ganglions lymphatiques et une veine lombaire ascendante, origine des veines azygos.

A quelque distance du hile, les artères rénales se divisent en plusieurs branches qui pénètrent isolément dans le parenchyme rénal; elles seront étudiées en même temps que le rein.

Branches. — Dans leur trajet, les artères rénales donnent des rameaux qui se rendent à l'atmosphère adipeuse du rein, au bassinet et à la partie supérieure de l'uretère. Leur branche collatérale la plus importante et la plus constante est l'artère *capsulaire inférieure.*

Artère capsulaire inférieure. — Cette artère naît de la face supérieure de l'artère rénale; elle se dirige en haut, appliquée immédiatement sur le pilier correspondant du diaphragme. La capsulaire du côté droit se place immédiatement en arrière de la veine cave; la gauche est recouverte par le péritoine.

Des deux côtés, la capsulaire est à quelques millimètres en dedans du ganglion semi-lunaire; de nombreux rameaux du grand sympathique la croisent obliquement. Au niveau de l'angle interne de la capsule surrénale, l'artère gagne la face postérieure de l'organe et s'anastomose là avec la capsulaire moyenne, branche de l'aorte, avec la capsulaire supérieure, branche de la diaphragmatique inférieure. Toutes ces branches forment un réseau superficiel duquel se détachent des rameaux qui pénètrent dans le tissu de la capsule.

Variétés. — Les deux artères rénales peuvent naître par un tronc commun (Portal, Dubrueil, W. Krause, etc.). Elles peuvent suivre un trajet anormal. Krause a vu l'artère rénale droite passer en avant de la veine cave inférieure. — L'origine de l'une ou des deux artères rénales peut être reportée plus haut ou plus bas. Cette origine anormale peut être associée ou non à une ectopie du rein.

Branches surnuméraires. — Les rénales peuvent fournir anormalement : l'artère phrénique inférieure, l'artère hépatique (Kunst), des artères coliques, pancréatiques, spermatiques accessoires, un rameau anastomotique qui descend devant le psoas et se jette dans l'iliaque interne (Meckel), une artère vésicale accessoire, la sacrée moyenne (Cruveilhier).

Artères rénales accessoires. — L'existence d'artères rénales accessoires est une anomalie très fréquente. Le nombre et le volume de ces rénales accessoires sont des plus variables. Lorsqu'il n'en existe qu'une seule, son volume peut atteindre et même dépasser celui de l'artère rénale normale. Ces artères rénales accessoires ont été surtout rencontrées sur des sujets dont les reins avaient conservé leur disposition multilobaire fœtale; elles peuvent aussi se distribuer à des reins normalement conformés. Les artères rénales accessoires forment trois groupes distincts : lorsqu'elles naissent de l'aorte abdominale dans le voisinage de l'artère rénale normale, elles sont vraisemblablement liées à la segmentation en lobes distincts que présente le rein fœtal; lorsqu'elles naissent des artères voisines (mésentérique supérieure, hépatique, splénique, etc.), on peut, plus logiquement, les considérer comme résultant du développement anormal des artérioles insignifiantes qu'envoient normalement au rein ou à sa capsule les artères en question; ou bien encore elles sont associées à un déplacement du rein.

Sur ces anomalies, voy. : FALCONE, Di una nuova anomalia dell' arteria renale. *Giorn. internat. d. med. c. chir.*, anno 16, fasc. 4, p. 148-150.

ARTÈRES SPERMATIQUES — UTÉRO-OVARIENNES.

Ces artères se rendent au testicule (*artères testiculaires de Chaussier*), ou à l'ovaire et à la trompe (*utéro-ovariennes* ou *spermatiques internes*, Fredet).

Les artères spermatiques, au nombre de deux, naissent de la face antérieure de l'aorte, tout près de la ligne médiane, à quelques millimètres à peine l'une de l'autre, entre les artères rénale et mésentérique inférieure.

Leur volume est peu considérable et ce qu'elles offrent de plus remarquable c'est la longueur de leur trajet, résultat de la migration de la glande génitale à laquelle elles appartiennent.

Elles quittent l'aorte à angle très aigu et se portent en bas et légèrement en dehors, croisant et contournant la face antéro-latérale du vaisseau sur une longueur de plusieurs centimètres. La spermatique droite passe immédiatement sur la veine cave inférieure qu'elle croise à angle aigu ; la gauche se place sur la face antérieure du psoas. Des deux côtés, les spermatiques croisent l'uretère très obliquement en passant au-devant de ce conduit, avec les veines spermatiques qui les entourent. En avant, les spermatiques sont croisées, la droite par les artères coliques droites, branches de la mésentérique supérieure, la gauche par les artères coliques gauches, branches de la mésentérique inférieure. La spermatique gauche est sous-péritonéale dans toute son étendue ; la droite, cachée par la racine du mésentère, n'apparaît sous le péritoine que dans sa partie inférieure.

Au niveau de la fosse iliaque, les spermatiques se comportent différemment chez l'homme et chez la femme.

Chez l'homme, l'artère testiculaire descend sur le psoas recouvert de son aponévrose, croisant très obliquement les vaisseaux iliaques externes ; elle est immédiatement sous-péritonéale, en rapport avec le côlon pelvien à gauche et la partie terminale de l'iléon à droite. Puis elle s'engage dans l'orifice profond du canal inguinal qu'elle suit avec les différents éléments du cordon. Au niveau de l'orifice externe du canal inguinal, elle descend dans les bourses, au centre du cordon spermatique, en avant du canal déférent. Au voisinage du testicule, elle se divise en trois ou quatre rameaux qui se répandent dans l'épididyme et le testicule ; l'un de ces rameaux se porte en avant vers la tête de l'épididyme et s'anastomose avec l'artère déférentielle, branche de l'hypogastrique.

Chez la femme, l'artère utéro-ovarienne croise le bord interne du psoas et le détroit supérieur au-devant de la bifurcation de l'iliaque primitive, passe dans l'épaisseur du ligament large, sous le ligament infundibulo-pelvien et atteint l'extrémité externe de l'ovaire au niveau de laquelle elle se divise en trois rameaux : l'un se rend à l'ovaire, l'autre à la partie externe de la trompe; le troisième se porte en dedans, sous le bord adhérent de l'ovaire et s'anastomose avec la terminaison de l'utérine. L'artère est donc ovaro-salpingienne surtout et le nom d'utéro-ovarienne ne lui convient en rien, puisqu'il donne une idée très fausse de sa distribution (voy. Artère utérine).

Les artères spermatiques donnent dans leur trajet quelques rameaux collatéraux à l'uretère, aux ganglions lymphatiques et au tissu cellulaire voisin ; l'un de ces derniers se rend à la capsule adipeuse du rein et a reçu de Haller le nom de art. *adiposa ima*.

Variétés. — Les spermatiques peuvent naître par un tronc commun ou se détacher de l'aorte abdominale à des niveaux différents. Il est rare de les voir naître de la rénale, surtout à droite, de la capsulaire moyenne ou de la mésentérique supérieure. — L'absence de l'une des spermatiques n'est pas exceptionnelle : le testicule reçoit alors son sang par la déférentielle ou la funiculaire, anormalement développées. — Barthol (cité par W. Krause) a vu les deux utéro-ovariennes manquer chez une femme qui présentait un rein unique et quatre capsules surrénales. — Cruveilhier a vu la spermatique droite passer derrière la veine cave inférieure; dans un cas de Bankart, la spermatique gauche passait à travers un anneau veineux que formait la veine rénale gauche.

La spermatique peut donner anormalement : la capsulaire moyenne, une artère colique, une artère hépatique accessoire (Hyrtl).

ARTÈRE PETITE MÉSENTÉRIQUE.

C'est la plus basse des collatérales de l'aorte abdominale ; elle naît sur la face antérieure de l'aorte, le plus souvent un peu à gauche de la ligne médiane, à 4 ou 5 cm. au-dessus de la bifurcation du tronc aortique, au niveau du disque qui unit la troisième et la quatrième vertèbre lombaire. Son volume est beaucoup moins considérable que celui de l'artère mésentérique supérieure. Dès son origine, elle se dirige en bas et très légèrement à gauche, appliquée sur la face antérieure de l'aorte par la portion horizontale du duodénum. Peu après avoir émergé sous le bord inférieur du duodénum, environ au niveau de l'iliaque primitive gauche, la mésentérique inférieure se divise en deux branches d'égal volume : le *tronc des artères coliques gauches* et l'*artère hémorroïdale supérieure* (fig. 454 et 455).

Tronc des artères coliques gauches. — Le tronc des artères coliques gauches longe l'artère iliaque primitive gauche et s'engage dans l'épaisseur du mésocôlon pelvien ; puis il devient ascendant, passe en avant de l'uretère et des vaisseaux spermatiques, et se divise en deux ou trois branches, *artères coliques gauches*, qui se bifurquent et s'anastomosent entre elles, formant, comme à droite, des séries d'arcades d'où partent les branches terminales qui vont à la moitié gauche du côlon transverse, au côlon descendant et au côlon iliaque. La plus élevée des coliques gauches s'anastomose avec l'artère du côlon transverse (colique supérieure droite), qui vient de la mésentérique supérieure ; la plus basse s'anastomose avec l'hémorroïdale supérieure. La

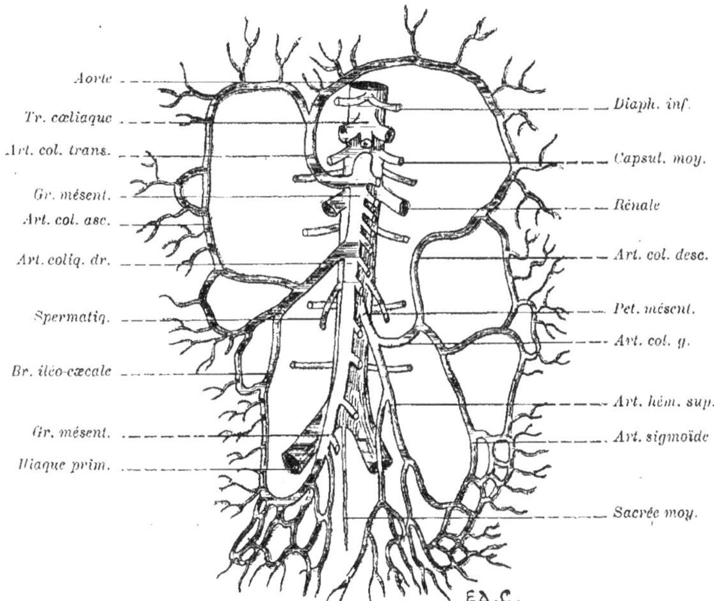

FIG. 455. — Les artères mésentériques, en partie d'après Luschka.

moyenne se rend à l'anse sigmoïde du côlon pelvien, d'où le nom d'*artère sigmoïde* sous lequel elle est souvent décrite.

Artère hémorroïdale supérieure. — C'est, à proprement parler, la branche terminale de la mésentérique inférieure et le nom d'*artère du rectum* lui conviendrait mieux que tout autre ; elle descend dans l'épaisseur du mésocôlon pelvien et se place sur la paroi postérieure du rectum. Arrivée à la partie supérieure de l'ampoule rectale, elle se divise en deux branches qui descendent en divergeant sur les côtés du rectum (voy. t. IV, p. 380, et fig. 157) jusqu'à l'anus.

Comme on le voit, la mésentérique inférieure irrigue la *moitié gauche* du gros intestin jusqu'à l'anus.

Variétés. — L'artère mésentérique inférieure peut manquer. Ses branches coliques, sigmoïdes et hémorroïdale supérieure sont alors fournies par la mésentérique supérieure.

Elle peut donner la colique moyenne (artère du côlon transverse), une artère hépatique accessoire (Cavasse), une artère rénale accessoire (Krause), et un tronc commun pour deux artères ombilicales (Green).

ARTÈRES LOMBAIRES.

Les artères lombaires, *branches pariétales* de l'aorte abdominale, sont en général au nombre de quatre de chaque côté. L'aorte se bifurquant au-dessus de la cinquième vertèbre lombaire, la cinquième intercostale lombaire naît de l'ilio-lombaire.

Ces artères présentent, dans leur origine, leur trajet et leur distribution, de grandes analogies avec les artères intercostales dont elles continuent la série.

D'un volume un peu plus considérable que celles-ci, elles naissent par paires sur la face postérieure de l'aorte abdominale, et se portent transversalement en dehors, vers les espaces que laissent entre elles les *apophyses costiformes* des vertèbres lombaires. Le plus souvent elles se dirigent en dehors et légèrement en bas, mais on peut les trouver horizontales ou même légèrement ascendantes.

Les artères lombaires droites sont un peu plus longues que les lombaires gauches, toutefois la différence est moins marquée que pour les intercostales, car l'aorte primitivement à gauche de la colonne dorsale s'est de plus en plus rapprochée du plan médian.

Les artères lombaires, comme les intercostales, décrivent dans le plan horizontal une courbe qui s'adapte à celle de la vertèbre correspondante ; après un trajet très court, elles s'engagent sous les arcades fibreuses du psoas et cheminent dans l'intérieur du muscle en avant des branches du plexus lombaire. Au niveau du trou de conjugaison, chacune d'elles se divise en deux branches terminales : l'*intercostale lombaire*, le *tronc dorso-spinal*.

Les lombaires reposent d'abord sur les vertèbres lombaires et le grand ligament vertébral commun antérieur ; en rapport en avant avec l'aorte et plus en dehors avec les réseaux d'origine de la petite veine azygos, avec la veine cave inférieure à droite et de nombreux lymphatiques, ainsi qu'avec la chaîne du sympathique dont les *rami communicantes* s'engagent avec ces artères sous les arcades du psoas.

Dans ce trajet, les artères lombaires émettent quelques branches collatérales très ténues qui se rendent aux ganglions, aux parois des vaisseaux voisins, aux nerfs et surtout à la vertèbre sur laquelle elles reposent. Ces branches collatérales s'anastomosent parfois avec les branches analogues de l'artère sus- ou sous-jacente. — Dans l'épaisseur du psoas, le tronc donne quelques rameaux peu importants au muscle.

Branches terminales. — Les artères lombaires se divisent, comme les intercostales, en deux branches : une branche antérieure analogue aux artères intercostales thoraciques ; une branche postérieure, le tronc dorso-spinal.

Intercostale lombaire. — Elle se dirige en dehors, entre le carré des lombes et l'aponévrose du muscle transverse ; elle s'engage ensuite entre le transverse et le petit oblique et donne de nombreux rameaux à ces muscles ; plus loin, elle s'insinue entre le grand oblique et le petit oblique et arrive ainsi au bord externe du muscle grand droit, dans la gaine duquel elle pénètre pour s'épuiser dans le muscle. Au niveau du bord externe du muscle droit, l'intercostale lombaire donne des rameaux perforants dont les branches terminales se rendent à la peau. — Parfois l'artère s'épuise dans les muscles larges.

Ces intercostales lombaires s'anastomosent avec les rameaux de l'épigastrique, de la circonflexe iliaque et de l'ilio-lombaire. Du reste, il y a une sorte de balancement entre cette dernière artère et les artères lombaires.

Tronc dorso-spinal. — Cette branche postérieure se comporte comme la branche postérieure des intercostales thoraciques. Elle donne un *rameau spinal, vertébro-médullaire* qui va à la partie terminale de la moelle, dans les nerfs de la queue de cheval et surtout dans le corps de la vertèbre, et un *rameau dorsal musculo-cutané*, volumineux, qui se rend aux muscles de la masse commune, envoyant ses rameaux terminaux jusqu'à la peau.

Variétés. — Une ou plusieurs artères lombaires peuvent faire défaut. — Il n'est pas rare de voir deux artères lombaires se détacher de l'aorte abdominale par un tronc commun. De même, la première lombaire peut naître par un tronc commun avec la dernière intercostale. Meckel a vu toutes les artères lombaires d'un même côté se détacher de l'aorte abdominale par un tronc unique. La quatrième lombaire peut donner naissance à la sacrée moyenne. Dubrueil a vu la première artère lombaire gauche donner une artère capsulaire.

ARTÈRES ILIAQUES PRIMITIVES.

Syn. : Art. iliaca communis s. primitiva; — Hüftpulsader.

Les artères iliaques primitives, branches de bifurcation de l'aorte, s'étendent du bord inférieur de la quatrième vertèbre lombaire à l'interligne de l'articulation sacro-vertébrale où elles se divisent en deux branches terminales : l'*iliaque externe* et l'*iliaque interne*. — Les iliaques primitives se dirigent obliquement en bas et en dehors; elles interceptent un angle de 65° chez l'homme, de 75° chez la femme. — Leur longueur est différente : l'iliaque primitive droite mesure en moyenne 5 cm. 5; l'iliaque primitive gauche n atteint ordinairement que 4 cm. 7 (Luschka). — Leur calibre est sensiblement égal ; le diamètre de ces vaisseaux est d'environ 11 mm.

Rapports. — *En avant*, les artères iliaques primitives répondent au péritoine sous lequel elles font saillie. Dans le tissu cellulaire sous-péritonéal cheminent en dehors d'elles l'uretère et les vaisseaux spermatiques ou utéro-ovariens. A gauche, l'uretère croise presque perpendiculairement l'iliaque primitive, près de sa terminaison ; à droite, ce conduit, ordinairement situé un peu plus bas, répond à la bifurcation du vaisseau ou même à l'iliaque externe. Les vaisseaux spermatiques cheminent parallèlement aux artères iliaques primitives, mais sont situés un peu en dehors de ces vaisseaux. Les vaisseaux utéro-ovariens croisent au contraire à angle très aigu leur face antérieure. De plus, la face antérieure de l'artère iliaque primitive gauche forme la paroi postérieure de la fossette intersigmoïde (voy. t. IV, p. 347). — *En arrière*, les artères iliaques primitives reposent sur les parties latérales du corps de la cinquième vertèbre lombaire, puis sur le bord interne du psoas.

Les rapports réciproques des veines et des artères iliaques primitives varient suivant le côté considéré. A droite, la veine chemine sur la face postérieure de l'artère à laquelle elle est intimement accolée. A gauche, la veine est d'abord située en dedans de l'artère et en contact avec elle ; elle s'en écarte ensuite pour passer sous la partie initiale de l'artère iliaque primitive droite, au delà de laquelle elle se réunit à la veine iliaque commune du côté opposé, pour former le tronc de la veine cave inférieure. — Ajoutons encore que la face profonde des artères iliaques primitives est croisée par la cinquième artère lombaire et ses veines satellites et par le tronc du sympathique. — Les ganglions lymphatiques de la chaîne iliaque sont ordinairement placés sur la face antérieure des deux artères iliaques.

Dans leur trajet, les iliaques primitives ne fournissent que des collatérales insignifiantes à l'uretère, aux ganglions voisins, au psoas sous-jacent, au péritoine et à leur veine satellite. — Leurs branches terminales sont l'*iliaque interne* ou *hypogastrique*, artère du bassin, et l'*iliaque externe*, artère du membre inférieur.

Variétés de l'iliaque primitive. — Les cas d'absence totale sont rares : dans un cas exceptionnel rapporté par Princeteau (Thèse de Bordeaux, 1884), l'iliaque primitive droite faisait défaut et était suppléée par une troisième artère lombaire très hypertrophiée qui arrivait dans la fosse iliaque et s'y divisait en deux branches qui devenaient : l'une l'hypogastrique, l'autre la fémorale. — Les modifications dans la longueur tiennent : les unes à une bifurcation prématurée ou tardive de l'aorte abdominale, les autres à une division précoce ou retardée de l'iliaque primitive elle-même. Les premières ont été étudiées en même temps que l'aorte abdominale. Les deuxièmes sont relativement fréquentes. Le siège de la bifurcation des iliaques primitives varie en effet beaucoup suivant les sujets. Sur 149 cas examinés par Quain, ces artères se bifurquaient deux fois au niveau de la quatrième vertèbre lombaire, 16 fois entre cette vertèbre et le milieu de la cinquième, 99 fois entre le milieu de la cinquième et le bord supérieur du sacrum, 27 fois au-dessous de ce point et 7 fois au niveau de l'articulation sacro-iliaque. — Nous avons dit que l'artère iliaque primitive droite est en général un peu plus longue que celle du côté gauche; quelquefois, une fois sur 4, la gauche est plus longue.

Anormalement, l'iliaque primitive peut donner : l'artère rénale droite (Hyrtl), l'artère spermatique, les troisième, quatrième et cinquième artères lombaires, l'iléo-lombaire, l'artère sacrée moyenne. Ces branches remplacent les branches de même nom qui, à l'ordinaire, naissent de l'aorte. Dans d'autres cas, il s'agit de *branches surnuméraires*. On a surtout rencontré des *artères rénales accessoires*; celles-ci peuvent se distribuer soit à un rein supplémentaire, comme c'était le cas chez ce sujet dont l'observation est rapportée dans la *Gazette des hôpitaux* (1838, 20 février), soit à un rein normal. Dans un cas de ce genre (Quain, *loc. cit.*, tableau 57, fig. 3) a vu une artère rénale accessoire passer derrière le rein, puis gagner sa face antérieure en contournant le bord externe de l'organe.

Dans d'autres cas, l'artère rénale accessoire a un long trajet ascendant derrière l'uretère. — Enfin, on peut voir se détacher des iliaques primitives des branches provenant normalement de l'iliaque externe, ou de l'iliaque interne : la sacrée latérale supérieure, l'ombilicale, l'obturatrice, la circonflexe, etc.

ARTÈRE ILIAQUE INTERNE.

Syn. : Pelvica; — hypogastrique; — Innere Hüftpulsader.

Branche de bifurcation interne de l'iliaque primitive, l'iliaque interne ou hypogastrique distribue ses nombreuses branches aux viscères intra-pelviens, aux organes génitaux et aux muscles qui tapissent la cavité pelvienne ou revêtent le bassin extérieurement.

Trajet et rapports. — L'artère hypogastrique naît au niveau du bord inférieur de la Ve vertèbre lombaire dans l'angle sacro-vertébral, à 3 cm. 5 de la ligne médiane, un peu plus en dehors toutefois à gauche. Dès son origine, elle se porte en bas et un peu en avant, presque verticale, parallèle et comme accolée à l'artère iliaque externe derrière laquelle elle se cache de telle sorte que, vue de face, on n'aperçoit que son bord interne (Quénu et Duval); puis, elle croise le détroit supérieur, pénètre dans l'excavation pelvienne et se dirige en arrière et en bas, décrivant dans l'ensemble une courbe de très grand rayon à convexité antérieure.

L'artère hypogastrique est sous-péritonéale dans presque tout son trajet :

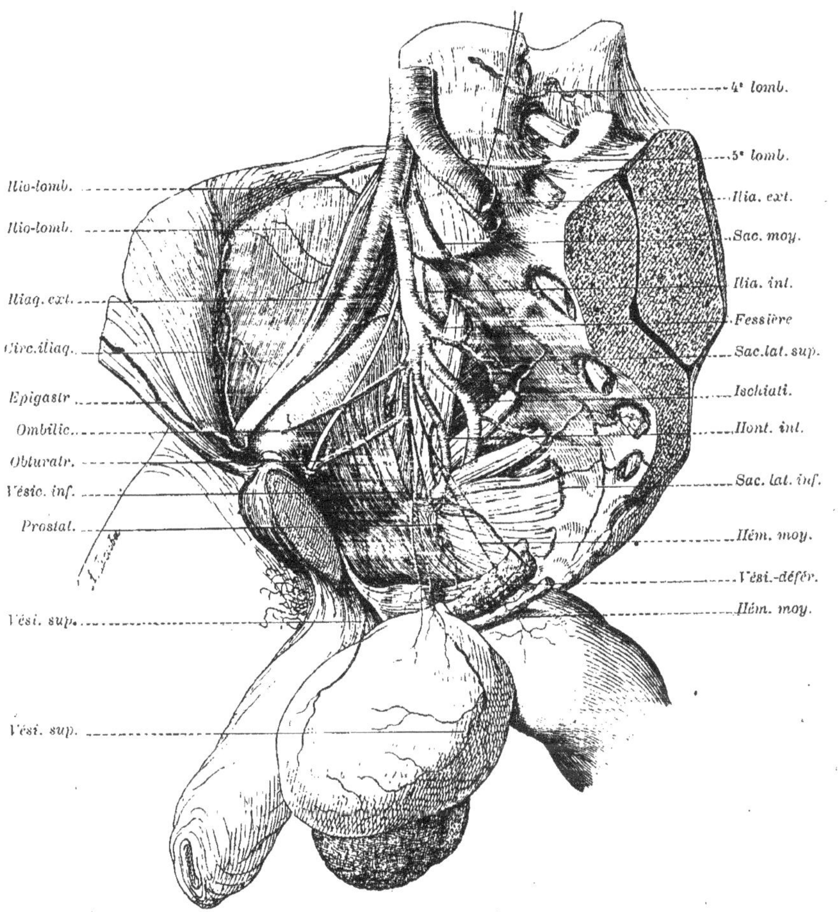

FIG. 456. — L'hypogastrique.

elle est recouverte par le feuillet séreux qui descend de la fosse iliaque dans le petit bassin, mais à gauche la présence du mésocôlon pelvien et de la fossette intersigmoïde complique les rapports. Ceux-ci ont été bien étudiés par Quénu et Duval (*Rev. de chir.*, 1898, p. 979), à cause de l'importance qu'ils présentent au point de vue de la ligature de l'artère hypogastrique.

L'a. hypogastrique descend sur le bord interne du psoas, dont elle est séparée par la veine iliaque externe qui la croise perpendiculairement. La veine iliaque interne chemine du côté droit en arrière et en dehors de l'artère; du côté gauche, elle est en arrière et en dedans.

A droite, l'uretère descend en avant des vaisseaux hypogastriques; à gauche, il les croise obliquement. Il se détache facilement avec le péritoine auquel il adhère. Profondément, l'artère repose sur l'aileron sacré dont elle est séparée par le nerf obturateur et le tronc lombo-sacré.

L'iliaque interne se divise dans la cavité pelvienne en un grand nombre de branches.

Les unes, de beaucoup les plus volumineuses, sortent du bassin, ce sont les *branches extra-pelviennes*, au nombre de quatre : la *fessière*, artère de la fesse, l'*obturatrice*, l'*ischiatique*, artères de la cuisse, et la *honteuse interne*, artère du périnée.

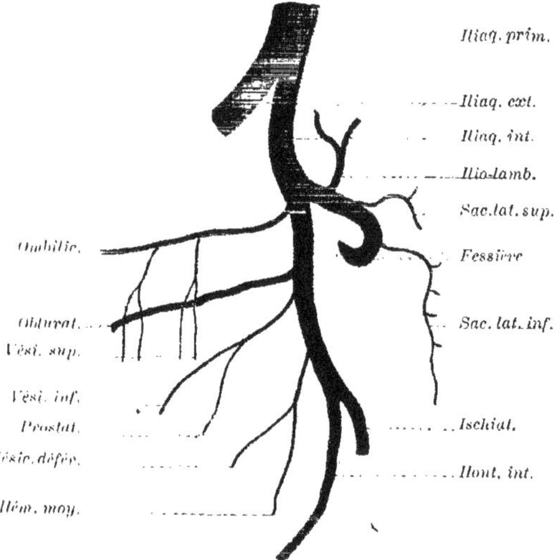

FIG. 457. — Schéma de l'hypogastrique.

D'autres restent dans la cavité pelvienne et se distribuent à ses parois, ce sont les branches *pelviennes pariétales* : *ilio-lombaire* et *sacrée latérale*.

D'autres enfin se rendent aux viscères pelviens : ce sont les branches *intra-pelviennes viscérales*. La nomenclature de ces dernières varie avec les auteurs ; je reviendrai sur ce point; pour l'instant, je me contente de dire qu'on peut, en se basant sur la distribution de ces branches, les répartir en trois groupes, tant chez l'homme que chez la femme : un groupe *antérieur* ou *vésical*, un groupe *moyen* ou *génital*, un groupe *postérieur* ou *rectal*.

Modes divers de ramescence. — Rien de plus variable que le mode de ramescence de l'hypogastrique. Cependant il suffit d'examiner un certain nombre de pièces pour dégager un type constant dans ses grandes lignes.

Après un trajet dont la longueur varie entre 2 et 4 cm., l'iliaque interne se divise en deux gros troncs, l'un postérieur, l'autre antérieur. — Le tronc *postérieur*, plus volumineux, se dirige en bas et en arrière et sort du bassin au niveau de la partie supérieure de la grande échancrure sciatique, au-dessous du tronc nerveux lombo-sacré qu'il contourne. Il donne dans le bassin l'*ilio-lombaire* et la *sacrée latérale sup.*, et devenu extra-pelvien, prend le nom d'*artère fessière*. — Le tronc *antérieur* descend verticalement au-devant du plexus sacré, continuant la direction de l'hypogastrique ; au niveau du bord inférieur de l'échancrure sciatique, il se divise en deux branches terminales : l'*ischiatique* et la *honteuse interne*. Mais, avant de se terminer, ce tronc fournit de nombreuses collatérales allant aux viscères pelviens et l'*artère obturatrice*.

Cette disposition répond, je le répète, à la majorité des cas. C'est celle que

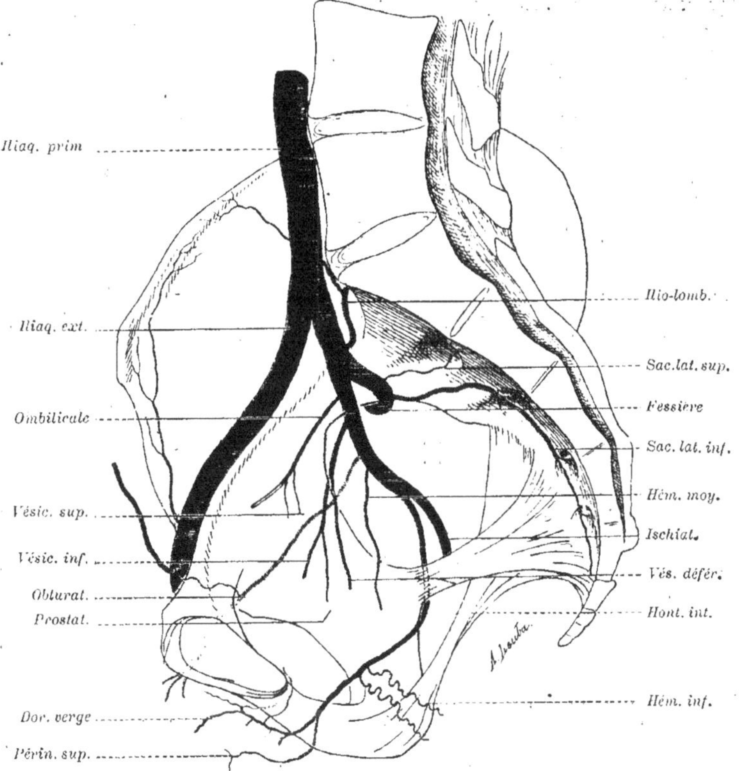

FIG. 458. — Schéma de l'hypogastrique.

j'ai fait représenter dans le schéma 457. Mais à côté de ce type, de beaucoup le plus fréquent, il existe de nombreuses variétés.

La disposition que je viens de décrire au tronc postérieur, tronc fessier, est relativement constante. Cependant, surtout dans les cas où l'iliaque interne se bifurque tardivement, les branches de ce tronc, ilio-lombaire et sacrée latérale, peuvent naître directement de l'hypogastrique au lieu de se détacher du tronc fessier.

La disposition du tronc antérieur est beaucoup plus variable. Il n'est pas rare de le voir se bifurquer prématurément : la honteuse interne et l'ischiatique descendent alors côte à côte, la première en avant et en dehors de la seconde. Dans ces cas de bifurcation prématurée du tronc antérieur, la plupart des branches que fournit normalement ce tronc se détachent de la honteuse interne. Le mode d'origine de ces branches, soit sur la honteuse interne, soit sur le tronc antérieur non bifurqué est variable; dans quelques cas, elles naissent isolément, en s'échelonnant de haut en bas. Dans d'autres cas, elles naissent toutes, ou presque toutes, au même niveau comme par un tronc commun (voy. nos schémas). Lorsque cette origine des branches en un même point du tronc antérieur coïncide avec la bifurcation prématurée de ce tronc, on peut dire que l'hypogastrique s'épanouit en *un bouquet de branches terminales*. C'est alors la fessière qui constitue la branche de beaucoup la plus volumineuse et semble être la continuation du tronc de l'hypogastrique.

Mode de ramescence ordinaire de l'hypogastrique.

ILIAQUE INTERNE (11 branches)	tronc postérieur	br. collatérales				*ilio-lombaire.*
						sacrées latérales.
		br. terminale				*fessière.*
	tronc antérieur	br. collatérales	pariétale			*obturatrice.*
			viscérales	groupe antérieur ou vésical		*ombilicale et*
						vésical. supérieures.
						vésicale inférieure.
				groupe moyen ou génital	hom.	*vésic.-déférentielle.*
						prostatique.
					fem.	*utérine.*
						vaginale.
				groupe postérieur ou rectal		*hémorroïdale moyenne.*
		br. terminales				*ischiatique.*
						honteuse interne.

Gaine hypogastrique. — Le tronc de l'hypogastrique et ses branches, les branches intra-pelviennes dans la totalité de leur trajet, les branches extra-pelviennes dans leur partie initiale seulement, cheminent dans le tissu cellulaire sous-péritonéal. Ce tissu est condensé, au-dessus des vaisseaux, en une lame cellulo-fibreuse, souvent infiltrée de graisse, la *gaine hypogastrique*. Cette gaine étudiée dans ses diverses parties et sous des noms divers par Charpy, Pierre Delbet, Drappier, Paul Delbet, etc., a été récemment décrite dans son ensemble et sous le nom de *couverture aponévrotique des vaisseaux pelviens*, par Cerf, élève du professeur Farabeuf, dans une excellente thèse.

La gaine hypogastrique applique les vaisseaux sur la paroi latérale et sur le plancher de l'excavation pelvienne, Comme ces plans sont eux-mêmes recouverts par l'aponévrose périnéale supérieure, les vaisseaux cheminent entre deux lames aponévrotiques; l'une, sur laquelle ils reposent, *aponévrose périnéale supérieure*, l'autre, qui les recouvre : la *gaine hypogastrique*. Par-dessus cette dernière s'étale le péritoine.

La disposition de la gaine ou couverture est absolument subordonnée au trajet des vaisseaux. Si nous l'examinons sur une coupe frontale, nous la voyons se détacher de la gaine des vaisseaux iliaques externes, descendre verticalement le long de la paroi latérale du bassin et appliquer contre cette paroi le tronc de l'hypogastrique et l'artère obturatrice; plus bas, elle est soulevée par les branches viscérales sur lesquelles elle se réfléchit pour revêtir, très amincie, les organes intra-pelviens dans leur portion sous-péritonéale.

Suivie d'arrière en avant, la gaine hypogastrique se détache du sacrum, au niveau des trous sacrés, passe au-devant des vaisseaux sacrés latéraux qu'elle fixe sur la face antérieure du sacrum, et revêt le plexus sacré; puis, elle rencontre le tronc de l'hypogastrique et les portions pariétales des artères viscérales qu'elle applique sur la paroi latérale du bassin; enfin, elle vient se perdre, celluleuse, dans le voisinage du trou obturateur, en accompagnant l'artère obturatrice.

Les vaisseaux qui se détachent de l'artère hypogastrique pour se rendre aux viscères pelviens, soulèvent la gaine hypogastrique, formant ainsi des replis ou tentes qui vallonnent l'espace sous-péritonéal et soulevant parfois le péritoine lui-même. Ces mésos aponévrotiques des vaisseaux pelviens constituent aux différents organes : vessie, rectum, etc., autant de petits ligaments ou ailerons latéraux (voy. fig. 461).

Variétés. — La longueur de l'iliaque interne est des plus variables. Elle peut être très courte ou même manquer; ses branches naissent alors de l'iliaque externe.

Branches surnuméraires. — L'iliaque interne peut fournir anormalement : — l'artère mésentérique supérieure; une artère rénale accessoire pour un rein en place ou un rein en ectopie; — une artère spermatique (artère déférentielle anormalement développée); — une artère ilio-lombaire accessoire; — une ou plusieurs artères sacrées latérales accessoires; — une artère ombilicale accessoire; — une artère utérine accessoire; — une artère vaginale; — une artère vésico-spermatique, qui sort au-dessus de la symphyse pubienne et se perd dans le cordon spermatique ainsi que dans le testicule (Dubrueil); — un tronc dont

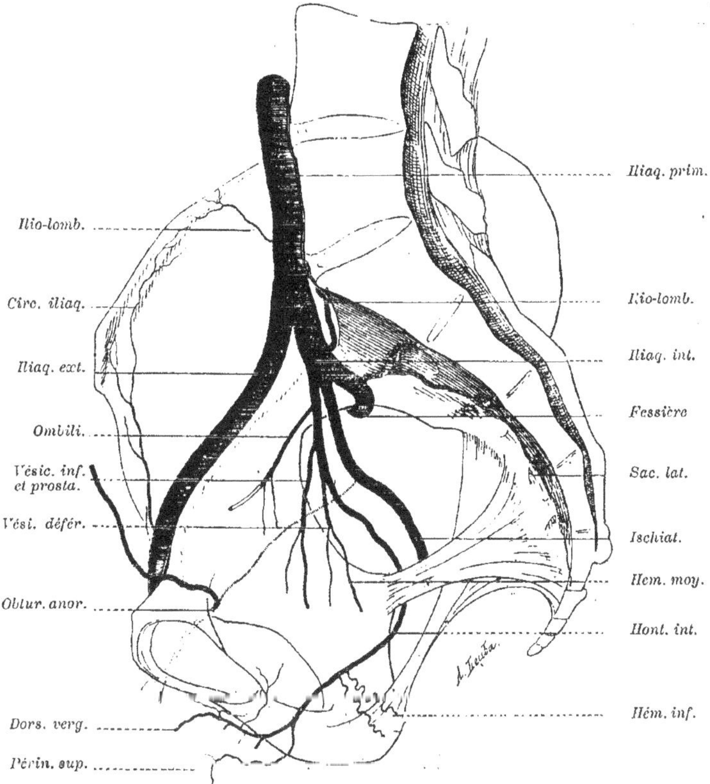

Fig. 459. — Schéma de l'hypogastrique; bifurcation prématurée du tronc antérieur; l'obturatrice vient de l'iliaque externe par l'épigastrique.

naissent une artère vésicale supérieure et un rameau pour le pénis (Luschka); — une courte artère du pénis qui se divise immédiatement en artère dorsale de la verge et en artère caverneuse; — une artère dorsale de la verge qui longe la prostate; j'ai sous les yeux un cas de cette variété; — une artère épigastrique accessoire parallèle et interne à l'artère épigastrique normale.

Branches de l'iliaque interne.

Nous étudierons successivement : 1° *branches intra-pelviennes viscérales*; 2° *intra-pelviennes pariétales*; 3° *branches extra-pelviennes*.

I. BRANCHES INTRA-PELVIENNES VISCÉRALES DE L'HYPOGASTRIQUE

Les branches viscérales de l'hypogastrique se distribuent aux viscères pelviens. Leur mode d'origine est, comme je l'ai dit, des plus variables. J'ai schématisé les dispositions que l'on rencontre le plus fréquemment. En raison

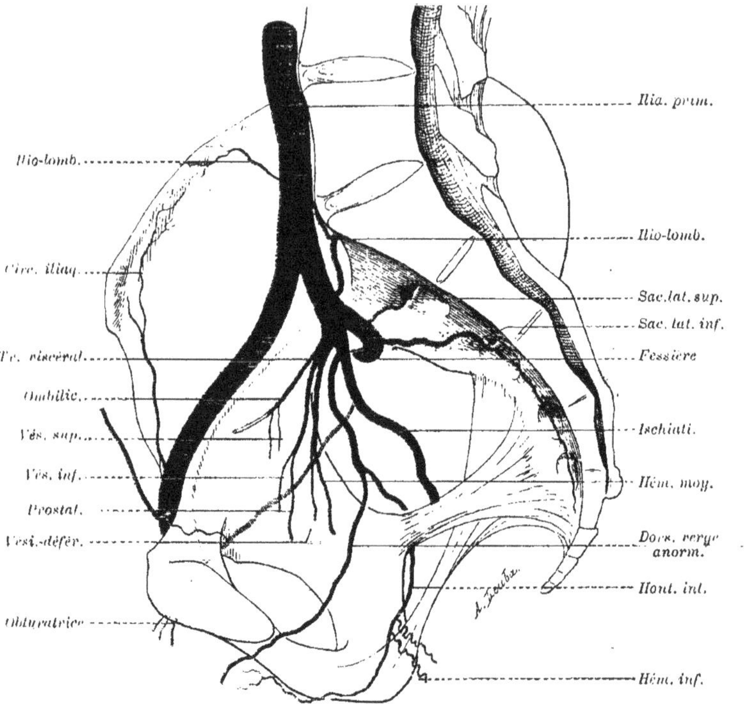

FIG. 460. — Schéma de l'hypogastrique; bifurcation prématurée du tronc antérieur; la dorsale de la verge a un trajet intra-pelvien.

de cette variété, le nombre et la nomenclature de ces branches varient avec chaque auteur.

Un exemple très net de ce désaccord est fourni par l'artère des vésicules séminales et du canal déférent. Cette artère peut se détacher isolément du tronc de bifurcation antérieur de l'hypogastrique; plus souvent peut-être, elle naît par un tronc commun avec la vésicale inférieure ou l'hémorroïdale moyenne. Aussi voyons-nous certains anatomistes la décrire comme une branche autonome alors que d'autres la regardent comme un rameau de la vésicale inférieure ou de l'hémorroïdale moyenne. On en pourrait dire autant de l'artère de la prostate, de celles du vagin, etc., etc.

Pour éviter la confusion, conséquence inévitable de ces variétés d'origine, il vaut mieux, me semble-t-il, faire abstraction de l'origine et se baser, pour individualiser les branches viscérales de l'hypogastrique, sur leur distribution.

A ce point de vue, on peut classer les branches viscérales de la façon suivante :

1° Groupe antérieur ou vésical..		a. ombilicale donnant les vésicales supérieures. a. vésicale inférieure.
2° Groupe moyen ou génital. . .	chez l'homme.	a. prostatique. a. vésiculo-déférentielle.
	chez la femme.	a. vaginale. a. utérine.
3° Groupe postérieur ou rectal. .		Hémorroïdale moyenne.

ARTÈRE OMBILICALE

Syn. : Art. umbilicalis.

Chez le fœtus, l'artère ombilicale, très volumineuse, porte le sang au

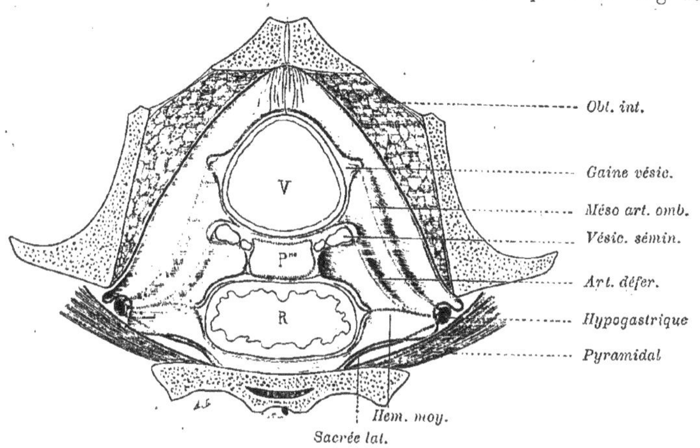

Fig. 461. — Schéma de la gaine hypogastrique.

Coupe transversale du bassin : le péritoine a été enlevé, sauf au niveau du cul-de-sac de Douglas où il s'interpose à la vessie V et au rectum R ; la gaine hypogastrique est en bleu.

placenta, organe de l'hématose. Elle est primitivement l'artère principale de la partie inférieure du corps et résulte directement de la bifurcation de l'aorte : l'artère iliaque externe et toutes les branches de l'hypogastrique en naissent comme de simples collatérales, mais prennent peu à peu un développement de plus en plus considérable à mesure que se développe le membre inférieur et les viscères pelviens. Elle passe sur les côtés de la vessie et de l'allantoïde, se réfléchit sur la paroi abdominale pour gagner l'anneau ombilical, et, sortie de l'abdomen, se rend au placenta par le cordon, contournée en pas de vis. — Après la naissance, la circulation pulmonaire ayant remplacé la circulation placentaire, l'artère ombilicale s'atrophie; seule sa partie initiale reste perméable, en raison de ce fait qu'elle donne des branches à la vessie.

Donc, chez l'adulte, l'artère ombilicale est transformée, dans la plus grande partie de son trajet, en un cordon plein et ne demeure canaliculée qu'à sa partie initiale. Cette artère se détache de la branche de bifurcation antérieure de l'hypogastrique, se porte en haut et en avant, longeant les parois latérales de la vessie et, devenue cordon fibreux, se réfléchit sur la paroi abdominale pour se terminer avec l'ouraque et la veine ombilicale au noyau fibreux qui occupe la partie inférieure de la cicatrice ombilicale.

Voy. pour les rapports des artères ombilicales avec les aponévroses périvésicales, t. V, p. 75 et suivantes.

Dans sa portion restée perméable, l'artère ombilicale donne naissance à deux branches : les *artères vésicales supérieures*.

Artères vésicales supérieures. — Les artères vésicales venant de l'ombilicale sont ordinairement au nombre de deux. D'abord descendantes en bas et en dedans, elles abordent la vessie par ses faces latérales, en soulevant la gaine des vaisseaux hypogastriques et se divisent en plusieurs branches terminales : 1° des *branches descendantes*, très grêles, qui vont s'anastomoser avec l'artère prostatique ; — 2° des *branches antérieures*, qui s'anastomosent avec la petite vésicale antérieure, branche de la honteuse interne ; — 3° des *branches supérieures*, principales, qui s'épanouissent sur la calotte vésicale, sous le péritoine, et s'anastomosent sur la partie moyenne de la vessie avec les branches correspondantes du côté opposé. Elles donnent encore de fins ramuscules qui, par le ligament vésical médian, remontent avec l'ouraque vers l'ombilic.

VÉSICALE INFÉRIEURE

La vésicale inférieure est l'artère du bas-fond de la vessie. Ordinairement peu volumineuse, elle naît de l'hypogastrique ou de l'hémorroïdale moyenne et distribue ses branches terminales au bas-fond et au col de la vessie.

Accessoirement elle donne des ramuscules à la prostate, à la portion prostatique du canal de l'urètre, aux vésicules séminales et au vagin ; ces ramuscules s'anastomosent avec les artères principales de ces organes.

Cette artère manque quelquefois et est alors remplacée par des rameaux vésicaux des artères voisines, vésicales supérieures, prostatique ou déférentielle, qui prennent un développement anormal.

Il est rare que la vésicale inférieure se détache isolément du tronc de bifurcation antérieur de l'hypogastrique. Le plus souvent, elle naît par un tronc qui lui est commun avec l'hémorroïdale moyenne, ou plus souvent encore avec les artères prostatique ou déférentielle. Aussi quelques auteurs ont-ils pu considérer les artères prostatique et vésiculo-déférentielle comme des branches de la vésicale inférieure. Je répète qu'en raison de ce fait que ces artères prostatique et vésiculo-déférentielle peuvent naître aussi bien de l'hémorroïdale moyenne que de la vésicale inférieure, il est préférable à tous égards de les considérer comme branches autonomes.

Chez l'homme, les branches génitales sont au nombre de deux : l'*artère vésiculo-déférentielle* et l'*artère prostatique*.

ARTÈRE VÉSICULO-DÉFÉRENTIELLE

Née le plus souvent du tronc antérieur de bifurcation de l'hypogastrique, par un tronc commun avec la prostatique ou l'hémorroïdale moyenne, l'artère vésiculo-déférentielle se porte en bas et en avant. Elle pénètre dans la loge de la vésicule séminale et s'épanouit en un grand nombre de branches sur la face antéro-supérieure de celle-ci. Ces branches pénètrent pour la plupart dans la vésicule ; quelques-unes se distribuent cependant au bas-fond de la vessie. Avant son épanouissement, la vésiculo-déférentielle fournit toujours un rameau *déférentiel*, et quelquefois un rameau urétéral. Le rameau déférentiel aborde le canal déférent assez près de sa terminaison et se divise en deux branches : une branche *descendante*, courte, qui accompagne le canal jusqu'à la prostate et une branche *ascendante* ou *récurrente* (artère *déférentielle* des auteurs) très longue, dont on peut suivre les rameaux, jusque dans le voisinage de l'épididyme où ils s'anastomosent avec la testiculaire.

ARTÈRE PROSTATIQUE

(Branche prostatique de la vésicale inférieure ou de l'hémorroïdale moyenne.)

L'artère prostatique, que nous décrivons comme une branche autonome, est constante et relativement volumineuse. Née du tronc antérieur de l'artère hypogastrique, soit directement, ce qui est rare, soit par un tronc commun avec la vésicale inférieure, l'hémorroïdale moyenne, ou même l'ombilicale, elle se porte en bas, en avant et en dedans. Elle aborde la prostate par sa face latérale et se divise en un grand nombre de branches ; ces branches, difficiles à disséquer, sont perdues au milieu des nombreuses branches veineuses qui serpentent sur les parties latérales de la prostate. Presque toujours, l'artère prostatique envoie quelques rameaux ascendants à la vessie, rameaux qui s'anastomosent avec la vésicale inférieure.

Chez la femme, les branches du groupe génital sont au nombre de deux : l'*utérine* et la *vaginale*. Alors que chez l'homme les branches génitales présentent un calibre assez réduit, chez la femme, en raison de l'importance des organes génitaux intra-pelviens, les deux branches génitales offrent un calibre considérable.

ARTÈRE UTÉRINE

Toujours très volumineuse, l'artère utérine se détache, comme les autres branches viscérales, du tronc de bifurcation antérieur de l'hypogastrique, et se rend à l'utérus.

Le point où elle se termine est assez difficile à préciser ; il varie, d'ailleurs, avec les auteurs. Si quelques-uns anastomosent encore l'utérine, à plein canal, avec l'ovarienne, *vers la partie moyenne du corps utérin*, la plupart la continuent jusqu'à l'*angle supérieur* de l'utérus, où elle s'anastomose avec la terminaison de l'utéro-ovarienne ; ainsi, cette dernière prendrait part à la vascularisation de l'utérus et mériterait bien son nom ; pour les Allemands, c'est l'*uterina aortica*, par opposition à l'*uterina hypogastrica*.

Henle, Hartmann, Sœmmering, Gegenbaur, prolongent l'utérine un peu plus loin et placent l'anastomose *entre l'utérus et l'ovaire*. Ce n'est pas encore assez loin.

En effet, dès 1842, M. J. Weber enseignait que l'utérine est non seulement l'artère de l'utérus, mais aussi l'artère de l'ovaire, l'utéro-ovarienne ne fournissant à cet organe que des rameaux insignifiants. Hyrtl (1846) reconnaissait que l'utérine donne des branches à l'ovaire ; et Theile (*Enc. anat.*) admettait l'opinion de Weber. Tout récemment (1892), J. Broeckaert a repris, à l'aide d'injections, l'étude de ce sujet intéressant. Ses recherches ont porté sur vingt-trois sujets (quatre fœtus, quatre enfants, quatre nullipares, trois femmes enceintes, huit femmes ayant eu des enfants) : sur tous ces sujets, il a constaté que l'artère utérine se distribue à l'utérus et à ses annexes ; l'utéro-ovarienne, n'allant à l'ovaire que d'une façon indirecte, s'arrête à l'*angle externe de l'ovaire* où elle s'anastomose avec la terminaison de l'utérine : c'est de cette anastomose que naissent les artères de l'ovaire. Broeckaert insiste sur ce fait que primitivement, chez l'embryon, les territoires de l'utérine et de l'ovarienne sont complètement séparés : c'est plus tard seulement, à mesure que l'ovaire descend dans la cavité abdominale, que des anastomoses s'établissent entre l'artère génitale primitive et le système artériel utérin.

J'ai injecté un grand nombre d'utérines et d'utéro-ovariennes; j'ai regardé les planches de Hyrtl, celles de Broeckaert, de Souligoux (*Soc. anat.*, 1894) et de Fredet (*Th. Paris*, 1899); il me semble incontestable que l'utérine arrive jusqu'à l'ovaire à l'extrémité interne duquel elle donne quelques rameaux, et qu'elle s'anastomose avec l'ovarienne *au-dessous de l'ovaire*.

L'*anastomose sous-ovarienne* entre les deux artères est de calibre si uniforme qu'il est difficile de dire à quel point finit chacune d'elles. Il ne paraît pas douteux qu'au cours de la grossesse l'utéro-ovarienne devienne une voie d'apport pour l'utérus, car, comme l'utérine, l'ovarienne double de diamètre (Broeckaert).

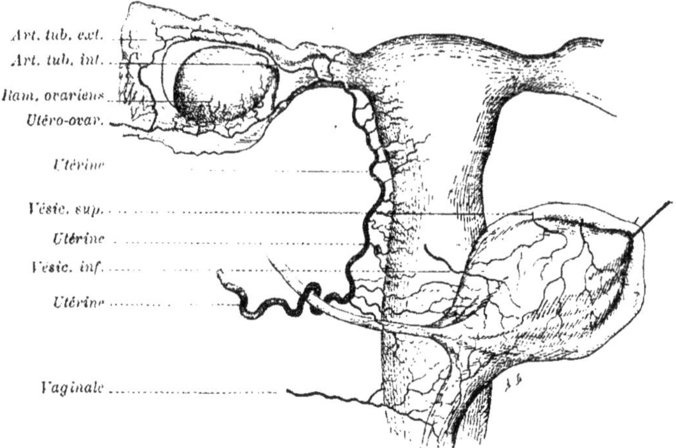

Fig. 462. — L'artère utérine (schéma).

L'artère utérine se dirige d'abord en bas, en avant et en dedans, appliquée à la paroi pelvienne sur une longueur de 6 à 7 cm. ; puis elle se dirige transversalement en dedans. Cette portion transversale est assez courte, puisque, d'après Ricard (*Semaine médicale*, 1887), elle n'a que 2 cm.; enfin, l'utérine se relève, décrit une crosse, dont la convexité regarde le cul-de-sac latéral du vagin, et monte, très flexueuse, le long du bord latéral de l'utérus. Au niveau de l'angle supérieur de ce dernier, elle change de nouveau de direction, redevient horizontale et se termine *sous* l'ovaire.

Rapports. — L'artère utérine, d'abord appliquée sur la paroi latérale du bassin, suit ensuite la base du ligament large, se recourbe *en crosse* au-dessus du cul-de-sac latéral du vagin, remonte le bord latéral de l'utérus et pénètre dans l'aileron postérieur ou ovarien du ligament large, jusqu'à l'extrémité interne de l'ovaire : on peut donc lui considérer, au point de vue de ses rapports, plusieurs portions : portion pariétale, portion intra-ligamenteuse, portion sus-vaginale, portion latéro-utérine et portion sous-ovarienne.

Dans sa *portion pariétale*, qui répond à la partie initiale de son segment oblique, elle descend sur la paroi latérale du bassin, c'est-à-dire sur l'obturateur interne doublé de son aponévrose; elle est appliquée contre ce plan musculaire par la gaine hypogastrique. — Dans sa portion *intra-ligamenteuse*, elle est accompagnée par des veines très volumineuses qui, bien injectées, la cachent presque entièrement. Elle est entourée à ce niveau par une gaine de tissu cellulaire très résistante, prolongement de la gaine que l'on trouve autour de toutes les branches de l'hypogastrique. C'est ce tissu cellulaire condensé, difficile à dissocier, qui ferme en bas la cavité virtuelle que limitent les deux feuillets du ligament large, et empêche une injection poussée dans l'épaisseur de ce dernier de fuser directement dans le tissu cellulaire péri-utérin.

Au niveau de cette portion incluse dans la base du ligament large, l'utérine est croisée par l'uretère, qui se dirige en bas, en dedans et en avant, passe en arrière de l'artère utérine et en avant des veines qui accompagnent celles-ci. On ne s'accorde pas sur le siège exact du point de croisement : Hallé le place au niveau du bord externe du ligament large; Charpy à 15 mm. des bords de l'utérus; Jaboulay (in th. Blanc, Lyon, 1889) et Ricard à 2 cm. environ de ces bords; Glantenay (Th. Paris, 1891) à égale distance de l'utérus et de la paroi pelvienne. Ayant injecté une centaine d'uretères, dont une bonne moitié sur des cadavres de femmes, et plus de cent utérines et ayant noté leurs rapports, je puis dire que toutes ces opinions sont vraies, tous ces chiffres exacts, parce que la situation de l'uretère par rapport au col utérin varie avec les sujets, avec les dimensions du col, avec les déviations provenant d'inflammations antérieures, etc. Sur le cadavre, on le trouve souvent à plus de 2 cm. en dehors du col; cependant il reste prudent de placer ses pinces *au ras du col*, dans l'hystérectomie vaginale. J'ajoute qu'en hauteur c'est, en général, au niveau de l'isthme utérin que se fait le croisement. Ce croisement est très oblique, si bien que l'artère et l'uretère restent en contact et quelquefois presque parallèles sur une longueur de 10 à 25 mm. Il n'est pas rare de voir une flexuosité de l'artère chevaucher l'uretère; dans le dessin que nous donnons (voy. fig. 462), une boucle de l'utérine descend en arrière de l'uretère, de telle sorte que l'artère est à la fois en avant et en arrière de l'uretère.

La portion *sus-vaginale* (*crosse de l'utérine de Charpy*) décrit une courbe dont la convexité regarde le cul-de-sac latéral du vagin. Elle est située à 15 mm. au-dessus et à 15 mm. en dehors du fond de ce cul-de-sac (Commandeur, *loc. cit.*). L'espace compris entre la courbe artérielle et le vagin est rempli par un tissu cellulaire très dense dans lequel cheminent l'uretère et les branches que l'utérine envoie à la partie supérieure du vagin et à la vessie.

Enfin, dans ses portions *latéro-utérine* et *sous-ovarienne*, l'utérine chemine entre les deux feuillets du ligament large, englobée dans les larges plexus veineux et lymphatique qui l'accompagnent.

Branches. — L'artère utérine fournit de nombreuses collatérales.

1° Un ou deux *rameaux urétéraux* qui se détachent de l'utérine au point où elle est croisée par l'uretère.

2° Des *rameaux vésicaux* et *vaginaux*, au nombre de cinq ou six; ils naissent de la crosse utérine, se portent en bas et en dedans et se divisent ordinairement en 2 groupes : — un groupe *postérieur*, formé par des ramuscules très grêles, qui se dirigent en arrière et se distribuent au cul-de-sac postérieur du vagin; — un groupe *antérieur* dont les rameaux constituants, toujours assez volumineux, se distribuent au cul-de-sac antérieur du vagin et au bas-fond de la vessie; comme Ricard (*loc. cit.*) l'a bien montré, ces rameaux sont en rapport intime avec le segment terminal de l'uretère, qui s'applique sur le cul-de-sac antérieur du vagin avant de pénétrer dans la vessie.

3° Des *rameaux utérins*. Ces rameaux se distribuent au col et au corps. Les ramuscules qui vont *au col* sont remarquables par leur longueur et leurs flexuosités; avant d'arriver au col, ils se divisent en branches flexueuses qui abordent l'utérus au niveau de ses faces antérieure et postérieure. Ces flexuosités sont en rapport avec la dilatation considérable et relativement rapide que subit le col utérin au moment de l'accouchement. J'ai démontré (*Lymphatiques des organes génitaux de la femme*, Paris, 1888) que, pour la même raison, les lymphatiques du col se comportent de même, se *pelotonnant* sur les côtes du col en petites masses que la dilatation du col déroule.

Les rameaux du *corps* sont au contraire remarquables par leur brièveté. Dès leur origine, ils s'enfoncent dans le tissu utérin. De même que ceux du col ils diminuent rapidement de volume, de sorte qu'au niveau de la ligne médiane, il n'existe plus que des ramuscules insignifiants, c'est pourquoi les sections médianes que nous pratiquons dans l'hystérectomie vaginale se font presque à blanc.

Le nombre des rameaux qui vont au corps et au col de l'utérus a été récemment étudié par Davidson (*Morphologische Arbeiten* von G. Schwalbe, 1893). D'après cet auteur, ce nombre varierait suivant qu'il s'agit d'un utérus en état de vacuité ou d'un utérus gravide. A l'état de vacuité, le col reçoit en moyenne cinq à six rameaux, le corps huit à neuf environ. Or, sur l'utérus gravide, le col ne reçoit plus qu'une ou deux artérioles; les autres vont au segment inférieur; d'où l'on peut conclure avec Davidson que le segment inférieur de l'utérus gravide, dont l'origine est toujours si discutée, se constitue aux dépens du col de l'utérus.

4° *Rameaux tubaires*. — Les rameaux tubaires sont au nombre de deux ou trois. L'un d'eux plus volumineux mérite le nom d'*artère tubaire interne*; il pénètre dans l'aileron supérieur ou moyen du ligament large et suit le bord inférieur de la trompe, à laquelle il se distribue jusqu'au voisinage du pavillon. Ses divisions terminales s'anastomosent avec l'artère tubaire externe, branche de l'utéro-ovarienne. — Pour les auteurs qui conduisent l'utéro-ovarienne jusqu'à l'utérus, ces rameaux tubaires internes n'appartiennent pas à l'utérine.

5° Des *rameaux ovariens*. — Ils naissent de l'anastomose sous-ovarienne entre l'utérine et l'utéro-ovarienne et se distribuent à l'extrémité interne de l'ovaire.

Branche terminale. — Elle forme en s'anastomosant sous l'ovaire avec la terminaison de l'utéro-ovarienne, l'*anastomose sous-ovarienne*.

ARTÈRE VAGINALE

Moins volumineuse que la précédente, l'artère vaginale se détache du tronc antérieur de l'hypogastrique, soit isolément, ce qui est rare, soit par un tronc commun avec l'utérine, la vésicale inférieure ou l'hémorroïdale moyenne, ce qui est beaucoup plus fréquent.

L'artère vaginale se porte en bas et en avant, soulève la gaine hypogastrique en un petit méso latéral et vient aboutir à la partie supérieure du bord correspondant du vagin. Elle se divise là en deux branches, antérieure et postérieure, qui s'écartent à angle aigu et viennent s'épanouir sur les faces antérieure et postérieure du vagin. Ces branches de la vaginale se distribuent aux deux tiers inférieurs du vagin. J'ai dit en effet que le tiers supérieur, ou, plus exactement, les culs-de-sac vaginaux recevaient leurs artères de l'utérine. — La vaginale fournit encore des rameaux vésicaux et urétéraux.

Elle s'anastomose en haut avec les branches vaginales de l'utérine, en bas avec l'artère honteuse, artère de la vulve, en avant avec la vésicale postérieure et enfin au niveau de la ligne médiane, avec la vaginale du côté opposé. — De ces anastomoses sur la ligne médiane résulte, devant et derrière le vagin, une longue artériole médiane dite azygos du vagin (Cerf).

ARTÈRE HÉMORROIDALE MOYENNE 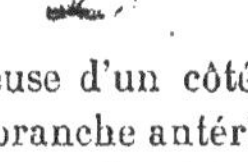

De volume très variable, ordinairement plus volumineuse d'un côté que de l'autre, l'artère hémorroïdale moyenne se détache de la branche antérieure de l'hypogastrique. Elle naît souvent par un tronc commun avec la vésicale inférieure, la prostatique ou la vésiculo-déférentielle. Elle se dirige en bas et en dedans et se distribue aux parties latérales de l'ampoule rectale. Elle s'anastomose avec l'hémorroïdale supérieure, terminaison de la mésentérique inférieure et avec les autres branches viscérales de l'hypogastrique.

Variétés des branches viscérales. — J'ai dit que les artères viscérales naissaient ordinairement du tronc de bifurcation antérieur de l'hypogastrique. Mais rien n'est plus variable que leur mode d'origine sur ce tronc : tantôt, elles s'en détachent isolément; tantôt, deux et même trois d'entre elles peuvent naître par un tronc commun. Les dispositions sont si multiples et si variables que pour individualiser ces branches, j'ai fait absolument abstraction de leur mode d'origine pour ne me baser que sur leur terminaison (voy. les trois figures de l'hypogastrique).

Artère umbilicale et artère vésicale supérieure. — L'artère ombilicale peut rester perméable jusqu'à l'ombilic (Otto). — Les deux artères peuvent se fusionner en un tronc unique, à une distance variable de l'ombilic. — L'artère ombilicale peut donner plusieurs branches surnuméraires : des rameaux vaginaux, — une épigastrique accessoire (Lauth). — Il peut n'exister qu'une vésicale supérieure; on peut par contre en rencontrer 3 et même 4.

Artère vésicale inférieure. — Elle peut donner une artère honteuse interne accessoire (Dubrueil).

Artère vaginale. — Elle peut présenter un développement considérable et s'anastomoser en arc, à la partie inférieure du vagin, avec la vaginale du côté opposé. — MM. Durand et Commandeur ont décrit, venant de l'artère vaginale, un rameau transversal d'assez gros calibre, qui, se portant directement en dedans, pénétrait dans le ligament large, en suivant une direction parallèle à celle de l'utérine au-dessous de laquelle il était placé. Il gagnait ainsi le cul-de-sac postéro-latéral du vagin et se distribuait à la face postérieure de ce dernier (*Province médicale*, 11 mai 1895).

Artère déférentielle. — *Artère utérine.* — L'artère déférentielle peut remplacer l'artère spermatique. — L'artère utérine peut se diviser en trois branches de même volume (M. J. Weber) — Elle peut donner naissance à une artère qui chemine sur la face postérieure du vagin, au niveau de la ligne médiane (artère azygos du vagin).

L'artère utérine donne quelquefois naissance à l'artère hémorroïdale moyenne.

Artère hémorroïdale moyenne. — Elle peut manquer; alors, elle est remplacée par l'artère hémorroïdale supérieure. — L'artère hémorroïdale moyenne peut fournir l'artère vésiculo-déférentielle ou l'artère vaginale. — Luschka a vu naître l'artère sacrée latérale inférieure de l'hémorroïdale moyenne.

BRANCHES INTRA-PELVIENNES PARIÉTALES

ARTÈRE ILIO-LOMBAIRE

Syn. : A. ilio-lumbalis ; — a. iliaca parva ; — Hüftlendenpulsader.

L'artère ilio-lombaire se détache ordinairement du tronc de bifurcation postérieur de l'hypogastrique et, plus rarement, du tronc primitif.

Dès son origine, elle se porte en haut et en arrière ; elle chemine d'abord entre la face postérieure du tronc de l'iliaque interne et la face antérieure du tronc nerveux lombo-sacré, croise ensuite le détroit supérieur et s'engage sous le psoas, où elle se divise en deux branches terminales : branche postérieure ou ascendante, branche antérieure ou transversale. Sous le psoas, elle abandonne quelques rameaux à ce muscle ainsi qu'au nerf obturateur (Durand et Commandeur, *Province médicale*, 11 mai 1895).

1. La **branche postérieure** (*ramus ascendens s. lumbalis*), qui continue la série des rameaux postérieurs des intercostales thoraciques ou lombaires, se dirige en haut et en arrière, passe sur les ailerons du sacrum, en regard du trou de conjugaison intermédiaire à la cinquième vertèbre lombaire et au sacrum, et se divise en deux rameaux : rameau musculaire et rameau spinal.

Le rameau *musculaire* passe sous le ligament ilio-lombaire, abandonne quelques ramuscules au carré des lombes, et, arrivé dans la région lombaire, se distribue à la masse commune ; il s'anastomose avec la quatrième lombaire, branche de l'aorte abdominale, et la cinquième lombaire, branche de la sacrée moyenne.

Le rameau *spinal* pénètre dans le trou de conjugaison sous-jacent à la cinquième lombaire et arrive ainsi dans le canal vertébral, où il se comporte comme les rameaux spinaux des artères intercostales lombaires et thoraciques.

2. La **branche transversale** (*ramus transversus s. iliacus*) se porte transversalement en dehors au-dessous du muscle psoas ; arrivée au niveau du bord postérieur du muscle iliaque, elle se divise en deux rameaux : un *rameau superficiel*, qui chemine sur la face pelvienne du muscle iliaque, donne des branches à ce muscle et s'anastomose avec la circonflexe iliaque et avec les dernières lombaires; — un *rameau profond*, qui passe entre le muscle et l'os ; il fournit de nombreux ramuscules au muscle, au périoste et au rameau plus important à l'os lui-même, *rameau nourricier* qui pénètre dans un orifice ordinairement situé au voisinage de l'articulation sacro-iliaque.

Variétés. — L'I. L. peut manquer ou être très réduite ; elle est alors suppléée par la 5e artère lombaire ; elle peut donner l'artère sacrée latérale supérieure ; inversement, on l'a vue naître de la sacrée latérale supérieure, de l'iliaque primitive, de la fessière, etc.

ARTÈRES SACRÉES LATÉRALES

Syn. : A. sacra lat., — Kreuzpulsader ; — Heiligbeinpulsader.

Il existe le plus souvent deux artères sacrées latérales : on les distingue en *supérieure* et *inférieure*.

Artère sacrée latérale supérieure. — *L'artère sacrée latérale supérieure* se détache ordinairement de la branche de bifurcation postérieure de l'hypogastrique. Il est plus rare de la voir prendre naissance sur la branche antérieure ou sur le tronc primitif. Cette dernière disposition existait sur la pièce qui a servi de modèle à la figure 456. Dès son origine, la sacrée latérale supérieure se porte directement en dedans et s'engage dans le premier trou sacré. Avant de disparaître dans ce trou, elle envoie un petit rameau descendant, qui s'anastomose avec la sacrée latérale inférieure et un ou deux petits rameaux transversaux, qui s'anastomosent avec la sacrée moyenne. Parvenue dans le trou sacré antérieur, la sacrée latérale se divise en deux rameaux terminaux : l'un, *interne* ou *spinal*, pénètre dans le canal sacré et se distribue à la queue de cheval; l'autre, *postérieur* ou *musculaire*, sort par le trou sacré postérieur et se distribue à la partie inférieure de la masse commune et à la peau.

Artère sacrée latérale inférieure. — *L'artère sacrée latérale inférieure* se détache, comme la précédente, de la branche de bifurcation postérieure de l'hypogastrique. Après un court trajet transversal, elle descend verticalement en avant du sacrum. Elle est située en avant des trous sacrés, reposant directement sur les nerfs sacrés, et, entre ces derniers, sur le pyramidal. Comme la sacrée latérale supérieure avec laquelle elle s'anastomose, elle est appliquée sur ces organes par une lame aponévrotique très résistante appartenant à la gaine hypogastrique. La s. l. i. se termine ordinairement au niveau de l'articulation sacro-coccygienne, en s'anastomosant avec une branche latérale fournie par la sacrée moyenne.

La sacrée latérale inférieure fournit deux ordres de rameaux : des *rameaux postérieurs* ou *externes*, qui se dirigent en arrière et un peu en dehors, s'engagent dans les trous sacrés antérieurs et se comportent alors comme le rameau correspondant de la sacrée latérale supérieure ; ils sont ordinairement au nombre de quatre; — des *rameaux antérieurs* ou *internes*; au nombre de quatre comme les précédents, ils cheminent sur la face antérieure des vertèbres sacrées et s'anastomosent avec les branches latérales de la sacrée moyenne.

Comme on le voit par leur distribution, les sacrées latérales continuent la série des intercostales.

Les sacrées latérales peuvent naître d'un tronc commun. — Les sacrées latérales supérieures manquent parfois; elles sont alors remplacées par des branches naissant de l'iliaque primitive, de l'ilio-lombaire ou de l'ischiatique. — Les sacrées latérales inférieures absentes sont suppléées, en partie ou en totalité, par des rameaux de l'hémorroïdale moyenne, de la fessière ou de l'ischiatique. — L'artère sacrée latérale inférieure donne quelquefois la vésicale inférieure ou l'hémorroïdale moyenne : elle peut aussi naître de l'artère sacrée latérale supérieure,

BRANCHES EXTRA-PELVIENNES

FESSIÈRE

Syn. : A. glutea ; — iliaque postérieure ; — fessière supérieure ; — Gesæsspulsader.

La fessière, la plus volumineuse des branches de l'hypogastrique, constitue la branche de bifurcation postérieure du tronc principal. Dès son origine, elle se porte en bas et en arrière ; arrivée au niveau du bord supérieur de la grande échancrure sciatique, elle se recourbe et se dirige directement en arrière, passe d'abord entre le nerf lombo-sacré et le premier nerf sacré, puis entre le pyramidal et la partie supérieure de la grande échancrure sciatique sur laquelle elle laisse ordinairement son empreinte, un peu en avant de la symphyse sacro-iliaque. Arrivée ainsi hors du bassin, elle se divise immédiatement en deux branches terminales.

La fessière est accompagnée par deux veines très volumineuses, qui comblent

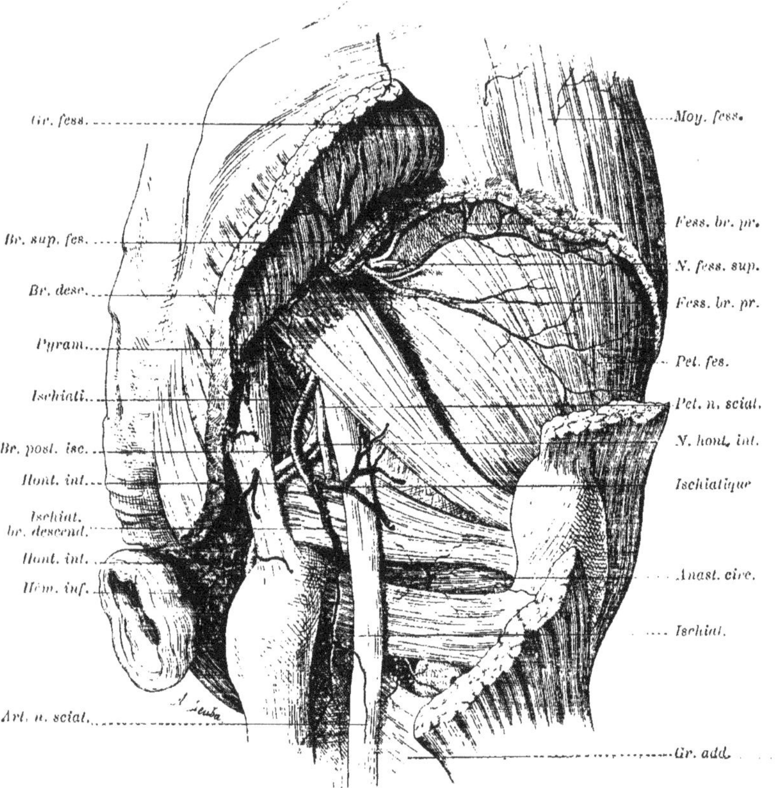

FIG. 463. — Artères fessière et ischiatique.

avec elle presque tout l'espace compris entre le bord supérieur du pyramidal et le contour osseux de la grande échancrure sciatique. Ces deux veines cheminent l'une en arrière (c'est généralement la plus volumineuse); l'autre en avant de l'artère : ces veines échangent dans le bassin et au niveau de l'échancrure sciatique de nombreuses anastomoses (Bouisson, Morestin), dont la présence complique la ligature de la fessière à ce niveau.

Le nerf fessier supérieur, né par deux racines du nerf lombo-sacré et de la première sacrée, sort du bassin à côté, mais *en avant et en dehors* de l'artère fessière.

Branches. — Dans le bassin, la fessière fournit quelques branches au pyramidal, à l'os iliaque et à l'articulation sacro-iliaque.

Ses *branches terminales* sont au nombre de deux, l'une *superficielle*, chemine entre le grand et le moyen fessier; l'autre, *profonde*, chemine entre le petit et le moyen fessier.

Branche superficielle. — La branche superficielle, moins volumineuse que la branche profonde, émerge ordinairement sous une petite arcade aponévrotique dont les deux extrémités s'insèrent sur la partie supérieure de la grande échancrure sciatique et qui donne attache aux fibres postérieures du moyen fessier (voy. fig. 463). Sous le grand fessier, cette branche se divise en plusieurs rameaux : les uns, grêles, remontent vers les origines du grand fessier, tandis que les autres, *volumineux*, descendent parallèlement aux fibres de ce muscle, jusqu'au voisinage de son insertion inférieure.

De cette branche superficielle se détache un rameau, ordinairement assez gros qui croise la face postérieure du pyramidal au moment où ce muscle sort de la grande échancrure sciatique, donne quelques ramuscules à ce muscle et se perd dans la partie inférieure et postérieure du grand fessier. Ce rameau se détache parfois si près de l'origine de la branche superficielle, qu'on a pu le regarder comme une troisième branche terminale de la fessière (branche descendante de Morestin); il s'anastomose avec la br. asc. de l'ichiatique.

Branche profonde. — La branche profonde chemine dans le plan qui sépare le moyen du petit fessier. Très courte, elle se divise presque aussitôt en deux rameaux terminaux, *l'un supérieur, l'autre inférieur*. Le rameau *supérieur* suit les insertions iliaques du petit fessier ; il se distribue à ce muscle, au moyen fessier, à l'os coxal et se termine dans le voisinage de l'épine iliaque antérieure et inférieure en s'épuisant dans le tenseur du fascia lata. Par ses ramuscules ascendants, il s'anastomose, au niveau du bord supérieur de l'os des îles, avec l'ilio-lombaire et la dernière lombaire; par ses ramuscules terminaux, il s'anastomose avec la circonflexe externe, branche de la fémorale. — Le *rameau inférieur* chemine au-dessous du précédent et dans le même plan que lui; il donne de nombreuses branches aux moyen et petit fessiers, ainsi qu'à la partie supérieure de la capsule de l'articulation de la hanche, et s'anastomose avec l'ischiatique et la circonflexe externe.

La disposition que je viens de décrire (division de la fessière en deux branches terminales) ne répond pas à la totalité des cas. Chez certains sujets, le rameau descendant de la branche supérieure naît au niveau de la grande échancrure sciatique et la branche profonde est dédoublée dès son origine en deux rameaux terminaux. Chez ces sujets, la fessière semble se diviser à sa sortie du bassin, non en deux mais en quatre branches terminales. Dans tous les cas, le tronc de la fessière *n'a pas de portion extra-pelvienne*, détail qui a son importance pour la ligature de cette artère puisqu'il oblige à lier *dans le bassin*.

La fessière peut émerger au-dessous du pyramidal. Elle peut fournir anormalement l'artère ischiatique, qui sort alors du bassin au-dessus du pyramidal.

ISCHIATIQUE

Syn. : Fessière inférieure ; — ischiatica ; — glutea inferior ; — Sitzbeinpulsader.

Branche de bifurcation postéro-externe du tronc terminal antérieur de l'hypogastrique, l'ischiatique est, après la fessière, la plus volumineuse des branches de cette artère. Aussi, lorsqu'on veut absolument décrire une branche terminale à l'iliaque interne, est-il plus logique, comme le fait remarquer Theile, de choisir l'ischiatique que la honteuse interne. Après un trajet intra-pelvien, dont la longueur est en raison inverse de celle du tronc antérieur, l'ischiatique sort du bassin par la partie inférieure de la grande échancrure sciatique. Arrivée dans la région fessière, elle se divise, après un parcours plus ou moins long, en plusieurs branches terminales.

Rapports. — On peut, au point de vue des rapports, lui considérer : une portion intra-pelvienne, et une portion fessière.

Dans sa *portion intra-pelvienne*, l'artère descend ordinairement en avant du plexus sacré, sur lequel elle est appliquée par la *gaine hypogastrique*. Chez certains sujets, elle sort du bassin en passant au-dessous du quatrième nerf sacré ; chez d'autres, elle s'engage entre le troisième et le quatrième nerf sacrés, ou même entre le deuxième et le troisième : elle chemine alors sur une étendue de 2 à 3 cm. entre le plexus et le pyramidal. — L'ischiatique émerge dans la région fessière, entre le bord inférieur du pyramidal et le bord supérieur du petit ligament sacro-sciatique, *en dedans de la honteuse interne*, qui passe sur le sommet de la petite épine sciatique. Devenue ainsi *fessière*, l'ischiatique descend vers l'ischion, puis elle se porte en dehors et se rapproche du grand nerf sciatique; dans cette dernière partie de son trajet, l'ischiatique est *en dehors de la honteuse interne* et sur un plan moins profond que cette dernière, qui n'a pas quitté le plan ostéo-ligamenteux formé par les insertions du petit ligament sciatique sur l'épine sciatique.

L'ischiatique est accompagnée par deux veines dont la plus volumineuse occupe la partie postérieure de l'artère.

Branches. — Dans le bassin, l'ischiatique donne quelques ramuscules au plexus sacré; dans la région fessière, après un trajet de quelques millimètres à peine, elle se divise en branches terminales :

1° *Une branche supérieure, ascendante*, ordinairement assez grêle, qui croise la face postérieure du pyramidal et s'anastomose avec le rameau descendant de la branche supérieure de la fessière;

2° *Deux branches postérieures*, l'une externe, l'autre interne, qui donnent quelques filets sans importance aux jumeaux et à l'obturateur interne, puis s'enfoncent dans le grand fessier, à la moitié inférieure duquel elles se distribuent. De ces deux branches postérieures, l'*externe* pénètre directement dans le grand fessier en dehors du grand ligament sacro-sciatique, l'*interne*, au contraire, traverse le ligament sacro-sciatique dans l'épaisseur duquel elle se ramifie, avant de pénétrer dans le grand fessier. Comme le fait remarquer Morestin, ces rameaux cheminent dans de véritables canaux fibreux, et sont séparés de la paroi de ces canaux par une couche de graisse molle.

3° *Une branche inférieure*, qui continue la direction du tronc principal, et se distribue aux muscles fléchisseurs de la jambe, au carré crural et à la partie supérieure du grand adducteur. Cette branche inférieure donne constamment un rameau au nerf grand sciatique (*A. comes nervi ischiatici*). Le développement de ce rameau est très variable; Hyrtl l'a vu descendre jusqu'à la poplitée, dans laquelle il s'abouchait.

La branche inférieure de l'ischiatique s'anastomose avec les deux circonflexes, surtout la circonflexe interne et avec les perforantes, branches de la fémorale profonde.

Variétés. — L'artère ischiatique peut suppléer l'artère fémorale atrophiée : elle descend alors à la partie postérieure de la cuisse, derrière le nerf sciatique, et donne naissance à l'artère poplitée. Cette anomalie est assez fréquente; il en existe un grand nombre d'observations; il est inutile d'insister sur son intérêt chirurgical. — L'artère ischiatique peut fournir anormalement : l'artère sacrée latérale; — l'artère vésicale inférieure ou une artère accessoire; — l'artère utérine; — une artère obturatrice accessoire, qui, derrière le trou sous-pubien, s'anastomose avec l'artère obturatrice proprement dite; — une artère honteuse interne, qui se sépare de l'ischiatique à la sortie du bassin; — une artère hémorroïdale moyenne.

ARTÈRE OBTURATRICE

Syn. : A. obturatoria ; — Hüftbeinlochpulsader.

L'artère obturatrice se détache ordinairement de l'hypogastrique, mais il n'est pas rare de la voir naître de l'épigastrique. Je reviendrai plus loin sur cette variété qui est assez fréquente.

Lorsque l'obturatrice provient de l'iliaque interne, elle se détache du tronc de bifurcation antérieur de cette artère; lorsqu'il y a division prématurée de ce tronc en ischiatique et honteuse interne, c'est ordinairement de l'ischiatique que vient l'obturatrice, tandis que la majorité des artères viscérales naissent de la honteuse interne. Dès son origine, l'obturatrice se porte en bas et en avant, cheminant parallèlement au détroit supérieur du bassin, à deux centimètres environ au-dessous de lui. Elle arrive ainsi jusqu'au canal sous-pubien, dans l'intérieur duquel elle se divise en deux branches terminales.

Rapports. — *Dans son trajet intra-pelvien*, l'obturatrice chemine contre la paroi latérale du petit bassin, formée à ce niveau par l'obturateur interne recouvert de son aponévrose; l'artère est appliquée contre le muscle par la gaine hypogastrique. Au-dessus d'elle, chemine le nerf obturateur, qui, né plus haut que l'artère, s'en rapproche graduellement; au-dessous, se trouve la veine obturatrice. — *Dans le canal sous-pubien*, ces organes conservent leurs rapports respectifs : le nerf est en haut, la veine en bas, l'artère au milieu.

Branches collatérales. — Dans la cavité pelvienne, l'artère fournit plusieurs branches collatérales :

1° Un *rameau iliaque* qui se détache de l'obturatrice tout près de son origine, perfore le fascia iliaca et se distribue au psoas. Ce rameau, constant, peut naître de l'hypogastrique elle-même (Henle); — 2° un rameau aux ganglions iliaques externes; — 3° des rameaux *musculaires* : les uns, externes, s'enfoncent dans l'obturateur interne; les autres, descendants, se distribuent à la partie supérieure du releveur de l'anus et à l'ischio-coccygien; — 4° un ou plusieurs rameaux qui se dirigent vers la prostate et la vessie et s'anastomosent avec les artères prostatique, vésicale postérieure et le rameau vésical de la honteuse interne; — 5° un rameau transversal, *ramus pubicus*, qui se dirige en dedans et s'anastomose derrière la symphyse avec celui du côté opposé; — 6° un *rameau anastomotique avec l'épigastrique*; ce rameau se détache de l'obturatrice au moment où elle va entrer dans le canal sous-pubien; il se dirige directement en haut et se jette dans l'épigastrique. L'existence de ce rameau explique l'origine possible de l'obturatrice aux dépens de l'épigastrique. En étudiant cette importante anomalie, j'indiquerai les rapports de ce rameau artériel avec l'anneau crural (voy. ci-après variétés de l'obturatrice).

Branches terminales. — Les branches terminales de l'obturatrice sont au nombre de deux : l'une *antérieure*, l'autre *postérieure*. Elles suivent le cadre osseux du tronc sous-pubien, sous les insertions osseuses de l'obturateur externe, et forment en s'anastomosant un cercle artériel autour de ce trou.

1° *Branche antérieure* (*ramus internus seu anterior*). — La branche antérieure se dirige en bas et en avant, et traverse la membrane obturatrice

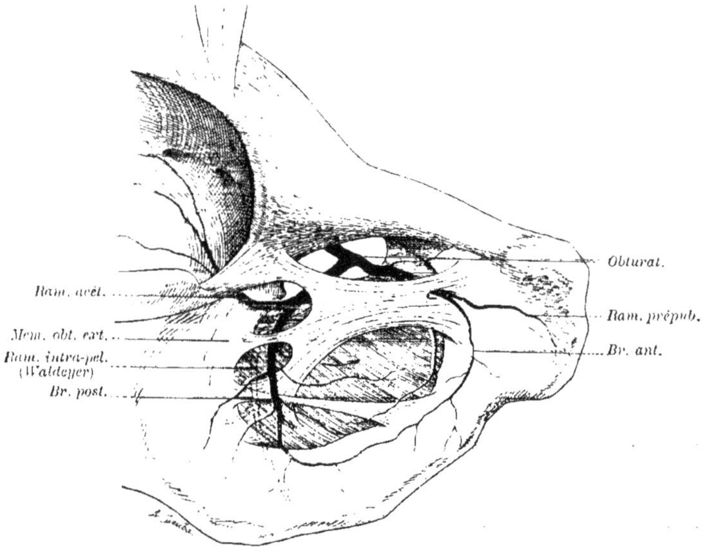

Fig. 464. — L'obturatrice.

interne; elle chemine alors entre le muscle obturateur externe, qui la recouvre et la partie du cadre osseux, qui limite en avant le trou sous-pubien. Elle se termine à la partie moyenne de la branche ischio-pubienne, en s'anastomosant avec la branche postérieure. Cette branche fournit des rameaux *osseux et périostiques* qui cheminent transversalement sur la surface angulaire du pubis, et des rameaux *musculaires* qui se distribuent à l'obturateur externe, au moyen et au petit adducteur.

2° *Branche postérieure*. — La branche postérieure se dirige en bas et en arrière, chemine entre les membranes obturatrices, puis sous l'obturateur externe. Elle se termine au niveau de la partie moyenne de la branche ischio-pubienne en s'anastomosant avec la branche antérieure. — Cette branche donne plusieurs collatérales :

a) Un rameau *intra-pelvien*, souvent très volumineux; ce rameau, sur lequel Waldeyer a attiré l'attention (Waldeyer, *Verhandl. der Anat. Gesellsch.*,

IXᵉ Versamml., Basel, 1895), se détache de la branche postérieure, tout près de l'origine de cette dernière, chemine sur la face pelvienne de la membrane obturatrice interne et vient se terminer sur la face interne de la tubérosité de l'ischion, au périoste de laquelle il se distribue. Souvent, un de ses ramuscules terminaux pénètre dans l'épaisseur de l'ischion. Sur cinq préparations, j'ai constaté quatre fois la présence de ce rameau intra-pelvien représenté par la fig. 464.

b) Un rameau *acétabulaire*, qui pénètre dans la cavité cotyloïde par l'échancrure ischio-pubienne, fournit quelques artérioles au tissu cellulo-graisseux qui remplit l'arrière-fond de la cavité cotyloïde et une branche qui pénètre dans le ligament rond. — On verra plus loin que cette branche acétabulaire peut être fournie par la circonflexe interne, branche de la fémorale profonde.

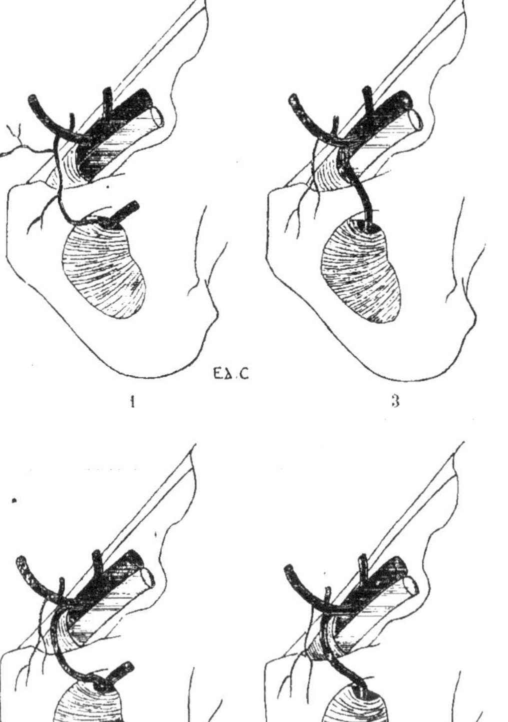

FIG. 465. — Schémas des divers modes d'origine de l'obturatrice.

c) Des rameaux *perforants*, qui traversent la membrane obturatrice interne et se distribuent à l'obturateur interne.

d) Des rameaux *musculaires*, qui cheminent avec les branches du nerf obturateur entre les couches musculaires des adducteurs et se distribuent à l'obturateur externe, au petit et au grand adducteur et au carré crural. Ces rameaux musculaires s'anastomosent avec la circonflexe interne et l'ischiatique.

Variétés. — Les variétés les plus intéressantes de l'obturatrice sont relatives à son origine; elle peut venir anormalement soit de l'iliaque externe, ce qui est rare, soit de l'épigastrique, ce qui est beaucoup plus fréquent.

On sait que, normalement, l'épigastrique et l'obturatrice sont réunies par un petit rameau anastomotique vertical (schéma 1). Ce rameau anastomotique peut être volumineux; on dit alors que l'obturatrice naît par deux racines, l'une venant de l'iliaque externe, l'autre de l'épigastrique (schéma 2). D'après Lauth, ce serait la disposition normale chez le fœtus. Si la racine fournie par l'iliaque externe s'atrophie, on dit que l'obturatrice est fournie par l'épigastrique ou plus exactement que l'obturatrice et l'épigastrique naissent par un tronc commun. La longueur de ce tronc commun a une grande importance au point de vue des rapports de l'obturatrice avec le canal crural. Si ce tronc est très court (schéma 3) l'obturatrice, dans sa portion descendante, est appliquée contre la face interne de la veine iliaque externe et est située en dehors de l'anneau crural. Si ce tronc est plus long (schéma 4), l'obturatrice descend au niveau du bord externe du ligament de Gimbernat ou dedans par conséquent de l'anneau crural.

On conçoit l'importance de ces différentes dispositions pour le chirurgien qui doit débrider le collet d'une hernie crurale étranglée. Aussi ce point d'anatomie a-t-il été l'objet d'un nombre considérable de travaux. On trouvera dans le travail de Pfitzner (*Anat. Anz.*, 1889, p. 504 et 508) un historique très complet et la reproduction de la plupart des statistiques fournies par les différents auteurs. — En confrontant ces statistiques et en leur ajoutant les chiffres obtenus par lui, Pfitzner a essayé d'établir la fréquence des différentes dispositions suivant le côté du corps considéré, et suivant le sexe du sujet examiné. Mais il a eu le tort, à mon sens, de réunir sous une même rubrique les cas où l'obturatrice naît de l'épigastrique et ceux où elle se détache de l'iliaque externe et de ne pas tenir compte de la situation qu'affecte l'artère obturatrice anormale par rapport à l'anneau crural. Il en résulte en effet que les chiffres fournis par Pfitzner, toujours intéressants au point de vue anatomique pur, perdent tout intérêt au point de vue chirurgical. D'après Pfitzner, l'anomalie est à peu près aussi fréquente à droite qu'à gauche, comme le montre le tableau suivant.

Fréquence suivant le côté.

	Obturat. naissant de l'hypogas.		Obt. naissant de l'épig. ou de l'il. ext.		Obt. naissant simultanément de l'hyp. et de l'épigastrique ou de l'il. ext.		TOTAL
	D.	G.	D.	G.	D.	G.	
Quain	116	110	43	45	—	4	318
Hesselbach	20	17	12	15	—	—	64
Schlobig	34	44	22	12	—	—	112
Pfitzner	69	66	35	36	1	3	210
	239	237	112	108	1	7	704

La naissance anormale de l'obturatrice aux dépens de l'épigastrique ou de l'iliaque externe est plus fréquente chez la femme que chez l'homme, comme le montre le tableau ci-dessous :

Fréquence suivant le sexe.

	Obt. naissant de l'hypog.		Obt. naissant de l'épig. ou de l'il. ext.		Obt. naissant simultanément de l'hyp. et de l'épig. ou de l'il. ext.		TOTAL	
	H.	F.	H.	F.	H.	F.	H.	F.
Quain	127	119	51	95	3	2	181	180
Cloquet	189	159	61	91	—	—	250	250
Hesselbach	20	17	16	11	—	—	36	28
Schlobig	53	25	21	13	—	—	74	38
Krusche	51	10	10	6	—	—	63	16
Pfitzner	103	38	60	21	4	—	167	59
	545	368	219	201	7	2	771	571

L'étude du pourcentage de la disposition anormale chez l'homme et chez la femme amène Pfitzner à une conclusion intéressante : pour la femme, les résultats obtenus par les différents auteurs concordent d'une façon remarquable, puisque les chiffres extrêmes sont 60,1 0/0 et 66 0/0; pour l'homme, au contraire, l'écart est considérable (33,6 0,0 et 84,1 0/0). Recherchant la provenance des différentes statistiques, Pfitzner arrive à se demander si les divergences des auteurs, quant à la fréquence de la disposition anormale chez les sujets mâles, ne tiennent pas aux différences de races de ces derniers. On ne peut accepter cette hypothèse qu'avec de grandes réserves, car, comme le fait remarquer Pfitzner lui-même, il faut toujours compter avec le hasard dans des statistiques dont la plupart n'ont porté que sur un nombre relativement peu considérable de sujets.

Rameaux surnuméraires. — L'artère obturatrice peut fournir anormalement l'artère ilio-lombaire (Schwegel); — l'artère vésicale inférieure; — l'artère utérine; — l'artère dorsale de la verge; — des rameaux accessoires pour la verge; — une artère périnéale qui passe sous la branche inférieure du pubis et pénètre dans le périnée (DENONVILLIERS, *Bulletins de la Société anatomique*, 1836); — l'artère épigastrique (Monro).

ARTÈRE HONTEUSE INTERNE

Syn. : Pudenda interna ; — pudenda communis ; — Schamc-pulsader.

L'artère honteuse interne, que quelques auteurs regardent, avec Cruveilhier, comme la branche terminale de l'hypogastrique, représente en fait la branche de bifurcation antéro-externe du tronc terminal antérieur de l'iliaque interne.

Trajet. — Après un trajet intra-pelvien de longueur variable, la honteuse interne sort du bassin par la partie inférieure de la grande échancrure sciatique, dans la large fente comprise entre le bord inférieur du pyramidal et le bord supérieur du petit ligament sacro-sciatique, en dehors de l'ischiatique, contourne l'épine sciatique recouverte par les insertions du petit ligament sciatique et entre dans le plancher pelvien par la petite échancrure, avec la veine et le nerf honteux interne qui l'accompagnent. Puis, la honteuse interne se porte en bas et en avant, appliquée à la face pelvienne de l'obturateur interne, par l'aponévrose de ce muscle; elle pénètre dans l'épaisseur du plancher pelvien, entre les deux feuillets de l'aponévrose moyenne (ligament de Carcassonne, plancher uro-génital), remontant légèrement avec la branche ischio-pubienne; arrivée au niveau du bord inférieur du pubis, elle débouche sur la face supérieure du pénis où elle prend le nom de *dorsale de la verge.*

Dans son ensemble, la H. I. décrit une courbe assez régulière, à concavité regardant presque directement en avant (voy. fig. 466).

Rapports. — On peut, au point de vue de ses rapports, lui considérer quatre portions : une portion intra-pelvienne, une portion fessière, une portion ischio-rectale et une portion périnéale.

1° *Portion intra-pelvienne.* — La longueur de cette portion intra-pelvienne est très variable et dépend de la disposition du tronc terminal antérieur de l'iliaque interne. Dans la disposition type, cette portion n'a que quelques millimètres de longueur. Dans le cas de bifurcation prématurée du tronc antérieur, elle peut atteindre 5 à 6 centimètres; la honteuse interne donne alors naissance à la plupart des branches viscérales. Elle est recouverte par la gaine hypogastrique qui l'enveloppe et l'applique contre la face antérieure du plexus sacré en avant duquel elle descend. Elle est accompagnée par deux veines, placées l'une en avant, l'autre en arrière d'elle. L'ischiatique descend en arrière et en dedans de la honteuse interne.

2° *Portion fessière.* — Dans sa portion fessière, très courte, la honteuse repose sur la face extra-pelvienne de l'épine sciatique à 2 millimètres de son extrémité; elle laisse quelquefois son empreinte sur l'os revêtu des attaches du petit ligament sacro-sciatique. A ce niveau, le nerf grand sciatique est en avant et en dehors de l'artère; l'artère ischiatique qui est d'abord en dedans et en arrière de la honteuse interne, croise plus bas l'ischion et se porte en dehors d'elle, vers le grand nerf sciatique (voy. fig. 463).

Le nerf honteux interne, qui accompagne l'artère, est en arrière d'elle, tout à côté, sur le sommet même de l'épine sciatique et sur le commencement du petit ligament sacro-sciatique.

3° *Portion ischio-rectale.* — Dans cette troisième portion, longue de 5 centimètres environ, la honteuse interne est appliquée contre la paroi externe du creux ischio-rectal. Elle chemine là dans un dédoublement de l'aponévrose de

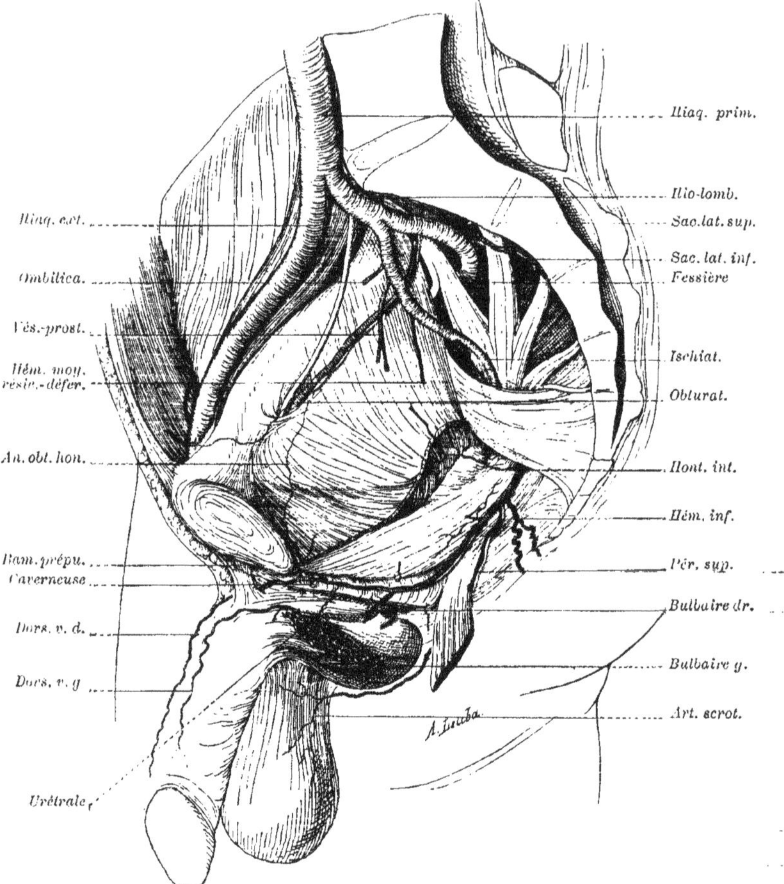

FIG. 466. — La honteuse interne.

l'obturateur interne. Ce muscle la sépare de la face interne de l'ischion et du trou sous-pubien, sur le segment inférieur duquel l'artère empiète presque toujours.

4° *Portion périnéale.* — La honteuse interne chemine entre les deux feuillets du plancher uro-génital, immédiatement appliquée contre la branche ischio-pubienne qu'elle longe. Elle est accompagnée par le nerf honteux interne et par trois veines : deux veinules sans importance qui lui sont juxtaposées et une veine beaucoup plus grosse, la honteuse interne proprement dite, qui chemine en dedans d'elle.

C'est dans cette situation que tous les atlas d'anatomie, notamment ceux de Marc, Duval (1853), Bonamy, Broca et Beau, et celui de Bourgery et Jacob (1851), que nous consultons tous avec profit, représentent la honteuse interne.

Branches. — Dans sa *portion intra-pelvienne*, la H. I. donne quelques petits rameaux au plexus sacré, à la vessie, au muscle obturateur interne et, souvent, l'artère hémorroïdale moyenne. Dans sa *portion fessière*, la honteuse interne donne quelques rameaux assez grêles au muscle jumeau supérieur, au pyramidal et à l'obturateur interne. Ses branches principales se détachent des portions ischio-rectale et périnéale. Ce sont :

1° Une artère fessière; — 2° l'hémorroïdale inférieure; — 3° la périnéale superficielle; — 4° la bulbaire; — 5° l'urétrale; — 6° plusieurs artères ascendantes; — 7° l'artère caverneuse; — 8° et enfin une branche terminale : la dorsale de la verge.

Fessière. — La *branche fessière*, ordinairement assez grêle, contourne le bord inférieur du grand ligament sacro-sciatique et se distribue au grand fessier. Elle s'anastomose avec les branches postérieures de l'ischiatique.

Artères hémorroïdales inférieures (*Hemorroïdales externæ s. inferiores*). — Il existe le plus souvent deux et quelquefois trois artères hémorroïdales inférieures. Elles naissent de la portion ischio-rectale de la honteuse interne, un peu au-dessous de l'épine sciatique. Remarquables par leurs flexuosités, elles se dirigent en bas et en dedans, presque transversalement, dans la graisse de la fosse ischio-rectale, entourées d'une gaine très résistante, émanation de la gaine de la honteuse (Morestin). Les hémorroïdales inférieures se terminent dans la partie inférieure du releveur, dans les sphincters interne et externe et dans la peau de la marge de l'anus. Ces artères s'anastomosent entre elles, avec l'hémorroïdale moyenne et surtout avec l'hémorroïdale supérieure.

Périnéale superficielle (*Périnéale inférieure, a. perineæ, Dammpulsader, transverse du périnée de quelques auteurs*). — Elle naît, comme la précédente, de la portion ischio-rectale de la honteuse interne, au niveau du point où cette artère passe au-dessus du muscle transverse superficiel du périnée; elle se dirige d'abord en bas, puis elle contourne l'insertion ischiatique et le bord postérieur du transverse, qu'elle perfore parfois. Devenue superficielle et horizontale, de profonde et verticale qu'elle était, la périnéale superficielle se dirige d'arrière en avant et de dehors en dedans dans l'interstice qui sépare l'ischio-caverneux du bulbo-caverneux et arrive ainsi à la racine des bourses dans lesquelles elle se termine. L'artère périnéale superficielle suit en somme le grand côté du triangle ischio-bulbaire, recouverte seulement par la très mince aponévrose superficielle du périnée. Chez la femme, la P. S. se termine dans les grandes lèvres.

Dans ce trajet, la P. S. fournit : 1° des rameaux *postérieurs*, qui se distribuent au muscle transverse, au sphincter externe de l'anus et à la peau de la région anale. Parmi ces rameaux, il en est un qui, plus volumineux, est décrit par quelques auteurs allemands sous le nom de *transverse du périnée*. Je signale ce détail, car on pourrait confondre ce rameau avec l'artère bulbaire à laquelle nos classiques ont souvent donné ce nom d'artère transverse du périnée. — 2° Des rameaux *internes*, qui s'épuisent dans le bulbo-caverneux et la peau du périnée. — 3° Des rameaux *externes* qui se distribuent à l'ischio-caverneux et aux téguments de la partie interne de la cuisse.

Les rameaux terminaux de la périnéale superficielle se ramifient dans la partie postérieure des bourses; les uns, superficiels, se distribuent au scrotum

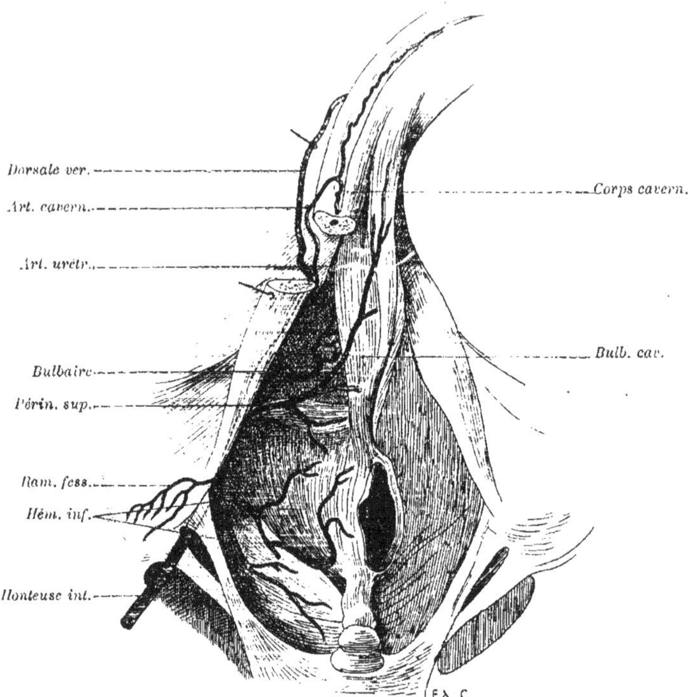

Fig. 467. — L'artère honteuse interne.

et au dartos; les autres, profonds, pénètrent dans la cloison médiane du sac scrotal (*artères de la cloison*). Ces rameaux s'anastomosent avec les honteuses externes, branches de la fémorale.

Artère bulbaire (Syn. : *Transverse du périnée; a. bulbosa, a. bulbo-urétrale*). — Toujours très volumineuse, elle se détache à angle droit de la portion périnéale de la honteuse interne en avant de la périnéale superficielle. A son origine elle est, comme le tronc dont elle émane, entre les deux feuillets de l'aponévrose moyenne; elle perfore aussitôt le feuillet inférieur et se dirige transversalement en dedans vers le bulbe. La bulbaire, *vraie transverse du périnée*, est courte, grosse et profonde. Elle pénètre dans le bulbe à 15 *milli-*

mètres environ en avant de son extrémité postérieure (Sappey). Là, elle émet d'abord une *branche récurrente* qui se dirige en arrière; puis elle se recourbe à angle droit et se porte directement en avant, cheminant près de la ligne médiane à côté de la bulbaire du côté opposé, avec laquelle elle s'anastomose. On peut la suivre jusqu'à la partie moyenne du corps spongieux de l'urètre. Elle fournit de nombreux rameaux au bulbe, au tiers postérieur du corps spongieux et à la muqueuse de l'urètre; elle envoie souvent un petit rameau spécial aux glandes de Cooper. — L'artère bulbaire est quelquefois double; dans ce cas la deuxième artère chemine parallèlement à la précédente et en arrière d'elle. — La bulbaire est moins volumineuse chez la femme.

Artère urétrale (*A. urctralis. A. bulbo-uretralis* de Kobelt). — Elle naît de la honteuse interne, à 3 centimètres environ en avant de la précédente, au niveau de la symphyse. Beaucoup moins volumineuse que la bulbaire, elle se dirige directement en dedans, contenue, elle aussi, à son origine, dans le ligament de Carcassonne. Elle perfore ensuite le feuillet inférieur de ce ligament et pénètre dans le corps spongieux, au moment où celui-ci va se placer dans la rainure résultant de la juxtaposition sur la ligne médiane des deux corps caverneux. Elle se distribue au corps spongieux et s'anastomose en arrière avec la bulbaire, artère du bulbe, en avant avec la dorsale de la verge, artère du gland. — L'urétrale est plus grêle chez la femme, en raison des dimensions du corps spongieux de l'urètre.

Rameaux ascendants. — La honteuse interne fournit toujours plusieurs rameaux ascendants qui perforent le feuillet supérieur de l'aponévrose moyenne et pénètrent dans la cavité pelvienne. Trois de ces rameaux méritent une mention spéciale; ils ont été minutieusement étudiés dans la thèse de Cerf.

1° Le premier monte en dedans de l'obturateur interne, ou dans son épaisseur et s'anastomose avec l'obturatrice. — 2° Le deuxième, *rameau vésical antérieur*, se distribue à la paroi antérieure de la vessie en s'anastomosant avec les autres vésicales. — 3° Le troisième, plus grêle, se distribue à la masse graisseuse située en avant de l'aponévrose ombilico-vésicale.

Artère caverneuse (*Profunda penis, cavernosa*). — L'artère caverneuse, que quelques auteurs regardent comme la branche terminale externe de la H. I., se détache de cette dernière un peu en arrière du bord inférieur de la symphyse; née à angle droit de la honteuse, elle se dirige en bas et en dehors, perfore immédiatement le feuillet inférieur de l'aponévrose moyenne et s'enfonce immédiatement dans le corps caverneux, qu'elle aborde par sa partie supéro-interne. Arrivée au centre de ce cylindre érectile, elle se divise en deux rameaux, l'un, *postérieur*, récurrent et grêle, qui dessert le tiers postérieur du corps caverneux; l'autre, *antérieur*, plus volumineux, qui se distribue aux deux tiers antérieurs de l'organe.

Dorsale de la verge (*Dorsalis penis*). — Au niveau du bord inférieur de la symphyse, la H. I. change de nom, et prend celui de dorsale de la verge. — Elle passe alors entre les faisceaux externes du ligament suspenseur et vient se placer sur la face dorsale de la verge. Elle chemine flexueuse, avec le nerf homonyme, dans la rainure médiane qui résulte de la juxtaposition des deux corps caverneux, parallèlement à la dorsale du côté opposé, dont elle est séparée par la veine dorsale profonde de la verge.

La dorsale de la verge est recouverte par l'enveloppe élastique commune aux deux corps caverneux et par la peau.

Dans son trajet, elle fournit trois ordres de rameaux : — 1° des rameaux *superficiels*, qui se distribuent aux téguments; — 2° des rameaux *profonds*, qui plongent dans les corps caverneux; le volume de ces rameaux est en raison inverse de celui de l'artère caverneuse; — 3° des rameux *externes*, toujours très grêles, qui contournent les corps caverneux et se terminent dans le corps spongieux de l'urètre.

Arrivée à la base du gland, elle forme, en s'anastomosant avec celle du côté opposé, une couronne, de laquelle partent : des *rameaux superficiels* qui se distribuent au prépuce et des *rameaux profonds* qui s'enfoncent dans le gland.

HONTEUSE INTERNE CHEZ LA FEMME.

La honteuse interne de la femme présente une disposition analogue à celle de l'homme. — Seul, le volume des branches diffère, en raison du développement inégal dans les deux sexes des organes auxquels ces branches se rendent. L'artère superficielle du périnée, plus volumineuse, donne ses branches terminales à la partie postérieure des grandes lèvres (Art. labiales posteriores), aux petites lèvres et au vestibule (Henle).

La transverse du périnée se rend dans le bulbe du vagin. — L'urétrale et la caverneuse, plus petites que chez l'homme, se distribuent à l'urètre et au corps caverneux du clitoris. — La *dorsale du clitoris* est plus réduite encore.

Variétés. — La honteuse interne peut être très réduite; elle est alors suppléée par les artères voisines, à moins que sa réduction ne tienne à ce que l'une de ses branches, comme la dorsale de la verge, se détache directement de l'hypogastrique. — La honteuse interne peut gagner la face dorsale de la verge sans sortir de la cavité pelvienne. Elle chemine alors dans le tissu cellulaire sous-péritonéal, croise les faces latérales des viscères pelviens et passe sous la symphyse pubienne pour aller rejoindre en avant de cette dernière la honteuse interne du côté opposé. Cette anomalie peut être uni- ou bilatérale. Elle est relativement fréquente et, d'après Krause, Vésale la décrivait comme étant la disposition habituelle. — La honteuse interne peut fournir des branches surnuméraires : une artère prostatique, l'artère ischiatique ou une artère ischiatique accessoire, une artère satellite du grand nerf sciatique, etc.

L'*artère périnéale superficielle* peut être double. — L'*artère bulbaire ou transverse du périnée* peut manquer. Elle peut être double; elle naît parfois au niveau de la tubérosité de l'ischion, et se porte alors en avant et en dedans, en décrivant de nombreuses flexuosités (W. Krause). Spence a vu une artère bulbaire, dont l'origine était normale, se porter en arrière, gagner l'anus, puis revenir en avant, décrivant ainsi une anse à concavité antérieure; elle peut naître de l'obturatrice (Cruveilhier). Ces anomalies de l'artère bulbaire ont perdu de leur importance depuis l'abandon relatif de la taille périnéale et l'invention de la pince hémostatique. — L'*artère caverneuse* peut manquer; elle est alors suppléée par celle du côté opposé. Elle peut naître de l'artère correspondante du côté opposé, ou s'anastomoser avec elle (Kobelt).

La *dorsale de la verge* ou du *clitoris* peut naître directement de l'iliaque interne; dans ce cas, elle chemine ordinairement dans la cavité pelvienne pour gagner le dos de la verge. Elle peut avoir ce trajet intra-pelvien tout en naissant de la honteuse interne; elle se détache alors de la partie initiale ou intra-pelvienne de ce vaisseau. On l'a vue provenir de l'obturatrice et gagner le dos de la verge en cheminant entre l'obturateur externe et la membrane obturatrice interne (Krause). — La dorsale de la verge peut se réunir avec celle du côté opposé, au niveau de la racine de la verge.

ARTÈRE ILIAQUE EXTERNE

Syn. : A. iliaca ext. s. ant. ; — a. cruralis iliaca ; — Bauchstück der A. cruralis ; — Aeussere Hüftpulsader.

Branche de bifurcation externe ou antérieure de l'iliaque primitive, l'iliaque externe s'étend de la symphyse sacro-iliaque à l'arcade crurale, au niveau de laquelle elle prend le nom de fémorale.

L'iliaque externe, dont le diamètre atteint 12 à 13 millimètres, est oblique en bas, en avant et en dehors. Rectiligne, chez les jeunes sujets, flexueuse sur les sujets âgés, elle décrit une légère courbe dont la convexité, dirigée en bas et en dedans, fait saillie dans la cavité pelvienne.

Rapports. — *En avant*, l'iliaque externe répond au péritoine; dans le tissu cellulaire sous-péritonéal, cheminent : le *nerf génito-crural* qui croise très obliquement la face antérieure de l'iliaque externe; l'*uretère*, qui, du côté droit, croise perpendiculairement l'iliaque externe, mais qui, du côté gauche, croise l'iliaque primitive; le *canal déférent* qui passe en avant de l'iliaque externe un peu au-dessus de l'arcade crurale; les vaisseaux *utéro-ovariens* qui croisent l'artère avant de pénétrer dans le ligament large; et, enfin, les veines satellites de l'artère circonflexe iliaque qui passent au-devant de l'iliaque externe pour aller se jeter dans la veine iliaque externe. — Par l'intermédiaire du péritoine, l'iliaque externe droite répond à la portion terminale de l'iléon qui la croise pour aller se jeter dans le cæcum et quelquefois à l'appendice et au repli appendiculo-ovarien ; à gauche, elle répond au segment iliaque du côlon pelvien.

En dedans, l'artère iliaque externe répond à sa veine satellite à laquelle elle est intimement unie. Dans l'angle que forment les deux vaisseaux, juxtaposés, se trouvent quelques ganglions et vaisseaux lymphatiques, dont la chaîne repose sur la face antérieure des vaisseaux sanguins.

En arrière et en dehors, l'iliaque externe répond au grand psoas dont elle longe le bord interne, et au petit psoas inconstant, dont le tendon croise la face postérieure des vaisseaux iliaques.

Les vaisseaux iliaques externes sont entourés par une gaine celluleuse que l'on regarde ordinairement comme une dépendance du fascia iliaca et qui se continue en arrière et en dedans avec la gaine hypogastrique.

L'artère iliaque externe donne quelques branches insignifiantes aux ganglions lymphatiques voisins et au psoas. Elle donne en outre deux branches collatérales importantes : l'*épigastrique* et la *circonflexe iliaque*.

Variétés. — La longueur de l'iliaque externe varie avec le siège de la bifurcation de l'iliaque primitive. Quain a donné de la longueur de l'artère iliaque externe les mensurations suivantes : sur 127 cas, elle avait une fois une longueur de 6 cm. 3, 11 fois entre 11 cm. et 14 cm.; dans les autres cas la longueur était intermédiaire entre 6 et 11 cm. — Luschka a vu l'iliaque externe présenter une disposition tout à fait anormale : elle formait une courbe à convexité inférieure, de laquelle naissaient toutes les branches de l'artère hypogastrique absente. — L'I. E., dans un cas, se terminait au niveau de l'arcade crurale, l'artère ischiatique était très développée (Green).

Anormalement, l'I. E. peut donner : une *artère obturatrice*, anomalie à rapprocher des cas où l'obturatrice naît directement de l'épigastrique; nous reviendrons sur ce sujet important; — une racine accessoire à une artère obturatrice naissant normalement de l'hypogastrique; — une *artère épigastrique inférieure* accessoire accompagnant l'artère épigastrique normale (Houel, Dubrueil, Schwegel, Hesselbach), ou la circonflexe iliaque

(Hildebrand); — une *artère circonflexe iliaque* accessoire volumineuse (Quain, tab. LXXIII, fig. 2); — une volumineuse artère pour le m. psoas (Quain, 1844, p. 387); — une *artère spermatique externe*; — une *sous-cutanée abdominale*; — une *fémorale profonde*, 1 fois sur 431 cas (Quain), 1 fois sur 200 (Srb); — une *honteuse externe*; — une artère circonflexe fémorale interne.

ARTÈRE ÉPIGASTRIQUE

Syn. : A. epigastrica inf. s. int. ; — Untere Bauchdeckenpulsader.

L'artère épigastrique naît sur le côté antéro-interne de l'iliaque externe, à 8 ou 10 mm. au-dessus de l'arcade crurale. Elle se dirige d'abord en bas et en dedans, parallèlement à l'arcade crurale, se recourbe de bas en haut et d'arrière en avant, pour monter sur la face postérieure du muscle grand droit de l'abdomen ; elle pénètre ensuite dans la gaine de ce muscle, au niveau de l'arcade de Douglas, entre dans l'épaisseur du muscle lui-même et se termine au niveau de l'ombilic en s'anastomosant avec la mammaire interne.

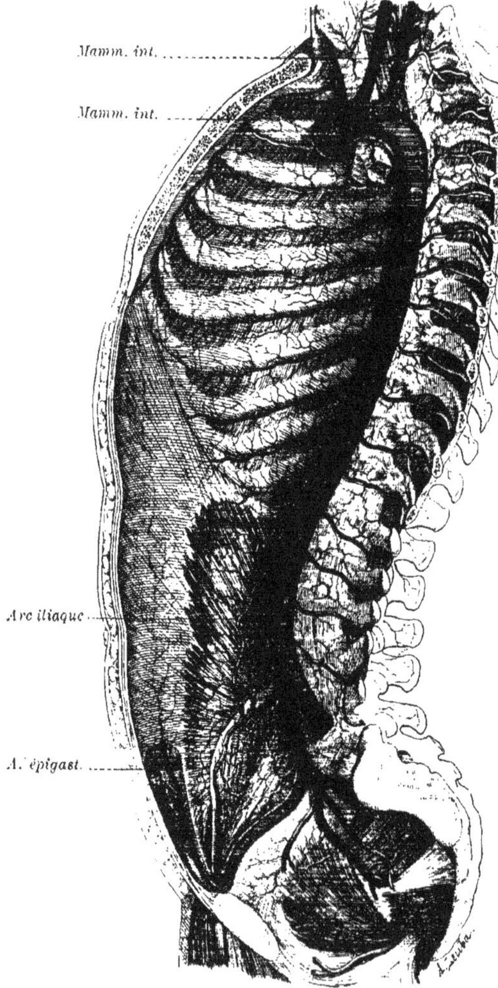

Fig. 468. — L'artère épigastrique.

Rapports. — Au point de vue de ses rapports, on peut décrire à l'épigastrique deux portions, une portion initiale, curviligne, et une portion ascendante. — Dans sa portion initiale, l'épigastrique décrit une courbe dont la concavité regarde en haut et en dehors. Cette concavité encadre en bas et en dedans l'orifice péritonéal du canal inguinal, embrassant le canal déférent chez l'homme, le ligament rond chez la femme. La convexité de la courbe artérielle répond à la face supérieure de la veine iliaque externe en arrière et à l'arcade crurale en avant; elle reste toujours à 2 à 3 mm. au-dessus de l'arcade. Le rayon de courbure est d'autant plus court que l'artère naît plus bas.

Dans sa portion ascendante, l'épigastrique croise d'abord la face postérieure du trajet inguinal. A ce niveau, elle répond en arrière au péritoine qu'elle soulève en une légère saillie, qui indique la limite entre la fossette inguinale moyenne et la fossette inguinale externe.

En avant, elle répond au fascia transversalis qui ferme en arrière le trajet inguinal. Sa situation exacte est d'ailleurs discutée. En France, on admet généralement que l'artère est immédiatement située en dedans de l'orifice péritonéal du canal inguinal. Pour d'autres au contraire, comme His (*Archiv f. Anat. and Phys.*, 1895), l'artère cheminerait notablement en dedans de cet orifice, à égale distance des ligaments de Henle et d'Hesselbach (voy. Myologie, p. 490). Elle répondrait par conséquent au point faible de la paroi postérieure du canal inguinal. La limite des fossettes inguinales moyenne et externe serait formée par la saillie du ligament d'Hesselbach et l'artère occuperait la partie médiane de la fossette moyenne (*fossa interfovealis* de His). La vérité est que l'épigastrique répond, *le plus souvent*, à l'orifice péritonéal du trajet inguinal, et limite la partie interne du pourtour de cet orifice; exceptionnellement, l'artère est plus en dedans et répond alors à la face postérieure du trajet inguinal.

Au-dessus, l'artère, toujours sous-péritonéale, est appliquée sur le bord externe puis la face postérieure du muscle droit; enfin, elle se porte de plus en plus en dedans, s'engage sous l'arcade de Douglas et pénètre dans la gaine du muscle droit. Dois-je rappeler ici que les anatomistes amateurs des causes finales, si commodes, font de ces arcades un appareil de protection pour les vaisseaux épigastriques, assertion sans ombre de fondement. Parvenue dans la gaine, l'artère chemine pendant un certain temps entre cette dernière et le corps charnu, puis pénètre dans l'épaisseur de ce dernier. — L'épigastrique est accompagnée de deux veines.

Branches collatérales. — Dans son trajet, l'artère épigastrique fournit plusieurs collatérales.

1° **L'artère funiculaire** (*Aeussere Samenpulsader*; *A. cremasterica* de Cooper; *spermatica externa*). — Elle naît de la crosse épigastrique, pénètre dans le canal inguinal, le plus souvent par un petit orifice particulier, et chemine sur la paroi postérieure de ce canal, en arrière du ligament rond et des éléments du cordon spermatique. Elle est placée en dehors de l'enveloppe fibreuse de ce dernier. — Chez l'homme, l'artère funiculaire se distribue au crémaster et aux enveloppes du cordon, elle s'anastomose avec l'artère spermatique et l'artère déférentielle. — Chez la femme, l'artère, très réduite, se perd dans l'épaisseur des grandes lèvres, où elle s'anastomose avec les terminaisons de la honteuse interne.

2° **Le rameau anastomotique avec l'obturatrice.** — Il se détache à quelques millimètres en dedans de l'origine de l'artère funiculaire quelquefois par un tronc commun avec le rameau rétro-pubien, et se porte en bas et en dedans, appliqué d'abord sur la paroi postérieure du canal inguinal et le ligament de

Gimbernat, puis sur la branche horizontale du pubis, sur la face postérieure de laquelle il se ramifie et s'anastomose avec un rameau ascendant émané de l'artère obturatrice.

3° **Un rameau rétro-pubien.** — Il se détache de l'artère dans sa portion ascendante, se dirige en dedans et en bas en suivant l'arcade de Fallope, puis chemine au-dessus et le long de la branche horizontale du pubis ; il distribue au périoste ses ramuscules terminaux qui n'arrivent pas jusqu'à la symphyse et ne s'anastomosent pas avec ceux du côté opposé (Farabeuf). Le rameau rétro-pubien a un trajet parallèle au rameau rétro-pubien de l'obturatrice, mais il est placé bien au-dessus de ce dernier.

4° **Branches musculaires.** — En nombre variable, elles se portent en dehors, cheminent quelque temps sur le muscle transverse, puis pénètre dans son épaisseur.

Branches terminales. — Elles se perdent dans le muscle grand droit de l'abdomen, où elles s'anastomosent avec les branches terminales des artères lombaires et intercostales inférieures et avec la branche terminale interne de l'artère mammaire interne. Quelques rameaux perforent le grand droit et se perdent dans le tissu cellulaire sous-cutané et la peau, comme les rameaux perforants de la mammaire interne. D'autres, au niveau de l'ombilic, se divisent en *rameaux ascendants* qui suivent la grande faux du péritoine et remontent jusqu'au foie, et rameaux descendants qui, le long de l'ouraque, vont jusqu'à la vessie. De Lignerolles a étudié ces rameaux (Thèse Paris) et a signalé des anastomoses, d'ailleurs inconstantes, entre ces rameaux, autour de l'ombilic. « Il existe constamment un rameau qui se détache du tronc à une hauteur variable, en général à la partie moyenne de la région ombilicale et se porte obliquement vers l'anneau fibreux de l'ombilic. Là, il se divise ordinairement en rameaux *ascendants* qui s'anastomosent avec les rameaux venus de l'hépatique, en rameaux *transversaux* qui s'anastomosent avec ceux du côté opposé et en rameaux *descendants*, destinés aux artères ombilicales sur lesquelles ils se ramifient, en y formant, avec d'autres radicules artériels venues des vésicales, un plexus très riche et très serré. De ces rameaux il n'y a que les transversaux qui fassent parfois défaut ; sur plusieurs pièces je les ai cependant trouvés de la façon la plus manifeste.... »

Variétés. — Elles sont relativement fréquentes et des plus intéressantes au point de vue chirurgical. L'artère épigastrique peut naître plus haut que d'habitude, à 6 cm. au-dessus de l'arcade crurale. Dans ce cas, elle chemine sur un trajet plus ou moins long en avant de l'artère iliaque externe pour s'appliquer ensuite à la face profonde de la paroi abdominale. — Elle peut naître, au contraire, au-dessous de l'arcade crurale, et elle a alors un trajet récurrent plus ou moins long. — Elle peut cheminer plus en dedans que de coutume, au niveau du ligament vésical latéral (méso de l'artère ombilicale). — Au lieu de naître de l'iliaque externe, l'E. naît de l'artère obturatrice : dans ces conditions elle monte verticalement, en passant ordinairement en dedans de l'anneau crural. Cette anomalie a exactement les mêmes conséquences au point de vue opératoire, et la même interprétation que celle dans laquelle on voit l'obturatrice naître anormalement de l'épigastrique. Elle s'explique par le développement anormal de l'anastomose entre l'obturatrice et l'épigastrique, anastomose dont nous avons parlé.

(Voy. pour plus de détails sur cette anomalie les Anomalies de l'obturatrice.)

Branches surnuméraires. — L'E. peut donner naissance à une branche qui plonge dans le petit bassin, en passant derrière la symphyse, et qui arrivée sur le bord inférieur de celle-ci se divise en deux branches, la *dorsale du pénis* et l'*artère caverneuse* (Hyrtl). —

Quain (*loc. cit.*, p. 460) l'a vue donner une artère clitoridienne suivant le même trajet. — L'E. peut encore donner la circonflexe iliaque, une branche musculaire volumineuse qui pourrait être blessée dans la ponction abdominale (Bérard, *Dictionn. de médecine*, I, 128, 1832) ; — la circonflexe fémorale interne (Fischer, Michelet, Quain, 1 fois sur 391 observations); — une artère honteuse externe accessoire signalée par Dubrueil. — Le rameau pubien peut manquer; il vient alors du rameau anastomotique avec l'obturatrice; — de même, l'artère funiculaire, qui se détache normalement de l'épigastrique, peut être fournie par une des artères vésicales.

ARTÈRE CIRCONFLEXE ILIAQUE

Syn. : A. circumflexa ilium ; — epigastrica inf. ext. ; — Kranzpulsader der Hüfte, etc.

Cette branche naît du côté externe de l'iliaque externe, à quelques millimètres au-dessus de l'arcade crurale, en regard ou un peu au-dessous de l'origine de l'épigastrique.

Elle se dirige en haut, en dehors et légèrement en arrière jusqu'à l'épine iliaque antérieure et supérieure où elle se divise en deux branches terminales.

Son volume est en général un peu plus petit que celui de l'artère épigastrique. Flanquée de deux veines, elle chemine d'abord dans un dédoublement du fascia iliaca qui lui forme une sorte de gaine prismatique.

La circonflexe iliaque fournit des collatérales insignifiantes, qui perforent le fascia transversalis et se perdent dans les muscles de la paroi antérieure de l'abdomen. Ses branches terminales sont au nombre de deux : l'une, *ascendante* ou *abdominale*, l'autre *horizontale* ou *iliaque*.

La *branche abdominale* ou *ascendante* monte en haut et en dedans, perfore presque dès sa naissance le fascia transversalis, puis, plus haut, le muscle transverse et se perd dans ce muscle, dans le petit oblique, le grand oblique et dans la peau. Elle s'anastomose avec l'artère épigastrique, la sous-cutanée abdominale et les artères lombaires.

La branche *horizontale* ou *iliaque* continue le trajet du tronc. Elle chemine d'abord en dedans de la crête iliaque, au niveau des insertions supérieures du muscle iliaque, recouverte par une couche graisseuse qui la sépare du péritoine. Plus loin, elle croise la crête iliaque, se place derrière le muscle transverse, perfore ce muscle, chemine entre lui et le petit oblique et se termine en se distribuant à ce muscle. Avant de se terminer, elle a fourni des rameaux *descendants* qui s'anastomosent avec la branche iliaque de l'ilio-lombaire, et des rameaux *ascendants* qui s'anastomosent avec les lombaires. En *s'anastomosant* avec les branches antérieures de l'ilio-lombaire, la circonflexe iliaque forme un long vaisseau qui suit le bord supérieur de l'os des îles ; de cette longue arcade partent des rameaux ascendants qui vont au muscle de l'abdomen et des rameaux descendants qui gagnent les insertions supérieures du moyen fessier et du tenseur du fascia lata.

Variétés. — Elle peut naître de la fémorale, ou de l'iliaque externe, par un tronc commun avec l'obturatrice (Schwegel) donner la funiculaire, une honteuse accessoire, la circonflexe fémorale interne (1 fois sur 391, Quain). La C. I. peut également donner des branches ascendantes assez volumineuses pour produire une hémorragie abondante au cours d'une ponction d'ascite (Ramsay, *Edimb. medic. and surgic. Journal*, 1812, VIII, p. 282, 1 fois sur environ 200 cas; Bogros, Dubrueil, *loc. cit.*, p. 280). Elle peut donner un rameau qui va se ramifier derrière la symphyse pubienne (Monro) et des rameaux musculaires fournis normalement par la circonflexe fémorale externe.

[*POIRIER.*]

ARTÈRE FÉMORALE

Syn. : Cruralis.

Limites. — L'artère fémorale s'étend de l'arcade crurale, où elle fait suite à l'artère iliaque externe, à l'anneau du troisième adducteur, où elle prend le nom de poplitée.

Sa *direction*, sensiblement verticale, est cependant très légèrement oblique en bas et en arrière : la F. forme un léger coude avec l'iliaque externe, oblique en bas et en dehors. Répondant à la tête du fémur au niveau du pli de l'aine, elle forme avec la diaphyse de cet os un angle aigu ouvert en haut ; le sommet de l'angle se trouve à la jonction des deux tiers supérieurs avec le tiers inférieur de la diaphyse fémorale, là où la F. contourne l'os pour passer du côté de la flexion, dans la région poplitée (fig. 470).

La direction de l'artère est assez bien indiquée par une ligne partant du milieu de l'arcade crurale et allant aboutir à la partie postérieure du condyle interne. Elle est mieux indiquée encore par la dépression verticale que l'on voit sur la face antéro-interne d'une cuisse maigre et que le bout des doigts peut retrouver et suivre sur une cuisse grasse, entre le quadriceps entourant le fémur et la saillie des adducteurs ; la F. suit le fond de l'angle dièdre formé par le rapprochement de ces deux masses : c'est le *lit* de l'artère.

Superficielle à son origine, où on peut la comprimer sur la tête fémorale et sentir ses battements dans le triangle de Scarpa, elle devient de plus en plus profonde lorsqu'on descend vers sa terminaison.

Flexueuse, dans son tiers supérieur, surtout quand la cuisse est fléchie, la F. devient rectiligne lorsque la cuisse est dans l'extension.

Rapports. — L'A. F. occupe, tout le long de la cuisse, une gaine prismatique et triangulaire, gaine des vaisseaux fémoraux, formée par la rencontre des masses musculaires de l'extension et de l'adduction, et complétée par une aponévrose qui va des adducteurs aux extenseurs, en passant au-devant des vaisseaux.

R. *avec les muscles et les aponévroses* : *gaine des vaisseaux fémoraux.* — 1) *Au niveau de l'orifice supérieur de la gaine des vaisseaux fémoraux* (anneau crural de quelques auteurs; voy. t. II, p. 287), l'artère, qui occupe l'angle externe de cet orifice triangulaire, répond : *en avant*, à l'arcade de Fallope, et, par son intermédiaire, au cordon chez l'homme, au ligament rond chez la femme ; — *en arrière*, à la bandelette de Cooper et à l'insertion pubienne du pectiné ; — *en dehors*, à la bandelette ilio-pectinée, portion renforcée du fascia iliaca, séparant l'artère du psoas iliaque et du nerf crural ; — *en dedans*, à la veine fémorale et au ganglion de Cloquet qui la séparent du ligament de Gimbernat.

Au-dessous du point où l'artère franchit l'anneau, elle contracte des connexions intimes avec le fascia transversalis.

Je rappelle que, d'après la majorité des auteurs, le fascia transversalis s'insère et s'arrête sur le bord postérieur de l'arcade crurale. Cependant Thomson avait déjà remarqué que le fascia transversalis ne s'arrête pas à l'arcade, mais descend en arrière d'elle, et passe au-devant des vaisseaux fémoraux. Swijasheninow, ayant repris l'étude du sujet, a montré que le fascia transversalis se réfléchissait bien sous l'arcade et passait au-devant des vaisseaux fémoraux sur la gaine celluleuse desquels il vient se perdre, à 2 ou 3 cm. au-dessous de l'arcade crurale. Il constitue ainsi à ces vaisseaux, mais seulement dans leur partie supérieure, une gaine surajoutée à laquelle Swijasheninow donne le nom de *gaine infundibu-*

liforme des vaisseaux fémoraux. J'ai vérifié sur plusieurs cadavres la description de cet auteur et elle m'a paru absolument exacte.

2) *Au niveau de son tiers supérieur.* — Le tiers supérieur de l'artère fémorale descend verticalement dans le triangle de Scarpa. Là, l'artère est en rapport : *en dedans*, avec le pectiné recouvert de son aponévrose ; *en dehors* avec le fascia iliaca et le muscle iliaque ; *en avant*, avec l'aponévrose fémorale épaisse vers le sommet du triangle, perforée dans son milieu par la saphène interne qui la tasse en un repli falciforme, criblée en haut par les vaisseaux sanguins et lymphatiques et devenue ainsi fascia crebriformis. Répétons cependant qu'à ce niveau l'artère est séparée de l'aponévrose par le prolongement fémoral du fascia transversalis et qu'il existe là entre ce prolongement et l'aponévrose superficielle un espace inter aponévrotique, prévasculaire, que Swijasheninoff a pu injecter. — Enfin, *en arrière*, l'artère répond, d'après les classiques, à l'interstice qui sépare le muscle psoas-iliaque du pectiné ; il m'a paru qu'elle était située le plus souvent un peu en dehors de cet interstice, reposant par conséquent sur le psoas-iliaque, qui la sépare de la capsule articulaire et de la tête fémorale.

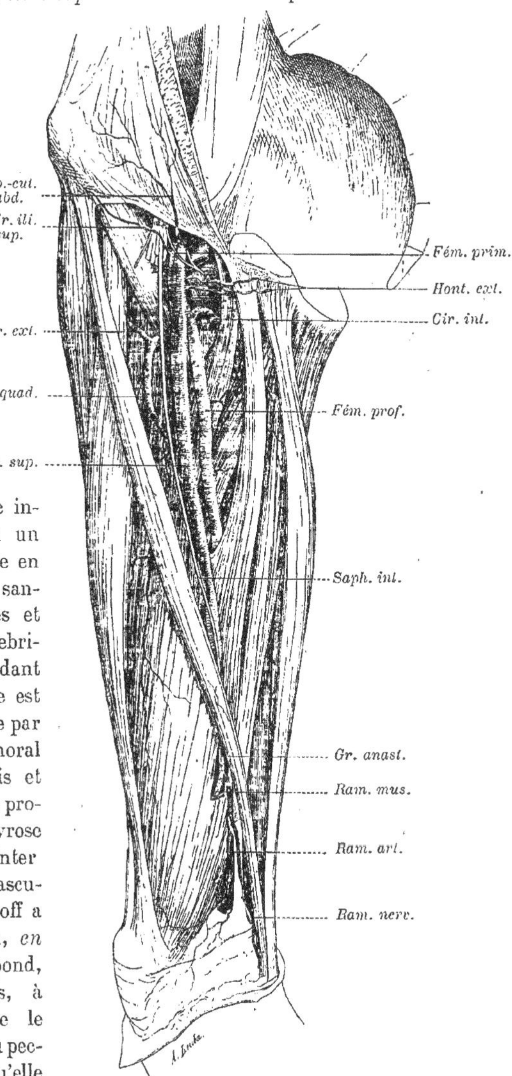

Fig. 469. — Les artères fémorales.

3) *Dans son tiers moyen.* — L'artère répond : *en avant*, au couturier, qui, étalé par l'aponévrose dans un dédoublement de laquelle il est contenu, croise très obliquement le vaisseau et, par suite, le recouvre sur une étendue de la largeur de la main ; — *en dehors*, au vaste externe ; — *en dedans* et *en arrière*, au moyen adducteur.

4) *Dans son tiers inférieur*, — l'artère chemine dans le canal de Hunter. On donne ce nom à la partie inférieure, renforcée en avant, de la gaine des vaisseaux fémoraux. Prismatique et triangulaire, ce canal de Hunter est formé : en dehors, *paroi externe*, par l'aponévrose d'origine du vaste interne ; — en arrière, *paroi postérieure*, par la troisième portion du grand adducteur ; — en avant, *paroi antérieure*, par un plan aponévrotique, à fibres transversales, réunissant les deux lèvres de la gouttière musculeuse dans laquelle chemine l'artère, c'est-à-dire allant du tendon du grand adducteur au vaste interne recouvert de son aponévrose. La force et l'étendue de ce plan aponévrotique, qui renforce en avant la gaine des vaisseaux fémoraux, sont très variables ; aussi est-il difficile d'assigner une longueur précise au canal de Hunter ; on lui donne, en moyenne, 10 cm. La paroi antérieure du canal de Hunter présente deux orifices qui livrent passage : le supérieur, à la branche superficielle de l'artère grande anastomotique et aux veines qui l'accompagnent, ainsi qu'à l'accessoire du saphène interne, l'inférieur au nerf saphène interne.

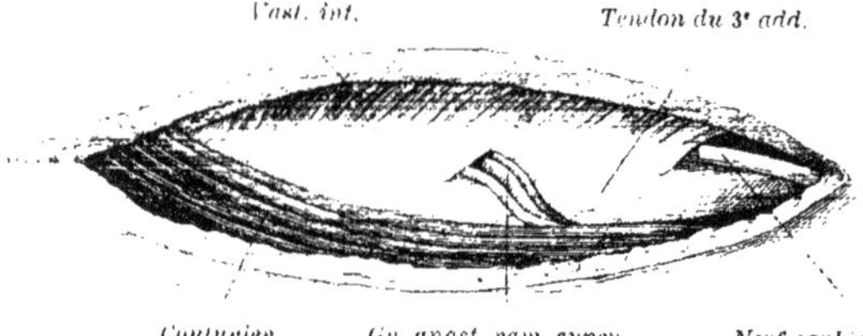

FIG. 470. — Paroi antérieure du canal de Hunter (d'après Farabeuf).

Notre figure 470 (reproduction imparfaite de la figure 67 du *Précis de Manuel opératoire* de Farabeuf) montre un type d'émergence de ces vaisseaux et nerfs : il y a de nombreuses variantes, je les signalerai plus loin (voy. Grande anastomotique).

Il importe de distinguer cette *gaine aponévrotique*, qui contient les vaisseaux fémoraux, de la *gaine celluleuse* qui leur est immédiatement appliquée.

Rapports immédiats. — I. *Avec la veine.* — Au niveau de l'orifice supérieur de la gaine des vaisseaux fémoraux, la veine fémorale est placée en dedans de l'artère qu'elle sépare de la portion lymphatique, orifice supérieur du canal crural.

Je rappelle qu'avec Richet je réserve, au tiers interne ou lymphatique de la gaine des vaisseaux, le nom de canal crural (voy. *Quinze leçons d'anatomie pratique*, 1re édition, p. 70, et 2e édit., p. 77).

Elle reste interne par rapport à l'artère dans toute l'étendue du triangle de Scarpa ; au niveau de la pointe de ce dernier, elle commence à devenir de plus en plus postérieure. Plus bas, dans le canal de Hunter, elle est nettement située en arrière de l'artère. Là, la face antérieure de l'artère est en rapport avec un canal veineux collatéral ou avec des veinules nombreuses, satellites

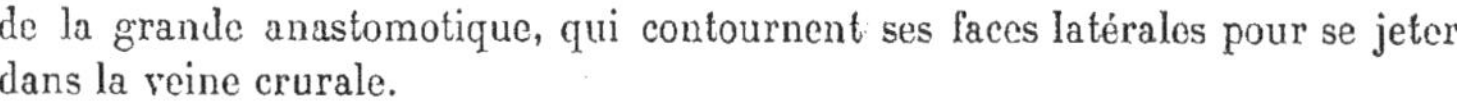

de la grande anastomotique, qui contournent ses faces latérales pour se jeter dans la veine crurale.

II. *Avec les nerfs.* — La *branche crurale du génito-crural* sort de l'abdomen par l'anneau crural, croise la face antérieure de l'artère et perfore l'aponévrose au niveau de la partie inférieure du fascia crebriformis. — Le *musculo-cutané interne* pénètre dans la loge des vaisseaux fémoraux immédiatement au-dessous du canal crural et se divise en plusieurs rameaux qui passent transversalement en avant et en arrière de l'artère. — Le *rameau profond ou fémoral de l'accessoire du saphène interne* accompagne l'artère dans tout son trajet et sort de la loge par un orifice qui lui est commun avec la grande anastomotique. — Le *nerf du vaste interne* est également accolé à l'artère sur une assez grande longueur. — Enfin, le *saphène interne* accompagne l'artère dans presque toute son étendue et ne l'abandonne qu'au niveau de la partie inférieure du canal de Hunter. Le nerf, d'abord placé en dehors de l'artère, se place en avant et même un peu en dedans d'elle, dans le canal de Hunter ; il décrit ainsi autour de l'artère une spire très allongée.

III. *Avec les lymphatiques.* — Au-devant des vaisseaux fémoraux on rencontre quelques troncs lymphatiques reliant deux ou trois petits ganglions échelonnés le long de la cuisse. Au niveau du triangle de Scarpa, l'artère est en rapport avec les ganglions inguinaux par l'intermédiaire du fascia crebriformis et avec les ganglions profonds qui sont séparés d'elles par la veine et occupent la partie la plus interne de la gaine des vaisseaux.

BRANCHES DE LA FÉMORALE. — Le mode de ramescence de l'artère fémorale présente d'assez grandes variétés ; cependant, dans la grande majorité des cas, l'artère m'a paru se ramifier de la façon suivante : Le tronc principal, auquel quelques auteurs donnent le nom de *fémorale primitive*, fournit, dès sa sortie de l'abdomen, quatre branches : la *sous-cutanée abdominale*, la *circonflexe iliaque superficielle* et les *deux honteuses superficielles*, et quelques rameaux ganglionnaires innominés ; puis, à quelques centimètres au-dessous de l'arcade, il se divise en deux branches de volume à peu près égal : la *fémorale superficielle* et la *fémorale profonde*. La fémorale superficielle descend le long de la cuisse, suivant le trajet que nous venons de décrire et ne donne qu'une branche importante : la *grande anastomotique* ; encore celle-ci est-elle plutôt une artère du genou qu'une artère de la cuisse. La fémorale profonde, au contraire, répand ses branches dans les masses musculaires de la cuisse et constitue la véritable artère nourricière du segment crural du membre inférieur. Les branches qu'elle fournit peuvent être groupées en deux systèmes : système externe, ou système de la *circonflexe externe*, nourricière des muscles extenseurs ; — système interne ou système des *perforantes*, formé par la *circonflexe interne*, première des perforantes, et par les *trois perforantes* proprement dites, qui se distribuent aux muscles du groupe interne (adducteurs), et à ceux de la région postérieure (fléchisseurs). Je résumerai la distribution de la fémorale de la façon suivante :

F. P. donne	Sous-cutanée abd.		Fémorale sup.	grande anastomotique.
	Circonflexe iliaque sup.		Fémorale prof. . .	circonflexe externe.
	. . . .	se divise en :		circonflexe interne.
	Honteuse externe sup.			première perforante.
	Honteuse interne inf.			deuxième perforante.
				troisième perforante.

[POIRIER.]

Cette disposition répond à la majorité des cas, je m'en suis assuré par de nombreuses dissections.

Il y a pourtant quelques restrictions à apporter à cette description : en effet, la fémorale primitive peut donner naissance à l'une des deux, et même aux deux circonflexes; le territoire de la fémorale profonde perd par cela même, dans ces cas, une bonne partie de son étendue. Je dirai tout à l'heure, en étudiant la fémorale profonde, le degré de fréquence de ces dispositions, que, contrairement à l'opinion de certains auteurs, je considère comme anormales.

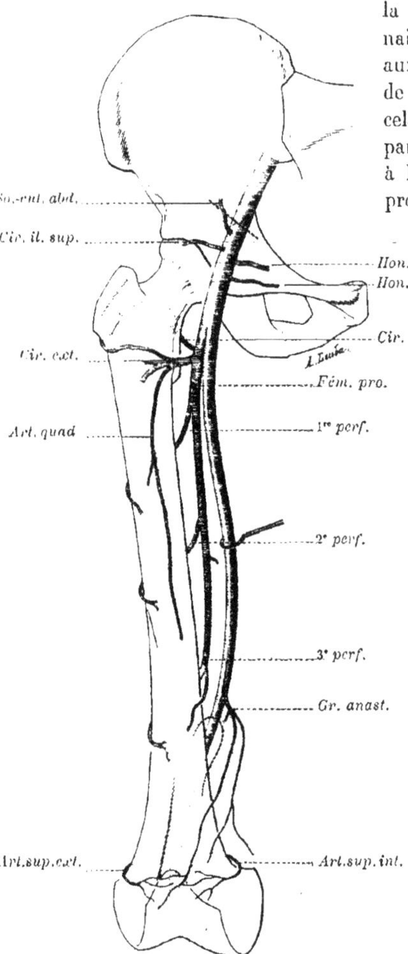

Fig. 471. — Schéma de la fémorale.

Sous-cutanée abdominale (*Epigastrica superficialis*). — La sous-cutanée abdominale se détache de la face antérieure du tronc de la fémorale, à environ 1 cm. au-dessous de l'arcade crurale, parfois par un tronc commun avec la circonflexe; elle se dirige d'abord en avant, perfore l'aponévrose, puis devient ascendante, croise l'arcade de Fallope, et monte sous la peau de l'abdomen, vers la région ombilicale. Elle donne plusieurs branches qui vont aux ganglions inguinaux, à la peau et au grand oblique. Souvent la sous-cutanée abdominale fournit une branche horizontale qui se dirige vers l'épine iliaque antérieure et supérieure. J'ai vu que cette branche naissait plus souvent de la fémorale même, aussi je la décrirai à part sous le nom de circonflexe iliaque superficielle.

La sous-cutanée abdominale dite encore *épigastrique superficielle*, en raison de son trajet, s'anastomose avec l'épigastrique, la circonflexe iliaque, la mammaire interne et les lombaires.

Circonflexe iliaque superficielle (*Circonflexa ilium superficialis; ram. iliaque de l'épigastrique superficielle*). — La C. I. S. est souvent décrite comme rameau externe de la sous-cutanée abdominale; il m'a semblé que son origine directe sur la fémorale était plus fréquente. Elle se détache de la face antérieure de l'artère fémorale, immédiatement au-dessous de l'artère précédente, perfore l'aponévrose, et, devenue sous-cutanée, se dirige parallèlement à l'arcade de Fallope vers l'épine iliaque antérieure et supérieure, dans le voisinage de laquelle elle se termine en s'anastomosant avec la circonflexe iliaque profonde, branche de l'iliaque externe. Elle donne quelques rameaux aux ganglions externes de la région inguinale.

Artères honteuses externes (*Art. pudendæ externæ*). — Le plus souvent au nombre de deux, plus rarement au nombre de trois ou de quatre, les honteuses externes s'étendent de la partie supérieure de la fémorale au scrotum, ou aux grandes lèvres. On les distingue en supérieure et inférieure.

Honteuse externe supérieure ou sous-cutanée. — Elle naît de la face interne de la fémorale, immédiatement au-dessus de l'arcade de Fallope, perfore immédiatement l'aponévrose et devient sous-cutanée. Elle se dirige alors directement en dedans, passant ainsi au-devant de la veine crurale, et se divise en deux rameaux : un rameau ascendant qui va se distribuer aux ganglions inguinaux et aux téguments de la région pubienne ; un rameau descendant, qui se distribue aux parties latérales du scrotum. Ce rameau scrotal envoie constamment une ou plusieurs artérioles aux téguments de la verge. Chez la femme, ce rameau inférieur se distribue aux grandes lèvres.

Honteuse externe inférieure ou sous-aponévrotique. — Elle naît de la fémorale immédiatement au-dessous de la précédente, parfois même par un tronc commun. Elle se dirige en dedans, croise la face antérieure de la veine fémorale ; exceptionnellement elle passe *derrière* ; puis elle perfore l'aponévrose au niveau du bord externe du moyen adducteur, et, redevenue sous-cutanée, se distribue au scrotum chez l'homme, aux grandes lèvres chez la femme.

Les deux artères honteuses externes s'anastomosent entre elles et avec les honteuses externes du côté opposé ; elles s'anastomosent encore avec le rameau funiculaire de l'épigastrique, les branches cutanées de l'obturatrice, l'artère périnéale superficielle et la dorsale de la verge.

FÉMORALE PROFONDE

Disposition générale. — J'ai dit que je considérais la fémorale profonde comme branche de bifurcation postérieure de la fémorale primitive et comme tronc d'origine des artères nourricières de la cuisse : circonflexe externe, qui donne l'artère du quadriceps, extenseur de la cuisse, circonflexe interne et perforantes, qui donnent les artères des adducteurs et des fléchisseurs. C'est, du reste, cette description que l'on retrouve dans la plupart des auteurs étrangers (Theile, Henle, Luschka, Quain, etc.). Elle constitue le type ordinaire. Cependant, nos classiques font naître l'artère du quadriceps directement de la fémorale ; sans regarder, bien entendu, cette disposition comme constante, ils la considèrent comme étant la plus fréquente.

Si je m'en rapporte à mes propres constatations, il est loin d'en être toujours ainsi : il y a ordinairement origine commune de la circonflexe externe et de l'artère du quadriceps, et, lorsque celle-ci naît de la fémorale primitive, c'est que la circonflexe externe en naît également.

Srb, qui a publié une statistique très consciencieuse des différentes dispositions de la fémorale profonde, n'a vu que 21 fois sur 200 cas l'artère du quadriceps se détacher du tronc de la fémorale primitive, ou de la fémorale superficielle.

L'existence d'une fémorale profonde type fournissant les deux circonflexes et les perforantes n'est pas un fait constant. Il n'est pas exceptionnel de voir l'une des deux circonflexes, ou même ces deux artères, se détacher de la fémorale primitive. Je reproduis ici les statistiques de Srb indiquant la fréquence relative de ces différentes dispositions. L'examen a porté sur 100 cadavres, soit 200 extrémités.

Type 1. — Artère fémorale profonde normale donnant naissance aux deux circonflexes et aux perforantes — 124 cas avec des réserves pour 26 cas dans lesquels la circonflexe interne naissait au niveau même de la bifurcation de la fémorale primitive.

Type 2. — Circonflexe interne naissant directement de la fémorale primitive, 41 cas.

Type 3. — Circonflexe externe naissant directement de la fémorale primitive, 26 cas.

Type 4. — Circonflexes externe et interne naissant directement de la fémorale primitive, 9 cas; dans ces 9 cas, deux fois les deux circonflexes naissaient par un tronc commun, sept fois elles se détachaient séparément de la fémorale primitive.

Siège de la bifurcation. — Le siège exact de la bifurcation a été assez discuté autrefois. On est à peu près d'accord aujourd'hui pour admettre qu'il se fait à 4 cm. environ au-dessous de l'arcade crurale. Je ne parle bien entendu que des cas ordinaires, car les exceptions sont fréquentes.

Haller (*Icon. Anat.*, fasc. V, p. 10) donne comme point d'origine de la fémorale profonde, le milieu de la distance qui sépare le pubis du petit trochanter. Muntz et Harrisson placent ce point à 1 ou 2 cm. au-dessous du ligament de Poupart, fréquemment plus bas. Pour Meckel, au contraire, il est rare que cette distance de 2 cm. soit dépassée. C'est aussi l'opinion de Burns qui avait déjà insisté sur l'inexactitude de l'opinion de Bell, élevant la distance à 4 pouces. — Theile et Sœmmering donnent 1 pouce et demi à 2 pouces. Les statistiques de Viguerie (Th. de Paris, 1847), Quain, Richet et de Srb, démontrent la réalité du chiffre moyen et indiquent la fréquence et le degré des variations.

Statistique de Viguerie (300 cas)		
A 2 cm. du lig. de Poupart		28 fois.
Entre 2 et 4 cm.	—	134 —
— 4 et 6 cm.	—	136 —
— 6 et 8 cm.	—	10 —

Statistique de Quain		
A 13 mm.	de l'arc. cru.	15 fois.
Entre 13 mm. et 25 mm.	—	246 —
— 25 — et 37 —	—	183 —
— 37 — et 50 —	—	109 —
— 50 — et 62	—	19 —
— 62 — et 75 —	—	72 —
A 10 cm.	—	1 —

Srb, dans sa statistique très complète, indique le siège de la bifurcation dans les différents types dont nous avons parlé.

Type 1 (124 cas).	*Type* 2 (41 cas).	*Type* 3 (26 cas).
1 fois à 1 cm. de l'arc. cru.	1 fois à 2 cm. de l'arc. cru.	1 fois au niveau de l'arcade.
4 — 1 — —	1 — 3 — —	1 fois à 1 cm. de l'arc.
13 — 2 — —	7 — 4 — —	1 — 2 — —
39 — 3 — —	23 — 5 — —	1 — 3 — —
38 — 4 — —	5 — 6 — —	13 — 4 — —
21 — 5 — —	4 — 7 — —	1 — 6 — —
8 — 6 — —		2 — 7 — —

Type 4 (variété a.) 2 cas.	*Type* 4 (variété b.) 7 cas.
1 fois à 6 cm. au-dessous.	6 fois de 1 à 6 cm. au-dessous.
1 — 12 — —	1 — à 11 cm. —

Il semble résulter de cette statistique de Srb que lorsque la circonflexe externe, et surtout la circonflexe interne naissent directement de la fémorale primitive, la bifurcation se fait plus bas. Cela devient frappant lorsque les deux circonflexes se détachent de la fémorale primitive. Dans deux de ces cas, nous voyons l'origine de la fémorale profonde se faire aux distances énormes de 11 et de 12 cm.

Il paraît y avoir une certaine corrélation entre l'origine des circonflexes et le siège de la bifurcation de la fémorale primitive. En revanche, si l'on en croit Srb, l'influence de la taille serait absolument nulle, quoique certains auteurs aient affirmé que chez les sujets de haute stature la bifurcation se faisait plus bas.

Portal et Hyrtl ont signaló la coexistence d'une bifurcation prématurée de l'humérale et de la fémorale. D'après Srb, ce serait là un fait exceptionnel. La signification de la bifurcation prématurée de l'artère humérale me paraît tout à fait différente de celle de la fémorale et, *a priori*, il est difficile d'admettre une corrélation entre ces deux dispositions.

Volume. — Le volume de la fémorale profonde, lorsque celle-ci affecte sa disposition typique, est sensiblement égal à celui de la fémorale superficielle. Il se réduit lorsqu'une des circonflexes ou les deux se détachent du tronc primitif. Par contre, il peut augmenter dans des proportions notables dans les cas de bifurcation prématurée de la fémorale primitive; en effet, dans ces cas, et le fait est intéressant à noter, c'est de la fémorale profonde que se détachent les branches fournies normalement par le tronc primitif (sous-cutanée abdominale, circonflexe iliaque superficielle, etc.).

Trajet. — Née le plus souvent de la face postérieure de l'artère fémorale primitive, la F. P. descend verticalement derrière la F. S. Dans quelques cas cependant, elle déborde cette dernière soit en dehors, soit en dedans. D'après Srb, ces déviations latérales du tronc de la fémorale profonde seraient liées au mode d'origine des circonflexes. Il semble que chacune de celles-ci attire de son côté la fémorale profonde; ainsi, dans les cas où la circonflexe externe naît seule de la fémorale profonde, la F. P. est déviée en dehors; de même, la F. P. est déviée en dedans lorsqu'elle ne donne naissance qu'à la circonflexe interne. Je m'empresse d'ajouter que cette déviation latérale de la fémorale profonde n'a aucun intérêt pratique lorsque celle-ci naît en sa place normale. Mais, lorsqu'il y a bifurcation prématurée de la fémorale, cette déviation peut prendre une importance considérable, car, grâce à elle, la fémorale profonde tend à se placer *sur le même plan que la fémorale superficielle*, et peut devenir une source de méprise; d'où le précepte : liez haut, sous l'arcade, pour être sûr de lier la fémorale primitive.

Toujours elle descend en arrière de la fémorale superficielle, en avant du pectiné, s'insinue entre le moyen adducteur et le petit, puis entre le moyen et le grand, et perfore enfin ce dernier, constituant ainsi la 3e des perforantes.

Collatérales. — D'ordinaire, la circonflexe externe et l'artère du quadriceps naissent, comme le montre notre schéma, par un tronc commun; si bien que l'artère du quadriceps, ou grande musculaire, doit être considérée comme branche de la circonflexe.

Circonflexe externe ou antérieure. — Elle se détache de la partie supérieure du tronc de la fémorale profonde, quelquefois de la fémorale primitive. Elle se porte directement en dehors, entre le droit antérieur et les vastes, et se divise alors en deux branches : l'une transversale, la *circonflexe proprement dite*, l'autre descendante, l'*artère du quadriceps ou grande musculaire superficielle*.

La circonflexe s'enfonce dans l'épaisseur de l'insertion trochantérienne du vaste externe, contourne la partie inférieure du grand trochanter et arrive à la face postérieure de la cuisse où elle s'anastomose avec la circonflexe interne, la fessière et l'ischiatique. Elle fournit constamment un rameau ascendant qui se rend au petit fessier, au tenseur du fascia lata et à la capsule de l'articulation de la hanche.

Artère du quadriceps. — Nos classiques font naître isolément cette artère de la fémorale primitive. Cette disposition existe, mais elle est rare (21 sur 200, Srb). Elle se distribue aux quatre portions du muscle, au tenseur du fascia lata et à la peau de la région externe de la cuisse. Parmi les rameaux qui se distribuent au quadriceps, il en est un, à peu près constant, qui descend verticalement sur la face antérieure du vaste externe, en dehors du bord externe du droit antérieur, et qui se prolonge jusque dans le voisinage de la rotule.

Circonflexe interne ou postérieure. — La circonflexe interne se détache de la fémorale profonde tout près de l'origine de cette dernière, parfois de la fémorale primitive (11 fois sur 200, Srb). Elle se porte en arrière et en dedans, décrivant une courbe à concavité supérieure et externe, qui cravate la partie antérieure du col du fémur. — *En haut*, elle répond à la face inférieure de ce dernier. — *En bas*, elle croise successivement le bord supérieur du pectiné, du petit et du grand adducteur, vient ensuite se placer sous l'obturateur externe et, suivant le bord inférieur de ce dernier, arrive à la face profonde du carré crural, où elle se divise en deux branches terminales.

Avant de se bifurquer, la circonflexe interne fournit : 1° de nombreux *filets périostiques*, qui se ramifient dans le périoste épais sur le bord inférieur du col du fémur, après avoir traversé la partie correspondante de la capsule. Ces branches pénètrent ensuite dans l'épaisseur même de l'os; d'après Sappey, ces branches s'anastomoseraient avec les artérioles apportées à la tête fémorale par le ligament rond; j'ai dit ailleurs avec quel insuccès j'ai cherché ces anastomoses; — 2° un *rameau acétabulaire*, constant, mais toujours assez grêle. Cette artériole se détache de la concavité de l'arc décrit par la circonflexe : elle s'applique à la partie inférieure de la capsule articulaire, et, après un trajet de quelques millimètres, pénètre dans la cavité cotyloïde par l'échancrure ischio-pubienne; dans son trajet extra-acétabulaire, cette branche s'anastomose avec un rameau venu de la branche postérieure de l'artère obturatrice, disposition intéressante, car elle explique que la circonflexe int. fournisse parfois l'artère acétabulaire; — 3° des *branches musculaires*, toujours très volumineuses, qui se détachent de la convexité de la courbe décrite par la circonflexe et se rendent dans le pectiné, le petit et le grand adducteur et dans l'obturateur externe. Dans l'épaisseur de ce muscle, les branches fournies par la circonflexe postérieure s'anastomosent largement avec les branches fournies par la circonflexe antérieure et l'obturatrice.

Branches terminales. — Elles sont au nombre de deux : l'une supérieure, ou ascendante; l'autre, inférieure, ou descendante.

La *branche supérieure*, rameau trochantérien, monte entre le carré crural et le col du fémur et se termine au niveau de la fossette digitale. Elle fournit de nombreux rameaux à la partie postérieure de la capsule, au périoste de la face postérieure du col, aux obturateurs externe et interne, aux deux jumeaux et au carré crural. Lorsque cette branche est volumineuse, quelques-uns de ses rameaux perforent la couche des pelvi-trochantériens pour se distribuer à la partie inférieure du grand fessier. Cette branche s'anastomose avec la circonflexe externe et avec l'ischiatique.

La *branche inférieure* descend devant le carré crural, contourne le bord inférieur de ce muscle et se termine en envoyant des filets dans le grand fessier, le demi-membraneux, le demi-tendineux, le biceps et le nerf sciatique. Elle s'anastomose avec l'ischiatique, la fessière et la première perforante.

Artères perforantes. — Le nombre des perforantes est variable : d'ordinaire, il est de trois, mais peut être réduit à une, ou s'élever à quatre, cinq et six. Leur volume, toujours assez considérable, paraît être en raison inverse de leur nombre. — Les trois perforantes présentent une disposition à peu près identique. Cette disposition rappelle celle que je viens de décrire pour la circonflexe interne, cette dernière pouvant être, d'ailleurs, considérée comme la première des perforantes. Chacune des perforantes se porte directement en arrière et perfore les petit, moyen et grand adducteurs, en passant sous des arcades aponévrotiques ménagées dans l'insertion de ces muscles à la ligne âpre. Avant de s'engager dans ces orifices, elles donnent de nombreux rameaux au périoste fémoral, au vaste interne, aux adducteurs.

Arrivée à la face postérieure de la cuisse, la perforante se divise en trois branches : la *branche supérieure*, ou ascendante, monte et s'anastomose avec la branche descendante de l'artère située au-dessus ; — la *branche inférieure*, ou descendante, s'anastomose de même avec la branche ascendante de l'artère sous-jacente. Ces deux branches fournissent de nombreux rameaux qui se dirigent en arrière et se distribuent au demi-membraneux, au demi-tendineux, au biceps et au grand nerf sciatique. — La *branche moyenne* se dirige transversalement en dehors et s'enfonce dans le vaste externe, auquel elle se distribue.

La perforante supérieure est en général la plus volumineuse ; elle passe le plus souvent entre les deux chefs du petit adducteur et entre les chefs supérieur et moyen du grand. Sa branche transversale, généralement assez grêle, passe dans la partie supérieure du vaste externe ; elle envoie quelques ramuscules dans le muscle grand fessier (Theile). Sa branche transversale s'anastomose avec la branche descendante de la circonflexe interne ; sa branche descendante s'anastomose avec la branche ascendante de la deuxième perforante. — La deuxième perforante est ordinairement la plus grêle des trois. Elle répond absolument au type général décrit plus haut. — La troisième est représentée par le tronc de la fémorale profonde elle-même. Elle perfore le chef moyen du grand adducteur à 3 cm., en moyenne, au-dessus de l'orifice qui livre passage à la fémorale. Sa branche descendante s'anastomose le plus souvent avec un rameau ascendant que la poplitée fournit au biceps fémoral.

FÉMORALE SUPERFICIELLE

La fémorale superficielle fournit : 1° des rameaux musculaires ; 2° une artère volumineuse, la grande anastomotique.

Rameaux musculaires. — Ces rameaux musculaires, ordinairement assez grêles, se distribuent au couturier, aux adducteurs et au vaste interne. Dans quelques cas, les branches qui vont au vaste interne peuvent devenir assez considérables et constituer une ou plusieurs *artères accessoires du qua-*

driceps; alors le volume de l'artère principale de ce muscle, venant de la circonflexe externe, est réduit d'autant.

Theile insiste sur un de ces rameaux fournis au vaste interne, rameau qu'il décrit sous le nom de « ramus musculo-articularis ». Ce rameau n'est autre que la branche profonde de la grande anastomotique, qui naît quelquefois isolément de la fémorale superficielle. Mais, contrairement à Theile, je ne crois pas que ce soit là une disposition normale.

Grande anastomotique (*Articularis genu superficialis; articularis genu suprema, articularis genu superior interna prima*). — Toujours très volumineuse, la grande anastomotique se détache de la partie terminale de la fémorale superficielle. Elle naît de la partie antéro-externe de celle-ci, en avant et quelquefois un peu au-dessus de l'anneau du troisième adducteur; elle peut naître au niveau même de l'anneau et même un peu en arrière de ce dernier.

Peu après son origine, la grande anastomotique se divise en trois branches : une branche superficielle et deux branches profondes, l'une verticale, articulaire, l'autre oblique, musculaire.

La *branche superficielle* se porte immédiatement en avant, perfore la paroi antérieure du canal de Hunter et se place sous le couturier.

Rien de plus variable que la façon dont se comportent réciproquement la branche superficielle de la grande anastomotique, le nerf saphène interne et son accessoire au moment où ils traversent la paroi antérieure du canal de Hunter. J'ai cherché à établir le type de cette émergence sur vingt sujets et voici ce que j'ai vu : huit fois la branche artérielle émergeait isolément; cinq fois l'artère et les deux nerfs sortaient par un même orifice; sept fois enfin l'artère sortait par le même orifice que la saphène interne, l'accessoire émergeant soit au-dessus, soit au-dessous, par un orifice spécial.

La branche superficielle apparaît sous le bord postérieur du couturier et se place à côté du saphène interne dont elle constitue l'*artère satellite*. Elle accompagne le filet jambier de ce nerf dans un parcours plus ou moins long. Sur des pièces bien injectées, j'ai vu cette branche, devenue très grêle, se prolonger très bas au-dessous de la partie moyenne de la jambe. Cette branche satellite se distribue surtout aux téguments. Constamment elle envoie un rameau qui accompagne le rameau rotulien du saphène interne, et vient prendre part à la constitution du réseau péri-articulaire du genou.

2° La *branche profonde, verticale*, descend parallèlement au tendon du grand adducteur, en avant duquel elle est placée. Cette branche chemine dans une gaine fibreuse très serrée, qui unit le tendon du grand adducteur au vaste interne; elle abandonne de nombreux rameaux à ce muscle, s'en dégage au niveau de son bord inférieur et se ramifie sur la face interne du condyle interne où elle s'anastomose avec l'articulaire supérieure et interne.

3° La *branche profonde, oblique* en bas et en dehors, s'enfonce dans le vaste interne; elle se distribue à ce muscle et à la partie inférieure du crural; ses filets atteignent la capsule articulaire au niveau du cul-de-sac sous-tricipital.

Variétés. — I. *Anomalies du tronc.* — L'artère fémorale peut être très grêle et s'épuiser dans la cuisse. Dans ces cas, l'artère poplitée semble prolonger l'artère ischiatique anormalement développée. Cette anomalie, relativement fréquente, s'explique par le développement exagéré de la série des anastomoses qui, à la face postérieure de la cuisse, relient l'ischiatique à la poplitée. — La F. peut se dédoubler en deux troncs qui descendent parallèlement l'un à l'autre et se réunissent de nouveau, après un trajet plus ou moins long. Cette anomalie n'est pas exceptionnelle. W. Krause (*loc. cit.*) en donne une dizaine d'observations.

Branches surnuméraires. — La fémorale peut donner naissance à des branches provenant normalement de l'iliaque interne ou de l'iliaque externe. C'est ainsi qu'on l'a vue fournir l'ilio-lombaire (Mayer), la dorsale de la verge (Friedlowski), l'épigastrique et l'obturatrice. — Elle peut fournir des branches venant normalement de la fémorale profonde, telles que les deux circonflexes. Nous nous sommes expliqués déjà sur cette disposition si fréquente que nombre d'auteurs la regardent comme la disposition normale. — On l'a vue fournir encore des branches venant normalement de la poplitée, comme l'articulaire supérieure du genou. — Signalons l'existence de collatérales anormales proprement dites, comme la grande saphène (a. saphena magna) qui, dans les deux cas de Ruge et de Zagorski, atteignait la malléole interne en accompagnant le filet jambier du nerf saphène interne. Cette anomalie est des plus intéressantes, car elle reproduit, très atténuée, il est vrai, une disposition normale chez un grand nombre d'espèces simiennes où cette artère prend une part importante à la formation des artères du pied.

Anomalies des branches. — *Artère sous-cutanée abdominale* : Elle peut naître à la partie moyenne du triangle de Scarpa, ou donner naissance à la circonflexe interne. — *Artères honteuses externes* : Il peut n'en exister qu'une, ou, au contraire, leur nombre est porté à trois ou quatre. L'une d'entre elles peut donner naissance à la dorsale de la verge; elles peuvent prendre part à l'irrigation du testicule (Dubreuil). — *Artère fémorale profonde et ses branches* : J'ai déjà parlé de son origine et de ses branches. J'ajoute que la fémorale profonde peut donner naissance à un certain nombre de branches surnuméraires comme l'épigastrique (Monro, Tiedemann, Lauth, Dubreuil, etc.), la dorsale de la verge (Tiedemann), des perforantes accessoires, etc. — *Artère grande anastomotique* : Elle peut manquer; se détacher de la poplitée, donner naissance à la grande artère saphène dont j'ai parlé en étudiant les anomalies du tronc de la fémorale.

ARTÈRE POPLITÉE

L'artère poplitée s'étend de l'anneau du troisième adducteur, où elle fait suite à la fémorale, à l'anneau du soléaire où elle se bifurque en ses branches terminales, la *tibiale antérieure* et le *tronc tibio-péronier*. — Sa longueur, d'ailleurs variable suivant les sujets, est en moyenne de 19 cm. (Cruv.); son diamètre moyen est de 7 mm. (Luschka).

Flexueuse lorsque la jambe est fléchie sur la cuisse, elle devient rectiligne pendant l'extension. Elle descend d'abord un peu obliquement en bas, et en dedans, puis verticalement, suivant le grand axe du losange poplité. Toutefois, l'artère ne répond pas exactement à cette diagonale, mais est située un peu en dedans d'elle. De plus, soulevée dans sa partie moyenne par ce qu'on appelle encore le ligament postérieur de l'articulation du genou, elle décrit une légère courbe à concavité antérieure.

Rapports. — 1° *Rapports avec les parois du creux poplité.* — Dans sa portion supérieure et oblique, l'artère poplitée est recouverte par l'épais corps charnu du demi-membraneux et le tendon grêle du demi-tendineux, puis chemine entre ces muscles et la face postérieure du fémur. — Dans son tiers moyen elle se dégage de ces muscles et apparaît au fond de ce losange poplité, dont les côtés supérieurs ou longs sont formés par les fléchisseurs de la cuisse, biceps en dehors, demi-membraneux et demi-tendineux en dedans, tandis que les côtés inférieurs, petits, si petits que le losange est presque un triangle, sont constitués par les jumeaux, presque contigus. Là, la P. repose, dit-on, sur la surface triangulaire que limitent les deux branches de bifurcation inférieure de la ligne âpre, *plan poplité*. Ceci n'est pas exact; il n'y a pas contact entre l'artère et l'os, l'artère est tenue à distance du plan osseux par une couche graisseuse, épaisse d'un centimètre. Un peu plus bas la poplitée descend derrière l'échancrure inter-condylienne, sur le plan fibreux (ligament postérieur des classiques); puis elle s'enfonce dans l'interstice des jumeaux, qui bientôt recouvrent complètement l'artère en contact en avant avec la face postérieure du creux poplité.

Dans tout ce trajet, la poplitée reste profonde, tenue à distance de l'aponévrose superficielle par une épaisse couche graisseuse.

2° *Rapports avec les éléments du paquet vasculo-nerveux.* — Ces rapports varient suivant le point considéré. Dans son tiers supérieur, l'artère est accompagnée par la veine, qui est *accolée et adhérente* à sa partie postérieure et externe. Le nerf sciatique poplité interne, diagonale vraie du losange, est sous-aponévrotique, séparé des vaisseaux par une épaisse couche graisseuse. Plus bas, au niveau du tiers moyen de l'artère, ce nerf se rapproche des vaisseaux et s'accole à leur face postérieure quand ceux-ci pénètrent dans l'interstice des jumeaux. Ainsi, dans la région poplitée, nerf, artère et veine sont placés et étagés d'arrière en avant et de dehors en dedans, de la façon suivante : sur un premier plan, immédiatement au-dessous de l'aponévrose, on aperçoit le nerf, plus profondément et un peu en dedans, le veine, collée à l'artère plus profonde et plus interne encore.

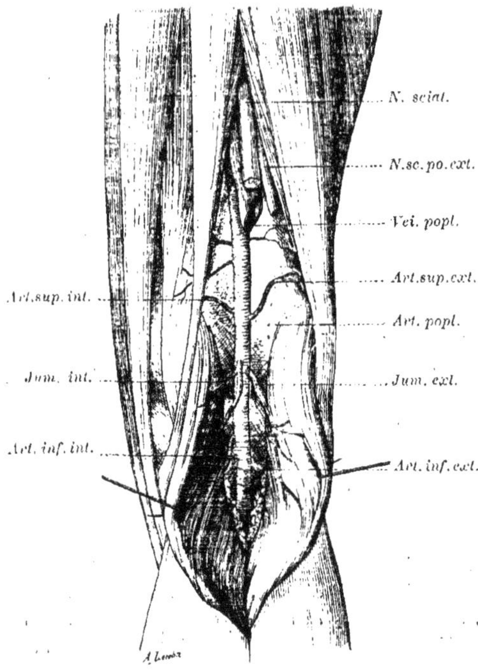

FIG. 472. — L'artère poplitée.

Dans l'interstice des jumeaux, le nerf est exactement derrière l'artère, la veine, déviée en dedans, s'est placée à la partie externe de celle-ci. Lorsque la veine poplitée est double, ce qui n'est pas rare au niveau de la partie inférieure de la région, le plus volumineux des deux troncs veineux occupe le côté interne de l'artère, le plus grêle est à son flanc externe. Comme rapport intéressant, il faut encore signaler la saphène externe : superficielle, puisqu'elle est contenue dans un dédoublement de l'aponévrose avec le nerf homonyme, la saphène externe est axiale comme l'artère dans sa partie inférieure. La crosse, par laquelle cette veine va s'ouvrir dans la poplitée, contourne la face interne du nerf sciatique poplité externe et reste encore à distance de l'artère. Mais l'anastomose qu'envoie la saphène externe à la saphène interne croise, avant de perforer l'aponévrose, la face postérieure de l'artère et court risque d'être coupée, au cours d'une ligature : la chose n'a d'ailleurs pas d'importance.

Les ganglions lymphatiques du creux poplité sont appliqués les uns sur la face postérieure de la veine, au niveau de l'embouchure de la saphène externe, les autres sur les parties latérales de la veine (Sappey). Ces derniers seuls sont en rapport avec l'artère.

Artère et veine sont contenues dans une gaine commune très dense qui rend leur séparation difficile. Dans cette gaine cheminent de très intéressants vasa vasorum bien étudiés par Hyrtl (Hyrtl, *Top. Anat.*, t. II, p. 675 — et *Ueber normale und abnorme Verhalkender Schlagadern des Unterschenkels*, Wien, 1804).

Ces vasa vasorum naissent en partie des circonflexes du genou, en partie de l'artère poplitée elle-même, et, avant de se terminer dans la paroi artérielle, s'anastomosent par des rameaux ascendants et descendants dans l'épaisseur même de la gaine. Hyrtl insiste sur l'importance de ces vasa vasorum dans le rétablissement de la circulation collatérale après ligature de la poplitée.

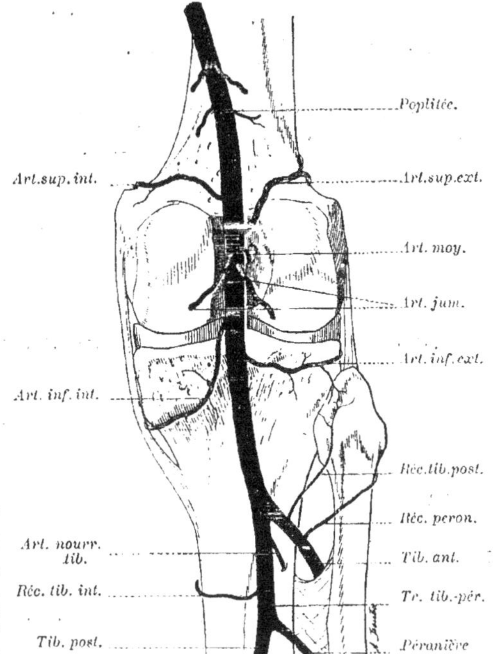

Fig. 473. — Schéma de la poplitée.

Distribution. — La poplitée émet *cinq artères articulaires* et de nombreux rameaux musculaires dont deux seulement méritent une mention spéciale, les *artères jumelles*; en tout sept collatérales importantes.

Artères articulaires	artère articulaire supérieure et interne. artère articulaire supérieure et externe. artère articulaire moyenne. artère articulaire inférieure et externe. artère articulaire inférieure et interne.
Artères musculaires	branche supérieure innominée. branches inférieures : jumelles.

Artère articulaire supérieure et interne. — Elle naît de la face interne de la poplitée ; son point d'origine, situé au-dessus du bord supérieur du condyle interne, est un peu plus élevé que celui de l'articulaire supérieure et externe. Dans la grande majorité des cas, elle est moins volumineuse que l'externe. Elle chemine au-dessus du bord supérieur du condyle, sous les tendons du demi-tendineux et du demi-membraneux, passe entre le tendon du grand adducteur et le bord externe du fémur, et, arrivée sur la face antérieure de l'extrémité inférieure de cet os, se divise en deux ordres de rameaux : — des rameaux profonds, qui s'engagent sous le vaste interne et se distribuent à ce muscle et au périoste fémoral, en s'anastomosant avec la branche fournie par la grande anastomotique à la portion interne du quadriceps fémoral ; — des rameaux superficiels, qui descendent en avant de la capsule, doublée à ce niveau par l'aileron interne de la rotule et prennent part à la constitution du réseau péri-rotulien (voy. plus loin : Réseau péri-articulaire du genou).

Artère articulaire supérieure et externe. — Toujours plus volumineuse que l'articulaire interne correspondante, l'articulaire supérieure et externe naît quelquefois par un tronc commun avec celle-ci. Ordinairement, son point d'origine est situé un peu plus bas que le bord supérieur du condyle. De là, elle se dirige en haut et en dehors, suivant un trajet fortement oblique ; elle chemine entre le biceps et le fémur et vient contourner le bord interne de cet os, à deux ou trois centimètres au-dessus du condyle. Au niveau même de ce bord, elle se divise en deux branches terminales ; l'une supérieure, l'autre inférieure. Avant de se bifurquer, elle a déjà fourni quelques collatérales à l'insertion supérieure du jumeau externe et du plantaire grêle, au biceps et au périoste fémoral.

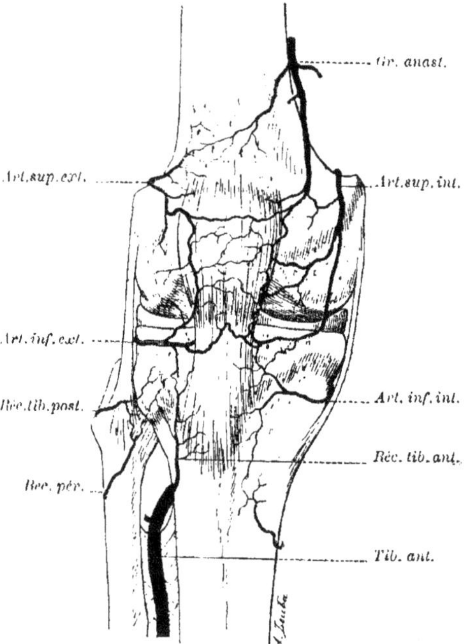

Fig. 474. — Réseau périarticulaire du genou.

La *branche supérieure* ou *musculaire* s'engage sous le crural et se divise au-dessous de ce muscle en rameaux *périostiques* et en rameaux *musculaires*, qui s'anastomosent avec les rameaux terminaux de la branche profonde ou musculaire de la grande anastomotique.

La *branche inférieure* ou *articulaire* se dirige vers le bord externe de la rotule, cheminant entre la capsule et l'aponévrose fusionnée avec l'expansion du vaste externe ; au niveau de ce bord, elle descend et s'anastomose avec une branche ascendante de l'articulaire inférieure correspondante. De la convexité de cette arcade juxta-rotulienne partent des rameaux transversaux qui vont prendre part à la constitution du réseau péri-rotulien. De sa convexité partent des rameaux qui se dirigent en arrière et forment un deuxième réseau, appliqué sur la face externe du condyle externe et l'aileron rotulien correspondant.

Artère articulaire moyenne (Syn. : *Articularis genu media seu azygos*). — Souvent double, elle le cède de beaucoup en volume à toutes les autres articulaires. Elle naît directement de la poplitée, dit-on; mais, le plus souvent, elle naît de l'articulaire supérieure et externe. Dès son origine, elle se porte en avant, traverse le plan fibreux intercondylien (faux ligament postérieur) et se ramifie dans le tissu cellulo-adipeux de l'espace inter-condylien. Elle donne là de nombreux rameaux aux ligaments croisés, à la partie postérieure de la synoviale et à ses franges, si nombreuses en ce point, et enfin aux deux condyles fémoraux.

Artère articulaire inférieure et interne (Syn. : *Articularis genu inferior interna*). — Son origine est variable. La plupart des auteurs la figurent comme naissant soit au niveau de l'interligne articulaire, soit même au-dessous de ce dernier. Dans la plupart des cas, je l'ai vue naître très haut, au-dessus de l'interligne, à la partie moyenne de l'espace intercondylien. Toujours, elle se porte en bas et en dedans, gagne le bord supérieur du poplité, qu'elle longe jusqu'au niveau du ligament latéral interne de l'articulation, passe sous ce ligament et vient se terminer dans le réseau péri-rotulien. Elle fournit des rameaux à la partie postérieure de la capsule, aux ligaments croisés, au muscle poplité et aux tendons de la patte d'oie. Ses branches terminales se jettent dans le réseau péri-rotulien.

Artère articulaire inférieure et externe (Syn. : *Articularis genu inferior externa*). — Ordinairement plus petite que la précédente, elle se détache de la poplitée un peu au-dessous de l'interligne articulaire. Il est exceptionnel de la voir naître par un tronc commun avec l'articulaire inférieure et interne. Elle se porte en dehors, cheminant d'abord en arrière du poplité et du ligament arqué, en avant du plantaire grêle et du jumeau externe. Elle contourne ensuite la tubérosité externe du tibia, en passant sous le ligament latéral externe, et se divise dans le voisinage de la tubérosité antérieure en rameaux terminaux.

Dans son trajet, elle fournit de nombreuses collatérales pour le poplité, l'articulation péronéo-tibiale supérieure, la capsule du genou et le ligament latéral externe. — Elle peut donner une articulaire inférieure. — Ses branches terminales se jettent dans le réseau péri-rotulien et s'anastomosent avec les autres articulaires.

Artères musculaires. — L'artère poplitée fournit de nombreux rameaux musculaires. Ceux-ci forment deux groupes qui se distribuent aux muscles qui forment le losange poplité : groupe supérieur, groupe inférieur.

Artères musculaires supérieures. — En nombre variable, elles se distribuent surtout au biceps, au demi-tendineux et au demi-membraneux, accessoirement aux vastes interne et externe et au grand adducteur.

Artères musculaires inférieures. — Dans sa partie inférieure, la poplitée fournit quelques branches sans importance au muscle poplité, et deux artères importantes : les artères jumelles.

Artères jumelles (artères surales). — Ordinairement au nombre de deux, elles naissent quelquefois de la poplitée par un tronc commun. Leur point d'origine est au niveau ou un peu au-dessus de l'interligne articulaire du genou.

Ce sont les plus volumineuses des collatérales de la poplitée ; leur volume varie d'ailleurs avec celui des jumeaux.

Elles se dirigent de haut en bas, très obliquement, vers le jumeau correspondant, fournissent quelques rameaux nourriciers au tronc de la poplitée lui-même (Hyrtl), puis se divisent en rameaux superficiels et en rameaux profonds : a) les *rameaux superficiels* descendent sur la face postérieure du jumeau jusque dans le voisinage du tendon d'Achille ; ils se distribuent aux jumeaux et à la peau de la face postérieure de la jambe ; l'un de ces rameaux, *satellite de la veine saphène externe*, chemine dans l'interstice qui sépare les deux jumeaux ; — b) les *rameaux profonds* s'enfoncent dans les jumeaux ; les plus volumineux d'entre eux ne s'épuisent pas dans ces muscles et vont se terminer dans le poplité, le soléaire et le plantaire grêle. — Notons que ce dernier muscle reçoit assez souvent une petite artériole qui se détache directement de la poplitée.

Variétés. — Les anomalies d'origine et de trajet sont fréquentes. L'artère poplitée peut prolonger l'artère ischiatique (voy. Var. de fem. et d'ischiatique); dans ce cas, elle chemine en arrière de la veine poplitée, disposition qui se rencontre parfois dans les cas d'origine normale de la poplitée (Quain, taf. LXXX, fig. 1). Dans un cas de Stuart (*Journ. of Anatom. and Phys.*, t. XIII), la poplitée descendait en dedans du jumeau interne, puis s'engageait entre lui et le condyle sous-jacent pour gagner le creux poplité. — Des anomalies de longueur, d'ailleurs assez rares, se rencontrent, soit lorsque le poplité se bifurque prématurément (10 fois sur 227 cas, Quain), soit lorsque l'artère se divise tardivement. Il est intéressant de constater que cette anomalie peut se rencontrer en même temps que l'anomalie inverse de l'humérale, c'est-à-dire la bifurcation prématurée de cette artère (PORTAL, *Cours d'Anat. méd.*, 1803, III, 238).

La poplitée peut fournir anormalement l'artère anastomotique, une branche du volume de l'artère radiale qui monte à la face postérieure de la cuisse et s'anastomose avec les perforantes (OTTO, *Seltene Beobachtungen*, 1824, II, 62); — une branche aberrante qui se détache de l'artère au niveau de la partie moyenne du creux poplité pour la rejoindre un peu plus bas; cette branche peut donner naissance à l'artère articulaire moyenne (HYRTL, *Schlagadern des Unterschenkels*, 1864, Taf. II, fig. 1); — une artère tibiale postérieure accessoire (GREEN, *Variet. in the art.*, septem. 1830); — une petite artère saphène anormalement développée qui s'anastomose au-dessous de la malléole externe avec une branche de la dorsale du tarse (Hyrtl); — une artère jumelle interne naissant par deux racines et formant un orifice par lequel passe le nerf sciatique poplité interne; — l'artère nourricière du tibia (Winslow).

Au lieu de se diviser en tibiale postérieure et tronc tibio-péronier, la poplitée peut se diviser en tibiale antérieure, postérieure et péronière, en d'autres termes le tronc tibio-péronier fait défaut (Quain, 1 fois sur 227 cas); ou en artères tibiale antérieure et péronière, la tibiale postérieure étant absente (Quain, 6 fois sur 227 cas), ou encore en artère tibiale postérieure et péronière, cette dernière suppléant l'artère tibiale antérieure absente (Tiedemann).

ARTÈRES DE LA JAMBE[1]

ARTÈRE TIBIALE ANTÉRIEURE.

La tibiale antérieure fait suite à la poplitée dont elle représente la branche de bifurcation antérieure. Elle s'étend de l'anneau du soléaire au bord inférieur de

1. Sur les artères de la jambe en général, voy. : STIEDA, Ein Vergleich des Arterien des Vorderarms und des Unterschenkels (Communic. au Congrès de Strasbourg, 1894). *Anat. Anz.* Ergänzungsh., 1894, p. 108.

la branche supérieure du ligament en Y où elle prend le nom de pédieuse. D'abord située dans la loge postérieure de la jambe, elle passe dans la loge antérieure par la partie supérieure, libre, de l'espace interosseux et descend au-devant du ligament interosseux. Sa direction est légèrement oblique en bas et en avant, puis en bas et en dedans. D'abord située près du péroné, elle se rapproche de plus en plus du tibia, si bien que dans le quart inférieur de la jambe elle repose sur la face antérieure de cet os. Elle croise ainsi en diagonale le ligament interosseux.

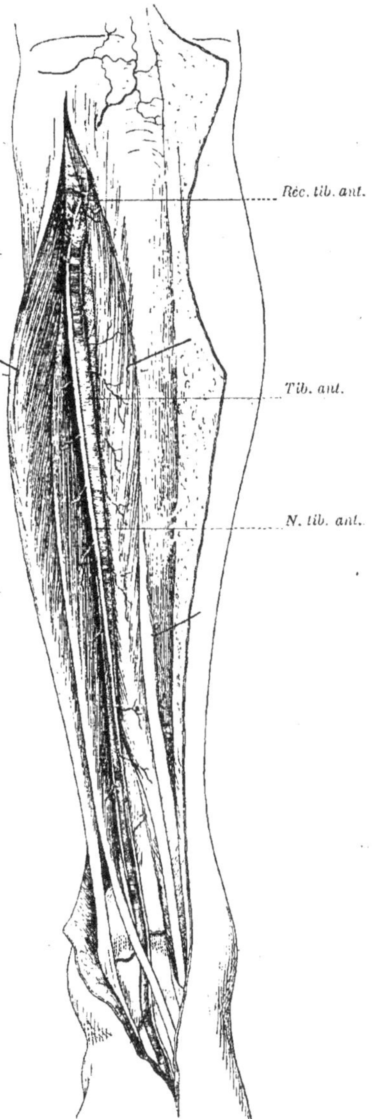

Fig. 475. — L'artère tibiale antérieure.

Sa direction serait bien indiquée, d'après la plupart des auteurs, par une ligne allant du tubercule de Gerdy, ou tubercule du fascia lata, à la partie moyenne de l'espace intermalléolaire. Comme l'a bien remarqué Marcellin Duval, cette ligne est située en dedans de l'artère. Pour répondre exactement au trajet de cette dernière, la ligne doit partir de la dépression dans laquelle s'enfonce le doigt, en avant de la tête du péroné, *dépression anté-péronière*, pour aboutir au milieu de l'espace inter-malléolaire.

Rapports. — Nous devons étudier ces rapports dans la région jambière postérieure, dans la région jambière antérieure, et, en bas, sous le ligament frondiforme (voy. t. II, p. 292, fig. 190 et 191).

La portion de la T. A. qui appartient à la région jambière postérieure est plus ou moins longue, mais elle est constante ; dans nombre de cas, elle n'a pas moins de 2 cm. Dans cette première portion, l'artère est située tout contre le ligament interosseux sur un plan un peu antérieur à celui du tronc tibio-péronier, qui descend en arrière et en dedans d'elle. La T. A. passe ensuite dans la loge antérieure de la jambe par la partie supérieure, libre, de l'espace interosseux.

Dans la loge antérieure de la jambe, la T. A. répond en *arrière*, et dans ses trois quarts supérieurs, au ligament interosseux; sa gaine est unie à ce ligament sur une longueur de plusieurs centimètres, par des tractus fibreux plus ou moins serrés, mais il me paraît exagéré de dire avec Hyrtl et les Allemands que l'artère chemine dans un véritable canal aponévrotique résultant du dédoublement de la membrane interosseuse (*Can. fibrosus vasorum tibialium* de Hyrtl; Hyrtl, *loc. cit.*, p. 29). D'après Rieffel (*Union méd.*, sept. 1894), cette disposition existe mais est exceptionnelle. Plus bas, vers le quart inférieur de la jambe, l'artère se place sur la face externe du tibia.

En avant, la T. A. répond d'abord à l'interstice qui sépare le jambier antérieur de l'extenseur commun en haut, du long extenseur propre du gros orteil plus bas. Très profonde dans la moitié supérieure de la jambe, l'artère l'est un peu moins, dans le quart inférieur.

En dedans, elle est contiguë au muscle jambier antérieur. — *En dehors*, elle répond d'abord à l'extenseur commun, ensuite à l'extenseur propre.

Au niveau de la branche supérieure du ligament en Y, l'artère repose sur la partie antérieure de la capsule de l'articulation tibio-tarsienne, enfouie dans le tissu graisseux qui abonde en ce point. Les tendons engainés par les frondes ligamenteuses (voy. Myologie, p. 293 et fig. 191) sont situés en avant d'elle, toujours séparés du vaisseau par le pilier profond du ligament frondiforme. A ce niveau, le tendon du long extenseur propre croise la face antérieure de l'artère, aussi, au niveau du pied, nous le trouverons en dedans de la pédieuse.

L'artère tibiale antérieure est accompagnée de deux veines qui cheminent l'une en avant, l'autre en arrière d'elle. Ces veines échangent de nombreuses anastomoses transversales qui rendent difficile la dénudation de l'artère, au cours d'une ligature. Le *nerf tibial antérieur*, situé en dehors de l'artère à la partie supérieure de la jambe, est situé en dedans d'elle inférieurement : il croise l'artère en passant sur sa face antérieure ; dans quelques cas (4 ou 5 fois sur 450, d'après Marcellin Duval), l'entre-croisement ne se fait pas, et le nerf suit la face externe du vaisseau dans toute sa longueur.

La tibiale antérieure est également accompagnée par trois ou quatre troncs lymphatiques profonds; le ganglion tibial supérieur, situé au niveau du tiers supérieur de la jambe, est appliqué contre le ligament interosseux, à côté de l'artère.

Distribution. — La tibiale antérieure fournit les branches suivantes :

L'artère récurrente tibiale postérieure, l'artère récurrente péronière de Theile, l'artère récurrente tibiale antérieure, des artères musculaires, l'artère malléolaire interne, l'artère malléolaire externe.

Les trois premières de ces artères naissent du segment de la tibiale antérieure situé dans la région postérieure de la jambe. Elles sont ordinairement très grêles, ce qui explique pourquoi la plupart des auteurs les passent sous silence. J'ai toujours rencontré la récurrente péronière et très souvent la récurrente tibiale antérieure. En revanche, le ramus supremus décrit par Luschka m'a paru très inconstant.

Ramus supremus (Luschka). — Sous le nom de ramus supremus, Luschka décrit une artériole naissant de la partie initiale de la tibiale antérieure. Cette artériole chemine d'abord au-dessous du poplité, perfore ensuite ce muscle, ou émerge au niveau de son bord supérieur et se termine dans l'échancrure inter-condylienne du fémur; elle donne des rameaux au tibial postérieur, au long fléchisseur des orteils dans le voisinage de leur origine; elle pourrait fournir anormalement l'artère nourricière du tibia.

Artère récurrente tibiale postérieure. — Elle naît tout près de l'origine de l'artère, fournit de nombreuses branches au muscle poplité et se termine sur la partie postérieure de l'articulation péronéo-tibiale supérieure.

Artère récurrente péronière (Theile) (Syn. : *Artère articulaire de la tête du péroné* (M. J. Weber); — *fibularis sup.* (Krause). — M. J. Weber regardait cette artère comme branche de la poplitée. En fait, elle peut provenir de celle-ci ou du tronc tibio-péronier; mais elle provient, dans la majorité des cas, de la tibiale antérieure.

Elle se dirige en haut et en dehors, contourne le péroné en cheminant au-dessous du long péronier et de l'extenseur commun, donne de nombreux rameaux à ces muscles et vient se terminer au niveau de la partie antérieure de l'articulation péronéo-tibiale. Par ses branches terminales, elle s'anastomose avec l'articulaire inférieure et externe, la récurrente tibiale postérieure et la récurrente tibiale antérieure.

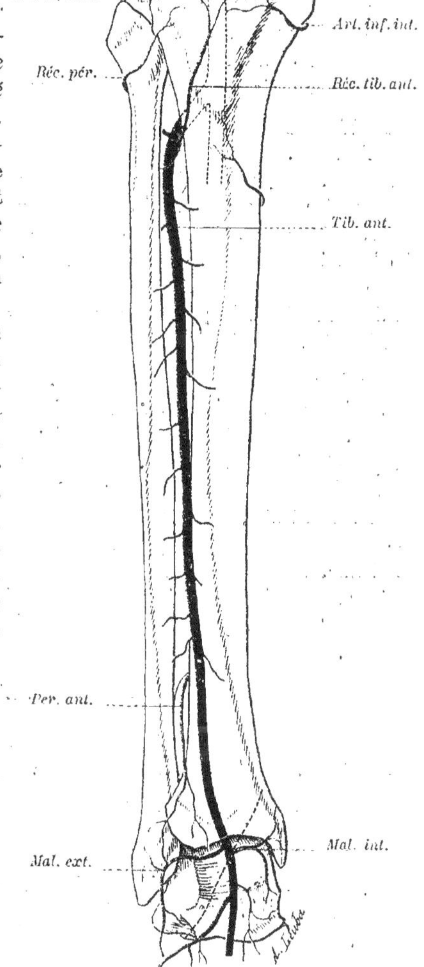

Fig. 476. — Schéma des artères de la jambe, face antérieure.

Artère récurrente tibiale antérieure (Syn. : *A. tibialis recurrens anterior, a. articularis genu recurrens*). — Elle naît de la tibiale antérieure au moment où cette artère passe entre les deux os de la jambe. Toujours assez volumineuse, elle se dirige en haut, en avant et en dedans, appliquée sur la tubérosité antérieure du tibia et recouverte par le corps charnu du tibial antérieur. Elle émerge au niveau de la partie externe de la tubérosité tibiale antérieure, où elle s'épanouit en ses rameaux terminaux.

Elle fournit des rameaux collatéraux au jambier antérieur, à l'extenseur commun des orteils, à l'articulation péronéo-tibiale supérieure et se termine en s'anastomosant avec les artères articulaires du genou (voy. plus loin le Réseau péri-articulaire du genou).

Artères musculaires. — Ces artères sont au nombre d'une trentaine environ. Elles sont perpendiculairement implantées sur le tronc principal, et s'enfoncent aussitôt dans les muscles voisins.

Les artères musculaires internes se rendent dans le jambier antérieur; les externes se distribuent au long extenseur commun, au long extenseur propre, au péronier antérieur et jusque dans les péroniers latéraux.

Artère malléolaire interne. — Ordinairement moins volumineuse que l'externe, elle naît un peu au-dessus de l'interligne de l'articulation tibio-tarsienne, se dirige horizontalement en dedans, passe au-dessous du tendon du jambier antérieur et arrive au niveau du bord antérieur de la malléole interne où elle se divise en deux branches, l'une superficielle, l'autre profonde. La branche superficielle descend sur la face externe de la malléole et se termine en s'anastomosant avec les branches de la tibiale postérieure et de la pédieuse. La branche profonde se perd dans l'appareil ligamenteux interne de l'articulation tibio-tarsienne.

Artère malléolaire externe. — Elle naît de la tibiale antérieure à peu près au même niveau que la précédente. Elle se porte horizontalement en dehors, en passant au-dessous des tendons extenseur commun, extenseur propre et péronier antérieur. Au niveau de la malléole, elle change de direction et descend verticalement sur le côté externe du tarse.

Dans son trajet, elle fournit des *rameaux cutanés* à la malléole péronière, des *rameaux articulaires* pour l'articulation péronéo-tibiale inférieure et tibio-tarsienne, des *rameaux osseux* qui passent sous les tendons des péroniers latéraux et se distribuent à la face externe du calcanéum. — Elle s'anastomose largement avec la péronière antérieure, la dorsale du tarse et la plantaire externe.

TRONC TIBIO-PÉRONIER.

Il commence à la bifurcation de la poplitée dans le canal du soléaire et finit à 4 ou 5 cm. plus bas, où il se divise en : tibiale postérieure et péronière.

Nombre d'auteurs à l'étranger rattachent le tronc tibio-péronier à la tibiale postérieure dont il représenterait la partie supérieure; ils considèrent la péronière comme une simple collatérale de la tibiale postérieure.

La longueur du tronc tibio-péronier est des plus variables (voy. Anomalies). Sa direction est verticale, son volume est le double de celui de la tibiale antérieure.

Rapports. — Recouvert par le soléaire, il repose sur le jambier postérieur. Il est accompagné par deux veines volumineuses et par le nerf tibial postérieur qui est situé en arrière et un peu en dehors de lui.

Il donne deux collatérales.

Récurrente tibiale interne (*Branche périostique cutanée* de Sappey). — Née de la partie supérieure du tronc tibio-péronier, elle contourne le bord interne du tibia, en traversant les insertions du soléaire, et se distribue au périoste de la partie supérieure de la face interne du tibia, ainsi qu'aux téguments qui la recouvrent. La récurrente tibiale s'anastomose avec l'artère articulaire inférieure et interne et avec la récurrente tibiale antérieure.

Artère nourricière du tibia (*Nutritia tibiæ*). -- L'artère nourricière du tibia, la plus volumineuse des nourricières osseuses (Theile) se détache de la partie interne du tronc tibio-péronier, se porte en bas et en dedans, abandonne quelques rameaux au poplité, au tibial postérieur et au long fléchisseur commun, puis pénètre dans le conduit nourricier. Arrivée dans le canal médullaire, elle se divise en deux branches, l'une ascendante, l'autre descendante.

TIBIALE POSTÉRIEURE

Syn. : Tibialis postica.

Branche de bifurcation interne du tronc tibio-péronier, la tibiale postérieure s'étend de la terminaison de celui-ci jusque dans la gouttière calcanéenne où elle se bifurque en *plantaire interne* et *plantaire externe*.

Son volume, deux fois plus considérable que celui de la péronière, est ordinairement en raison inverse de celui de la tibiale antérieure.

La tibiale postérieure se dirige d'abord en bas et en dedans, puis elle descend verticalement sur les muscles de la couche profonde qui revêtent la face postérieure du tibia ; au bas de la jambe elle s'incurve en avant vers la gouttière calcanéenne. Elle traverse ainsi la région postérieure de la jambe, la gouttière rétro-malléolaire interne et le commencement du canal calcanéen.

Rapports. — Dans sa portion jambière, l'artère, située un peu en dedans de l'axe de la jambe, est en rapport : *en avant*, avec le jambier postérieur et le long fléchisseur commun ; elle est appliquée sur ce plan musculaire par le feuillet profond de l'aponévrose jambière postérieure, qui devient d'autant plus épais qu'on l'examine plus bas. — *En arrière*, la tibiale postérieure répond au muscle soléaire et plus bas au côté interne du tendon d'Achille.

Dans sa portion malléolaire, la T. P. descend, très sinueuse, derrière la malléole interne. Elle est ici presque superficielle et on la voit battre sous la peau et le double feuillet aponévrotique qui la recouvrent. Elle suit le fond de la gouttière rétro-malléolaire, à égale distance du bord postérieur de la malléole et du tendon d'Achille, ayant en avant d'elle le tendon jambier postérieur et celui du fléchisseur commun ; le tendon du fléchisseur propre du gros orteil est en arrière et plus profondément.

Dans sa portion calcanéenne, l'artère, recouverte par le ligament annulaire interne du cou-de-pied, repose sur la gaine tendineuse du long fléchisseur propre du gros orteil qui la croise.

Dans tout ce trajet, la T. P. est flanquée de deux veines ; le nerf tibial postérieur est en dehors d'elle à la jambe, en arrière d'elle dans la gouttière malléolaire.

La T. P. donne des collatérales de volume médiocre, en nombre indéterminé. *A la jambe*, elle fournit de nombreux rameaux au soléaire, au jambier postérieur et au long fléchisseur commun. Parmi les rameaux du soléaire, il en est deux, qui naissent de la partie supérieure de l'artère et qui ont un volume assez considérable. Dans sa *portion inférieure*, la tibiale postérieure fournit : le *rameau anastomotique*; la *malléolaire postérieure et interne* et les *rameaux calcanéens*.

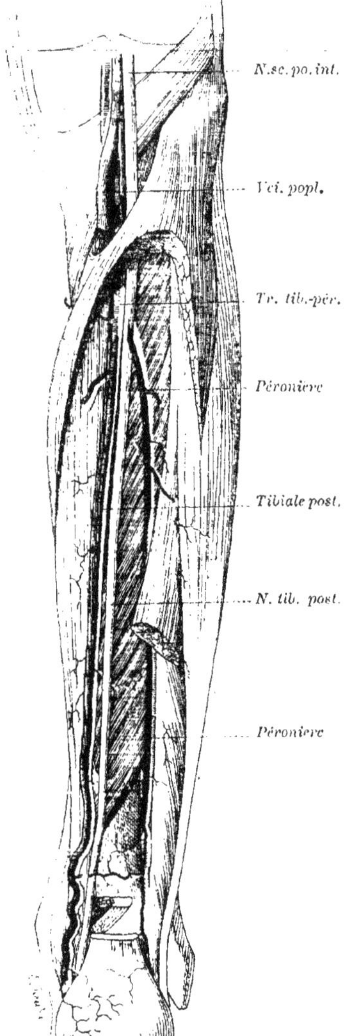

FIG. 477. — Artères de la face postérieure de la jambe.

Rameau anastomotique (*Ramus anastomoticus transversus*). — Il naît de la tibiale un peu au-dessus de la malléole, passe sous le tendon du long fléchisseur propre et s'anastomose avec un rameau analogue venu de la péronière. Cette branche transversale est constante, parfois peu volumineuse, souvent subdivisée.

Artère malléolaire postérieure et interne (*A. malleolaris postica medialis*). — Plus volumineuse que la précédente, cette branche naît de la portion rétro-malléolaire de la tibiale postérieure, passe sous le tendon du long fléchisseur commun et du jambier postérieur et arrive sur la face cutanée de la malléole. Elle s'anastomose avec la malléolaire interne, branche de la tibiale antérieure, et avec les rameaux tarsiens internes de la pédieuse, contribuant à la formation du réseau malléolaire interne.

Rameaux calcanéens (*Ar. calcaneæ mediales*). — Au nombre de deux ou trois, les rameaux calcanéens, ordinairement assez volumineux, se détachent de la tibiale postérieure au moment où celle-ci va pénétrer dans le canal calcanéen. Ils se dirigent en bas et en dedans et se terminent en fournissant de nombreux ramuscules au périoste du calcanéum, au coussinet cellulo-adipeux du talon, à l'abducteur du gros orteil et au court fléchisseur plantaire.

PÉRONIÈRE

Branche de bifurcation externe du tronc tibio-péronier, la péronière descend dans la loge postérieure de la jambe, au bas de laquelle elle se divise en deux branches terminales : la *péronière postérieure* et la *péronière antérieure*.

Le calibre de la péronière est moins considérable que celui des tibiales; il varie d'ailleurs en raison inverse de celui de ces vaisseaux. Cela est vrai surtout pour la tibiale antérieure, ce qui s'explique facilement par ce fait que c'est la péronière antérieure qui donne la pédieuse dans le cas d'arrêt de développement de la tibiale antérieure.

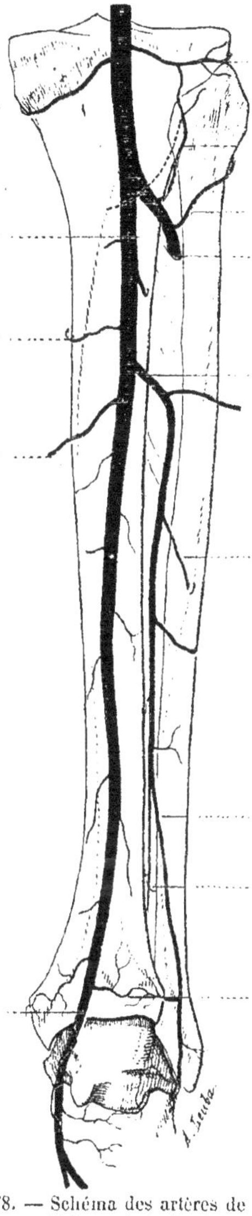

Rapports. — La péronière chemine profondément dans la loge postérieure de la jambe, le long de la face postérieure du péroné. Elle est en contact en avant et en haut avec le jambier postérieur qui la sépare de l'os; plus bas elle repose sur le ligament interosseux. En arrière, elle est d'abord recouverte par le soléaire et le long fléchisseur propre : en haut, ce dernier muscle recouvre l'artère, qui s'engage en bas entre ses faisceaux musculaires.

La péronière fournit de nombreuses branches collatérales. Les *branches postérieures* se distribuent au soléaire, et, plus bas, au fléchisseur propre quand l'artère s'est engagée sous ce muscle. Quelques-unes, plus volumineuses, ne s'épuisent pas entièrement dans son épaisseur, mais contournent le bord postérieur du péroné et vont se distribuer dans les deux muscles péroniers. C'est une de ces dernières qui fournit le plus souvent l'artère nourricière du péroné.

Les *branches internes* se distribuent pour la plupart au jambier postérieur. L'une d'entre elles, plus considérable, constitue le rameau anastomotique péronier (voy. Tibiale postérieure).

Fig. 478. — Schéma des artères de la face postérieure de la jambe.

Les branches terminales sont au nombre de deux : la *péronière postérieure* et la *péronière antérieure*.

Artère péronière postérieure. — La péronière postérieure, plus volumineuse en général que l'antérieure, descend derrière la malléole péronière, sur les tendons des péroniers latéraux et se termine sur le côté externe du calcanéum. Dans son trajet, elle abandonne de nombreux rameaux au long fléchisseur propre du gros orteil, aux tendons des péroniers latéraux et à leur gaine, au tendon d'Achille et aux articulations péronéo-tibiale inférieure et tibio-tarsienne; ses rameaux *terminaux* se distribuent au périoste du calcanéum et au coussinet sous-calcanéen (*rameaux calcanéens externes*), à l'abducteur du 5e orteil et à l'origine du pédieux.

Par ces rameaux terminaux, la P. P. s'anastomose avec la plantaire externe, la malléolaire externe, la péronière antérieure et la dorsale du tarse.

Artère péronière antérieure (*Peronea antica s. perforans*). — Son volume, ordinairement moins considérable que celui de la précédente, est en raison inverse de celui de la tibiale antérieure, qu'elle peut être appelée à suppléer. Elle traverse obliquement la partie inférieure du ligament interosseux et pénètre dans la loge antérieure de la jambe, où elle descend sous le tendon du péronier antérieur. Elle donne de nombreux rameaux au péronier antérieur, aux articulations tibio-tarsienne et astragalo-calcanéenne, au périoste de l'extrémité inférieure du péroné et se termine en s'anastomosant avec la malléolaire externe, branche de la tibiale antérieure.

Variétés des artères de la jambe. — **Tibiale antérieure.** — Nous avons indiqué, en étudiant l'artère poplitée, les anomalies d'origine de l'artère tibiale antérieure. — Quand la poplitée se bifurque prématurément, l'artère peut cheminer en avant du muscle poplité (Ramsay, *Edimb. med. and surgic. Journal*, 1812, VIII, 282; M. J. Weber, Theile, Quain; Hyrtl, 1 fois sur 6 cas). La T. A. peut, au lieu de passer à travers le ligament interosseux, contourner le col du péroné avec le nerf sciatique poplité externe (Velpeau, *Éléments de médecine opératoire*, 1839, t. III, p. 113). Elle peut descendre dans la loge péronière et reprendre sa place habituelle au niveau de l'articulation tibio-tarsienne (Quain, 8 fois sur 185 cas). Elle peut avoir un trajet superficiel anormal et accompagner le nerf musculo-cutané (Pelletan, *Cliniq. chirurg.*, 1810, p. 111; Velpeau, *loco citato*, p. 42).

L'artère tibiale antérieure peut manquer; son absence complète a été signalée par Burns, Otto, Dubreuil, etc. Ordinairement l'absence n'est pas totale; l'artère est représentée par une branche musculaire se distribuant surtout au muscle poplité et donnant naissance à la récurrente tibiale antérieure. — Le plus souvent, la réduction de l'artère est moins considérable; on la trouve le long de la jambe, mais elle s'arrête au niveau de l'articulation tibio-tarsienne. Le mode de suppléance de l'artère tibiale antérieure est très intéressant à étudier. Lorsque la portion jambière fait défaut, ce qui est rare, elle est suppléée par une branche perforante de l'artère tibiale postérieure. — Quand l'artère finit au niveau ou un peu au-dessous de l'articulation tibio-tarsienne, elle est suppléée par l'artère péronière antérieure ou encore par des rameaux perforants de la tibiale postérieure. Cette anomalie retentit forcément, comme celle où l'artère tibiale antérieure a un développement anormal, sur la disposition des artères du pied.

J'y reviendrai en étudiant ces dernières.

Hyrtl l'a vue donner l'artère articulaire moyenne du genou.

Récurrente tibiale antérieure. — Elle monte le long du bord interne du ligament rotulien pour se jeter dans le réseau périarticulaire du genou (Cruveilhier); elle fournit une branche descendante importante au muscle long péronier latéral et à l'extenseur commun des orteils. Cette branche s'anastomose en bas avec l'artère péronière antérieure. L'anomalie est intéressante, car c'est le développement exagéré de ce rameau qui explique l'anomalie dans laquelle l'artère tibiale antérieure descend dans la loge externe de la jambe.

Artère malléolaire externe. — Elle manque et est suppléée par l'artère péronière antérieure.

Artère malléolaire interne. — Elle peut également faire défaut et être remplacée par une branche de l'artère tibiale postérieure.

Tibiale postérieure. — Ses anomalies d'origine ont été étudiées en même temps que le tronc tibio-péronier.

La tibiale postérieure manque ou n'existe que dans le tiers supérieur de la jambe (11 fois sur 211, Quain). Lorsque l'artère tibiale postérieure a un volume réduit, elle peut être renforcée par une branche venue de l'artère péronière. Elle peut aussi être renforcée d'une façon récurrente en quelque sorte, par l'artère plantaire profonde fournie dans ce cas par l'artère tibiale antérieure. Je reviendrai sur cette anomalie en étudiant les artères du pied. — Elle peut perforer la partie antérieure du ligament interosseux et se jeter dans la tibiale antérieure.

Branches surnuméraires. — L'artère tibiale postérieure donne à la partie moyenne de la jambe une branche qui perfore le ligament interosseux et va se jeter dans la tibiale antérieure ou même dans la pédieuse (Banckart). — Une de ces branches antérieures, anormales, peut donner naissance à une partie des artères du dos du pied.

Quain a vu, 2 fois sur 211, l'artère péronière renforcée par une branche importante de l'artère tibiale postérieure (*artère grande saphène*).

L'artère malléolaire postérieure et interne peut faire défaut et être suppléée par l'artère malléolaire antérieure et interne (Hyrtl).

Artère péronière. — L'artère péronière est une artère dont les anomalies sont extrêmement fréquentes, puisque sur 100 préparations, Quain a rencontré 31 fois des anomalies de cette artère. Le plus souvent il s'agit d'une augmentation de volume de ce vaisseau (25 fois sur les 31 cas). — L'absence totale est rare. La P. est alors suppléée par la tibiale postérieure et la malléolaire externe, branche de la tibiale antérieure, ou par une branche venue de la tibiale antérieure et suivant le trajet habituel de la péronière dans toute son étendue.

Comme je l'ai dit, il est plus fréquent de la voir suppléer la tibiale antérieure ou la tibiale postérieure, ou les deux à la fois. — Lorsque la tibiale postérieure est réduite, c'est la P. qui donne l'artère nourricière du tibia. — Quand l'artère péronière antérieure supplée la tibiale antérieure, elle fournit les artères de la face dorsale du pied en très grande partie ou en totalité. De même, l'artère péronière peut fournir les artères plantaires interne et externe dans le cas d'atrophie de la tibiale postérieure. Elle peut fournir encore une artère péronière accessoire, qui descend parallèlement à l'artère normale en s'anastomosant avec elle (Hyrtl) ou bien chemine superficiellement.

ARTÈRES DU PIED

FACE DORSALE

PEDIEUSE

La pédieuse s'étend du bord inférieur du ligament frondiforme, où elle continue la tibiale antérieure, à l'extrémité postérieure du premier espace interosseux dans lequel elle plonge pour se continuer, à plein canal, avec la terminaison de la plantaire externe.

Sa direction, sensiblement parallèle à l'axe du pied, est représentée par une ligne menée de la partie moyenne de l'espace intermalléolaire à la partie postérieure du premier espace interosseux. Son volume, très variable, est en raison inverse de celui de la plantaire externe et de la péronière antérieure.

Rapports. — Relativement superficielle, l'artère est recouverte : 1° par la peau et le tissu cellulaire dans lequel se trouvent les origines de la veine saphène interne et les branches terminales du musculo-cutané ; 2° par l'aponévrose dorsale superficielle ; 3° par l'aponévrose du pédieux ; 4° par le chef interne de ce muscle qui la recouvre et dont le tendon croise obliquement le vaisseau. — L'artère passe sur les os du tarse, tête de l'astragale, scaphoïde, deuxième cunéiforme et sur les ligaments qui unissent ces os.

Le tendon de l'extenseur propre du gros orteil chemine parallèlement à l'artère à un centimètre en dedans d'elle.

Branches. — 1° **Dorsale du tarse.** — Cette branche, assez volumineuse, naît de la partie externe de la pédieuse, sur le scaphoïde ; elle se porte en avant et en dehors, cheminant sur la face supérieure des os du tarse, sous le pédieux. Elle se termine au niveau du bord externe du pied en s'anastomosant avec une branche de la plantaire externe ou avec la dorsale du métatarse.

Elle fournit des rameaux aux os sous-jacents, aux articulations, au muscle pédieux, aux tendons des extenseurs des orteils, et aux téguments.

Hyrtl a décrit comme constante une petite artériole qui traverse le sinus du tarse; cette artériole naît ordinairement de la dorsale du tarse tout près de l'origine de cette artère, et pénètre dans le canal astragalo-calcanéen qu'elle parcourt dans toute son étendue. Leboucq (*Anatom. Anzeig.*, 1886, p. 18) a montré que, chez l'embryon de 12 mm., cette artère avait un volume considérable; à ce moment, elle sépare les deux ébauches du calcanéum ; plus tard elle s'atrophie. L'anomalie décrite par Hyrtl (large anastomose entre la tibiale antérieure et postérieure dans le sinus du tarse), n'est que l'exagération de cette disposition.

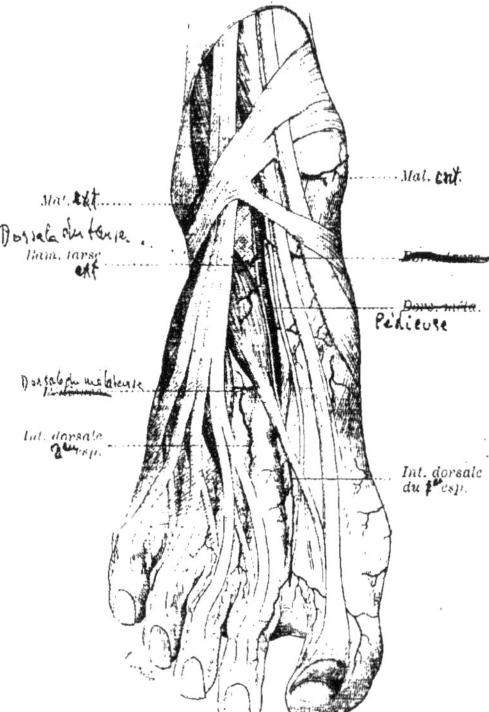

Fig. 479. — Les artères de la face dorsale du pied.

La dorsale du tarse s'anastomose avec la péronière antérieure, la malléolaire externe, la dorsale du métatarse et la plantaire externe.

Dorsale du métatarse. — Cette branche, la plus *volumineuse* des collatérales de la pédieuse, naît au niveau de l'articulation métatarso-cunéenne. Elle se porte en avant et en dehors, cheminant sur l'extrémité postérieure des métatarsiens au-dessous du pédieux, et se termine au niveau de l'extrémité postérieure du cinquième métatarsien, en s'anastomosant avec une branche de la dorsale du tarse avec laquelle elle forme l'*arcade dorsale du tarse*. Elle fournit des *rameaux postérieurs* aux os du tarse, aux articulations, au pédieux, et des *rameaux antérieurs*. Ces derniers constituent les interosseuses dorsales des deuxième, troisième et quatrième espaces. Chacune de ces interosseuses descend sur la face supérieure des interosseux dorsaux ; arrivée au niveau de l'espace interdigital, c'est-à-dire un peu en avant de l'articulation métatarso-phalangienne, elle se divise en deux branches qui constituent les collatérales dorsales correspondant à l'espace dans lequel chemine l'interosseuse.

Au niveau de l'extrémité postérieure de l'espace interosseux, chaque interosseuse dorsale communique par une anastomose verticale (perforante postérieure) avec la portion transversale de l'artère plantaire externe.

De même, au niveau de sa bifurcation, elle communique avec la partie terminale de l'interosseuse plantaire correspondante par les perforantes antérieures.

La disposition de ces artères perforantes est des plus variables. Le volume des perforantes postérieures est quelquefois plus considérable que celui de la partie initiale de l'interosseuse dorsale correspondante. Dans ce cas, l'interosseuse dorsale semble continuer la perforante postérieure et venir, par l'intermédiaire de cette dernière, de l'artère plantaire externe. Cette disposition m'a paru fréquente. D'après Meyer (*loc. cit.*), ce serait la disposition typique. — Le volume des perforantes antérieures est non moins variable : dans quelques cas, il est assez considérable pour que la perforante antérieure semble être la prolongation de l'interosseuse, qui parait aller se jeter dans l'interosseuse plantaire correspondante.

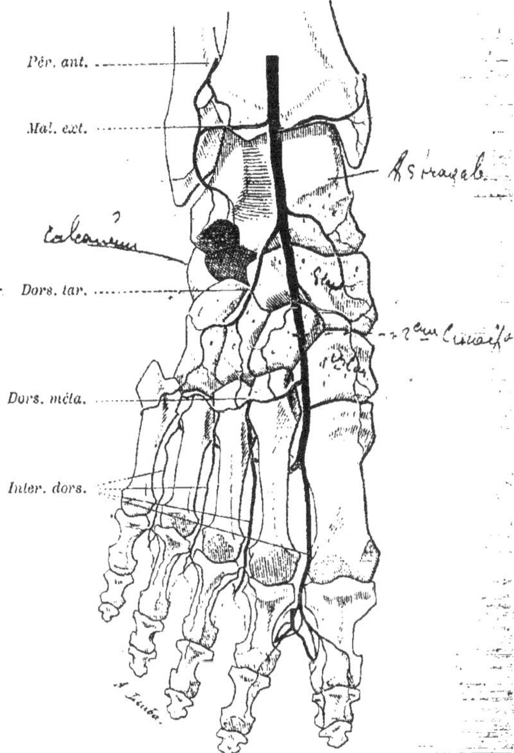

FIG. 480. — Schéma des artères de la face dorsale du pied.

Dans tous les cas, les artères interosseuses dorsales sont d'ordinaire assez peu développées et les collatérales dorsales des orteils auxquelles elles donnent naissance sont normalement très atrophiées.

3° **Interosseuse dorsale du premier espace.** — Elle naît de la partie terminale de la pédieuse, au moment où cette artère plonge dans le premier espace interosseux. Son volume est beaucoup plus considérable que celui des autres interosseuses. Cette artère chemine dans le premier espace, sur la face dorsale du premier interosseux ; arrivée au niveau de l'articulation métatarso-phalangienne du gros orteil, elle donne deux branches : l'une, interne, forme le tronc commun des deux collatérales dorsales du gros orteil ; l'autre, externe, constitue la collatérale dorsale interne du deuxième orteil. Aussitôt après avoir fourni ces deux branches, que l'on ne doit pas considérer comme branches terminales, elle devient verticale, se dirige vers la plante, constituant ainsi la perforante antérieure du premier espace et se bifurque en deux branches terminales : l'une, interne, est le tronc commun des collatérales plantaires du gros orteil; l'autre, externe, est la collatérale plantaire du deuxième orteil. Au niveau de sa bifurcation, elle reçoit l'interosseuse plantaire du premier espace. C'est l'interosseuse dorsale, et non l'interosseuse plantaire qui donne les trois collatérales plantaires internes des orteils.

Je considère cette disposition comme la règle puisque je l'ai trouvée 10 fois sur 12 pieds examinés. Je ne puis donc regarder comme normale la disposition indiquée par les classiques qui considèrent l'interosseuse dorsale comme ne donnant naissance qu'aux trois premières collatérales dorsales, et regardent la perforante antérieure du premier espace comme une simple anastomose. Je le répète, dans la grande majorité des cas, cette perforante antérieure m'a paru représenter la continuation du tronc de la première interosseuse dorsale, allant vers la plante donner naissance aux trois premières collatérales plantaires.

FACE PLANTAIRE

PLANTAIRE INTERNE

La plantaire interne représente la branche de bifurcation interne de la tibiale postérieure; j'ai indiqué plus haut le siège habituel de cette bifurcation.

Elle est d'ordinaire assez grêle et beaucoup moins volumineuse que la plantaire externe, qui représente normalement l'artère principale du pied.

Trajet et rapports. — Dès son origine elle se dirige directement en avant, chemine d'abord entre l'abducteur du gros orteil, qui la recouvre, et les tendons du long fléchisseur propre qu'elle croise très obliquement, et vient émerger au niveau du bord externe de l'abducteur, où elle devient relativement superficielle.

Il est difficile de préciser son mode de terminaison. Lorsque l'artère plantaire interne est très grêle, elle ne se bifurque pas, mais vient se terminer soit dans le tronc commun des collatérales plantaires du gros orteil et de la collatérale plantaire interne du deuxième orteil, soit dans l'arcade plantaire, soit dans la collatérale plantaire interne du gros orteil. -- Lorsqu'elle est volumineuse, elle peut rester indivise et fournir la collatérale interne du gros orteil. Il est alors fréquent de voir coexister les différents modes de terminaison que je viens de signaler : on voit la plantaire interne fournir plusieurs branches terminales, qui vont se jeter dans les interosseuses plantaires, ou dans leurs branches de bifurcation.

La plantaire interne vient ainsi renforcer une, deux, trois et exceptionnellement la totalité des interosseuses. Ainsi se trouve créée une véritable ébauche de système superficiel sous-aponévrotique, qui se superpose au système profond formé par la plantaire externe. Lorsque la plus externe de ces branches terminales s'anastomose avec un rameau de la plantaire externe, ce qui est peut-être moins rare qu'on ne le croit, il existe une véritable arcade plantaire superficielle, absolument homologue de l'arcade palmaire superficielle. Mais, contrairement à ce que nous trouvons à la main, ce système superficiel est toujours formé par des artères très grêles et le cède de beaucoup en importance au système profond.

Branches collatérales. — Quel que soit son mode de terminaison, la plantaire interne fournit de nombreux rameaux collatéraux à l'abducteur du gros orteil, au court fléchisseur, aux téguments du bord interne du pied et aux articulations astragalo-scaphoïdiennes, scapho-cunéennes et inter-cunéennes, Parmi ces branches collatérales, il en est une qui mérite une mention spéciale. Toujours assez volumineuse, elle se détache de la plantaire interne, tout près de l'origine de celle-ci, croise la face profonde de l'abducteur et émerge au-dessus de ce muscle dont elle suit le bord supérieur; elle donne de nombreux rameaux à ce muscle et aux téguments voisins et se termine au niveau de l'articulation métatarso-phalangienne du gros orteil, C'est l'*a. superficialis pedis medialis* de Henle.

PLANTAIRE EXTERNE

La plantaire externe s'étend de la bifurcation de la tibiale postérieure à l'extrémité postérieure du premier espace interosseux où elle se continue avec la pédieuse.

Elle est beaucoup plus volumineuse que la plantaire interne; son calibre est d'ailleurs en raison inverse de celui de cette artère et de la pédieuse.

La plantaire externe se dirige d'abord en avant et en dehors vers l'extrémité postérieure du cinquième métatarsien. Là, elle change brusquement de direction, croise transversalement l'extrémité postérieure des métatarsiens et vient se terminer au niveau de la partie postérieure du premier espace interosseux. Dans son ensemble elle décrit une courbe dont la concavité regarde en dedans et en arrière. On peut donc lui considérer deux portions, l'une oblique, l'autre transversale. La portion oblique, qui se moule sur la saillie de la face inférieure du calcanéum doublée par la chair carrée, décrit une courbe à concavité supérieure. La portion transversale, au contraire, appliquée sur la concavité très marquée à ce niveau de la voûte plantaire, décrit une courbe à convexité supérieure.

Rapports. — *Dans sa portion oblique*, l'artère chemine d'abord entre la face profonde de l'abducteur du gros orteil et le chef interne de l'accessoire du long fléchisseur. Elle s'engage ensuite dans la loge moyenne, entre le court fléchisseur plantaire et la chair carrée. Plus loin, au voisinage du cinquième métatarsien, elle se dégage du court fléchisseur plantaire et devient relativement superficielle, recouverte seulement par les fibres obliques externes de l'aponévrose plantaire moyenne. — *Dans sa portion transversale*, l'artère est très profonde; appliquée sur la face inférieure des têtes métatarsiennes, elle en est séparée par l'origine des interosseux plantaires. Elle est recouverte par l'épaisse masse charnue formée par l'adducteur oblique.

La plantaire externe est accompagnée de deux veines et du nerf plantaire externe. Ce nerf plantaire externe, d'abord situé en dehors de la tibiale postérieure, croise la face profonde de la plantaire externe, tout près de son origine, se place alors à son côté interne et décrit une courbe inscrite dans la courbe que décrit l'artère elle-même. Ses branches superficielles abandonnent le vaisseau au point où l'artère devient profonde. Son rameau profond, au contraire, accompagne l'artère jusqu'au voisinage de sa terminaison.

Branches. — Dans sa première portion, portion oblique, l'artère fournit deux ordres de rameaux :

1° Des *rameaux inférieurs* qui se rendent dans l'abducteur du gros orteil, le court fléchisseur commun, l'abducteur du petit orteil et les téguments;

2° Des *rameaux supérieurs* qui se distribuent à l'accessoire du long fléchisseur, aux os et aux articulations du tarse. J'insiste sur les rameaux relativement volumineux qui se perdent dans le périoste calcanéen.

Dans sa deuxième portion, portion transversale, l'artère fournit des branches supérieures, des branches inférieures, des branches postérieures et des branches antérieures.

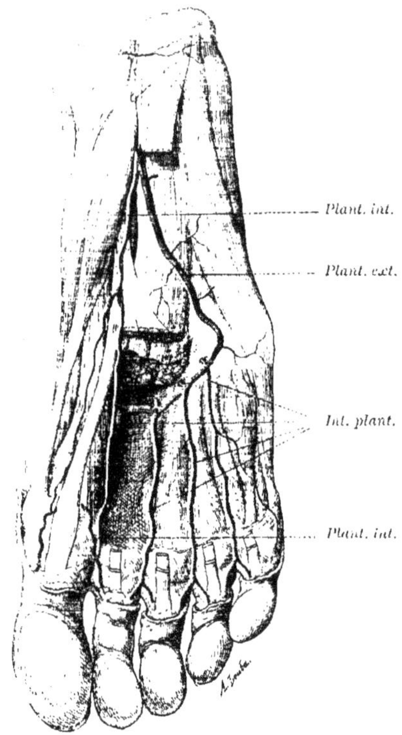

FIG. 181. — Les artères de la face plantaire.

Les *branches supérieures, perforantes postérieures*, sont au nombre de *trois*. Elles perforent l'extrémité postérieure des trois derniers espaces interosseux et se jettent soit dans les interosseuses dorsales, soit dans l'arcade dorsale du tarse. Elles peuvent donner naissance aux interosseuses dorsales; je reviendrai plus loin sur cette intéressante anomalie. L'anastomose entre la pédieuse et la plantaire externe représente la première des perforantes postérieures.

Toujours assez grêles, les *branches inférieures* se distribuent à l'adducteur oblique.

Les *branches postérieures*, également peu développées, se perdent dans les articulations tarso-métatarsiennes et dans la gaine fibreuse du long péronier latéral.

Les *branches antérieures* sont de beaucoup les plus importantes. Ce sont la collatérale externe du petit orteil et les quatre artères interosseuses.

Collatérale plantaire externe du petit orteil. — La collatérale plantaire externe du petit orteil se détache à la jonction des deux portions de l'artère plantaire. Elle se dirige directement en avant, longeant le bord interne de l'abducteur du petit orteil, croise la face inférieure du court fléchisseur et vient se placer au côté externe du cinquième orteil. Chemin faisant, elle abandonne de nombreux rameaux aux muscles de la région plantaire externe et aux téguments voisins.

Interosseuses plantaires. — Les interosseuses plantaires sont au nombre de quatre : les trois externes présentent la même disposition; celle du premier espace affecte une disposition spéciale.

Interosseuses des deuxième, troisième et quatrième espaces. — Nées de la portion transversale de la plantaire externe, elles se dirigent directement en avant et cheminent au niveau de l'espace interosseux correspondant. Elles sont appliquées sur les muscles interosseux et recouvertes par les tendons fléchisseurs, les lombricaux et les troncs des nerfs collatéraux des orteils. Au niveau des têtes métatarsiennes, elles passent entre le ligament transverse intermétatarsien, sur lequel elles reposent, et l'adducteur transverse qui les recouvre. Elles se terminent à quelques millimètres au-dessous des articulations métatarso-phalangiennes, où elles se divisent en deux branches, les *collatérales plantaires des orteils.* — La deuxième interosseuse donne la collatérale plantaire externe du deuxième orteil et la coll. int. du troisième; — la troisième donne la coll. ext. du troisième orteil et la coll. int. du quatrième; — la quatrième enfin fournit la coll. ext. du quatrième orteil et la coll. int. du cinquième.

Abstraction faite de leurs branches terminales, les interosseuses plantaires fournissent de nombreux rameaux aux muscles adducteurs oblique et transverse du gros orteil et aux articulations métatarso-phalangiennes. — Au niveau même de leur bifurcation, elles reçoivent les perforantes antérieures, venues des interosseuses dorsales, dont elles représentent le principal mode de terminaison.

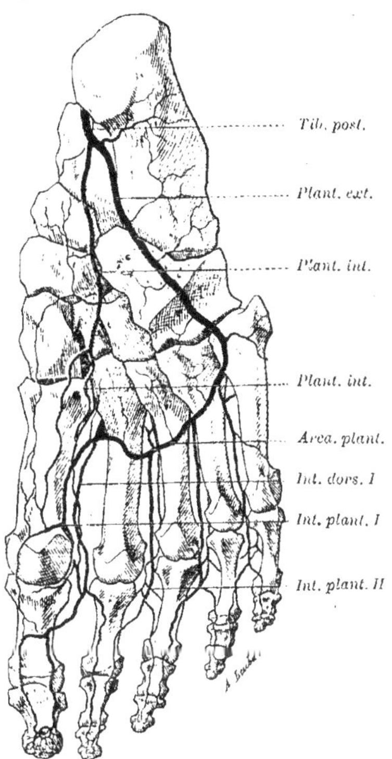

Fig. 482. — Schéma des artères plantaires.

Interosseuse plantaire du premier espace. — L'interosseuse plantaire du premier espace se détache de la terminaison même de la plantaire externe. Elle se dirige en avant : d'abord appliquée contre la face externe du premier métatarsien, elle croise ensuite son bord inférieur. Elle se divise là en deux branches : la *branche interne* émerge entre les deux chefs du court fléchisseur du gros orteil, contourne la face inférieure du sésamoïde interne, ou glisse entre les deux sésamoïdes, comme son homologue de la main, pour se jeter dans la collatérale plantaire interne du gros orteil, *normalement fournie par l'interosseuse dorsale du premier espace.* — La branche externe émerge parfois, comme la précédente, entre les deux chefs du court fléchisseur du gros orteil et croise alors la face inférieure du sésamoïde externe; dans d'autres cas, elle contourne la partie externe de l'articulation. Elle vient se jeter dans la partie terminale de la première interosseuse dorsale, au niveau du point où celle-ci se bifurque en tronc commun des collatérales plantaires du gros orteil et collatérale plantaire interne du deuxième orteil.

Comme on le voit d'après cette description, l'interosseuse plantaire du premier espace ne donne naissance ni aux collatérales plantaires du gros orteil, ni à la collatérale plantaire interne du deuxième. Cependant, vous lirez partout que la première interosseuse plantaire fournit les collatérales en question. Certes, cette disposition existe; elle s'explique d'ailleurs facilement par la terminaison même de l'interosseuse plantaire telle que je la comprends, et il suffit de jeter un coup d'œil sur la fig. 481 pour voir comme elle peut se réaliser; mais je dois la considérer comme rare, puisque sur les douze pieds que j'ai sous les yeux, dix fois c'est la *première interosseuse dorsale* qui fournit les deux collatérales plantaires du pouce et la collatérale plantaire interne du deuxième orteil.

Variétés des artères du pied. — Les anomalies des artères du pied sont fréquentes, plus fréquentes peut-être que les anomalies des artères de la main. Ici, comme à la main, cette fréquence s'explique par ce fait qu'il s'agit d'une portion du système artériel en voie d'évolution. Nous étudierons successivement les anomalies de la face dorsale et de la face plantaire.

Face dorsale. — Nous avons vu que les artères de la face dorsale étaient pour la plupart fournies par la pédieuse : cela n'est vrai qu'avec certaines restrictions : si la première interosseuse dorsale est, en effet, presque toujours fournie par la pédieuse et si elle a, normalement du moins, un développement assez considérable pour fournir, non seulement les collatérales dorsales, mais encore des collatérales plantaires, en revanche, les autres interosseuses dorsales sont souvent fournies par l'arcade plantaire profonde, grâce aux perforantes postérieures. — Il y a là une sorte d'antagonisme entre le système dorsal et le système plantaire, antagonisme que nous avons rencontré à la main. Tantôt c'est le système dorsal qui l'emporte; il existe alors une dorsale du métatarse très développée qui donne naissance à toutes les interosseuses dorsales; celles-ci peuvent même être assez considérables pour renforcer les interosseuses plantaires, grâce aux perforantes antérieures. Tantôt, au contraire, le système plantaire empiète sur la face dorsale du pied. Cet empiètement du système plantaire se fait toujours par le même processus, l'augmentation de volume des perforantes postérieures. Lorsque cette augmentation de volume porte sur la perforante postérieure du premier espace, il semble que la pédieuse soit un prolongement dorsal de la plantaire externe. Lorsque cette augmentation porte sur les autres perforantes postérieures, celles-ci se continuent directement avec les interosseuses dorsales qui les prolongent; la dorsale du métatarse fait alors défaut, ou est extrêmement rudimentaire.

Que le système dorsal soit bien développé ou au contraire rudimentaire, les artères qui le constituent peuvent être fournies, non plus par la pédieuse, mais par la péronière antérieure, anormalement développée. Il existe d'ailleurs tous les degrés dans cette anomalie, depuis ceux où la suppléance est partielle et où la péronière antérieure se borne à renforcer la dorsale du tarse ou la dorsale du métatarse, jusqu'à ceux où elle remplace entièrement la pédieuse et s'empare de tout son territoire.

Face plantaire. — Je viens de montrer que le système plantaire pouvait remplacer en partie le système dorsal, ou être en partie remplacé par ce dernier, je n'y reviendrai pas. — De même, il existe à la face plantaire un antagonisme entre la plantaire externe et la plantaire interne. Celle-ci peut prendre un développement beaucoup plus considérable qu'à l'état normal et donner une partie, voire même la totalité des collatérales plantaires des orteils. — Une anomalie plus intéressante consiste en l'anastomose en arcades d'une plantaire interne bien développée avec une branche de la plantaire externe. Il existe alors deux arcades plantaires, une superficielle, l'autre profonde. Dans ce cas, les artères de la face plantaire reproduisent le type artériel de la main. L'existence de deux arcades plantaires est constante chez quelques espèces simiennes.

Signalons encore l'intervention possible dans la formation de l'arcade plantaire de certaines artères qui, normalement, n'arrivent pas jusqu'à la face inférieure du pied. C'est ainsi que l'on a vu la péronière postérieure donner une partie des collatérales plantaires. Dans un cas remarquable observé par Hyrtl et dont nous avons donné plus haut l'interprétation (voy. Pédieuse), la tibiale antérieure arrivait à la face plantaire après avoir cheminé dans le canal astragalo-calcanéen.

VOIES ANASTOMOTIQUES DU MEMBRE INFÉRIEUR

Au membre inférieur, le courant artériel principal est unique au niveau de la cuisse et du genou, où il est formé par la fémorale et la poplitée; au niveau de la jambe il se dédouble; il existe là deux courants principaux : l'un antérieur, formé par la tibiale antérieure, qui se prolonge au pied par la pédieuse; l'autre postérieur formé par la tibiale postérieure, qui se continue au pied par la plantaire externe. Mais à côté de ces voies principales, nous trouvons ici, comme au membre supérieur, des voies secondaires, doublant les premières et pouvant au besoin les suppléer.

A la cuisse, il existe une voie secondaire importante, occupant la partie postérieure de ce premier segment du membre abdominal. Cette voie est formée par les anastomoses successives de l'ischiatique, des circonflexes, des perforantes et des artères musculaires supérieures de la poplitée. C'est par cette série d'anastomoses que se rétablit la circulation lorsque la fémorale est oblitérée; c'est elle qui explique cette anomalie relativement fréquente, dans laquelle on voit le tronc artériel principal occuper la région postérieure de la cuisse, tandis que la fémorale est réduite à l'état d'artère nourricière des muscles fémoraux antérieurs.

A la jambe, l'artère péronière constitue une voie secondaire des plus importantes. Par les anastomoses de ses branches terminales avec la pédieuse d'une part, avec la plantaire externe d'autre part, elle peut suppléer soit la tibiale antérieure, soit la tibiale postérieure. Nous avons vu, en étudiant les anomalies des artères de la jambe, combien il était fréquent de voir la péronière suppléer la tibiale antérieure insuffisante et donner naissance à l'artère pédieuse.

Enfin, *au pied*, la plantaire interne constitue un système spécial capable de remplacer en partie ou en totalité la plantaire interne ou la pédieuse atrophiées.

Au membre inférieur comme au membre supérieur, nous trouvons, au niveau des trois grandes articulations, de riches systèmes anastomotiques.

A la hanche, il existe un cercle artériel autour de l'extrémité supérieure du fémur, cercle en tout point comparable à celui qui entoure le col chirurgical de l'humérus. Ce *cercle périfémoral supérieur* est formé par les anastomoses des deux circonflexes. En haut, il reçoit toujours une ou plusieurs branches de l'ischiatique; en bas, il communique avec la première des perforantes; enfin, en dedans, il est toujours relié à l'obturatrice par un ou plusieurs rameaux anastomotiques.

Au niveau *du genou*, le réseau péri-articulaire a une disposition beaucoup plus complexe. Il est essentiellement constitué par deux cercles artériels qui entourent, l'un l'extrémité inférieure du fémur, l'autre l'extrémité supérieure du tibia. Le cercle supérieur, *cercle périfémoral inférieur*, est formé par l'anastomose des artères articulaires supérieures. On a vu en effet que ces deux artères, après avoir contourné l'extrémité inférieure du fémur, au-dessus des condyles, s'anastomosaient à plein canal par leurs branches articulaires. Cette anastomose est ordinairement située contre l'os, un peu au-dessus du cartilage articulaire. Dans quelques cas elle est doublée par une anastomose secondaire, formée par deux branches des articulaires qui s'unissent en avant de l'insertion rotulienne du quadriceps. Cette insertion rotulienne, comprise entre l'anastomose profonde et l'anastomose superficielle, est ainsi entourée d'un véritable anneau artériel. Le cercle inférieur, *cercle péritibial supérieur*, est formé par l'anastomose des deux artères articulaires inférieures. Ces deux artères s'unissent également par deux anastomoses, l'une profonde, sous-jacente au tendon rotulien, l'autre superficielle, croisant la face antérieure de ce tendon. Les deux cercles, supérieur et inférieur, sont reliés par des anastomoses verticales multiples, unies entre elles par de fins rameaux, dont l'ensemble constitue un riche réseau péri-articulaire. Les deux plus importantes de ces anastomoses verticales longent les bords latéraux de la rotule, formant là deux *troncs juxta-rotuliens* dont l'importance et la disposition varient avec les sujets.

Ajoutons enfin que les deux cercles, le périfémoral et le péritibial, sont l'aboutissant de certaines artères. Le cercle périfémoral reçoit la branche articulaire de la grande anastomotique; le cercle péritibial reçoit la récurrente péronière, la récurrente tibiale antérieure et la récurrente tibiale interne de Cruveilhier.

Le réseau anastomotique que je viens de décrire est situé profondément, et appliqué sur le périoste et la capsule articulaire, mais il émet des branches perforantes qui traversent le surtout tendineux et aponévrotique qui renforce en avant la capsule fibreuse de l'articulation du genou ; ces branches perforantes forment au-dessous des téguments un deuxième réseau. A la partie antérieure du genou, comme à la partie postérieure du coude, nous trouvons donc deux réseaux : l'un superficiel sous-cutané, l'autre profond sous-aponévrotique, communiquant d'ailleurs largement entre eux.

Au niveau de l'*articulation tibio-tarsienne*, il existe un cercle artériel complet autour de l'extrémité inférieure des deux os de la jambe. Ce cercle est formé, en arrière par le rameau anastomotique qui relie la tibiale postérieure, en avant par les deux malléolaires, branches de la tibiale antérieure, qui s'anastomosent, l'externe avec un rameau de la tibiale postérieure, l'interne avec un rameau, toujours très grêle, de la péronière postérieure. Ce cercle artériel communique largement en haut avec la péronière antérieure, en bas avec la dorsale du tarse et avec les rameaux tarsiens internes de la pédieuse.

ARTÈRE SACRÉE MOYENNE

L'artère sacrée moyenne est la branche terminale de l'aorte abdominale. Véritable aorte pelvienne, elle a la même valeur morphologique que l'aorte thoracique et l'aorte abdominale qu'elle continue au-devant du sacrum et du coccyx. — Elle se détache de la face postérieure de l'aorte, ordinairement un peu au-dessus de sa bifurcation, plus rarement au niveau de cette dernière; dès son origine elle se porte directement en bas, sur la face antérieure de la cinquième lombaire, contourne le promontoire, suit la face antérieure du sacrum et du coccyx au niveau de la ligne médiane et se termine au-dessous du sommet du coccyx dans l'épaisseur de la glande coccygienne.

Dans ce trajet, elle décrit deux courbes, l'une à concavité postérieure, qui embrasse le promontoire, l'autre à concavité antérieure qui s'applique au rectum. Le calibre de la sacrée moyenne est assez grêle ; à l'origine, il est égal à celui d'une intercostale lombaire. — On sait que, chez les animaux munis d'une queue, la sacrée moyenne, *artère caudale*, présente un volume considérable, en rapports avec les dimensions de cet organe.

Rapports. — A son origine, au niveau du corps de la cinquième lombaire, la sacrée moyenne est recouverte par la bifurcation de l'aorte abdominale et par la veine iliaque commune gauche. — Au niveau du sacrum, elle est en rapport : *en avant*, avec la face postérieure du rectum, dont elle est séparée par la gaine fibreuse de cet organe ; *en arrière*, elle est en contact immédiat avec l'os et intimement unie au périoste. Lorsqu'elle s'écarte de la ligne médiane, ce qui n'est pas rare, elle peut reposer sur les insertions sacrées du pyramidal. — Au niveau du coccyx, la sacrée moyenne est recouverte par le double faisceau en sautoir du ligament sacro-coccygien antérieur. Lorsqu'il existe un fléchisseur du coccyx, elle chemine sous ce muscle (Morestin). Elle est accompagnée par deux veines.

Branches. — La sacrée moyenne fournit de nombreuses collatérales dont la plupart se portent transversalement en dehors, continuant la série des intercostales thoraciques et lombaires. La première de ces artères est la cinquième artère lombaire ; elle naît au niveau de la partie moyenne du corps de la cinquième vertèbre lombaire. Lorsque cette artère est bien développée, elle se comporte comme les autres artères lombaires ; lorsqu'elle est grêle, elle est suppléée par un rameau se détachant de l'iliaque primitive ou de l'ilio-lombaire.

Les autres collatérales transversales de la sacrée moyenne, en nombre égal à celui des trous sacrés, théoriquement du moins, se portent transversalement en dehors vers les trous sacrés antérieurs. Au niveau de ces derniers, elles s'anastomosent avec le rameau correspondant de l'artère sacrée latérale. La dernière des collatérales transversales de la sacrée moyenne naît au niveau de l'interligne sacro-coccygien. Elle se porte en dehors, comme les précédentes, et s'anastomose avec la branche transverse de la sacrée latérale inférieure. C'est à tort que certains auteurs regardent les deux branches sacro-coccygiennes de la sacrée moyenne comme les terminales de la sacrée moyenne. Comme nous l'avons dit, les branches terminales de la sacrée moyenne se perdent dans la glande coccygienne de Luschka. La sacrée moyenne fournit encore quelques rameaux assez grêles à la paroi postérieure du rectum (voy. t. IV, p. 383).

Glande coccygienne (Syn. : *Steissdrüse, Nervendrüse des Beckens*). — On désigne sous le nom de glande coccygienne une petite masse arrondie que l'on rencontre au niveau du sommet du coccyx et à laquelle viennent aboutir les branches terminales de la sacrée moyenne. — La glande coccygienne a été découverte par Luschka qui en donna, au double point de vue macroscopique et microscopique, une minutieuse description (LUSCHKA, *Der Hirnanhang und die Steissdrüse des Menschens*, Berlin, 1860).

La glande coccygienne est située au niveau du sommet du coccyx, ou plus exactement en avant de ce sommet dans une petite fossette que ménagent les insertions coccygiennes du releveur de l'anus. Elle est plongée dans un tissu graisseux abondant. Grosse comme une lentille, elle présente une coloration brun foncé assez spéciale qui permet de la distinguer assez facilement du tissu graisseux qui l'entoure.

Il est rare qu'elle manque. Pour ma part, je l'ai toujours trouvée chez des sujets sur lesquels je l'ai cherchée avec soin. Lorsqu'elle paraît faire défaut, il est probable qu'elle s'est segmentée en nodules invisibles à l'œil nu.

D'après Luschka et Krause (Zur Anatomie der Steissdrüse, *Zeitschrift für rat. Medizin* 3e R., Bd. X, Heft 2), elle serait essentiellement formée par un stroma de tissu conjonctif dans lequel seraient disséminés des corpuscules de forme variable.

Ces corpuscules, tantôt régulièrement arrondis, tantôt allongés en boyaux, sont constitués par une capsule entourant des cellules polymorphes. La capsule, anhiste pour les petits corpuscules, a une apparence fibreuse pour les corpuscules plus volumineux. Quant aux éléments cellulaires, il est difficile de préciser leur forme ; d'une façon générale, ils sont polyédriques au centre, aplatis à la périphérie des corpuscules.

Le tissu de la glande coccygienne est remarquable par sa richesse en vaisseaux qui viennent de la sacrée moyenne, et en filets nerveux; ceux-ci se détachent du ganglion coccygien du sympathique ou, lorsque ce ganglion manque, de la partie terminale du cordon du sympathique.

Le mode de terminaison de ces filets nerveux est encore inconnu. Luschka insiste sur la présence de nombreux corpuscules de Vater.

Comme on le voit, les données de l'histologie sont insuffisantes pour établir, d'une façon précise, la signification morphologique de la glande coccygienne. Il est bien démontré aujourd'hui qu'elle ne saurait être regardée comme un reliquat de l'intestin post-anal, de la colonne caudale ou de la partie correspondante de la moelle; quant à l'origine ectodermique directe de la glande, elle ne peut être soutenue.

Deux origines restent alors possibles. La glande coccygienne dérive du sympathique pelvien. Déjà émise par Luschka, cette théorie a été soutenue par Jakobsson (*Arch. f. mikr. Anat.*, Bd. LIII, 1899): pour lui la glande coccygienne dériverait de la partie caudale du sympathique et ses éléments constituants seraient de véritables cellules nerveuses émanées du ganglion coccygien.

L'origine vasculaire a été soutenue par Sertoli, Eberth, Krause; Gegenbaur, en s'appuyant sur les connexions de cette glande ou pseudo-glande avec la sacrée moyenne et sur les données de l'anatomie comparée, la regarde comme le reliquat des branches spinales de la sacrée moyenne : ces branches se sont atrophiées en même temps que disparaissait la moelle caudale à laquelle elles se distribuaient primitivement. C'est aussi l'opinion à laquelle se sont rattachés Cunéo et Veau après étude sur des embryons humains.

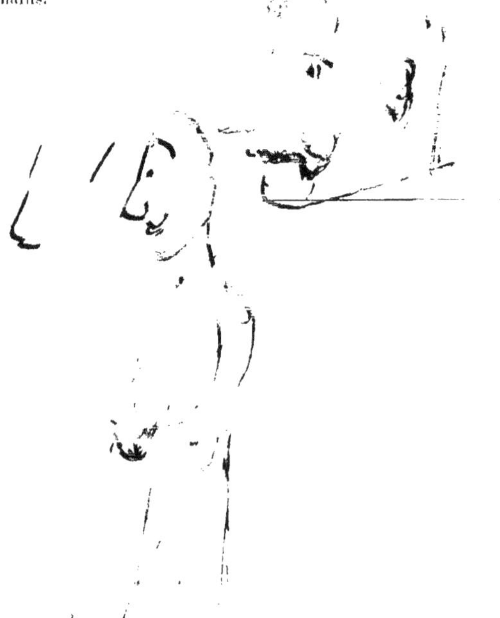

J. Patton
1909

TRAITÉ
D'ANATOMIE HUMAINE

II

TROISIÈME FASCICULE

DIVISIONS

DU

TRAITÉ D'ANATOMIE HUMAINE

TOME I. — **Introduction.** — **Notions d'Embryologie.** — **Ostéologie.** — **Arthrologie.** *Deuxième édition.* 1 fort volume grand in-8, avec 807 figures, noires et en couleurs. . . . . **20** fr.

TOME II. — 1er fascicule : **Myologie.** *Deuxième édition.* 1 volume grand in-8, avec 331 figures . . . . **12** fr.

2e fascicule : **Angéiologie** (Cœur et artères). Histologie. *Deuxième édition.* 1 volume grand in-8, avec 150 figures. **8** fr.

3e fascicule : **Angéiologie** (Capillaires. Veines). *Deuxième édition.* 1 volume grand in-8, avec 75 figures. . . . **6** fr.

4e fascicule : **Les Lymphatiques.** 1 volume grand in-8, avec 117 figures . . . . **8** fr.

TOME III. — 1er fascicule : **Système nerveux.** Méninges. Moelle. Encéphale. Embryologie. Histologie. *Deuxième édition.* 1 volume grand in-8, avec 265 figures . . . . **10** fr.

2e fascicule : **Système nerveux.** Encéphale. *Deuxième édition.* 1 volume grand in-8, avec 131 figures. . . . **10** fr.

3e fascicule : **Système nerveux** Les nerfs. Nerfs crâniens. Nerfs rachidiens. 1 volume grand in-8, avec 205 figures . . . . **12** fr.

TOME IV. — 1er fascicule : **Tube digestif.** Développement. Bouche. Pharynx. Œsophage. Estomac. Intestins. *Deuxième édition.* 1 volume grand in-8, avec 201 figures . . . . **12** fr.

2e fascicule : **Appareil respiratoire.** Larynx. Trachée. Poumons. Plèvre. Thyroïde. Thymus. *Deuxième édition.* 1 volume grand in-8, avec 120 figures. . . . . **6** fr.

3e fascicule : **Annexes du Tube digestif.** Dents. Glandes salivaires. Foie. Voies biliaires. Pancréas. Rate. **Péritoine.** 1 volume grand in-8, avec 361 figures. **16** fr.

TOME V. — 1er fascicule : **Organes génito-urinaires.** Vessie. Urètre. Prostate. Verge. Périnée. Appareil génital de l'homme. Appareil génital de la femme. 1 volume grand in-8, avec 431 figures. . . . . **20** fr.

2e fascicule : **Les Organes des sens.** . . . . (sous presse)

19213. — Imprimerie Lahure, rue de Fleurus, 9, à Paris.

TRAITÉ
D'ANATOMIE HUMAINE

PUBLIÉ PAR

P. POIRIER
Professeur d'anatomie
à la Faculté de Médecine de Paris
Chirurgien des Hôpitaux

ET

A. CHARPY
Professeur d'anatomie
à la Faculté de Médecine
de Toulouse

AVEC LA COLLABORATION DE

O. AMOËDO — A. BRANCA — CANNIEU — B. CUNÉO — G. DELAMARE
PAUL DELBET — P. FREDET — GLANTENAY — A. GOSSET — P. JACQUES
TH. JONNESCO — E. LAGUESSE — L. MANOUVRIER
A. NICOLAS — P. NOBÉCOURT — O. PASTEAU — M. PICOU
A. PRENANT — H. RIEFFEL — CH. SIMON — A. SOULIÉ

TOME DEUXIÈME

TROISIÈME FASCICULE

ANGÉIOLOGIE

Capillaires : P. JACQUES. — Veines : A. CHARPY

DEUXIÈME ÉDITION REVUE

AVEC 75 FIGURES DANS LE TEXTE, EN NOIR ET EN COULEURS

PARIS
MASSON ET Cie, ÉDITEURS
LIBRAIRES DE L'ACADÉMIE DE MÉDECINE
120, BOULEVARD SAINT-GERMAIN

1903

CHAPITRE III

CAPILLAIRES

Par P. JACQUES

Sous le nom de vaisseaux capillaires sanguins ou, plus simplement, de capillaires, on désigne des canaux extrêmement fins (capillus) dont l'ensemble constitue dans le circuit circulatoire le segment intermédiaire aux artères et aux veines. A travers leur délicate paroi s'effectuent par osmose les échanges nutritifs entre le sang et les tissus ambiants.

On sait toutefois qu'en dehors des capillaires vrais il existe en certaines régions, interposés aux rameaux veineux et artériels, des voies de communication exceptionnelle (*canaux artério-veineux de Sucquet*), ou des *espaces lacunaires* possédant la valeur de capillaires plus ou moins dilatés (rate, corps caverneux, placenta).

1° **Dispositions générales.** — Bien qu'étendu à la généralité de l'économie, le *domaine* des capillaires n'est pourtant pas universel : la presque totalité des épithéliums en est dépourvue; de même pour les dérivés épithéliaux (poils, ongles, etc...). Les capillaires font également défaut dans la substance fondamentale du cartilage, les parties dures des dents, la majeure partie de la cornée et de la paroi des gros vaisseaux, diverses formations sensorielles (cristallin, humeur vitrée) et nerveuses; enfin, ils ne pénètrent pas à l'intérieur des éléments anatomiques des tissus (fibres musculaires et nerveuses, lamelles osseuses, cellules ganglionnaires, vésicules adipeuses...), mais se glissent entre eux et les enveloppent de leurs réseaux. Du reste, pas plus que les vaisseaux de plus fort calibre, les capillaires ne courent isolés et nus au sein du parenchyme des différents organes; mais, constamment, on les rencontre accompagnés par le tissu conjonctif lâche, dont ils partagent la distribution aussi bien que l'origine embryonnaire.

Les vaisseaux capillaires se continuent insensiblement avec les artérioles qui les précèdent et les veinules qui leur font suite; aux régions de transition ils offrent un calibre supérieur à leur diamètre moyen et sont dits alors *capillaires artériels* et *veineux*.

D'ailleurs, même dans leur partie moyenne, les capillaires ne possèdent pas de *dimensions* constantes; leur calibre varie, au contraire, dans d'assez larges limites suivant l'organe où on les étudie; extrêmement étroits dans la rétine, les muscles striés, la substance grise des centres nerveux, où leur diamètre ne dépasse guère 5 à 7 μ et se montre par suite inférieur ou égal à celui d'une hématie (ce qui n'est nullement en opposition avec la circulation des globules rouges, dont la malléabilité est bien connue), ils prennent dans le foie et les organes glandulaires en général, dans la moelle osseuse, la pulpe dentaire, la choroïde de l'œil, un calibre double ou triple (12 à 20 μ suivant Rauber); c'est enfin dans le tissu osseux qu'ils atteignent leurs plus grandes dimensions (20-25 μ, Gegenbaur). — Aussi faut-il rejeter comme secondaires et contingentes, dans la définition des capillaires, leurs propriétés métriques et devrons-nous chercher dans leur structure histologique des caractères vraiment spécifiques.

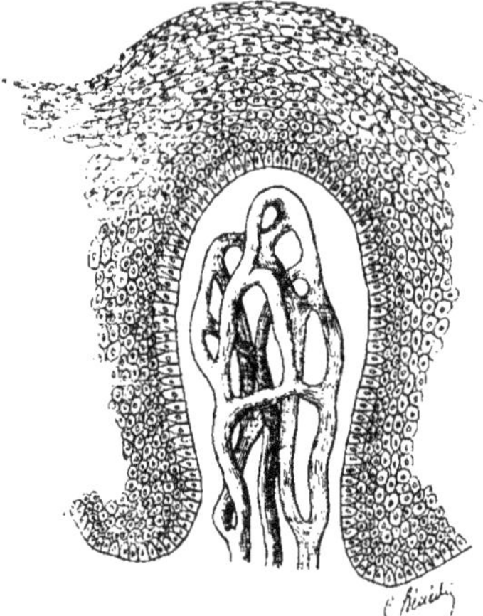

Fig. 483. — Papille gingivale d'un enfant avec son réseau capillaire ansiforme et son revêtement épithélial (d'après Frey).

A la base de la papille se voient, au centre, l'artériole afférente et, à la périphérie, la veinule efférente.

Toutefois, un caractère anatomique important des capillaires réside dans ce fait que, contrairement à ce qui existe pour les artères et pour les veines, ils se divisent et s'arborisent à maintes reprises sans voir leur calibre subir un amoindrissement proportionnel. Morphologiquement, les capillaires se comportent comme des canaux anastomotiques.

L'influence des tissus ambiants, si marquée sur les dimensions des capillaires, se fait encore largement sentir sur leur abondance et leur arrangement.

En ce qui concerne leur *abondance*, on peut poser en principe que le réseau capillaire est d'autant plus riche que le tissu auquel il apporte les matériaux nutritifs est doué d'une activité fonctionnelle plus intense : les centres nerveux, les glandes, les muqueuses occupent à ce point de vue les premières places. Au contraire, les tissus de substance conjonctive : tissu cellulaire, tendineux, osseux, viendraient en dernière ligne. Enfin, par l'exceptionnelle richesse de son réseau sanguin, le poumon mériterait dans cette classification un rang particulièrement privilégié.

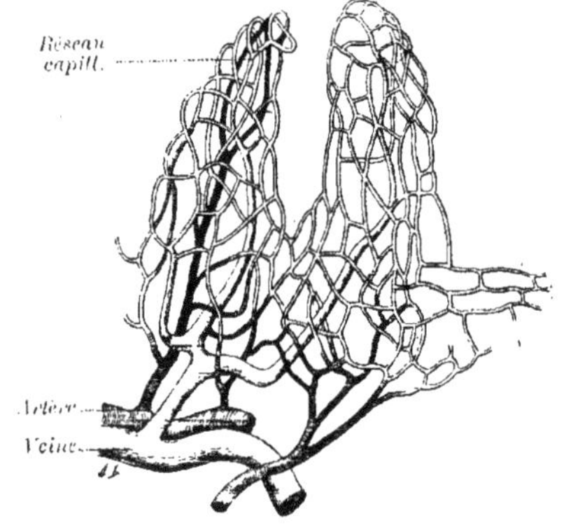

Fig. 484. — Vaisseaux des villosités intestinales du lapin (d'après Frey).

De même, pour ce qui regarde l'*arrangement* spécial des vaisseaux capillaires, on a pu dire qu'il suffisait à caractériser un organe ou un tissu. Il est permis toutefois de grouper sous un certain nombre de types généraux les dispositions variées qu'affectent ces canalicules dans les différentes parties de l'organisme. C'est ainsi que nous pourrons distinguer avec Rauber :

1° Les anses capillaires, simples ou composées (papilles cutanées, franges synoviales). Elles peuvent même être réduites à un simple diverticule plus ou moins conique de la cavité vasculaire (muqueuse palatine des batraciens, conjonctive palpébrale de l'homme; voy. Langer);

2° Les réseaux ansiformes (villosités intestinales);

3° Les pelotons vasculaires ou glomérules (reins);

4° Les réseaux proprement dits, à mailles polygonales ou allongées, étendues suivant un plan (alvéoles pulmonaires), ou bien suivant les trois dimensions de l'espace (muscles, nerfs...).

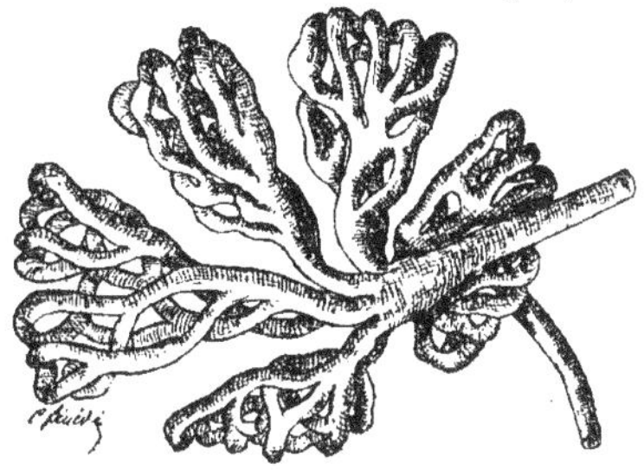

Fig. 485. — Glomérule rénal du porc (d'après Frey).

A ces quatre types Rauber joint les lacunes qu'on rencontre dans les corps caverneux, la rate et le placenta. Mais ce sont là des formes trop profondément modifiées pour trouver place dans une description comme celle-ci.

En dehors de leurs *fonctions osmotiques* vis-à-vis des liquides et des gaz, les capillaires possèdent une autre propriété physique importante dans leur *élasticité*. La dilatation considérable qu'ils éprouvent dans l'expérience classique de Cohnheim, sous l'influence de la congestion active causée par l'irritation, constitue l'un des phénomènes essentiels et primordiaux de l'inflammation. C'est à cette même propriété que le cours du sang dans le système capillaire doit sa régularité. — Il semble en outre qu'il faille accorder aux vaisseaux capillaires un certain degré de *contractilité* (Stricker) que, en l'absence d'éléments musculaires différenciés, on doit attribuer au protoplasma de leurs cellules endothéliales.

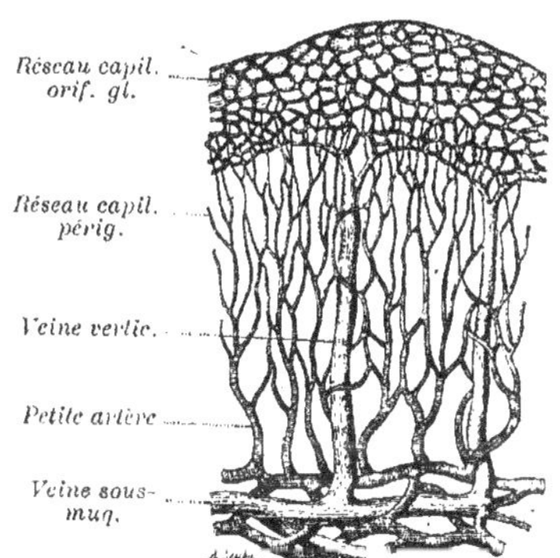

Fig. 486. — Vaisseaux sanguins de la muqueuse gastrique (d'après Brinton).

C'est dans les capillaires que le cours du sang s'effectue avec le plus de lenteur, fait qui a pour cause l'augmentation de section considérable que subit le tractus circulatoire à leur niveau, et, pour conséquence, des échanges plus aisés entre le sang et les tissus ambiants.

2° **Structure.** — Considérés dans leur structure, les capillaires offrent un type profondément simplifié de vaisseaux sanguins. Leur caractéristique histologique est négative, c'est l'absence d'éléments musculaires dans leur paroi : là où cesse la tunique musculeuse de l'artériole, là où disparaissent les dernières fibres lisses, là commence le capillaire.

C'est en se fondant sur cette définition histologique que l'on peut faire rentrer dans le

[P. JACQUES.]

groupe des formations capillaires les *glomérules rénaux* (bien que situés entre deux artérioles et non aux confins des systèmes artériel et veineux), et en écarter les *réseaux admirables*, que la musculature de leurs canaux constitutifs rattache aux artérioles.

Les capillaires sont essentiellement constitués par un *endothélium* : c'est là leur élément fondamental et, suivant certains auteurs, le seul qui leur appartienne en propre. Il se continue directement avec le revêtement cellulaire de la face interne des artérioles et des veinules, et offre avec lui les analogies les plus complètes. Les cellules aplaties et claires, pauvres en protoplasme, à noyau légèrement allongé suivant l'axe, qui le composent, sont étroitement unies entre elles, et leurs bords, plus ou moins sinueux, ne peuvent être mis en évidence que par la nitratation. Aussi, avant que Hoyer, en 1865, eût, par l'imprégnation argentique, fait apparaître les limites cellulaires dans la paroi des capillaires de la grenouille, ces canaux étaient-ils considérés comme creusés à l'intérieur de cellules conjonctives unies bout à bout, et leur cavité comme limitée par une pellicule anhiste résultant de la fusion des membranes cellulaires et montrant, accolés à sa face interne, les noyaux.

Les délicates lignes noires, que l'injection d'une solution au 1/100 de nitrate

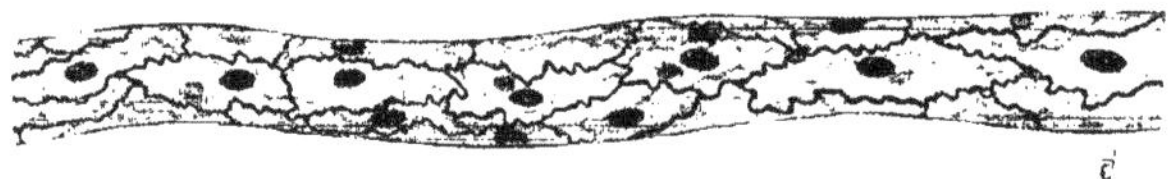

FIG. 487. — Capillaire du mésentère de la grenouille imprégné à l'argent et coloré au picrocarmin (Grossissement = 330; d'après Ranvier).

d'argent fait naître dans l'endothélium capillaire, paraissent être dues à la réduction du sel métallique par un albuminate alcalin semi-fluide jouant le rôle de ciment intercellulaire. Elles dessinent à la face interne du vaisseau un fin réticule dont les mailles sont d'autant plus allongées que le canalicule est de diamètre plus faible. Dans les capillaires les plus délicats les cellules, fortement allongées, fusiformes, affectent l'aspect de gouttières à extrémités effilées et limitent la lumière du canalicule en s'unissant deux à deux par leurs bords et en alternant. Parfois même une seule cellule endothéliale enroulée sur elle-même voit ses bords opposés se souder pour constituer à elle seule le pourtour entier du vaisseau. Quand le capillaire est plus volumineux, son endothélium devient plus court et plus large, et se rapproche de la forme polygonale.

Çà et là, la pureté des lignes de ciment se trouve altérée par l'apparition sur leur parcours de taches noires auxquelles J. Arnold a attaché le nom de *stigmates*, en leur attribuant la valeur de pertuis creusés entre les cellules et comblés par des précipités argentiques. On tend actuellement à considérer ces taches comme l'indice d'une réduction irrégulière du métal par des grumeaux albumineux.

La régularité de la mosaïque endothéliale est encore interrompue parfois par l'existence, au point d'union de plusieurs cellules, de petits espaces clairs, anguleux, comparables à des fragments de cellules dépourvus de noyaux. Auerbach les a le premier figurés et appelés *plaquettes intercalaires* (*Schaltplættchen*). Eberth les considérait comme des résidus de la paroi embryonnaire, résidus non employés lors de la différenciation de celle-ci en cellules. Ce sont de semblables figures que J. Arnold a décrites sous le nom de *stomates*, terme qui correspond à une tout autre interprétation. Cet auteur, en effet, ne voit dans les stomates que des stigmates plus développés, c'est-à-dire des orifices préformés entre les cellules et destinés à livrer passage aux éléments migrateurs du sang. En montrant que ces formations sont infiniment plus abondantes sur des capillaires soumis à une irritation persistante, c'est-à-dire à une diapédèse prolongée, et fixés en l'état, que sur les mêmes canaux à l'état de repos, Ranvier a fourni la preuve de leur nature orificielle, tout en réfutant l'opinion d'Arnold relative à leur préexistence : l'observation directe dans l'expérience de Cohnheim montre d'ailleurs l'issue des globules blancs à travers les interstices virtuels des cellules qu'ils écartent. Alferow et Renaut professent le même avis et n'accordent aux stomates qu'une origine accidentelle et qu'une durée temporaire.

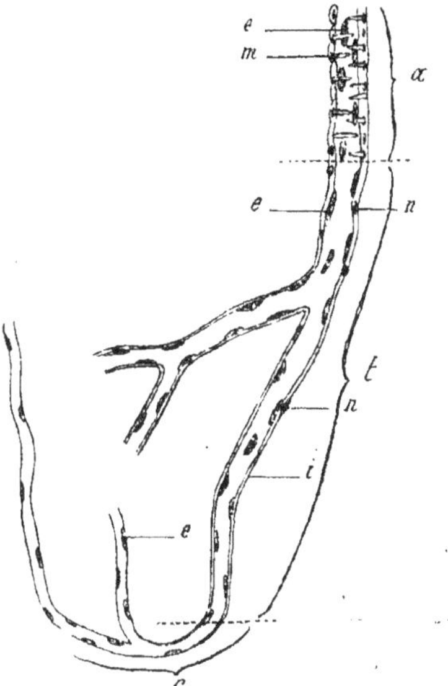

Fig. 188. — Artériole et capillaires du cerveau humain vus en coupe optique après simple coloration nucléaire (d'après Kœlliker).

a, artériole caractérisée par ses noyaux de fibres lisses, *m*; *t*, capillaires de transition; *c*, capillaires proprement dits; *e*, noyaux de l'endothélium; *i*, membrane hyaline à double contour; *n*, noyaux conjonctifs de l'adventice rudimentaire.

Tels sont les résultats fournis par l'imprégnation argentique appliquée à la majorité des capillaires de l'adulte. Les figures obtenues sont toutes différentes lorsqu'on s'adresse à des *capillaires embryonnaires* : ici en effet la face interne du canalicule se colore uniformément en brun, sauf au niveau des noyaux ménagés en clair. Nulle part on n'observe de lignes de ciment. La paroi est formée d'une lame protoplasmique indivise et semée de noyaux : cette structure primitive s'observe dans tous les capillaires de l'embryon humain jusqu'au troisième mois de la vie intra-utérine. Fait curieux, elle persiste normalement chez l'adulte en certaines régions : les *capillaires hépatiques et choroïdiens*, les anses des *glomérules rénaux* des mammifères conservent, malgré leur calibre relativement fort, leur structure embryonnaire, et, nulle part, l'imprégnation argentique n'y peut déceler trace de délimitation cellulaire. Il faut admettre qu'une telle disposition favorise plus particulièrement les échanges osmotiques et la diffusion des solutions salines et colloïdales. A l'état pathologique, des capillaires embryonnaires se rencontrent également chez l'adulte dans divers tissus de formation récente : *néoplasmes*, *foyers hémorragiques*....

Bien qu'élément fondamental de la paroi capillaire, le tube endothélial ne doit pas être considéré, du moins en certains points, comme son élément constitutif unique. Renaut admet, en effet, contrairement à Eberth, que le revêtement endothélial repose, dans les capillaires adultes, sur une fine membrane anhiste ou *vitrée*, qu'il considère comme un produit de l'activité formatrice des cellules de l'endothélium. C'est de l'absence de cette vitrée que résulte la friabilité des capillaires embryonnaires. Par des voies différentes Ranvier et

Chrzonszczewski étaient antérieurement arrivés aux mêmes conclusions. Si l'existence de cette *paroi propre* peut être discutée dans les capillaires les plus déliés, il n'en est plus de même pour les capillaires de transition où elle représente la limitante ou membrane élastique interne très amoindrie de l'artériole (Kölliker).

Extérieurement à cette lamelle anhiste, beaucoup de capillaires possèdent un rudiment de *tunique adventice* uniquement constitué par des cellules conjonctives, dont les prolongements entrelacés forment au tube endothélial une sorte de gaine réticulaire parfois entremêlée (tégument externe) de fibrilles élastiques. A cette enveloppe cellulaire, dont il considérait à tort les éléments comme constituant par leur juxtaposition exacte une gaine continue comparable aux gaines lymphatiques de certaines artères, Eberth a donné le nom de *périthélium* ou *épithélium vasculaire externe*. Il est plus rationnel et plus simple de lui attribuer la signification d'une adventice véritable, mais profondément simplifiée. — Dans les organes lymphoïdes, les cellules rameuses péricapillaires se continuent directement avec celles du réticulum ambiant.

Comme les autres parties de l'appareil circulatoire, le réseau des capillaires sanguins doit être pourvu de *nerfs*; il paraît, en effet, démontré que de fines fibrilles nues parcourent leurs parois.

Les considérations précédentes admises, la signification morphologique du système capillaire nous apparaît avec une netteté et une simplicité parfaites. D'accord avec l'embryologie, l'histologie et l'anatomie nous montrent dans les capillaires des vaisseaux sanguins ramenés à leur partie essentielle, la tunique interne qui, dans les canalicules les plus fins, se réduit à son élément fondamental, le tube endothélial. Dans ceux d'un plus fort calibre la lame élastique interne redevient accessible à notre observation; en même temps reparaît à sa surface une condensation du conjonctif ambiant représenté par ses éléments les plus primitifs, les cellules étoilées, premier indice de la tunique externe des canaux plus importants. Si enfin nous remontions plus haut encore vers ceux-ci, bientôt nous verrions apparaître quelques fibres lisses isolées; mais alors nous franchirions la limite que nous avons marquée au système capillaire, nous empiéterions sur le système artériel. « *Natura non facit saltus* » : le terme capillaire répond à une notion toute relative à laquelle nous avons imposé des bornes arbitraires. *En fait*, les capillaires constituent la continuation directe par simplification progressive des artères; les veines en dérivent immédiatement par une complication insensible de leur paroi.

Pour l'histologiste, les capillaires sont des vaisseaux dans lesquels la tunique moyenne a complètement disparu, et où les tuniques extrêmes sont réduites à leur plus simple expression. Ce sont, *pour l'anatomiste*, de fins canaux sanguins de calibre constant et anastomosés en réseaux.

CHAPITRE IV

SYSTÈME VEINEUX

Par A. CHARPY

CONSIDERATIONS GÉNÉRALES

Définition. — Les *veines* sont des vaisseaux qui ramènent le sang de la périphérie au cœur.

Elles se distinguent des artères par une série de caractères, dont les principaux sont : la minceur de leur paroi, qui leur permet de transparaître sous la peau avec une teinte bleuâtre : celle-ci est due à la fluorescence que présente la paroi blanche appliquée sur le fond obscur du sang; — leur dépressibilité, allant jusqu'à l'effacement complet, et leur dilatabilité par laquelle le volume du vaisseau peut être doublé et même quadruplé; — la rareté des ramifications régulières et indépendantes, qui sont typiques dans le système artériel; — la fréquence extrême des anastomoses, même entre les grosses branches, avec toutes les conséquences qui en résultent, réseaux, plexus, formations insulaires, cercles veineux, canaux de sûreté, toutes choses presque particulières aux veines; — la présence de valvules ou soupapes; — le type musculaire longitudinal que présente souvent leur paroi; — la situation superficielle, sous-cutanée, d'un grand nombre d'entre elles; — enfin leur variabilité considérable qui fait que pour beaucoup on a de la peine à fixer un type normal.

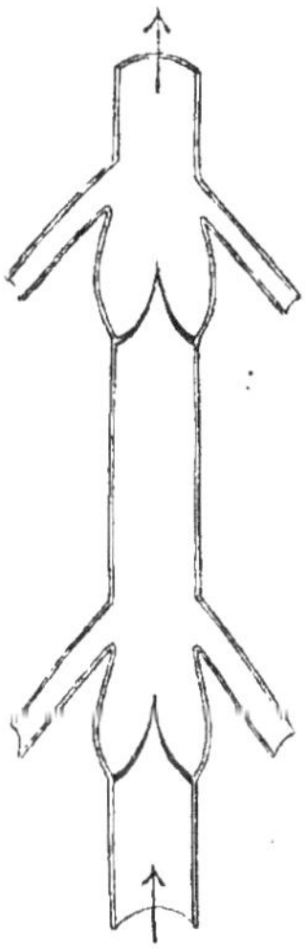

S'il est vrai, comme le soutient Bardeleben, qu'originairement chez l'embryon toutes les veines sont régulièrement valvulées comme les vaisseaux lymphatiques et possèdent une branche afférente pour chaque paire valvulaire, on aurait dans cette disposition une distinction morphologique capitale d'avec les artères, et le type veineux pourrait être ainsi défini : une veine est une somme de segments, originellement identiques, qui se compose chacun d'une pièce cylindrique dilatée en cône (sinus) au niveau de la valvule, percée d'un orifice de branche veineuse et munie d'une paire de valvules.

Fig. 489. — Segment veineux typique. Schéma.

Disposition. — Le système veineux est disposé en forme d'arbre, ou plus schématiquement sous la forme d'un cône dont le sommet est au cœur, tandis que la base est adossée à celle du cône artériel et lui est unie par les vaisseaux capillaires. De même que pour le système artériel, on distingue un *système* *veineux pulmonaire* ou de la petite circulation, qui correspond à l'artère pulmonaire : il s'étend des poumons au cœur gauche et contient du sang rouge; et un *système veineux général* ou de la grande circulation, qui correspond à l'aorte : il est disposé entre les autres organes et le cœur droit, et renferme du sang noir.

A son tour le système général comprend trois systèmes ou cônes différents : 1° le système des veines du cœur; 2° le système de la veine cave supérieure; 3° le système de la veine cave inférieure. Tous les trois aboutissent à l'oreillette droite. Les deux systèmes caves sont infiniment plus vastes que celui des vaisseaux du cœur; ils se partagent la presque totalité du corps, et le diaphragme qui les sépare et divise le corps en deux moitiés représente assez exactement la limite de leur territoire. Il y a donc un territoire sus-diaphragmatique ou de la veine cave supérieure et un territoire sous-diaphragmatique ou de la veine cave inférieure, division anatomique qui donne quelque fondement, suivant la remarque de Bichat, aux différences que peuvent présenter certaines maladies, selon la moitié du corps qu'elles affectent.

C'est au système cave inférieur que se rattachent deux appareils veineux qui présentent une certaine indépendance : le système de la veine ombilicale, qui est particulier au fœtus, et le système porte, qui embrasse les veines de l'intestin et de ses annexes.

Forme. — Les veines sont des canaux cylindriques, quand elles sont pleines; vides ou peu remplies, elles s'aplatissent et présentent une section elliptique. Examinées sur une certaine longueur, elles sont coniques, à base regardant le cœur; cette forme est souvent moins accentuée que pour les artères, car des veines, telles que la saphène, peuvent conserver le même calibre sur un long trajet. Fortement distendues, elles sont irrégulièrement moniliformes ou noueuses, la présence des valvules se caractérisant par un étranglement suivi d'une dilatation.

Les veinules sont souvent flexueuses; mais les grosses veines sont rectilignes, et même chez les veillards leurs sinuosités sont toujours peu accentuées. Un grand nombre d'artères sont au contraire remarquables par leurs flexuosités; il suffit de citer celles de la verge, de l'utérus, la splénique, beaucoup d'artères de la face, l'ophtalmique, l'occipitale, la temporale, et même les gros troncs de l'aorte et de l'artère pulmonaire incurvés en arc à leur origine. La flexuosité d'une branche veineuse importante est presque toujours le signe d'un état pathologique, l'état variqueux.

Nombre. — Les veines sont beaucoup plus nombreuses que les artères. Il y a deux veines caves pour une aorte, quatre veines pulmonaires pour l'artère correspondante. Non seulement le plus grand nombre des artères sont accompagnées par une ou plusieurs veines; mais il existe en plus tout un système de veines superficielles, sous-cutanées, qui ne correspondent pas à des branches artérielles. On estime que le nombre des veines est en moyenne le double de celui des artères.

En règle générale, dans les paquets vasculaires, il y a deux veines pour une artère. Tel est notamment le cas des veines des membres dans leur segment distal, des veines des muscles, de la langue, des tissus fibreux. Mais cette règle comporte de notables exceptions. — 1° Il n'y a qu'une veine pour une artère, dans la partie proximale des membres, là où les vaisseaux ont un gros volume, c'est-à dire à partir du genou pour le membre inférieur, de l'aisselle pour le membre supérieur. Il en est de même du cou, des vaisseaux intercostaux et lombaires et de la plupart des branches, sinon du tronc, des vaisseaux des viscères, tels que ceux du cœur, du rein, du poumon, du corps thyroïde, de l'intestin. — 2° Il peut y avoir deux ou plusieurs artères pour une seule veine; ainsi la veine de la capsule surrénale, de la verge, du cordon ombilical, est unique, et accompagnée de deux artères.

Volume. — Le système veineux est conformé comme un arbre; le volume total de ses branches périphériques réunies est supérieur à celui du tronc terminal. Il subit donc une diminution de calibre, de son origine dans les capillaires à son embouchure dans le cœur, c'est-à-dire dans le sens du courant sanguin; celui-ci progresse d'un espace plus large vers un espace plus restreint, condition mécanique qui accélère la vitesse du courant. Comparé à celui du système artériel, ce volume est le double (Haller, Sappey), et de fait les veines du cadavre contiennent en plus du sang veineux tout le sang des artères; le cœur droit à son tour a une capacité supérieure de 1/10 et quelquefois de 1/3 à celle du cœur gauche. La vitesse du sang noir est, dans les mêmes proportions, moins grande que celle du sang rouge.

Il y a de grandes variations individuelles dans le volume absolu des veines. Elles sont ordinairement grêles chez les sujets gras, volumineuses chez les sujets musclés. A l'état normal, elles ne sont qu'à l'état de demi-réplétion, et les injections cadavériques nous en présentent une fausse idée, en leur donnant un diamètre qui peut être le quadruple de celui de l'artère satellite. C'est ce que l'on voit surtout pour la veine jugulaire interne et certaines veines superficielles. Mais normalement aussi ce volume est variable; il est dans l'essence même du système veineux de se prêter à des dilatations locales, temporaires, comme on l'observe dans les veines sous-cutanées pendant la contraction musculaire, dans les veines du cou pendant l'effort. Le froid efface les veines, la chaleur les gonfle; l'attitude élevée ou pendante d'un membre produit le même effet.

Propriétés physiques. — La *densité* de la paroi des veines paraît être égale à celle des artères et voisine de 1,050. Je trouve dans Wertheim pour les jugulaires, saphène et fémorale les chiffres de 1,045, 1,048, 1,055.

L'*extensibilité* des veines est très grande dans le sens transversal. Elle peut quintupler leur diamètre, alors qu'elle double seulement celui des artères. Cette propriété se manifeste avec évidence soit pendant la vie quand on applique une ligature sur un membre, soit sur le cadavre que l'on injecte. Elle permet aux veines de fonctionner à certains moments comme réservoirs de décharge. — La *ténacité* ou force de cohésion, envisagée comme résistance à la rupture par traction, est à peu près égale à celle des artères, dans certains cas un peu supérieure. La résistance à l'éclatement par distension est considérable. — L'*élasticité* est inférieure à celle de beaucoup d'autres tissus organiques; elle est sensiblement moindre que celle des artères et des muscles.

[*CHARPY.*]

Valvules. — Les valvules sont des replis membraneux qui cloisonnent l'intérieur des veines et fonctionnent à la façon de soupapes.

Elles sont ordinairement doubles et opposées, et forment une paire valvulaire. La forme de chacune des valves rappelle celle des valvules sigmoïdes de l'aorte. Elle est semilunaire et présente : un bord adhérent à la paroi interne, épais, convexe, à contour parabolique comme l'ongle : c'est le *bourrelet*; un bord libre, mince, placé à un niveau plus rapproché du cœur, droit ou concave, sans nodule; deux faces libres, l'une *axiale* ou *distale*, convexe, qui regarde l'axe de la veine et l'extrémité du membre, l'autre *pariétale* ou *proximale*, concave, en nid de pigeon, tournée vers la paroi du vaisseau et du côté du cœur. Les extrémités du croissant forment les *cornes* de la valvule. L'espace creux circonscrit par la valve est la *cavité* ou *poche* valvulaire. Enfin au-dessus du bord adhérent, la paroi veineuse présente un amincissement et une dilatation qui font vis-à-vis à la face pariétale de la valvule; cette dilatation complète la cavité valvulaire et se traduit à l'extérieur par un renflement noueux; elle porte le nom de *sinus* de la veine.

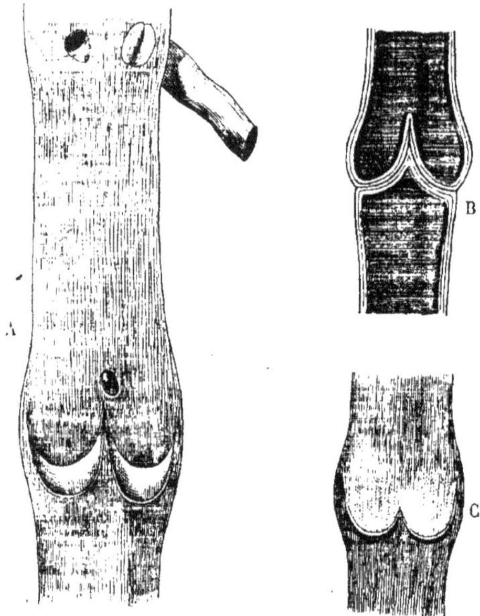

FIG. 490. — Valvules des veines.

La figure A montre en bas des valvules pariétales, en haut des valvules ostiales, sur une veine ouverte et étalée.

En B, coupe longitudinale d'une veine remplie par une injection de gélatine; valvules adossées.

En C, atrophie valvulaire; valvule réduite à son bourrelet.

Au point de vue de leur situation, on distingue les valvules en pariétales et ostiales. Les valvules *pariétales* siègent sur le trajet du vaisseau, le plus souvent au-dessous de l'embouchure d'une branche afférente; elles sont de beaucoup les plus nombreuses. Les valvules *ostiales* ou *terminales* occupent l'orifice d'abouchement d'une veine dans une autre, c'est-à-dire l'angle saillant ou éperon qui marque la réunion des deux vaisseaux; elles sont plus rares, et souvent atypiques comme forme ou comme nombre.

Le nombre des valvules varie considérablement d'une veine à l'autre, et pour une même veine il ne présente jamais un chiffre fixe. Il est en rapport inverse avec le calibre du vaisseau; les gros vaisseaux du tronc et du cou n'ont presque pas de valvules; une fémorale n'en a que quatre ou cinq, alors qu'on en compte jusqu'à quinze sur une tibiale postérieure. Il est plus considérable dans les veines profondes que dans les veines sous-cutanées; la saphène externe possède environ dix valvules, la saphène interne quinze, la céphalique huit. Beaucoup de veines sont complètement avalvulaires; on en trouvera la liste plus loin.

Il est certain que chez l'enfant les valvules sont plus nombreuses. On a des raisons de penser qu'au début de leur formation les veines sont régulièrement valvulées comme les vaisseaux lymphatiques, et que des orteils au pli de l'aine, une veine possède au moins 120 valvules. Dès les premiers mois embryonnaires l'atrophie frappe un grand nombre de valvules; la plupart ont déjà disparu à la naissance, et ce phénomène de régression continue pendant toute la vie. La valvule passe par les phases de l'insuffisance, puis de la rupture ou de la perforation, et enfin de la disparition de ses feuillets. Les vestiges de ces anciennes valvules ne se reconnaissent plus qu'à un bourrelet dur, qui se détache sur la face interne de la veine, au-dessous de la paroi amincie du sinus. Le bourrelet peut s'effacer à son tour. L'*atrophie valvulaire* est un fait constant, mais très variable suivant les sujets et même d'un côté à l'autre; il est sans doute influencé par la race, l'hérédité, les prédispositions morbides, et doit compter comme facteur important dans la prédisposition aux varices.

Les valvules des veines fonctionnent comme celles de l'aorte. La colonne sanguine qui presse sur leur face axiale ou périphérique les relève, en les rabattant contre la paroi du vaisseau, et passe par l'orifice béant; puis l'onde en retour écarte les valves de la paroi en pressant contre leur face pariétale ou centrale, abaisse la valvule et distend la cavité valvulaire. Les deux valves sont tendues obliquement; elles se juxtaposent par leurs lèvres et même s'adossent par une partie de leur face convexe; la lumière du vaisseau est interceptée. Un grand nombre de valvules sont si résistantes, malgré leur minceur, et s'appliquent si exactement l'une contre l'autre, qu'on ne peut les forcer avec des injections poussées violemment. Elles s'opposent dans les membres à l'injection à contre-courant. — A côté des valvules suffisantes, il faut indiquer les valvules *insuffisantes*, qui laissent passer une plus ou moins grande partie du sang ou du liquide injecté. Il est des valvules qui ne deviennent insuffisantes que chez le vieillard, par atrophie sénile; d'autres qui le sont dès l'enfance, comme celles des veines du cœur ou des jugulaires, par suite de la régression précoce dont nous avons parlé.

Les valvules sont des soupapes contre le reflux. Comme telles, elles favorisent la progression du sang et dirigent le courant dans des sens déterminés.

Origine et terminaison. — Les veines ont pour origine le réseau capillaire qui, par son autre pôle, reçoit la terminaison des artères. On range aujourd'hui parmi les veines tous les petits vaisseaux qui, naissant des capillaires, présentent dans leur paroi des fibres musculaires et que Robin considérait autrefois comme des capillaires veineux; ces veinules peuvent avoir un diamètre de 0 mm. 02. Dans certains tissus, comme le tissu érectile, les veines naissent de capillaires transformés en vastes aréoles.

Le système veineux se termine dans le cœur. La presque totalité des veines débouche dans le cœur droit, et plus spécialement dans l'oreillette droite, par les deux veines caves, la veine coronaire et les petites veines du cœur; un nombre infime de veinules s'ouvrent dans le cœur gauche par les veines de Thebesius. Certaines veines, comme la veine porte, n'arrivent au cœur qu'après avoir traversé un réseau capillaire interposé sur leur parcours.

Trajet. — Les veines commencent par des réseaux de veinules dans l'intérieur des organes, puis par convergence progressive se constituent en rameaux, en branches et en troncs. Les *formations insulaires*, c'est-à-dire le dédoublement local d'une branche vasculaire circonscrivant un îlot, sont fréquentes dans le système veineux ; on en observe notamment sur la saphène interne au niveau du genou. Les îlots sont quelquefois très petits, réduits à une fente par laquelle peut passer un nerf qui semble avoir perforé le vaisseau lui-même.

Au point de vue de leur *situation*, on distingue les veines en veines profondes et veines superficielles.

Les *veines profondes* sont elles-mêmes de deux espèces. Les unes sont des veines *solitaires*, qui suivent un trajet indépendant, et surtout ne sont pas accompagnées par une artère semblable : telles sont l'azygos, les veines sus-hépatiques, les sinus crâniens. Les autres, beaucoup plus nombreuses, sont dites *satellites* ou *comitantes*. Il y a des veines satellites des nerfs, des conduits excréteurs; mais le type habituel nous est fourni par les veines satellites des artères. On compte le plus souvent deux veines pour une artère, ou inversement, ou une seule veine pour une artère. D'après Bardeleben, toutes les artères, à l'exception des artères viscérales, ont en principe et originellement deux veines satellites. Seulement une des deux veines peut s'atrophier dans le cours du développement; tantôt elle disparaît complètement, comme il arrive pour les veines cardiaques, les veines intercostales, qui restent doubles chez beaucoup d'animaux; tantôt elle persiste à l'état rudimentaire, comme on le voit pour les artères sous-clavière, fémorale, carotide externe et interne, maxillaire interne, qui possèdent deux veines comitantes, dont une très petite est devenue méconnaissable.

Les *veines superficielles* ou *sous-cutanées* forment sur la surface du corps un vaste système, apparent surtout sur les membres, le cou et la verge, et situé tantôt dans le tissu cellulaire sous-cutané, entre le fascia superficialis et l'aponévrose, comme est la saphène interne, tantôt par-dessus le fascia, comme on l'observe pour les veines du pli du coude. Un certain nombre de veines sous-muqueuses, les ranines entre autres, méritent d'être classées dans le système veineux superficiel.

Les veines superficielles ne sont pas seulement des vaisseaux tégumentaires affectées à la circulation de la peau; elles constituent surtout, sinon originellement, au moins dans leur forme acquise, un système collatéral ou voie de décharge, auxiliaire de la circulation profonde. Elles permettent à un moment donné l'évacuation rapide des veines engorgées, principalement des veines intramusculaires pendant la contraction des muscles; de là leur gros volume chez les individus très musclés, l'accélération du jet de la saignée par les mouvements de la main.

D'après Bardeleben, la distinction entre les veines superficielles et profondes serait capitale. Les veines superficielles apparaissent les premières chez l'embryon et sont d'abord l'unique voie, puis la principale voie de retour du sang veineux ; ce sont des veines *primitives* ou primaires. Elles sont toujours solitaires, c'est-à-dire sans artères comitantes; leurs valvules subissent plus tôt et en plus grand nombre le phénomène de l'atrophie régressive. Les veines profondes, apparues plus tardivement, sont des veines *secondaires*; elles sont toujours au début des veines satellites d'artères; leurs valvules persistent en plus grand nombre.

Les veines superficielles occupent de préférence les surfaces libres et évitent en quelque sorte les surfaces d'appui, exposées aux pressions. C'est ainsi que sur le membre supérieur (et ces réflexions s'appliquent au membre inférieur), elles se placent sur la face dorsale de la main et des doigts, et émigrent au poignet sur la face palmaire de l'avant-bras et du bras; elles sont rares sur la nuque, le dos et les fesses, malgré les vastes surfaces que présentent ces régions. — Les veines profondes des membres ont pour siège d'élection, suivant la remarque de Braune, le plan de flexion et les plis articulaires. On les observe sur les faces plantaire et palmaire, la face antérieure de l'avant-bras et du bras, la face postérieure de la jambe, antérieure de la cuisse. Braune a insisté principalement sur le rôle des plis de flexion ou plis articulaires, tels que le creux poplité, le pli de l'aine, le pli du coude, l'aisselle. Ce sont des *confluents veineux*. Les veines y affectent une disposition convergente; de nombreuses branches périphériques accourent vers le tronc principal pour s'y déverser. Or, dans les mouvements d'extension, la tension de l'aponévrose a pour effet d'allonger les veines, grâce à leur élasticité, et de créer autour d'elles une sorte de vide qui diminue leur pression extérieure : cette double condition favorise puissamment le cours du sang veineux. Les creux articulaires ou de flexion sont ainsi assimilables à la cavité thoracique, par ce mécanisme de la formation du vide et de l'appel du sang veineux qui en est la conséquence; le sang s'y accumule dans la flexion et s'y vide dans l'extension. Braune les appelle des appareils de succion ou d'aspiration.

Rapports. — Les veines contractent avec les organes voisins des rapports qui présentent certains caractères généraux. Elles sont surtout en contiguïté avec les artères, les nerfs et les vaisseaux lymphatiques, et forment fréquemment avec ces organes un cordon unique qui prend le nom de *paquet vasculo-nerveux*.

Nous avons vu qu'un grand nombre de veines cheminent parallèlement à l'*artère* et à côté d'elle, et constituent ses veines satellites. Mais s'il est des veines qui touchent leur artère au point de l'enlacer, comme on le voit pour les tibiales, les radiales,... il en est d'autres qui se tiennent à une certaine distance et n'ont pas un trajet identique : telle est la veine faciale, qui suit la corde d'un arc représenté par l'artère; la veine sous-clavière, qui est séparée du vaisseau artériel par le muscle scalène antérieur. On a vainement cherché à trouver une loi de position indiquant l'orientation réciproque des deux espèces de vaisseaux; les formules de Serres, de Malgaigne, de Richet, sont fautives. Je me contenterai de dire que les veines du cou et de la face (jugulaire interne et faciale) sont en dehors des artères correspondantes, tandis que les troncs veineux uniques de la racine des membres (fémorale, iliaque externe, axillaire et sous-clavière) sont en dedans de leurs artères. Au-dessous, c'est-à-dire vers la périphérie, les veines humérale, radiale, cubitale, tibiale, étant doubles, présentent une branche en dehors et l'autre en dedans de l'artère.

Les rapports des veines avec les *nerfs* sont moins étroits qu'avec les artères. Bardeleben a bien indiqué que la plupart des nerfs crâniens et rachidiens possèdent une ou deux veines satellites; mais il s'agit presque toujours de veinules. et la même veine ne se prolonge que sur un segment assez court du tronc nerveux, d'autres veines émanées de branches voisines venant successivement assurer la circulation de retour dans le nerf. Les exemples de l'artère sous-clavière, de l'humérale, de la fémorale, nous montrent que les nerfs sont plutôt satellites des artères que des veines; il en est de même pour le nerf pneumogastrique qui, dans son trajet cervical, suit les variations de trajet de la carotide primitive et non de la jugulaire interne. Le passage de branches nerveuses à travers les boutonnières veineuses, ou l'enlacement des veines par les nerfs du coude, ne sont que des faits isolés.

Les *vaisseaux lymphatiques* sont au contraire plus intimement associés au veines qu'aux artères dans un grand nombre de régions. Ainsi les veines jugulaire interne, sous-clavière, iliaques et autres sont enlacées par des vaisseaux et des ganglions lymphatiques, et pour les veines superficielles, c'est encore sur leur trajet que se disposent les ganglions et les principaux vaisseaux de la lymphe.

Selon Bardeleben, les *conduits excréteurs*, le canal de Sténon, l'uretère, le canal cholédoque, ont deux veines satellites. Mais cette disposition originelle disparaît bientôt devant l'arrangement plexiforme que prennent les veines des conduits.

Dans certaines régions, les *aponévroses* et les tissus fibreux analogues exercent une influence importante sur les veines voisines. Elles déterminent la béance permanente ou temporaire de ces vaisseaux et favorisent puissamment la circulation du sang noir, par la tendance au vide et l'appel centripète qui sont la conséquence de cette dilatation des veines; ce sont aussi des conditions défavorables pour les plaies qui intéressent ces vaisseaux, car elles exposent aux hémorragies, à l'absorption des matières septiques et à l'entrée de l'air dans les veines. Tous les gros troncs veineux de la base du cou sont encastrés dans les aponévroses qu'ils traversent, aponévrose cervicale moyenne, aponévrose du sous-clavier, ligaments péricardiques supérieurs: ils sont béants sur la coupe. et cette béance augmente à chaque mouvement inspiratoire. Par une disposition analogue, à côté des veines du cou, on range encore dans les *veines béantes* : les sinus du crâne et d'une partie des vertèbres, les veines diploïques, les veines vertébrales, les veines sus-hépatiques, les sinus utérins, les sinus prostatiques. C'est même un phénomène plus général qu'on ne le croyait. Dans les creux articulaires (creux poplité, aine, aisselle, coude, fosse ptérygoïdienne), la tension des aponévroses provoquée par les mouvements d'extension des membres dilate les veines sous-jacentes et diminue la pression extérieure, celle de leur milieu; une béance temporaire est produite et le sang veineux est appelé vers le cœur. Ce sont les appareils d'aspiration de Braune. Bien avant lui, Maissiat (*Études de physique*, 1843) avait montré que sous la peau la pression est négative dans les points concaves, dans l'aine quand la cuisse est portée en arrière, dans l'aisselle quand le bras est élevé, ainsi que le prouve d'ailleurs la pénétration de l'air en cas de blessure ; les vaisseaux y sont contenus dans les milieux négatifs.

Enfin, et bien que ceci se rapporte plutôt à leur structure, toutes les veines qui ne sont pas intraviscérales, c'est-à-dire contenues dans l'épaisseur d'un organe, possèdent, comme les artères, une *gaine vasculaire* conjonctive. Cette gaine existe sur les petites veines comme sur les grosses, sur celles du mésentère ou du cœur comme sur celles des membres; elle ne fait défaut que sur les sinus ou formations analogues. Elle se constitue par la condensation du tissu cellulaire dans lequel se meut la veine, et prend, suivant les cas, suivant surtout la grosseur et l'extériorité du tronc veineux, un aspect lamelleux ou fibreux, et la forme d'un étui assez résistant pour pouvoir être injecté à la gélatine. Dans les cordons vasculo-nerveux du cou et des membres, on observe ordinairement trois étuis accolés et soudés, comme un triple canon de fusil, un pour l'artère, un ou deux pour la ou les veines satellites, un pour le nerf. Les veines ne sont donc pas au contact immédiat des artères ni des lymphatiques. Ces gaines sont à leur tour tantôt libres, tantôt rattachées aux aponévroses voisines. Elles servent d'organe de fixation et de protection aux vaisseaux qu'elles contiennent. (Voy. Bize. Les Gaines vasculaires, *Th. de Toulouse*, 1896.)

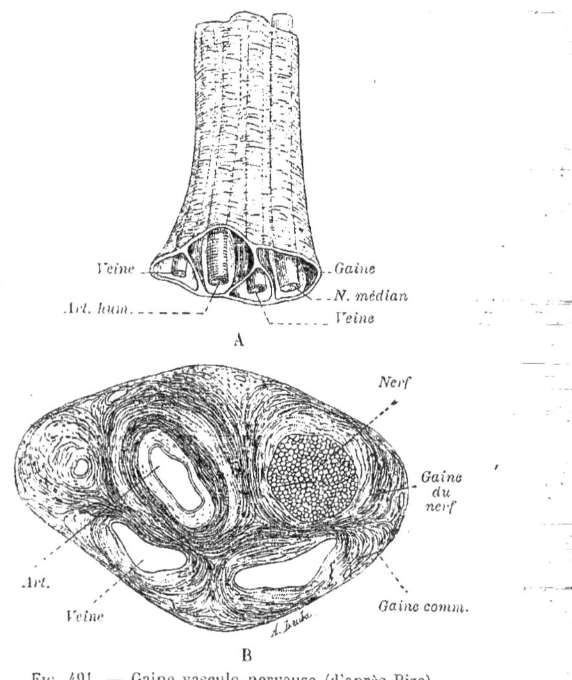

Fig. 491. — Gaine vasculo-nerveuse (d'après Bize).

En A, la gaine commune ouverte montre les gaines secondaires. — En B, coupe histologique vue à un faible grossissement.

Anastomoses. — Les anastomoses sont une des caractéristiques du système veineux. Tandis que dans le système artériel, à quelques exceptions près comme les mésentériques, elles sont relativement rares et peuvent être comptées et classées, dans le système veineux elles se font remarquer par leur fréquence et leur universalité. De là la difficulté de délimiter des districts vasculaires, des territoires circonscrits; de là aussi l'innocuïté de la ligature même de gros troncs veineux. A peine peut-on citer quelques veines parenchymateuses, telles que celles des centres nerveux, de la rate, de la rétine, correspondant à des artères terminales, qui soient indépendantes des branches voisines. Même les grands systèmes sont unis entre eux par des communications normales, les veines pulmonaires avec celles du système général, les veines du cœur avec la veine cave supérieure, la veine porte avec la veine cave inférieure, les deux veines caves entre elles par l'azygos. Les gros troncs de chaque système ne sont point la voie unique et nécessaire du retour du sang veineux; on peut lier les quatre jugulaires, l'axillaire ou la sous-clavière, la fémorale, même la veine cave inférieure, sans déterminer la gangrène des membres d'où elles proviennent, au moins dans la majorité des cas. Ces anastomoses augmentent à mesure que des troncs on descend aux branches, et de celles-ci aux rameaux; la fréquence des communications devient telle que les rameaux se disposent en *réseaux*, comme on le voit si nettement pour toutes les veines sous-cutanées. Enfin les veines superficielles sont largement unies aux veines profondes, de façon que ces deux systèmes puissent se suppléer mutuellement.

La forme des réseaux n'est point indifférente; elle est déterminée par le sens même de la circulation. Les réseaux à mailles rondes ou carrées se remplissent et se vident par toute leur périphérie; on les voit surtout sur le tronc. Les réseaux à mailles allongées, comme ils se présentent ordinairement sur les membres, indiquent que le sang circule dans le sens de leur grand axe et ont en quelque sorte deux pôles, un d'entrée et un de sortie.

Tous les types d'anastomoses sont représentés : l'inosculation, la convergence et l'anastomose latérale tantôt transversale, constituant alors des arcades ou des échelles, tantôt longitudinale comme dans les canaux collatéraux. Les arcades s'observent nettement dans l'intestin, sur le dos du pied et de la main et sur la ligne médiane du corps (arcade des frontales, des jugulaires antérieures, des veines péniennes, des sinus crâniens et rachidiens). Le type scalariforme, en échelle, est celui des veines doubles et satellites.

Parmi les formes spéciales qui dérivent de ces anastomoses, il faut citer les plexus, les canaux collatéraux ou de sûreté et les cercles de Braune.

1° *Plexus veineux*. — Les plexus sont des réseaux serrés à mailles étroites et irrégulières. On les observe de préférence sur les veines profondes. Ils ont ordinairement plusieurs vaisseaux émissaires qui assurent leur évacuation. Ils sont très nombreux et peuvent se composer même de veines de fort calibre. On les rencontre surtout dans les organes génito-urinaires, les orifices naturels (lèvre, paupière, anus), les conduits excréteurs (Sténon, urètre, canal lacrymal), la cavité rachidienne, le diploé des os, les extrémités des organes (pulpe des doigts, lobule du nez). Ce sont des réservoirs sanguins qui ont probablement des fonctions multiples se rapportant à la décharge des voies principales, à la calorification des organes, à leur turgescence, ou même à l'occlusion de certaines cavités.

2° *Canaux collatéraux* ou *de sûreté*. — Un canal collatéral est une branche veineuse, qui marche parallèlement à une veine plus importante et communique avec elle à ses deux extrémités. Tantôt elle naît de cette veine et s'y termine; il semble qu'on a alors affaire à un dédoublement du tronc vasculaire en branches inégales; tantôt elle naît d'une veine et se termine dans une autre, mais communique toujours à ses deux extrémités avec la veine satellite, forme qui rentre dans le cas des anastomoses longitudinales. La veine azygos, qui marche parallèlement aux deux veines caves et les réunit l'une à l'autre, est le plus gros des canaux collatéraux. Verneuil, qui les a signalés particulièrement à l'attention des anatomistes, les a appelés *canaux de sûreté*; on les désigne aussi quelquefois sous le nom de *canaux de Verneuil*.

Dans sa forme la plus simple et la plus typique (A, fig. 492), le canal de sûreté s'ouvre dans la même veine par ses deux extrémités; il s'étend d'un segment à un autre de cette veine; mais jamais il ne reste limité au même segment, le mot segment signifiant un tronçon avec sa paire valvulaire. Chacun de ses orifices, l'inférieur comme le supérieur, est situé au-dessus d'un couple valvulaire. Il possède lui-même habituellement une valvule orientée en sens centripète et placée, non point vers son orifice inférieur qui reste toujours libre et béant, mais sur son trajet et de préférence près de l'orifice supérieur. Presque toujours il reçoit sur son parcours une ou plusieurs veines afférentes. Le sens de la circulation est facile à comprendre. Le sang ne peut refluer du segment supérieur dans le canal, puisqu'il est arrêté par la valvule de celui-ci; c'est le sang du segment inférieur, qui, après avoir abaissé la valvule de la veine, s'engage de bas en haut dans le canal et va rejoindre immédiatement ou après un certain repos le segment supérieur. En d'autres termes, le canal dessert exclusivement le segment veineux sur lequel il prend son origine. On conçoit que si le canal est avalvulaire, ce qui est rare, il devient une voie neutre qui peut servir indifféremment aux deux segments où débouchent ses orifices.

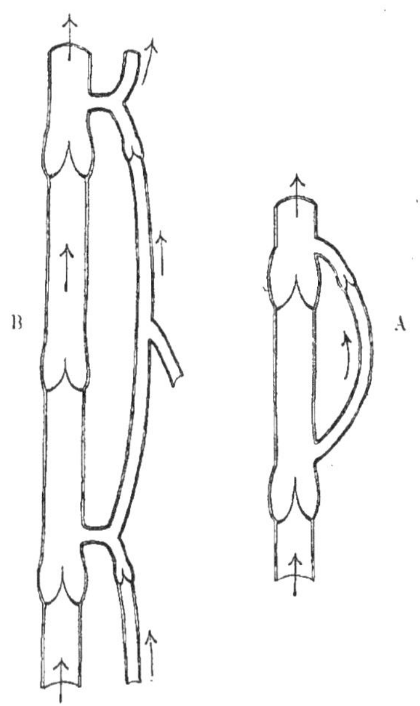

Fig. 492. — Canaux collatéraux des veines. Schéma. — Les flèches indiquent le sens du courant.

Les canaux collatéraux sont très nombreux, surtout aux membres et au cou. Les termes de canaux de dérivation, de sûreté, d'échappement, de décharge, indiquent leur rôle dans la circulation veineuse. Ce sont des voies de garage. Ils reçoivent le trop-plein des veines principales, et par là préviennent la stase, équilibrent les tensions et soulagent les valvules inférieures. Ils remplissent d'autant mieux cette fonction, que presque toujours ils recueillent sur leur parcours un certain nombre de veines afférentes, qui sans eux se jetteraient dans les veines principales et pourraient, à un moment donné, augmenter l'encombrement du courant.

A côté de cette forme simple, il est des formes plus compliquées. Nous nous contenterons de donner le dessin d'un type fréquent dans les muscles longs (B, fig. 492) et qui nous montre une série d'arcades constituée par la superposition de plusieurs canaux collatéraux; il en résulte un canal unique qui longe la voie principale et communique avec chacun de ses segments. Jarjavay, à qui l'on doit une étude approfondie des canaux de sûreté, a beaucoup étendu l'application de cette dénomination; il range parmi ces canaux les veines satellites doubles, dont l'une jouerait par rapport à l'autre le rôle de canal collatéral, les arcades dorsales, les veines communicantes qui unissent les veines profondes avec les veines superficielles; en un mot presque toutes les anastomoses. Mais à force de s'étendre, ce terme perd son sens originel et précis que nous lui avons conservé (Jarjavay, les Canaux de sûreté. *Th. de Paris*, 1883).

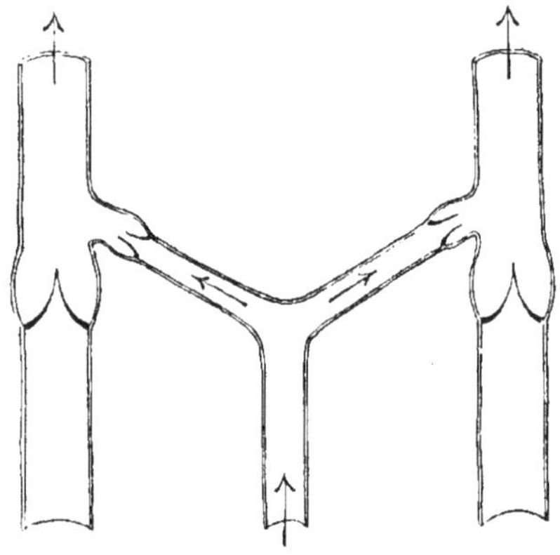

Fig. 493. — Cercle veineux de Braune, Schéma. — Les flèches indiquent le sens du courant.

3° *Cercles veineux de Braune.* — Braune a donné le nom de *cercles veineux* à des cercles ou à des portions de cercle, dans lesquels les valvules sont orientées de telle sorte que le sang de la veine afférente peut passer indifféremment à droite ou à gauche, mais que le cercle est fermé au sang des troncs collecteurs. Autrement dit, c'est une veine qui se vide dans les deux sens, mais non d'un côté à l'autre. La figure 493 montre que l'arcade veineuse possède un segment moyen avalvulaire et neutre qui reçoit la veine afférente, et à ses deux extrémités un segment valvulé qui s'ouvre dans un tronc collecteur. Les valvules sont disposées en sens inverse et regardent le vaisseau collecteur par leur concavité; elles ferment donc le passage à tout courant rétrograde.

Braune indique la présence de cercles veineux dans la paume de la main et la plante des pieds, dans les veines de la cuisse, dans celles du bassin entre l'ischiatique et l'obturatrice, dans les veines de la paroi abdominale. Les veines intercostales, avec leur double déversoir dans la mammaire interne et l'azygos, sont elles-mêmes des types de cercles veineux.

Anomalies. — Il semble bien acquis, malgré l'opinion contraire de Meckel, que les anomalies sont plus communes dans le système veineux que dans le système artériel. La disposition réticulée des veines, la minceur de leurs parois, la lenteur du cours du sang, favorisent chez l'embryon l'apparition de formes aberrantes. On ne peut toutefois faire entrer en ligne de compte les veines superficielles qui n'ont pas d'artères correspondantes. D'autre part, il est certaines veines qui présentent moins de variétés que les artères semblables; telles sont les veines innominées, les veines rénales, les obturatrices.

Comme pour les artères, un grand nombre d'anomalies représentent des états normaux chez certains animaux ou une phase embryonnaire persistante.

Pour la bibliographie qui concerne chaque chapitre, je renvoie le lecteur à l'*Angéiologie* de Theile (*Encyclopédie anatomique*, traduction Jourdan, 1843) et surtout au chapitre si complet et si consciencieux que W. Krause a ajouté à l'*Angéiologie* de Henle (*Handbuch der Gefæsslehre*, 1876). J'y ai puisé la plupart des indications qui concernent cette question.

Propriétés physiques. — La grande *extensibilité* des veines dans le sens transversal tient sans doute à la minceur des parois et à la rareté des fibres circulaires. Déjà au XVIIIe siècle, Wintringham et Hales, expérimentant sur des vaisseaux qu'ils remplissaient de mercure, d'air ou d'eau, avaient constaté que les veines se distendent plus que les artères et se rompent moins facilement, malgré le peu d'épaisseur de leurs parois.

La *ténacité* ou force de cohésion, c'est-à-dire la résistance à la rupture, présente un coefficient évalué en kilogramme, par millimètre carré de section, qui est d'environ 0,30 à 0,40. Celui des artères est tantôt égal, tantôt inférieur et descend à 0,15; celui des nerfs est au contraire beaucoup plus élevé et atteint 1 à 3. En d'autres termes, à épaisseur égale, l'artère se rompra la première dans une traction longitudinale, ou d'autres fois en même temps que la veine; le nerf résistera plus que les vaisseaux. — La résistance à l'éclatement, tel que peut le produire une distension forcée, est considérable. A égalité d'épaisseur, les veines résistent plus que les artères (Haller, Wolkmann); les gros troncs peuvent supporter une pression intérieure de plusieurs atmosphères.

L'*élasticité* des veines, bien que très sensible, est inférieure à l'élasticité artérielle. C'est ce que montre son coefficient plus élevé, qui indique la résistance opposée par le vaisseau à l'allongement élastique (0,84 pour les veines; 0,05 pour les artères). Braune, expérimentant sur la saphène interne, a observé qu'elle subit, sans perte d'élasticité, un allongement de 91 pour 100 chez un enfant de 13 ans, de 61 pour 100 chez un homme de 46 ans. La limite extrême varie dans une grande étendue suivant l'âge des sujets. A 15 ans, on peut charger la saphène d'un poids de 1000 grammes, et, ce poids enlevé, le vaisseau revient intégralement à sa longueur première, alors que sur un alcoolique de 46 ans, 75 grammes ont suffi pour produire un étirement permanent. D'après ce même auteur, l'élasticité des veines dans le sens longitudinal, mise en jeu par les différents mouvements et les diverses attitudes, fait progresser le sang, ainsi que le montrent la traction et le relâchement alternatifs d'un tube de caoutchouc valvulé. L'attitude fœtale, celle de l'embryon dans l'utérus, produit le maximum de relâchement des veines; celles-ci passent au contraire au maximum d'extension dans certaines positions du corps (extension des membres, du tronc, étirement général du corps après une station assez prolongée). Or le relâchement des veines ralentit la circulation; leur extension, qui est permise par l'élasticité et qui tend à produire le vide, active le cours du sang.

Bardleben a confirmé les recherches de Braune. Les veines d'un adulte peuvent être allongées d'au moins 60 pour 100 sans dépasser la limite de leur élasticité. Il semble que les veines du membre supérieur sont plus élastiques que celles du membre inférieur, les veines profondes plus que les veines superficielles; mais les observations sont bien peu nombreuses. En place sur le sujet, les veines sont soumises à une extension qui les allonge et met en jeu leur élasticité. Sur un sujet vigoureux, dont le membre est dans l'extension, la veine saphène mesure 28 pour 100 de plus en longueur que si elle est séparée de ses connexions, ce qui équivaut à une traction d'un poids de 10 grammes. Une céphalique s'est rétractée de 40 pour 100 (équivalent à un poids de 20 grammes) de sa longueur sur le bras étendu. Même quand les articulations sont fléchies, les veines sont encore tendues dans le sens longitudinal.

Voy. : WERTHEIM. Mémoire sur l'élasticité et la cohésion.... *Annales de physique et chimie*, 1847. — BRAUNE, *Ueber die Elasticitæt der Venen*, 1874. — BARDELEBEN. Ueber Venen Elasticitæt. *Ienaische Zeitschrift f. Natur...*, 1878.

Valvules. — Reconnues d'abord dans la veine azygos, les valvules n'ont été mises hors de doute et bien étudiées pour la première fois que par Fabrice d'Aquapendente (1603).

Il faut distinguer deux espèces de valvules *ostiales* ou valvules *terminales*. Les unes sont situées dans la branche afférente, à 4 ou 5 millimètres de son embouchure dans la veine principale; elles sont plutôt juxta-ostiales et ne diffèrent pas des valvules pariétales ordinaires : les autres, vraies valvules ostiales, siègent à l'orifice même et ont pour bord adhérent l'angle d'union des deux vaisseaux. Ces dernières sont moins nombreuses, ordinairement paires, assez souvent uniques; elles sont fréquemment dépourvues du bourrelet et de la cavité valvulaire, et conformées en diaphragme ou en valves d'huître. Ce sont plutôt des prolongements de l'éperon qui marque la rencontre des deux veines. On en observe toutefois avec le type sigmoïde. Les valvules ostiales se voient sur les veines du cœur (Thebesius en est un type), à l'embouchure de la jugulaire interne et de la vertébrale dans le tronc innominé, de la spermatique droite dans la veine cave, des intercostales dans l'azygos, des veines musculaires dans les troncs principaux.

Les valvules *pariétales* sont presque toujours paires, quelquefois uniques, rarement triples, exceptionnellement quadruples. Elles apparaissent sur les veines d'un millimètre de diamètre et s'y montrent habituellement à l'état impair. Elles sont rares dans les grosses veines (fémorale, iliaque), et là aussi sont souvent simples. D'une manière générale elles sont plus nombreuses dans les membres inférieurs que dans les supérieurs (Sappey, Houzé), dans les veines profondes que dans les veines superficielles; elles sont rares dans les cavités thoracique et abdominale, dans lesquelles l'appel inspiratoire compense leur absence. Ainsi les veines ovariennes n'ont pas de valvules; les veines spermatiques sont valvulées dans leur portion extra-abdominale, tandis que sur les 35 centimètres de leur portion intra-abdominale elles ne possèdent qu'une ou deux paires de valvules insuffisantes.

La *distance* si variable qui sépare l'une de l'autre deux paires valvulaires, et qui pour les membres peut aller de 2 à 20 centimètres, obéit, selon Bardeleben, à une loi générale. Cet auteur, qui a étudié les membres de 6 adultes et de 3 enfants, représentant 30 veines sur lesquelles ont été prises 700 mensurations, a posé la loi suivante de la distance valvulaire : « Les *distances valvulaires* sont les multiples d'une distance fondamentale simple ». Cette distance est en rapport avec la taille du sujet, plus exactement avec la longueur des membres. Elle serait, pour un adulte de taille ordinaire, de 5 mm. 5 au membre thoracique, de 7 millimètres au membre pelvien; ces deux chiffres correspondant à la différence proportionnelle dans la longueur des deux membres. Pour le membre inférieur d'un enfant de 80 centimètres de taille, elle est de 3 millimètres. Cet auteur est amené à conclure, sans l'avoir d'ailleurs constaté réellement, qu'à l'origine les veines sont régulièrement valvulées comme les vaisseaux lymphatiques, et que du cou-de-pied à l'aine ou du poignet à l'aisselle, il y a environ 106 valvules pour une même veine, soit plus de 120 en y comprenant le pied et la main. Chaque veine est ainsi divisée en segments égaux, dont le nombre est le même aux deux membres et à tout âge, et dont seule la longueur varie suivant la longueur du membre lui-même. Dès le milieu de la vie intra-utérine, le plus grand nombre des valvules ont disparu.

Bardeleben a posé une seconde loi, qui n'est que la forme absolue d'une observation très générale faite par Fabrice d'Aquapendente. « Au-dessus de toute valvule débouche une « veine afférente; au-dessous de toute branche est une valvule. » Branches et valvules se correspondent exactement en lieu et nombre. Les discordances sont apparentes, et tiennent à l'atrophie précoce d'une branche veineuse ou d'une paire valvulaire. De là la conception de la morphologie segmentaire des veines que nous avons exposée plus haut.

Ces deux lois de Bardeleben demanderaient des recherches minutieuses pour être contrôlées. Les recherches de Klotz sur la saphène interne ne confirment pas la première; trois fois seulement sur trente et une mensurations, la distance valvulaire concordait avec la distance théorique. Les observations de Braune sur les veines du tronc sont également en désaccord avec la loi de relation des branches et des valvules.

(Voy. Bardeleben, Das Klappen-Distanz Gesetz. *Ienaische Zeitschrift*, 1880).

L'*atrophie* ou régression valvulaire (valvules *avortées* de Houzé) est un phénomène très précoce, constaté dès le troisième mois embryonnaire. Bardeleben l'attribue hypothétiquement à des causes mécaniques, pression du sang, pression extérieure, mouvement des membres. Il en donne pour preuves qu'au voisinage des grandes articulations on trouve de longs segments de veines sans valvules; mais Klotz a fait des observations contradictoires sur la saphène au niveau du genou et Friedreich sur la fémorale au pli de l'aine. Quelle qu'en soit la cause, un grand nombre de valvules ont déjà disparu à la naissance. Hochstetter a constaté qu'à ce moment il y a encore sur les branches de la veine porte, et notamment sur les veines gastriques, des valvules qui ne tarderont pas à s'effacer. Les valvules insuffisantes sont ou des arrêts d'accroissement ou des régressions atrophiques de valvules anciennement suffisantes; dans ce premier stade, la valvule est plus courte, plus ferme et prend un aspect falciforme. Bichat pensait que les valvules ne sont insuffisantes que par réplétion excessive du système veineux, dans l'asphyxie notamment; mais comment expliquer que les injections ne franchissent pas les valvules normales?

Houzé a donné une liste des veines avalvulaires, que nous reproduisons ici à quelques changements près.

Les valvules manquent dans les veines au-dessous d'un millimètre de diamètre; les veines périostiques, la veine porte, les veines pulmonaires, bronchiques, capsulaires, rénales, utérines, ovariques, ombilicale, placentaire, cérébrales, ophtalmiques, préparates, dans le diploé des os, les sinus du crâne, les plexus rachidiens sauf dans leur partie non adhérente, dans le tronc brachio-céphalique et la veine cave supérieure.

Elles sont exceptionnelles dans l'iliaque primitive, l'iliaque interne et la faciale.

Elles font défaut dans la continuité (c'est-à-dire ailleurs qu'à l'embouchure) des veines jugulaire interne vertébrale, maxillaire interne et de la veine cave inférieure.

Voy. sur les valvules : Houzé de l'Aulnoit, Recherches sur les valvules des veines. *Th. de Paris*, 1854.

Les valvules, avons-nous dit, sont des soupapes contre le reflux. De ce rôle unique découlent plusieurs conséquences : 1° Elles sont des auxiliaires de progression. Elles préviennent l'engorgement des canaux veineux en limitant le courant rétrograde au segment intervalvulaire et c'est pour cela qu'on les a comparées à des échelons qui permettent le repos et empêchent de redescendre ; elles sont par suite des digues de défense pour les veines des extrémités. Cette fragmentation de la colonne de retour fragmente aussi sa pression, dont une partie est employée à tendre la valvule. La circulation y trouve une aide importante contre la pesanteur, de là leur grand nombre dans les veines du membre inférieur; mais la pesanteur n'est qu'une des conditions qui favorisent le reflux, il en est beaucoup d'autres; on trouve des valvules dans les veines horizontales comme les intercostales, les lombaires, ou même descendantes, comme l'épigastrique et autres, et l'on n'en observe pas dans des veines ascendantes, les iliaques, les spermatiques intra-abdominales, ni dans les veines sus-hépatiques qui sont pourtant richement valvulées chez beaucoup d'animaux à station horizontale. Pour bien juger de l'effet des valvules, il faut considérer des veines à circulation insuffisante, dont les soupapes ne fonctionnent plus, c'est-à-dire les veines variqueuses; or celles-ci sont d'abord flexueuses, serpentines, et plus tard dilatées, ampullaires. — 2° Les valvules sont des directrices du courant sanguin; elles forcent le sang à progresser de la périphérie au cœur, et c'est leur étude attentive qui a fait découvrir à Harvey la circulation du sang. Les nombreuses veines intramusculaires sont très riches en valvules, car la contraction du muscle qui les enserre tend à exprimer le sang aussi bien dans un sens que dans l'autre, et ce sont les valvules qui font prendre la direction centrale. Même dans le courant général centripète, les valvules dirigent encore le sang dans des voies déterminées, par exemple de la profondeur à la surface ou inversement, ou d'un côté à l'autre, car beaucoup d'anastomoses transversales et de canaux collatéraux sont valvulés. Aussi peut-on admettre qu'à côté des valvules de progression il y a des valvules de direction; sans doute une partie des nombreuses valvules du fœtus sont des valvules de direction, qui disparaissent dès qu'elles sont devenues inutiles.

(Wilmart. Contribution à l'étude descriptive et fonctionnelle des veines. *J. méd. de Bruxelles*, 1900 et 1901. L'auteur montre par une série d'exemples que le nombre des valvules est en raison directe des pressions auxquelles les veines sont exposées.)

Canaux dérivatifs. — La loi d'après laquelle les veines naissent des capillaires est extrêmement générale, mais non absolue. Un certain nombre de veines proviennent directement des artères. Suivant que ces communications se font par des vaisseaux petits ou gros, elle constituent les canaux de Sucquet ou les anastomoses artério-veineuses.

1° *Anastomoses capillaires. Canaux de Sucquet* ou *canaux dérivatifs.* — Comme nous venons de le dire, ce sont des anastomoses capillaires, le mot capillaire indiquant de très petits vaisseaux, ne dépassant guère 0 mm. 1 dans leur diamètre et visibles seulement à la loupe ou au microscope. Plusieurs observateurs, Müller et d'autres, les avaient rencontrés accidentellement. Sucquet (1861) en donna une étude systématique chez l'homme et les décrivit sur les membres et sur la tête, notamment dans le derme sous-unguéal, la peau des faces plantaire et palmaire, des articulations, celle du front, du nez, de la lèvre, de l'oreille. Il les considéra comme les voies d'une *circulation dérivative*, irrégulière, intermittente, par opposition à la circulation capillaire normale, égale et régulière, qu'il appelait *nutritive*. Ces résultats très contestés ont cependant reçu l'appui récent des histologistes et des anatomistes. Hoyer a décrit ces canaux chez le lapin, le chien, le chat, le cobaye; on les rencontre surtout dans l'oreille, le canal médullaire des phalanges, le cartilage du bout du nez, le bord des lèvres, l'extrémité de la queue, le pénis, le clitoris. Chez l'enfant ils occupent la matrice unguéale, le pénis à sa racine, les couches moyennes de la peau. (Hoyer, *Arch. f. mikr. Anatomie*, 1876.) Michel joint à ces cas la dure-mère du chien, et Langer les dessine chez le nouveau-né dans le réseau vasculaire de la dure-mère et dans le diploé du crâne; il ajoute que ces anastomoses entre une artériole et une grosse veinule sont fréquentes et que chez l'enfant on injecte facilement les veines diploétiques en poussant par l'artère méningée. Enfin Zaleski les constate dans le système vasculaire des vertèbres, et Bourceret, ainsi que plus tard Mouret, les retrouve sur la pulpe des doigts sous forme de petits pelotons vasculaires d'où émergent les veinules de l'extrémité digitale.

Grosser vient de reprendre l'étude de ces anastomoses capillaires qu'il a constatées chez l'homme et chez plusieurs animaux domestiques à l'extrémité des doigts et des orteils, soit dans le lit de l'ongle, soit dans la pulpe palmaire; plus rarement dans le périoste de la phalangette. Le glomérule vasculaire siège dans le derme, le plus souvent au-dessus des glomérules sudoripares. Il se compose d'artères afférentes, d'un canal anastomotique à plusieurs branches et d'un réseau veineux périphérique qui se déverse dans les veines sous-papillaires. Le canal anastomotique a une longueur moyenne de 225 μ, une paroi très épaisse circonscrivant une lumière de 18 à 22 μ, à l'état de réplétion modérée. Cette paroi doit son épaisseur à une couche spéciale de fines fibres musculaires longitudinales. Il y a en outre des fibres lisses circulaires. (Grosser. Ueber arterio-venöse Anastomosen.... *Arch. f. Anatomie*, 1902. — Ce mémoire contient un index bibliographique et la reconstruction d'un glomérule vasculaire.)

Tous ces auteurs assignent aux canaux de Sucquet une double fonction. Ils sont un appareil de dérivation pour la circulation locale et de régulation pour la chaleur animale.

2° *Grosses anastomoses artério-veineuses.* — On a plusieurs fois observé de gros vaisseaux faisant communiquer directement les artères et les veines. Ces vaisseaux diffèrent de ceux de Sucquet, d'abord par leur volume, car ils sont d'un certain calibre, toujours visibles à l'œil nu, et ensuite par leur inconstance; ils représentent de véritables anomalies. Winslow a signalé une anastomose entre un rameau de l'artère bronchique gauche et le tronc de la veine correspondante, entre un rameau semblable et la veine azygos, entre une veine pulmonaire gauche et une artère œsophagienne. Tschaussow a noté sur le même sujet des anastomoses visibles à l'œil nu entre l'artère et la veine angulaires, entre l'artère angulaire et la veine ophtalmique, entre les vaisseaux coronaires supérieurs. Mouret les a remarquées sur presque tous les doigts de la main, entre les artères collatérales et les veines palmaires, au niveau de la première phalange; elles avaient 6 à 7 millimètres de long et un calibre de 0 mm. 2 au maximum.

Récemment Gérard et Debierre (*Arch. de physiologie*, 1896), ayant examiné systématiquement un certain nombre de sujets, ont constaté des anastomoses artério-veineuses quatre fois sur neuf adultes et neuf fois sur quatorze nouveau-nés. Elles siégeaient le plus souvent aux plis de flexion, notamment sur les vaisseaux poplités, au pli de l'aine, à l'aisselle, au coude, au milieu de la cuisse. Les branches anastomotiques avaient une longueur de 13 à 30 millimètres, un diamètre de 3 millimètres à 0 mm. 4; leur structure histologique se rapprochait de celle des veines. Ces auteurs se demandent si ces vaisseaux intercalaires, fréquents chez les animaux inférieurs, ne sont pas chez l'homme un vestige atavique des formes primitives que l'on rencontre encore chez l'embryon dans le trou de Botal et le canal aorto-pulmonaire.

Il est bon de faire quelques réserves sur la fréquence de ces anastomoses; car dans plusieurs Instituts anatomiques on ne les a jamais observées.

État des veines aux différents âges. — 1° Pendant la première enfance, les veines sont remarquables par leur faible développement et contrastent avec la grande richesse de l'arbre artériel. Cette différence est surtout sensible, quand on compare, non les gros troncs, mais les branches et les rameaux avec les divisions correspondantes des artères. Le système artériel et le système veineux semblent avoir un volume égal, alors que plus tard celui des veines sera le double. — Les veines sont peu dilatables et peu extensibles. — Bien que déjà l'on constate que des valvules ont disparu par atrophie, celles qui restent fonctionnent régulièrement. Klotz a observé que chez le nouveau-né toutes les valvules de la veine saphène interne sont suffisantes (ce qui est d'ailleurs exagéré, comme on le verra plus loin), alors qu'à vingt-cinq ans 17 pour 100 sont déjà devenues insuffisantes. Bardeleben trouve une moyenne de quatorze valvules sur la saphène interne des enfants au-dessous d'un an, la moyenne des adultes étant de onze. Le contour des valvules est circulaire ou elliptique, et non parabolique comme il sera plus tard. — Les veines sont plus rectilignes. Leurs inflexions ne les allongent que de 1 pour 100, au lieu de 3 pour 100 à l'âge adulte (Bardeleben).

2° A la puberté, il se fait ordinairement une poussée veineuse; celle-ci est d'autant plus marquée que les organes prennent une croissance plus rapide, ainsi qu'on le voit pour les veines spermatiques. L'accroissement des muscles qui caractérise l'âge adulte amène le plein développement du système à sang noir.

3° Dans la vieillesse, les veines acquièrent un volume exagéré; cet état, sinon morbide au moins régressif, est dû à l'affaiblissement des parois et au ralentissement du courant sanguin. C'est pour cela, et aussi à cause de l'insuffisance des valvules, que les anatomistes recherchent pour les injections veineuses les sujets âgés, qui sont au contraire impropres aux injections artérielles. On voit apparaître des dilatations ampullaires, des flexuosités sur des vaisseaux ordinairement rectilignes; l'étude de la face interne du crâne, comparée dans son état jeune et dans son état sénile, montre clairement ces différences.

Un grand nombre de valvules sont devenues insuffisantes. Klotz a noté que sur la veine saphène interne, tandis que 30 pour 100 des valvules sont insuffisantes à la période adulte, le nombre montait à 40 chez un homme de 54 ans, à 81 chez un sujet de 70 ans. L'atrophie et l'insuffisance valvulaire s'observent aussi dans des régions non soumises à la pesanteur, à la face notamment, et l'on peut assez souvent forcer les valvules si résistantes des veines labiales.

La densité des parois diminue avec l'âge, contrairement à ce qui arrive pour les artères. Wertheim a confirmé cette remarque de Haller. De 1,055 sur la veine fémorale d'une femme de 21 ans, elle tombe à 1,019 sur celle d'une femme de 70 ans.

Il en est de même de la ténacité ou cohésion. Le coefficient, qui paraît être à l'état normal de 0,300 à 0,400, s'est abaissé dans un cas à 0,149. — De même encore pour l'élasticité. Wertheim, qui n'a étudié qu'un sujet, a trouvé seulement une différence de 0,883 (femme de 70 ans) par rapport au chiffre normal de l'âge adulte 0,844. Ces chiffres expriment le coefficient d'élasticité, c'est-à-dire la force nécessaire pour mettre celle-ci en jeu. Mais Braune a observé des différences plus grandes. Tandis que la veine saphène interne supporte, sans altération de son élasticité, un allongement de 91 pour 100 à l'âge de 15 ans, ce chiffre n'était plus que de 5,6 pour 100 sur un sujet de 58 ans. A 15 ans, on peut charger la saphène d'un poids de 1000 grammes sans fatiguer son élasticité; sur un sujet tuberculeux de 50 ans, elle ne supportait plus que 6 grammes. Ces chiffres sont évidemment trop peu nombreux, les propriétés physiques des veines n'ayant pas été étudiées avec autant de soin que celles des artères; mais ils corroborent cette observation générale que les vaisseaux veineux, comme tous les autres organes de l'économie, perdent en vieillissant leur résistance et leur élasticité.

INJECTION DU SYSTÈME VEINEUX

Nous nous bornerons à des renseignements généraux; le lecteur trouvera quelques détails de technique à chacun des chapitres où sont étudiés les divers départements du système veineux.

La présence des valvules oblige à pousser de la périphérie vers le cœur; seules la veine-porte, les veines caves, les grosses veines du cou et de la tête, n'étant pas valvulées ou l'étant insuffisamment, peuvent s'injecter en sens centrifuge. On peut chez les vieillards franchir un certain nombre de valvules à contre-courant; ce nombre est toujours limité. Il est aussi possible de contourner certaines valvules en injectant simultanément par plusieurs veines parallèles, les anastomoses transversales permettant alors à l'injection d'aborder les valvules par leur face périphérique.

Il faut, pour un sujet de taille moyenne, de 4 à 5 livres de matière à injection, si l'on veut remplir la totalité du système veineux. Les injections se poussent à chaud ou à froid.

1° *Injection à chaud.* — Les masses que l'on peut employer chaudes sont très nombreuses. J'indiquerai celles qui sont d'un usage courant. — 1° Les mélanges en proportion variable de cire jaune, suif et térébenthine de Venise ou essence de térébenthine; ordinairement une partie de cire pour 2 ou pour 3 de suif, et de 50 à 100 grammes de térébenthine par kilogramme de masse. Lauth recommande, comme très pénétrante, la masse suivante, dont il se servait habituellement : suif 1000, cire 500, térébenthine de Venise 130, blanc de baleine 130; — 2° les masses à la colophane, qui ont l'avantage de se prêter aux préparations par corrosion. Ainsi : colophane 3, cire blanche 1, blanc de baleine 1/2, et térébenthine 1. On s'est aussi servi de la celloïdine pour les corrosions; — 3° les masses à l'huile de lin, qui se poussent chaudes sur un sujet non réchauffé au préalable. Nous verrons plus loin qu'il est des mélanges à l'huile de lin qu'on pousse à froid. L'huile de lin est, comme on le sait, une huile siccative; on emploie l'huile de lin cuite. Schaw et plus tard Lauth se sont servis d'un mélange de sept parties en poids d'huile de lin cuite et de cinq de térébenthine de Venise; Sesemann et après lui Gurwitsch, pour les veines de la face, d'un mélange à parties égales d'huile de lin ou de vernis à l'huile de lin et de térébenthine de Venise; — 4° les masses à la gélatine, une partie de la gélatine dissoute dans trois parties d'eau. Les injections à la gélatine sont très pénétrantes, très faciles à manier, mais elles se durcissent mal et ne peuvent se conserver.

Toutes les masses que nous venons d'indiquer doivent être colorées par des matières pulvérulentes, le vermillon ou cinabre, le bleu de Prusse, le noir de fumée, le jaune de chrome,... que l'on incorpore à la masse dans la proportion de 50 à 100 grammes par kilogramme de matière.

Pour injecter tout le système veineux, il faut placer deux canules à l'extrémité de chaque membre : à savoir : sur le dos de la main, sur la partie antérieure du poignet vers le bord cubital, sur les bords externe et interne du dos du pied. On pousse vers le cœur. Les parties qui échappent à l'injection sont les pieds, les mains, les parois du tronc et le système porte; on remplira ce dernier en découvrant et en injectant une des branches mésentériques par une incision dans la région sous-ombilicale (Lauth). Cruveilhier indique pour la place des canules : la veine dorsale du pouce gauche, la céphalique ou la basilique du côté droit, la crurale droite, la saphène interne gauche et la veine cave supérieure. Dans cette dernière, il faut pousser en sens centrifuge.

Il est bon de choisir un sujet maigre et âgé, soit parce que les veines sont ordinairement plus développées, soit parce qu'on peut espérer de forcer quelques valvules. On recommande parfois de vider les veines par expression ou par injection d'eau chaude; mais cela oblige à ouvrir le cœur pour laisser échapper le sang et à lier les deux veines caves, ce qui complique beaucoup l'opération. Il est prudent, pour assurer la réussite, de faire plonger complètement le sujet dans un bain à 40 degrés qu'on prolonge pendant 5 ou 6 heures.

La technique des injections veineuses, encore plus que celle des injections artérielles, est très minutieuse et demande un véritable apprentissage. On trouvera tous les renseignements nécessaires dans : LAUTH, *Nouveau Manuel de l'anatomiste*, 1835. — HYRTL, *Handbuch der prakt. Zergliederungskunst*, 1860. — Il y a aussi quelques indications dans MOREL et DUVAL, *Manuel de l'anatomiste*, 1883. — AUFFRET, *Manuel de dissection*, 1881.

Injection à froid. — Ces injections se font sans qu'on ait besoin de chauffer ni le sujet ni la matière injectée, celle-ci ne se durcissant qu'au bout de plusieurs heures. Les seuls inconvénients résident dans les précautions assez minutieuses qu'exige la préparation de la masse et dans le maniement du dissolvant qui est ordinairement le sulfure de carbone.

La masse habituellement employée est la *masse de Teichmann*, qui est un mastic à l'huile de lin. Elle se compose de craie broyée avec de l'huile de lin cuite et colorée avec les matières pulvérulentes ordinaires, vermillon, bleu de Prusse...; ce mastic est dissous, au moment de l'injection, dans du sulfure de carbone. La masse de Teichmann a subi plusieurs modifications. On a remplacé le sulfure de carbone par l'éther ou par la benzine, la craie par du plâtre ou par du carbonate de baryte qui donne une poudre extrêmement ténue. Kadyi, élève de Teichmann, a fait ses injections des vaisseaux de la moelle avec un mélange de carbonate de baryte, huile de lin et benzine. Laskowski, pour rendre le mastic flexible, y ajoute une petite quantité de caoutchouc dissous dans le sulfure de carbone.

On peut aussi faire des injections à froid avec d'autres substances, telles que le plâtre seul ou mélangé à de la gélatine, de la colle de farine....

Teichmann a publié son procédé dans les *C. R. de l'Acad. des sciences de Cracovie*, 1880. On consultera pour la technique à suivre : LASKOWSKI, *Embaumement et conservation des sujets*, 1886. — KADYI, *Blutgefässe des menschlichen Rückenmarkes*, 1889. — MARIAU, Recherches anat. sur la veine porte. *Thèse de Lyon*, 1893.

Injection des veines par les artères. — Bien que Lejars ait pu injecter tout le système veineux d'un enfant en poussant par l'aorte, cette méthode est réservée à la préparation d'une partie seulement du sujet, telle que le membre supérieur ou inférieur, la tête.... Nous la décrirons à propos du membre supérieur.

Injection pour la radiographie. — On emploie une masse un peu boueuse que l'on pousse à froid et qui est composée d'essence de térébenthine dans laquelle on a incorporé au mortier une poudre de forte densité bien porphyrisée, telle que le minium, le vermillon, le chromate de plomb, la poudre de bronze, ou de l'onguent mercuriel double. J'ai obtenu d'excellents résultats avec du vermillon broyé dans l'essence de térébenthine. On s'est servi également du mercure métallique que l'on fait pénétrer lentement et sous une très faible pression, pour éviter la formation d'index.

STRUCTURE DES VEINES

Par P. JACQUES

Ce qui caractérise essentiellement les veines et les différencie des artères, c'est, dit Renaut, « la contingence et la discontinuité de l'élément musculaire entrant dans la constitution de leur paroi ».

Leur commune origine permet en effet d'assigner à ces deux ordres de vaisseaux une formule de structure élémentaire identique : toute veine, ainsi que toute artère, doit être regardée comme un tube endothélial, qu'entoure une enveloppe conjonctive dérivée par condensation du mésenchyme ambiant. Dans l'épaisseur de cette gaine conjonctive s'organisent des formations musculaires et élastiques dont les proportions et les dispositions relatives, assez constantes dans toute l'étendue de l'arbre artériel, varient au contraire à l'infini dans le domaine du système veineux. L'adaptation fonctionnelle, qui créait parmi les vaisseaux à sang rouge le type élastique et le type musculaire, fait naître, parmi les vaisseaux à sang noir, autant de variétés structurales distinctes qu'il y a de conditions différentes à la circulation de retour. Suivant l'obstacle que doit vaincre la colonne sanguine de la part de la pesanteur ou des tissus ambiants, nous voyons la paroi veineuse modifier l'importance et la disposition de son appareil musculo-élastique : l'élément musculaire, si généreusement départi aux veines du membre inférieur, fait complètement défaut dans nombre de canaux de même nature appartenant à l'extrémité céphalique.

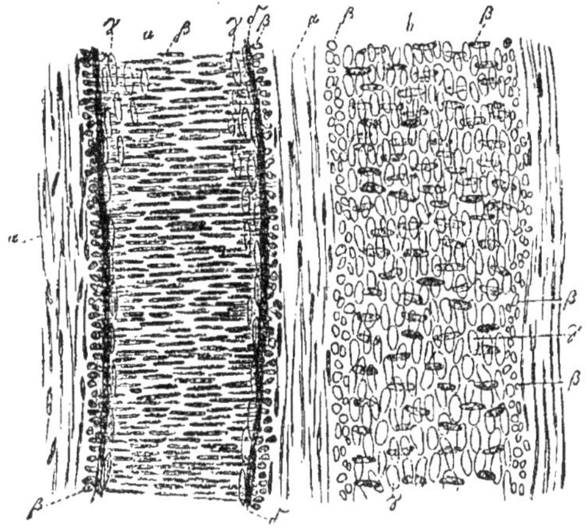

Fig. 494. — Une artériole (*a*) et une veinule (*b*) du mésentère d'un enfant, traitées par l'acide acétique.

α, tunique externe. — β, tunique moyenne, avec les noyaux de ses fibres musculaires lisses, vus les uns en long, les autres en coupes optiques. — γ, noyaux des cellules endothéliales. — δ, membrane élastique, à fibres longitudinales. — Grossissement de 350 diamètres (Kœlliker).

Aussi me paraît-il oiseux de vouloir établir avec Eberth une classification des veines de l'organisme basée, par exemple, sur le nombre et la répartition des assises musculaires dans leurs parois. C'est risquer de multiplier outre mesure les catégories, sans compter que l'abondance des dispositions intermédiaires rend une telle classification arbitraire autant qu'illusoire. Il n'existe pas un nombre déterminé de types, mais une multitude de cas particuliers.

[P. JACQUES.]

Pour éviter de me perdre au milieu d'eux, je prendrai pour objet de ma description un vaisseau de moyen volume (2 à 9 millimètres de diamètre) appartenant au groupe des veines superficielles de la face de flexion des membres. Indépendamment du haut intérêt qu'empruntent les veines de cette catégorie aux altérations traumatiques et pathologiques dont elles sont si fréquemment le siège, leur choix me semble suffisamment légitimé par les importantes monographies auxquelles elles ont donné lieu de la part de Soboroff, d'Epstein et, tout récemment encore, de Della Rovere. J'indiquerai brièvement ensuite les modifications principales qu'éprouve ce type structural dans quelques canaux veineux en particulier.

A. — Constitution de la paroi veineuse.

La plupart des anatomistes, à l'heure actuelle, décrivent aux veines, comme aux artères, trois tuniques, qu'ils désignent sous les mêmes noms que les membranes artérielles correspondantes. C'est ainsi qu'ils distinguent une enveloppe interne, élastique et endothéliale; une moyenne, essentiellement contractile, et une externe, où prédomine le tissu conjonctif. — Contrairement à cette façon de voir, les histologistes français (Ranvier, Renaut, Duval) proposent, après Waldeyer, de réunir en une seule tunique la médiane et l'adventice, sous prétexte que les formations musculaires qui caractérisent la tunique moyenne offrent dans leur développement les variations les plus étendues. La paroi veineuse se trouve donc réduite à deux tuniques seulement : l'intima, structurée suivant un type assez constant, et l'adventice, essentiellement variable dans sa composition.

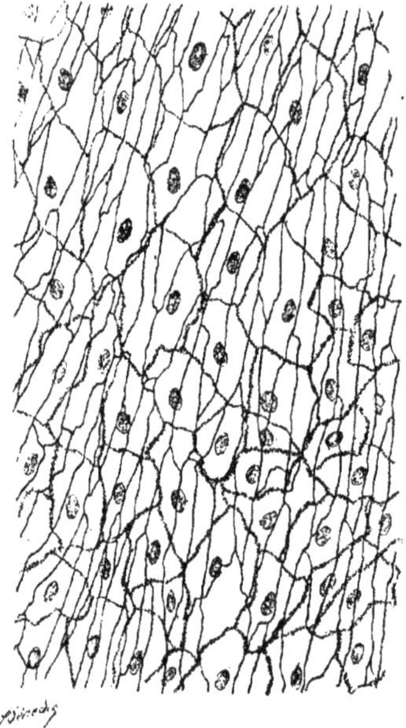

FIG. 495. — L'endothélium des deux faces d'une valvule de la veine cubitale de l'homme. — Imprégnation d'argent.

En traits pleins, l'endothélium de la face convexe; en pointillé celui de la face concave, dont les noyaux sont apparents, visibles en abaissant l'objectif. — (Dessin à la chambre claire, d'après une préparation de Ch. Simon. Les dimensions transversales des éléments endothéliaux ont été notablement réduites par suite du retrait du stroma vasculaire.) — Grossissement de 450 diamètres.

Une telle manière d'envisager les choses, sans rétablir dans la description la simplicité embryologique, a le tort, ce me semble, de détruire toute symétrie entre la structure des artères et celle des veines, symétrie qui, pour certaines d'entre celles-ci du moins, demeure pourtant manifeste. Je conserverai donc ici la division la plus généralement adoptée encore, en convenant toutefois d'assigner pour limite externe à la tunique moyenne les derniers faisceaux de fibres lisses *circulaires*; les éléments musculaires longitudinaux, qui apparaissent si souvent dans les veines en dehors de ceux-là, pouvant être assimilés de tous points aux fibres-cellules longitudinales que renferme l'adventice d'un grand nombre d'artères viscérales. Remarquons enfin que cette division de la paroi veineuse en trois tuniques, loin de correspondre à une superposition préétablie de strates originellement différentes, n'est que l'aboutissant habituel, mais contingent et soumis à l'adaptation, d'une ébauche primitivement simple, et ne doit être considérée, en fait, que comme un artifice destiné à faciliter la description et le classement des canaux veineux. On en peut dire tout autant pour les artères, et c'est pourquoi je crois utile de conserver le parallélisme dans la description de ces deux ordres de vaisseaux.

1° **Endothélium et tunique interne** (Endovein). — L'*endothélium*, dans les veines d'un calibre moyen, est formé d'une seule couche de cellules aplaties, polygonales et très irrégulières de forme, sans atteindre toutefois à la complexité de l'endothélium lymphatique. Fait à noter, ses éléments, bien que légèrement allongés suivant l'axe du vaisseau, sont notablement moins étirés que ceux des artères correspondantes : configuration sans doute en relation avec la rapidité moindre du courant sanguin et qui peut suffire à elle seule à caractériser au microscope la nature d'un vaisseau.

L'endothélium est doublé, d'une façon inconstante du reste, par une mince assise claire de nature conjonctive, plus riche en cellules qu'en fibres (Epstein). Bien souvent le revêtement endothélial paraît reposer directement sur une *membrane élastique* puissante, tout à fait comparable à la limitante interne des artères, avec un développement moindre toutefois. Della Rovere, qui a, cette année même, appliqué à l'étude de la charpente élastique des parois veineuses le procédé de coloration élective à l'orcéine, a montré que cette membrane pouvait être dissociée en plusieurs feuillets, formés de fibres élastiques à direction transversale et réunis entre eux par des fibres obliques. La constatation de quelques interstices entre ses fibres constitutives a valu à cette formation, de la part de quelques observateurs, l'épithète de membrane fenêtrée. Comme la limitante artérielle, mais à un moindre degré qu'elle, la lame élastique interne des veines se montre généralement plissée en coupe transversale. — Comme sa face endothéliale, sa face externe se trouve revêtue d'une étroite couche formée de cellules et de fibres conjonctives, surtout appréciable dans les dépressions qui séparent ses plis.

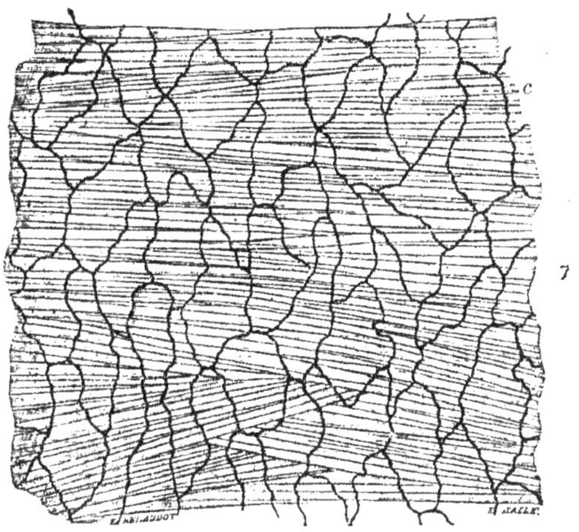

Fig. 496. — Endothélium de la tunique interne d'une grosse veine.

Veine jugulaire de lapin, imprégnée d'argent. — *m*, fibres musculaires lisses. — c, cellules endothéliales. — Grossissement de 250 diamètres (Ranvier).

2° **Tunique moyenne.** — Isolée de la lame élastique sous-endothéliale par la formation conjonctive ci-dessus, la tunique moyenne est constituée par des fibres lisses transversales réunies en faisceaux à l'intérieur d'une trame conjonctivo-élastique.

Les *fibres lisses* de la media veineuse, quoique circulairement dirigées d'une manière générale, n'offrent pas entre elles un parallélisme aussi parfait que celui qui existe entre les éléments de la tunique musculaire des artères : leurs faisceaux s'entrecroisent sous des angles plus ou moins aigus.

La *charpente élastique* affecterait, suivant Della Rovere, une grande régularité. La couche des fibres circulaires se verrait partagée en une série d'assises (2 à 7 pour les veines superficielles des membres) par un nombre correspondant de membranes élastiques concentriques, formées de grosses fibres sinueuses et réunies entre elles par des fibrilles à direction radiaire offrant une disposition spiralée très nette. — Ici donc, comme dans les artères, la tunique moyenne nous apparaît limitée de part et d'autre par une membrane élastique : en dedans, par l'élastique sous-endothéliale plus forte ; en dehors, par le dernier feuillet intermusculaire. Ce dernier toutefois peut manquer, et la charpente élastique de la media se continue alors sans démarcation avec le réseau de l'adventice.

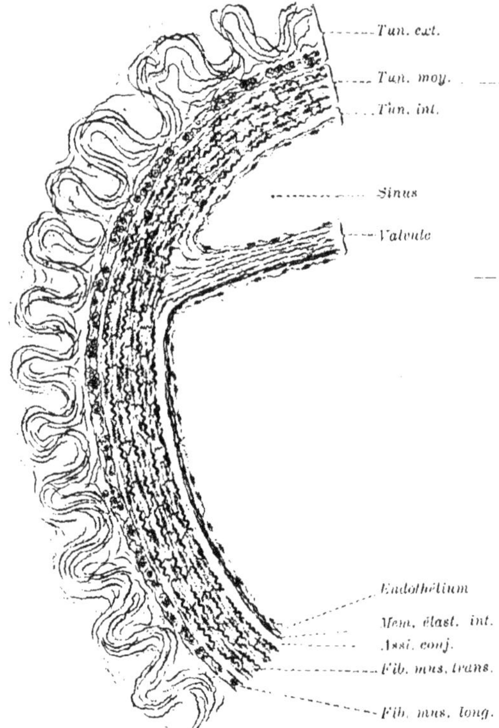

FIG. 497. — Schéma de la répartition du tissu élastique et du tissu musculaire dans une veine sous-cutanée du membre inférieur (construit d'après les données de Della Rovere).

Segment d'une coupe transversale intéressant une valvule au niveau de son bord adhérent.

L'*élément conjonctif*, plus abondant que dans les artères, existe principalement autour des vasa.

C'est sur la tunique moyenne que portent les modifications structurales les plus accentuées dans l'*état variqueux*. Soboroff a mis en évidence l'énorme hypertrophie des cellules musculaires, qui atteignent quatre à cinq fois leur volume normal, rappelant ainsi les dimensions des fibres de l'utérus gravide. A un degré plus avancé de la phlébectasie, l'atrophie succède à l'hypertrophie, et la tunique musculaire, étirée, se réduit jusqu'à disparaître par place. En revanche, le tissu conjonctif, surtout dans la tunique interne, subit une hyperplasie considérable (Epstein).

3° **Tunique externe.** — Dans la tunique externe l'*élément conjonctif* et les vaisseaux occupent le premier rang ; ce n'est pas à dire toutefois que la *substance élastique* ait disparu. Les fibres qui représentent celle-ci offrent toutes, avec un volume très inégal, une disposition semblable. Généralement orientées suivant des plans perpendiculaires à l'axe du vaisseau, elles décrivent des ondulations extrêmement accusées, si bien qu'en coupe transversale elles figurent dans leur ensemble, à la périphérie du vaisseau, une sorte de couronne festonnée dont les éléments paraissent frisés.

Dans les veines superficielles du membre inférieur apparaît de plus, entre cette assise conjonctivo-élastique externe et la tunique moyenne, un anneau plus ou moins parfait de *fibres musculaires lisses longitudinales* enserrées dans un réseau élastique délicat. Cette formation musculaire surajoutée doit être considérée comme une dépendance de l'adventice.

Les différentes tuniques étant ainsi comprises, voici les résultats de quelques mensurations pratiquées sur elles par Della Rovere :

a) Veines superficielles du membre supérieur (*basilique et céphalique, médiane céphalique*).	Interne.	40-100 μ
	Moyenne	120-200
	Externe.	80-260
b) Veines superficielles du membre inférieur (*saphènes*).	Interne.	40-140 μ
	Moyenne	140-220
	Externe.	120-340

B. — Structure des valvules.

Il est d'usage de considérer les valvules des veines comme de simples replis de leur tunique interne. On n'y rencontre, en effet, que deux feuillets endothéliaux séparés par des membranes élastiques et du tissu conjonctif.

L'*endothélium* se présente sous un aspect très différent suivant qu'on l'observe sur l'une ou l'autre face du voile valvulaire. Sur la face convexe (celle qui regarde vers l'origine capillaire de la veine), la forme des cellules endothéliales est très voisine de celle que nous connaissons pour la paroi veineuse en général : le grand axe est perpendiculaire au bord libre de la valvule, c'est-à-dire parallèle à l'axe du vaisseau. Sur la face concave au contraire (celle qui regarde vers le cœur), le grand diamètre des éléments endothéliaux tend à devenir transversal.

La *lame élastique interne* de la portion extravalvulaire de la paroi veineuse se prolonge directement avec tous ses caractères (orientation transversale de ses fibres en particulier) au-dessous de l'endothélium de la face convexe. L'épaisseur de la valvule est parcourue par deux ou trois membranes élastiques fibrillaires plus délicates et semblablement orientées. Un dernier feuillet, de structure identique, s'étend au-dessous de l'endothélium de la face concave.

La région du *sinus* (ou intravalvulaire) de la paroi veineuse offre dans sa tunique interne les mêmes modifications que la face correspondante de la valvule; l'une et l'autre sont soulevées en outre par des crêtes mousses qui s'emboîtent exactement dans l'état d'accolement (Ranvier).

Variations structurales : Origine et terminaison des veines; cas particuliers. — Au moment où elles naissent du réseau capillaire, les *radicules veineuses* se comportent tout différemment des plus fines artérioles qui l'abordent. Une dilatation brusque marque leur origine, accompagnée d'une modification corrélative de l'endothélium, qui, lui aussi, s'élargit subitement (Ranvier). Toutefois le *capillaire veineux* ainsi individualisé verra son calibre augmenter progressivement et deviendra *veinule* avant que sa constitution histologique se soit sensiblement compliquée. Alors qu'une artériole de 20 à 40 μ est déjà munie de fibres lisses, dont le nombre ne fera désormais que croître à mesure que croîtra le calibre du vaisseau, il faudra que la veinule atteigne une centaine de μ de diamètre pour qu'apparaissent dans son stroma les premiers éléments musculaires (Duval). Et ce n'est pas là encore pour la paroi veineuse une acquisition définitive : le revêtement contractile, imparfait dès sa naissance, demeurera longtemps incomplet et discontinu. Il faudra arriver aux *veines* proprement dites pour rencontrer les fibres-cellules autrement qu'isolées ou groupées en petits faisceaux indépendants. Aussi la division en trois tuniques est-elle le plus souvent inapplicable aux veinules, d'autant que la lame élastique interne est rudimentaire ou fait parfois défaut dans ces petits canaux.

L'assise musculaire lisse, absente à l'origine des veines, manque également à leur terminaison. La *veine cave inférieure*, au-dessus du diaphragme, et la *cave supérieure*, au voisinage de son abouchement dans l'oreillette, perdent leurs muscles lisses, tandis que s'épaissit considérablement leur tunique interne pour se continuer avec l'endocarde. En revanche, on voit apparaître dans leurs parois un nombre de plus en plus grand de fibres striées, émanation du myocarde auriculaire, qui permet aux segments terminaux des veines caves de participer aux contractions rythmiques de l'oreillette droite. Les mêmes faits ont été constatés dans la portion libre des *veines pulmonaires*.

L'importance des formations musculaires dans les parois veineuses varie proportionnellement au travail actif que doivent déployer les veines des différentes régions de l'organisme. C'est ainsi que nous les voyons présenter, dans les grosses veines du cou (*jugulaires, sous-clavières*), avec un faible développement général, des variations individuelles étendues, indice de fonctions très réduites par l'intervention de la pesanteur. — Ailleurs l'élément contractile fait totalement défaut, et c'est la substance conjonctive à elle seule qui fait tous les frais de la paroi. Tel est le cas des *veines des os, de la rétine, des organes nerveux centraux et de leurs enveloppes* : on connaît, par exemple, les *sinus veineux de la dure-mère*, simples cavités creusées dans l'épaisseur de la membrane fibreuse et tapissées intérieurement d'un endothélium. (Je passe sous silence les lacunes sanguines des organes érectiles et du placenta maternel, dans lesquelles il faut voir plutôt des capillaires dilatés que de véritables cavités veineuses.)

Pour des motifs inverses nous voyons se multiplier les assises musculaires dans les grosses veines des extrémités inférieures : *poplitée, crurale, iliaque externe*, dans lesquelles Eberth a reconnu trois plans superposés de fibres lisses orientées dans des directions réciproquement perpendiculaires (deux plans extrêmes de fibres longitudinales, et un moyen, de fibres circulaires). La veine *ombilicale* appartiendrait au même groupe ainsi que les *mésaraïques*. — Le tronc de la *veine porte*, celui des veines *rénales, spermatiques, azygos* pour l'abdomen, les principales *veines superficielles* pour le *membre inférieur* possèdent, en dehors d'une importante tunique à fibres transversales, une lame bien développée à fibres longitudinales dans la profondeur de l'adventice. — Aux *veines de l'utérus* appartiendrait une musculature puissante formée de faisceaux entrecroisés en divers sens.

Piana enfin a récemment attiré l'attention sur une disposition intéressante qu'on rencontrerait dans les ramuscules d'origine des *veines porte* (cheval) et *pulmonaires* (bœuf). Généralement dépourvus de musculature, ces canalicules présenteraient, de distance en distance, des anneaux complets de fibres lisses, complètement isolés ou réunis entre eux par des faisceaux obliques. Par leur contraction successive, qui se propage de la périphérie au centre, ces sphincters microscopiques feraient naître sur le trajet des vaisseaux une série d'étranglements ou de diaphragmes dont l'effet serait de favoriser la progression du sang vers le cœur et de s'opposer à sa rétrogradation.

C. — Vaisseaux et nerfs.

Comme celles des artères, et plus qu'elles, les parois des veines possèdent dans leur intérieur des vasa. Non seulement on en rencontre un grand nombre dans l'adventice, mais on les voit en outre se répandre dans toute l'étendue de la tunique moyenne jusqu'au voisinage de la lame élastique interne. La multiplication de ces vaisseaux nourriciers constitue un des phénomènes les plus constants de la phlébectasie (Soboroff, Epstein) aussi bien que de l'anévrysme artériel (Tohue).

Il n'est pas sans intérêt de rapprocher la riche vascularisation des enveloppes des veines de la pauvreté physiologique en oxygène de leur contenu, ni hasardé d'y reconnaître une condition prédisposante aux inflammations relativement si fréquentes des canaux à sang noir (phlébites),

Les *lymphatiques* des veines sont aussi mal connus que ceux des artères. Quant aux *nerfs*, ils paraissent se comporter d'une manière analogue dans les deux ordres de vaisseaux (voy. t. II, fasc. 2, p. 642-643).

Sur la structure des veines et spécialement sur la répartition du tissu élastique dans leurs parois, consulter : Retterer et Bodin. Sur la distribution des fibres élastiques dans les parois artérielles et veineuses. *Journ. de l'Anat. et de la Phys.*, n° 2884. — Sobóroff. Untersuchungen über den Bau normaler und ektatischer Venen. *Virchow's Arch.*, 1884, Bd LIV, p. 137. — Epstein. Ueber die Structur normaler und ektatischer Venen. *Virchow's Arch.*, 1887, Bd CVIII, p. 103 et 239. — D. Della Rovere. Sulle fibre elastiche delle vene superficiali degli arti. *Anatom. Anzeiger*, 1897, Bd XIII, n° 7.

VEINES EN PARTICULIER

Par A. CHARPY

Les veines peuvent être réparties en deux catégories : les veines de la *petite circulation*, qui vont des poumons au cœur gauche et contiennent du sang rouge, et les veines de la *grande circulation*, qui se rendent des autres organes au cœur droit et renferment du sang noir. Les premières sont représentées par les veines pulmonaires; les secondes, par les veines du cœur et par les deux veines caves supérieure et inférieure. Il est bon de remarquer dès maintenant qu'une partie des veines du poumon, les veines bronchiques, contiennent du sang noir et sont tributaires de la veine cave supérieure.

VEINES PULMONAIRES

Les *veines pulmonaires* s'étendent du hile du poumon à l'oreillette gauche.

Nombre. — Considérées dans leurs troncs terminaux, elles sont au nombre de quatre, deux de chaque côté. On les distingue en veines pulmonaires *droites* et *gauches*, et chacun de ces deux groupes en veine *supérieure* et veine *inférieure*. Il n'est pas rare d'observer trois veines à droite, par intercalation d'une veine *moyenne* qui vient du lobe moyen du poumon droit et reste indépendante; inversement, les deux veines pulmonaires gauches se fusionnent parfois en un tronc unique à leur terminaison.

Origine. — Les veines pulmonaires principales se constituent aux dépens des branches veineuses intrapulmonaires dont la description a été donnée avec celle du poumon (voy. *Appareil respiratoire*). Rappelons seulement qu'il y a autant de branches veineuses que de branches artérielles, que les artères sont satellites des bronches, tandis que les veines ont un trajet relativement indépendant, et qu'enfin, dans l'ordre habituel de superposition des différents canaux, les artères sont situées au-dessus, les bronches au milieu, et les veines au-dessous pour le lobe inférieur, les veines se plaçant en dehors des bronches dans le lobe supérieur.

Les branches veineuses tertiaires, secondaires et primaires, se réunissant

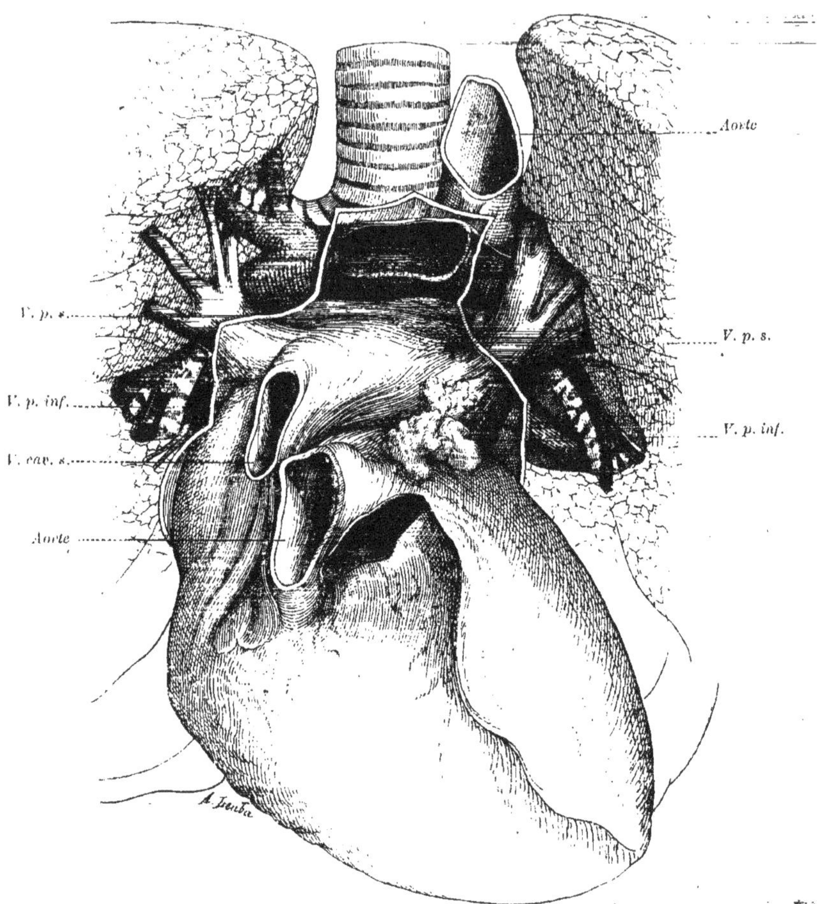

Fig. 498. — Veines pulmonaires (d'après un dessin de Soulé).

La paroi antérieure du péricarde et la crosse de l'aorte ont été excisées, les poumons sont écartés, l'artère pulmonaire teintée en rouge.

par convergence, aboutissent dans le hile aux deux troncs veineux supérieur et inférieur qui les résument. La veine supérieure correspond au lobe supérieur du poumon, la veine inférieure au lobe inférieur. Le poumon droit ayant trois lobes, son lobe moyen possède une veine propre, la *veine pulmonaire moyenne*, qui se jette dans la veine pulmonaire supérieure, et quelquefois directement dans l'oreillette gauche; son diamètre moyen est de 10 millimètres (Krause).

En outre les deux troncs principaux reçoivent un certain nombre de petites veines collatérales, issues de la face interne du poumon; ces veines, dites *veines pulmonaires accessoires* ou *petites veines du hile*, sont au nombre de 3 à 5.

Direction. Dimensions. — La longueur des veines pulmonaires est d'environ 15 millimètres; la droite est un peu plus longue que la gauche (Hyrtl). Leur diamètre est égal à leur longueur; il oscille entre 13 et 16 millimètres; il est un peu plus considérable à droite qu'à gauche, fait qui concorde avec le volume plus grand du poumon droit. Par une disposition unique dans l'économie, la surface de section des quatre veines réunies est moindre que celle de l'artère correspondante, c'est-à-dire de l'artère pulmonaire à son origine; il est vrai qu'ici les veines sont physiologiquement de véritables artères, puisqu'elles ramènent du sang rouge.

Toutes les veines pulmonaires sont dirigées de dehors en dedans, vers le médiastin. L'axe transversal de l'oreillette gauche étant obliquement incliné en arrière et à droite, les veines droites et gauches ne sont pas situées sur une ligne transversale; celles du côté droit sont un peu plus postérieures. Enfin pour un même côté, les veines supérieure et inférieure n'appartiennent pas non plus au même plan vertical : elles sont antérieure et postérieure l'une par rapport à l'autre. La veine pulmonaire supérieure est sur un plan beaucoup plus antérieur que la veine inférieure; aussi Bourgery a-t-il pu les désigner sous le nom de *veine antérieure* (veine supérieure) et de *veine postérieure* (veine inférieure).

La veine pulmonaire supérieure suit une direction descendante; elle est faiblement oblique en bas et en dedans et se trouve sur le plan frontal. La veine pulmonaire inférieure est horizontale et fortement inclinée, à 45° et plus, en dedans et en avant.

Rapports. — On distingue dans ces veines une portion externe, non péricardique, longue d'environ 1 centimètre, et une portion interne, péricardique, de 5 millimètres d'étendue.

Dans leur portion extrapéricardique, située entre le hile du poumon et le péricarde, les veines sont en rapport avec les branches de l'artère pulmonaire, avec les bronches et les ganglions lymphatiques de la racine du poumon. Au niveau du hile, les veines sont en avant, les artères au milieu, les bronches en arrière. Un coup d'œil sur le dessin ci-contre (fig. 498) montre que dans la partie libre les rapports sont un peu plus complexes. Ainsi les veines supérieures sont non seulement en avant, mais aussi au-dessous des branches artérielles correspondantes, tandis que les veines inférieures sont adjacentes aux bronches, en dedans et en arrière de celles-ci. Du côté droit, les veines pulmonaires sont croisées perpendiculairement par le nerf phrénique et par le tronc vertical de la veine cave supérieure dont l'extrémité terminale est placée en dedans et en avant de la veine pulmonaire inférieure; elles passent en arrière de ces organes et de l'aorte ascendante.

La portion péricardique est celle qui est enveloppée par le feuillet séreux du péricarde. Elle est en général très courte, de 5 millimètres environ, bien que dans certains cas le feuillet séreux puisse se prolonger jusque sur les extrémités des branches d'origine. L'enveloppe séreuse est incomplète. On admet généralement qu'elle revêt les trois quarts antérieurs de la circonférence du vaisseau, et que la face postérieure tout entière est à découvert; mais les observations de His, celles de Soulier et de Raynal ont fait voir que la disposition est un peu plus compliquée. Les parties recouvertes sont : la face antérieure et le bord supérieur des veines supérieures et inférieures, le bord inférieur des veines supérieures et celui de la veine inférieure gauche, celui de la veine inférieure droite étant dans le méso de la veine cave inférieure. En d'autres termes sur leur face postérieure les veines pulmonaires supérieures n'ont pas de revêtement séreux, les inférieures n'ont qu'un revêtement partiel (voy. pour cela la fig. 499).

La portion péricardique des veines pulmonaires est située derrière les gros vaisseaux de la base du cœur, derrière la veine cave supérieure à droite et l'artère pulmonaire à gauche.

Terminaison. — Les veines pulmonaires se terminent aux angles ou extrémités de la face supérieure de l'oreillette gauche, les veines droites à l'extrémité droite, les veines gauches à l'extrémité gauche. Les veines du même côté, séparées par un espace variable, sont tout à la fois superposées et situées l'une derrière l'autre, les supérieures se plaçant en avant de l'artère pulmonaire; la distance qui sépare les vaisseaux droits des vaisseaux gauches est de 27 millimètres (Krause). Le point de leur embouchure dans l'oreillette est marqué par un léger étranglement; un bourrelet saillant sur la face interne de l'oreillette correspond à l'intervalle qui sépare les deux veines homolatérales.

Territoire. — Le territoire des veines pulmonaires, plus étendu que celui de l'artère du même nom, comprend : 1° tout le territoire de l'artère pulmonaire, c'est-à-dire les lobules du poumon; 2° la portion terminale du territoire des artères bronchiques, c'est-à-dire les petites bronches. Outre le sang du parenchyme pulmonaire et de la paroi des petites bronches, elles reçoivent aussi le sang de la plèvre viscérale et des vasa vasorum des vaisseaux veineux.

Anastomoses. — Les veines pulmonaires sont anastomosées, en dehors du hile : 1° avec les veines bronchiques, aussi bien avec les veines bronchiques antérieures qui viennent des grosses bronches et des ganglions lymphatiques qu'avec les bronchiques postérieures ou bronchiques proprement dites; 2° avec les veines médiastines, notamment avec celles du plexus aortique.

Structure. — Il n'y a aucune valvule dans les veines pulmonaires, ni sur leur trajet ni à leur embouchure. Il en est de même chez les animaux. Anormalement Kelch a vu une valvule à l'embouchure d'une veine pulmonaire moyenne. Leur paroi est mince, épaisse de 0 mm. 4 (Henle) et facilement dépressible.

Dans leur portion extrapéricardique, le feuillet fibreux du péricarde vient, comme pour les autres gros vaisseaux, se confondre avec leur tunique adventice. Du côté droit, cette tunique est renforcée, dans ses portions antérieure et inférieure, par l'épanouissement terminal des fibres du ligament phréno-péricardique qui monte le long des faces externe et postérieure de la veine cave ascendante; on voit nettement ses fibres s'étendre sur la veine pulmonaire inférieure droite et même sur la veine supérieure (voy. *Ligaments du péricarde*, et *Veine cave inférieure*).

Dans leur portion péricardique, outre leur enveloppe séreuse incomplète, les veines reçoivent de l'oreillette un manchon de fibres musculaires striées. Ces fibres circulaires, émanées de la couche transversale de l'oreillette et mélangées souvent à des fibres longitudinales isolées, forment un anneau tantôt compact, bien limité, tantôt réticulé. Ordinairement il est limité à l'embouchure des veines; dans certains cas, il s'étend sur une longueur de 2 centimètres jusqu'au hile pulmonaire; les veines pulmonaires apparaissent alors comme une expansion de l'oreillette. En outre, à leur point de pénétration dans la paroi de l'oreillette, les veines sont entourées par les ellipses que les fibres de la couche musculaire décrivent en s'écartant autour des orifices veineux.

Stieda (*Arch. f. mikr. An.*, 1877) a reconnu que les fibres musculaires striées se poursuivaient jusqu'au hile du poumon, chez l'homme, le chien, le cobaye. Elles s'étendent sur les troncs intrapulmonaires chez le singe, la taupe, le rat, et même chez quelques animaux (souris, chauve-souris), toutes les veinules du poumon possèdent une tunique musculaire striée. Piana (1894) a décrit chez les bovins une série d'anneaux ou de diaphragmes musculaires espacés, reliés par des fibres obliques.

Grâce à cette double disposition, orifices musculaires de la paroi de l'oreillette et anneau strié autour de leur portion terminale, les veines pulmonaires possèdent un appareil sphinctérien qui peut s'opposer au reflux du sang veineux et qui compense l'absence de valvules.

Injection. — Après avoir extrait tous les organes thoraciques en bloc, on pousse l'injection ou par chacune des veines pulmonaires, ou par l'orifice mitral, après avoir ouvert le ventricule, ou par un trou pratiqué à l'oreillette, après ligature de l'aorte. Les veines pulmonaires s'injectent assez souvent quand on pousse une masse à injection dans l'artère pulmonaire.

Rapport numérique. — Au niveau du cœur, il y a quatre veines pour une artère. Mais dans le poumon, les branches artérielles sont aussi nombreuses que les branches veineuses; il y a une veine pour une artère, comme pour les vaisseaux du cœur, du foie et de la plupart des viscères.

Rapport volumétrique. — Krause a trouvé les chiffres suivants, pour le diamètre des veines pulmonaires : veine supérieure droite, 16 millimètres; inférieure droite, 14 mm. 3; supérieure gauche, 13 millimètres; inférieure gauche, 14 millimètres. Chez le nouveau né, le diamètre est de 3 millimètres (Hyrtl).

On discute depuis longtemps pour savoir si la capacité des veines pulmonaires réunies est inférieure ou supérieure à celle de l'artère pulmonaire. Déjà Haller cite les opinions contradictoires qui avaient cours de son temps. Dans ce siècle, Bichat et Cruveilhier ont soutenu que les veines sont plus volumineuses que l'artère, suivant la loi générale de l'économie. Toutefois l'opinion la plus communément admise est celle de Haller : la surface de section des veines réunies est inférieure à celle de l'artère, et cela non seulement chez l'homme, mais encore chez un grand nombre d'animaux (Aurivillius). Ce rapport est en moyenne comme 12 est à 14 ou 15; il se vérifie pour les branches intrapulmonaires comparées à leurs artères satellites. Krause a trouvé chez l'adulte que la surface des quatre veines pulmonaires est à celle des deux artères droite et gauche comme 0,99 est à 1.

Hyrtl, sur un nouveau-né, mesurant des vaisseaux injectés et préparés par corrosion, a observé un rapport inverse ; les veines sont supérieures aux artères comme 1,04 à 1. Mais cette observation unique, prise sur un poumon imparfaitement développé, ne saurait justifier les conclusions générales qu'il en a tirées.

Anastomoses. — Sur tout leur parcours, de leur origine à leur embouchure, les veines pulmonaires sont anastomosées avec le système cave par l'intermédiaire des veines bronchiques et des veines médiastines. Sans parler des nombreuses anastomoses intrapulmonaires qui unissent les veines bronchiques aux veines pulmonaires au niveau des petites bronches, à l'aide des veines broncho-pulmonaires de Lefort, on observe qu'en dehors du hile, le tronc veineux principal reçoit d'abord une ou deux grosses anastomoses de la *veine bronchique antérieure* de Zuckerkandl, puis des branches émanées des veines bronchiques *postérieures*, qui se jettent les unes dans les veines pulmonaires principales, les autres dans les veines pulmonaires accessoires. La direction des petites veines insérées sur le tronc d'union montre que dans ces anastomoses le sang va des veines bronchiques aux veines pulmonaires. — Par le plexus veineux aortique, situé sur la face antérieure de l'aorte, dans le médiastin postérieur, les veines pulmonaires, dans lesquels le plexus se déverse en partie, le reste allant aux azygos, communiquent avec les veines œsophagiennes, péricardiques et médiastines postérieures. Assez souvent elles reçoivent une veine qui provient de la face interne du péricarde.

La conséquence de ces anastomoses est que le sang rouge des veines pulmonaires reçoit sur tout son trajet du sang noir qui se mêle à lui, de même que par les veinules de Thebesius du sang noir est deversé dans le cœur à gauche.

(Voy. : Zuckerkandl, Ueber die Anastomosen der Venæ pulmonales mit den Bronchialvenen. *C. R. Acad. des Sc. de Vienne*, 1882.)

Variétés et Anomalies. — Les anomalies portent sur le nombre des veines pulmonaires et sur leur lieu d'abouchement.

La fusion partielle des deux veines gauches débouchant par un seul orifice n'est pas rare. On a observé : une seule veine d'un côté, constituant une *veine pulmonaire commune*, large de 2 centimètres, pouvant atteindre 3 centimètres de longueur; — une seule veine de chaque côté, ce qui est le cas du daman; — cinq ouvertures dans l'oreillette, dont 3 à droite par indépendance de la *veine pulmonaire moyenne* (cas du castor et du rebus) et 2 à gauche, ou bien 2 à droite et 3 à gauche, par adjonction d'une veine supplémentaire recevant des branches de toute la partie postérieure du poumon; — six ouvertures (cas rare), par 3 veines de chaque côté, ou 2 d'un côté et 4 de l'autre; — enfin sept ouvertures dans un cas de Muller.

Les veines pulmonaires peuvent se jeter partiellement dans le système cave ou dans le système porte. L'ouverture de la veine supérieure droite dans la veine cave supérieure a été observée par Meckel et par Gegenbaur (sujets adultes); le même abouchement au-dessous de l'azygos chez un homme de 30 ans et chez une vieille femme, par Gruber. Dans ces deux derniers cas il y avait 3 veines droites, les deux inférieures s'ouvraient normalement dans l'oreillette. Il y a un cas analogue de Winslow. — Weber, chez un homme de 60 ans, a vu une veine du poumon gauche se jeter dans la veine cave supérieure, et Sheperd chez un phtisique de 30 ans a constaté qu'il n'y avait à droite qu'une seule veine pulmonaire, laquelle se rendait à la crosse de la veine azygos, près de son embouchure dans la veine cave. — La veine pulmonaire supérieure gauche peut s'ouvrir dans le tronc veineux brachio-céphalique gauche. Dans un cas de Hyrtl, une veine cave gauche rudimentaire recevait 5 ou 6 petites veines supérieures gauches. Enfin Chassinat a signalé l'ouverture d'une veine pulmonaire droite dans la veine cave inférieure au-dessous du diaphragme.

Les communications des veines pulmonaires avec la veine porte sont tout à fait exceptionnelles. Mentionnons l'ouverture d'une veine pulmonaire droite dans la veine porte pendant qu'une veine pulmonaire gauche débouchait dans la veine sous-clavière (Ramsbotham); une communication entre les veines pulmonaires et la veine porte par une branche qui perforait le diaphragme et allait au hile du foie, chez un enfant de 15 jours mal conformé (Arnold).

Une communication artério-veineuse aurait été observée par Winslow. Cet auteur dit expressément qu'il a constaté sur un sujet une anastomose des rameaux de la veine pulmonaire gauche avec des rameaux d'une artère œsophagienne qui naissait de la première intercostale gauche.

(Voy. : Zuckerkandl, *loc. cit.* — Krause, dans Henle. — Gruber, *Virchow's Archiv.*, t. 102.)

VEINES DU COEUR

(Veines cardiaques ou coronaires.)

Les veines du cœur comprennent : 1° la grande veine coronaire; 2° les petites veines du cœur; 3° les veines de Thebesius.

I. — GRANDE VEINE CORONAIRE

Elle commence à la pointe du cœur, monte dans le sillon ventriculaire antérieur en augmentant rapidement de volume, puis, se coudant à angle droit et se dirigeant à gauche en même temps qu'en haut et en arrière, elle contourne la base de l'oreillette gauche, dans le sillon coronaire, et se termine à l'angle inférieur gauche de l'oreillette droite, près de la cloison interauriculaire.

De là deux portions ou branches : une branche, dite verticale, longitudinale ou ascendante, qui dans la position normale du cœur est oblique; une branche,

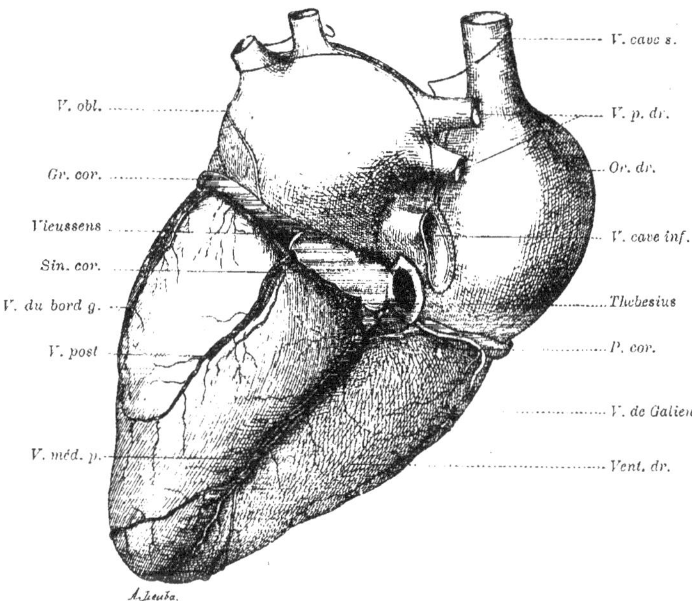

Fig. 499. — Veines du cœur (d'après la figure de Henle modifiée et un dessin de Buy).
Le cœur est vu par sa face postérieure; le sinus coronaire est ouvert. La ligne rouge indique le trajet du péricarde

dite transversale ou horizontale, également oblique, et qui est vraiment la partie coronaire, car elle embrasse en couronne la demi-circonférence gauche du cœur. La branche *verticale* est située sous le péricarde viscéral, à gauche de l'artère coronaire antérieure.

La branche *transversale*, située un peu au-dessus de l'artère qu'elle recouvre, est moins apparente; car elle est masquée dans sa portion initiale par la graisse qui remplit souvent le sillon auriculo-ventriculaire, et dans sa portion terminale par une couche musculaire émanée de l'oreillette. Cette dernière portion présente une dilatation appelée *ampoule* par quelques auteurs et *sinus coronaire* par le plus grand nombre.

La grande veine coronaire est un vaisseau considérable, dont le calibre mesure en moyenne 1 centimètre au niveau de la portion transversale.

[CHARPY.]

Sinus coronaire. — Le sinus coronaire, portion terminale et ampullaire de la grande veine coronaire dont il se distingue extérieurement par son plus grand calibre, occupe l'extrémité postérieure du sillon coronaire gauche. Il a une longueur moyenne de 3 centimètres sur 12 millimètres de large. C'est en réalité la partie inférieure persistante de la veine cave supérieure gauche de l'embryon. Celle-ci, atrophiée sur presque tout son parcours et réduite à l'état filamenteux, ne se conserve dans sa partie terminale que sous la forme de la petite veine de l'oreillette gauche et du sinus coronaire. Par conséquent ce sinus est un réservoir indépendant dont la grande veine coronaire elle-même, comme presque toutes les veines de la face postérieure du cœur, n'est qu'un affluent. Cette veine est séparée du sinus par la valvule de Vieussens, qui correspond ou non à un étranglement extérieur; elle peut même présenter un sinus propre, c'est-à-dire une dilatation en amont de son embouchure dans le sinus.

Trois caractères anatomiques distinguent le sinus coronaire des veines afférentes : sa forme ampullaire, sa structure musculaire et ses deux valvules ostiales. Il possède une tunique musculaire complète, annulaire, formée de fibres striées semblables à celles du cœur; sur sa paroi postérieure ou libre se surajoutent des fibres obliques émanées de l'oreillette. Son extrémité gauche, celle qui se continue avec la grande veine coronaire, est fermée par la valvule de Vieussens; son extrémité droite, qui s'ouvre dans l'oreillette, par la valvule de Thebesius. Il n'y a aucune valvule pariétale, c'est-à-dire entre les deux orifices.

La *valvule de Vieussens* est un mince croissant qui occupe le débouché de la veine coronaire proprement dite dans le sinus. Elle est le plus souvent unique et insuffisante; sa concavité regarde l'oreillette droite. Elle manque une fois sur cinq. — La *valvule de Thebesius* ferme l'orifice auriculaire du sinus. Celui-ci est creusé dans la couche des fibres musculaires verticales de l'oreillette; il occupe la partie postéro-inférieure de l'oreillette droite, à côté de la cloison interauriculaire, immédiatement en avant de l'orifice de la veine cave inférieure dont il est séparé par la valvule d'Eustachi. Son diamètre est de 12 millimètres. Tantôt il affleure la paroi, tantôt il est situé au fond d'une fossette que circonscrivent des fibres arciformes. La valvule unique, mince, semi-lunaire, souvent fenêtrée ou réticulée, est placée à peu près verticalement. Son bord libre regarde en haut et à gauche, c'est-à-dire la cloison interauriculaire; sa corne supérieure se continue avec la corne inférieure de la valvule d'Eustachi. Elle est toujours insuffisante sur le cadavre, et Haller prétend qu'il en est de même sur l'animal vivant ou mourant; il aurait constaté un reflux veineux régulier comme dans les veines caves. Luschka pense au contraire que le reflux du sang doit être empêché par l'anneau musculaire strié qui entoure le sinus et qui est une dépendance du muscle de l'oreillette.

Veines afférentes. — La grande veine coronaire a pour territoire le cœur gauche et la partie avoisinante du cœur droit; elle répond à l'artère coronaire gauche ou antérieure et à la majeure partie de l'artère coronaire droite. Ses branches afférentes sont les unes superficielles, visibles extérieurement, les autres profondes, intramusculaires. Elles proviennent des deux ventricules, des deux oreillettes, du cœur gauche principalement, et des cloisons interventriculaire et interauriculaire. On les distingue en veines *propres*, qui sont plus ou moins constantes et ont reçu un nom, et veines *accessoires*, plus petites, plus variables et sans nom spécial. Elles sont antérieures ou postérieures, ascendantes ou descendantes.

Les veines propres sont toutes situées sur la face postérieure. Elles comprennent :

1° La *veine oblique de l'oreillette gauche* ou veine de Marshall. Elle descend obliquement en bas et à droite sur la face postérieure de l'oreillette gauche, depuis les veines pulmonaires gauches jusqu'à l'entrée du sinus coronaire. Marshall a montré qu'elle est un reste fœtal, parfois ligamenteux, de la partie correspondante de la veine cave supérieure gauche.

2° La *veine du bord gauche* ou veine marginale.

3° La *veine postérieure* du ventricule gauche, qui occupe le milieu de la face postérieure du ventricule.

4° La *veine médiane* ou *interventriculaire postérieure*, grosse veine de 5 millimètres de diamètre, qui, née ordinairement par deux branches de la pointe du cœur, où elle s'anastomose avec l'origine de la grande veine coronaire, parcourt de bas en haut le sillon médian postérieur et se jette dans le sinus coronaire. Son orifice est presque toujours muni d'une valvule simple ou paire. Elle reçoit surtout des veines du ventricule gauche. Son extrémité supérieure peut être dilatée en sinus.

5° La *petite veine coronaire* ou *coronaire droite*, très inconstante, qui appartient au cœur droit et répond à la partie horizontale de l'artère coronaire droite. Née au voisinage du bord droit du cœur, elle se dirige horizontalement en arrière et à gauche dans la partie postérieure et droite du sillon coronaire et se jette dans le sinus coronaire, quelquefois dans la veine médiane ou même dans l'oreillette.

Anastomoses. — Le système coronaire, aussi bien artériel que veineux, n'est pas un système complètement fermé; les vaisseaux du cœur communiquent avec ceux des organes voisins. Les artères coronaires fournissent à l'aorte et à l'artère pulmonaire des vasa vasorum anastomosés avec les artères bronchiques, médiastines et péricardiques, branches de la mammaire interne. De même il existe deux *veines collatérales*, qui, nées de la face antérieure du cœur, traversent le péricarde, et se rendent l'une dans le plexus veineux aortique, l'autre dans le plexus pulmonaire ; à leur tour ces plexus se déversent dans la diaphragmatique supérieure gauche, branche du tronc innominé gauche. La première provient de la face antérieure de l'infundibulum par plusieurs racines qui se réunissent en un tronc de 2 millimètres de diamètre, lequel aboutit au *plexus aortique antérieur*, formé de vaisseaux assez volumineux. La seconde a ses racines dans le sillon ventriculaire antérieur et sa terminaison dans le plexus veineux de l'artère pulmonaire. Toutes deux communiquent avec les veines du système coronaire. (Voy. : Béraud, De la circulation collatérale du cœur. *Gaz. méd. de Paris*, 1862.)

On a vu quelquefois la veine oblique de l'oreillette gauche perforer le péricarde, s'anastomoser avec la veine satellite du nerf phrénique et se déverser dans l'intercostale supérieure gauche ou dans le tronc innominé gauche. Enfin très exceptionnellement, il persiste une veine cave supérieure gauche qui va du tronc innominé au sinus coronaire.

De leur côté les veines du cœur de tout volume sont largement anastomosées entre elles, ordinairement par des arcades à concavité supérieure. Elles communiquent sur tout leur trajet, au niveau de leurs origines, notamment vers la pointe du cœur, et au niveau de leurs troncs, par des branches transversales. C'est ce que l'on constate par des injections fluides et encore bien mieux par des injections au mercure.

Structure. — Contrairement à l'opinion de nos classiques français, on rencontre des valvules dans les veines coronaires et leurs branches, chez le plus grand nombre des sujets. Ces valvules sont toujours ostiales, c'est-à-dire situées à l'embouchure d'une veine dans un tronc plus gros, et jamais pariétales, sur le trajet du vaisseau. Les plus constantes, outre celle de Thebesius, s'observent : au débouché de la veine coronaire dans le sinus (*valvule de Vieussens*), à l'embouchure de la veine médiane et à celle de la veine postérieure du ventricule gauche. Elles sont simples, incomplètes; seules la veine médiane et la grande veine coronaire, à leur ouverture dans le sinus, peuvent posséder une paire valvulaire complète. Leur forme est semi-lunaire et laisse une fente en boutonnière. Elles sont le plus souvent insuffisantes. Il est pourtant des cas où l'on ne peut injecter la veine coronaire à contre-courant.

La veine oblique de l'oreillette gauche, étant une portion de la veine cave fœtale, n'est jamais valvulée.

II. — PETITES VEINES DU CŒUR.

Synonymie : Veines de Galien (Sappey), veines innominées de Vieussens, veines cardiaques accessoires, petites veines coronaires; ce dernier terme a le double défaut d'être en grande partie inexact, les petites veines étant presque entièrement perpendiculaires au sillon coronaire, et de prêter à la confusion avec la petite veine coronaire, branche afférente du sinus.

Elles ont pour territoire le bord droit du cœur et les parties voisines. Au nombre de trois ou quatre, situées sur la face antérieure du cœur droit, elles montent verticalement, parallèlement au grand axe du cœur, et, arrivées dans le sillon coronaire droit, perforent la base de l'oreillette et s'ouvrent dans sa cavité ou dans celle de l'auricule par des orifices qui peuvent présenter un repli valvulaire. Leur tronc, souvent très court, est ordinairement satellite d'une branche descendante de l'artère coronaire droite; il peut se couder à angle droit dans le sillon auriculo-ventriculaire et suivre un trajet horizontal avant de traverser l'oreillette.

Les plus remarquables de ces veines sont : la veine de Galien et la veine de l'infundibulum.

Veine de Galien. Petite coronaire de Lauth et de Krause. Décrite par Galien comme veine antérieure, elle est la plus longue et la plus grosse des petites veines, souvent elle est considérable. C'est la veine du bord droit du cœur, qui fait pendant à la veine du bord gauche. Elle est quelquefois très petite et remplacée par des veines plus antérieures; assez souvent elle n'est que la branche verticale ou ascendante de la petite veine coronaire et débouche alors avec elle dans le sinus coronaire.

Veine de l'infundibulum (Cruveilhier). Dans le sillon qui sépare l'oreillette de l'infundibulum de l'artère coronaire.

Zuckerkandl signale aussi une veine importante, constante, qui, née de l'artère pulmonaire, de l'aorte ascendante et de l'oreillette gauche, s'ouvre directement dans l'oreillette *gauche*.

III. — VEINES DE THEBESIUS (*Venæ minimæ*).

Vieussens le premier observa que les injections poussées par les vaisseaux coronaires, artères ou veines, venaient sourdre par de petits orifices à la surface des cavités du cœur, aussi bien sur l'endocarde des deux ventricules que sur celui des deux oreillettes. Bientôt Thebesius reconnut que les pores de Vieussens étaient le débouché de veines très petites, les unes sous-endocardiques, les autres intramusculaires, en communication avec les grosses veines extérieures.

Les *pores de Vieussens* sont des stomates non valvulés, d'un diamètre maximum de 0 mm. 5; les gros sont les *foramina*, les petits les *foraminula*; groupés ou disséminés, ils sont tantôt superficiels et tantôt profonds, percés dans des fossettes de la paroi interne du cœur. Ils sont surtout nombreux dans l'oreillette droite et sur les muscles papillaires; les plus gros sont à la base de ces muscles. Pour bien les voir et ne pas les confondre avec les culs-de-sac sinueux que présente l'endocarde, il faut les injecter au bleu de Prusse, soit directement par l'orifice même, soit par les veines coronaires. On reconnaît alors le pore ou trou central au milieu d'étoiles veineuses sous-endocardiques.

Langer, se fondant sur les résultats des injections, admet que les veines de Thebesius sont de deux ordres. Les unes sont les branches directes des grosses veines superficielles sous-péricardiques, dont elles constituent une voie dérivative ou de sûreté; les autres sont les branches afférentes de réseaux capillaires endocardiques ou intramusculaires. Ces réseaux ont une double voie d'écoulement, une à l'extérieur par les radicules des veines coronaires ou des petites veines du cœur, l'autre à l'intérieur par les veines de Thebesius, disposition qui est surtout marquée dans les muscles papillaires et dans la cloison interauriculaire. Il est probable, comme le pensait déjà Thebesius, que les venæ minimæ servent à faciliter l'écoulement du sang veineux dans les couches profondes des parois du cœur; la contraction de ces parois pendant la systole exprime le sang des réseaux capillaires et le chasse à l'extérieur dans les veines coronaires, à l'intérieur dans les veines de Thebesius et les pores de Vieussens.

Injection. — L'insuffisance habituelle des valvules ostiales et notamment de celle de Thebesius fait que toute injection qui arrive dans l'oreillette droite s'engage dans les veines cardiaques. On peut donc pousser l'injection par la veine cave supérieure ou ses branches, après ou sans ligature de la veine cave inférieure, et réciproquement. Sur le cœur extrait, on liera les deux veines caves et l'artère pulmonaire, et on engagera la canule soit dans un trou pratiqué à la paroi de l'oreillette droite, soit dans l'embouchure même de la grande veine coronaire. Les anastomoses nombreuses permettent à l'injection de passer de la grande veine dans les petites veines du cœur. Si la pièce n'est pas fraîche, il se produit presque constamment des ruptures.

Rapport numérique. — Si l'on tient compte seulement de la veine principale, il n'y a qu'une veine pour deux artères, les deux artères coronaires; avec l'adjonction des petites veines cardiaques, le rapport numérique des troncs est en faveur des veines. En réalité, ici comme au poumon, il y a une veine pour une artère, soit que l'on considère les branches de distribution, qui nous montrent deux vaisseaux réciproquement satellites, la présence de deux veines, dont une plus petite, étant exceptionnelle, soit même que l'on regarde les branches principales; car l'artère coronaire droite, sans veine comitante typique, est accompagnée dans sa partie horizontale par la petite veine coronaire inconstante, et dans sa partie verticale par une veine originellement indépendante, la veine médiane ou ventriculaire postérieure.

Sinus coronaire. — Portal appelait *sinus coronaire* la grande veine coronaire tout entière, et Winslow, Cruveilhier, sa portion transversale seulement. C'est Reid (1839) qui a limité ce nom à la portion terminale et musculaire de la veine coronaire, et c'est J. Marshall (1850) qui a montré sa dérivation de la veine cave supérieure gauche et par celle-ci du conduit de Cuvier. Il a fait voir que, chez l'homme et chez les mammifères, la veine cave gauche embryonnaire se transforme en trois parties : une supérieure, ouverte, qui est la veine intercostale supérieure gauche; une moyenne, fermée, réduite à un cordon fibreux contenu dans le pli vestigial du péricarde; une inférieure, ouverte, qui devient la veine oblique de l'oreillette gauche et le sinus coronaire. Ce sinus est donc une formation indépendante, auquel aboutissent presque toutes les veines du cœur qui ne s'ouvrent pas directement dans l'oreillette, et logiquement c'est par lui qu'on devrait, à l'exemple de Henle, commencer la description des veines cardiaques. On doit à W. Gruber, qui l'appelle le *sinus communis*, une étude complète du sinus coronaire, portant sur 130 cœurs d'hommes et 50 cœurs de mammifères représentant vingt genres différents (W. Gruber. Ueber den Sinus communis und die Valvulæ der Venæ cardiacæ. *Méd. de l'Acad. des Sc. de Saint-Pétersbourg*, 1864, t. VII).

En raison même de son origine, le sinus coronaire est plus marqué sur le nouveau-né que chez l'adulte. Chez le nouveau-né, il est presque toujours séparé de la veine coronaire par un étranglement extérieur qui correspond à la valvule de Vieussens. Chez l'adulte, son calibre va croissant de son origine à sa terminaison; sa dilatation est indistincte dans un quart des cas. Il existe et se comporte chez les mammifères comme chez l'homme.

Il reçoit : constamment, la grande veine coronaire et la veine oblique de l'oreillette gauche; presque constamment, la veine médiane ou interventriculaire postérieure; ordinairement, la veine postérieure du ventricule gauche; quelquefois, la veine du bord gauche du cœur; le plus souvent, la petite coronaire, et un nombre indéterminé et inconstant de veines accessoires et de veines profondes du cœur gauche.

Valvules des veines du cœur. — Les anatomistes du siècle dernier, Vieussens, Thebesius, Lancisi, Morgagni, connaissaient les valvules des veines coronaires. Niées à tort, puis oubliées, elles ont été remises en lumière par Luschka; Gruber (*loc. cit.*) leur a consacré une étude approfondie. Elles n'existent pas dans les petites branches, ni sur le trajet même des troncs et des branches moyennes, mais uniquement au débouché de veines afférentes; elles sont donc toujours ostiales. Il n'y en a pas à l'orifice de la veine oblique de l'oreillette, et elles ne se rencontrent que très rarement à l'orifice de la veine du bord gauche et de la petite coronaire.

La *valvule de Vieussens*, découverte par cet anatomiste qui lui consacre à peine quelques lignes, siège au débouché de la grande veine coronaire dans le sinus. Elle manque 22 fois sur 100; 2 fois ce n'est qu'un liseré; 46 fois elle était unique et 31 fois paire. Dans certains cas de valvule unique, mais large et forte, ou de valvules paires, la veine coronaire est complètement imperméable à l'injection ou à l'insufflation. Elle existait chez les trois quarts des mammifères examinés par Gruber; chez le phoque, il y a six paires de valvules de Vieussens.

La *valvule de Thebesius* a été en réalité découverte par Eustachi. Ses variations sont nombreuses. On a vu une paire valvulaire complète; 5 fois sur 100, elle manque complètement comme chez quelques animaux; 7 fois sur 100, ce n'est qu'un simple liseré musculo-tendineux, ce qui est le cas normal du chien. Fréquemment elle est fenêtrée, réticulée, en forme de pont à une ou plusieurs travées; cet état serait plus fréquent chez les vieillards. Lauenstein, sur 100 cœurs examinés, l'a trouvée 5 fois fusionnée avec la valvule d'Eustachi et formant avec elle un seul repli large de 10 à 20 millimètres et long de 50 à 65 millimètres; 4 fois elle était fenêtrée. (Voy. aussi Artériologie, p. 575.)

Veines de Thebesius. — Vieussens (*Nouvelles découvertes sur le cœur*, 1706), à la recherche d'un ferment qui se mêlât au sang des ventricules, découvrit, à la suite d'expériences variées, qu'un liquide coloré, poussé par les vaisseaux coronaires, venait sourdre en rosée à la surface des oreillettes et des ventricules. Il crut qu'une liqueur subtile et chaude s'exhalait des artères et traversait des tuyaux charnus pour sortir par les pores ou foramina et se mêler au sang. Deux ans plus tard, un médecin allemand, Thebesius, reprenant ces observations, et étudiant surtout par l'insufflation les vaisseaux du cœur du bœuf et du mouton, reconnut que les tuyaux charnus de Vieussens étaient de véritables veines, dont il détermina la disposition et le rôle probable. On trouvera dans Haller (*Elementa physiologiæ*) et dans Sénac (*Traité de la structure du cœur*, 2e édit., 1774) l'histoire des longues controverses que ces découvertes suscitèrent parmi les anatomistes du XVIIIe siècle. Finalement contestées, et à peine mentionnées, les veines de Thebesius, comme les valvules des veines coronaires, n'ont été étudiées à nouveau qu'à une époque relativement récente. Hyrtl et Krause les signalent dans l'oreillette droite; c'est dans les parois de cette même oreillette que Lannelongue décrit des canaux foraminaires (*Thèse de Paris*, 1867). Bientôt Bochdaleck les constate dans l'oreillette gauche et enfin Langer démontre que, soit chez l'homme, soit chez les animaux, les veines de Thebesius et les pores de Vieussens existent dans les parois des quatre cavités, oreillettes et ventricules (Langer. Die Foramina Thebesii im Herzen des Menschen. *C. R. Acad. des Sc. de Vienne*, 1881).

Langer ouvre longitudinalement le ventricule, tamponne les gros orifices veineux et les orifices valvulaires et ferme avec des pinces hémostatiques les sections de vaisseaux sur la plaie. Puis il injecte de l'air ou du bleu de Prusse par les foramina ou bien par les veines coronaires liées à leur embouchure. J'ai observé qu'on réussit facilement, en poussant de l'eau colorée dans une branche des veines coronaires, à obtenir sous l'endocarde des étoiles veineuses avec un trou central par où sort l'injection.

Les pores veineux sont souvent situés au fond d'une fossette de 2 à 3 millimètres de diamètre. Les gros foramina les plus constants sont : pour l'oreillette droite, autour de l'anneau de Vieussens, au voisinage de la valvule de Thebesius et dans l'auricule droite; pour l'oreillette gauche, à la partie inférieure de la cloison interauriculaire dont le sang se déverse presque entièrement dans le système de Thebesius; pour les ventricules, au voisinage de la pointe et surtout à la base des muscles papillaires que l'on peut injecter complètement par un seul foramen.

La présence de veines de Thebesius dans les parois du cœur gauche fait que du sang noir se mêle au sang artériel. Ce fait n'est pas isolé. Des veines de moyen calibre appartenant à l'oreillette gauche s'ouvrent dans sa cavité. Nous avons vu plus haut que les veines pulmonaires apportent avec elles du sang noir des veines bronchiques[1] et des veines médiastines. Il en est de même, mais anormalement, dans l'occlusion incomplète du trou de Botal, dans les cas où l'on a vu la grande coronaire s'ouvrir totalement ou par une de ses branches dans l'oreillette gauche, et enfin dans les cas plus graves et à courte survie où une veine cave supérieure gauche persistante débouche dans l'oreillette correspondante.

Variétés et anomalies. — *Sinus coronaire.* — Fermé à son entrée; la veine coronaire s'ouvre dans le tronc innominé gauche (Lecat, sur un enfant de 8 jours).

Grande veine coronaire, proprement dite. — Possède un sinus propre, 2 fois sur 130. — S'ouvre dans l'oreillette gauche (Lindner, F. Meckel), ou bien par une branche dans l'oreillette gauche et par une autre dans l'oreillette droite (Henle). — Fait défaut, même chez des sujets non monstrueux (Gruber). On a vu dans ces cas la veine médiane s'ouvrir dans une veine cave supérieure gauche persistante.

Veine du bord gauche ou *veine marginale.* — Manque dans 20 pour 100. — Débouche dans le sinus et non dans la veine coronaire, 14 fois sur 150.

Veine postérieure du ventricule gauche. — Manque dans 25 pour 100. — Débouche par un ou deux orifices dans la veine coronaire et non dans le sinus, 25 pour 100.

Veine oblique de l'oreillette gauche. — Manque souvent. — Marshall et Gruber ont vu plusieurs fois une de ses branches suivre le pli péricardique, recevoir quelques veinules et traverser le péricarde pour s'anastomoser avec la veine satellite du nerf phrénique et se terminer dans la veine intercostale supérieure gauche ou dans le tronc innominé gauche.

Petite coronaire ou *coronaire droite.* — Manque dans 91 pour 100. — S'ouvre dans l'oreillette droite et non dans le sinus (cas normal du dromadaire).

Veine médiane ou *interventriculaire postérieure.* — Possède quelquefois un sinus propre. — S'ouvre directement dans l'oreillette droite, 25 pour 100, ce qui est la règle chez le cheval, peut-être aussi chez le chameau et le porc; dans ces cas, elle peut, comme chez le phoque, recevoir la petite coronaire. — Dans 25 pour 100, reçoit les veines postérieures du ventricule gauche.

[CHARPY.]

Zuckerkandl a vu une fois une veine de la paroi de l'oreillette gauche se jeter dans la veine cave supérieure.

(Voy. KRAUSE dans HENLE et W. GRUBER, *loc. cit.*).

SYSTÈME DES VEINES CAVES

Le système des veines caves comprend tout ce qui n'appartient pas au système des veines pulmonaires et à celui des veines cardiaques, c'est-à-dire la plus grande partie de l'arbre veineux. Il y a deux veines caves, une supérieure et une inférieure; le diaphragme marque la séparation de leurs troncs et de leur territoire.

VEINE CAVE SUPERIEURE

La *veine cave supérieure ou descendante* (cave dans le sens vaste, ample, et non de creux) est le tronc commun de toutes les veines de la moitié supérieure du corps. Son territoire, qui correspond à celui de l'aorte ascendante, embrasse la tête et le cou, les membres supérieurs et la poitrine.

Situation. — Elle est située dans la cavité thoracique, dans la portion supérieure du médiastin antérieur. Elle répond au bord droit du sternum qu'elle dépasse sensiblement en dehors et faiblement en dedans, à 25 millimètres environ de la ligne médiane. Comme la veine cave inférieure, comme la veine porte, elle appartient à la moitié droite du corps.

Origine. — Son origine, qui est à son extrémité supérieure, résulte de l'union des deux troncs veineux brachio-céphaliques droit et gauche. Cette fusion a lieu au-dessous du cartilage de la 1re côte droite, ou, d'après Luschka, au milieu de ce cartilage.

Trajet. — Son trajet est vertical. Toutefois la veine décrit une légère courbure à concavité droite qui se moule sur la saillie de l'aorte; elle est en même temps oblique en bas et en arrière, elle est plongeante, et son extrémité supérieure est plus superficielle que son extrémité inférieure.

Terminaison. — Sa terminaison a lieu à la partie supérieure de l'oreillette droite, derrière l'auricule; comme elle se fait sous une incidence oblique, la partie antérieure de la veine se fond plus tôt avec l'oreillette que sa partie postérieure qui semble se continuer avec la veine cave inférieure : les anciens anatomistes, trompés par cette apparence, ne décrivaient qu'une seule veine cave. Ce point d'entrée répond en avant au milieu du 2e espace intercostal, souvent un peu plus bas, à l'extrémité sternale du 3e cartilage costal; en arrière, à la 6e ou à la 7e vertèbre dorsale. Intérieurement c'est un orifice circulaire de 18 à 25 millimètres de diamètre, sans valvule, placé en avant de l'orifice de la veine cave inférieure dont il est séparé par un bourrelet.

Dimensions. — La *longueur* de la veine cave est de 7 centimètres; on trouve suivant les auteurs les chiffres de 10, 8, 7, 6 et même moins; on conçoit que la longueur du thorax et la fusion plus ou moins précoce des deux troncs d'origine doivent faire varier la moyenne. Son *diamètre*, à sa terminaison, est de 22 millimètres, il est moindre que celui des deux troncs brachio-céphaliques réunis, moindre aussi que celui de la veine cave inférieure. L'*épaisseur* de sa paroi est de 666 μ.

Rapports. — Il faut distinguer deux portions : une portion supérieure,

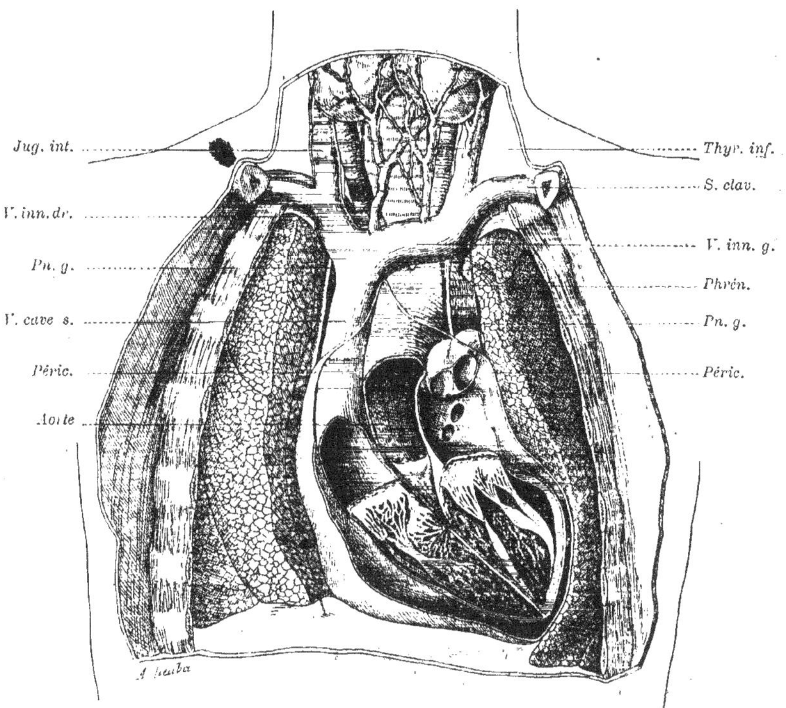

FIG. 500. — Veine cave supérieure et veines innominées (d'après Rüdinger modifié). — Comparez aussi les fig. 384 et 400 de l'Artériologie.
La partie antérieure du péricarde et du cœur a été excisée; les deux poumons sont écartés.

extrapéricardique; une portion inférieure, intrapéricardique; elles se partagent la veine cave par moitié environ,

1° Dans sa *portion extrapéricardique* ou supérieure, en arrière du 1er espace intercostal et du 2e cartilage costal, la veine cave répond : en avant, au thymus ou au tissu adipeux qui le remplace, au bord droit du sternum et à la plèvre qui empiète sur son côté externe; — en arrière, au pédicule pulmonaire, plus particulièrement à l'origine de la bronche droite, dont la séparent de nombreux ganglions lymphatiques, et au nerf pneumogastrique; — à droite, à la face interne du poumon droit, mais médiatement, à cause de l'interposition de la lame droite de la plèvre médiastine; elle est longée par le nerf phrénique et ses vaisseaux satellites; — à gauche, à la crosse de l'aorte. Un diverticule du péricarde, corne supérieure droite, qui peut remonter jusqu'au milieu de la poignée sternale, s'insinue entre la veine et l'aorte. Luschka suppose que ce cul-de-sac distendu dans l'hydropisie du péricarde peut comprimer la veine cave.

2° La *portion péricardique* ou inférieure a une étendue très variable; elle peut atteindre 40 millimètres; souvent elle ne comprend que le tiers inférieur de la veine, moins encore même et peut n'être que de quelques millimètres; elle correspond au 2e espace intercostal ou au 3e cartilage costal. La veine entre dans le sac péricardique ou mieux s'y invagine. Libre sur son bord droit, elle est en contact, à gauche, avec l'aorte; en avant, avec l'auricule droite; en arrière, avec l'artère pulmonaire, la veine pulmonaire supérieure et la bronche droite.

Il suit de ces rapports qu'un instrument pénétrant dans la poitrine, par l'extrémité interne du 1er espace intercostal droit, le long du sternum et à une profondeur de 6 centimètres à partir de la surface cutanée, atteindrait en plein la veine cave supérieure; — dans le même point du 2e espace, il rencontrerait en haut le tronc veineux dans sa portion péricardique, en bas son embouchure dans l'oreillette droite; ou bien assez souvent le tronc veineux seul, l'embouchure étant alors située derrière le 3e cartilage ou même dans le 3e espace.

Branches collatérales. — La seule collatérale régulière, constante, est la veine azygos, qu'elle reçoit au-dessus de sa pénétration dans le péricarde et qui s'unit à son extrémité inférieure avec la veine cave ascendante; nous la décrirons avec celle-ci. Accidentellement elle peut recevoir la thyroïdienne inférieure droite, le groupe des veines thymiques, diaphragmatiques et péricardiques, ou encore la veine mammaire interne. Nous mentionnerons ces veines avec leurs troncs collecteurs normaux.

Anastomoses. — La veine cave supérieure est unie à la veine cave inférieure par un gros canal anastomotique, la veine azygos, qui reçoit de son côté des veines du thorax et de la colonne vertébrale. Elle est en outre anastomosée par toutes ses racines thoraciques et vertébrales avec les racines vertébrales et abdominales de la veine cave ascendante, en sorte que la suppression d'un tronc aussi considérable que la veine cave supérieure n'est pas un obstacle absolu à la circulation veineuse de la partie supérieure du corps. Oulmont (*Mém. de la Soc. méd. d'Observ.*, 1856) a rassemblé 19 cas d'oblitération de la veine cave supérieure. Les symptômes fondamentaux étaient le gonflement des veines, l'œdème et la cyanose de la moitié supérieure du corps. Les malades ont eu une survie maximum de 6 mois; mais presque toujours la mort a été le fait, non de la gêne circulatoire, mais de la maladie qui avait déterminé l'obstruction de la veine (cancer, anévrysmes), et les symptômes d'œdème et de cyanose ayant disparu dans la dernière période, on peut en conclure que la circulation s'était rétablie. Quand l'oblitération ne comprend que la partie sus-azygos de la veine cave inférieure, la circulation se fait par les intercostales supérieures et l'azygos. Si la veine cave est obstruée sur toute sa longueur et que l'embouchure de l'azygos soit imperméable, le sang passe, autant qu'on peut en juger sur des autopsies imparfaites, par la partie restée perméable de l'azygos, elle-même en communication avec les veines intercostales supérieures, par la mammaire interne, les thoraciques superficielles et les plexus rachidiens. Le sang prend dans toutes ces veines un courant descendant anormal, en forçant les valvules, et arrive aux origines abdominales de la veine cave inférieure.

« La grande veine azygos elle-même n'est point indispensable, vu la pré-
« sence des plexus rachidiens antérieurs et postérieurs. C'est ainsi que j'ai vu
« tantôt la veine cave supérieure, tantôt la veine cave inférieure oblitérée,
« sans augmentation visible de calibre de la veine azygos et, ce qui surprendra
« peut-être, sans œdème soit des membres supérieurs, soit des membres infé-
« rieurs » (Cruveilhier).

Structure. — La veine cave descendante n'a pas de valvules ; le reflux s'y manifeste souvent. Elle ne possède chez l'homme aucune fibre musculaire, peut-être à cause de l'attitude verticale, car on trouve chez d'autres animaux, le bœuf, le mouton, une double couche de fibres lisses, longitudinale et circulaire (Eberth). Dans sa portion extrapéricardique, la gaine vasculaire lamelleuse qui fait suite à la gaine des troncs innominés est renforcée par le feuillet fibreux du péricarde, qui se perd insensiblement sur elle comme sur tous les gros vaisseaux, et par les expansions inférieures des aponévroses du cou, notamment par le ligament vertébro-péricardique droit. Sa portion péricardique possède d'abord une gaine musculaire striée, constituée par des fibres circulaires émanées de l'oreillette qui se prolongent jusqu'à 25 millimètres de son embouchure, puis extérieurement une gaine séreuse que lui fournit le feuillet viscéral du péricarde. Cette gaine, longue aussi de 25 millimètres en moyenne, n'est pas complète ; elle tapisse sa face antérieure, son bord droit et sa face postérieure (voy. la fig. 499).

La veine cave supérieure reçoit des filets nerveux du plexus pulmonaire postérieur.

TRONCS VEINEUX BRACHIO-CÉPHALIQUES ou VEINES INNOMINÉES.

Les *troncs veineux brachio-céphaliques*, troncs veineux innominés ou *veines innominées*, terme plus concis que j'emploierai de préférence, sont les troncs collecteurs des veines de la tête et du membre thoracique et les origines de la veine cave supérieure. Ils correspondent aux troncs artériels qui naissent du sommet de la crosse aortique ; seulement il n'y a qu'un tronc artériel brachio-céphalique, celui de droite, tandis qu'il y a deux veines innominées, l'une droite et l'autre gauche.

Formés par la réunion de la veine jugulaire interne avec la sous-clavière, ces troncs sont situés dans la partie la plus élevée de la cavité thoracique. Ils ont pour limite à leur origine le confluent de ces deux veines, qui correspond à l'extrémité sternale de la clavicule ou, un peu plus bas, au ligament costo-claviculaire, et pour limite à leur terminaison l'origine même de la veine cave, à droite de la ligne médiane, au-dessous du cartilage de la première côte. Ils se réunissent à angle droit ; la veine cave continue la direction du tronc droit. Leur calibre est de 15 millimètres environ ; leur partie moyenne est un peu dilatée, leurs extrémités présentent un léger rétrécissement circulaire.

Il est nécessaire, en raison de leurs grandes différences, de les décrire séparément.

1° Veine innominée droite. — Le tronc droit est d'un plus petit calibre, et il est beaucoup plus court (30 millimètres, variant de 20 à 40). Sa direction est verticale, un peu oblique en bas et à gauche; il ne s'approche pas à plus de 25 millimètres de la ligne médiane.

Il occupe la partie droite du thorax. Il est en rapport : en avant, avec le premier cartilage costal et avec l'extrémité interne de la clavicule, dont il est séparé par l'insertion inférieure des muscles sterno-hyoïdien et sterno-thyroïdien; — en arrière, avec le sommet du poumon droit dont il est séparé par le feuillet droit de la plèvre médiastine, et avec le nerf pneumogastrique; — à droite, encore avec la plèvre et le poumon qui l'embrassent en gouttière et se prolongent sur sa face antérieure, et avec le nerf phrénique; — à gauche, avec le tronc artériel brachio-céphalique droit, qui lui est parallèle; du tissu cellulaire et des ganglions lymphatiques s'interposent entre eux à la partie inférieure.

2° Veine innominée gauche. — Plus gros parce qu'il reçoit un plus grand nombre de branches afférentes, ce tronc est aussi plus long du double, il mesure 6 centimètres (de 5 à 7). Sa direction est presque horizontale, faiblement oblique en bas et à droite. Il se porte de gauche à droite, en traversant la ligne médiane et en décrivant le plus souvent une courbe dont la concavité est tantôt postérieure, tantôt inférieure.

Il est en rapport : en avant avec l'extrémité sternale de la clavicule gauche, son articulation et son ligament postérieur, puis avec le bord supérieur du sternum, qu'il longe et qu'il dépasse s'il est gonflé, permettant ainsi de constater le pouls veineux dans la fossette sus-sternale; il est séparé du sternum par les insertions des muscles hyoïdiens (sterno- et thyro-hyoïdiens) et par le thymus ou la masse adipeuse qui le remplace; — en arrière, avec les nerfs phrénique et pneumo-gastrique gauches, et les trois artères de la crosse (sous-clavière, carotide, tronc brachio-céphalique). Son bord supérieur est libre; son bord inférieur repose sur le sommet de la crosse aortique, aussi le tronc veineux gauche est-il souvent intéressé dans les anévrysmes de l'aorte.

Structure. — Les veines innominées n'ont pas de valvules. Pas plus que la veine cave supérieure, elles n'ont, chez l'homme du moins, de tunique musculaire. Leur adventice est, comme celle de la veine cave supérieure, renforcée par les expansions des aponévroses du cou, c'est-à-dire pour le tronc droit par le prolongement de la gaine vasculaire de la jugulaire interne; pour le tronc gauche, par la gaine viscérale de la trachée et du corps thyroïde qui englobe aussi les veines thyroïdiennes inférieures et va se perdre sur le péricarde. Ces adhérences aux aponévroses cervicales empêchent les troncs veineux de s'affaisser et augmentent leur béance dans les mouvements inspiratoires.

Branches collatérales ou afférentes. — La veine innominée droite reçoit la ou les grandes veines lymphatiques, à l'angle de réunion des veines jugulaire et sous-clavière, et comme branches veineuses : la jugulaire postérieure, la vertébrale, le plus souvent la mammaire interne et la thyroïdienne inférieure droite. La veine innominée gauche reçoit le canal thoracique, également à son angle d'origine, et les veines suivantes : d'abord la jugulaire postérieure, la vertébrale, la thyroïdienne inférieure et la mammaire interne, comme du côté droit, et en plus la veine intercostale supérieure gauche, les veines diaphragmatiques supérieures, thymiques, péricardiques et médiastines. Nous décrirons la veine jugulaire postérieure, la veine vertébrale et la veine intercostale supérieure gauche avec les veines du rachis.

1° *Veines thyroïdiennes inférieures.* — Ces veines correspondent à l'artère

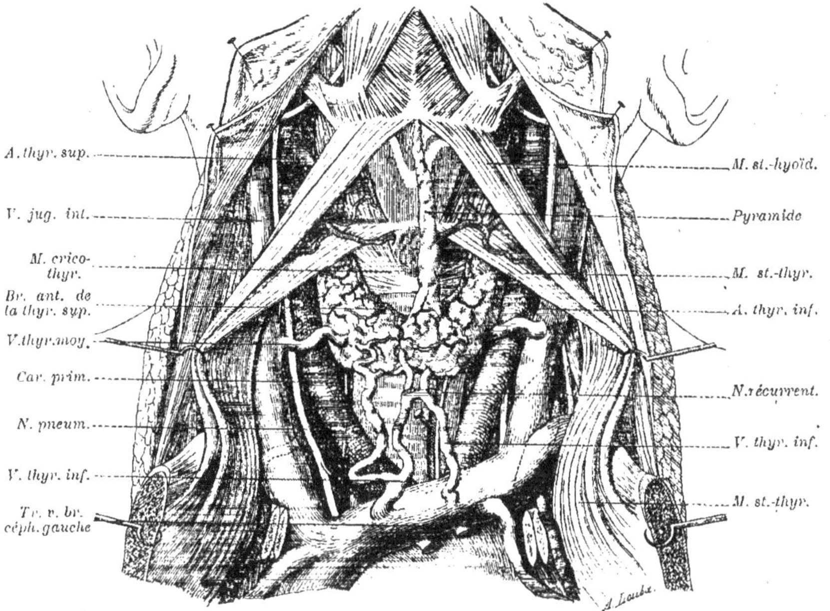

Fig. 501. — Veines thyroïdiennes inférieures.

L'artère sous-clavière gauche et les deux artères thyroïdiennes inférieures sont représentées en pointillé. — Remarquer la terminaison des veines mammaires internes dans les veines innominées.

Comparez avec la figure 207 de l'Appareil respiratoire, qui montre également le plexus thyroïdien (d'après Tillaux).

thyroïdienne inférieure, mais ne sont point ses satellites. Elles sont au nombre de 2, une droite et une gauche, la droite ordinairement très grosse; souvent il y a 3 troncs ou bien un seul médian. Leur calibre est de 5 à 6 millimètres. Elles naissent du plexus thyroïdien ou directement du corps thyroïde et même des branches terminales des veines thyroïdiennes supérieures. Le *plexus thyroïdien* est situé au-dessous de l'isthme du corps thyroïde, en avant de la partie supérieure de la trachée qu'il contourne aussi sur ses faces latérales, comme l'a montré Luschka. Formé par les veines de la partie inférieure de la glande thyroïde, il a un développement très variable. Quand il est très volumineux ou très dilaté, comme il arrive dans l'asphyxie, il peut gêner beaucoup la trachéotomie. Les veines qui en émanent descendent verticalement pour aller se jeter, la veine droite dans l'angle de réunion des deux veines innominées, la veine gauche dans la veine innominée gauche. Le plexus et ses troncs collecteurs sont situés derrière l'aponévrose superficielle et l'aponévrose moyenne très dense, qui s'écartent pour former l'espace sus-sternal; sur un plan plus immédiat, derrière les muscles sterno- et thyro-hyoïdiens, le thymus et le bord supérieur du sternum. Ils sont englobés dans une expansion de la gaine viscérale thyro-trachéale.

Les veines thyroïdiennes inférieures sont anastomosées avec les autres veines du corps thyroïde, quelquefois par des branches directes; elles sont aussi unies à l'arcade transversale des jugulaires antérieures; leurs branches collatérales sont la laryngée inférieure, des rameaux trachéaux et œsophagiens, accessoirement des veines thymiques.

2° *Veines mammaires internes.* — Satellites de l'artère homonyme, elles ont le même trajet et aussi le même territoire à quelques exceptions près, car elles ne reçoivent pas comme elle les vaisseaux diaphragmatiques supérieurs, thymiques et péricardiques, qui se jettent dans le tronc brachio-céphalique. Ce vaste territoire comprend la région sternale, la région intercostale antérieure, le diaphragme et la partie supérieure de l'abdomen. Ces veines sont doubles, l'une est externe par rapport à l'artère et ordinairement plus petite, l'autre est interne et plus grosse. Au niveau du 2e ou du 3e espace intercostal, elles se réunissent en un tronc unique, large de 4 millimètres, qui occupe le côté interne de l'artère et va se jeter à gauche dans le tronc innominé gauche, à droite dans l'angle de réunion des deux troncs droit et gauche. Dans un cas cité par Capuron, une blessure de la satellite externe au 3e espace intercostal a déterminé des hémorragies mortelles.

Leurs branches collatérales sont : en dedans, les veines *sternales*, qui sont des veines périostiques répandues sur les deux faces de l'os et anastomosées en réseaux avec celles du côté opposé; en dehors, les *intercostales antérieures* de toutes les côtes, sauf des côtes flottantes; en avant, les *perforantes*, satellites des artères, parmi lesquelles il faut mentionner celles du 1er ou du 2e espace intercostal qui ramènent la plus grande partie du sang de la mamelle; en arrière, quelques *veines médiastines*.

Les veines mammaires sont largement anastomosées d'abord avec elles-mêmes, c'est-à-dire d'un côté à l'autre, soit par les veines sternales, soit par une grosse branche qui passe en avant de l'appendice xiphoïde (*veine transversale préxiphoïdienne*); ensuite avec les intercostales postérieures, à l'aide de leurs branches intercostales antérieures, avec les thoraciques sous-cutanées, avec l'épigastrique et les tégumenteuses abdominales. D'après Braune, les communications avec l'épigastrique ne se font que par de très petits rameaux. Aussi les veines mammaires constituent-elles une importante voie supplémentaire de retour, dans les cas d'obstruction d'une des deux veines caves ou de la veine porte.

Leur paroi est très mince. Eberth leur décrit une couche musculaire circulaire, qui fait défaut suivant Henle. Braune les dit assez riches en valvules, surtout ostiales.

3° *Veines diaphragmatiques supérieures.* — Ordinairement doubles de chaque côté, ces veines, longues et grêles, naissent de la face supérieure du diaphragme et remontent sur la face externe du péricarde, avec l'artère diaphragmatique et le nerf phrénique dont elles sont satellites, contenues dans le même méso de la plèvre médiastine qui fait saillie dans la cavité pleurale; elles aboutissent aux grosses veines de la base du cou. Souvent fusionnées en un seul tronc terminal avec les veines thymiques, médiastines et péricardiques, elles se jettent : à droite, dans l'angle de réunion des deux veines innominées; à gauche, dans la veine innominée gauche. Celle de gauche va quelquefois à la mammaire interne ou à la veine intercostale supérieure. Houzé a constaté deux valvules sur leur trajet et une valvule ostiale.

4° *Veines thymiques.* — Au nombre de 2 ou 3, grosses chez l'enfant, remplacées chez l'adulte par des veines adipeuses, elles se groupent avec les précédentes et se terminent comme elles. On voit souvent quelques branches, petites ou grosses, se jeter dans la mammaire interne, dans les thyroïdiennes inférieures ou dans la veine cave. Dans un cas de Maréchal, une veine thymique grosse comme un tuyau de plume s'ouvrait directement dans l'oreillette droite. Luschka insiste sur leurs anastomoses et celles des veines médiastines avec le réseau veineux présternal du manubrium, car elles justifieraient dans certains cas des émissions sanguines ou des révulsifs appliqués à ce niveau.

5° *Veines péricardiques.* — Ce sont de petits vaisseaux, en nombre variable, dont une partie seulement aboutit aux veines innominées. Le plus grand nombre est tributaire de l'azygos; d'autres vont à la mammaire interne, à la veine cave et aux diaphragmatiques.

6° *Veines médiastines.* — Vaisseaux grêles, nés du médiastin antérieur.

Injection. — L'injection de la veine cave supérieure et des deux troncs innominés est des plus faciles. Il suffit de pousser par la veine cave inférieure ou l'une de ses branches (iliaque externe par exemple), ou bien par une des grosses veines de la partie supérieure du corps, jugulaire interne, humérale, axillaire.

Variétés et anomalies. — 1° *Veine cave supérieure.* — Reçoit la mammaire interne droite, l'intercostale supérieure droite, la veine thyroïdienne impar, — la veine pulmonaire supérieure droite (un cas). — Ne reçoit pas l'azygos.

Est située à gauche dans la transposition viscérale.

Persistance de la veine cave supérieure gauche. — Il y a primitivement deux veines caves supérieures symétriques, une droite et une gauche, appelées à ce moment *veines jugulaires primitives.* La veine cave droite seule persiste en s'agrandissant; la gauche se transforme en trois parties : une supérieure, qui devient la veine intercostale supérieure gauche remplacée quelquefois par un filament; une moyenne, qui n'est qu'un ligament fibreux contenu dans le *pli vestigial* du péricarde; une inférieure, cardiaque, qui devient la veine oblique de l'oreillette gauche et le sinus coronaire.

La veine cave gauche persiste comme telle chez les oiseaux, reptiles et chez un certain nombre de mammifères, monotrèmes, marsupiaux, éléphant, rat, chauve-souris, lapin. Elle disparaît chez la plupart des mammifères, en subissant les transformations indiquées.

On connaît chez l'homme une quarantaine de cas de persistance de la veine cave gauche (42 cas dans la *Thèse de Pangratz*, 1894). Dans 5 cas, la veine cave gauche existait seule, et on aurait pu croire à une transposition de la veine cave droite; mais comme dans un cas au moins on a retrouvé la veine cave droite à l'état de cordon ligamenteux, il s'agit donc bien d'une persistance de la veine gauche avec atrophie de la veine droite. Dans ces cas, la veine innominée droite passe en avant de l'aorte pour aller rejoindre la veine cave gauche.

Dans tous les autres cas, il y a deux veines caves, une droite et une gauche; le terme de

« dédoublement de la veine cave supérieure » est inexact, puisqu'il s'agit de la persistance d'un état embryonnaire normal. Les 3/7 des cas se rencontrent chez des sujets monstrueux, les 4/7 sur des sujets bien conformés. Ordinairement les deux veines caves sont séparées, sans union entre elles; exceptionnellement, elles sont reliées par une branche transversale, persistance de l'anastomose des jugulaires primitives, plus rarement encore par une veine innominée gauche bien développée. La veine cave gauche descend en avant de la racine du poumon gauche et se recourbe derrière l'oreillette gauche pour former une branche transversale qui, semblable au sinus coronaire, reçoit les veines du cœur. Elle s'ouvre le plus souvent dans l'oreillette droite (26 fois sur 30); quelquefois dans l'oreillette gauche, surtout quand le sujet a des malformations; plus rarement dans la partie gauche d'une oreillette commune; exceptionnellement dans la veine cave droite. L'ouverture dans l'oreillette droite est compatible avec la vie, et a été observée même sur des sujets très âgés; l'ouverture dans l'oreillette gauche n'a pas permis la vie au delà d'un an. La veine azygos peut être dédoublée et s'ouvrir par ses deux branches dans les deux veines caves, ou bien c'est l'hémi-azygos gauche qui s'ouvre dans la veine cave gauche (Gruber).

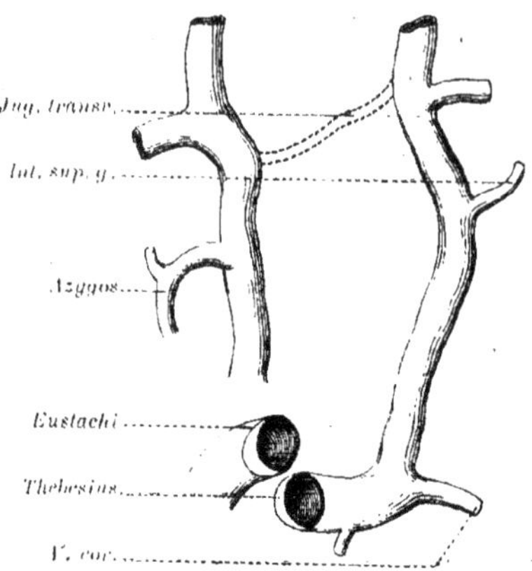

Fig. 502. — Veine cave supérieure double. Schéma (en partie d'après Quain).

Le sinus coronaire est la branche transversale qu'on voit à droite de la valvule de Thebesius.

On a noté avec la duplicité de la veine cave supérieure celle de la veine cave inférieure (un cas de Kadyi, qui n'est d'ailleurs qu'une veine sus-hépatique indépendante), et la coïncidence d'une transposition viscérale; dans ce dernier cas, c'est la veine cave droite qui est la veine accessoire.

(Sur la veine cave supérieure gauche, voy. : W. Gruber. Ueber die Duplicität der Vena cava superior. *Ac. des Sc. de Saint-Pétersbourg*, 1864; — Krause, dans *Henle*; — Pancratz. Ueber die Verdoppelung.... *Thèse de Kœnigsberg*, 1894.)

2° *Troncs veineux innominés.* — Reçoivent des branches accessoires des veines vertébrales, jugulaire externe, intercostale supérieure, sous-clavière, — l'azygos (un cas). — Le tronc gauche passe plus haut que d'habitude. — Passe devant le thymus, dans une gouttière qui sépare la portion thoracique du thymus de sa portion cervicale (2 cas de Gruber); ou à travers lui (5 cas de Gruber); ou derrière son lobe gauche et en avant de son lobe droit (2 fois sur 100, Gruber).

J'ai vu plusieurs fois un lobule du thymus gauche remonter derrière le tronc innominé gauche qui occupait ainsi une gouttière à concavité supérieure. — J'ai vu aussi sur un nouveau-né le lobe droit du thymus percé d'un canal où passait le tronc veineux; la paroi antérieure de ce canal était de beaucoup la plus épaisse.

Sur deux embryons humains de la fin du 2e mois observés par Tourneux, le thymus était situé en avant des artères, mais en *arrière* du tronc veineux innominé gauche. L'auteur considère cette disposition comme une anomalie. (*Précis d'embryologie*, 1898.)

Daser a rapporté un cas où la veine innominée gauche passait au-dessous de la crosse de l'aorte, entre l'aorte ascendante et l'artère pulmonaire. Kerschner avait déjà mentionné cette rare anomalie. (Daser. *Anatom. Anzeiger*, 1902, t. XX.)

La veine innominée gauche peut recevoir totalement ou partiellement la petite azygos supérieure ou une azygos gauche. Parfois aussi une *veine intercostale supérieure* droite se jette dans le tronc innominé correspondant (voy. *Veines du rachis*).

Veine thyroïdienne inférieure. — La veine droite va quelquefois à la veine cave ou au milieu du tronc brachio-céphalique droit, ou à la jugulaire interne. Toutes deux peuvent se déverser presque exclusivement dans une anastomose qui aboutit aux jugulaires antérieures. — Elles sont souvent multiples, trois ou quatre; dans ce cas il y a deux veines latérales et deux veines médianes (*vena ima* de quelques auteurs), ces dernières réunies par une ou deux branches transversales, dites *communicantes inférieures* (Wœlflers). —

Les deux veines peuvent être réunies par une arcade transversale à laquelle descendent plusieurs branches thyroïdiennes parallèles, et d'où part une veine médiane. — Enfin, sous une forme encore plus contractée, les rameaux du plexus convergent en éventail à sommet inférieur et s'unissent en un seul tronc important qui descend le long de la ligne médiane pour aboutir à la veine cave ou à la veine innominée gauche. La veine thyroïdienne est alors la *veine impar* et correspond exactement à l'artère de Neubauer (celle-ci existe 1 fois sur 10; Gruber). Cette disposition serait la règle pour Theile. — Les troncs veineux ou leur arcade anastomotique peuvent recevoir des veines thymiques, médiastines et même bronchiques.

Veine mammaire interne. — Cette veine est enveloppée d'une gaine lamelleuse, distincte de celle de l'artère, et fixée par elle à la paroi costale. On trouve de petits ganglions lymphatiques sur son côté externe ou interne, ou même entre elle et l'artère. Certaines de ses branches collatérales ne sont pas doubles, notamment les veines sternales, les intercostales antérieures et même des branches musculaires inférieures. La réunion des deux satellites en un seul tronc se fait à un niveau, qui peut n'être pas le même à droite et à gauche sur le même sujet; ordinairement elle a lieu au moment où les veines émergent du bord supérieur du triangulaire du sternum, mais on peut la rencontrer dans un des quatre premiers espaces. Je remarque que la branche externe passe en avant de l'artère pour se fusionner à la branche interne, et qu'elle pourrait être gênante dans la recherche du vaisseau artériel. Le tronc de la mammaire peut déboucher dans la veine cave supérieure; on l'a vu se rendre dans l'azygos. Contrairement à ce qui arrive pour l'artère, la veine ne reçoit que très rarement la diaphragmatique supérieure.

D'après Thin (*Edinb. med. Journal*, 1901, t. LII), la branche externe ou musculo-phrénique de la veine mammaire interne se dilate et devient visible sous la peau, chez les sujets qui se livrent à des exercices violents. Elle forme alors une sorte de feston le long du rebord costal. Mais il est probable qu'il s'agit seulement des veines sous-cutanées afférentes au tronc collecteur.

Les veines sternales (*veines propres du sternum*, Cruv.) sont des veines profondes périostiques, qui enlacent chaque pièce du sternum; elles m'ont paru plus développées sur la face postérieure, pour le corps du moins, car sur la poignée, elles forment à la face antérieure un réseau bien marqué où se déverse une partie du sang du médiastin antérieur par des veines thymiques et médiastines, au niveau de la fourchette sternale. En outre on voit assez souvent une veine anastomotique, large de 4 millimètres qui, sortant du 2e espace, passe par-dessus le manubrium et va à la jugulaire antérieure (Luschka).

Luschka a signalé aussi la *veine anastomotique transverse* ou *préxiphoïdienne*, qui passe dans le tissu adipeux en avant de la base de l'appendice xiphoïde. Cette veine, quelquefois sinueuse, peut être enfouie dans l'angle sterno-xiphoïdien. Elle unit les deux mammaires et reçoit sur son bord inférieur des veines abdominales ascendantes. — Philippe (Appendice xiphoïde. *Thèse de Toulouse*, 1902, p. 50) a signalé quelques variétés dans cette disposition.

Krause indique l'existence (dans un cas?) de deux *veines mammaires internes latérales*, naissant à gauche du 4e espace et montant avec une artère semblable, dont elles sont les satellites, pour se jeter dans la mammaire interne. Ces vaisseaux pourraient être blessés dans une thoracentèse. Avant lui Houzé avait décrit, comme inconnue alors et sous le nom de *thoracique latérale interne*, une veine souvent atrophiée, valvulée, qui monte sur la face interne du thorax parallèlement à la thoracique externe. Je l'ai retrouvée plusieurs fois, naissant depuis le 7e jusqu'au 4e espace intercostal et remontant, avec ses deux branches qui encadrent l'artère accessoire, pour se terminer dans la mammaire interne ou dans la sous-clavière. Il m'a semblé que dans ce cas les intercostales postérieures correspondantes étaient très grêles et que cette veine qui fournissait des branches antérieures et postérieures était une voie supplémentaire de la mammaire interne.

Chacun des troncs brachio-céphaliques veineux est formé par la réunion des veines sous-clavière et jugulaire interne. Chez la plupart des mammifères, la veine jugulaire interne fait défaut ou est très réduite; même chez l'homme, c'est la sous-clavière qui, par sa direction, est la continuation du tronc brachio-céphalique. Nous commencerons donc la description par les veines du membre supérieur.

VEINES DU MEMBRE SUPÉRIEUR

Les veines du membre supérieur se distinguent de celles du membre inférieur par leur structure et le nombre moindre de leurs valvules. Au lieu d'une double couche musculaire, elles ne possèdent qu'une tunique de fibres lisses circulaires traversées par des fibres élastiques longitudinales en dedans, en dehors par des fibres conjonctives (Henle).

Leurs troncs longitudinaux tendent à se rassembler et à prendre un type convergent en certains points déterminés; ils y forment des *confluents veineux*. Les plus remarquables sont ceux de l'espace interdigital, du coude et de l'aisselle. Dans ces points, par la disposition anatomique des parties, la pression du milieu qui contient les veines est négative par rapport à la pression des masses musculaires et à celle de l'extérieur; de là une sorte d'appel ou d'aspiration qui favorise le développement des veines et la circulation du sang qu'elles contiennent.

On les divise en veines profondes et veines superficielles.

VEINES PROFONDES

Les veines profondes, bien que postérieures dans leur apparition aux veines superficielles, ont acquis chez l'adulte, par le développement des masses musculaires, un volume ordinairement supérieur à celui des veines sous-cutanées. A de rares exceptions près, elles sont rigoureusement satellites des artères et sont en nombre double de celles-ci. Il faut de cette loi excepter les gros troncs de l'axillaire et de la sous-clavière qui sont uniques, puis les veinules satellites des artérioles qui sont souvent simples et enfin des veines aberrantes qui présentent à travers les muscles un trajet indépendant.

Leurs collatérales sont les mêmes que celles des artères; on ne trouve de différence que pour les vaisseaux des doigts et les branches afférentes de la sous-clavière. Pour toutes ces raisons, les artères étant connues, la description des veines se trouve très simplifiée. Ajoutons que les veines profondes sont largement anastomosées sur tout leur trajet avec les veines superficielles par de nombreuses branches perforantes avalvulaires, qu'elles présentent fréquemment des canaux collatéraux ou de sûreté qui peuvent facilement en imposer pour la veine principale dans la recherche des vaisseaux, enfin que les valvules y sont plus nombreuses que dans les veines superficielles. Cette différence dans le nombre des valvules est surtout prononcée chez l'enfant. Les branches collatérales ont en général à leur embouchure une paire de valvules ostiales très résistantes.

1° VEINES PROFONDES DE LA MAIN

La main a conservé le type veineux embryonnaire; les veines superficielles l'emportent de beaucoup sur les veines profondes. Ces dernières sont fidèlement satellites des artères et en nombre double. Il y a donc sur le dos de la main trois ou quatre paires d'*interosseuses dorsales*, et dans la paume une double *arcade superficielle* et une double *arcade profonde*, formées semblablement par les veines radiales et cubitales anastomosées. A l'arcade profonde, dont les deux branches encadrent l'arcade artérielle, aboutissent les *veines interosseuses profondes*, dont les origines sont dans la première phalange et dans le pli interdigital; à l'arcade superficielle, les *veines digitales communes*, qui sont formées par les *collatérales profondes* des doigts. Niées par les uns, admises par les autres, suivant que les injections sont plus ou moins pénétrantes, les veines collatérales profondes sont en tous cas des vaisseaux rudimentaires, hors de proportion avec le volume de leurs artères satellites; elles ramènent le sang des parties fibreuses, telles que les gaines des fléchisseurs.

Tous ces vaisseaux veineux se font remarquer par leur gracilité; ils n'ont en effet que des origines restreintes, les gaines, les tendons des fléchisseurs, les nerfs, les muscles lombricaux et interosseux. La presque totalité du sang de la peau des doigts et des muscles des éminences thénar et hypothénar se déverse dans les veines dorsales superficielles. On peut voir dans cette disposition, qui contraste avec celle du système artériel, un effet du fonctionnement de la main; la paume de la main et des doigts, surface d'appui et de préhension, est soumise à des pressions qui entravent l'extension des veines; celles-ci tendent toujours à se développer dans le sens de la moindre pression et ont pour cela émigré à la face dorsale.

Les veines palmaires profondes se vident en partie dans les branches formatrices des arcades, c'est-à-dire dans les veines radiales et cubitales, en partie aussi dans les veines dorsales sous-cutanées; car il existe de nombreuses anastomoses qui unissent l'arcade profonde avec les veines dorsales, notamment les perforantes des espaces interosseux, qui aboutissent aux origines de la céphalique et de la salvatelle. La circulation régulière subit des accélérations momentanées quand s'exerce la préhension des objets; la main pressant l'objet saisi vide le sang de ses veines par le mécanisme de l'expression de l'éponge.

2° VEINES PROFONDES DE L'AVANT-BRAS

Les *radiales* et *cubitales profondes*, avec leurs branches collatérales, dont les plus considérables sont les *interosseuses*, branches des cubitales, constituent les veines de l'avant-bras. Comme elles sont doubles par chaque artère satellite, on distingue une radiale externe et une radiale interne, et ainsi de suite. Les anastomoses en échelle des deux satellites sont moins nombreuses qu'à la jambe et ne deviennent importantes qu'au niveau du coude. Les branches qui naissent des muscles longs (cubital, fléchisseur, long supinateur) présentent ordinairement le type en arcades successives. La partie profonde du pli du coude est un confluent veineux; la convergence des deux troncs principaux, de l'interosseuse, des récurrentes radiale et cubitale, des canaux collatéraux et des communicantes des veines superficielles, et les combinaisons variées que réalisent tous ces vaisseaux en s'unissant entre eux, produisent souvent un véritable plexus.

Les radiales sont petites, à leur origine surtout. On a compté dans une des deux satellites, 8, 9 et 12 valvules. Les cubitales, plus volumineuses, ont pour origine moins l'arcade palmaire superficielle qui est très grêle, que la veine dorsale de la main dont elles reçoivent le sang par une grosse anastomose (Bourceret). Il y avait 15 valvules dans une cubitale examinée par Bardeleben.

3° VEINES PROFONDES DU BRAS. — VEINES HUMÉRALES.

Les deux veines humérales, satellites de l'artère, naissent au pli du coude de manière très variable, suivant la façon irrégulière dont se combinent les deux radiales et les deux cubitales profondes qui sont ses branches d'origine. On distingue une *humérale externe*, et une *humérale interne*, celle-ci ordinairement plus grosse, d'un diamètre de 8 millimètres, toutes deux reliées par des anastomoses transversales. Il est bon de noter que dans certains points de leur trajet, notamment au pli du coude ou au milieu du bras, lieux classiques des ligatures, on voit souvent une des deux veines humérales, le plus fréquemment l'externe, se placer en avant de l'artère; d'autres fois les veines entourent l'artère en spirale. Les veines humérales ne sont pas toujours doubles sur tout leur trajet. Souvent (en règle d'après quelques auteurs) elles se réunissent en un seul tronc interne ou *humérale commune* dans la partie supérieure du bras : dans ce cas, il existe habituellement un canal collatéral qui continue l'humérale externe.

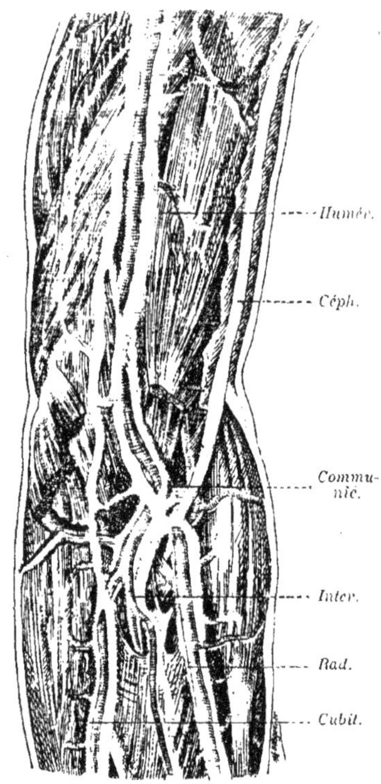

FIG. 503. — Veines profondes du pli du coude; côté gauche (d'après Bourgery).

On a trouvé dans les veines humérales, 5, 8 et 15 valvules.

Les branches collatérales sont celles de l'artère : *veines musculaires* du biceps et du brachial antérieur, *collatérales internes*, collatérales externes ou *humérales profondes* ordinairement volumineuses, et en outre une veine superficielle, la *basilique*, qui débouche dans la partie supérieure du bras. Fréquemment, et plus ou moins près de l'aisselle, on observe un véritable plexus ou confluent veineux, formé par l'abouchement convergent des grosses veines humérales profondes et des veines musculaires dans les humérales, qui sont en outre couvertes de leurs anastomoses transversales.

4° VEINE AXILLAIRE.

La *veine axillaire* est un gros tronc unique, large de 10 millimètres, possédant deux ou trois valvules résistantes et une paroi épaisse (315 μ) qui contient une double couche musculaire, une interne circulaire, une externe longitudi-

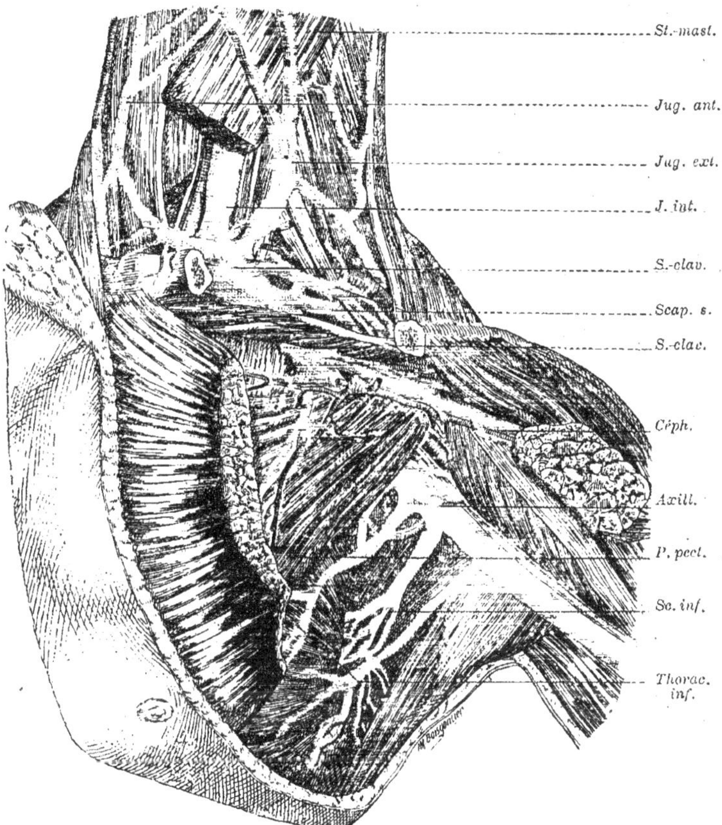

Fig. 504. — Veine axillaire et veine sous-clavière (d'après Bonamy). — Voy. aussi les figures 428 et 429 de l'Artériologie.

nale. Elle s'étend du bord inférieur du grand pectoral au sommet de l'aisselle, c'est-à-dire au bord inférieur de la clavicule. Satellite de l'artère axillaire, elle est d'abord, à sa partie inférieure, située franchement à son côté interne, séparée d'elle par la branche interne du médian et le nerf cubital; plus haut, dans le triangle clavi-pectoral, elle lui est interne et antérieure et plus immédiatement contiguë; aussi dans la préparation de la région sous-claviculaire, c'est elle qu'on voit la première, surtout si elle est gonflée de sang (voy. la

[CHARPY.]

fig. 437 de l'Artériologie). Elle ne repose que dans une faible étendue de la paroi thoracique, sur la deuxième côte recouverte des digitations supérieures du grand dentelé. Elle est formée par la réunion des deux humérales externe et interne, ou par l'humérale commune quand les deux humérales se sont déjà fusionnées plus bas, et se continue directement dans la veine sous-clavière.

Cette veine est normalement béante sur la coupe, caractère qui la distingue des veines du bras et qui lui est commun avec la sous-clavière et toutes les veines de la base du cou. On connaît plusieurs cas de mort par entrée de l'air dans son intérieur, au cours d'opérations pratiquées sur la région axillaire. On attribue cette béance à l'adhérence de la veine avec l'aponévrose clavi-pectorale ou clavi-coraco-axillaire. D'après ce que j'ai pu voir, la veine n'adhère pas à la portion supérieure de cette aponévrose, celle qui est au-dessus du petit pectoral et qui est réduite à l'état de fascia cribriformis; elle n'est pas non plus fixée au feuillet profond de la gaine du petit pectoral. C'est au-dessous de ce muscle, dans cet espace triangulaire qui est à la base de l'aisselle et qui est rempli par le ligament suspenseur de Gerdy que la veine est englobée, et avec elle le reste du paquet vasculo-nerveux, dans les expansions profondes de ce ligament. Poirier a en effet montré (voy. Myologie, p. 245) que la cavité axillaire est cloisonnée par une lame fibreuse antéro-postérieure qui la sépare en deux moitiés externe et interne et constitue la partie profonde, méconnue, du ligament suspenseur. Les vaisseaux et les nerfs traversent cette cloison assez dense, mêlée de tissu fibreux et de lobules adipeux; j'y ai trouvé la veine béante et se dilatant dans le sens où l'on opère des tractions sur cette gangue qui l'entoure. Il importe d'ajouter avec Braune que lorsqu'on soulève la clavicule (attitude d'inspiration) ou qu'on écarte le bras à angle droit (attitude d'opération), la veine est allongée et tendue; elle forme un tube rigide, béant alors dans toute sa longueur, sinon dilaté, ce qui m'a paru douteux. Cette position du membre augmente la cavité de l'aisselle et y crée une sorte de tendance au vide.

Les branches collatérales de la veine axillaire sont les mêmes que celles de l'artère, à cette différence près qu'elle reçoit une veine superficielle, non satellite, la *veine céphalique*, qui débouche dans sa partie sous-claviculaire, et qu'elle ne reçoit pas la *veine acromio-thoracique* qui s'ouvre dans la céphalique, d'ailleurs très près de son embouchure. Il y a donc des veines scapulaires inférieures ou sous-scapulaires, circonflexes antérieures, circonflexes postérieures et thoraciques inférieures. Les *veines scapulaires inférieures* présentent presque constamment une arcade anastomotique qui les unit aux circonflexes postérieures; cette grosse branche traverse parfois la base de l'aisselle d'avant en arrière et pourrait être blessée dans une opération. Souvent les *circonflexes antérieures* et *postérieures* (ces dernières volumineuses), aboutissent à un *canal collatéral* parallèle à la veine dans laquelle il s'ouvre par ses deux extrémités; il peut simuler une veine axillaire double. Ce canal collecteur passe quelquefois en avant de l'artère. Il n'est pas rare de voir les circonflexes s'ouvrir dans les veines humérales profondes.

Les *veines thoraciques inférieures* (*thoraciques longues* ou *mammaires externes*) méritent une mention spéciale. Satellites doubles de l'artère, garnies de nombreuses valvules qui regardent l'axillaire, elles possèdent un vaste territoire sur la paroi thoracique latérale (grand dentelé, espaces intercostaux, grand pectoral, mamelle); par elles la cavité axillaire à pression négative devient un centre puissant d'appel pour le sang veineux des parties extérieures du thorax. Elles présentent en outre d'importantes anastomoses, d'abord avec six ou sept veines intercostales supérieures, tributaires des azygos, et auxquelles elles s'unissent par autant de perforantes le long des digitations du grand dentelé; puis avec les branches latérales des veines épigastriques. C'est pour cela qu'elles constituent une grande voie supplémentaire dans les obstructions des gros troncs veineux; elles amènent à l'aisselle du sang abdominal dans les obstructions de la veine cave inférieure ou de la veine porte; elles emmènent à l'abdomen, en sens anormal descendant, du sang des membres supérieurs et de la poitrine, dans les compressions de la veine cave supérieure.

J'ajouterai que Langer et Kadyi ont signalé un réseau de petites veines qui, nées des humérales à leur terminaison, enlacent l'artère axillaire, plus haut l'artère sous-clavière, et se jettent dans les veines vertébrales. Ces veines, qui forment une voie sanguine collatérale et accessoire, seraient d'après eux les vraies veines satellites de l'artère, demeurées rudimentaires, alors que la voie collatérale primitive usurpait le premier rang.

Outre ce réseau, d'ailleurs peu développé, des troncs veineux véritables, de calibre variable, peuvent accidentellement longer l'artère axillaire avant d'aller se jeter dans la veine principale. Les chirurgiens les ont signalés à propos de la ligature et recommandent de les ménager. Nous les avons mentionnés plus haut. Ce sont les canaux collatéraux des veines circonflexes, le canal qui fait suite à la veine humérale externe et celui qui continue la veine basilique.

5° VEINE SOUS-CLAVIÈRE

Elle s'étend de l'axillaire à l'origine de la veine innominée, qu'elle constitue en s'unissant à la veine jugulaire interne; son extrémité externe correspond au bord inférieur de la clavicule, son extrémité interne à la face postérieure de l'extrémité sternale du même os.

Sa longueur est la même des deux côtés, elle est moindre que celle de l'artère sous-clavière. Son calibre est celui du petit doigt, 12 millimètres environ. Sa paroi est épaisse de 338 μ (Dœll), 400 (Henle). Elle possède une tunique musculaire dans la plus grande partie de son étendue, et en est dépourvue au voisinage de son embouchure. On trouve ordinairement deux fortes paires valvulaires, une à l'extrémité interne, au débouché dans le tronc veineux brachio-céphalique, l'autre à son union avec l'axillaire. Il est presque toujours impossible d'injecter l'axillaire en poussant par la veine cave.

Le trajet de la veine sous-clavière est rectiligne et transversal; elle se porte directement de dehors en dedans, à peine saillante en haut et en dehors; elle représente la corde de l'arc décrit par l'artère correspondante, et c'est pour cela qu'elle est moins longue. Elle n'est donc pas rigoureusement satellite de l'artère, elle en est même séparée par le muscle scalène antérieur, et nous avons déjà vu que, selon Kadyi, les véritables veines comitantes sont les petites veines qui enlacent en réseau les artères axillaire et sous-clavière et vont se jeter dans la veine vertébrale.

Elle est en rapport : en haut et en avant, avec les insertions claviculaires du sterno-mastoïdien et de l'aponévrose cervicale moyenne, plus bas avec le muscle sous-clavier qui la sépare de la clavicule ; dans la gène circulatoire, elle devient visible dans le creux sus-claviculaire ; — en bas et en arrière, avec la première côte sur laquelle elle repose dans une gouttière mieux marquée sur le bord postérieur ; — en dehors, avec le tendon du muscle scalène antérieur qui s'insère sur le tubercule de Lisfranc et la sépare de l'artère ; — en dedans, avec l'extrémité costale du muscle sous-clavier.

La veine sous-clavière est une veine béante ; cette béance est due aux adhérences que la veine, ou plus exactement sa gaine vasculaire, contracte avec les aponévroses voisines. Au-dessus de la clavicule, la veine est unie par sa face antérieure à la face profonde de l'aponévrose cervicale moyenne, au moment où celle-ci va s'insérer sur la clavicule. Plus bas, au-dessous de la clavicule, elle est libre et glisse sur la première côte ; mais sa face antérieure ou supérieure adhère à l'aponévrose épaisse qui sert de gaine au sous-clavier. En outre, de cette même aponévrose du sous-clavier, émane une grande et forte expansion fibreuse qui embrasse en demi-cornet le paquet vasculo-nerveux et s'attache solidement à la face supérieure de la première côte ; sa partie interne se fixe sur toute la demi-circonférence antérieure de la veine sous-clavière revêtue de sa gaine propre. La veine se dilate et sa béance naturelle augmente dans tous les mouvements qui mettent en jeu ces aponévroses, mouvements inspiratoires, effort, élévation du bras et de la clavicule.

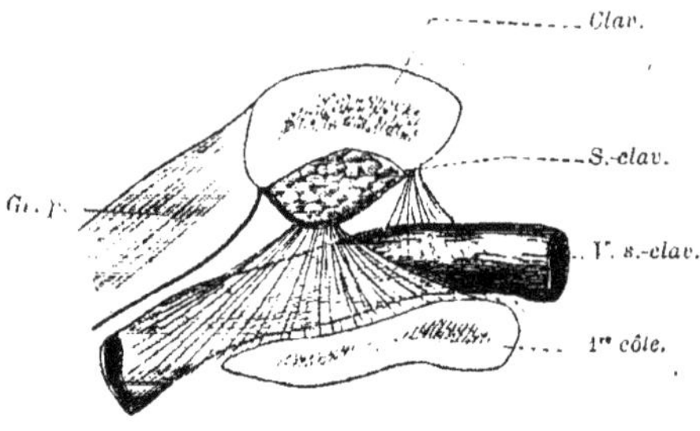

Fig. 505. — Expansions de l'aponévrose du muscle sous-clavier sur la veine sous-clavière.

Coupe antéro-postérieure, un peu oblique, passant en dedans de la veine.

Branches collatérales. — La veine sous-clavière diffère encore de l'artère au point de vue de ses branches collatérales. Elle ne reçoit aucune des sept branches de l'artère ; seule l'intercostale supérieure droite fait exception, et encore cette veine fait-elle souvent défaut ou peut se jeter ailleurs. Les *scapulaires supérieures*, ou sus-scapulaires, et les *scapulaires postérieures*, ou cervicales transverses, ne s'y déversent qu'accidentellement, leur débouché normal est la veine jugulaire externe ; nous avons déjà vu les mammaires internes, thyroïdiennes inférieures et vertébrales s'ouvrir dans les troncs innominés.

En revanche la veine sous-clavière reçoit deux veines superficielles, sans rapport artériel, la jugulaire externe et la jugulaire antérieure, que nous décrirons avec les veines du cou.

VEINES SUPERFICIELLES

Les veines superficielles sont les veines primitives de l'embryon, les seules qui pendant une certaine période ramenaient au cœur le sang veineux. Elles sont solitaires, c'est-à-dire qu'elles ne sont satellites d'aucune artère. Leur paroi est épaisse, celle des veines médianes du coude est supérieure à celle des veines humérales; elle a presque le type artériel, et l'on peut parfois confondre la veine basilique avec l'artère humérale. Leur volume est en général proportionnel à celui des masses musculaires; elles sont petites chez l'enfant et la femme, saillantes chez les sujets musclés.

Les veines superficielles ne sont pas à proprement parler sous-cutanées; elles sont situées, non dans le tissu cellulaire, mais dans des gaines que leur fournit le fascia superficialis; elles sont intra-fasciales, au-dessous du pannicule adipeux, au-dessus du fascia superficialis. Ainsi fixées à la face profonde des téguments, elles sont accompagnées par les vaisseaux lymphatiques superficiels et dans beaucoup d'endroits par les nerfs cutanés. Les nombreuses anastomoses qu'elles s'envoient dessinent un réseau à mailles elliptiques, allongées dans le sens du membre et dans celui du courant sanguin; le réseau se déverse dans de gros troncs collecteurs marginaux (céphalique, basilique...), qui convergent vers les plis de flexion (aisselle, pli du coude), aux confluents veineux des veines profondes.

Les veines superficielles, par leurs troncs ou leur réseau, communiquent, à l'aide de nombreuses perforantes avalvulées, avec le système des veines profondes. Elles reçoivent les *veines cutanées*, vaisseaux de petit ou de moyen calibre, dont on ne reconnaît bien l'importance que sur des pièces injectées à la gélatine ou autre substance très pénétrante. Les veines cutanées naissent du derme et du pannicule adipeux; elles sont situées dans l'épaisseur de ce pannicule et ne sont pas engainées.

Cruveilhier observe qu'elles sont parfois très volumineuses dans certains cas (tumeurs, compression) et peuvent suppléer les veines superficielles.

VEINES DE LA MAIN

Les veines de la main comprennent celles des doigts et celles de la main proprement dite.

1° **Veines des doigts.** — Les veines digitales ont pour principale origine les parties molles de la dernière phalange; ce siège est par excellence celui de l'organe du toucher avec ses deux parties, l'ongle et la pulpe; les veines naissent du réseau sous-unguéal et du plexus pulpaire. Le *réseau sous-unguéal* qui occupe le lit de l'ongle est délicat et serré; il aboutit à une *veine périunguéale* ou marginale qui contourne en demi-cercle l'insertion de l'ongle et qui se continue par une veine médiane volumineuse, accompagnée ou non de veines accessoires. Celle-ci avec son arcade originelle ressemble à une fourche qui embrasserait l'ongle; on la voit par transparence sur le milieu de l'articulation de la troisième avec la deuxième phalange.

Le *plexus de la pulpe*, analogue au plexus artériel, est logé dans le tissu cellulo-fibreux dense de l'extrémité digitale. Les veines qui le constituent sont grosses, anastomosées en arcade à concavité supérieure, et présentent sur leurs trajets des *glomérules veineux*, formés par des veinules capillaires flexueuses et enroulées. Au centre des glomérules, on trouve, d'après Grosser, des artérioles afférentes et des anastomoses artério-veineuses (voy. plus haut, p. 872). Cette richesse et cette disposition des vaisseaux sont sans doute adaptées à la fonction sensorielle des doigts; ces veines ont un rôle thermique, la chaleur étant nécessaire à l'exercice du toucher (Bourceret).

Les veines unguéales et les veines de la pulpe convergent vers le milieu du dos de la deuxième phalange pour former le réseau dorsal des doigts. Ce réseau s'étend jusqu'au milieu de la première phalange; il est composé de plusieurs gros troncs parallèles, anastomosés en mailles longitudinales, qui passent directement sur le dos de l'articulation de la première avec la deuxième phalange et non en la contournant, comme on l'a dit. Il se termine dans l'arcade dorsale de la première phalange. L'*arcade dorsale* ou *arcade digitale*, souvent grosse, visible à travers la peau, occupe la partie moyenne ou la limite du tiers supérieur de la première phalange. Sa concavité regarde en haut, comme d'ailleurs celle des arcades du métacarpe; par sa convexité, elle reçoit les veines dorsales des doigts et une partie des veines palmaires. De chacune de ses extrémités part une branche, qui se dirige vers le sommet de l'espace interdigital et s'anastomose par convergence avec celle de l'autre doigt pour former une veine métacarpienne. Le pouce n'a pas d'arcade dorsale.

Le *réseau palmaire* des doigts est formé de vaisseaux plus fins, de mailles plus arrondies. Il a son origine dans les veines de la pulpe et dans les parties molles de toute la face antérieure du doigt. Il se déverse presque entièrement dans le réseau dorsal à l'aide des *veines latérales* ou veines obliques, qui contournent en hélice le bord des doigts pour se porter sur la face postérieure; une petite partie du sang arrive au réseau palmaire de la main, en franchissant le pli digito-palmaire. Certains auteurs nient l'existence de veines collatérales superficielles analogues aux artères; d'autres les admettent et les font aboutir aux veines interdigitales, qui elles-mêmes s'ouvrent dans les veines dorsales métacarpiennes; d'autres enfin décrivent dans le réseau palmaire un seul tronc collecteur d'abord médian, puis obliquant pour se jeter dans le confluent interdigital.

En résumé, on voit que le doigt est entouré d'un lacis veineux formant une gaine vasculaire péridigitale; que les vaisseaux, comme à la main, occupent surtout la face dorsale; que leur origine principale est l'extrémité tactile du doigt; enfin qu'il y a dans l'espace interdigital un véritable confluent veineux.

2° **Veines de la main proprement dite**. — Il y a sur le dos de la main un réseau dorsal et des veines marginales.

Nous avons vu que les branches latérales de l'arcade dorsale de la phalange s'unissent à angle aigu avec les branches des doigts voisins pour former les *veines métacarpiennes* (veines interosseuses superficielles, veines digitales principales). Celles-ci reçoivent dès leur origine les *veines interdigitales*, qui proviennent les unes de la palmure des doigts, les autres du réseau palmaire de la première phalange, d'autres enfin des anastomoses avec les interosseuses profondes. Il y a donc un carrefour veineux interdigital, espace à pression

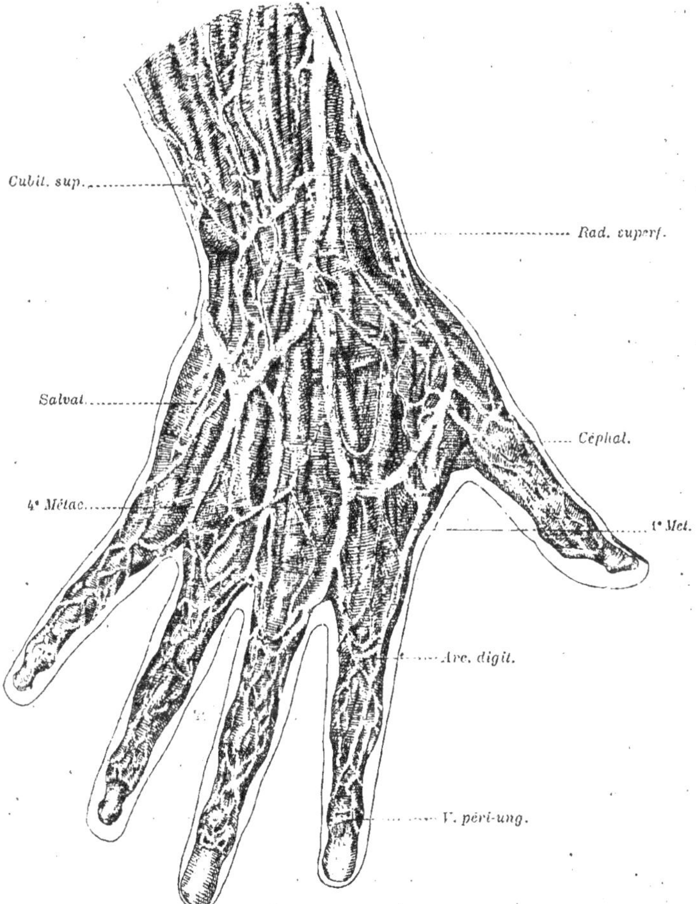

Fig. 506. — Veines dorsales de la main (d'après Bourgery).

faible qui facilite l'appel du sang, alors qu'au contraire sur la partie dorsale de la tête des métacarpiens ne passe aucun vaisseau. Il y a quatre veines métacarpiennes, plus nettes chez le nouveau-né, qui, à leur origine au moins, correspondent à l'espace interosseux. Celle du premier espace, qui continue la branche externe de l'arcade dorsale de l'index, traverse obliquement cet espace pour aller rejoindre la céphalique du pouce. Les autres ne tardent pas à s'anastomoser et dessinent des figures très variables, souvent d'une main à l'autre, que l'on peut ramener à deux types, le type en arcade et le type en réseau. Dans le premier, il se forme une arcade (*arcade dorsale* du métacarpe) dont la convexité regarde les doigts; elle est dentelée, et par chacune de ses pointes reçoit une veine métacarpienne; ses extrémités se prolongent vers le poignet pour constituer les veines radiale et cubitale. Dans le type en réseau (*réseau dorsal*), qui est le plus fréquent et qui est celui du dessin ci-dessus, les anastomoses obliques qui relient les veines métacarpiennes produisent des mailles irrégulières dans lesquelles on reconnaît toujours nettement la direction longitudinale des gros troncs. Aux veines dorsales, branches ou réseau, aboutissent d'abord la presque totalité des veines des doigts, puis toutes les veines marginales du réseau palmaire, enfin une bonne partie du sang des veines profondes de la main qui lui arrive par les perforantes des espaces interosseux. C'est donc le grand réservoir veineux de la main tout entière.

La saignée, qu'on y pratiquait autrefois, est facile, mais donne très peu de sang.

Les veines marginales sont indépendantes du réseau. Celle du bord externe ou radial porte le nom de *céphalique du pouce*; elle longe le bord externe ou plus souvent la face dorsale du premier métacarpien; on la suit parfois sur la ligne médiane jusqu'à la racine de l'ongle. Elle s'unit à la première veine métacarpienne, qui vient du bord externe de l'index, pour former l'origine principale de la veine radiale superficielle. La veine du bord interne ou bord cubital naît de l'extrémité interne de l'arcade dorsale du petit doigt, et longe le bord interne du cinquième métacarpien, puis s'unit avec les branches internes du réseau dorsal pour constituer la veine cubitale superficielle. C'est la veine *salvatelle* (de *salvare*, sauver, parce qu'on saignait souvent son prolongement, la veine basilique; ou, d'après Hyrtl, par corruption d'un mot arabe qui a d'ailleurs un sens analogue). La céphalique du pouce est ordinairement volumineuse, mais la salvatelle est souvent très petite; aussi beaucoup d'auteurs appellent-ils céphalique la veine du premier espace, et salvatelle la veine du quatrième espace interosseux.

Le *réseau palmaire* de la main est beaucoup moins important. Il occupe l'épaisseur du pannicule adipeux, au-dessus de l'aponévrose palmaire. Ses mailles polygonales, lâches au centre, se resserrent sur les éminences thénar et hypothénar. Il n'a pour branches afférentes que les veinules du tégument de la paume et quelques rameaux provenant de la face palmaire de la première phalange de l'espace interdigital. Ces rameaux aboutissent à une *arcade marginale* ou *arcade palmaire sous-cutanée*, concentrique au bord inférieur de la main, et communiquant par ses deux extrémités avec l'arcade dorsale. Le réseau palmaire se vide par toute sa périphérie, de là la forme indifférente de son réseau; la pression des objets et la tension de l'aponévrose palmaire chassent le sang dans les veines dorsales. Les branches du bord externe et du bord interne (réseaux des éminences) aboutissent à la céphalique du pouce et à la salvatelle; celles de la portion centrale se réunissent en haut, au niveau du poignet, pour constituer la veine médiane de l'avant-bras.

Les veines de la main ont été l'objet de plusieurs travaux dans ces dernières années. Voy. : BRAUNE et TRUBIGER. *Die Venen der menschlichen Hand*, 1872. — BOURCERET. *La Main*, 1885. — MOURET. Sur la circulation de la main, *Montpellier médic.*, 1889. — THIBAUDET. Veines de la main et de l'avant-bras, *Th. de Paris*, 1891.

La terminologie n'est pas encore fixée et varie d'un auteur à l'autre.

VEINES DE L'AVANT-BRAS

Les troncs collecteurs des veines de l'avant-bras occupent la face antérieure du membre. Ils sont au nombre de trois : la veine radiale superficielle, la cubitale superficielle et la médiane.

1° **Veine radiale superficielle.** — La radiale superficielle ou céphalique de l'avant-bras, large de 5 à 6 millimètres, commence sur la face dorsale de la main, au niveau du poignet, puis monte en contournant le bord externe du radius et, se plaçant sur la face antérieure de l'avant-bras, en avant du long supinateur, se termine au milieu du pli du coude. Son trajet hélicoïdal est d'autant plus accusé qu'elle se continue en réalité avec la médiane basilique. Elle est accompagnée par des vaisseaux lymphatiques et par des branches du nerf musculo-cutané qui la suivent jusque près du poignet. Elle possède de 4 à 7 valvules.

Elle a pour origines principales la céphalique du pouce et la veine métacarpienne du premier espace, accessoirement des branches externes du réseau dorsal. Elle est la principale voie émissaire de ce réseau. Sur son trajet, elle reçoit par son bord interne des veines de la face antérieure de l'avant-bras, par son bord externe des branches de la face postérieure; en outre, des perforantes qui l'unissent aux radiales profondes, à l'arcade palmaire profonde et aux interosseuses antérieures. Elle est aussi reliée, sur la face postérieure, à la cubitale superficielle par une ou deux grosses anastomoses obliques qui lui amènent le sang d'une partie du réseau interne.

Fréquemment la partie radiale du réseau postérieur de l'avant-bras se déverse dans un tronc collecteur indépendant (*veine radiale accessoire* ou *postérieure*), qui aboutit à la veine médiane céphalique ou même à la céphalique.

2° **Veine cubitale superficielle.** — Large de 5 millimètres, garnie de 6 ou 7 valvules, la cubitale superficielle, ou basilique de l'avant-bras, commence sur le dos du poignet, en haut du 4e espace interosseux, contourne en dessus ou en dessous la tête du cubitus, puis remonte sur le bord interne ou sur la face antérieure de l'avant-bras, le long du cubital antérieur, et se termine à la partie inférieure du bras, au-dessus et en avant de l'épitrochlée, où, par son union avec la médiane basilique, elle devient la veine basilique. Son trajet spiroïde est moins prononcé que celui de la radiale. Elle est, elle aussi, accompagnée par des lymphatiques et des branches nerveuses du brachial cutané interne.

Elle a pour origines la salvatelle proprement dite (veine du bord interne de la main) et la 4e ou même la 3e veine métacarpienne, qui lui amènent le sang

[CHARPY.]

de la partie interne du réseau dorsal. Ses branches afférentes sont des veines de l'éminence hypothénar et des parties antérieure et postérieure de l'avant-bras. Elle reçoit au niveau du poignet une anastomose importante qui l'unit à l'arcade palmaire profonde et aux veines cubitales profondes; le réseau qui couvre les deux faces de l'avant-bras la fait communiquer avec la radiale superficielle et la veine médiane.

Il existe souvent une *cubitale accessoire* (*cubitale postérieure* de Cruveilhier) parallèle à la cubitale principale ou cubitale antérieure, mais naissant à un niveau plus élevé et se plaçant au-dessus et en arrière d'elle. Elle se termine dans la cubitale ou dans la basilique. Au reste, la disposition terminale de ces deux veines est assez inconstante et l'on voit si fréquemment la cubitale antérieure se jeter dans la médiane basilique ou dans la cubitale postérieure, que certains auteurs considèrent cette dernière comme la branche principale.

3° **Veine médiane.** — Dans sa forme typique, la *veine médiane* ou *médiane commune* naît dans la gouttière supérieure de la paume de la main, où elle recueille le sang de la partie centrale du réseau palmaire, se constitue en un tronc qui monte verticalement ou obliquement en avant du grand palmaire et se termine, au pli du coude, à la bifurcation des veines médianes basilique et céphalique. Outre les veinules supérieures du réseau palmaire, elle reçoit une partie des veines antérieures de l'avant-bras.

Mais cette forme typique est une exception. Le plus souvent, le tronc ne se constitue que dans la partie supérieure, près du pli du coude, ou même il fait défaut, remplacé soit par un réseau veineux, soit par plusieurs branches qui se déversent dans les médianes, dans la radiale ou dans la cubitale.

VEINES DU PLI DU COUDE

Dans le schéma classique qui est, paraît-il, de Winslow, on admet que les veines prennent la disposition suivante. La veine médiane de l'avant-bras se bifurque en deux branches obliques, une externe, *médiane céphalique*, qui va s'unir à la radiale superficielle pour former la veine céphalique; une interne, *médiane basilique*, qui se joint à la cubitale superficielle pour constituer la veine basilique. De là, comme l'a fait remarquer Gerdy, la figure d'un M, dont les deux médianes représentent les branches obliques, et l'extrémité supérieure des radiale et cubitale les branches verticales.

Cette disposition est plutôt exceptionnelle. L'M existe bien, mais est autrement constitué dans la très grande majorité des cas. Conformément à Bardeleben, Marcellin Duval, Bertelli, Theile, et conformément aussi à la disposition embryonnaire (voy. plus loin au mot : Variétés et anomalies), le type normal, régulier, est le suivant. C'est la *radiale superficielle* qui aboutit au milieu du pli du coude et se divise en deux branches : une interne, généralement plus grosse, véritable continuation de la radiale, la *veine médiane basilique*; une externe, la *médiane céphalique*, qui n'est au début qu'une branche collatérale de la radiale. Les jambages verticaux de l'M sont représentés en dedans par l'extrémité supérieure de la cubitale, quelquefois par sa branche accessoire (cubitale postérieure), quand le tronc principal débouche dans la médiane basilique; en dehors, par la radiale accessoire ou par un canal collatéral de la radiale principale, ou simplement par une ou deux veines postérieures assez courtes qui se jettent dans la céphalique. Quand il existe une veine médiane de l'avant-bras, et hormis le cas exceptionnel où elle fournit les

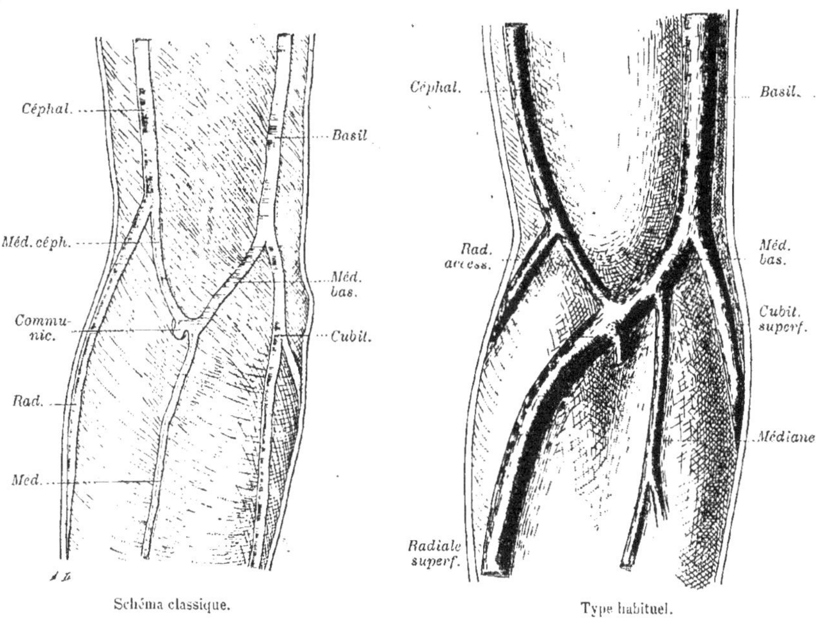

Fig. 507. — Veines du pli du coude (côté droit).

deux médianes du coude, elle se jette dans la radiale près de sa bifurcation, ou encore dans la veine médiane basilique.

Veine médiane basilique. — Elle suit le bord interne oblique du biceps pour aller s'unir à la cubitale au-dessus de l'épitrochlée. Elle est ordinairement bien apparente, plus grosse que la médiane céphalique, et aussi plus superficielle, bien qu'elle soit contenue comme les autres dans une gaine du fascia superficialis; mais la gouttière qu'elle occupe est moins profonde et, à ce niveau, qui correspond au pli principal de flexion, le pli interne, le pannicule adipeux fait presque complètement défaut; la veine paraît être sous-dermique. Elle est accompagnée par le nerf brachial cutané interne qui passe ordinairement par moitié en dessus et en dessous de la veine; dans le quart des cas, les branches principales sont sus-jacentes au vaisseau. Il est donc très difficile d'éviter les branches nerveuses dans une saignée, et c'est pour cela qu'on a pu conseiller de sectionner la veine en long. Elle présente avec l'artère humérale un rapport important. Elle lui est presque parallèle et sus-jacente, ou du moins elle la croise à angle aigu et n'en est séparée que par l'expansion aponévrotique du biceps. Chez un sujet maigre et sur un bras en extension, ce rapport devient assez étroit pour qu'il oblige à quelque attention dans la saignée, surtout dans la partie moyenne du tronc veineux, et les cas de blessure de l'artère étaient nombreux au temps où la saignée était d'usage courant.

On l'a vue valvulée et non valvulée.

Veine médiane céphalique. — Plus petite, plus profonde parce qu'elle est plus enveloppée de graisse, la médiane céphalique longe le bord externe du biceps et va s'unir à une branche radiale pour former la céphalique. Elle ne paraît pas avoir de valvules. Elle est, elle aussi, en rapport avec des branches nerveuses, avec le nerf musculo-cutané; mais ce nerf passe presque toujours en dessous d'elle, au moins par ses branches principales, car assez souvent quelques filets passent en avant de la veine. Ce peu de contact avec les nerfs et l'absence d'artère rapprochée en font la veine de choix dans la saignée; cependant, chez les sujets très maigres, elle est assez rapprochée du nerf radial sous-jacent pour que celui-ci puisse être blessé avec elle (Gerdy).

A la pointe médiane de l'M aboutit une anastomose importante venue des veines profondes, la *veine communicante du coude* (veine perforante, veine médiane profonde). Elle vient du confluent veineux profond, où ses origines sont des plus variées; ordinairement elle naît des radiales profondes, ou de celles-ci et des cubitales, ou même d'une de ces veines et de l'humérale externe. Elle émerge de la profondeur entre le brachial antérieur et l'expansion du biceps et vient se jeter dans la bifurcation veineuse, tantôt et le plus souvent dans la radiale un peu avant sa bifurcation, tantôt dans la médiane commune quand elle existe ou dans une des deux médianes basilique ou céphalique. Pour la voir, il faut soulever les veines superficielles qui sont comme couchées sur elle. C'est la communicante qui, dans la saignée, fait affluer le sang par l'ouverture des médianes lorsqu'on remue les doigts. Elle est toujours avalvulaire; mais les valvules des veines profondes et celles des veines médianes superficielles en amont de son embouchure obligent le sang à circuler de la profondeur à la surface.

VEINES DU BRAS

Les deux veines du bras sont la basilique et la céphalique, toutes deux situées, comme celles de l'avant-bras, sur la face antérieure, de chaque côté du biceps, la basilique en dedans, la céphalique en dehors.

1° **Veine basilique.** — Appelée aussi *veine interne* du coude chez les Grecs et les Romains; pour beaucoup d'auteurs étrangers, la basilique comprend la cubitale et notre basilique. La veine droite a été encore nommée par les auteurs anciens veine hépatique, et la gauche veine splénique, parce qu'on les saignait dans les maladies du foie et de la rate.

Née de la réunion de la médiane basilique avec la cubitale superficielle, elle monte verticalement dans le sillon bicipital interne et se termine dans la veine humérale interne tantôt vers la partie moyenne du bras, tantôt vers sa partie supérieure ou même dans la veine axillaire. Elle a deux portions : une inférieure, sous-cutanée; une supérieure, sous-aponévrotique. Dans sa partie inférieure, elle est superficielle, contenue dans une gaîne du fascia superficialis; les vaisseaux et ganglions lymphatiques sont en arrière d'elle; le nerf brachial cutané interne longe ordinairement son bord externe. Chez quelques sujets, elle se dessine sous la peau, sous la forme d'un cordon noueux. Après avoir remonté le long de la cloison intermusculaire interne qui la sépare seule des vaisseaux profonds, elle perfore l'aponévrose par un orifice semi-lunaire et devient alors sous-aponévrotique. Cette seconde portion n'a pas de longueur fixe; la veine se jette ordinairement dans les humérales après un trajet de quelques centimètres, soit directement, soit par une disposition plexiforme. Quand elle se prolonge jusqu'à l'axillaire, elle se place en dedans du paquet vasculo-nerveux, sur le bord interne du nerf cubital, et peut recevoir des veines profondes, notamment des veines du triceps ou même des scapulaires. Souvent aussi, au point de sa perforation, un canal collatéral superficiel continue la veine basilique sur le bord interne du biceps et va s'ouvrir dans l'axillaire.

La basilique est la plus grosse des veines superficielles du bras, quelquefois même de toutes les veines du bras. Elle possède de quatre à huit valvules. Elle est reliée constamment à la céphalique par une *anastomose transversale*, simple ou plexiforme, qu'on voit sur le tiers inférieur du biceps; elle est également anastomosée avec les veines profondes humérales par plusieurs branches perforantes.

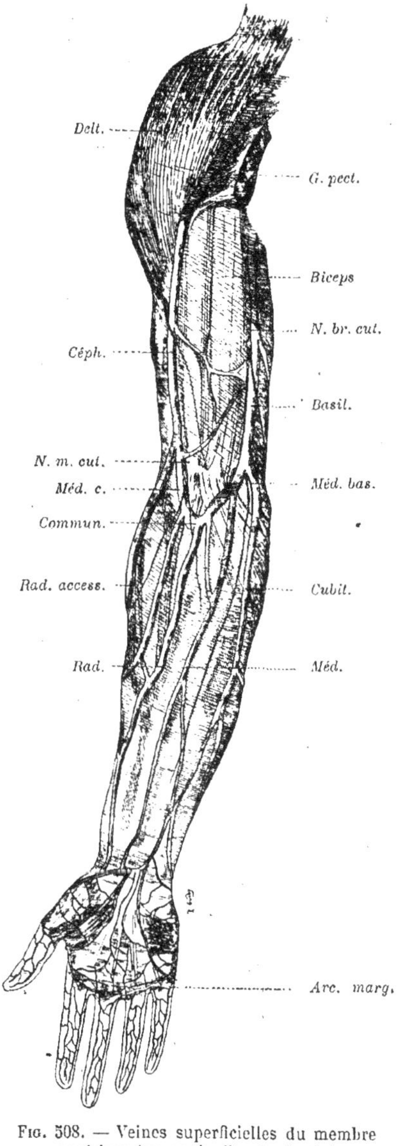

Fig. 508. — Veines superficielles du membre supérieur (en partie d'après Quain).

2° Veine céphalique. — Veine de l'épaule, des anciens; veine de la tête, des modernes, parce qu'on la saignait dans les affections de la tête et surtout des yeux. Il faut remarquer que la céphalique se jette dans la jugulaire externe chez les animaux et quelquefois chez l'homme. Le mot céphalique s'appliquait autrefois à toute la veine externe du membre supérieur, d'où le nom de céphalique du pouce, céphalique de l'avant-bras. Les auteurs étrangers appellent souvent céphalique la radiale et notre céphalique réunies.

Moins grosse, mais beaucoup plus longue que la basilique, possédant aussi une huitaine de valvules, dont trois dans sa partie deltoïdienne et une à son embouchure, elle commence à l'union de la médiane céphalique avec une des radiales accessoires, monte verticalement dans le sillon bicipital externe, parallèlement à la basilique; puis, au sommet du deltoïde, elle se porte obliquement dans le sillon deltoïdo-pectoral et, sous la clavicule, plonge dans la profondeur pour s'ouvrir dans la veine axillaire.

Il y a donc deux portions dans son trajet. Sa portion brachiale est verticale, sous-cutanée (c'est-à-dire intrafasciale), souvent noyée dans le pannicule adipeux, croisée par les filets ascendants et descendants du nerf cutané de l'épaule. Sa portion deltoïdienne est oblique, sous-aponévrotique, dans un canal que l'aponévrose musculaire lui fournit en se dédoublant; elle est accompagnée par une artériole, rameau descendant de l'artère acromio-thoracique, et par un tronc lymphatique qui vient du V deltoïdien. Parvenue à l'extrémité du sillon deltoïdo-pectoral, elle se recourbe pour devenir perforante, passe au-dessus ou en avant du bec coracoïdien, arrive dans le triangle clavi-pectoral, traverse l'aponévrose cribriforme et débouche dans l'axillaire. Cette partie courbe, à concavité postérieure, porte quelquefois le nom de *crosse* de la céphalique et rappelle celle de la saphène interne. Pour aborder le tronc veineux, la céphalique croise l'artère axillaire en avant de laquelle elle passe, au-dessus ou au-dessous du tronc artériel acromio-thoracique. Son embouchure est à 25 millimètres du bord inférieur de la clavicule, quelquefois à 35, souvent beaucoup plus près, presque dans la sous-clavière. La crosse de la veine céphalique correspond extérieurement à une dépression cutanée, au fond de laquelle elle est quelquefois visible par transparence. Cette dépression de forme triangulaire, à base claviculaire, produite par l'écartement du deltoïde et du grand pectoral, est la fossette sous-clavière de Gerdy, la *fossette de Mohrenheim* des Allemands, du nom d'un chirurgien autrichien qui a montré qu'on pouvait y comprimer l'artère axillaire contre la deuxième côte.

La céphalique communique avec la basilique par l'anastomose transversale indiquée plus haut. Elle reçoit des veines du bras et de l'épaule et, dans sa crosse, le tronc veineux acromio-thoracique, qui ne s'ouvre pas directement dans la veine axillaire; souvent une branche anastomotique de la jugulaire externe (veine *jugulo-céphalique*). La confluence de ces veines peut créer de grandes difficultés pour la ligature de l'artère axillaire sous la clavicule. La grosse veine axillaire déborde l'artère qu'elle cache en partie, et l'artère est en outre recouverte par la crosse de la céphalique, quelquefois volumineuse et renforcée par les veines acromio-thoraciques qui y débouchent. Il faut y joindre les veines accessoires dont nous avons parlé en décrivant la veine axillaire. De là un lacis veineux dont un cadavre plus ou moins exsangue ne donne qu'une imparfaite idée.

CIRCULATION VEINEUSE DU MEMBRE SUPÉRIEUR

Nous avons reconnu dans la circulation du membre supérieur un double système veineux, superficiel et profond. Le système superficiel est le système primordial, c'est lui qui reçoit les veines profondes. Avec le développement des masses musculaires, celles-ci croissent en importance et finissent par constituer la voie principale, du moins à la racine du membre; ce sont elles alors qui reçoivent les veines superficielles. A la main, le type fœtal persiste toute la vie, les veines superficielles sont les veines dominantes; à l'avant-bras, il semble y avoir égalité; au bras et à l'épaule les veines profondes sont les voies principales, au moins dans la grande majorité des cas. Cette proportion a été contestée, et les auteurs allemands tendent à admettre que sur toute l'étendue du membre, jusqu'à l'épaule exclusivement, le système superficiel est le plus considérable. Des mesures précises seraient désirables. Toutefois, je persiste à croire qu'en dehors de toute compression, les veines musculaires l'emportent, au bras surtout, sur les veines sous-cutanées. Il en est de même, et avec plus d'évidence, pour le membre inférieur.

Les deux systèmes communiquent entre eux, d'abord par l'abouchement même des veines céphalique et basilique et de leurs canaux collatéraux dans les veines axillaire et humérale, ensuite par de nombreuses anastomoses échelonnées sur leur trajet. Ces anastomoses, établies par des branches avalvulaires dites *perforantes* parce qu'elles traversent les aponévroses, sont, les unes inconstantes, irrégulièrement disséminées sur la ligne de superposition des veines superficielles aux veines profondes, les autres constantes et situées au niveau des articulations et des confluents veineux. Parmi celles-ci nous rappellerons la *communicante du coude*, les *perforantes interosseuses ou métacarpiennes* des espaces interosseux de la main, surtout celles du 1er et du 4e espace, les *communicantes du carpe*; ces dernières, sur la face antérieure et la face postérieure du poignet, unissent les veines radiale et cubitale superficielles avec les veines radiale et cubitale profondes, interosseuses antérieure et postérieure, et les veines musculaires de la main avec la céphalique du pouce et la salvatelle. Aussi les injections que l'on pousse par le réseau dorsal de la main remplissent-elles toujours les veines profondes de l'avant-bras dès l'articulation radio-carpienne, si on a eu soin de placer une ligature en haut du bras.

La conséquence physiologique de cette disposition est que dans l'extrémité du membre, à la main, la circulation principale est la circulation superficielle et que vraisemblablement une partie du sang des veines profondes passe régulièrement dans les veines dorsales, troncs collecteurs plus importants que les arcades palmaires. Sur l'avant-bras et le bras, au contraire, la circulation profonde intermusculaire est devenue la voie importante, tandis que le système superficiel n'est plus qu'une voie accessoire, supplémentaire de la voie profonde à certains moments. C'est ce que semblent nous indiquer la petitesse des veines superficielles à l'état de repos, leur effacement total dans la compression uniforme du membre, leur gros volume sur les gros bras musclés, le nombre moindre de leurs valvules attestant une circulation plus lente et plus irrégulière (1 valvule par 4 ou 5 centimètres, au lieu de 1 par 3 ou 4 sur les veines profondes; Houzé). Les anastomoses étant dépourvues de valvules sont des voies neutres qui permettent, suivant les circonstances, l'afflux du sang superficiel dans le système profond ou la décharge du sang profond dans le système superficiel.

Sur les veines du membre supérieur : Barkow, *Die Venen der oberen Extremitäten des Menschen.* Breslau, 1868.

Injection. — Pour injecter les veines de l'avant-bras, du bras et de l'épaule, il faut pousser dans le sens du courant veineux, car même sur les sujets très âgés on ne peut espérer de forcer les valvules. On choisit sur le dos de la main la plus grosse veine du premier et du quatrième espace interosseux, plus ordinairement la salvatelle et la céphalique du pouce. Il est bon de lier au préalable la veine sous-clavière au niveau de la première côte. Cette injection par les veines superficielles remplit presque toujours les veines profondes à partir du poignet. On complète par des injections partielles les tronçons restés vides.

Pour remplir le réseau dorsal de la main, on s'adressera à l'arcade dorsale de la première phalange, ordinairement assez grosse pour placer facilement une canule.

L'injection des veines des doigts et des veines profondes et superficielles de la paume de la main présente de grandes difficultés. Hyrtl dit avoir pu placer de fines canules dans les veines de la phalange unguéale et injecter si complètement le doigt tout entier, y compris même sa pointe, que l'on eût dit une injection poussée par les artères. Mais c'est là un tour de force et l'on a préféré dans ces derniers temps essayer de remplir les veines en passant par les artères. Beaucoup de masses à injection, la gélatine notamment, peuvent remplir les artères, les capillaires et les veines, quand on opère sur un sujet un peu vigoureux, dont le membre a été longtemps chauffé; mais l'identité de coloration dans les deux ordres de vaisseaux rend la dissection très compliquée. Lejars, perfectionnant les recherches de Bourceret, a donné une technique plus sûre, et dont les résultats sont plus démonstratifs. C'est la méthode de la double injection colorée. Elle consiste à pousser par l'artère du membre, l'une après l'autre, deux masses, la première à couleur soluble (suif et cire colorés en rouge à l'orcanette), qui franchit le réseau capillaire; la seconde, à couleur pulvérulente (même masse colorée par jaune de chrome ou outremer), qui s'arrête net aux capillaires. Cette seconde injection chasse la première dans les veines. — On devra s'attendre à de nombreux échecs.

(Voy. Bourceret. *Circulations locales*, 1885. — Lejars. *Académie de médecine*, 1888, et *Études sur le système circulatoire*, 1894.)

Terminologie. — Contrairement à Hyrtl qui attribue aux mots basilique et céphalique une origine arabe, Macalister pense que ces termes sont bien grecs, conformément à leur apparence : *basilique*, royale, principale; *céphalique*, qui est en rapport avec la tête (*Journal of Anatomy*, 1899, p. 343).

Variétés et anomalies. — 1° *Veines radiales et cubitales profondes.* — Les interosseuses et radiales profondes aboutissent toutes à la céphalique au pli du coude. — Les cubitales ou les radiales se jettent par un seul tronc ou deux dans l'humérale, au-dessus du pli du coude. — Les cubitales et les radiales s'unissent au pli du coude en un plexus irrégulier ou aboutissent à une arcade transversale, d'où partent des veines variables, les humérales, la communicante, des anastomoses avec la céphalique ou même les humérales profondes.

2° *Veines humérales.* — Participent à toutes les anomalies de position et de division de l'artère humérale. — Quelquefois double sur toute sa longueur, ou même triple; la troisième veine peut être un canal collatéral allant de la perforante du coude à la veine axillaire (Charpy). — Unique sur toute sa longueur, ou seulement au pli du coude dans sa portion initiale. — Remplacée au coude par un lacis veineux des veines profondes qui recouvrent l'artère. — L'humérale externe se jette dans l'axillaire au-dessus du pli pectoral et simule une veine axillaire (M. Duval). — L'humérale commune envoie un vaisseau aberrant à l'axillaire ou à l'extrémité de la céphalique. — Reçoit dans son tronc ou dans celui des humérales profondes les veines circonflexes et scapulaires inférieures.

3° *Veine axillaire.* — Bardeleben et Gegenbaur, qui considèrent la veine basilique comme la veine principale du membre supérieur, même chez l'adulte, regardent la veine axillaire comme étant plutôt le prolongement de la basilique que des veines humérales profondes, soit que la basilique se jette directement dans la veine axillaire, soit qu'elle n'y arrrive que prolongée elle-même par la veine humérale interne (voy. plus bas 5°).

Présente un dédoublement insulaire entouré par le brachial cutané interne ou traversé dans son ouverture par l'artère qui le franchit d'arrière en avant (M. Duval, 2 cas). — Assez souvent, complètement double depuis l'humérale. Il y a dans ce cas une branche interne et une branche externe, par rapport à l'artère. La branche externe, qui est l'accessoire, longe l'artère et le nerf médian ou même repose sur la branche externe de ce nerf et remonte jusqu'au-dessus du pectoral, pour se jeter dans la satellite interne en passant par-dessus l'artère et le nerf, d'où l'isolement difficile de l'artère à ce niveau. D'autres fois se jette dans le tronc innominé après avoir passé avec l'artère entre les scalènes. L'axillaire accessoire naît ordinairement de l'humérale externe, quelquefois de la basilique. J'ai vu l'humérale externe être la veine principale et passer en avant de l'artère au lieu d'élection de la ligature. — Un tronc veineux anastomotique va de la jugulaire externe au bout inférieur de l'axillaire, en traversant le plexus brachial (Cruveilhier, un cas). — Une veine superficielle du cou va à son extrémité supérieure en passant par-dessus la clavicule.

4° *Veine sous-clavière.* — Décrit une courbe qui s'élève plus haut que la clavicule et lui fait couvrir l'artère dans le creux sus-claviculaire. — Cas rares, passe entre la clavicule et le muscle sous-clavier. Passe avec l'artère en avant du scalène antérieur, ou bien avec l'artère entre les deux scalènes et alors est toujours en avant de l'artère qu'elle recouvre. Exceptionnellement change de place avec l'artère; l'artère passe en avant du scalène antérieur, la veine en arrière. — Se dédouble en un îlot qui entoure d'une couronne vasculaire l'insertion du scalène antérieur. Très rarement double sur toute sa longueur; dans ce cas la branche accessoire, qui est l'externe, passe avec l'artère entre les scalènes. — Reçoit les deux branches d'une veine axillaire dédoublée; une veine bronchique gauche; la céphalique au-dessus de la clavicule,

Les auteurs ne sont pas d'accord sur le débouché normal des *veines intercostales supérieures.* Selon les uns (Theile...), les intercostales supérieures droite et gauche sont des affluents normaux de la veine sous-clavière, plus rarement des troncs veineux brachio-céphaliques, et lui amènent le sang des deux premiers espaces intercostaux. Suivant le plus grand nombre, les veines intercostales supérieures se jettent dans les azygos, et, à titre d'anomalie d'ailleurs fréquente, dans les troncs brachio-céphaliques ou même dans la veine cave supérieure. Nous reviendrons plus loin sur cette question.

5° *Veines superficielles.* — Pour comprendre les variétés et les anomalies des veines superficielles de l'avant-bras et du bras, il faut se reporter à leur disposition embryonnaire. Bardeleben, d'après l'étude de 36 embryons humains, a reconnu l'existence d'une *veine principale* (vena capitalis) du membre qui, née du dos de la main, de la salvatelle et de la céphalique du pouce, remonte en hélice sur la face antérieure de l'avant-bras et du bras et se termine dans la jugulaire. Elle correspond à ce que nous avons décrit sous le nom de veine radiale, médiane basilique et basilique. Elle reçoit comme branches collatérales une *transverse du coude*, qui se prolonge par deux branches ascendante et descendante sur le bord externe de l'avant bras et du bras, accessoirement une ou deux veines médianes de l'avant-bras, et sur le bord interne de l'avant-bras une veine qui sera la cubitale superficielle. Sur l'épaule, une veine deltoïdienne ascendante qui longe le deltoïde et va se jeter dans l'axillaire. La veine principale reçoit encore dans l'aisselle les veines humérales et la veine axillaire, à ce moment grêles et accessoires.

La veine principale se transforme comme nous l'avons indiqué; sa partie supérieure diminue progressivement, à mesure que la veine profonde croît en importance, et c'est elle qui, abaissant de plus en plus son embouchure, s'ouvre dans l'axillaire ou même dans l'humérale. La transverse du coude devient la médiane céphalique; sa branche descendante, la radiale accessoire; sa branche ascendante, la partie brachiale de la céphalique. Cette dernière s'unissant à la veine deltoïdienne constitue le tronc unique de la céphalique, dans lequel le sang circule de bas en haut. Une partie de ces dispositions sont encore visibles chez le nouveau-né.

A la vérité Hochstetter a contesté les données de Bardeleben; il lui a surtout reproché de ne pas avoir examiné des embryons assez jeunes et d'avoir décrit comme primitive une disposition embryonnaire qui est déjà un état secondaire; la veine principale originelle serait la veine cubitale prolongée par la basilique et non la radiale. Cette réserve acceptée, et tout en admettant que la forme décrite par Bardeleben est déjà une forme secondaire, issue des transformations d'une figure antérieure, il n'en reste pas moins vrai qu'elle explique tout à la fois l'état normal de l'adulte et la plupart de ses variétés. Peut-être les autres s'expliquent-elles par la forme originelle encore imparfaitement connue.

[CHARPY.]

(Voy. K. BARDELEBEN. Die Hauptvene des Armes. *Jenaische Zeitschrift*, 1880. — HOCHSTETTER. Ueber die Entwicklung der Extremitætvenen. *Morphol. Jahrb.*, 1891).

Veine cubitale superficielle. — Fréquence d'une cubitale accessoire ou postérieure, pouvant être plus grosse que l'antérieure.

Veine radiale superficielle. — Dédoublement partiel et formation insulaire; — une et même deux radiales accessoires. Atrophie de la radiale principale dans sa partie terminale de l'avant-bras; prépondérance d'une radiale accessoire, ancienne branche descendante de la transverse du coude.

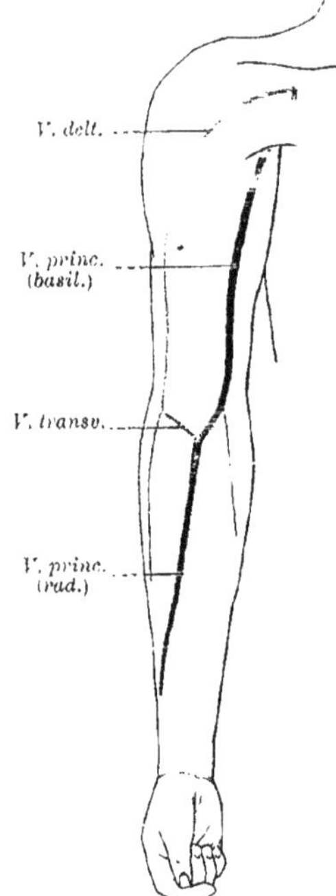

FIG. 509. — Veines embryonnaires superficielles du membre supérieur (d'après Bardeleben).

Veine médiane commune. — Exceptionnellement volumineuse. — Multiple; deux et trois branches. — Manque parfois chez l'embryon, souvent chez l'adulte, ou n'a qu'un court trajet, ou existe sur le milieu de l'avant-bras et finit en plexus.

Veine du pli du coude. — Le type régulier étant la radiale bifurquée, avec une veine médiane céphalique (son ancienne collatérale embryonnaire) plus petite, notons comme variétés : une bifurcation aux dépens de la veine médiane de l'avant-bras (ancien type classique); — l'absence de bifurcation; une des deux médianes fait défaut; — la bifurcation est remplacée par un plexus.

Citons encore une médiane basilique double; — cette même veine recevant du bras une cutanée récurrente.

(Sur les veines du coude : BERTELLI, *Ricerche intorno alla vene...*, Pisa, 1890.)

Veine basilique. — Peu sujette aux variations. — S'ouvre dans l'axillaire (cas fréquent; est la règle pour quelques auteurs), ou même au commencement de la sous-clavière. — Reçoit les deux veines humérales petites et va former l'axillaire. — Une basilique accessoire superficielle continue la veine principale à la partie supérieure du bras.

Veine céphalique. — Très sujette aux anomalies en raison de son origine par fusion de deux veines différentes. — Exceptionnellement, plus grosse que la basilique, — quelquefois double. — Très grêle. — La partie brachiale manque 2 fois sur 93 (Hallett.) — La partie deltoïdienne fait défaut; dans ce cas, la partie brachiale grêle s'ouvre dans l'humérale au-dessous de l'aisselle, ou par un courant descendant dans la médiane céphalique, puis par elle dans la basilique. — Absence totale : 2 cas. — Débouche dans la jugulaire externe, — communique avec la jugulaire externe par une branche *jugulo-céphalique* qui passe par-dessus la clavicule. La jugulo-céphalique est normale chez les singes et l'embryon humain, et même le débouché du tronc principal dans la jugulaire. Dans 2 cas de Thomson, cette anastomose perforait la clavicule. — S'ouvre dans la sous-clavière, ou en passant par-dessus la clavicule, ou en passant au-dessous, entre l'os creusé en gouttière et le sous-clavier, dans un canal ostéo-musculaire, ou en perforant le muscle sous-clavier, ou enfin par deux branches, l'une sus-, l'autre sous-claviculaire.

Sa partie deltoïdienne est transformée en réseau. — Reçoit une veine aberrante de l'humérale commune.

(Voy. KADYI, Ueber die Vena basilica, *Zeitschr. f. Anat.*, 1877.)

VEINES DE LA TÊTE ET DU COU

Tout le sang veineux de la tête, les voies anastomotiques mises à part, se déverse dans deux vaisseaux, la jugulaire externe et la jugulaire interne, qui elles-mêmes s'unissent à la veine sous-clavière. Dans le cou, il faut distinguer deux régions : le cou antérieur, c'est-à-dire la partie qui est située en avant de la colonne vertébrale et dont les veines aboutissent aux deux troncs jugulaires précédents ; le cou postérieur, qui comprend la colonne vertébrale et la nuque et qui appartient au système veineux rachidien. Il y a également deux troncs collecteurs pour ces veines cervicales postérieures ; ce sont la veine vertébrale et la veine jugulaire postérieure que nous décrirons avec les veines du rachis.

Les deux grands systèmes de la jugulaire externe et de la jugulaire interne qui se partagent la tête et le cou antérieur, se pénètrent, s'enchevêtrent et possèdent sur toute leur étendue des territoires indécis qui se rattachent tantôt à l'un, tantôt à l'autre de ces fleuves sanguins. L'anatomie comparée nous explique ces variations.

Chez tous les mammifères non primates, la jugulaire externe est la veine primitive et principale. Elle reçoit tout ou presque tout le sang du cerveau par les veines de la base du crâne, celui de la face et celui du cou. Elle est la veine unique chez la chèvre, le mouton. Elle est la veine principale chez le chien, le lapin dont la veine jugulaire interne, petite, rudimentaire, apparaît comme une simple branche collatérale de la jugulaire externe, remonte comme veine satellite le long de l'artère carotide et vient se terminer à la base du crâne. Avec les singes, c'est-à-dire avec le grand développement du cerveau, la jugulaire interne, qui reçoit la majeure partie des veines cérébrales, devient la veine prépondérante. A plus forte raison chez l'homme, que caractérise son énorme cerveau, est-elle toujours la veine principale.

C'est dans ce recul progressif de la jugulaire externe qu'il faut chercher l'explication des variations que présente son territoire et surtout de l'instabilité de ses origines. Elle est encore la veine primitive et principale de l'époque embryonnaire, mais elle n'est plus que la veine accessoire de l'état définitif. Elle a perdu la presque totalité de son domaine cérébral et une grande partie de son domaine facial ; c'est dans ce dernier seulement que se rencontrent encore des régions mixtes ou même indéterminées qui, selon les sujets, sont tributaires de l'une ou de l'autre des deux veines jugulaires.

LUSCHKA. Die Venen des menschlichen Halses. *Mém. Acad. Sc. de Vienne*, 1862, et Das Foramen jugulare spurium, *Zeitschr. f. rat. Medicin*, 1859.

I. — SYSTÈME DE LA JUGULAIRE EXTERNE

Le système de la jugulaire externe comprend la veine jugulaire externe proprement dite et la veine jugulaire antérieure, qui est une de ses branches collatérales très développée chez l'homme et plus indépendante que les autres.

VEINE JUGULAIRE EXTERNE

Situation. — La veine jugulaire externe (*jugulum*, la gorge), veine jugulaire externe postérieure de beaucoup d'auteurs étrangers, est une veine unique située sur la partie latérale du cou, et dont le tronc s'étend de l'oreille (articulation temporo-maxillaire) à la clavicule. Bien que considérée comme veine

[CHARPY.]

superficielle, elle est cependant profonde à sa partie supérieure et reçoit un grand nombre de veines également profondes, satellites d'artères semblables. Même dans sa partie superficielle, qui correspond au muscle sterno-mastoïdien, elle est recouverte par le peaucier et ne devient visible que quand elle est distendue, comme dans le phénomène de l'effort.

Volume. — Son diamètre, dans sa partie supérieure, est de 5 à 6 millimètres; mais il varie beaucoup, même d'un côté à l'autre, suivant les branches d'origine et les anastomoses que reçoit le tronc veineux. Il est en balancement avec le volume des jugulaires interne et antérieure qui empiètent plus ou moins sur son territoire. Il s'accroît chez les sujets qui ont le cou très musclé ou qui se livrent à des efforts professionnels. Cruveilhier signale comme presque constante une dilatation ovoïde à sa terminaison.

La jugulaire externe est très grosse chez le cheval, énorme chez le bœuf et est fréquemment saignée en médecine vétérinaire.

Origine. — Chez tous les mammifères et chez l'embryon humain, la jugulaire externe commence au trou temporal situé à l'extrémité de la scissure de Glaser, trou par lequel elle reçoit, avec le sinus latéral, la plus grande partie du sang intracrânien. C'est encore à ce niveau qu'est son origine chez l'homme adulte dans la majorité des cas (Luschka...). Elle naît immédiatement *au-dessous de l'oreille*, derrière le col du condyle, par la réunion des deux veines temporale superficielle et maxillaire interne qui sont ses branches d'origine.

Direction. — La partie supérieure de la jugulaire externe, partie profonde, intraparotidienne, est verticale, parallèle au bord postérieur du maxillaire. Sa partie superficielle, de beaucoup la plus longue, est oblique en bas et en arrière; elle suit le trajet d'une ligne tirée de l'angle maxillaire au milieu de la clavicule; elle est parallèle aux fibres du peaucier et croise en X le sterno-mastoïdien. Sa portion terminale, très courte, profonde, est dirigée horizontalement d'arrière en avant.

Terminaison. — Elle a lieu dans la veine sous-clavière, immédiatement en dehors de la veine jugulaire interne, le plus souvent par un tronc commun avec la jugulaire antérieure. Bichat, cité par Malgaigne, ayant remarqué qu'un stylet droit, poussé par la partie inférieure de la jugulaire externe, pénètre facilement jusqu'à l'oreillette droite, avait proposé d'aller, par cette voie, exciter la face interne du cœur en cas d'asphyxie.

Rapports. — La jugulaire externe appartient successivement à la région parotidienne, à la région sterno-mastoïdienne et à la région sus-claviculaire.

1° Dans sa partie supérieure (*tronc temporo-maxillaire* de Cruveilhier), la veine, profonde, est située dans l'épaisseur de la parotide, qu'elle traverse de haut en bas et à laquelle elle adhère. Elle est en dehors de la carotide externe.

2° et 3° Dans sa partie moyenne, superficielle, elle est recouverte, sur toute son étendue, par le peaucier qui la sépare de la peau et dont le bord postérieur est à un travers de doigt en arrière de la veine. Sa face profonde répond d'abord à la face externe du sterno-mastoïdien qu'elle aborde au niveau de l'os hyoïde; elle est engainée dans un dédoublement de son aponévrose; plus bas, à l'aponévrose superficielle sus-claviculaire, sur laquelle elle rampe et qui la sépare du muscle omo-hyoïdien, du scalène antérieur et du plexus brachial. Il n'y a aucune artère contiguë; mais en haut, la veine est longée en arrière par le nerf auriculaire et, sur le milieu du sterno-mastoïdien, elle est croisée par les

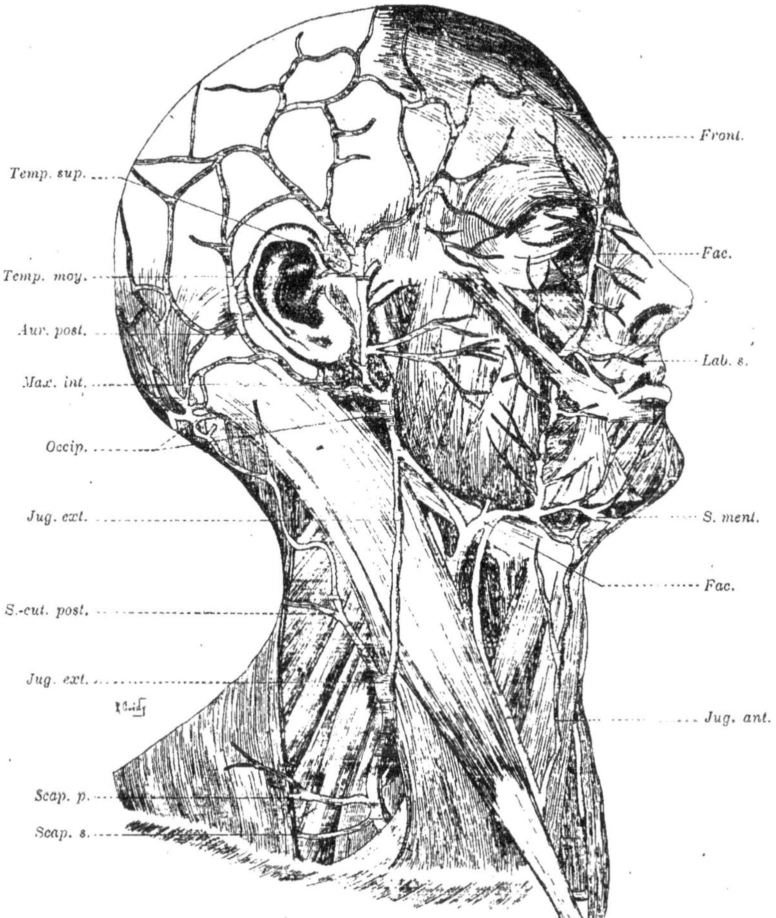

Fig. 510. — Veine jugulaire externe (d'après Quain). — Voy. aussi la figure 516 de ce volume.

branches horizontales du plexus cervical superficiel qui l'enlacent. Ordinairement la branche supérieure de la cervicale transverse passe sous la veine, et la branche inférieure par-dessus.

A un ou deux travers de doigt au-dessus de la clavicule, tantôt au-dessus, le plus souvent au-dessous de l'homo-hyoïdien, la jugulaire perfore les deux aponévroses cervicales superficielle et moyenne du creux sus-claviculaire et devient profonde. Elle se dirige alors en avant et en dedans, et débouche dans la sous-clavière, ordinairement à 1 centimètre en arrière du bord externe du sterno-mastoïdien ; quelquefois plus en avant, derrière l'insertion claviculaire du muscle. Le point où elle perfore l'aponévrose superficielle est remarquable. d'abord par l'adhérence de la veine au pourtour de l'orifice, ensuite par la présence accidentelle d'un épaississement de l'aponévrose sur la partie interne et inférieure de cette ouverture. Signalé par Dittel sous le nom de *prolongement* ou *repli falciforme*, et comparé par lui au repli falciforme qui entoure la crosse de la saphène interne, cet épaississement, très inconstant, se voit surtout quand la veine descend très bas, jusqu'à la clavicule; le repli de Dittel comble alors le petit angle compris entre la clavicule et le bord externe du sterno-mastoïdien à son point d'insertion.

Structure. — La jugulaire possède ordinairement deux paires valvulaires insuffisantes. La première, la plus constante, siège à son embouchure dans la sous-clavière, elle est ostiale ; la seconde, vers le milieu du cou. Rarement une troisième paire s'interpose entre ces deux.

BRANCHES D'ORIGINE

Les deux branches d'origine de la jugulaire externe sont : l'une, verticale, la veine temporale superficielle; l'autre, horizontale, la veine maxillaire interne. Elles se réunissent dans l'épaisseur de la parotide, en arrière du col du condyle. Cruveilhier, et à sa suite quelques auteurs français, appellent *tronc temporo-maxillaire* la veine qui résulte de la fusion de ces deux branches, et ne font commencer la jugulaire externe qu'au moment où le tronc temporo-maxillaire sort de la parotide; mais cette manière de voir n'est justifiée par aucune raison et est en opposition avec les données de l'anatomie comparée.

1° VEINE TEMPORALE SUPERFICIELLE

Elle correspond à l'artère homonyme, sans en avoir les flexuosités. Ses origines se font par trois espèces de branches, antérieures ou frontales, moyennes ou pariétales, postérieures ou occipitales. En se ramifiant et en s'anastomosant soit entre elles par des arcades transversales, soit avec celles du côté opposé, soit enfin avec les veines voisines, frontales et sus-orbitaires en avant, auriculaires postérieures, occipitales superficielles et profondes en arrière, elles constituent le *réseau veineux du cuir chevelu*. Celui-ci est à larges mailles, moins riche que le réseau artériel, dont il n'est pas rigoureusement satellite, et occupe, comme lui, la partie profonde du cuir chevelu, au-dessus de l'aponévrose épicrânienne.

Les trois branches temporales issues du réseau se réunissent en deux troncs, l'un antérieur, l'autre postérieur, qui se placent en arrière des artères correspondantes. Enfin, au niveau de l'arcade zygomatique, les deux troncs se fusionnent en un seul. Ce tronc, presque toujours unique, descend dans le sillon préauriculaire, en arrière de l'artère, en avant du nerf auriculo-temporal, en sorte qu'on trouve successivement, d'avant en arrière : l'artère, la veine, le nerf; les flexuosités de l'artère peuvent changer ces rapports. Il plonge dans l'extrémité supérieure de la parotide et s'unit à la veine maxillaire interne au niveau du col du condyle. En avant du tragus, point classique de la ligature, les deux vaisseaux, artère et veine, sont englobés dans une gaine lamelleuse dense fournie par le fascia superficialis qui prolonge l'aponévrose épicrânienne.

La veine temporale superficielle reçoit comme branches collatérales la veine temporale moyenne, les auriculaires antérieures, les veines du plexus articulaire, les transverses de la face, les veines du canal de Sténon et des veines parotidiennes.

1° *Veine temporale moyenne.* — Cette veine, souvent volumineuse, correspond à l'artère temporale moyenne et à la branche orbitaire de l'artère temporale superficielle. Elle naît du confluent veineux de l'angle externe de l'œil par plusieurs veines superficielles, frontales, palpébrales externes et sous-orbitaires, qui s'anastomosent avec la sus-orbitaire, branche de la faciale. Ces rameaux perforent l'aponévrose temporale, deviennent profonds et se réunissent sur la face externe du muscle temporal pour former le *plexus temporal*, lequel communique largement avec les veines temporales profondes. Ce plexus est situé un peu au-dessus de l'arcade zygomatique. Le tronc unique qui en sort se dirige en arrière parallèlement au bord supérieur de l'arcade, perfore à son tour l'aponévrose, mais cette fois de dedans en dehors, et, devenu superficiel, se jette dans la temporale superficielle, en avant du conduit auditif.

2° *Veines auriculaires antérieures.* — Au nombre de 4 ou 5, elles proviennent de la partie antérieure de l'oreille externe.

3° *Veines du plexus articulaire.* — Tout autour de la synoviale de l'articulation temporo-maxillaire existe un riche plexus, dont les deux parties principales sont : l'une, antérieure, appliquée sur la face externe de l'articulation; l'autre, postérieure, sur la face interne. Cette couronne veineuse est le *plexus articulaire*, dit encore condylien ou glénoïdien ; le terme de condylien prête à la confusion avec le plexus condylien du trou condylien antérieur. Il reçoit des veines auriculaires profondes du conduit auditif et de la membrane du tympan, des veines articulaires et des massétérines, et se déverse par plusieurs branches dans la temporale. Il communique en dedans avec le plexus ptérygoïdien. On le trouve également très développé chez les animaux, et l'on suppose qu'il a pour rôle de former un coussinet élastique autour de l'articulation.

4° *Veines transverses de la face.* — On en compte ordinairement deux, une supérieure et une inférieure, qui naissent de la joue, de la parotide et du canal de Sténon.

5° *Veines du canal de Sténon.* — Le canal de Sténon est entouré d'un plexus qui se déverse en arrière dans la jugulaire externe même ou dans la temporale, en avant dans la faciale.

6° *Veines parotidiennes.* — Plusieurs branches naissant de la partie supérieure de la glande.

[*CHARPY.*]

2° VEINE MAXILLAIRE INTERNE

La veine maxillaire interne correspond à l'artère de même nom; elle est double, mais toutes ses branches sont simples, à l'exception des veines méningées moyennes. Toutefois elle ne reçoit point toutes les collatérales de l'artère. Celle-ci, dans sa partie moyenne, au niveau de la tubérosité du maxillaire supérieur, émet les artères buccale, dentaire supérieure et sous-orbitaire. Les veines correspondantes, unies ou non en plexus, communiquent bien en arrière avec la veine maxillaire interne, mais se déversent en avant dans la veine faciale; nous les décrirons avec celles-ci.

La maxillaire interne commence au fond de la fosse ptérygo-maxillaire, au niveau du trou sphéno-palatin, par la *veine sphéno-palatine* ou nasale postérieure, vaisseau important qui lui amène une grande partie du sang des fosses nasales et qui s'accroît presque immédiatement des petites veines vidienne, ptérygo-palatine (ou pharyngienne supérieure) et palatine supérieure. Ainsi constituée, elle suit la face interne du ptérygoïdien externe, passe entre ses deux faisceaux, puis, accompagnant l'artère dans son trajet variable, se dirige vers le col du condyle. Dans ce trajet, elle a reçu la totalité de ses branches collatérales, et celles-ci, en s'anastomosant, forment un plexus (dit *plexus ptérygoïdien*), dans lequel le tronc collecteur est le plus souvent dissocié et méconnaissable. Ce tronc se reconstitue avec ses deux branches au sortir du plexus; il se dirige alors en dehors, un peu au-dessous de l'arcade zygomatique, et débouche dans la temporale superficielle par une ouverture munie d'une valvule insuffisante.

Parmi les veines collatérales, les méningées moyennes méritent une mention spéciale.

Veines méningées moyennes. — Les *veines méningées moyennes* (grandes méningées) sont comprises dans l'épaisseur de la dure-mère et possèdent les caractères des sinus : béance sur la coupe, absence de tunique musculaire, présence accidentelle de brides filamenteuses et de granulations de Pacchioni, et même par places formations caverneuses. Satellites de l'artère méningée, elles sont en nombre double des branches artérielles et beaucoup plus grosses qu'elles; ordinairement l'une est en avant de l'artère et l'autre en arrière; mais parfois il n'y a qu'une seule veine, et celle-ci peut, sur un certain trajet, être indépendante de l'artère. Comme pour les artères, les veines du côté gauche sont, dit-on, plus volumineuses.

Elles naissent sur la ligne médiane en partie du sinus longitudinal supérieur, en partie des lacs sanguins, descendent en formant deux branches, l'une *antérieure*, l'autre *postérieure*, l'antérieure plus grosse, atteignant jusqu'à 6 ou 7 millimètres de diamètre et fournissant ordinairement une branche *moyenne*. Ces branches descendent le long des bords antérieur et postérieur du pariétal; elles sont logées dans des gouttières ou même des canaux osseux distincts des gouttières artérielles, mais contigus, et il est probable que, dans les hémorragies méningées traumatiques, une grande partie du sang épanché provient de la rupture des veines. On peut observer par place des formations plexiformes ou même caverneuses, véritables lacs sanguins; la plus importante siège au centre de la région temporale, au voisinage du ptérion, et atteint 1 centimètre de diamètre (Trolard).

Les veines méningées moyennes se terminent dans le plexus ptérygoïdien, au niveau de son plan profond. Cette terminaison se fait de diverses façons. Ou bien les deux branches, réunies en un tronc commun de 1 à 2 centimètres de

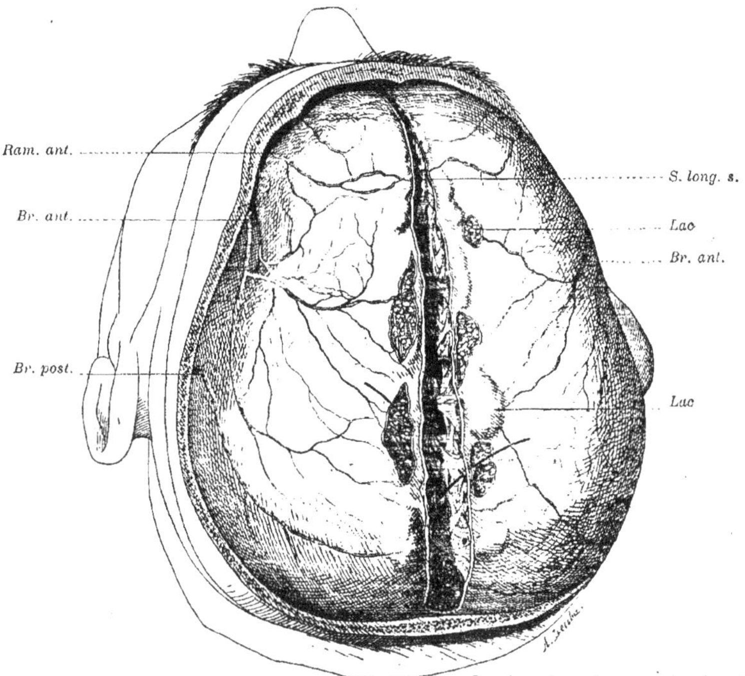

Fig. 511. — Veines méningées moyennes et lacs sanguins (d'après un dessin de Soulé).

La paroi supérieure du sinus longitudinal et des lacs sanguins a été excisée ; des crins montrent les communications des lacs avec le sinus. — Pour ne pas compliquer le dessin, les veines méningées ont été figurées simples et non doubles.

longueur, passent avec l'artère par le trou petit rond (sphéno-épineux); ou bien les deux branches restent distinctes; l'antérieure s'engage par le trou ovale, la postérieure par le trou petit rond. Enfin il n'est pas rare que la branche antérieure se jette dans le sinus de Breschet, sous la petite aile du sphénoïde, ou dans le sinus caverneux, et que le sang qu'elle contient arrive à la maxillaire interne par ces voies indirectes.

Elles reçoivent des veines durales, de nombreuses veines diploïques tout le long de leur trajet, et à leur partie inférieure des veines cérébrales (*veines inférieures et antérieures*). Elles s'anastomosent avec le sinus longitudinal supérieur dont elles proviennent en partie, avec la veine sylvienne superficielle

[CHARPY.]

(grande anastomotique de Trolard), avec le sinus sphéno-pariétal, enfin avec le sinus pétro-squammeux sur la face antérieure du rocher.

Sur les veines méningées, voy. TROLARD. Les veines méningées moyennes. *Sciences biologiques*, 1890.

Plexus ptérygoïdien. — On peut rencontrer dans la disposition de la veine maxillaire interne les trois formes suivantes : 1° l'indépendance des

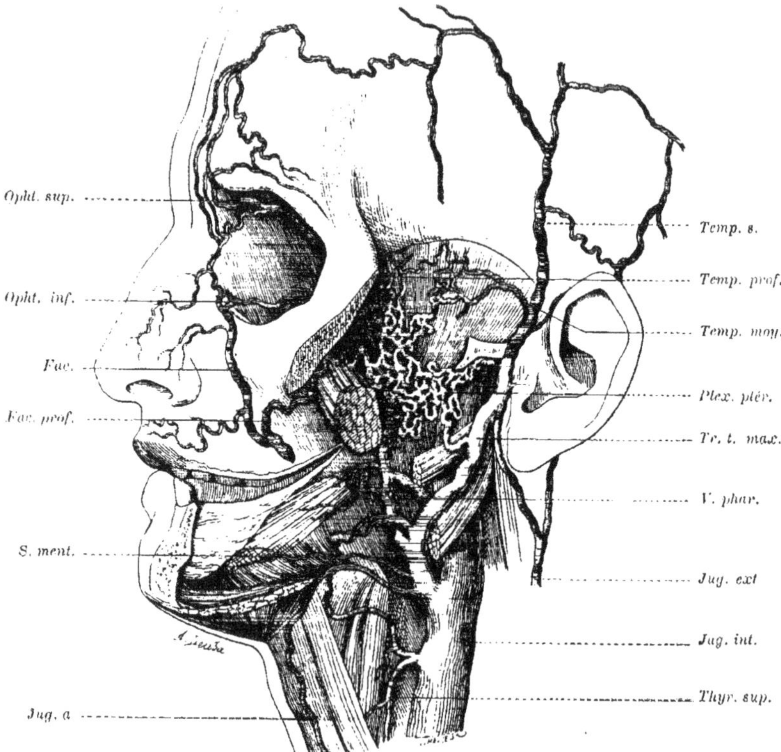

FIG. 512. — Veine maxillaire interne et plexus ptérygoïdien (d'après Henle).
On remarque sur ce sujet que la jugulaire externe est très grêle et que le tronc temporo-maxillaire se jette presque en entier dans la jugulaire interne.

veines qui gardent leur individualité et restent fidèlement satellites des artères, ainsi qu'on le voit dans la figure de Bourgery; 2° leur réunion en plexus, à mailles serrées, à travers lesquelles passent les artères; 3° la transformation de ce plexus, surtout dans sa partie profonde, en un état caverneux ou spongieux, composé de vastes cavités coupées de lames réticulées. On ne peut dire quelle est la plus fréquente de ces trois formes : veines isolées, plexus, état caverneux.

Le *plexus ptérygoïdien* ou zygomatique, caverneux ou non, est un des plus riches de l'économie. Il occupe la fosse zygomatique ainsi que son arrière-fond, la fosse ptérygo-maxillaire, et forme une gaine vasculaire au muscle ptérygoïdien externe. Il est noyé dans un tissu adipeux qui rend sa dissection très difficile; aussi le voit-on mieux par dessiccation. On peut assez aisément le séparer de la base du crâne, et c'est ainsi qu'on l'évite dans la résection du nerf maxillaire inférieur. Merkel a pourtant été témoin d'un cas où l'hémorragie fit abandonner l'opération.

Il se compose de deux parties, une superficielle et une profonde, séparées par le ptérygoïdien externe et communiquant largement à travers le muscle et sur ses bords. La partie superficielle est située sur la face externe du ptérygoïdien externe, entre ce muscle et le temporal. Elle reçoit les *veines temporales profondes*, anastomosées en réseau dans l'épaisseur du temporal et collectrices des veines osseuses de la grande aile du sphénoïde; — la *dentaire inférieure*; — les *ptérygoïdiennes*; — quelquefois la *veine tympanique*, qui ordinairement va au plexus articulaire de la jugulaire externe; — les *veines massétérines*. Ces dernières sont de deux ordres. Il y a des massétérines *superficielles*, appliquées sur la face externe du masséter, et qui se jettent en arrière par plusieurs branches dans la jugulaire externe ou dans la temporale superficielle; et des massétérines *profondes*, situées sous le muscle, constituant souvent par leurs anastomoses le *plexus massétérin* et passant avec l'artère par l'échancrure sigmoïde pour se déverser dans le plexus ptérygoïdien.

La partie profonde, composée de veines plus volumineuses, est située sur la face interne du ptérygoïdien externe; elle englobe le nerf maxillaire inférieur jusqu'à sa bifurcation en dentaire et lingual, et avec lui le ganglion optique. Par un prolongement à veines fines et serrées, elle se poursuit sur la face interne du ptérygoïdien interne, et le long de la base du crâne sur la partie molle de la trompe d'Eustache; la lumière de la trompe peut être rétrécie par la réplétion de cette gaine vasculaire, au point de donner lieu à des troubles de l'audition, ainsi que l'ont noté les auristes. Un vaste rideau veineux est donc tendu de la scissure de Glaser aux angles du pharynx. C'est dans le plan profond que débouchent les veines du trou ovale, du trou petit rond et du trou accessoire de Vésale, c'est-à-dire les méningées moyennes, la petite méningée et des émissaires du sinus caverneux. Par là une partie du sang intracrânien arrive à la jugulaire externe.

Le plexus ptérygoïdien communique avec le plexus alvéolaire de la faciale, le plexus auriculaire et le plexus temporal de la temporale superficielle, le plexus pharyngien tributaire de la jugulaire interne. Sa voie émissaire principale est la maxillaire interne qui conduit le sang à la jugulaire externe; une voie accessoire d'échappement lui est ouverte en avant, par les veines dentaires supérieures et la veine alvéolaire ou faciale profonde qui aboutit à la veine faciale, tributaire de la jugulaire interne.

On remarquera la tendance que présentent les veines dans cette région à prendre la forme de plexus (plexus ptérygoïdien, temporal, articulaire, massétérin, alvéolaire). Il semble que, concurremment avec la graisse, ces plexus recherchent les espaces vides, à faible pression, comme les confluents veineux des plis articulaires. Les mouvements de mastication et de déglutition doivent exercer une influence notable, soit pour appeler le sang dans ces réservoirs veineux, soit pour l'en expulser.

Sur le plexus ptérygoïdien, voy.: ZUCKERKANDL. Ueber die Venen der Retromaxillar-Grube. *Monatschr. f. Ohrenh.*, 1876.

Branches collatérales. — Les branches collatérales ou afférentes de la jugulaire externe sont les suivantes.

1° *Veine auriculaire postérieure.* — Elle correspond à l'artère et occupe la région mastoïdienne. Elle reçoit les occipitales superficielles, des veines postérieures de l'oreille et notamment une forte branche du lobule, et la *veine stylo-mastoïdienne*, qui, dans l'aqueduc de Fallope, s'anastomose avec des rameaux de la veine méningée moyenne. Son ouverture dans la jugulaire externe se fait au-dessous du lobule, sur le bord antérieur du sterno-mastoïdien.

Les *veines occipitales superficielles* naissent de la partie postérieure du cuir chevelu et s'anastomosent avec les temporales et les veines occipitales profondes. Elles ne paraissent pas constantes.

2° *Veine occipitale profonde.* — Tantôt unique et alors située derrière l'artère occipitale dont elle est la satellite, tantôt double et enlaçant ce vaisseau de ses branches plexiformes, elle naît de la région postérieure de la tête et supérieure de la nuque, passe sous le splénius et s'ouvre dans la jugulaire par un tronc qui lui est souvent commun avec l'auriculaire postérieure.

Elle reçoit ordinairement les *veines émissaires mastoïdiennes*, qui viennent du sinus latéral. Ses branches d'origine présentent d'importantes anastomoses avec les veines rachidiennes, notamment avec la vertébrale, la jugulaire postérieure et le confluent veineux du trou occipital.

3° *Veines parotidiennes et massétérines superficielles.* — 4° *Veines superficielles de la nuque.* — 5° *Veines du sterno-mastoïdien.*

6° *Veine sous-cutanée postérieure du cou* (cervicale superficielle de plusieurs auteurs). Non mentionnée dans nos classiques, bien que souvent figurée, cette veine naît du réseau veineux occipital, descend superficiellement derrière le sterno-mastoïdien et s'ouvre à angle aigu dans la jugulaire un peu au-dessous de sa partie moyenne, à trois ou quatre travers de doigt au-dessus de la clavicule. Elle reçoit des veines sous-cutanées de la nuque, et des veines des muscles superficiels, notamment une assez forte branche qui émerge de dessous le trapèze.

7° *Veine scapulaire postérieure* (cervicale transverse, transverse du cou) et

8° *Veine scapulaire supérieure* (sus-scapulaire). — Ces deux veines sont satellites des artères. Elles se réunissent ordinairement en un tronc commun, de 5 millimètres de diamètre, qui émerge de la face antérieure du trapèze et débouche dans la partie inférieure de la jugulaire externe, quelquefois directement dans la sous-clavière. Leur embouchure est valvulée. La veine sus-scapulaire passe avec l'artère par-dessus le ligament qui ferme l'échancrure coracoïdienne; les veines qui occupent l'échancrure avec le nerf sus-scapulaire sont des veines anastomotiques entre les veines des fosses sus-épineuse et sous-scapulaire (Delbet).

On remarquera que toutes les branches collatérales de la jugulaire externe l'abordent par son côté externe ou postérieur.

Branches d'anastomose. — La jugulaire externe est anastomosée : 1° avec les veines intracrâniennes, par les émissaires de Santorini, l'émissaire mastoïdienne, et les émissaires de la base qui vont au plexus ptérygoïdien; ce sont ces anastomoses qui justifiaient la saignée de la veine dans les cas de congestion cérébrale; — 2° avec les veines rachidiennes, par les branches les plus postérieures de la veine occipitale profonde; — 3° avec la veine jugulaire interne par la *communicante intraparotidienne*, grosse branche à peu près constante qui traverse horizontalement ou en sens oblique l'extrémité inférieure de la parotide en passant tantôt en dessus, tantôt en dessous du digastrique et se jette dans la veine faciale près de son embouchure, plus rarement dans la jugulaire interne elle-même. Par elle, quand l'incidence est favorable, une partie du sang de la face s'écoule dans la jugulaire externe; quelquefois la veine faciale tout entière passe dans cette veine; les veines transverses de la face unissent également la faciale et la jugulaire externe; — 4° avec la jugulaire antérieure, par plusieurs rameaux de grosseur variable, obliques ou transversaux, qui croisent le sterno-mastoïdien; — 5° avec les veines du bras, par une branche fréquente qui se détache de la veine céphalique et passe en dessus ou en dessous de la clavicule.

Territoire de la jugulaire externe. — Quand la jugulaire externe est bien développée et qu'elle reçoit la totalité de la maxillaire interne, son territoire est considérable. Il comprend : 1° presque toute la voûte de la tête (crâne et parties molles) par les occipitales, auriculaires, temporales et méningées moyennes; 2° une partie de l'intérieur du crâne (enveloppe et cerveau) par les affluents de la maxillaire interne et les veines émissaires qui puisent dans le sinus caverneux et dans le sinus latéral; 3° la plus grosse partie de la face, par la maxillaire interne, les anastomoses avec l'ophtalmique et la communicante faciale quand elle est horizontale; 4° une partie du cou, de la nuque et de l'épaule.

On ne saurait donc considérer la veine jugulaire externe comme un simple canal collatéral de la jugulaire interne. Sans doute elle peut la suppléer à certains moments d'engorgement circulatoire et lui servir de voie de décharge (la réciproque étant d'ailleurs incontestable), mais elle a un domaine à elle et une circulation propre. Son antériorité dans l'apparition embryologique, son rôle prépondérant chez les animaux, le vaste territoire bien que très amoindri qu'elle a conservé chez l'homme, son embouchure toujours distincte dans la sous-clavière, enfin les variétés réversives fréquentes dans lesquelles elle absorbe même les veines faciale et linguale, tous ces caractères témoignent de son importance et de son autonomie.

VEINE JUGULAIRE ANTÉRIEURE

Syn. : Veine jugulaire externe antérieure de la plupart des auteurs allemands. — Veine sous-cutanée du cou. — Veine médiane (vena media, vena mediana).

Situation. — La *veine jugulaire antérieure* est unique pour chaque moitié du corps. En s'unissant avec celle du côté opposé, elle forme un **T** renversé à double branche verticale **⊥⊥**. La branche verticale, incomplètement superficielle et invisible à l'extérieur, occupe la région médiane antérieure du cou, régions sus- et sous-hyoïdiennes; la branche horizontale, profonde, occupe la partie inférieure de la région carotidienne.

Volume. — Le diamètre moyen de la jugulaire antérieure est de 4 millimètres. Il est souvent inégal d'un côté à l'autre, et ordinairement en raison inverse de celui de la jugulaire externe.

Origine, Trajet, Terminaison. — La jugulaire antérieure a pour première *origine* les veines *sous-mentales superficielles* (il y a une veine sous-

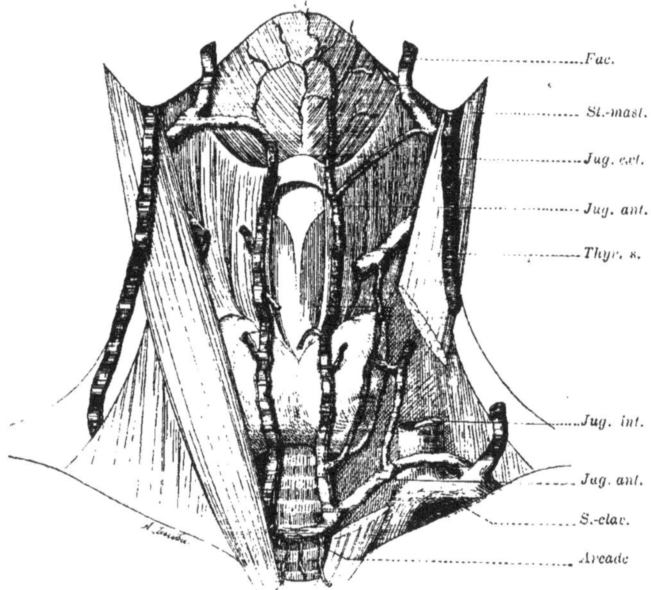

Fig. 513. — Veine jugulaire antérieure.

Les organes sous-jacents à la veine ne sont visibles que parce qu'on a enlevé l'aponévrose qui les sépare de ce vaisseau. — Voy. aussi la figure 207 de l'appareil respiratoire (p. 468).

mentale profonde qui va à la faciale), nées elles-mêmes de la peau et des muscles de la région sus-hyoïdienne, et souvent accrues par les veines du menton ou même de la lèvre inférieure. L'anastomose avec la veine faciale doit être considérée comme une seconde origine.

Les deux branches qui composent le tronc veineux sont coudées à angle droit ouvert en dehors. La branche verticale descend, près de la ligne médiane, de l'os hyoïde au bord interne du tendon du sterno-mastoïdien; la branche transversale se dirige horizontalement en dehors, de la fourchette sternale à l'embouchure de la jugulaire externe, à 1 centimètre au-dessus de la clavicule.

La *terminaison* a lieu dans la veine sous-clavière, tantôt isolément et alors près de la jugulaire externe, en dedans ou en dehors de celle-ci, tantôt et le plus souvent par un tronc commun avec la jugulaire externe qui devient le tronc collecteur.

Rapports. — Dans ses origines sous-mentales, la veine jugulaire antérieure est superficielle, située par-dessus le peaucier dans le tissu graisseux sous-cutané. Plus bas, le tronc qui se constitue au niveau de l'hyoïde est engainé par l'aponévrose cervicale superficielle, il est intra-aponévrotique. Enfin à deux ou trois travers de doigt au-dessus de la fourchette sternale, la veine passe sous l'aponévrose superficielle et se trouve placée dans l'espace sus-sternal de la fossette jugulaire, entre l'aponévrose superficielle et l'aponévrose moyenne (voy. Myologie, p. 422). L'extrémité de sa branche verticale, son arcade anastomotique et la plus grande partie de sa branche transversale occupent cet espace à parois résistantes, qui protège contre la pression atmosphérique le confluent veineux qu'il renferme. La portion horizontale passe derrière les insertions du sterno-mastoïdien, en avant des muscles sterno- et thyro-hyoïdiens et de l'extrémité inférieure de la jugulaire interne.

Branches collatérales. — Les branches collatérales comprennent seulement des rameaux laryngés et des veines sous-cutanées de la région médiane.

Anastomoses. — La jugulaire antérieure contracte des anastomoses importantes : 1° avec la faciale, par une branche forte et constante, que nous avons considérée comme une de ses origines, car on voit souvent le tronc même de la jugulaire provenir tout entier de la veine faciale; — 2° avec la jugulaire externe, par des rameaux qui passent en avant du sterno-mastoïdien; — 3° avec la jugulaire interne; — 4° avec les veines thyroïdiennes, surtout avec la thyroïdienne supérieure; — 5° avec la jugulaire antérieure du côté opposé. Cette anastomose est double; on distingue une petite anastomose supérieure, inconstante, préhyoïdienne (Theile) et une grosse anastomose inférieure normale, dite arcade des jugulaires.

L'*arcade des jugulaires* (*arcus venosus*, arc veineux du cou, communicante inférieure) est une branche transversale, grosse comme une plume d'oie, qui relie les deux branches verticales à leur terminaison. Elle occupe l'espace sus-sternal, immédiatement au-dessus de l'échancrure supérieure du sternum dont elle a la longueur. Par son bord supérieur concave elle reçoit d'une façon inconstante des rameaux thyroïdiens, exceptionnellement une veine médiane impaire; par son bord inférieur convexe, une ou deux branches thoraciques superficielles, qui viennent du réseau présternal de la mammaire interne et montent par-dessus ou par-dessous le ligament interclaviculaire; puis une branche médiastine profonde qui provient de la région rétrosternale où elle s'anastomose avec les veines thymiques et médiastines. Cette veine médiastine passe quelquefois à travers le ligament interclaviculaire.

La réunion de toutes ces veines, tronc des deux jugulaires, arcade anastomotique, branches afférentes de l'arcade, forme le *confluent veineux sus-sternal*.

Territoire. — La veine jugulaire antérieure ne paraît pas exister chez les animaux; leurs jugulaires externes convergent d'ailleurs vers le sternum. Elle apparaît avec le déjettement latéral de la jugulaire externe dans le creux sus-claviculaire et n'est qu'une branche antérieure de cette grande veine, au tronc de laquelle elle aboutit ordinairement. Son volume est presque toujours inversement proportionnel à celui de la jugulaire externe qu'elle supplée en partie, et dont elle tend à s'affranchir quand elle débouche isolément dans la sous-clavière. Son territoire propre comprend : une petite partie de la face, par les rameaux des veines mentales et labiales inférieures et par l'anastomose avec la veine faciale, la région sous-mentale et sous-hyoïdienne dans leur plan superficiel, la partie supérieure de la région sternale.

VEINE JUGULAIRE EXTERNE

Injection. — La jugulaire externe s'injecte facilement par les grosses veines du bras, ou par la veine cave supérieure ou inférieure. Les tronçons restés vides se remplissent par les injections complémentaires. — On peut injecter le plexus ptérygoïdien par le sinus pétreux supérieur (Langer). Pour bien voir ce plexus, il faut enlever le faisceau supérieur du ptérygoïdien externe ; ou bien, sur une tête sciée en deux moitiés, l'attaquer par sa face interne, en détruisant l'aile interne de l'apophyse ptérygoïde.

Rapports. — Quand le trapèze présente une insertion claviculaire étendue, il est perforé par la jugulaire externe qui passe avec des branches nerveuses sus-claviculaires dans un orifice ovale, à grand diamètre transversal, quelquefois tendineux (Gruber, Hyrtl).

La phlébotomie de la jugulaire externe était très en honneur chez les Arabes. On la pratiquait encore en France quand Malgaigne a publié son *Anatomie chirurgicale* (1838). On a recommandé d'abord de faire la section transversale, perpendiculairement aux fibres du peaucier pour que celles-ci puissent se rétracter, ensuite de se tenir à trois travers de doigt au-dessus de la clavicule afin d'éviter la lésion des branches du plexus cervical superficiel situé plus haut, à la partie moyenne. Sabatier a cité deux cas de convulsions mortelles chez des enfants par section de la veine au niveau du plexus. Enfin comme la partie inférieure de la jugulaire, dans le creux sus-claviculaire, est adhérente aux aponévroses et béante, on comprimera avec le doigt le bout inférieur pour empêcher l'entrée de l'air.

Synonymie. — La plupart des auteurs étrangers, à la suite de Walter, appelle *veine faciale postérieure*, le tronc temporo-maxillaire de nos classsiques; seul Luschka donne ce nom à l'union de la temporale superficielle avec la temporale moyenne et considère la veine maxillaire interne comme une simple branche collatérale. La faciale antérieure est la faciale des auteurs français, et la faciale commune est constituée par l'union de la faciale antérieure avec la faciale postérieure (forme rare d'ailleurs).

Variétés et anomalies. — Manque totalement, c'est-à-dire depuis l'angle maxillaire, d'un seul côté ou des deux (assez rare). — Est double totalement, ou par bifurcation de son extrémité inférieure, ou par présence d'un canal collatéral, ou par une formation insulaire qui tantôt reste à la surface du sterno-mastoïdien, tantôt l'embrasse dans sa boutonnière.

L'origine de la jugulaire est interprétée différemment par les auteurs. Le type que nous avons décrit est le plus fréquent chez l'homme et il est conforme aux données de l'anatomie comparée. La jugulaire naît *au-dessous de l'oreille* par la réunion des veines temporale superficielle et maxillaire interne; Luschka, qui considère la maxillaire interne comme une simple collatérale de la temporale, dit : la jugulaire externe naît *au-devant de l'oreille* par la réunion des veines temporale superficielle et temporale moyenne. Je rappelle que, chez tous les mammifères non primates et chez l'embryon humain, la jugulaire externe commence en avant de l'oreille, en arrière du condyle; à ce niveau le tronc se constitue par le confluent des veines temporales, maxillaire interne et du sinus pétro-squammeux qui traverse le trou temporal et amène le sang des sinus latéraux.

Il faut donc considérer chez l'homme comme forme réversive, du type animal, le cas où la jugulaire externe reçoit, outre les veines précédentes, la faciale, la linguale ou même tout le tronc thyro-linguo-facial. Dans ces cas, la jugulaire antérieure fait ordinairement défaut; sa branche transversale persistante va à la jugulaire externe. Au contraire les cas fréquents (normaux, pour quelques auteurs) dans lesquels la jugulaire externe diminuée ne reçoit qu'une partie de la maxillaire interne par un canal anastomotique, ou bien est réduite dans ses origines à l'auriculaire postérieure et aux occipitales superficielles (le tronc temporo-maxillaire passant dans la jugulaire interne), ou même à l'émissaire mastoïdienne et à quelques veines cutanées, tous ces cas sont des anomalies progressives, des étages anticipés dans l'amoindrissement progressif de la jugulaire. Le tronc de la veine est alors plus ou moins grêle ou même absent.

La jugulaire externe peut s'ouvrir au confluent des veines sous-clavière et jugulaire interne, mais alors en avant de cette dernière; — souvent se termine par deux branches, l'externe à trajet habituel, l'interne allant à la jugulaire interne ou bien passant par-dessus le chef claviculaire du sterno-mastoïdien pour plonger dans sa fossette et s'unir à la jugulaire antérieure.

Communique avec la veine céphalique de l'épaule par une anastomose qui passe par-dessus ou par-dessous la clavicule; — reçoit la céphalique qui passe sur la clavicule; — ou bien elle-même descend par-dessus la clavicule, reçoit à son coude la céphalique et s'engage sur le sous-clavier pour s'ouvrir dans la sous-clavière. Dans tous ces cas, la clavicule est entourée à sa partie moyenne par un anneau veineux, disposition qui intéresse le chirurgien. Toutes ces formes sont normales chez les singes (Ficalbi, *in* Schwalbe, 1886).

Ne reçoit pas les scapulaires supérieures et postérieures; — reçoit une thoracique superficielle qui monte en avant de la clavicule; — émet à l'angle de la mâchoire une grosse branche antérieure, satellite de la jugulaire interne, qui reçoit la faciale et la thyroïdienne supérieure et s'ouvre dans le tronc innominé (Chabbert).

VEINE JUGULAIRE ANTÉRIEURE

Variétés et anomalies. — Assez souvent une seule jugulaire, l'autre à l'état de vestige. — Les deux veines très rapprochées et adossées ou fusionnées par place. — Fusionnées en un tronc unique et médian, veine *médiane* ou *impaire* (rare). — Absente des deux côtés, et remplacée par un plexus ou par des ramuscules.

Très grosse quand elle continue la faciale ou la jugulaire externe.

Naît de la faciale (assez souvent) qui peut y passer tout entière; — de la jugulaire externe par une arcade ou par une branche qui longe le bord antérieur du sterno-mastoïdien; — d'un tronc commun aux veines temporo-maxillaire et linguo-faciale (veine faciale commune des auteurs étrangers); — de la jugulaire interne (rare).

Descend obliquement derrière le sterno-mastoïdien; — sa branche horizontale passe en avant des deux chefs du sterno-mastoïdien près de la clavicule, ou seulement en avant du chef sternal pour plonger dans le triangle qui sépare les deux insertions (anomalie importante pour la ténotomie du muscle).

Débouche isolément dans la sous-clavière, état normal pour quelques anatomistes; — dans la jugulaire interne (rare).

Reçoit les veines de la langue; — la laryngée supérieure; — une thoracique externe qui vient du mamelon et passe par-dessus la clavicule; — souvent une perforante du premier ou du deuxième espace intercostal qui provient de la mammaire interne, traverse le grand pectoral et se jette dans l'extrémité de la branche verticale (Houzé, Luschka). Cette branche s'anastomose avec le plexus présternal et les veines du muscle sous-clavier.

L'arcade transverse manque quelquefois. — Reçoit une veine thyroïdienne inférieure; — une veine médiane; — ou même deux (Charpy), d'où quatre troncs parallèles près de la ligne médiane.

La *veine médiane du cou* ou veine impaire peut être très grosse, du volume du petit doigt, et s'élever au-devant de la trachée et du larynx, jusqu'au bord supérieur du cartilage thyroïde. Elle reçoit alors des branches cutanées et thyroïdiennes, s'anastomose avec la jugulaire antérieure et, au lieu de se terminer dans l'arcade transversale, elle peut se diviser en deux branches transversales qui vont à la sous-clavière ou à la jugulaire externe. Cette variété est importante à connaître à cause de la trachéotomie.

Quelques auteurs ont bien à tort considéré comme veine distincte la partie horizontale des jugulaires antérieures. On a appelé *veine transverse* tantôt la branche horizontale, tantôt l'arcade qui unit ces branches.

II. — SYSTÈME DE LA JUGULAIRE INTERNE

Le système de la jugulaire interne comprend les veines intracrâniennes, veines de l'encéphale et sinus du crâne, origines de la jugulaire interne, et les veines cervicales qu'elle reçoit sur son parcours comme branches collatérales.

[CHARPY.]

VEINE JUGULAIRE INTERNE

La veine jugulaire interne, veine *mortelle* des anatomistes grecs à cause de la gravité de ses blessures, veine profonde et principale du cou, est située sur la partie latérale de la région cervicale. Elle est unique, satellite de l'artère carotide; elle représente la carotide primitive, la carotide interne et la partie inférieure de la carotide externe. Elle a pour limite supérieure le trou déchiré postérieur, pour limite inférieure l'extrémité sternale de la clavicule, en dehors de l'articulation sterno-claviculaire; c'est à ce niveau qu'elle s'unit à angle droit avec la veine sous-clavière pour former le tronc veineux brachio-céphalique ou tronc innominé.

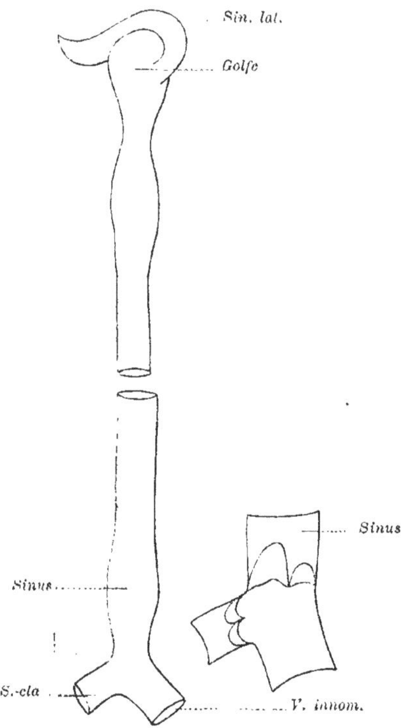

Fig. 514. — Forme de la veine jugulaire interne (côté droit).

A droite, la même veine, ouverte à son extrémité inférieure, montrant ses valvules ostiales et celles de la sous-clavière.

Dimensions. — Sa longueur, variable comme celle du cou, est de 12 à 15 centimètres environ. Son calibre est en moyenne de 9 millimètres à la partie supérieure, de 11 à 12 à la partie inférieure; il devient énorme dans la stase veineuse. Il est le plus souvent inégal d'un côté à l'autre, car les sinus de la voûte se distribuent presque toujours inégalement entre les veines jugulaires droite et gauche, ordinairement en faveur de la droite. Le fait que la jugulaire gauche est quelquefois notablement plus petite peut avoir une certaine importance pour les résultats de la ligature de la jugulaire droite. Le calibre est aussi en rapport inverse avec celui de la jugulaire externe; ces veines, se partageant la tête et le cou, sont en quelque sorte complémentaires l'une de l'autre.

Sur la longueur du tronc veineux, le volume n'est point régulier. La veine commence par un premier renflement, logé dans la paroi du crâne, appelé *golfe* de la jugulaire; souvent une seconde dilatation ovoïde, longue de 2 centimètres, succède à la première un peu au-dessous de la base du crâne; au niveau du larynx, la veine s'accroît sensiblement par la réception du tronc linguo-facial; enfin à sa partie inférieure, elle se renfle de nouveau : ce renflement est le *sinus* de la jugulaire, et il est suivi d'un étranglement marqué, au niveau de l'embouchure dans la sous-clavière.

La veine présente donc une dilatation à chacune de ses extrémités (golfe et sinus).

1° *Golfe de la jugulaire* (*Bulbe supérieur* des auteurs étrangers). — La jugulaire interne commence au trou déchiré postérieur. Celui-ci est une fente obliquement allongée en avant et en dedans; une épine osseuse, *apophyse intrajugulaire*, complétée par une languette osseuse ou fibreuse, le divise en deux parties : une postérieure et externe, *trou jugulaire*, plus large, où passe le sinus latéral qui, en le franchissant, devient la veine jugulaire interne; une antérieure, interne, étroite, qui contient les nerfs mixtes et le sinus pétreux inférieur. Au trou jugulaire fait suite un véritable canal, creusé dans le temporal, la *fosse jugulaire*, qui renferme le golfe veineux moulé sur elle. Le golfe est un renflement ovoïde, à grand axe vertical, mesurant, quand il est bien développé, 15 millimètres en largeur et 15 à 20 en hauteur. Souvent il a un aspect sacciforme ou en sac herniaire et se termine en haut par un fond en forme de dôme. Il est uni au périoste par du tissu cellulaire mince.

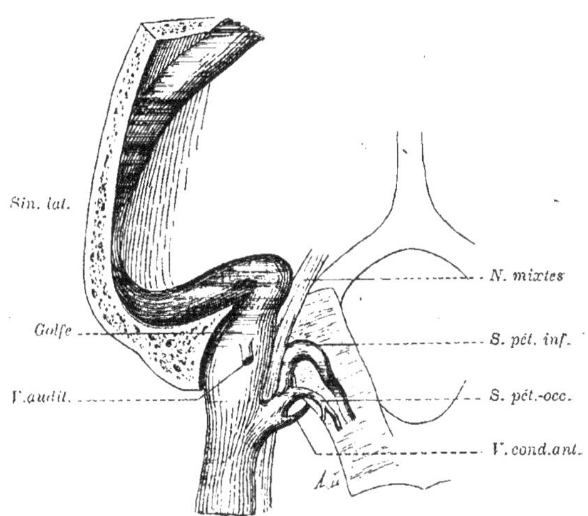

Fig. 515. — Golfe de la jugulaire interne, vu par sa face antérieure (côté droit).

Le golfe n'existe pas chez le nouveau-né; il n'apparaît que vers l'âge de cinq ans et s'accroît avec l'âge. Il est très inégal suivant les sujets et presque toujours fait défaut d'un côté, c'est-à-dire que la jugulaire ne présente alors aucun renflement ou même est rétrécie. C'est qu'en effet il est proportionnel au volume du sinus latéral; or, dans les trois quarts des cas, le sinus latéral droit recevant les sinus de la voûte est beaucoup plus considérable et se continue par un golfe plus ou moins marqué; dans un quart c'est le sinus gauche; rarement il y a égalité.

2° *Sinus de la jugulaire* (*Bulbe inférieur*). — Comme l'a indiqué Cruveilhier, l'extrémité inférieure de la jugulaire est marquée par une dilatation ovoïde ou *sinus*, haute de 1 à 2 centimètres, large quelquefois de 2 centimètres, qui se termine par un court étranglement. Quand le sinus est gonflé, il peut recouvrir complètement la carotide par devant. Du côté gauche, il fait souvent défaut et est ordinairement moins marqué.

Direction. — Les deux jugulaires sont symétriquement placées et à égale distance de la ligne médiane. Elles ne sont point rigoureusement verticales et parallèles, mais faiblement convergentes à leur extrémité inférieure, car la distance qui les sépare est de 65 millimètres au niveau du larynx et de 55 à leur terminaison (Luschka).

Origine et terminaison. — Le commencement de la jugulaire est au trou déchiré postérieur, où elle fait suite au sinus latéral ; ses branches d'origine, que nous étudierons plus loin, sont les sinus du crâne. Sa terminaison se fait par jonction avec la sous-clavière ; à ce niveau, la veine jugulaire se rétrécit et s'écarte un peu de la carotide. La jonction des deux veines forme l'*angle veineux* de Pirogoff, angle remarquable en ce qu'on y voit converger la jugulaire externe, la jugulaire antérieure, la vertébrale, le canal thoracique, la grande veine lymphatique ; en outre tous ces vaisseaux sont béants à ce niveau, à cause de leur adhérence aux aponévroses voisines.

Rapports. — Au point de vue des rapports, on peut diviser la jugulaire interne en trois portions : une portion supérieure, étendue de la base du crâne à l'angle du maxillaire inférieur ; une portion moyenne, de cet angle au tendon de l'omo-hyoïdien ; une portion inférieure, de l'omo-hyoïdien à l'embouchure dans la sous-clavière.

1° *Portion supérieure.* — La veine occupe l'espace angulaire maxillo-pharyngien, dans la direction de son axe. Elle est en rapport : en arrière avec les apophyses transverses des vertèbres cervicales sur lesquelles elle repose ; en avant, avec l'apophyse styloïde et avec un certain nombre d'organes qui la croisent obliquement : la branche externe du spinal (qui peut aussi passer en arrière), plus bas les muscles styliens et le digastrique, les artères occipitale et auriculaire postérieure. Sur son côté externe est la parotide ; sur son côté interne, la carotide interne, les nerfs du trou déchiré et le pharynx. La carotide est située en dedans et en avant de la veine ; elle en est séparée par les nerfs spinal, pneumogastrique, glosso-pharyngien et grand hypoglosse. La face latérale du pharynx n'est pas au contact immédiat de la veine ; Hyrtl dit cependant que les gros polypes naso-pharyngiens peuvent comprimer la jugulaire interne et provoquer les signes de la congestion cérébrale.

2° *Portion moyenne.* — Entre l'angle maxillaire et le muscle omo-hyoïdien qui la croise obliquement, la jugulaire, gardant ses rapports postérieurs, est située sous le sterno-mastoïdien ; sa gaine adhère en partie à celle du sterno-mastoïdien, dont la contraction concourt à l'ampliation de la veine. La carotide primitive est immédiatement en-dedans, dans la même gaine celluleuse, mais séparée de la jugulaire par une cloison (*septum vasorum*, de Langenbeck) qui s'étend depuis la base du crâne. Les coupes sur des sujets congelés montrent que le bord antérieur de la jugulaire tantôt dépasse en avant le bord correspondant de l'artère, tantôt lui reste postérieur ; ces deux états peuvent se rencontrer à droite et à gauche sur le même sujet (Merkel). Le nerf pneumogastrique est situé entre les deux vaisseaux et en arrière d'eux; en fait il est satellite de l'artère et peut s'éloigner sensiblement de la veine. L'anse de l'hypoglosse croise la jugulaire par devant, quelquefois par-dessous, un peu au-dessus de l'omo-hyoïdien.

3° *Portion inférieure.* — La portion inférieure au-dessous du muscle omohyoïdien est la plus courte, mais la plus compliquée dans ses rapports. La

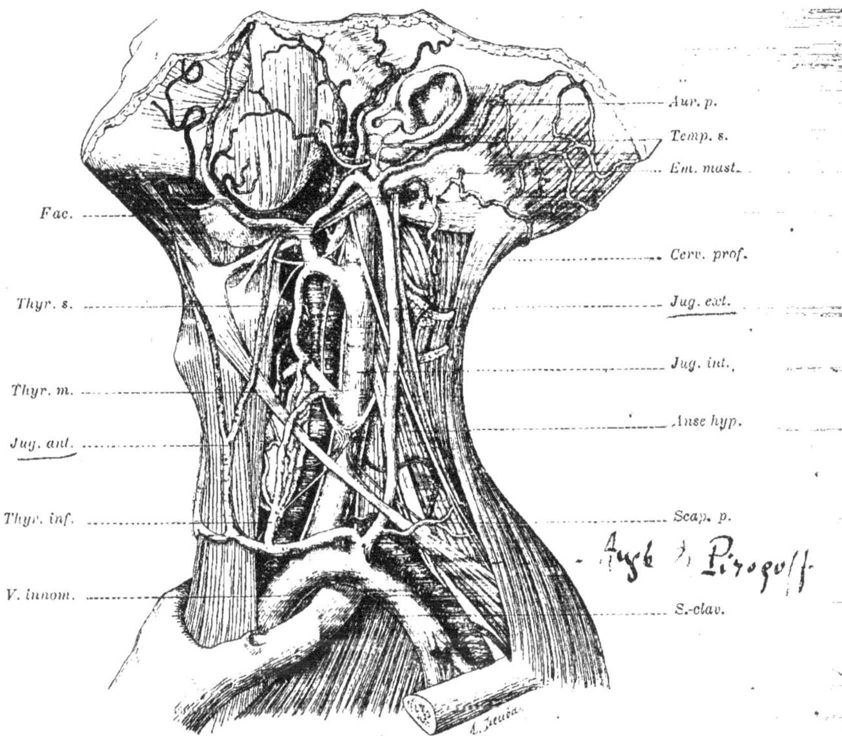

Fig. 516. — Veine jugulaire interne (d'après Luschka).
Voy. aussi la figure 95 du Tube digestif (p. 168).

jugulaire interne répond en avant à l'interstice qui sépare les deux chefs du sterno-mastoïdien, interstice marqué sur quelques sujets par une fossette triangulaire. En pénétrant par cette fossette on arrive directement sur le sinus de la jugulaire; si le sinus est volumineux, il peut déborder en dedans et recouvrir la carotide, ou bien en dehors et faire saillie dans le creux susclaviculaire. En arrière la jugulaire repose d'abord sur le bord interne du scalène antérieur, plus bas sur l'artère sous-clavière, derrière laquelle se trouvent la veine vertébrale et l'artère thyroïdienne inférieure; le nerf phrénique en dehors, le nerf pneumogastrique en dedans croisent l'artère sous-clavière et longent les côtés de la face postérieure de la jugulaire. En dehors, la jugulaire est libre; en dedans elle répond à la carotide primitive dont elle tend à s'écarter un peu vers sa terminaison. En considérant ces deux vaisseaux sur leur trajet total depuis la base du crâne, on remarquera qu'ils se croisent d'arrière en avant en X très allongé, c'est-à-dire que la jugulaire interne, constamment située sur le côté externe de la carotide, interne ou primitive, lui est d'abord postérieure en haut, puis à niveau au milieu, et enfin antérieure dans sa partie terminale où elle déborde le tronc artériel resté profond.

Structure. — La jugulaire interne, pas plus d'ailleurs que la jugulaire externe, ne possède de tunique musculaire dans sa partie terminale; les fibres musculaires ne se montrent que dans les petites veines du cou et la portion supérieure de la jugulaire (Eberth). Sa paroi est épaisse de 446 μ. Il n'y a de valvules qu'à la partie inférieure. On trouve ordinairement une paire valvulaire complète à l'extrémité inférieure, au débouché dans la sous-clavière ou un peu au-dessus, ou bien une seule valvule très large. J'ai vu plusieurs fois une des deux valvules beaucoup plus petite que l'autre; dans un cas il y avait trois valvules ostiales. Tout à côté se trouvent les valvules ostiales de la sous-clavière. Souvent on observe une valvule unique ou paire à l'extrémité supérieure du sinus, de 15 à 25 millimètres au-dessus de la sous-clavière. Gruber a fait remarquer que du côté gauche, où le sinus est plus petit et où la veine débouchant presque à angle droit dans le tronc innominé est moins exposée au reflux, les valvules font souvent défaut ou sont moins développées qu'à droite.

Ces valvules ont leur concavité dirigée vers le cœur, pour empêcher le reflux ascendant. Quelques auteurs déclarent qu'elles sont parfaitement suffisantes. On sait pourtant que les injections à la cire passent toujours à contre-courant par les jugulaires; il en est de même des injections d'eau poussées avec douceur. Je crois qu'elles sont toujours insuffisantes; le pouls veineux se manifeste d'ailleurs avec la plus grande facilité dans le sinus jugulaire.

BRANCHES COLLATÉRALES DE LA JUGULAIRE INTERNE

Dans sa portion initiale, soit dans son golfe, soit immédiatement au-dessous de la base du crâne, la jugulaire interne reçoit les branches suivantes :

1° *Sinus pétreux inférieur.* — Il s'ouvre, comme nous le verrons, dans la partie interne de la jugulaire, tantôt à l'état sinusien et alors dans le golfe même, tantôt à l'état veineux, un peu au-dessous de la face jugulaire.

2° *Veine condylienne antérieure.* — Elle est la principale émissaire du plexus veineux de l'hypoglosse. Sur une pièce de Chabbert, elle s'ouvrait au niveau de l'apophyse transverse de l'atlas, et était si volumineuse qu'elle semblait une bifurcation de la jugulaire.

3° *Sinus d'Englisch* ou *sinus pétro-occipital.* — Ce petit sinus provient du sinus caverneux et suit la gouttière pétro-occipitale sur la face externe de la base du crâne.

4° *Veines pharyngiennes* de la voûte du pharynx.

Ces trois dernières veines, la veine condylienne, le sinus pétro-occipital et la ou les veines pharyngiennes débouchent ordinairement par un tronc commun avec le sinus pétreux inférieur, sur le côté interne de la jugulaire.

5° *Veine de l'aqueduc* du limaçon.

6° *Veines émissaires du sinus carotidien.*

Les branches suivantes s'ouvrent beaucoup plus bas, au niveau de l'os hyoïde. Ce sont les veines faciale, linguale, pharyngienne inférieure et thyroïdienne supérieure. Il est bien rare qu'elles s'ouvrent isolément; presque toujours elles se fusionnent à leur terminaison en un, deux ou trois troncs, diversement combinés, tronc thyro-facial, linguo-facial.

Le tronc originel, fondamental, est le tronc linguo-facial, qui, souvent, par adjonction de la thyroïdienne inférieure, devient le tronc thyro-linguo-facial. C'est une ampoule d'une longueur de 5 millimètres sur 7 ou 8 de large, qui débouche dans la jugulaire au niveau du bord supérieur du cartilage thyroïde, à 25 millimètres au-dessous de l'angle du maxillaire inférieur. Ce point est un véritable confluent veineux, le *confluent hyoïdien* de la jugulaire interne (voy. les figures 516 et 519, de ce volume, ainsi que la figure 413 de l'Artériologie).

7° VEINE FACIALE

La *veine faciale* (veine maxillaire externe, veine faciale *antérieure* des auteurs allemands, par opposition à la faciale *postérieure* ou tronc temporo-maxillaire) est située sur les parties latérales de la face. Elle correspond au territoire de l'artère faciale, à une petite partie de celui de l'ophtalmique et à la partie moyenne de l'artère maxillaire interne. C'est une veine superficielle, en partie seulement, car elle passe sous des muscles; elle reçoit des veines musculaires et elle est satellite d'une artère.

Son volume est considérable.

Elle commence au grand angle ou angle interne de l'œil et se termine au niveau de l'os hyoïde, dans la jugulaire interne, le plus souvent par un tronc commun avec la linguale ou avec les veines pharyngée et thyroïdienne supérieure. Dirigée obliquement en bas et en arrière, elle coupe la face en diagonale et représente la corde de l'arc décrit par l'artère faciale qu'elle touche à ses deux extrémités; au niveau du canal de Sténon, elle est à 15 ou 18 millimètres de l'artère. Son trajet est rectiligne, légèrement flexueux chez les vieillards.

On lui distingue une portion faciale et une portion cervicale.

Dans sa portion faciale, son extrémité supérieure porte le nom de *veine angulaire*. Elle est superficielle, visible sous la peau, en avant du ligament palpébral interne, à côté et en dehors de l'artère, dans le sillon qui sépare l'œil du nez. Cette portion s'étend de la racine du nez à la paupière inférieure. De là la veine faciale descend sous l'orbiculaire, puis sous les deux zygomatiques et la graisse de la joue, appliquée contre le buccinateur; elle longe l'extrémité du canal de Sténon, puis le bord antérieur du masséter et coupe perpendiculairement le bord inférieur du maxillaire. A ce niveau elle occupe la dépression osseuse qui est en avant du masséter, toujours en dehors, c'est-à-dire en arrière de l'artère, à moins que celle-ci ne soit très flexueuse.

Dans sa portion cervicale, elle s'enfonce sous le peaucier, dans un sillon de la glande sous-maxillaire; l'aponévrose sous-maxillaire la sépare de l'artère faciale qui est sous l'aponévrose ou engagée dans son épaisseur. Tantôt la veine faciale, abandonnant l'artère, suit le plus court chemin et croise la glande; tantôt, accolée au tronc artériel, elle contourne avec lui le bord supérieur de la glande et décrit une anse où se jette le tronc linguo-pharyngé (Launay).

La veine faciale et ses branches possèdent des fibres musculaires circulaires.

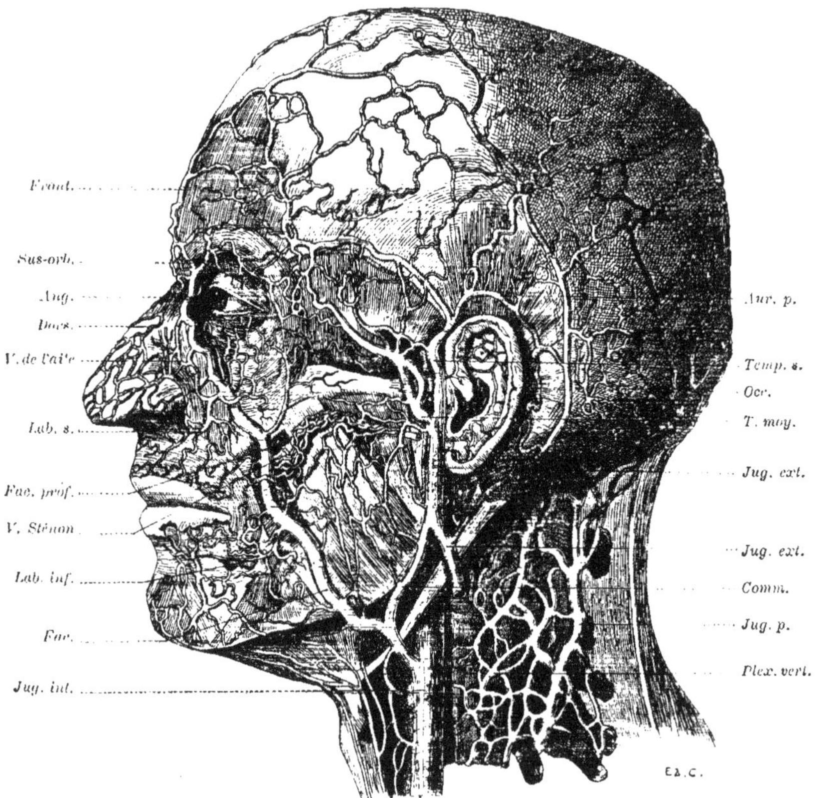

FIG. 517. — Veines de la face (d'après Sesemann).

On lui a décrit des valvules pariétales, dont la plus constante serait située au niveau du canal de Sténon, et des valvules ostiales au débouché de ses branches. On a même soutenu que ces valvules étaient suffisantes; mais en fait elles n'empêchent jamais les injections. Il n'en est pas de même des veines labiales qui sont pourvues de nombreuses valvules ordinairement infranchissables à contre-courant.

Les branches d'origine de la veine faciale sont : les veines frontales, les veines dorsales du nez, la veine sus-orbitaire et l'anastomose avec l'opthalmique. En se combinant de diverses façons, ces veines forment le confluent veineux de l'angle interne de l'œil, le confluent externe étant du domaine de la veine temporale.

1° *Veines frontales.* — Les *veines frontales* (*veine préparate*, c'est-à-dire qui se présente en avant; *vena iracundiæ*, veine de la colère, parce qu'elle se gonfle dans la colère et dans l'état d'effort) sont des veines superficielles, prémusculaires, visibles sous la peau, très grosses chez certains sujets, qui occupent la partie médiane du front. Elles naissent par des branches ramifiées qui s'anastomosent avec les veines temporales et concourent au réseau veineux du cuir chevelu, descendent verticalement par deux troncs anastomosés souvent en plexus, quelquefois par un tronc unique bifurqué à sa terminaison, et aboutissent à une arcade transversale, l'*arcade nasale*, qui siège sur la racine du nez. Cette arcade reçoit sur son bord inférieur les veines dorsales du nez et se continue par ses extrémités avec la veine angulaire. Les veines frontales reçoivent des veines cutanées, musculaires et une veine osseuse.

2° *Veines dorsales du nez.* — Les *veines dorsales du nez*, ou nasales supérieures, sont deux veines ascendantes qui naissent du réseau veineux du lobe et remontent, en longeant le bord antérieur du nez, pour se jeter dans l'arcade nasale. Il y a presque constamment une veine dorsale *accessoire* ou inférieure, qui aboutit à la veine angulaire. Le réseau du lobule est très riche; il est en rapport avec les grosses et nombreuses glandes sébacées de cette région; peut-être a-t-il aussi une fonction calorifique. Il est très sujet à la stase. Ce réseau se déverse dans la faciale par plusieurs voies, par la dorsale en haut, par les labiales supérieures en bas, et surtout latéralement par les veines de l'aile du nez.

3° *Veine sus-orbitaire.* — La *veine sus-orbitaire* est une veine profonde, volumineuse, pouvant atteindre 2 mm. 5 de diamètre, complètement différente de l'artère sus-orbitaire. Elle s'étend transversalement sur l'arcade orbitaire supérieure, depuis l'angle externe de l'œil, où elle s'anastomose largement avec les origines de la temporale moyenne et de la temporale superficielle, jusqu'à l'angle interne. Située sous l'orbiculaire des paupières, elle le perfore pour se jeter dans la veine angulaire. Elle reçoit des veines sourcilières, frontales, une ou plusieurs veines diploïques du frontal, quelques veinules des paupières et souvent la palpébrale supérieure interne. Au niveau de l'échancrure sus-orbitaire, elle communique par une grosse branche avec les origines de l'ophtalmique.

4° *Veine ophtalmique.* — Au niveau de l'angle interne de l'œil, la veine ophtalmique s'anastomose par deux branches avec la veine angulaire. Bien qu'à l'état normal le sang de l'ophtalmique se déverse dans le sinus caverneux, ce courant peut être renversé et l'ophtalmique devient alors une origine importante de la faciale.

Les branches collatérales de la faciale sont nombreuses; les unes abordent le tronc veineux par son bord antérieur : ce sont les veines du nez et des lèvres; les autres, veines de l'œil et de la joue, par son bord postérieur.

[CHARPY.]

1° *Veines palpébrales internes.* — On les distingue, comme les paupières, en supérieure et inférieure. Il y a souvent *deux veines palpébrales supérieures* et presque toujours au moins *deux veines palpébrales inférieures.* Elles ont surtout pour territoire la moitié interne des paupières, la moitié externe appartenant à la temporale. Elles se rendent à l'angulaire.

2° *Veines du sac lacrymal* et *du canal nasal.* — Le canal nasal possède sous sa muqueuse un riche plexus, *plexus lacrymal,* qui se rend, à son extrémité inférieure, dans les veines pituitaires du méat inférieur; à son extrémité supérieure, dans la faciale et dans l'ophtalmique. Il constitue ainsi une voie anastomotique entre ces territoires veineux.

3° *Veines de l'aile du nez* ou veines latérales du nez, veines inférieures. — Ces veines, beaucoup plus développées que les veines dorsales, naissent du plexus du lobule nasal et de toute la surface de l'aile du nez sur laquelle s'étalent leurs ramifications. Elles communiquent avec le riche réseau de la muqueuse pituitaire par trois ou quatre émissaires perforantes, qui émergent tout autour du rebord osseux inférieur ou échancrure piriforme; elles reçoivent aussi les branches du *plexus myrtiforme,* petit plexus serré signalé par Chabbert dans la fossette myrtiforme et que j'ai plusieurs fois injecté; ce plexus s'ouvre aussi dans la faciale par des branches propres. Le tronc collecteur des veines de l'aile remonte obliquement sur le bord postérieur du nez et se jette dans la veine angulaire, au niveau de la paupière inférieure.

4° *Veine labiale supérieure.* — La veine labiale supérieure ou *coronaire labiale supérieure,* n'est pas satellite de l'artère. Elle naît d'un riche éventail veineux qui coupe obliquement la direction de l'orbiculaire et se compose de deux plans ou lames, un plan superficiel et un plan profond, celui-ci sous-musculaire. Elle reçoit aussi une veine de la sous-cloison et une anastomose descendante des veines de l'aile du nez. Le tronc collecteur ascendant gagne le sillon naso-labial et s'ouvre dans la faciale, à la hauteur de l'aile du nez ou même du rebord orbitaire inférieur. Cette terminaison élevée explique comment les phlébites qui compliquent les furoncles des lèvres ont une si grande tendance à envahir la veine angulaire, l'ophtalmique et le sinus caverneux.

On voit souvent une petite *veine labiale moyenne* aller transversalement à la commissure des lèvres.

5° *Veine labiale inférieure* ou *coronaire labiale inférieure.* — Elle a pour origine un réseau semblable. Ordinairement, il y a deux troncs assez grêles obliquement descendants, dont l'inférieur au moins aborde la faciale très bas, dans la portion sous-maxillaire.

6° *Veine malaire* ou *prémalaire.* — Elle part de l'angle externe de l'œil et descend obliquement sur l'os malaire.

7° *Veine faciale profonde.* — La *veine faciale profonde* (Lauth, Henle), veine ophtalmo-faciale de Walter, tronc alvéolaire de Cruveilhier, est une grosse branche constante qui sert tout à la fois d'anastomose entre le plexus ptérygoïdien et la veine faciale, et de voie d'écoulement pour certaines veines de la fosse zygomatique. Son origine a lieu dans cette fosse, sur la tubérosité du maxillaire supérieur, au-dessous de la fente sphéno-maxillaire de l'orbite, par la réunion des veines dentaires supérieures et postérieures avec des branches anastomotiques venues du plexus ptérygoïdien, surtout de sa partie la plus profonde, telle que la veine sphéno-palatine ou nasale postérieure. Ces veines d'origine se disposent quelquefois en un plexus, le *plexus alvéolaire*, appliqué contre la tubérosité maxillaire par des tractus conjonctifs. Elles reçoivent une anastomose de l'ophtalmique inférieure par la fente sphéno-maxillaire, une veine gingivale supérieure et une veine du sinus d'Highmore. Par ces origines, la faciale profonde représente la partie moyenne de l'artère maxillaire interne, c'est-à-dire les branches que cette artère émet dans la région ptérygo-maxillaire. De là le tronc veineux, descendant en bas et en avant, contourne le maxillaire, passe sous l'os malaire et vient déboucher à angle aigu dans la faciale, au niveau de l'aile du nez et de la deuxième grosse molaire supérieure (voy. la fig. 512).

8° *Veines buccales* et *veines massétérines antérieures.* — Plusieurs petites veines proviennent de la peau, du pannicule adipeux, des muscles buccinateur et masséter; d'autres, en avant et en bas, du muscle triangulaire des lèvres.

9° *Veines du canal de Sténon.* — Le canal de Sténon est entouré d'un lacis veineux, *plexus de Sténon*, qui se déverse par une ou deux branches dans la veine faciale.

Les branches collatérales suivantes appartiennent à la portion cervicale de la veine faciale.

10° *Veines sous-maxillaires.* — Une ou plusieurs, émanées de la glande sous-maxillaire.

11° *Veine sous-mentale.* — Ce gros tronc profond, qu'il ne faut pas confondre avec les veines sous-mentales superficielles, branches de la jugulaire antérieure, est satellite de l'artère de même nom. Il naît en avant, entre le mylo-hyoïdien et le digastrique, se dirige en arrière sous le peaucier et reçoit des veines cutanées, musculaires et ganglionnaires. Une anastomose constante, qui perfore le mylo-hyoïdien, l'unit par plusieurs racines aux veines ranines et lui permet de dériver une partie du sang de la langue.

12° *Veine palatine inférieure.* — Satellite de l'artère, elle naît au niveau de l'amygdale, reçoit des veines tonsillaires, palatines et pharyngiennes, et descend sur le côté du pharynx, en avant de la veine pharyngienne. Son origine s'étend parfois jusqu'à la trompe d'Eustache et l'anastomose avec le plexus ptérygoïdien et les veines du trou ovale (Launay).

Branches d'anastomose. — La veine faciale est anastomosée : avec la veine ophtalmique par ses branches d'origine; — avec l'ophtalmique inférieure, par la faciale profonde; — avec le plexus ptérygoïdien, par la faciale profonde, quelquefois par une buccale et par la palatine inférieure; — avec la jugulaire externe, par la communicante intraparotidienne; — avec la jugulaire antérieure, par une branche souvent importante.

Nous avons indiqué comment elle communiquait directement ou indirectement, c'est-à-dire par des réseaux interposés, avec les veines temporales, nasales profondes, linguales, et avec la jugulaire externe par les veines de Sténon, les transverses de la face, les massétérines.

8° VEINE LINGUALE

Le tronc assez court de la veine linguale est divisé en trois branches : les veines profondes, les veines supérieures ou dorsales, les veines inférieures ou ranines. Ces deux dernières sont des veines superficielles. Toutes sont valvulées dans leur trajet.

1° *Veines linguales profondes.* — Les veines profondes, au nombre de

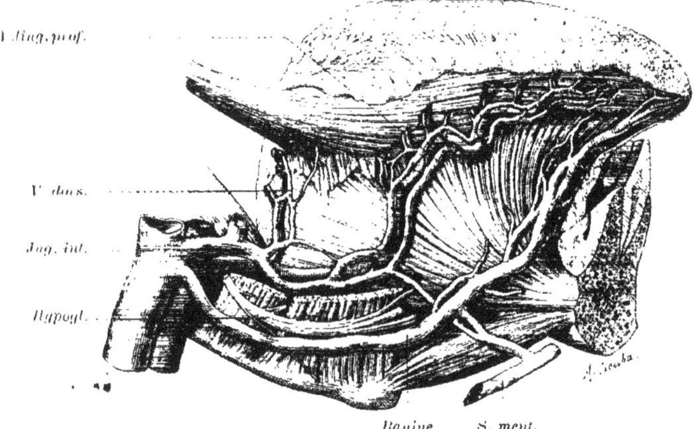

Fig. 518. — Veines de la langue (d'après Hirschfeld ; un peu modifié).

deux, sont très petites et enlacent en plexus l'artère linguale. Ce sont les vraies satellites de l'artère, elles passent avec elle en arrière de l'hyoglosse.

2° *Veines dorsales* (ou supérieures). — Ces veines satellites du rameau dorsal de l'artère linguale naissent du plexus sous-muqueux de la base de la langue. Ce plexus s'étend du V lingual à l'épiglotte. Les veines émissaires, au nombre de 1 ou 2 de chaque côté, souvent accompagnées d'une veine médiane, descendent parallèlement vers l'épiglotte pour se jeter dans le tronc de la linguale, ou dans les veines linguales profondes (voy. *Tube digestif*, fig. 72). Elles sont très superficielles, visibles au laryngoscope, et leur ouverture donne lieu à d'abondantes hémorragies. Luschka, se fondant sur leurs anastomoses nombreuses avec les veines laryngées supérieures, émet l'idée qu'on pourrait les scarifier avantageusement dans les laryngites congestives.

3° *Veines ranines* (ou inférieures). — La *ranine* ou *sublinguale* est une grosse veine sous-muqueuse qu'on voit en relief sur le côté du frein de la langue. Elle commence près de la pointe, dans le sillon qui sépare le génioglosse du lingual inférieur, se dirige en arrière le long du plancher buccal, entre la glande sublinguale et la langue, à côté du canal de Wharton, puis passe sur la face externe de l'hyoglosse et, près de son bord postérieur, se jette dans le tronc commun. Elle est satellite du nerf grand hypoglosse, et dans la recherche de l'artère linguale, c'est elle qu'on aperçoit dans le triangle hypoglosso-hyoïdien, au-dessous du nerf grand hypoglosse ; au-dessus du nerf est ordinairement une autre veine très petite.

Elle reçoit des veines de la langue (muscles et muqueuse), des muscles du

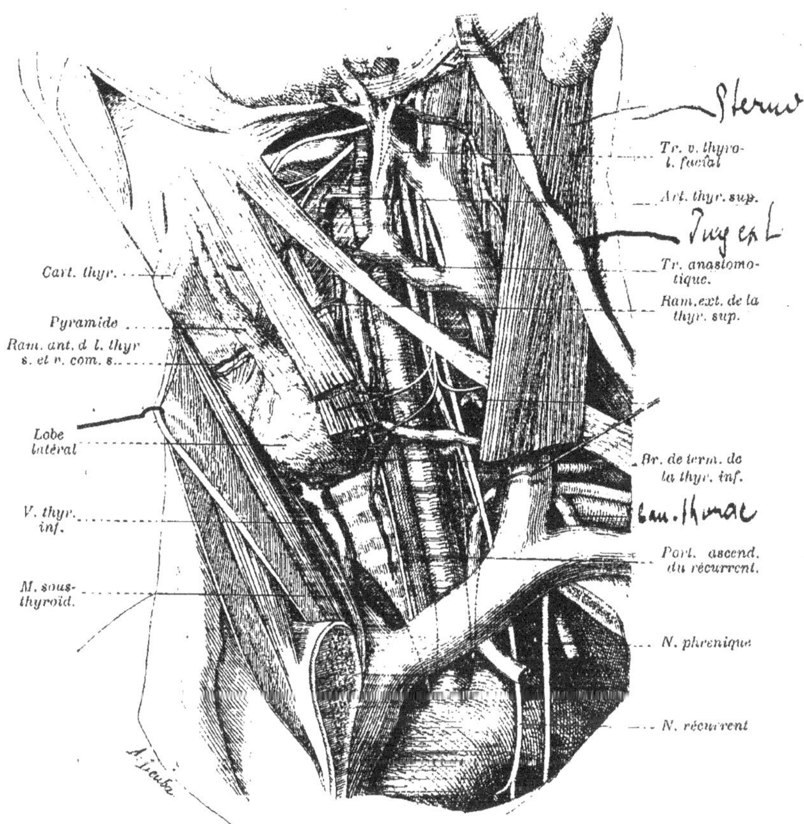

Fig. 519. — Vue latérale des vaisseaux du cou (d'après Velpeau).
Veines thyroïdiennes. — On voit à droite la veine jugulaire externe croiser le sterno-mastoïdien sectionné.

plancher buccal, de la glande sublinguale et de la sous-maxillaire. Ses principales origines linguales se font dans le *plexus latéral*, plexus superficiel considérable dont les veines sont tantôt avalvulaires, tantôt pourvues de valvules résistantes. On saignait autrefois les veines ranines. Launay a signalé une anastomose constante chez l'homme et chez les animaux entre la ranine et la veine sous-mentale profonde, par une perforante qui, de concert avec une branche artérielle analogue, traverse le muscle mylo-hyoïdien. Par cette voie, une part du sang lingual est dérivée hors de la cavité et passe dans la veine faciale.

[CHARPY.]

9° **Thyroïdienne supérieure.** — Des trois veines thyroïdiennes, supérieure, moyenne et inférieure, elle est seule satellite de l'artère correspondante. Elle naît à la partie supérieure de la glande thyroïde, du réseau veineux qui entoure toute cette glande comme d'un filet. Son tronc unique, valvulé d'après Houzé, se dirige en haut et en dehors, croise ordinairement la carotide primitive et se jette dans le tronc linguo-facial. Elle communique avec les veines thyroïdiennes inférieures soit par l'intermédiaire du réseau, soit par des branches directes, et s'anastomose avec celle du côté opposé par une branche transversale, souvent double (*communicante supérieure*), située entre le bord supérieur de l'isthme et le bord inférieur du cartilage cricoïde. Elle est presque toujours anastomosée avec la jugulaire antérieure et avec le plexus pharyngien.

Elle reçoit : 1° la *veine laryngée inférieure* ou *crico-thyroïdienne*, qui perfore la membrane crico-thyroïdienne; 2° la *veine laryngée supérieure*, forte branche, qui provient du larynx et du récessus pharyngo-laryngé, en traversant avec le nerf et l'artère la membrane thyro-hyoïdienne; 3° des *veines sterno-mastoïdiennes*.

10° **Veine pharyngée.** — La veine pharyngée (pharyngée *inférieure*, par opposition à la pharyngée *supérieure* ou ptérygo-palatine), simple ou double, satellite de l'artère pharyngée inférieure, naît du *plexus pharyngien* dont elle est un des principaux émissaires (voy. *Tube digestif*, fig. 96, p. 171). Située sur les côtés du pharynx, près de la base du crâne, elle descend dans l'espace maxillo-pharyngien, à côté de la carotide interne, et se termine directement dans la veine jugulaire interne, au voisinage de l'embouchure de la faciale.

Au-dessous du confluent veineux que nous venons de décrire, la jugulaire interne ne reçoit plus qu'une collatérale régulière, la veine thyroïdienne moyenne.

11° **Veine thyroïdienne moyenne.** — Ce tronc unique, qui ne correspond à aucune artère et qui paraît être complémentaire de la thyroïdienne supérieure, naît de la partie inférieure du lobe latéral de la glande thyroïde, reçoit quelques veines trachéales et laryngées, se porte en dehors et se termine dans la jugulaire interne, à l'union de son tiers moyen avec son tiers inférieur.

Branches d'anastomose. — La jugulaire interne est anastomosée : 1° avec le tronc temporo-maxillaire, c'est-à-dire avec l'origine même de la jugulaire externe, par une branche très commune, qui peut être assez grosse pour que ce tronc devienne une de ses origines ; 2° avec la jugulaire externe, par la communicante intraparotidienne, qui d'ailleurs se rend le plus habituellement à la veine faciale; 3° avec la jugulaire antérieure par plusieurs rameaux; 4° souvent avec la vertébrale, au-dessous de la base du crâne, par une branche qui rappelle l'embouchure normale, chez beaucoup d'animaux, de l'extrémité supérieure de la jugulaire interne rudimentaire dans la veine vertébrale (Luschka).

Ces anastomoses et la suppléance par la jugulaire interne du côté opposé expliquent comment la ligature d'une seule jugulaire interne, faite aseptiquement, est ordinairement sans danger. Sur 91 cas réunis par Rohrsbach, les troubles de la circulation cérébrale n'ont été manifestes que dans un seul cas.

(VAUDEY, *Thèse de Paris*, 1890. — ROHRSBACH. *Beitr. z. klin. Chirurgie*, 1897.)

Territoire de la jugulaire interne. — La jugulaire interne fait défaut chez la plupart des vertébrés, poissons, amphibies, oiseaux et chez un certain nombre de mammifères; leur veine jugulaire unique correspond à la jugulaire externe. Elle apparaît rudimentaire, avec le chien, le lapin. Elle est la veine principale chez les singes, la jugulaire externe subissant, dès l'époque embryonnaire, un arrêt de développement ou une rétrogradation qui la relègue au second plan.

Chez l'homme, son territoire est considérable. Il embrasse : 1° la presque totalité du sang de l'encéphale et une partie de la dure-mère; 2° parmi les organes des sens, l'œil et l'orbite moins les paupières, l'oreille moins l'oreille externe, les fosses nasales dans leur partie supérieure olfactive, la langue; 3° dans la face, tout le visage et une partie du bassin veineux profond de la région temporale; 4° plusieurs viscères, le pharynx, le larynx, une partie du corps thyroïde et de la trachée.

Injection. — La *jugulaire interne* s'injecte facilement dans les deux sens, par les grosses veines des membres ou les veines caves, ou bien par le sinus longitudinal supérieur.

On injecte les *sinus* par la jugulaire interne, ou par le sinus longitudinal supérieur après ligature des jugulaires, le plus haut possible. Il est bon de pousser une injection complémentaire par la veine ophtalmique. Pour injecter le sinus longitudinal supérieur, on pratique une fenêtre à la voûte, on lie la canule sur des épingles ou en se servant d'un ténaculum et on pousse successivement en avant et en arrière.

On remplit les *veines diploïques* en injectant par l'artère méningée moyenne et par le diploé lui-même (Langer). On peut aussi, sur une voûte du crâne sectionnée, utiliser les gros canaux que l'on voit sur la coupe.

Pour injecter les *veines de l'orbite* et le système de la veine ophtalmique en particulier, Festal, après les soins préliminaires (choix d'un sujet maigre et âgé, lavage prolongé, trempage dans l'eau chaude), remplissait d'abord les deux carotides, puis successivement les deux jugulaires externes et les deux jugulaires internes, avec une masse à la gélatine colorée par des couleurs de gouache. — Sesemann a employé la masse à l'huile de lin et à la térébenthine. Sur une tête séparée, il lie les jugulaires internes et pousse par les jugulaires externe et antérieure et par les faciales. Pour injecter spécialement la veine ophtalmique, il faut d'abord pousser par l'angulaire ou la frontale, et pour remplir les collatérales labiales de la faciale, pousser par celle-ci à contre-courant après avoir lié l'angulaire. — Gurwitsch s'est servi de la même matière et a procédé de la même façon. La tête séparée et liée, il pousse par la faciale e la temporale superficielle, et complète par la jugulaire externe et le tronc temporo-maxillaire.

Dans tous ces procédés, on obtient l'injection totale des veines de la tête et des sinus.

Golfe de la jugulaire. — Est le *bulbe* de Haller et des auteurs étrangers. Rüdinger a montré que la largeur du sinus latéral, du trou déchiré et de la fosse jugulaire marchent de pair. La fosse jugulaire est la partie la plus variable du crâne. Quand le sinus latéral correspondant est très petit, la fosse qui lui fait suite peut n'avoir que 5 millimètres de hauteur sur 4 de large; l'orifice vasculaire du trou déchiré est alors plus petit que l'orifice nerveux. Kastoff (1844) avait cru reconnaître un rapport entre l'étroitesse du trou jugulaire avec absence de la fossette, ce qu'il attribuait à une hyperostose du rocher, et certaines formes de folie, notamment la folie suicide. Mais l'invariabilité du canal carotidien dans ces cas, et la présence de dispositions semblables sur des sujets normaux, montrent qu'il s'agit d'une asymétrie congénitale liée à la direction des sinus. — Quand elle est bien développée, la fosse jugulaire et, avec elle, le golfe veineux peuvent s'enfoncer entre l'aqueduc du limaçon et celui du vestibule, à une faible distance du vestibule et de l'ampoule du canal demi-circulaire vertical postérieur, près de la caisse du tympan et à quelques millimètres du méat auditif interne. Rüdinger a vu la paroi externe de l'aqueduc du limaçon et celle de l'aqueduc du vestibule perforées, communiquant avec la fossette jugulaire (voy. Rüdinger. *Ueber den Abfluss des Blutes...*, 1876).

Langer a avancé que le golfe de la jugulaire n'est qu'un coude du sinus latéral, obligé de s'infléchir autour de l'épine jugulaire pour accommoder sa direction horizontale à la direction verticale de la jugulaire interne. Il se fonde sur l'absence du golfe chez le nouveau-né, la direction deux fois infléchie du sinus, et l'abouchement du sinus pétreux inférieur au-dessous de la base du crâne, ce qui indiquerait qu'au-dessus de son embouchure c'est le sinus et non la veine jugulaire qui remplit la fossette. Les arguments de l'auteur ne sont pas décisifs et l'étude de quelques pièces ne m'a pas paru appuyer son opinion. La dilatation de la veine est sans doute produite par le débouché à angle droit du gros sinus, sous une incidence défavorable à l'écoulement; mais cette dilatation appartient à la veine, non au sinus. J'ajouterai que d'après Luschka le golfe de la jugulaire possède la structure veineuse, et que la structure sinusienne (canal fibreux tapissé par la tunique interne) ne commence qu'à l'orifice jugulaire du trou déchiré (voy. Langer. Ueber der Ursprung der inneren Jugularvenen, *C. R. Ac. Sc. de Vienne*, 1884).

Sinus de la jugulaire. — Tenchini a fait de nouvelles recherches sur le sinus (bulbe inférieur) de la jugulaire, déjà bien étudié par Gruber. Il a utilisé 40 sujets dont les veines étaient injectées.

Le sinus jugulaire droit, presque toujours le plus gros des deux ou tout au moins égal, peut atteindre, injecté, 30 millimètres de diamètre. Les valvules n'ont manqué que 10 fois sur 80, et plus souvent à droite. Elles sont aussi suffisantes d'un côté que de l'autre et l'occlusion est complète dans 70 pour 100 des cas.

Ces derniers résultats diffèrent, comme on le voit, des données classiques.

Voy. : Tenchini. *Sul bulbo jugulare inferiore*. Analysé dans le *Jahresb.* de Schwalbe, 1900. — Le travail de Gruber est de 1847. *Abhandlungen aus dem Gebiete....* Berlin.

Variétés et anomalies de la jugulaire interne. — Ne fait jamais défaut, mais quelquefois très grêle à gauche et remplacée par une forte jugulaire antérieure, variété réversive du type animal; — double ou mieux dédoublée avec deux branches égales et volumineuses, mais unique à ses extrémités (plusieurs cas); — percée d'une fente où passe le tendon de l'omo-hyoïdien, par formation insulaire étroite (Williams).

Passe avec le pneumo-gastrique en avant de la carotide primitive (Quain); — reçoit des branches supplémentaires : le tronc temporo-maxillaire (normal pour quelques auteurs), l'intercostale supérieure gauche, une veine bronchique, la laryngée supérieure, la vertébrale, la scapulaire transverse, quelquefois une veine sortant du troisième trou de conjugaison (Chabbert). — Reçoit la veine jugulaire externe au milieu du cou (1 cas), ou bien à sa partie inférieure la branche interne d'une jugulaire externe bifurquée.

Veine faciale. — Dans le tronc linguo-facial, c'est, d'après Rathke, la linguale qui est la branche primitive chez les animaux, la faciale étant une branche collatérale.

J'ai vu la faciale très grêle dans sa partie supérieure, ce qui arrive souvent pour l'artère. — Elle peut recevoir le tronc temporo-maxillaire (faciale postérieure) et constituer alors la *veine faciale commune* : disposition considérée comme normale et typique par Henle. — Débouche quelquefois, comme chez les animaux, dans la jugulaire externe du même côté, en passant sur le sterno-mastoïdien; ou dans celle du côté opposé (Cruveilhier); — ou dans la jugulaire antérieure (cas fréquent), avec laquelle elle est régulièrement anastomosée; — ou dans la convexité d'une arcade commune aux jugulaire externe et antérieure (Cruveilhier).

La veine angulaire est énorme chez le mouton et fréquemment choisie pour la saignée.

Sur la veine faciale, voyez les travaux des auteurs cités à propos de la veine ophtalmique : Festal, Sesemann et Gurwitsch.

Les veines *frontales* présentent des formes très diverses. D'après Gurwitsch, la règle est qu'il y a un tronc médian unique, qui dans la moitié des cas se dirige vers la veine angulaire gauche, et dans l'autre moitié se bifurque en deux branches droite et gauche. Il peut y avoir quatre veines parallèles. L'arcade n'est pas constante; elle peut être sinueuse ou double. Gurwitsch signale une communication de la veine frontale avec le sinus longitudinal supérieur par une perforante médiane.

On saignait autrefois les veines frontales. Mais le sang coule en bavant, et contrairement à ce que croyait Pétrequin, qui préconise cette saignée dans les affections intracrâniennes, les communications avec la circulation cérébrale sont à peu près nulles (Hyrtl).

Les veines *nasales* ou des fosses nasales sont nombreuses. Le riche réseau veineux de la pituitaire, qui prend sur les cornets moyen et inférieur une forme caverneuse, se déverse par plusieurs voies : en avant, dans les veines dorsales et latérales du nez, branches de la faciale, par des perforantes; en arrière dans la maxillaire interne, par les palatines supérieures et sphéno-palatines; en haut dans l'ophtalmique par les deux ethmoïdales.

Les veines *labiales* sont difficiles à injecter, à cause de leurs nombreuses valvules. J'ai souvent échoué. Il faut choisir un sujet âgé, et lier la faciale à ses extrémités pour augmenter la pression. Sur une pièce de Chabbert, que Bonamy considérait d'ailleurs comme unique, les deux lèvres possèdent un plexus annulaire, à mailles très serrées, surtout sur la partie moyenne; il occupe le bord libre, dans l'épaisseur de l'orbiculaire. La forme habituelle du plexus labial est plutôt celle d'un éventail grillagé qui enlace l'orbiculaire et s'effile vers le tronc émissaire.

Les veines labiales inférieures sont souvent éparpillées; on voit quelquefois une veine médiane. Les latérales peuvent aboutir à la jugulaire externe; les rameaux internes vont ordinairement aux veines sous-mentales.

Veines sous-orbitaires. — Ne sont pas régulières. N'existent que 7 fois sur 100 (Gurwitsch).

Veine faciale profonde. — Walter l'a appelée ophtalmo-faciale à cause de ses anastomoses avec les veines orbitaires, anastomoses qui ne se présentent que dans 40 pour 100 des cas. Elle ne manquait qu'une fois sur 21 sujets (Gurwitsch); elle peut être très petite; je l'ai vue émerger de la tubérosité maxillaire par un orifice volumineux. — Le *plexus alvéolaire* signalé par Cruveilhier est inconstant. Gurwitsch ne l'a rencontré que 3 fois sur 21 têtes injectées; Launay ne l'a observé ni chez l'homme ni chez les animaux. — La *veine du sinus* est une émissaire du riche plexus de la muqueuse du sinus maxillaire, plexus indiqué par Gurwitsch; elle perfore la tubérosité.

Veines buccales. — Launay signale une veine buccale assez grosse et constante, satellite de l'artère buccale et du nerf; elle communique en arrière avec les veines temporales profondes. — Le plexus massétérin superficiel se vide en avant dans la faciale par les massétérines antérieures, en arrière dans la temporale, la jugulaire externe, par les massétérines postérieures.

Plexus de Sténon. — Sesemann croit l'avoir découvert; Foucher (*Th. de Paris*, 1854) l'a signalé bien avant lui. Il est si serré dans une injection réussie qu'il masque le conduit et lui constitue une véritable gaine; il assure probablement l'occlusion des parois qui n'ont pas de fibres musculaires: il se déverse par son extrémité postérieure dans la jugulaire externe (ou le tronc temporo-maxillaire) qu'il anastomose ainsi avec la faciale, et par des branches latérales dans les veines massétérines et dans une arcade anastomotique inférieure qui croise le bord inférieur du masséter.

Veine linguale. — Il y a pour ses diverses branches des dénominations différentes suivant les auteurs; j'ai adopté celles de Sappey.

Le tronc de la linguale s'ouvre quelquefois dans la jugulaire externe, — dans la jugulaire antérieure. — Une des trois branches, et même toutes les trois peuvent déboucher isolément dans la jugulaire interne. — Les linguales profondes vont souvent à la veine pharyngienne. — Zuckerkandl a décrit un plexus du canal de Wharton analogue au plexus du canal de Sténon. — On a signalé des veines satellites du nerf lingual; sont petites et paraissent inconstantes.

Les veines de la langue sont souvent variqueuses (MASSON. *Thèse de Bordeaux*, 1880). Ces varicosités qu'on voit dans la diathèse variqueuse, les maladies du cœur ou du poumon, les congestions cérébrales... affectent soit les veines ranines, soit les veines dorsales, c'est-à-dire les veines superficielles. On a vu les veines dorsales de la grosseur d'une plume de corbeau, avec des dilatations ampullaires.

Sur les veines de la langue, voy. ZUCKERKANDL, Zur descrip. und topogr. Anatomie der Zungenvenen. *Wien. med. Jahrb.*, 1876.

Veine thyroïdienne supérieure. — Débouche isolément dans la jugulaire interne (cas fréquent) et figure alors la base du triangle opératoire dans la ligature de la linguale en dehors. — Est beaucoup plus grosse que le tronc linguo-facial. — Reçoit le sinus pétreux inférieur (Theile). — Est accompagnée par une thyroïdienne *accessoire* (Kocker) qui s'ouvre au-dessous d'elle dans la jugulaire interne. L'accessoire existait 10 fois sur 16 sujets, toujours unilatérale, 8 fois à droite (Gaudier).

La *laryngée supérieure* peut s'ouvrir isolément dans le tronc linguo-facial ou dans la jugulaire antérieure.

Luschka décrit trois veines laryngées : 1° une veine laryngée *inférieure*, qui se jette dans le plexus thyroïdien pré- et péritrachéal, tributaire de la veine thyroïdienne inférieure; 2° une veine laryngée *moyenne* ou *crico-thyroïdienne*, grêle; 3° une veine laryngée *supérieure* qui a ses origines dans la gouttière pharyngo-laryngée et communique avec les veines dorsales de la langue et avec l'extrémité inférieure du plexus pharyngé.

Sur les veines du larynx voy. : LUSCHKA, Die Venen des menschlichen Kehlkopfs. *Arch. f. Anat.*, 1869.

Veine pharyngée. — On sait qu'il existe sous la tunique externe du pharynx (voy. Pharynx, p. 169) un vaste plexus qui recouvre sa face postérieure et ses faces latérales. Le *plexus pharyngien* communique avec de nombreuses veines voisines : en bas, avec les thyroïdiennes supérieures et les œsophagiennes ; en haut et latéralement, avec les veines vidiennes et sphéno-palatines du plexus ptérygoïdien, la palatine inférieure de la faciale et la veine vertébrale. Le *plexus tubaire* de la trompe d'Eustache aboutit en partie au plexus ptérygoïdien, en partie au plexus pharyngien. Il en est de même du *plexus tonsillaire* de l'amygdale palatine, dont la partie antérieure est tributaire des veines pharyngiennes et des veines linguales, la partie postérieure se rendant aux veines ptérygoïdiennes. Le rameau méningé de l'artère pharyngienne est accompagné d'une veine, souvent considérable, qui descend de la base du crâne, où elle s'anastomose avec le plexus condylien antérieur (*veine pharyngo-condylienne* de Labbé). Une veine médiane descend quelquefois de l'apophyse basilaire.

Le plexus pharyngien se déverse par des émissaires multiples, non seulement par la veine pharyngée, mais encore par la palatine inférieure et la thyroïdienne supérieure.

La veine pharyngée s'ouvre quelquefois dans le tronc linguo-facial. — Elle peut recevoir les veines occipitales profondes. Theile signale une veine pharyngienne accessoire qui débouche dans la faciale.

Veine thyroïdienne moyenne. — Certains auteurs la disent constante, d'autres pensent qu'elle manque souvent, d'autres enfin que son absence est la règle. — Assez souvent deux de chaque côté (thyroïdienne moyenne *accessoire*).

BRANCHES D'ORIGINE DE LA JUGULAIRE INTERNE

SINUS CRANIENS

La veine jugulaire interne a pour origine les sinus crâniens; par convergence successive ils aboutissent à un tronc commun, le sinus latéral, qui au niveau du trou déchiré postérieur se continue avec la jugulaire interne.

Les *sinus crâniens* sont des canaux fibreux, collecteurs des veines du cerveau et de l'œil; ils reçoivent aussi quelques veines osseuses et méningées. Ils occupent des gouttières creusées sur la face interne du crâne, et se logent dans les grandes dépressions de l'encéphale, la scissure interhémisphérique, l'excavation centrale de la base, le sillon qui sépare le cervelet du cerveau.

Leur forme est en général prismatique ou cylindrique. Le sinus longitudinal supérieur, le sinus droit, le sinus latéral, sont prismatiques, à section triangulaire. Quelques-uns sont plexiformes et irréguliers.

Leur structure fibreuse, l'absence de valvules, la présence de brides ou de travées dans leur intérieur sont autant de traits caractéristiques.

Leur paroi se compose d'une tunique externe, fibreuse, épaisse, qui appartient à la dure-mère, et d'une tunique interne veineuse. La tunique externe, durale, remplace la tunique adventice et la tunique musculaire; elle est produite par le dédoublement des deux feuillets de la dure-mère ou peut-être par le plissement du feuillet interne. Elle est essentiellement fibreuse, pauvre en fibres élastiques; les faisceaux conjonctifs sont longitudinaux en dedans, et circulaires en dehors; d'autres fois il y a plusieurs couches alternantes. Elle possède des vasa vasorum et des nerfs, nerfs sinusiens de Luschka, dont quelques-uns se terminent par des corpuscules de Pacini (Krause). On présume que ces nerfs sont en rapport avec la régulation de la circulation. La tunique interne n'est autre que la tunique interne des veines extracrâniennes se prolongeant dans les sinus fibreux qu'elle tapisse; ainsi s'explique la propagation dans le crâne des phlébites extérieures. Elle est mince et délicate, et se compose d'un endothélium reposant sur une couche élastique à réseau fin et serré, qui présente une direction longitudinale. Luschka ajoute que l'endothélium peut manquer par place et que dans certains points il est doublé d'une membrane limitante très fine. Il n'y a nulle part de fibres musculaires.

Sur le réseau sous-endothélial, voy. : Triepel, Die Strucktur der Gehirnvenen. *Anat. Hefte*, 1898.

Les sinus n'ont pas de *valvules*. Certaines de leurs veines afférentes, s'abouchant obliquement, présentent à leur ouverture un éperon qui brise le courant, mais n'empêche pas les injections de passer.

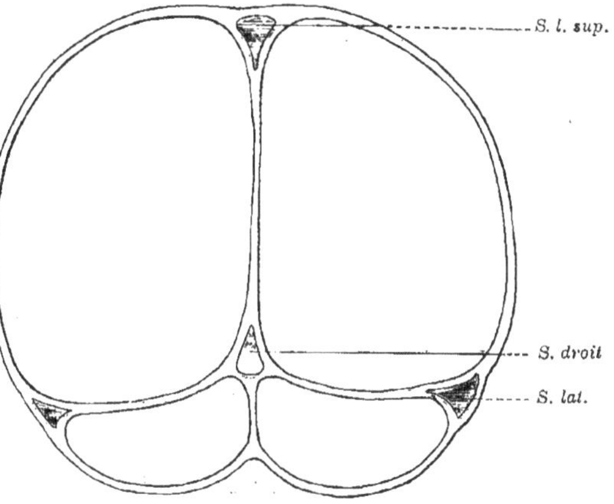

Fig. 520. — Forme des sinus.

Coupe frontale passant par la région postérieure de la tête et montrant la forme triangulaire des principaux sinus.

On rencontre dans plusieurs sinus des *brides* ou *cordes de Willis* tendues en sens divers d'une paroi à l'autre. Dans le sinus longitudinal supérieur elles sont fermes, comme les cordages tendineux du cœur; dans le sinus droit, le sinus latéral et le sinus occipital transverse, elles sont ordinairement molles et rougeâtres. D'autres fois, ce sont de véritables *cloisons* continues, ayant 1 centimètre et plus de longueur, placées de champ dans le sinus qu'elles dédoublent, plus rarement en sens horizontal. Enfin ces brides s'unissent en *réticulum* dans le sinus caverneux, le sinus carotidien, le sinus occipital antérieur, les lacs sanguins, tous sinus qui dérivent de plexus veineux transformés, à la fin de la vie fœtale ou même tardivement, en cavités cloisonnées.

En raison de leur structure, les sinus sont béants sur la coupe et très peu extensibles, si peu extensibles que les injections les rendent à peine plus apparents. Malgré leur béance, les hémorragies s'arrêtent facilement et l'entrée de l'air est extrêmement rare; leurs blessures sont loin de présenter la gravité qu'on aurait pu prévoir. Sans doute la rigidité et l'immobilité des parois compensent les dangers de la béance permanente; car, dans les veines ouvertes, ce sont surtout les mouvements des muscles voisins ou l'extension des veines sectionnées qui provoquent l'appel de l'air dans le canal veineux. Genzmer, cité par Kœnig, à propos d'un cas de mort subite chez une opérée de Volkmann, à laquelle on avait ouvert le sinus longitudinal supérieur, a recherché sur des chiens les conditions qui favorisent l'entrée de l'air dans les sinus. Cette aspiration se produit quand les animaux ont été anémiés par une perte de sang considérable et qu'on provoque ensuite une dyspnée artificielle (voy. aussi plus loin à l'*Veine vertébrale*).

On compte ordinairement 15 sinus; mais on oublie les deux sinus sphéno-pariétaux, les deux sinus carotidiens et les deux sinus pétro-occipitaux, ce qui fait 21. A l'exception des deux derniers qui sont creusés sur la face externe de la base crânienne, tous les autres sont dans la cavité du crâne. Cinq sont impairs et médians : le sinus longitudinal supérieur, le sinus longitudinal inférieur, le sinus droit, le sinus circulaire et le sinus occipital transverse; tous les autres sont pairs. Superposés sur trois étages : un étage supérieur qui comprend le sinus longitudinal supérieur et les sinus latéraux; un étage moyen, pour le sinus longitudinal inférieur et le sinus droit; un étage inférieur pour les sinus de la base, ils convergent tous dans leurs branchements successifs vers le trou déchiré postérieur, disposition qui semble due à l'attitude verticale, car chez les animaux dont la tête est inclinée et dont le trou occipital est vertical, les sinus de la base sont peu développés et les sinus latéraux sortant par les trous temporaux, au niveau de l'articulation temporo-maxillaire, débouchent dans la veine jugulaire externe.

Lacs sanguins. — Les *lacs sanguins* (Trolard) sont des cavités lacunaires creusées dans l'épaisseur de la dure-mère et annexées aux sinus. Ces cavités ont la forme d'ampoules rondes ou allongées, mesurant en moyenne 1 centimètre en longueur, jusqu'à 3 centimètres quand plusieurs d'entre elles se fusionnent. Leur structure est aréolaire, et leur face interne, ainsi que celle des travées, est tapissée par un endothélium; elles contiennent du sang veineux. Elles reçoivent des veines méningées et des veines diploïques, dont elles ne sont d'ailleurs qu'une dilatation, et communiquent avec les veines cérébrales et avec les sinus. Les veines cérébrales passent à côté d'elles ou en dessous et communiquent avec elles par un ou deux petits orifices. Il en est de même des sinus qui leur sont reliés tantôt par des fenêtres unies ou grillagées, tantôt par des troncules de quelques millimètres de longueur.

Les lacs sanguins passent par les trois phases de plexus veineux, d'ampoules lacunaires et de cavités pacchioniennes. Ils se constituent aux dépens du réseau veineux de la face externe de la dure-mère. Ces réseaux en se dilatant forment des amas de gros et de petits vaisseaux, unis au sinus voisin par l'extrémité des branches veineuses: c'est ce que montrent les corrosions (Langer). De bonne heure les réseaux, en fusionnant leurs parois, prennent la forme caverneuse, car on peut observer des lacs sanguins même chez les enfants. C'est d'ailleurs de la même façon, par la transformation lacunaire de plexus veineux, que se développent le sinus caverneux, le sinus carotidien, le sinus occipital transverse et les occipitaux postérieurs. Les lacs une fois formés s'étendent d'abord en surface, plus tard en épaisseur, et soulèvent le feuillet dural qui leur sert de voûte. Avec l'âge, ils font de plus en plus saillie à l'extérieur et creusent à la face interne du crâne des cuvettes ou dépressions anfractueuses, caractéristiques du crâne sénile. La voûte durale se résorbe et le lac s'ouvre dans le diploé; quelquefois même il proémine à l'extérieur du crâne. Ses travées peuvent s'ossifier. En même temps qu'ils s'accroissent et prennent cette

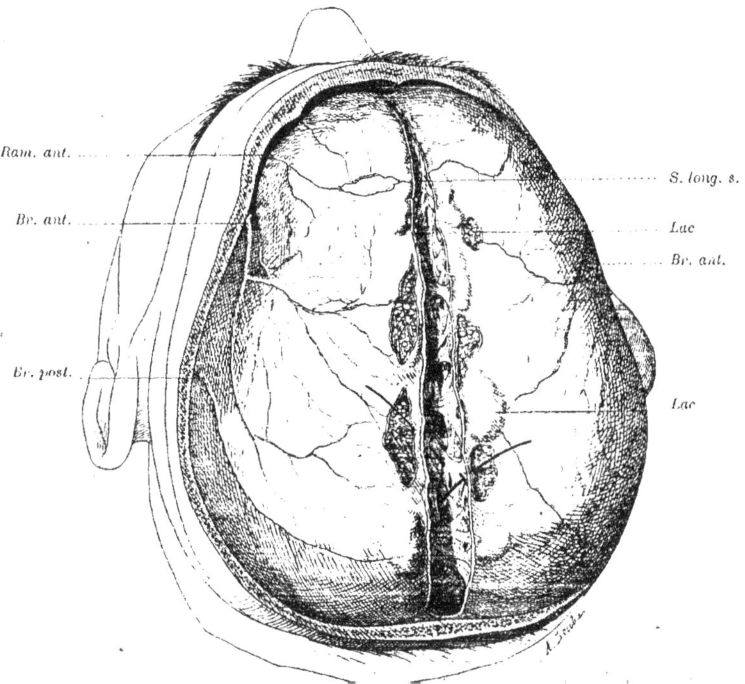

FIG. 521. — Lacs sanguins et veines méningées.

La paroi supérieure des lacs et du sinus longitudinal supérieur a été excisée. Des crins engagés montrent la communication des lacs avec le sinus. Les veines méningées sont figurées simples. — Voy. aussi les figures 98 et 99 de la Névrologie.

forme, les lacs sont envahis par les granulations de Pacchioni qui, nées du tissu sous-arachnoïdien, traversent en la déprimant la paroi inférieure et s'étalent en tapis sur leur plancher (voy. *Névrologie*, p. 143). Ce n'est toutefois là qu'une complication, un accident, et ce ne sont pas les granulations qui produisent les ampoules veineuses; car, ainsi que nous l'avons dit, les lacs sanguins se forment dès les premiers mois de la vie et parfois chez l'adulte ne renferment aucune granulation; d'autre part, ces dernières envahissent tout aussi bien d'autres espaces creux, tels que les sinus ou les veines méningées.

Les lacs sanguins se rencontrent le long de plusieurs sinus et sont presque toujours bilatéraux et symétriques : 1° le long du sinus longitudinal supérieur; les plus gros et les plus constants siègent dans la région fronto-pariétale, sur

[*CHARPY.*]

le trajet de la branche antérieure de la veine méningée moyenne; 2° dans la tente du cervelet, le long du sinus latéral; il y en a ordinairement un vers la ligne médiane et l'autre vers l'angle externe; 3° dans la fosse moyenne ou temporo-sphénoïdale de la base, sur le trajet de la veine méningée; ils sont souvent très gros; 4° de plus petits, près du sinus droit. Tous ces lacs sont à peu près constants.

Leur rôle paraît être celui de réservoirs chargés de régulariser la circulation veineuse du cerveau; aussi Labbé les a-t-il appelés *lacs dérivatifs de sûreté*. Leur structure aréolaire et leur situation en dehors des grandes voies sanguines font présumer que la circulation doit y être ralentie; ils sont d'ailleurs très prédisposés aux thromboses.

On a divisé les sinus en impairs et pairs, en torculariens et atorculariens, suivant qu'ils se rendent ou non au pressoir d'Hérophile (*torcular*, pressoir). La classification la plus naturelle, la plus conforme à la théorie vertébrale du crâne et à la direction même des deux grands courants du sang intracrânien, est celle qui divise les sinus en deux catégories : les sinus de la voûte et les sinus de la base.

Sinus de la voûte	Sinus longitudinal supérieur. Sinus longitudinal inférieur. Sinus droit. Sinus latéraux (pairs). Sinus occipitaux postérieurs (pairs).
Sinus de la base	Sinus sphéno-pariétaux ou de Breschet (pairs). Sinus caverneux (pairs). Sinus coronaire. Sinus carotidiens (pairs). Sinus pétreux supérieurs (pairs). Sinus pétreux inférieurs (pairs). Sinus occipital transverse ou antérieur. Sinus pétro-occipitaux (pairs).

Il existe encore d'autres petits sinus inconstants, les sinus pétro-squammeux, les sinus condyliens. Nous les mentionnerons au cours de la description.

I. — SINUS DE LA VOUTE

SINUS LONGITUDINAL SUPÉRIEUR

Le *sinus longitudinal supérieur* ou sinus triangulaire, impair et médian, occupe toute la longueur du bord convexe de la faux du cerveau et, avec lui, la gouttière sagittale creusée sur les trois os frontal, pariétal et occipital; comme cette gouttière, il est ordinairement un peu dévié à droite de la ligne médiane. Sa forme est celle d'un prisme triangulaire à base supérieure, les deux faces latérales regardant la face interne de l'hémisphère; plein, il devient ovalaire sur la coupe. Son calibre, qui va croissant d'avant en arrière, est de 1 à 2 millimètres à son origine et atteint 8 à 9 millimètres près de sa terminaison. Son extrémité antérieure commence en cul-de-sac sous forme veineuse, dans le canal du trou borgne, et ne se constitue à l'état de sinus qu'au-dessus de l'apophyse crista-galli; son extrémité postérieure s'ouvre ordinairement dans un des sinus latéraux, le droit le plus souvent, avec lequel il se continue à plein canal; quelquefois dans le sinus latéral gauche; plus rarement dans les deux sinus à la fois ou dans un réservoir commun (pressoir d'Hérophile). Sa cavité est fréquemment traversée par des brides espacées ou rapprochées, qui sont jetées transversalement d'une paroi à l'autre et peuvent masquer les orifices veineux (*trabécules, cordes de Willis*). Fréquemment aussi, chez les personnes âgées, elle est envahie par les granulations de Pacchioni qui proéminent à son intérieur.

Il est anastomosé quelquefois avec le sinus longitudinal inférieur; — régu-

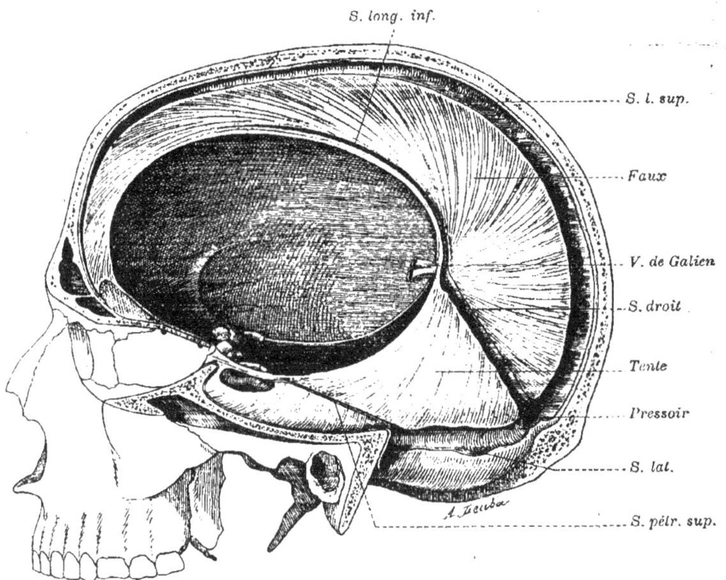

Fig. 522. Sinus de la voûte (d'après Sapper)

lièrement à sa partie antérieure avec les veines ethmoïdales, tributaires de l'ophtalmique; — avec les veines méningées moyennes et le sinus de Breschet, soit directement, soit par l'intermédiaire des lacs sanguins.

Le sinus longitudinal supérieur reçoit : 1° le *réseau veineux du trou borgne*, réseau qui provient uniquement du bouchon fibreux conique par lequel le sommet de la faux s'insère dans le canal osseux; exceptionnellement il s'y adjoint une veine dite du *trou borgne* ou *veine ethmoïdo-frontale*; — 2° une veine cérébrale du *lobule orbitaire*, qui est une branche aberrante de la veine ethmoïdale antérieure et fait communiquer le sinus avec les veines pituitaires (Zuckerkandl); — 3° des *veines durales* provenant de la dure-mère, hors du territoire des veines méningées moyennes; — 4° des *veines osseuses* ou *diploïques*, dont quelques-unes traversent la suture sagittale et sont des veines émissaires, telles que les émissaires de Santorini. Les corrosions montrent que les veines durales et les veines osseuses abordent surtout le sinus par sa face supérieure; — 5° les *veines cérébrales supérieures* (voy. *Névrologie*, p. 598). Je rappellerai que ces veines, nées des faces externe et interne de l'hémisphère cérébral, sont au nombre de dix à quinze, qu'elles franchissent librement dans l'espace sous-arachnoïdien la distance qui sépare du sinus le bord supérieur du cerveau, que la moitié au moins, suivant un trajet rétrograde, rampent enclavées dans l'épaisseur de la faux ou des parois du sinus pour venir, après un parcours plus ou moins long, s'ouvrir obliquement et à contre-courant. Cette ouverture oblique, analogue à celle de l'uretère dans la vessie, produit sur un des bords une saillie en éperon dans laquelle on a voulu voir une disposition valvulaire. On sait aussi qu'il y a au voisinage de la scissure de Rolando une veine plus grosse, la *grande veine anastomotique de Trolard*, et quelquefois en arrière d'elle une autre un peu moins volumineuse, la *petite anastomotique de Labbé*.

Nous avons dit, à propos des lacs sanguins qui avoisinent le sinus, que ces ampoules veineuses, où se jettent des veines méningées et des veines osseuses, communiquent avec la paroi latérale du sinus par de petits orifices ou des troncs très courts, et qu'ils pouvaient servir de réservoirs de décharge.

SINUS LONGITUDINAL INFÉRIEUR

Le *sinus longitudinal inférieur*, impair et médian, est tantôt un sinus, tantôt une simple veine, qui occupe la moitié postérieure du bord libre ou bord inférieur de la faux du cerveau. Très étroit, son volume croît d'avant en arrière; sa forme est arrondie. Son extrémité antérieure est en cul-de-sac; son extrémité postérieure s'ouvre à l'origine du sinus droit. Il reçoit normalement des veines de la faux, et quelquefois des veines du corps calleux.

SINUS DROIT

Également impair et médian, le sinus droit (sinus perpendiculaire, sinus de la tente) est situé sur la partie médiane de la tente du cervelet, dans l'épaisseur de la base de la grande faux; comme cette base, il est oblique à 45° en bas et en arrière, inclinaison qui varie d'ailleurs selon les sujets. Sa forme est prismatique triangulaire, à arête supérieure. Son diamètre moyen est de 4 à 5 millimètres, et croît d'avant en arrière; près de sa terminaison, ce canal présente ordinairement une petite ampoule, qui peut communiquer par un orifice latéral avec le sinus latéral adjacent (Dumont). L'extrémité antérieure du sinus fait suite au sinus longitudinal inférieur; son extrémité postérieure débouche par un orifice ovale, quelquefois grillagé, dans le petit sinus latéral, c'est-à-dire celui qui ne reçoit pas le sinus longitudinal supérieur, et qui en règle générale est le sinus gauche; plus rarement dans celui de droite ou bien dans le pressoir, quand celui-ci existe sous forme de réservoir véritable.

Il reçoit le sinus longitudinal inférieur; — près de son origine, la *veine de Galien*, qui se recourbe pour aborder le sinus, presque à contre-courant, de bas en haut et d'arrière en avant (voy. *Névrologie*, fig. 395); son orifice est une fente étroite, de 5 millimètres, située sur la ligne médiane; — deux grosses veines *cérébrales inférieures* et *moyennes*, l'une antérieure, l'autre postérieure, qui viennent surtout du cunéus et du précunéus; — la veine *cérébelleuse médiane supérieure*, quand elle ne se jette pas dans la veine de Galien ou dans la veine basilaire; — des veines de la tente du cervelet.

Le sinus droit présente quelquefois des brides à son intérieur et de petits lacs sanguins voisins. Son rôle principal est d'amener au pressoir le sang des veines centrales du cerveau et d'un certain nombre de veines hémisphériques. On a supposé que le sinus longitudinal inférieur lui servait de canal de décharge.

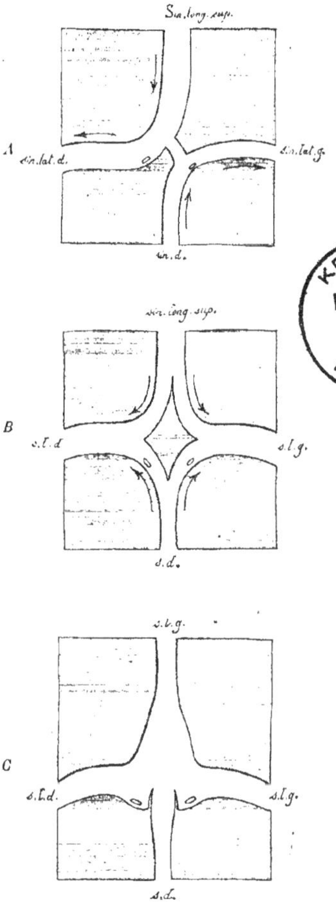

Pressoir d'Hérophile. — Le *pressoir d'Hérophile* est le confluent des sinus de la voûte (*confluent postérieur* ou occipital de Cruveilhier); six sinus y font leur jonction ou tout au moins s'y rencontrent : le sinus longitudinal supérieur et le sinus droit, qui sont les canaux afférents; les sinus latéraux et les sinus occipitaux postérieurs, qui sont les canaux efférents. Il est situé au niveau de la protubérance occipitale interne.

Il suffit d'ouvrir les sinus à leur carrefour, sur un certain nombre de sujets, pour voir qu'ils affectent des dispositions très variées, que l'on peut ramener à trois types principaux, suivant qu'ils sont simplement adossés, ou réunis en ilot, ou fusionnés en un réservoir commun.

Fig. 523. — Pressoir d'Hérophile : types principaux (schéma).

A, sinus adossés. — B, sinus en ilot. — C, sinus fusionnés.

1° *Sinus adossés.* — Le sinus longitudinal supérieur passe tout entier dans un des sinus latéraux, et le sinus droit dans l'autre sinus latéral. A leur point d'adossement, ils communiquent soit par des fenêtres percées dans la paroi commune, soit par un bras canaliculé très court qui va d'un coude à l'autre. Les fenêtres, au nombre de 1 à 3, sont des orifices de 5 millimètres en moyenne; leur bord supérieur est tranchant et fibreux. Souvent un éperon fibreux, en forme de digue, se voit au-dessus de l'orifice ou des bras de communication, comme pour diriger le courant. Ce type se rencontre dans la moitié des cas, d'après les recherches de Dumont sur 50 sujets. Dans les trois quarts des cas, c'est dans le sinus latéral droit que se jette le sinus longitudinal; la disposition inverse est donc la minorité. Dans une variété de ce type, le sinus longitudinal supérieur, un peu avant son coude, est relié par une petite branche accessoire avec le sinus latéral opposé.

2° *Sinus en îlot.* — Le sinus longitudinal et le sinus droit se bifurquent tous deux et circonscrivent un îlot losangique de dure-mère sur la protubérance occipitale, à l'intersection de la tente et de la grande faux. La dure-mère épaissie se prolonge souvent en éperon à l'angle supérieur ; l'éperon lui-même peut être perforé, ou bien encore un petit canal transversal réunit les deux angles latéraux. Rarement les quatre branches sont égales; le sinus longitudinal supérieur surtout a presque toujours sa branche droite plus forte. Cette forme existe 30 fois sur 100.

3° *Sinus fusionnés.* — Les sinus se réunissent en un réservoir commun (20 pour 100). Exceptionnellement la forme de ce réservoir correspond à l'idée classique du pressoir. Le sinus longitudinal supérieur se dilate, à sa terminaison, en une ampoule de 15 millimètres de diamètre au plus, au milieu de laquelle débouche le sinus droit.

Le sang contenu dans le pressoir ou dans l'extrémité des canaux se déverse dans les sinus latéraux et les sinus occipitaux postérieurs, qui descendent sur les côtés et au milieu de l'écaille occipitale, en convergeant vers le trou déchiré postérieur. A ce niveau aussi vient s'ouvrir l'*émissaire occipitale* et quelquefois une veine cérébelleuse postérieure médiane.

SINUS LATÉRAUX

Les *sinus latéraux* ou *sinus transverses*, pairs et symétriques, situés dans la partie postérieure et inférieure du crâne, s'étendent de la protubérance occipitale interne au trou déchiré postérieur, c'est-à-dire du confluent des sinus à la veine jugulaire interne qu'ils constituent. Leur volume croît de leur origine à leur terminaison et atteint 1 centimètre de diamètre. Ils sont rarement égaux et presque toujours asymétriques de droite à gauche; dans les trois quarts des cas, le sinus droit est plus large (9 à 12 millimètres), *sinus major*, et est en même temps un peu plus élevé; le gauche, le plus étroit (3 à 5 millimètres), *sinus minor*; les gouttières osseuses traduisent exactement ces différences. Leur surface est lisse et présente fréquemment des brides, 1 fois sur 5 d'un côté; j'en ai vu souvent chez les nouveau-nés. Elle peut être envahie par les granulations de Pacchioni. Plusieurs lacs sanguins, creusés dans la tente du cervelet et placés généralement près de leurs angles interne et externe, leur sont annexés.

Chaque sinus latéral décrit un trajet arqué en fer à cheval, dont les courbures varient suivant la forme de l'occipital. On leur reconnaît deux portions, une horizontale et une verticale, réunies par un angle ou coude. La *portion horizontale* ou *occipitale* est logée dans la gouttière latérale de l'occipital, et fait saillie hors du sillon crânien. Elle est creusée dans la tente du cervelet et répond à la moitié postérieure de la grande circonférence de cet organe. Sa forme est celle d'un prisme triangulaire, à base postérieure, avec deux faces, l'une supérieure, l'autre inférieure, sur lesquelles s'appuient le cerveau et le cervelet; son arête s'enfonce dans la scissure cérébro-cérébelleuse. Elle s'étend du confluent à l'extrémité externe du bord supérieur du rocher.

La *portion verticale* ou *temporale*, *sinus sigmoïde* de beaucoup d'auteurs étrangers, arrondie en demi-cylindre à convexité inférieure, profondément enchâssée dans l'os qu'elle ne déborde pas, occupe la gouttière mastoïdienne. Cette gouttière, qui contourne en arrière la base du rocher, correspond ordinairement, sur le plan transversal, au tiers moyen de l'apophyse mastoïde (Poirier) et est séparée de la face externe de cette apophyse par une épaisseur d'os qui varie entre 3 et 12 millimètres. Ces rapports du sinus avec le temporal nous expliquent la fréquence de ses thromboses dans les caries de cet os. Après avoir suivi la gouttière mastoïdienne, le sinus se relève pour contourner l'apophyse jugulaire de l'occipital sur laquelle se continue la gouttière, et décrit ainsi une nouvelle courbure, à concavité antéro-externe, qui l'amène à l'extrémité postérieure élargie (orifice jugulaire) du trou déchiré; à ce niveau, il se continue à plein canal avec la veine jugulaire interne qui occupe la fosse jugulaire. La largeur de cette fosse et celle de l'orifice jugulaire du trou déchiré sont proportionnelles au volume du sinus. Une épine osseuse, apophyse intra-jugulaire, sépare le sinus d'avec les nerfs mixtes à l'entrée du trou déchiré (voy. la fig. 515).

Le sinus latéral reçoit les veines suivantes : 1° à droite ou à gauche, plus rarement des deux côtés, le *sinus droit*; — 2° également près de son origine, les *sinus occipitaux postérieurs*, s'ouvrant dans un seul sinus ou dans les deux; — 3° les *veines cérébrales inférieures* et *postérieures*, groupe de quatre ou cinq branches, souvent réunies en un tronc commun, qui se dirige d'avant en arrière et s'ouvre dans la partie horizontale du sinus ou dans un des lacs sanguins; — 4° les *veines latérales postérieures* du cervelet qui se comportent de la même façon; — 5° le *sinus pétreux supérieur* au niveau de son coude; — 6° les *veines de l'aqueduc du vestibule*, qui proviennent des canaux demi-circulaires et se jettent d'autres fois dans le sinus pétreux inférieur.

Les branches afférentes inconstantes sont : la diploïque temporale postérieure, — la petite anastomotique de Labbé, — le *sinus pétro-squammeux*, sinus anormal chez l'homme, qui part du coude du sinus latéral, descend en avant entre la pyramide et l'écaille temporale, et se termine dans un orifice spécial, le trou temporal, ou dans le trou sphéno-épineux.

Le sinus latéral présente une communication importante avec les veines extracrâniennes par la *veine émissaire mastoïdienne*, qui passe par le trou ou canal mastoïdien et débouche dans les veines occipitales. L'orifice interne de ce canal est au milieu de la gouttière temporale. Souvent des phlébites extérieures ont envahi le sinus latéral par ce chemin; c'est aussi la raison qui a fait de la région mastoïdienne un lieu d'élection pour les émissions sanguines. Dans des cas exceptionnels, l'émissaire mastoïdienne est l'origine presque exclusive de la veine jugulaire externe (Luschka). Le sinus latéral communique aussi quelquefois avec les plexus extrarachidiens sous-occipitaux par les veines condyliennes postérieures.

SINUS OCCIPITAUX POSTÉRIEURS

Les *sinus occipitaux postérieurs* (sous-occipitaux proprement dits), pairs et en partie médians, occupent les fosses occipitales inférieures et s'étendent d'une extrémité à l'autre du sinus latéral correspondant; ils figurent la corde de l'arc décrit par ce sinus. Ce sont les plus petits de tous les sinus : 2 millimètres de diamètre. Ils se composent de deux parties : une partie verticale, qui descend dans la faux du cervelet, le long de la crête occipitale interne ; une partie horizontale ou antérieure, dite encore *sinus marginal*, partie très ténue qui contourne le bord postérieur du trou occipital, dans le sillon marginal, et débouche, un peu au-dessus du trou déchiré, dans le sinus latéral, sur le côté interne de son extrémité antérieure. Dans l'épaisseur de la faux, les deux sinus sont accolés et le plus souvent se fusionnent en un tronc unique et médian, qui s'ouvre par un orifice unique dans l'extrémité supérieure du sinus latéral ou dans le pressoir même. Cet orifice a ordinairement la grosseur d'un stylet.

Ils reçoivent des veines durales et diploétiques et des veinules du cervelet. Ils communiquent avec le plexus rachidien postérieur du trou occipital par des branches émanées de leur angle de bifurcation. Henle pense que le courant est ascendant dans ces branches, parce que leurs troncs sont près du sinus.

Les sinus occipitaux postérieurs sont moins des canaux collecteurs de veines que des canaux d'anastomose entre les sinus latéraux auxquels ils servent de voie de décharge, comme aussi entre les sinus de la voûte et les sinus rachidiens. A ce dernier point de vue, ils sont complétés par les sinus occipitaux antérieurs qui unissent les sinus de la base aux veines rachidiennes.

II. SINUS DE LA BASE

Le sinus caverneux est le véritable centre des sinus de la base; c'est à lui qu'arrivent ou c'est de lui qu'émanent tous les autres sinus de cette région; ils sont ses affluents ou ses émissaires.

SINUS CAVERNEUX

Pairs, symétriques, les sinus caverneux occupent les côtés de la selle turcique ou fosse pituitaire et s'étendent du sommet du rocher à la fente sphénoïdale. La longueur du sinus est de 2 centimètres; plein, il a 1 centimètre de large. Sa forme est celle d'un cube irrégulier allongé d'avant en arrière. On lui décrit quatre parois et deux extrémités. Sa paroi interne répond à la face latérale du corps du sphénoïde et à la glande pituitaire qu'entoure le sinus circulaire. Sa paroi externe, très étendue, est constituée exclusivement par la dure-mère qui émane de la tente du cervelet, et contient plusieurs nerfs dans son épaisseur. Sa paroi inférieure, oblique, repose sur la base ou racine de la grande aile du sphénoïde; elle est percée par la gouttière caverneuse; sa paroi supérieure est le prolongement latéral de la tente ou diaphragme de l'hypophyse (glande pituitaire); elle est perforée en avant par l'artère carotide. L'extrémité antérieure confine à la partie la plus interne de la fente sphénoïdale et reçoit la veine ophtalmique et le sinus de Breschet. L'extrémité postérieure, située au sommet du rocher, au-dessous de l'apophyse clinoïde postérieure, se continue avec les origines des sinus pétreux supérieur, pétreux inférieur et occipital transverse, qui forment à ce niveau un confluent veineux, le *confluent latéral antérieur* de Cruveilhier.

La cavité du sinus, tapissée par la tunique interne veineuse qui repose sur la paroi durale, est remplie par un tissu aréolaire qui se prolonge dans le sinus carotidien, le sinus pétro-occipital et le sinus occipital transverse. Winslow, qui le comparait au parenchyme de la rate ou au corps spongieux de l'urètre, a, pour cela, appelé *caverneux* le sinus qui le contient. Ce tissu est composé

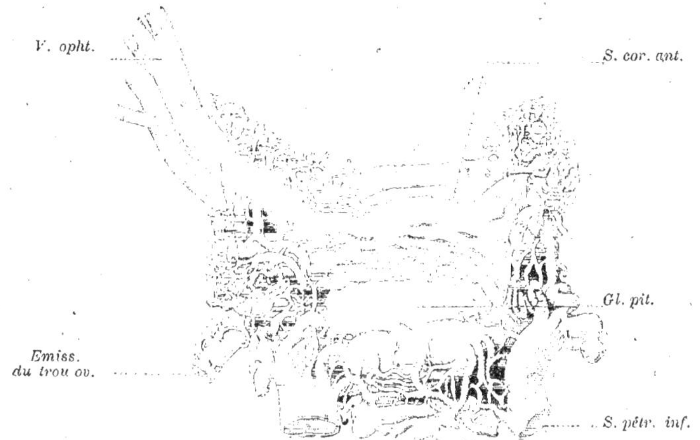

FIG. 524. — Sinus caverneux (d'après Langer).
Pièce par corrosion, sur un enfant.

de trabécules rondes ou plates, anastomosées entre elles, interceptant des vides de forme et de grandeur variables ; on y trouve du tissu cellulaire et du tissu élastique ; elles sont parcourues par des rameaux vasculaires et des filets nerveux sympathiques. Un endothélium recouvre leur surface. De ces travées et de la paroi émanent des franges longues de 0 mm. 5, quelquefois de 2 millimètres, qui flottent dans les espaces sanguins.

La grandeur de la cavité du sinus est singulièrement diminuée par la présence de la carotide interne qui la traverse, portant avec elle dans son adventice le plexus caverneux du sympathique. En sortant du canal carotidien, l'artère suit le sillon carotidien ou gouttière caverneuse, pénètre dans le sinus en traversant sa paroi inférieure, et le parcourt d'arrière en avant en un trajet flexueux qui présente un double coude arrondi. La première branche du coude est horizontale, légèrement arquée à concavité inférieure ; des trousseaux fibreux (*ligament carotidien* de Trolard) l'attachent à l'extrémité postérieure de la gouttière. La seconde branche est verticale et perfore la paroi supérieure, en dedans de l'apophyse clinoïde antérieure. Dans ce trajet, l'artère suit la diagonale du sinus et se rapproche de plus en plus de la paroi interne; à son origine, elle est appliquée contre la paroi externe; au milieu, elle est dans la cavité, et, quand elle est volumineuse, s'appuie contre la glande pituitaire sur laquelle elle marque une empreinte; sa branche verticale est appliquée sur la paroi interne. Ces rapports varient sur les grosses artères flexueuses des vieillards. En aucun point elle ne baigne librement dans le liquide sanguin; comme l'avaient vu déjà un grand nombre d'anatomistes anciens, et comme l'ont confirmé les observations histologiques, elle est toujours tapissée par la membrane interne veineuse du sinus qui l'enveloppe en manchon dans sa partie libre, ou qui recouvre celle de ses faces qui n'adhère pas à la paroi du sinus. De cette gaine veineuse périartérielle partent également des trabécules.

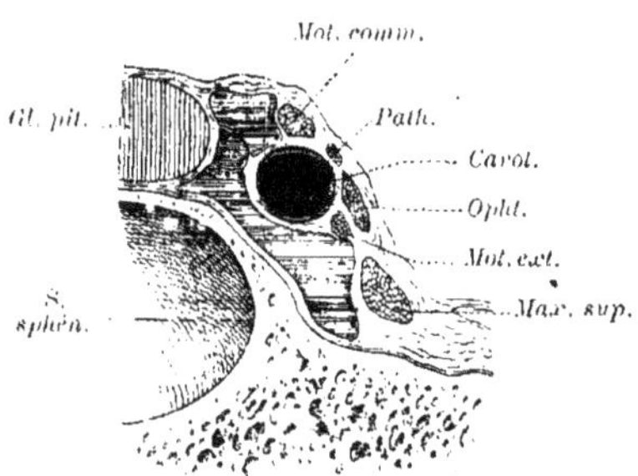

Fig. 523. — Sinus caverneux (d'après Langer).
Coupe histologique passant en sens frontal par la glande pituitaire, adulte.

Dans la paroi externe du sinus sont contenus plusieurs nerfs dont les rapports varient un peu suivant le niveau où on les considère. La coupe ci-jointe de Langer donne ces rapports dans la partie moyenne; ils sont conformes à ceux qu'ont indiqués d'autres auteurs. On remarque à la partie supérieure le nerf moteur oculaire commun; à côté de lui, mais un peu au-dessous, le pathétique; plus bas, l'ophtalmique de Willis, et en dedans de lui, le moteur oculaire externe qui fait souvent saillie dans le sinus; tout à fait en bas, le nerf maxillaire supérieur.

Le sang circule d'avant en arrière dans le sinus caverneux, de la veine ophtalmique au sinus pétreux; toutefois une partie descend pour s'échapper par les orifices veineux de la paroi inférieure.

Le sinus caverneux a des branches afférentes ou affluents, et des branches efférentes ou émissaires.

Affluents du sinus . . { Sinus coronaire.
Veine ophtalmique et veine centrale de la rétine.
Sinus sphéno-pariétal ou de Breschet.
Veines durales. }

Émissaires du sinus. . { Sinus pétreux supérieur.
Sinus pétreux inférieur.
Sinus occipital transverse.
Sinus carotidien.
Sinus pétro-occipital.
Veines émissaires propres. }

SINUS CORONAIRE

Le *sinus coronaire* (sinus circulaire; sinus intercaverneux; sinus de Ridley), impair et médian, occupe la selle turcique et entoure la glande pituitaire. Le corps excavé du sphénoïde (selle turcique) est couvert d'un réseau planiforme, semblable au plexus basilaire de l'occipital et, comme lui, identique aux plexus veineux que l'on voit sur la face postérieure des corps vertébraux. La partie profonde de ce plexus en corbeille, celle qui est située sous la glande pituitaire, constitue le *sinus coronaire inférieur* de Winslow; on la voit en coupe dans la figure 198 de la *Névrologie* (p. 276). Elle fait souvent défaut ou est très réduite; d'autres fois elle est assez développée chez les vieillards pour amincir la lame quadrilatère. La partie marginale, plus nettement sinusienne, forme un anneau elliptique qui circonscrit la glande pituitaire. On lui distingue deux branches : une antérieure, *sinus coronaire antérieur*, plus grosse, logée dans la gouttière optique; une postérieure, *sinus coronaire postérieur*, ordinairement plus petite, assez souvent absente. Toutes deux, aux extrémités du diamètre transversal, s'unissent en un tronc commun qui débouche dans le sinus caverneux.

Le sinus coronaire reçoit des veines du corps du sphénoïde, des veines durales, des veines de la glande pituitaire, des veinules de la partie centrale du cerveau. Il sert de voie anastomotique entre les deux sinus caverneux ; il communique aussi avec les extrémités antérieures des sinus pétreux supérieurs et occipital transverse.

VEINE OPHTALMIQUE

« La circulation veineuse de l'orbite est assurée par deux veines constamment anastomosées l'une avec l'autre et se jetant en arrière dans le sinus caverneux, soit isolément, soit le plus souvent par un tronc commun. L'une occupe la voûte de l'orbite et représente le courant principal : c'est la veine ophtalmique *supérieure*; la seconde suit le plancher et peut être considérée comme un canal de dérivation pour la première : c'est la veine ophtalmique *inférieure* » (Festal). Nous décrirons cette dernière comme branche collatérale de l'ophtalmique supérieure.

La veine ophtalmique, ou *ophtalmique supérieure* des auteurs étrangers, est située dans la partie supérieure de la cavité orbitaire qu'elle parcourt obliquement, de l'angle interne de l'œil à la fente sphénoïdale. Son volume est considérable; il va croissant d'avant en arrière et atteint celui d'une artère radiale. Elle est, en outre, extrêmement dilatable. Son trajet se dirige obliquement en arrière et en dehors. Elle est toujours flexueuse et décrit un S couché ou une ligne brisée dont la branche moyenne coupe obliquement le nerf optique.

Elle naît en dedans de l'échancrure sus-orbitaire par une double racine anastomotique avec la veine angulaire : une racine supérieure, principale, dont le tronc veineux est la continuation, qui passe au-dessus du tendon du grand oblique; une racine inférieure accessoire, qui passe au-dessous du tendon. Toutes deux perforent l'orbiculaire et se réunissent en arrière de lui en un tronc commun et unique, accompagné ordinairement d'un canal collatéral, tronc qui, placé d'abord superficiellement sous le périoste au milieu de la graisse orbitaire, se dirige entre le droit supérieur et le droit interne, puis croise le nerf optique en passant sous le droit supérieur et longe alors le côté externe de ce nerf, entre le droit supérieur et le droit externe, pour atteindre la fente sphénoïdale au sommet de l'orbite. Il parcourt cette fente de sa partie étroite à sa partie large, courbé en bas, en dedans et en arrière, traverse la partie large en perforant le tissu fibreux dense qui la comble, et presque immédiatement se jette dans le sinus caverneux. L'artère ophtalmique n'est satellite de la veine qu'à ses deux extrémités; elle est en dedans et au-dessus d'elle. Dans la fente sphénoïdale, les nerfs sont situés au-dessus.

La veine pénètre dans l'extrémité antérieure du sinus caverneux, en dedans du moteur oculaire commun, au-dessous de l'apophyse clinoïde antérieure. Quelques auteurs ont décrit à la portion terminale de la veine une dilatation formant le *sinus ophtalmique*; mais pour la plupart, la veine est notablement rétrécie en traversant la fente, puis regrossit un peu entre la fente et le sinus caverneux. Toute cette portion qui occupe soit le tissu dense de la fente, soit la dure-mère, est béante et sinusienne, dans le sens de canal fibreux.

Les branches *collatérales*, très variables comme disposition, sont à peu près

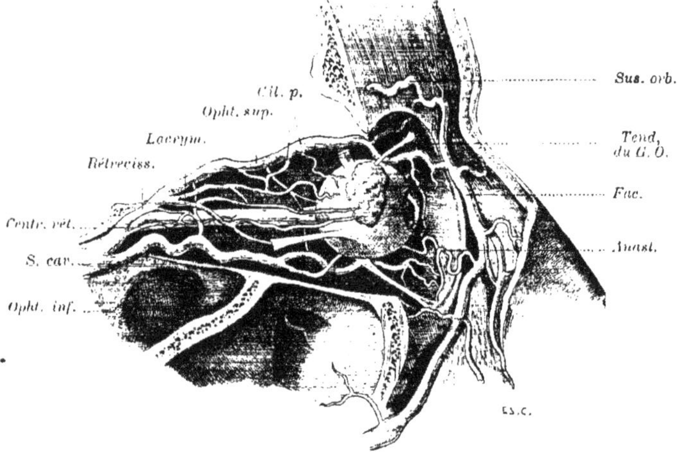

Fig. 526. — Veine ophtalmique (d'après Sesemann).

les mêmes que celles de l'artère. Ce sont : 1° les deux *veines ethmoïdales* antérieure et postérieure, qui unissent la circulation orbitaire à la circulation nasale; 2° les *veines musculaires*, multiples; 3° les *ciliaires antérieures*, très grêles, qui sortent du globe près du limbe de la cornée; 4° les *veines ciliaires postérieures* ou *veines vorticineuses*, dont les deux supérieures vont à l'ophtalmique même; elles traversent la sclérotique dans des canaux obliques et sortent au niveau de l'équateur de l'œil, ou quelquefois près du nerf optique (Schoute); elles sont extrêmement flexueuses; 5° la grosse veine *lacrymale*.

La veine centrale de la rétine et la veine ophtalmique inférieure sont le plus souvent des affluents directs du sinus caverneux, et d'autres fois sont des collatérales de l'ophtalmique principale.

La *veine centrale de la rétine* est une veine unique, satellite de l'artère, d'une lumière de 0 mm. 14. Elle sort du globe au milieu de la papille, suit l'axe du nerf optique, puis se coude en dehors pour longer son côté externe sous sa gaine fibreuse, perfore cette gaine à 10 millimètres du globe (l'artère à

15 millimètres) et apparaît sur la face externe ou sur la face inférieure du nerf. Elle se dirige en arrière pour finir dans le sinus caverneux, plus rarement dans le tronc de l'ophtalmique ou dans le réseau de ses branches. Elle est constamment et largement anastomosée avec les ophtalmiques supérieure et inférieure.

La *veine ophtalmique inférieure*, décrite et dénommée par Walter (1775) et que ne mentionnent pas nos classiques, est une veine importante, veine du plancher orbitaire, située au-dessous de l'ophtalmique supérieure, dans l'angle inféro-interne de l'orbite. Elle naît, au bord antérieur et inférieur de l'orbite, entre le droit inférieur et le droit interne, d'un réseau veineux qui reçoit des veines du sac lacrymal, des veines palpébrales, des veines osseuses et des veines du petit oblique. De là se dirigeant en arrière entre le droit inférieur et le globe de l'œil, elle atteint le sommet de l'orbite, et le plus souvent traverse la fente sphénoïdale pour aborder le sinus caverneux, d'autres fois se recourbe en haut et se jette dans l'ophtalmique supérieure. Elle est constamment anastomosée avec celle-ci par deux branches verticales, l'une antérieure, l'autre postérieure, et dans la moitié des cas avec la faciale profonde (ophtalmo-faciale), par une branche qui traverse la fente sphéno-maxillaire. C'est elle qui reçoit les deux *veines vorticineuses inférieures* et les *veines musculaires* du petit oblique, du droit inférieur et du droit externe.

Les *anastomoses* de l'ophtalmique avec les veines voisines présentent une grande importance, soit pour le rétablissement de la circulation oculaire dans les oblitérations du tronc principal, soit pour comprendre l'envahissement de l'ophtalmique par des phlébites du nez ou de la face. L'ophtalmique est anastomosée avec la veine faciale par ses origines mêmes et par celles de l'ophtalmique inférieure; — avec les veines des fosses nasales par les ethmoïdales et indirectement par la faciale; — avec les veines temporales et le confluent de l'angle externe de l'œil, par les origines de la lacrymale; — avec la faciale profonde et le plexus ptérygoïdien, par des branches de l'ophtalmique inférieure qui traversent la fente orbitaire externe; — avec le sinus sphéno-pariétal. On a vu maintes fois des anthrax ou des furoncles de la face, notamment des paupières, de la lèvre supérieure, des fosses nasales, des suppurations du sinus frontal ou du sinus maxillaire, même dans un cas une angine phlegmoneuse, provoquer des phlébites ou des thromboses souvent mortelles dans la veine ophtalmique et par celle-ci dans le sinus caverneux et dans les sinus voisins.

Les anastomoses avec le confluent veineux de l'angle externe justifient les émissions sanguines que l'on pratique à ce niveau dans les maladies de l'œil.

La veine ophtalmique n'a pas de valvules. On a indiqué des valvules ostiales inconstantes sur les collatérales. Les valvules des veines temporales, de la faciale profonde et du plexus ptérygoïdien empêchent ordinairement les injections de passer des veines de la fosse zygomatique dans les veines de l'orbite. On a discuté beaucoup sur le sens du courant sanguin dans la veine ophtalmique. Tout indique, comme l'a soutenu Donders, que cette veine est un affluent du sinus caverneux, de même que l'œil est une expansion cérébrale et que son artère lui vient de la carotide interne. A l'état normal le sang circule de l'extérieur à l'intérieur, de l'angle interne au sinus caverneux; mais il est probable que, dans les cas de surcharge ou d'obstruction du sinus caverneux, le courant peut

[CHARPY.]

être renversé, grâce à l'absence de valvules; le sang passe alors dans la veine faciale qui devient momentanément un émissaire de ce sinus.

SINUS SPHÉNO-PARIÉTAUX OU SINUS DE BRESCHET

Breschet a depuis longtemps décrit ce sinus, oublié par nos classiques, bien qu'il soit constant. Il est situé dans le plan vertico-transversal, à la jonction de la partie antérieure du crâne avec la partie moyenne et se compose de deux branches : une branche verticale descendante, qui se rend de la gouttière sagittale à l'angle externe de la petite aile du sphénoïde, au voisinage de la suture fronto-pariétale ; une branche horizontale cachée sous la petite aile du sphénoïde, d'où son nom de *sinus de la petite aile*. La branche verticale est contenue dans une gouttière osseuse, souvent transformée par place en canal complet. Il a pour origine le sinus longitudinal supérieur ou les lacs sanguins voisins du bregma, et pour terminaison l'angle antérieur du sinus caverneux. Son diamètre est de 3 millimètres. Merkel signale et figure l'extrême minceur de sa paroi externe, celle qui est appliquée sur l'os; aussi peut-elle être facilement déchirée et Poirier a vu le sang s'en échapper en jet.

Ce sinus reçoit des veines durales; — des veines osseuses, souvent la diploïque antérieure; — des veines cérébrales antérieures, dont les unes proviennent du territoire de la veine basilaire, les autres du territoire des veines sylviennes. Parmi ces dernières, il reçoit fréquemment une des deux veines sylviennes superficielles; c'est là une des variétés de la *veine ophtalmo-méningée* de Hyrtl. Il s'anastomose avec la veine ophtalmique (dans les deux tiers des cas; Gurwitsch) et constamment avec la veine méningée moyenne. Souvent la branche antérieure de cette dernière veine passe presque en entier dans le sinus, au lieu d'aller aux trous de la base.

SINUS PÉTREUX SUPÉRIEURS

Pair et symétrique, ce petit sinus, de forme prismatique triangulaire, s'étend horizontalement de l'extrémité postérieure du sinus caverneux au coude du sinus latéral, dans lequel il débouche presque à contre-courant. Situé dans l'épaisseur de la partie antérieure de la grande circonférence de la tente cérébelleuse, il suit la gouttière creusée sur le bord supérieur du rocher; il passe en pont par-dessus le trijumeau. Sa thrombose est fréquente dans les caries du rocher; il reçoit d'ailleurs plusieurs veines de l'appareil auditif.

Au sinus pétreux supérieur se rendent : la veine cérébelleuse antérieure et latérale; — quelquefois les veines cérébrales latérales et inférieures; — des veines latérales de la protubérance; un tronc constant passe en dehors du trijumeau (Poirier); — des veines tympaniques, qui proviennent de la voûte de la caisse et passent directement ou par la fissure pétro-squammeuse ; — enfin la veine sylvienne superficielle ou grand anastomotique de Trolard. Cette veine, arrivée à l'extrémité antérieure de la scissure de Sylvius, se réfléchit, parcourt d'avant en arrière la fosse cérébrale moyenne, dans l'épaisseur de la dure-mère qui lui donne un caractère sinusien, et se jette dans le sinus pétreux supérieur, ordinairement vers sa partie moyenne. On sait que dans d'autres cas cette veine aboutit au sinus caverneux.

SINUS PÉTREUX INFÉRIEURS

Pairs et symétriques, les sinus pétreux inférieurs s'étendent de l'angle postérieur du sinus caverneux à la veine jugulaire interne. Ils occupent la gouttière

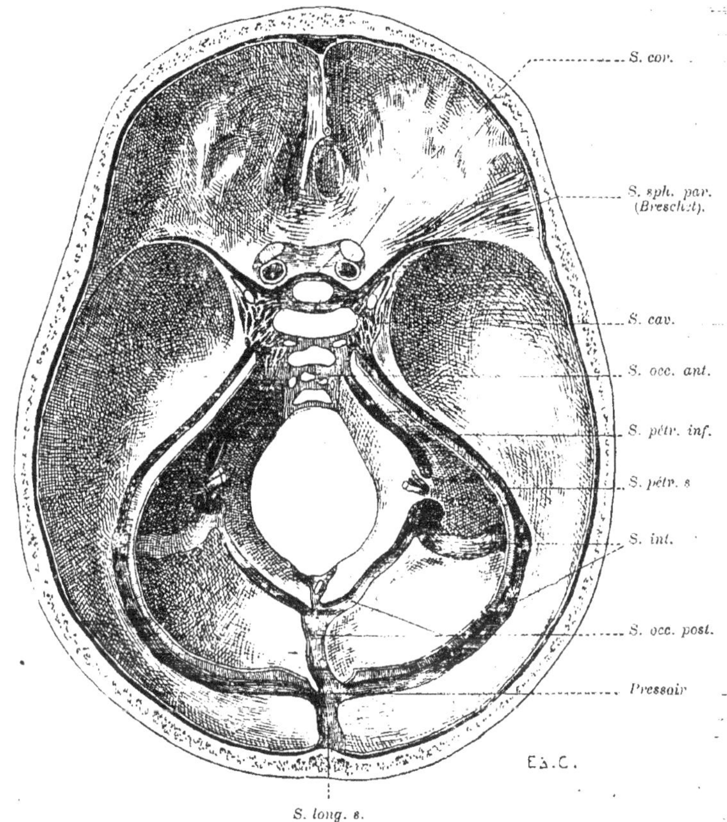

Fig. 527. — Sinus de la base du crâne (d'après Henle).

On remarque sur cette pièce le type plexiforme du sinus occipital antérieur antérieur ou transverse (plexus basilaire), et la grosseur anormale du sinus occipital postérieur.

supérieure de la suture pétro-occipitale, gouttière qui s'étend du sommet du rocher ou du trou déchiré antérieur au trou déchiré postérieur. Ce sinus est plus gros et plus court que le sinus pétreux supérieur; Bœke a publié un cas d'hémorragie mortelle consécutive à sa rupture, dans une carie du rocher, je crois. Sa forme est demi-cylindrique. Son extrémité antérieure sort du sinus

[CHARPY.]

caverneux, mais communique aussi avec le sinus occipital transverse. Son extrémité postérieure s'engage dans la partie antérieure étroite du trou déchiré postérieur, en avant des nerfs mixtes qui le séparent du sinus latéral et de la jugulaire interne, descend dans la fosse jugulaire et se termine dans la veine jugulaire (jamais dans le sinus latéral), sur sa face interne, par un orifice valvulé. Cette terminaison se fait de deux façons. Ou bien le sinus se jette dans le golfe même et reste sinusien jusqu'au bout, ou bien, cas plus fréquent (Theile, Knott), il s'abouche au-dessous du golfe, par conséquent au-dessous de la base du crâne. Dans ce dernier cas, sa portion extracrânienne, qui peut atteindre de 6 à 30 millimètres, sur 2 à 6 millimètres de diamètre, se transforme en veine; c'est la veine ou portion veineuse du sinus pétreux, qui descend accolée à la face interne de la jugulaire.

Le sinus pétreux inférieur reçoit : des veines du trou déchiré antérieur, des veines durales, des veinules du cervelet, de la protubérance et du bulbe; — les veines *auditives internes*, petites veines, au nombre de deux ou trois, satellites de l'artère, qui proviennent du labyrinthe et du plancher de la caisse ; — quelquefois les veines de l'aqueduc du limaçon ; — le sinus pétro-occipital ; — enfin la veine condylienne antérieure qui vient du plexus de l'hypoglosse.

Il est avant tout un émissaire du sinus caverneux.

Plexus veineux de l'hypoglosse (Luschka); confluent condylien antérieur de Trolard. — Luschka a montré que le canal condylien antérieur ou canal de l'hypoglosse est l'analogue d'un trou de conjugaison. Ce canal, long de 1 centimètre, contient un nerf, l'hypoglosse, qui émet à ce niveau de petits filets sensitifs osseux et sinusiens, un rameau artériel de la pharyngienne et un plexus veineux. Ce plexus forme à l'orifice interne du canal une couronne ou anneau (*circellus hypoglossi*), semblable aux canaux veineux des trous de conjugaison et entourant le tronc nerveux. Il s'anastomose en dedans avec le plexus du trou occipital et le sinus occipital transverse, et se déverse en dehors et en avant par deux veines, qui accompagnent le nerf dans le canal et sortent avec lui après avoir reçu quelques rameaux diploïques. L'une de ces veines s'anastomose avec les veines profondes de la nuque; l'autre, *veine condylienne antérieure* de quelques auteurs, se jette ordinairement dans la partie veineuse du sinus pétreux inférieur et par lui dans la jugulaire interne.

Labbé a indiqué une autre communication du plexus de l'hypoglosse avec les plexus rachidiens. Un petit sinus, le *sinus condylien*, long de 10 à 12 millimètres, large de 8 à 10, part de la couronne veineuse, se dirige en bas et en arrière dans une gouttière creusée en haut de la face interne du condyle occipital et se jette dans les plexus du trou occipital.

SINUS OCCIPITAL TRANSVERSE

Le *sinus occipital transverse* (sinus occipital antérieur, *sinus basilaire*) est un sinus impair et médian, situé transversalement sur la gouttière de l'apophyse basilaire. Il n'est au fond que le plexus vertébral du corps de la vertèbre occipitale.

La dure-mère qui recouvre la face postérieure de la lame quadrilatère de la selle turcique et la suture sphéno-occipitale adhère fermement à ces parties;

plus bas, elle est séparée de l'os par un tissu spongieux qui renferme de la graisse et des veines dilatées provenant des espaces vasculaires du cartilage primitif (Luschka). Ces veines se présentent sous deux formes, celle de plexus, celle de sinus. Dans le type plexiforme, qui est la forme primitive et qui même chez l'adulte paraît être la plus fréquente, on observe deux ou trois troncs transversaux dilatés, flexueux, unis par des veines longitudinales; c'est le *plexus basilaire* de Virchow. Dans le type du sinus, les branches du plexus en se fusionnant ont pris l'état caverneux.

Le sinus occipital transverse reçoit des veinules protubérantielles et bulbaires et des veines osseuses. Il unit entre eux les deux confluents pétro-caverneux, plus particulièrement les deux sinus pétreux supérieurs et les deux sinus inférieurs à leur origine même. Par ses branches descendantes, il se jette dans le plexus du trou occipital qui appartient aux veines rachidiennes. Il est donc l'anastomose principale entre les sinus crâniens de la base et les sinus rachidiens.

SINUS CAROTIDIENS

Rektorzik a découvert et appelé *sinus carotidien* un plexus veineux aréolaire qui émane du sinus caverneux et enlace la carotide interne sur tout son trajet dans le canal carotidien. Les coupes transversales de ce canal osseux creusé dans le rocher montrent que la carotide, même distendue, ne le remplit point complètement; il reste entre le périoste dense, d'aspect dural, et l'adventice de l'artère un espace variable suivant le volume du vaisseau, occupé par une couronne veineuse. Cette gaine réticulée est le prolongement du tissu trabéculaire du sinus caverneux; elle naît de l'angle postéro-inférieur du sinus sous forme d'un entonnoir qui englobe la carotide d'abord dans le sillon carotidien, puis dans le canal carotidien. Elle est surtout bien marquée au voisinage du sinus, et souvent même elle n'existe que dans la portion horizontale du canal. Au sortir du canal, sur la face inférieure de la base du crâne, le plexus veineux se résout en un ou deux troncs émissaires qui se jettent dans la veine jugulaire interne.

Le sinus carotidien reçoit quelques veines osseuses du temporal, et aussi des veines de la caisse du tympan; le sinus pétro-occipital naît quelquefois de son extrémité supérieure. Il sert d'émissaire au sinus caverneux, mais surtout il fournit à l'artère incluse dans le rocher un coussinet élastique et compressible qui permet et régularise les pulsations artérielles. A son tour l'artère aide par ses battements à la circulation du plexus qui l'entoure.

SINUS PÉTRO-OCCIPITAUX OU SINUS D'ENGLISCH

Englisch (Vienne, 1853) a découvert ce petit sinus qui est le seul situé en dehors de la cavité crânienne, sur la face inférieure de la base du crâne. Trolard l'a décrit plus tard sous le nom de *sinus pétro-occipital inférieur*. Large de 1 à 2 millimètres, il occupe la partie inférieure de la suture pétro-basilaire, engagé dans le fibro-cartilage qui comble cette suture, et, comme celle-ci, est tantôt arqué à concavité supérieure, tantôt flexueux. Son trajet est parallèle à celui du sinus pétreux inférieur, dont le sépare l'épaisseur de la base du crâne. Son extrémité antérieure s'ouvre dans le sinus caverneux ou dans le sinus carotidien, au niveau du trou déchiré antérieur; son extrémité postérieure, dans le sinus pétreux inférieur près de son embouchure dans la jugulaire interne. Il reçoit des veines de la voûte du pharynx et sert d'émissaire au sinus caverneux.

Veines émissaires propres du sinus caverneux. — Ces veines sont au nombre de quatre. Toutes naissent de la base du sinus et traversent la base du crâne pour se rendre au plexus ptérygoïdien. Il est bon de remarquer que la veine ophtalmique peut, dans certaines circonstances, quand le sinus caverneux est comprimé ou surchargé et que sa tension y est élevée (effort, congestion cérébrale...) renverser le sens de son courant et devenir une voie efférente importante.

1° *Veines du trou ovale*. — Assez volumineuses, ordinairement au nombre de deux, elles passent par le trou ovale avec le nerf maxillaire inférieur. — 2° *Veines du trou grand rond*. — Elles accompagnent le nerf maxillaire supérieur. Signalées par Nuhn; n'existent que très exceptionnellement d'après Knott. — 3° *Veines du trou déchiré antérieur*. — Elles traversent le tissu fibreux qui comble ce trou. Elles sont constantes, mais leur nombre et leur calibre varient beaucoup. Elles aboutissent quelquefois aux veines pharyngées. — 4° *Veines du trou de Vésale*. — Ce trou inconstant, qu'on ne voit guère que sur un tiers des crânes, et qui est situé en dedans du trou ovale, laisse passer une veinule (émissaire sphénoïdale de Merckel).

VEINES DIPLOÏQUES OU VEINES DE BRESCHET

Le diploé des os de la voûte du crâne, semblable d'ailleurs en cela à la moelle et au tissu spongieux des autres os, contient un énorme réseau veineux, dont les veines se font remarquer par l'extrême minceur de leur paroi; il est accompagné d'un plexus artériel à fines branches. Ce labyrinthe veineux, véritable parenchyme de l'os, déverse son sang à travers les tables externe et interne, soit dans les veines méningées et les sinus, soit dans les veines du cuir chevelu, et cela de deux façons : 1° par d'innombrables veinules qui sortent par des pores très fins et qui se jettent dans les veines méningées moyennes, dans les lacs sanguins, dans les sinus ou à l'extérieur dans les veines périostiques; ces veinules possèdent une gaine lymphatique (Schwalbe); 2° par des troncs isolés, de moyen calibre, qu'on appelle les veines diploïques. Dupuytren et Breschet les ont bien décrites.

Les *veines diploïques* ou *veines de Breschet* ont une paroi très mince, réduite à la tunique interne. Elles possèdent des valvules à leur sortie de l'os (Langer). Très variables dans leur disposition, elles présentent çà et là des diverticules en cul-de-sac, ou des formations ampullaires. Plusieurs fois les diploïques frontales ont été trouvées variqueuses, surtout au-dessus de l'angle interne de l'œil; elles formaient des tumeurs fluctuantes, visibles sous la peau; les deux tables externe et interne de l'os avaient été résorbées (Stromeyer).

Elles ne se constituent qu'après la naissance, par la fusion des veines plexiformes qui émanent des réseaux d'ossification, au niveau des bosses de la voûte. Tout d'abord elles restent localisées à chacun des os ou écailles; plus tard, traversant les sutures ossifiées, elles s'anastomosent entre elles et finissent par former chez les vieillards un vaste réseau qui couvre toute la voûte.

Les plus constantes de ces veines sont : les diploïques frontales, temporo-pariétales et occipitales, symétriques de chaque côté.

1° *Veine diploïque frontale.* — Elle descend du bord supérieur du frontal et, arrivée au niveau de l'échancrure sus-orbitaire, se jette dans la veine sus-orbitaire ou dans l'ophtalmique. Elle communique par ses branches avec les

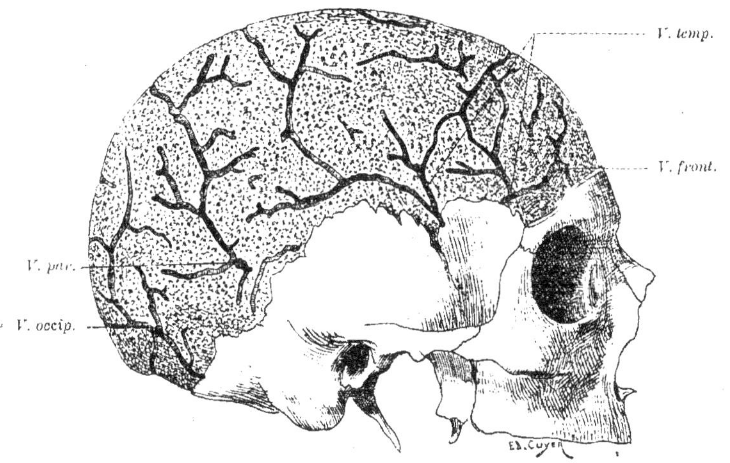

Fig. 328. — Veines diploïques du crâne ou veines de Breschet (d'après Breschet).

veines frontales et le sinus longitudinal supérieur. C'est la première qui apparaît chez l'enfant.

2° *Veine diploïque temporo-pariétale.* — Le rameau antérieur ou temporal, qui descend surtout du frontal, s'ouvre soit en dedans, dans le sinus sphéno-pariétal ou dans la veine méningée moyenne, soit en dehors dans une des veines temporales profondes. Le rameau postérieur ou pariétal aboutit en arrière de l'oreille à l'émissaire mastoïdienne ou à la veine auriculaire postérieure, ou encore au sinus latéral.

3° *Veine diploïque occipitale.* — Elle descend verticalement près de la ligne médiane et se jette dans un des canaux veineux qui avoisinent la protubérance occipitale, tantôt dans le pressoir ou dans le sinus latéral, tantôt dans l'émissaire occipitale, veine qui s'étend du pressoir aux veines occipitales en traversant la protubérance osseuse.

Sur les veines diploïques, voy. : Langer, Ueber die Blutgefässe der Knochen des Schädeldaches... *C. R. Acad. Sc. de Vienne*, 1877.]

[*Charpy.*]

Sinus en général. — On n'est pas fixé sur la vitesse circulatoire dans les sinus; les expérimentations et les observations ne concordent pas. Mosso soutient que la pression est plus élevée dans le sinus longitudinal supérieur que dans n'importe quel point du corps et qu'elle dépasse celle de la veine crurale de 1 à 6 centimètres de mercure. Poirier a vu le sang s'échapper en jet du sinus sphéno-pariétal ouvert. D'autres observateurs, au contraire, ont vu le sang s'écouler lentement par le sinus longitudinal supérieur; ils ajoutent que les hémorragies sont très rares dans les plaies des sinus, même dans le sinus latéral, et s'arrêtent facilement.

En tout cas, les sinus constituent des points d'élection pour les thromboses. La rigidité des parois, la forme triangulaire qui augmente les frottements, la présence de brides, sont autant de conditions qui ralentissent le cours du sang et favorisent la coagulation. Sans parler de la fréquence des thromboses du sinus latéral et du sinus pétreux dans les ostéites du rocher, je trouve dans la statistique de Dusch (*Zeitschr. f. rat. Med.*, 1859) que sur 15 cas de thrombose marastique, de cause générale, le sinus longitudinal supérieur est envahi 14 fois; 2 fois le sinus droit, 8 fois les deux sinus latéraux, 1 fois le sinus latéral droit; en d'autres termes, la thrombose de cause générale, quand elle frappe les sinus, atteint spécialement le sinus longitudinal supérieur et de là, dans la moitié des cas, se prolonge symétriquement dans les deux sinus latéraux.

Luschka a étudié les vaisseaux et les nerfs des sinus. Les *vasa vasorum* des sinus proviennent surtout de l'artère pharyngienne. A la base du crâne, cette artère fournit un rameau qui passe par le canal condylien antérieur et se distribue aux parois du sinus pétreux inférieur et du plexus du trou occipital; un second rameau, qui traverse le trou déchiré postérieur, est destiné au sinus latéral qui est aussi nourri par le rameau méningé postérieur de l'occipitale; enfin un troisième passe par le canal carotidien pour arriver au sinus caverneux. — Pour les *nerfs*, ce même auteur a indiqué des rameaux du trijumeau qui vont au sinus latéral et au plexus du trou occipital; Arnold, un rameau méningien du pneumogastrique, qui, né du ganglion jugulaire, envoie des filets à ces mêmes sinus.

Les sinus crâniens sont assimilables aux plexus rachidiens, comme le crâne aux vertèbres (Puel, Hédon). L'analogie est bien nette pour la base. Les sinus coronaire et occipital transverse, qui recouvrent le corps du sphénoïde et de l'occipital, rappellent les plexus transverses antérieurs des veines intrarachidiennes sur les corps vertébraux et en ont souvent l'aspect plexiforme; le trou déchiré postérieur et le trou condylien antérieur sont évidemment des trous de conjugaison, et nous avons vu que le même trou condylien possède un anneau veineux qui entoure l'hypoglosse, comme cela arrive pour les nerfs spinaux; enfin les sinus de Breschet, le sinus caverneux et les sinus pétreux, l'inférieur surtout, sont les homologues des plexus rachidiens longitudinaux et antérieurs qui, de chaque côté, aboutissent aux trous de conjugaison. L'assimilation est moins nette à la voûte. Cependant les sinus longitudinaux, le sinus droit et les sinus occipitaux postérieurs représentent les veines intrarachidiennes postérieures, elles aussi longitudinales et adossées à l'arc vertébral, tandis que les sinus latéraux figurent les plexus transverses postérieurs qui s'étendent de ces veines aux trous de conjugaison.

Comment se développent les sinus? Beaucoup d'auteurs les considèrent comme un dédoublement de la dure-mère. Les recherches d'anatomie comparée de Sterzi tendent à montrer que la plus grande partie au moins des sinus appartient à l'endocrâne, c'est-à-dire à la couche externe de la dure-mère, celle-ci étant formée par la fusion de deux parties, l'endocrâne et la dure-mère propre. Ils seraient analogues aux plexus rachidiens, développés dans l'endorachis.

(Sterzi. *Monitore zoolog. ital.* 1902. — Salvi, cité dans le *Jahresb. de Schwalbe*, 1898, était déjà arrivé à des conclusions semblables.)

Lacs sanguins. — Les lacs sanguins, entrevus par Breschet et par Cruveilhier, signalés par Faivre (*Th. de Paris*, 1853), ont été bien décrits pour la première fois par Trolard (*Th. de Paris*, 1868). Les travaux de Retzius sont postérieurs de deux ans. Ces cavités ont reçu des appellations nombreuses : lacunes veineuses, lacunes latérales, lacs dérivatifs, espaces parasinusoïdaux. Je ne sais pourquoi Trolard a abandonné le terme de *lac sanguin* qui est excellent.

(Voy. : Trolard. *Thèse citée*, et surtout: Lacunes veineuses de la dure-mère. *Journal de l'Anat.*, 1891. — Labbé. Des granulations de Pacchioni. *Th. de Paris*, 1882. — Langer. Ueber die Blutgefæsse der Knochen des Schædeldaches. *C. R. Acad. Sc. de Vienne*, 1877.)

Sinus longitudinal supérieur. — On s'est depuis longtemps fondé sur les communications du sinus avec les veines pituitaires pour proposer des émissions sanguines dans les fosses nasales, dans les cas de congestion cérébrale. Mais la *veine du trou borgne*, *veine ethmoïdo-frontale* de Sabatier et Blandin, existe-t-elle? Plusieurs anatomistes disent ne l'avoir jamais rencontrée chez l'adulte, et que si elle existe, c'est uniquement chez l'enfant.

D'autres, au contraire (Sperino, Hédon, Poirier), l'ont injectée plusieurs fois chez l'adulte. Mais n'ont-ils pas confondu avec le *prolongement veineux* du sinus dans le trou borgne? Zuckerkandl (*Anat. des fosses nasales*, 1893) soutient qu'il n'y a pas de veines émissaires du trou borgne, même chez le nouveau-né; que le seul réseau veineux est celui du sommet de la faux communiquant il est vrai, et encore à ce moment seulement, avec les veines périostiques du nez, et que l'action dérivative des épistaxis s'explique par une branche des veines ethmoïdales, qui remonte dans le réseau du lobule orbitaire et par lui arrive jusqu'au sinus. J'ajouterai que les veines nasales ont d'autres voies dérivatives indirectes pour la circulation cérébrale, notamment par l'ophtalmique et le plexus ptérygoïdien.

Browning avance que les orifices des veines cérébrales postérieures ont une action valvulaire qui s'oppose au reflux du sang du sinus dans les veines cérébrales, et il se fonde sur la difficulté que l'on éprouve à injecter ces veines en poussant par la jugulaire interne. Je ferai observer qu'il n'en est plus de même si on pousse par le sinus lui-même, dans le sens normal du courant sanguin, et que le débouché très oblique de ces veines dans la paroi (obliquité qui n'existe pas d'ailleurs chez l'embryon ni chez les animaux) suffit à expliquer l'obstacle apporté aux injections et au reflux.

Variétés. — Sur 512 crânes, dévié à droite 269 fois; à gauche 78; médian 130 (Sperino). La déviation peut n'occuper que sa partie postérieure. — Dans un cas, le sinus se déviait en arrière un peu au-dessus du pressoir et traversait la faux pour aller au sinus latéral. — Se jette tout entier dans les sinus occipitaux postérieurs (très rare). — Fait défaut (2 cas de Portal); — très petit; ses tributaires vont au sinus latéral inférieur et au sinus pétreux supérieur (Knott, 2 fois sur 44). — Présente une ampoule de 14 millimètres de large dans sa partie terminale (Dumont, 4 fois sur 50). — Presque double sur tout son trajet. — Cloisonné longitudinalement sur 4 centimètres de long à la région pariétale. — J'ai vu sa paroi inférieure creusée de deux tunnels parallèles de 4 centimètres de long, et de plusieurs autres tunnels plus courts. — Quelquefois formation insulaire dans la région bregmatique. — Assez souvent bifurqué à sa partie postérieure en deux branches distinctes; une des deux branches peut-être elle-même cloisonnée en long. Dans un cas de Malacarne, chaque branche suivait la suture lambdoïde pour aborder le sinus latéral à son coude. — Reçoit une veine ethmoïdale. — Un sinus accessoire parallèle, *sinus intermédiaire*, est interposé entre le sinus latéral supérieur et l'inférieur sur un certain trajet, *seni subalterni* (Malacarne, Knott).

Sinus longitudinal inférieur. — Bifurqué à sa terminaison en branches supérieure et inférieure s'ouvrant toutes deux dans le sinus droit. — Se jette dans le sinus longitudinal supérieur un peu au-dessus du pressoir (Knott, 1 cas). — Très court. — Manque quelquefois. Browning avance que son absence est la règle et que pas une fois il ne l'a vu bien marqué sur 6 fœtus.

A été vu variqueux (Vicq d'Azyr); — très large dans un cas d'oblitération du sinus longitudinal supérieur (Portal); — s'anastomose quelquefois avec le sinus longitudinal supérieur (Trolard, Sperino). — L'extrémité antérieure se prolonge en une grosse veine qui se bifurque et s'anastomose avec les veines cérébrales de la face interne (Labbé).

Sinus droit. — Manquait 1 fois sur 44 (Knott). La veine de Galien et le sinus longitudinal inférieur allaient s'ouvrir l'une dans le sinus latéral, l'autre dans le sinus longitudinal supérieur. — Quelquefois orifice géminé dans le pressoir. — Ou bien bifurcation en deux branches qui vont chacune à un sinus latéral; — il y a ordinairement une branche plus petite que l'autre et qui va au plus gros sinus latéral. Les deux branches peuvent partir des faces latérales de l'ampoule. — S'ouvrait 26 fois dans le sinus latéral gauche, 6 fois dans le latéral droit, 12 fois au milieu (Knott). — Sur 50 sujets, 6 fois brides verticales médianes; 2 fois dédoublement sur toute la longueur en canons de fusil communicants (Dumont). — Est quelquefois l'origine des sinus occipitaux postérieurs.

Pressoir d'Hérophile. — Le terme grec dont se servaient Hérophile et Galien signifie réservoir ou cuve à pressoir. On l'a traduit à tort par le mot latin *torcular* qui signifie le pressoir lui-même. Toute une série d'hypothèses physiologiques erronées ont été émises sur la pression du sang dans ce confluent, son remous, etc.

(Voy. RÜDINGER. *Ueber den Abfluss des Blutes aus der Schædelhœhle* (mémoire à part), 1876. — DUMONT. Les Sinus postérieurs de la dure-mère. *Th. de Nancy*, 1894.)

Sinus latéraux. — Sur 100 crânes, 70 fois le sillon latéral droit est le plus large, 27 fois le gauche: 3 fois égalité (Rüdinger). Sur 512 crânes, 269 fois le sillon droit est le plus grand; 78 fois le gauche; 164 fois égalité (Sperino; n'y aurait-il pas renversement dans ces deux derniers chiffres?).

[*CHARPY.*]

Anomalies. — La portion horizontale du sinus latéral gauche fait défaut (Hallett, Lieutaud) ou est filiforme (Dumont). — Deux sinus petits et suppléés par les occipitaux postérieurs élargis ou par des veines mastoïdiennes. — La partie horizontale d'un des sinus est dédoublée sur une certaine étendue, jusqu'à 5 centimètres, par une cloison fibreuse, ordinairement fenêtrée; cette cloison est verticale, plus rarement horizontale (plusieurs cas). — Les deux sinus passent par le trou mastoïdien large de 15 millimètres sur 10 et s'ouvrent dans la jugulaire externe (Malacarne, chez un aliéné).

Reçoit quelquefois la veine auditive interne qui va normalement au sinus pétreux inférieur, — une *veine aberrante* qui vient de l'ophtalmique (Verga); cette veine peut aller au sinus pétreux supérieur.

Sinus pétro-squameux (Luschka). — Le sinus latéral est formé par la réunion de deux branches complètement distinctes en embryologie et en anatomie comparée, la branche horizontale, *sinus transverse* proprement dit, et la branche verticale ou *sinus sigmoïde*. Les mammifères en effet (un certain nombre de singes exceptés) n'ont pas de jugulaire interne, ou n'ont qu'une jugulaire interne rudimentaire qui, née comme branche collatérale ascendante de la jugulaire externe, arrive à peine à la base du crâne et ne reçoit que peu ou pas de sang des organes intracrâniens; ce n'est qu'une veine cervicale accessoire. Le sinus latéral n'a pas de branche verticale. A l'extrémité de sa branche horizontale, au lieu de se couder, il continue son trajet, passe par-dessus l'angle externe de l'arête du rocher, suit la suture pétro-squameuse dans une gouttière osseuse, en partie canaliculée, et sort du crâne par le *trou temporal*. Ce trou temporal (faux trou jugulaire, *foramen jugulare spurium*) est en fait un petit canal, creusé dans l'écaille temporale; il s'ouvre extérieurement en haut de la scissure de Glaser, entre le méat auditif externe et l'articulation temporo-maxillaire. A ce niveau, le sinus latéral débouche à plein canal dans la jugulaire externe, dont il constitue l'origine, de même que chez l'homme il devient jugulaire interne au trou déchiré postérieur.

Cette disposition existe chez l'embryon humain. Mais de très bonne heure, la jugulaire interne pénétrant dans le crâne et s'abouchant dans le sinus latéral en haut du rocher, toute la partie antérieure de ce sinus (partie pétro-squameuse) s'atrophie, le sang cesse d'y couler et descend dans la partie pétreuse de la jugulaire interne devenue le sinus sigmoïde. Le trou temporal existe sur la plupart des crânes au point indiqué; il n'est perméable qu'à une soie de sanglier, sauf des cas exceptionnels. La gouttière pétro-squameuse se voit, comme anomalie, sous la forme d'un sillon large de 3 ou 4 millimètres qui suit la suture ou la longe; parfois au lieu de passer par-dessus le bord supérieur du rocher, elle le traverse en tunnel (*aqueduc temporal*). Quant au *sinus pétro-squameux*, persistance de la branche antérieure primitive du sinus latéral, il se retrouve dans la moitié des cas. Sur 44, 18 fois absence des 2 côtés, 7 fois présence des 2 côtés; 19 fois d'un seul côté (Knott). Partant du coude du sinus latéral, il franchit l'extrémité externe de l'arête de la pyramide, descend en avant dans l'angle rentrant qui sépare la pyramide de l'écaille temporale, en recevant quelques veines pétreuses, et débouche tantôt dans le trou ou pertuis temporal, tantôt et le plus souvent se prolonge jusqu'au trou sphéno-épineux pour s'ouvrir dans la veine méningée moyenne. Il est vraisemblable que cette dernière terminaison est une adaptation secondaire; le sang du sinus pétro-squameux, trouvant le trou temporal fermé ou insuffisant, s'est frayé une voie jusqu'à la veine méningée.

Il me paraît très probable que le *sinus pétreux antérieur* de Loder, de Ch. Bell et de Lauth est identique au *sinus pétro-squameux* de Luschka. Otto a signalé une anastomose de ce sinus avec un sinus accessoire qui commence à la partie inférieure de la branche horizontale du sinus latéral, passe dans le rocher et se termine dans le trou mastoïdien. Ce *canal intratemporal* existe normalement chez beaucoup d'animaux.

Sur le sinus pétro-squameux voy. : Luschka. Das Foramen jugulare spurium. *Zeitschr. f. rat. Medicin*, 1859, et Die Venen des menschlichen Halses. *Mém. Acad. Sc. de Vienne*, 1862, avec pl. — Sur le trou temporal, voy. aussi : Launay. Veines jugulaires. *Thèse de Paris*, 1896.

Sinus occipitaux postérieurs. — Chez l'embryon et même chez le nouveau-né, l'écaille occipitale inférieure est recouverte d'un gros et épais réseau veineux, qui tire son sang du pressoir et des parties voisines et se déverse dans l'origine de la jugulaire. C'est ce réseau qui se change peu à peu en sinus occipitaux; de là leurs grandes variétés (Langer).

Quelquefois très gros (5 fois sur 50, Dumont), le sinus latéral correspondant était très étroit ou normal. — Sur 44 cas (Knott), absence totale 2 fois; 10 fois absence de la branche marginale (Theile, 5 fois sur 23); 9 fois il y a deux sinus; 33 fois, un seul tronc impair et médian, se bifurquant à sa partie inférieure. L'extrémité supérieure peut être bifurquée. L'ouverture supérieure normale est dans le pressoir ou dans le commencement du sinus latéral; 3 fois elle se faisait dans le sinus droit (Thehe, 2 fois sur 28). Le sinus peut se continuer avec le sinus longitudinal supérieur par une branche latérale de ce dernier (Dumont) ou naître par plusieurs rameaux de la branche horizontale du sinus latéral (Langer).

Sinus caverneux. — Chez le nouveau-né, ce n'est pas une formation caverneuse, mais un réseau veineux, ainsi d'ailleurs qu'il arrive pour le sinus carotidien, les sinus occipitaux transverse et postérieurs, les lacs sanguins. Ce réseau est à deux couches, une superficielle à vaisseaux grêles, au milieu de laquelle sont plongés les nerfs de la paroi externe; une profonde, composée de gros vaisseaux appliqués contre l'os, aux dépens de laquelle se développera le sinus. La carotide est entourée d'un réseau délié. Le sinus se forme peu à peu par la dilatation des veines profondes, leur transformation en plexus, et celle du plexus en tissu lacunaire grâce à la fusion et à la fenestration des troncs veineux. Cet état ne fait que s'accroître chez le vieillard. Les travées atrophiées ou résorbées laissent de vastes lacs sanguins, qui souvent s'insinuent entre les nerfs de la paroi externe.

(Voy. LANGER. Der Sinus cavernosus... *C. R. Acad. Sc. de Vienne*, 1884. — RÜDINGER. Die Hirnschlagadern... *Arch. f. Anat.*, 1888.)

Santorini a vu le sinus caverneux faire défaut. — Était 5 fois rudimentaire d'un côté sur 44 sujets (Knott). — Reçoit quelquefois la branche antérieure de la veine méningée moyenne, — la veine sylvienne superficielle (grande anastomotique de Trolard, qui va ordinairement au sinus pétreux supérieur), — la veine ophtalmique inférieure, la veine lacrymale, 1 ou 2 veines ciliaires postérieures, — les deux veines ethmoïdales par un tronc commun.

Veines émissaires du trou ovale. — Sur 44 sujets, 5 fois absente d'un côté; 11 fois, une seule de chaque côté; 18 fois, 2 de chaque côté; 10 fois, 1 d'un côté et 2 de l'autre (Knott).

Sinus coronaire ou circulaire. — Double; — manque totalement; — reçoit la veine ophtalmique (Langer).

Sur 44 cas (Knott) la branche postérieure manque 26 fois, — est plus grosse 2 fois; — l'antérieure manque 1 fois. — Le sinus inférieur de Winslow manque 16 fois, 6 fois est un plexus, 12 fois n'est représenté que par une seule veine.

Zander sur 53 crânes n'a constaté que 6 fois l'existence du sillon creusé par le sinus coronaire antérieur sur la selle turcique.

Veine ophtalmique. — Le premier travail important sur les veines de l'orbite est celui de Sesemann, fait au laboratoire de Luschka (Die Orbitalvenen des Menschen. *Arch. f. Anat.*, 1869, avec plusieurs bonnes planches). — Gurwitsch (Ueber die Anastomosen zwischen den Gesichts- und Orbitalvenen. *Arch. f. Ophthalm.*, 1883), a donné le détail minutieux de 21 sujets disséqués. — Voy. aussi: FESTAL. Recherches anatomiques sur les veines de l'orbite. *Th. Paris*, 1887.

Donders a donné plusieurs raisons pour établir que le sens normal du courant va de la face au sinus caverneux : 1° l'agent de propulsion est dans les muscles de l'orbite et surtout dans l'orbiculaire; le rétrécissement terminal provoque l'accélération du courant; 2° les collatérales s'insèrent obliquement sous un angle à sommet postérieur; 3° le volume du tronc veineux croît d'avant en arrière; 4° les expériences sur la circulation des veines conjonctivales indiquent un courant postérieur; 5° la thrombose ou l'oblitération du sinus produisent des phénomènes de stase dans le territoire de l'ophtalmique. Il en est de même de l'exophtalmie pulsatile, due à la rupture de la carotide dans le sinus caverneux et dont Sattler a réuni 106 observations. On voit apparaître la dilatation des veines cutanées de la paupière supérieure et du front, l'œdème des paupières, le prolapsus du globe et son hyperhémie veineuse. On a vu la veine ophtalmique grosse comme un doigt et flexueuse, les veines sus-orbitaires et toutes les veines de l'orbite très dilatées.

Festal a décrit minutieusement le *canal collatéral* de l'ophtalmique, canal simple ou double, ou en arcade, situé tantôt en dedans, tantôt en dehors, qui est une voie importante pour la suppléance physiologique.

Variétés et anomalies. — L'ophtalmique s'ouvre dans le sinus coronaire (cas de Haller); — est souvent double dans sa partie rétro-oculaire ou présente des formations insulaires; — très courte, paraît manquer; — est remplacée par un petit réseau; — n'est qu'une veine sus-orbitaire peu importante; remplacée par l'ophtalmique inférieure qui reçoit l'anastomose de la veine angulaire. — S'anastomose quelquefois avec la veine sylvienne, ce qui explique l'infection possible des méninges par une phlébite de la veine ophtalmique.

Une des deux racines de l'ophtalmique provient souvent de la veine sus-orbitaire ou d'une veine frontale. — Les *ethmoïdales* débouchent fréquemment dans une collatérale, quelquefois par un tronc unique; l'antérieure peut aller au sinus caverneux (Sesemann) ou au sinus longitudinal supérieur. Leurs anastomoses avec les veines de la dure-mère, les veines du lobule orbitaire et le sinus longitudinal, au moins chez l'enfant, leur donnent une grande importance. Elles reçoivent parfois des veines du sinus frontal et du sinus sphénoïdal. — La veine *lacrymale* naît par deux racines des faces externe et interne de la glande. Son gros volume, jusqu'à 5 et 7 millimètres de diamètre, ses anastomoses avec l'ophtalmique et les veines extra-orbitaires, font qu'elle pourrait au besoin suppléer le tronc principal. — *L'ophtalmique inférieure* débouche 2 fois sur 3 dans l'ophtalmique supérieure; 1 fois sur 3 dans le sinus caverneux (G.). Elle est souvent remplacée par un système de vaisseaux, au lieu d'un tronc unique.

Les veines lacrymales, ethmoïdales, une ou plusieurs ciliaires peuvent s'ouvrir directement dans le sinus caverneux. — Langer a observé 3 fois sur des enfants un *plexus orbitaire*, triangulaire, appliqué sur la face orbitaire de la grande aile du sphénoïde et inclus entre les branches de l'ophtalmique. Il s'étendait en arrière jusqu'à la fente sphéno-maxillaire et communiquait avec le plexus ptérygoïdien. On sait que les ruminants possèdent un double *réseau orbitaire*, artériel et veineux, intriqué l'un dans l'autre et se prolongeant en arrière dans le réseau admirable de la selle turcique.

Zuckerkandl a décrit une branche aberrante, mais normale, de la veine ethmoïdale antérieure, la *veine du lobule orbitaire*. Cette grosse veine se sépare du tronc principal, passe par un des trous de la lame criblée, et se jette dans les veines du pédoncule olfactif. C'est par elle et non par la prétendue veine du trou borgne, que s'expliquerait le soulagement produit par certaines épistaxis.

La *veine ophtalmo-méningée* de Hyrtl, quand elle se rattache aux veines orbitaires, est une anastomose entre le système de l'ophtalmique et les veines cérébrales. Née de la veine lacrymale, plus rarement de l'anastomose avec la faciale profonde ou d'une veine musculaire, elle se dirige en arrière pour aboutir aux veines sylviennes. C'est dans ce sens que ses nombreuses valvules conduisent le sang. Elle peut ainsi propager aux méninges des inflammations orbitaires.

Sinus sphéno-pariétal ou de Breschet. — Constant, au moins à l'état de veine (Knott). — Débouchait 1 fois sur 21 dans la veine ophtalmique (Gurwitsch). — Quelquefois double, et même plexiforme (Merckel); — remplacé par une veine qui parcourait d'arrière en avant le lobe temporal et recueillait le sang des veines méningées (Festal).

Ses rapports avec les veines méningées moyennes sont discutés. Il semble bien que la branche verticale du sinus remplace la branche antérieure de la méningée ou du moins le vaisseau antérieur de cette branche double; tantôt il est satellite de l'artère, tantôt il s'en éloigne sensiblement; cette dernière disposition montre l'individualité du sinus. L'indépendance de la branche horizontale, de celle de la petite aile, est plus évidente; car en règle générale elle est simplement anastomosée avec la branche antérieure de la veine méningée, et, quand celle-ci s'y verse totalement, ce n'est pour elle qu'une variété de terminaison, analogue à sa terminaison accidentelle dans le sinus caverneux.

Sinus pétreux supérieur. — On a vu plusieurs fois une veine aller de l'ophtalmique au sinus pétreux supérieur (*vena aberrans* de Verga, sinus accessoire de Kelch, sinus ophtalmo-pétreux de Hyrtl). Son identification n'est pas bien établie.

Sinus pétreux inférieur. — Les anciens anatomistes (Malacarne, Vicq d'Azyr) connaissaient la terminaison *veineuse* du sinus pétreux inférieur et sa valvule ostiale qui empêche ordinairement de l'injecter par la jugulaire. Le bord libre, concave, de cette valvule regarde en bas et en dehors (Englisch). Sur 22 sujets Knott a vu le sinus pétreux s'ouvrir dans la jugulaire interne : 8 fois au bord inférieur de la fosse jugulaire, 5 fois au-dessous de la base du crâne, 9 fois un peu au-dessus du bord inférieur de la fosse, entre le tiers moyen et le tiers inférieur du golfe veineux. — Dans un cas de Theile, il débouchait dans la veine thyroïdienne supérieure.

Il peut y avoir un sinus pétreux accessoire, entre les deux pétreux supérieur et inférieur (Theile).

Plexus veineux de l'hypoglosse. — La description de Luschka est dans son mémoire sur l'hypoglosse (Die sensitiven Zweige des Zungenfleischnerven. *Muller's Archiv*, 1856, avec 1 planche) et répétée dans son Anatomie. Luschka se demande si le gonflement de l'anneau veineux ne peut pas dans certains cas influencer l'hypoglosse, et s'il n'expliquerait pas la loquacité de l'ivresse. Trolard a signalé aussi le plexus sous le nom de *confluent condylien antérieur* et a bien indiqué ses connexions multiples avec les veines rachidiennes. Ce confluent peut recevoir une veine qui passe par le trou condylien postérieur.

Sinus occipital transverse ou antérieur. — D'après Langer, ce sinus est chez l'enfant un réseau veineux à deux couches, une couche superficielle de fins vaisseaux, une couche profonde de troncs plus gros. Chez l'adulte et surtout chez le vieillard, le plexus devenu vaste et caverneux corrode souvent la surface de la gouttière basilaire.

Assez souvent la branche transversale la plus antérieure, celle qui unit les deux sinus pétreux supérieurs en longeant la base de la lame quadrilatère, est bien distincte des autres et nettement sinusienne ; elle constitue alors le *sinus de Littre*.

Sinus carotidien. — Rektorzik (Ueber das Vorkommen einer Sinus venosus... *C. R. Ac. Sc. de Vienne*, 1858) a découvert et bien décrit ce sinus. Pour le voir aisément, il conseille de pratiquer une coupe frontale oblique passant à 7 ou 8 millimètres en avant du bord supérieur du rocher et parallèlement à ce bord. Pour l'injection, on choisit de préférence un enfant et l'on pousse par une des jugulaires internes après avoir lié l'autre.

On discute pour savoir si le canal carotidien est tapissé par la dure-mère évaginée (Sœmmering, Rektorzik) ou par un périoste dense (Rüdinger). Chez le fœtus, les veines sont plongées dans une couche conjonctive qui les sépare du périoste et de l'artère; plus tard elles sont au contact de ces deux organes. Il semble que, même chez l'adulte, on a souvent affaire à un plexus veineux plutôt qu'à une formation lacunaire.

On sait que la carotide passe contre la paroi antérieure de l'oreille moyenne et que des ostéites de cette paroi ont déterminé des ulcérations de la carotide et des hémorragies mortelles. Il y aurait lieu de chercher s'il n'y a pas aussi des tromboses et des hémorragies du sinus carotidien. (Voy. aussi sur ce sinus : Rüdinger. Die Hirnschlagadern und ihre Einschliessung... *Arch. f. Anat.*, 1888, avec une planche).

Sinus pétro-occipital ou *sinus d'Englisch.* — Englisch (Ueber eine constante Verbindung der Sinus cavernosus... *C. R. Acad. Sc. de Vienne*, 1863) en a donné une description complète basée sur l'étude de 20 sujets. Il l'appelle simplement : *canal d'union*. Il est quelquefois rétréci à l'une ou l'autre de ses extrémités; son embouchure dans le sinus pétreux est muni d'une sorte de valvule. Sa paroi renferme ordinairement des plis ou saillies surtout du côté du sinus caverneux dont il rappelle un peu la structure. Il reçoit une ou plusieurs veines transverses, isolées ou réunies en réseau sur la face pharyngienne de l'apophyse basilaire.

Sur les sinus voy. : Trolard. Syst. veineux de l'encéphale. *Th. de Paris*, 1868. — Sperino. *Circolazione venosa del capo*, 1884.

Anomalies des sinus crâniens. — Theile. *Encyclop. anatom.*, 1843. — Knott. On the cerebral sinuses. *Journ. of anat.*, 1881. — Labbé. Anomalie des sinus. *Archives de physiologie*, 1885.

Communication entre les circulations intra- et extracrâniennes. — On a observé de tout temps qu'une partie du sang de l'encéphale s'échappait du crâne par des voies autres que la veine jugulaire interne; les émissions sanguines, les révulsifs, appliqués sur la région sous-occipitale, la région mastoïdienne, l'angle externe de l'œil, reposent sur cette donnée.

Il faut distinguer des communications principales et des communications accessoires.

I. *Communications principales.* — Il y en a trois, la jugulaire interne exceptée, bien entendu, puisqu'elle est la voie normale d'écoulement. Ce sont, par ordre d'importance : 1° Les *veines rachidiennes*. Les anastomoses sont multiples. Le plexus du trou occipital, qui commence la série des plexus vertébraux, est uni au sinus occipital transverse en avant, aux sinus occipitaux postérieurs en arrière. En outre ces plexus ou leurs émissaires, c'est-à-dire les veines vertébrales et jugulaires postérieures, sont reliés au plexus condylien antérieur, à l'émissaire condylien postérieur et à l'émissaire mastoïdienne. Cette voie est si importante qu'elle suffit à elle seule à emmener tout le sang de la cavité crânienne après ligature des jugulaires. — 2° La *veine ophtalmique* et ses branches, voie irrégulière, fonctionnant au rebours du sens normal, mais pouvant apporter à la faciale et aux veines temporales une notable quantité de sang. — 3° Les *veines méningées moyennes*, étendues du sinus longitudinal supérieur au plexus ptérygoïdien.

II. *Communications accessoires.* — Elles sont innombrables, car les origines de la jugulaire externe et de la partie faciale de la jugulaire interne s'entre-pénètrent avec celles des veines intracrâniennes sur toute la périphérie du crâne, sur la voûte comme sur la base. Mettant à part toutes les veinules diploïques sans nom qui se déversent sur les deux faces des os, il reste encore de nombreuses veines plus grosses, classées, qu'on appelle *veines émissaires* ou émissaires de Santorini. Les *veines émissaires* sont des veines perforantes qui passent par des trous ou des canaux de la paroi crânienne et se rendent des sinus aux veines extérieures. Ces canaux sont toujours obliques, quelquefois même sinueux. Les émissaires sont presque toujours accompagnées d'un rameau artériel ; elles reçoivent des veines diploïques sur leur passage. Régulièrement elles sont efférentes par rapport au sinus, c'est-à-dire que le sang va du sinus aux veines extracrâniennes; les veines extérieures se prêtent mieux en effet aux variations sanguines, leurs valvules les garantissent contre le reflux et souvent les émissaires elles-mêmes ont des valvules qui empêchent le sang d'al-

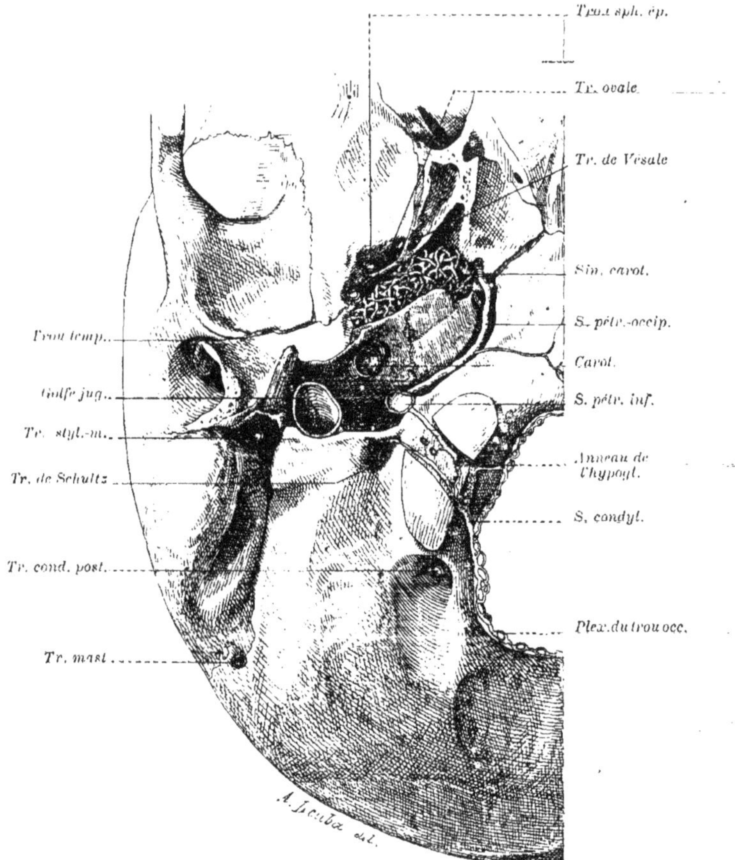

Fig. 520. — Orifices et canaux veineux de la base du crâne.

Base du crâne vue par sa face extérieure. Figure schématisée. — (Le tiret le plus élevé doit descendre un peu plus bas et à gauche.)

ler au sinus (Langer). Elles sont relativement bien développées chez l'enfant ; Hyrtl présume qu'elles jouent le rôle de canaux de sûreté contre les congestions de l'effort, des cris, auxquels se livrent les enfants.

Les vraies émissaires, celles qui ne longent point un tronc nerveux auquel le trou est destiné, sont toutes situées sur la voûte du crâne. Ce sont :

1° *Émissaire pariétale* ou *émissaire vraie de Santorini*. Les trous pariétaux par où passent ces veines sont situés près de la suture sagittale, en arrière d'une ligne qui unirait les deux bosses pariétales ; une fois sur deux, ils manquent d'un côté. Quelquefois le trou unique est au milieu même de la suture, accompagné d'un rameau artériel de la méningée moyenne. La veine s'ouvre dans un des rameaux postérieurs de la veine temporale *superficielle* et d'autre part dans le sinus longitudinal supérieur ou dans un lac sanguin voisin.

Poirier dit avoir constaté des valvules qui empêchaient l'injection d'aller de l'extérieur au sinus, contrairement à l'opinion commune. Son volume est relativement plus gros chez les enfants. Hyrtl a observé deux crânes sur lesquels les trous pariétaux avaient 7 et 20 millimètres de large.

2° *Émissaire mastoïdienne.* — La plus constante et la plus grosse, elle occupe le trou ou canal mastoïdien et s'étend du sinus latéral à la veine occipitale profonde; quelquefois elle débouche dans l'auriculaire postérieure, la cervicale profonde ou l'occipitale superficielle. Il y a de 1 à 3 troncs, qui rayonnent parfois à leur sortie; un rameau méningé ou mastoïdien de l'auriculaire occipitale les accompagne. Labbé signale une mastoïdienne accessoire, provenant du coude du sinus latéral. — Souvent double ou même multiple, le canal mastoïdien a un diamètre moyen de 2 à 3 millimètres (de 5 millimètres à 0 mm. 5). Il manquait une fois sur 16 des deux côtés (Green). Il est situé à deux travers de doigt en arrière du méat auditif et sur son horizontale prolongée, dans le bord postérieur de l'apophyse mastoïde, plus rarement dans la suture même ou encore dans l'occipital. On l'a vu à la base du crâne. Il est très gros chez les rachitiques, à cause du rétrécissement du trou déchiré postérieur qu'il supplée. Sur un crâne rachitique de Gœttingue, on peut y faire pénétrer le bout du petit doigt (Merckel).

(Voy. Couderc. Veines mastoïdiennes. *Th. de Paris*, 1900.)

3° *Émissaire occipitale.* — Cette petite veine unit le pressoir aux veines occipitales. Tantôt (6 fois sur 44) elle traverse de part en part la protubérance occipitale; tantôt et le plus souvent, elle perfore une des deux tables seulement et s'anastomose avec les veines osseuses. Elle reçoit ordinairement la veine diploïque occipitale. Browning a vu son canal occupé par plusieurs veinules et assez gros pour laisser passer un stylet.

4° *Émissaire du trou borgne.* — Elle est située sur les limites de la voûte et de la base. Nous avons dit ailleurs que son existence est de toute manière une rareté.

Fausses émissaires ou *émissaires de la base.* — Ces veines jouent le même rôle que les émissaires vraies; mais ce sont plutôt des satellites d'artère ou de nerfs; plusieurs même sont des sinus ou des plexus. Dans cette catégorie rentrent : 1° le *sinus pétro-occipital*, qui est situé sur la face inférieure du crâne; — 2° le *sinus carotidien*, qui aboutit lui aussi à la veine jugulaire interne; — 3° la *veine condylienne antérieure*, qui porte au sinus pétreux inférieur ou directement à la jugulaire une partie du sang du plexus veineux de l'hypoglosse ou confluent condylien antérieur; — 4° l'*émissaire condylienne postérieure*, inconstante, qui occupe la fossette condylienne postérieure et unit les veines crâniennes avec la veine vertébrale ou avec les plexus extrarachidiens. Sur 44 sujets, Knott l'a vue 31 fois d'un seul côté et 13 fois des deux côtés ; — 5° les veines émissaires du sinus caverneux : veine du trou ovale, veine du trou grand rond, veine du trou de Vesale, veine du trou déchiré antérieur; — 6° des *veinules basilaires* qui se jettent dans les veines pharyngiennes; — 7° la *veine stylo-mastoïdienne* qui, par l'hiatus de Fallope, s'anastomose avec des veines méningées.

Si ces différents vaisseaux peuvent suppléer les jugulaires internes oblitérées, à plus forte raison peuvent-ils remplacer un ou plusieurs sinus crâniens. Pétrequin, il est vrai (*Anat. médico-chirurg.*, 1844), a vu au musée de Sienne trois pièces dans lesquelles une ossification de la faux avait envahi les deux sinus longitudinaux supérieurs et inférieurs, en diminuant considérablement leur perméabilité. Tous ces sujets âgés avaient été frappés d'apoplexie plusieurs années auparavant. Mais ces observations sont peu probantes. En revanche les exemples d'oblitération du sinus droit et des veines de Galien, ou des sinus longitudinaux supérieurs avec les deux sinus latéraux (Schüppel), de ligature du sinus longitudinal supérieur au cours d'une ablation de tumeur (Küster), avec guérison ou survie, montrent que la compensation est possible. Hédon a plusieurs fois chez le chien lié le sinus longitudinal supérieur en arrière de la suture sagittale, sans observer aucun phénomène. Enfin Ferrari, sur le chien également, a obstrué d'abord les sinus de la voûte sans qu'aucun trouble s'ensuivît; quinze jours après, les sinus de la base, toujours sans accident; la mort n'est survenue qu'après qu'une injection eut oblitéré la veine ophtalmique.

(Voy. Labbé. Note sur la circulation veineuse du cerveau. *Arch. de physiol.*, 1879.)

Circulation de la tête et du cou. — Le sang veineux de la tête et du cou antérieur s'écoule par les deux troncs collecteurs de la jugulaire interne et de la jugulaire externe. L'impulsion cardiaque, la pesanteur, l'appel thoracique, les contractions de certains muscles, tels que les orbiculaires et les masticateurs, sont des agents de la progression. Sur le trajet de ces gros vaisseaux, un peu au-dessus de leur débouché dans les troncs brachio-céphaliques, est interposé une sorte de réservoir de décharge, un diverticule sanguin, qui prévient le reflux ou la stase dans les veines cérébrales; c'est le *réseau veineux thyroïdien*. Dans l'effort, dans la réplétion cardiaque, non seulement les jugulaires se prêtent par leur grande extensibilité et leurs dilatations normales (sinus, golfe) à l'emmagasinement du sang en excès, mais la thyroïde se gonfle et, soit par son réseau, soit par ses grosses et nombreuses veines afférentes, détourne une part importante du liquide sanguin. La circulation rachidienne trouve de même une voie d'échappement dans les plexus des trous de conjugaison.

Si l'obstacle se prolonge, un autre mécanisme intervient pour prévenir la stase cérébrale : je veux parler des anastomoses entre les origines de la jugulaire interne et celles des veines rachidiennes. Les veines rachidiennes peuvent emmener sans peine, s'il le faut, tout le sang intracrânien et remplacer les jugulaires internes. Quand sur le cadavre on injecte la tête en poussant par une des jugulaires, les autres étant liées, il faut tamponner le canal rachidien et le canal des apophyses transverses, si l'on ne veut pas que l'injection descendant du crâne fuie par les plexus et par les veines vertébrales. Inversement on peut par une seule vertébrale injecter tous les sinus du crâne. Ou encore on peut, avec Sappey, lier les jugulaires internes à leur partie moyenne; si on pousse alors par le sinus longitudinal supérieur, toutes les veines du cou, les troncs brachio-céphaliques et la veine cave supérieure n'en sont pas moins complètement injectés. Il en est de même sur le vivant. Cruveilhier a lié sur un chien les deux veines jugulaires externes, qui sont les veines fondamentales de la tête, car leur jugulaire interne rudimentaire ne remonte pas au delà de la base du crâne et ne s'abouche pas avec les sinus; il n'y a eu aucun signe de congestion cérébrale, et les jugulaires internes n'avaient pas augmenté de volume. Czerny a pu sur l'homme lier successivement les deux jugulaires internes sans provoquer de troubles cérébraux. C'est encore la circulation supplémentaire des vertébrales et des plexus rachidiens qui nous explique comment, dans la strangulation et la pendaison, avec l'injection des veines de la face et du cou, on observe souvent l'anémie du cerveau.

La circulation de la tête et du cou présente certaines particularités : l'asymétrie latérale, l'inclusion des artères dans des plexus veineux, la béance des veines.

1° *Asymétrie latérale.* — Comme nous l'avons vu, dans la grande majorité des cas, le sinus longitudinal supérieur se continue totalement ou en grande partie avec le sinus latéral droit, qui est plus considérable que l'autre; à son tour la veine jugulaire interne droite prolongement de ce sinus, s'abouche dans le tronc innominé droit qui continue sa direction, et lui-même est presque dans l'axe de la veine cave supérieure. Les dispositions sont différentes du côté gauche. Par conséquent le sang de l'écorce cérébrale trouve un écoulement plus facile, tandis que le sang de l'intérieur de l'hémisphère progresse dans des conditions moins favorables : abouchement à contre-courant des veines de Galien dans le sinus droit, du sinus droit dans le sinus latéral gauche, de la veine jugulaire interne gauche dans le tronc brachio-céphalique, de celui-ci enfin dans la veine cave supérieure. On a cherché à expliquer cette différence. Est-ce un effet de la droiterie? est-elle due à ce que les enfants ont ordinairement la tête inclinée à droite quand on les porte ou qu'on les couche (Lodez)?

2° *Inclusion des artères dans les plexus veineux.* — L'artère carotide interne, en traversant le canal carotidien, puis le sinus caverneux, est entourée par les plexus veineux, le plexus carotidien et le plexus caverneux, qui plus tard se transforment plus ou moins complètement en un tissu lacunaire. De même l'artère vertébrale, dans son trajet à travers le canal ostéo-fibreux des apophyses transverses, est enlacée par des anastomoses plexiformes de ses veines. Avant qu'on ne connût ces plexus péri-artériels, on croyait que les artères étroitement enclavées par leurs canaux osseux étaient immobiles et ne subissaient pas les effets de la systole et de la diastole, qu'ainsi la circulation cérébrale était régularisée. Mais ces artères battent comme les autres; c'est leur enveloppe veineuse, dépressible, élastique, qui régularise leur pulsation, et à son tour la pulsation artérielle fait progresser le sang veineux et vide les émissaires des sinus. C'est un appareil régulateur automatique. Au reste, Langer a montré que cette disposition est générale. C'est ainsi que, dans les os longs, les artères nourricières ne remplissent pas leurs canaux, mais en sont séparées par des plexus veineux qui permettent la libre expansion du tronc artériel.

(Voy. RÜDINGER. Die Hirnschlagadern.... *Arch. f. Anat.*, 1888. — TROLART. Appareil veineux des artères encéphaliques. *Journ. de l'Anat.*, 1890.)

3° *Béance des veines.* — Nous avons déjà parlé de la béance des sinus crâniens (voy. p. 957) et nous indiquerons celle des veines vertébrales et des plexus rachidiens en décrivant ces organes. Nous ne nous occuperons ici que des veines cervicales ou paracervicales. Je distinguerai trois conditions, suivant que la béance est anatomique, physiologique ou pathologique.

1° *Béance anatomique.* — Les veines de la base du cou sont adhérentes aux aponévroses qui les entourent. La jugulaire interne, à sa terminaison, adhère par sa gaine en avant à l'aponévrose moyenne, en arrière à l'aponévrose des scalènes; la sous-clavière, à l'expansion de la gaine du sous-clavier et plus haut à l'aponévrose moyenne; la jugulaire externe est fixée au pourtour de l'orifice aponévrotique qu'elle traverse dans le creux sus-claviculaire; la jugulaire antérieure et son arcade anastomotique sont incluses dans l'espace sus-sternal interaponévrotique; les troncs brachio-céphaliques sont eux-mêmes englobés dans les émanations des gaines vasculaires ou de l'aponévrose cervicale profonde. A leur tour ces aponévroses sont attachées au sternum, à la clavicule, à la première côte, et en suivent tous les mouvements. Cette zone de béance, qui circonscrit à l'entrée du thorax un espace elliptique, est aussi la *zone dangereuse* de Bérard, celle qui expose au redoutable danger de l'entrée de l'air dans les veines. Ch. Robin a montré que sur tous les décapités, tous ces gros vaisseaux sont remplis d'air, qui s'étend jusqu'au cœur en bas, en haut jusqu'au cerveau (voy. Myologie, p. 422).

2° *Béance physiologique.* — La zone dangereuse anatomique ou cadavérique de Bérard s'étend singulièrement sur le vivant, sous l'influence de l'attitude, du vide inspiratoire et des mouvements musculaires. Certaines attitudes augmentent la béance des veines en tendant les aponévroses et les veines elles-mêmes; ainsi le renversement de la tête en arrière pour les veines du cou, l'écartement du bras pour la veine sous-clavière, toutes positions habituelles dans les opérations. Bouillaud a montré que, chez le chien, il suffit d'écarter le membre antérieur du tronc, pour voir l'air pénétrer en grande quantité par une plaie de la veine sous-clavière. — Le vide inspiratoire produit sur tous les gros troncs à proximité du thorax une aspiration, une véritable succion, par la dilatation des aponévroses et des veines, tendues entre le sternum, la clavicule et les côtes, et par la pression négative qui s'établit dans les espaces sus-sternal et sus-claviculaire. Il suffit à lui seul pour faire entrer l'air dans le tissu cellulaire et produire l'emphysème sous-cutané. — Les contractions musculaires agissent de même sur certaines veines. Le peaucier contracté dilate la jugulaire externe (Foltz; voy. Myologie, p. 413), et l'on sait que l'entrée de l'air est une complication fréquente de la saignée de la jugulaire externe chez le cheval. Le sterno-mastoïdien dilate probablement aussi la portion de la jugulaire interne qu'il recouvre. Les convulsions des opérés les exposent au même danger; l'entrée de l'air dans les veines est devenue rare depuis l'anesthésie, alors qu'avant son application près de 100 cas avaient été publiés en dix ans (Couty).

Il importe de remarquer que ces diverses causes physiologiques ont pour effet non seulement de dilater les grosses veines, mais de rendre momentanément béantes de petites veines qui à l'état habituel sont affaissées. C'est ainsi qu'on a vu l'air pénétrer par les veines laryngées, les veines temporales, les sous-scapulaires, les veines thoraciques de la mamelle, les collatérales de l'axillaire.

3° *Béance pathologique.* — Elle résulte de l'enclavement des veines dans les tumeurs ou de leur état variqueux.

Voici sur 32 cas l'indication des veines par lesquelles s'est faite l'entrée de l'air (Couty) :

Jugulaire externe	9
Axillaires, grosse et petites	8
Jugulaire interne	5
Sous-scapulaire	2
Faciale	2
Jugulaire antérieure	2
Veines cervicales	2
Veines thoraciques	2

(Voy. Couty. Etude expérimentale sur l'entrée de l'air. *Th. de Paris*, 1875.)

Homologie des artères carotides et des veines jugulaires. — On a essayé à plusieurs reprises d'établir une homologie plus ou moins complète entre les artères et les veines de la tête et du cou. Le point de départ de ces systèmes consiste dans l'identification de la veine jugulaire interne à l'artère carotide, la veine jugulaire externe étant considérée comme une simple veine superficielle, un canal collatéral de la veine profonde. La veine jugulaire interne serait donc une *veine carotide*, se divisant en carotide externe et carotide interne, et partout satellite de l'artère de même nom et de ses branches. (Voy. Theile. *Encyclopédie anatomique*, 1843. — Sébileau et Demoulin. Système des veines jugulaires antérieures. *Bull. Soc. anat.*, 1892. — LAUNAY. Les Veines jugulaires. *Th. de Paris*, 1896.)

Ces assimilations ne concordent pas avec l'embryologie ni avec l'anatomie comparée, ni même avec l'anatomie humaine, car on est obligé de supposer que la veine jugulaire externe n'a aucune origine profonde, alors que dans la majorité des cas elle reçoit les occipitales, les auriculaires postérieures et le tronc temporo-maxillaire, sans compter les cas où elle reçoit la faciale, toutes veines satellites des branches de l'artère carotide externe. Ou bien on est amené à dire : les branches inférieures de l'artère carotide externe sont représentées par une partie de la jugulaire interne, ses branches supérieures par la jugulaire externe, et alors on ne saisit plus l'homologie vasculaire. Enfin la jugulaire interne absorbe une partie importante du territoire des artères vertébrales.

Il faut s'en tenir fermement à ce que nous enseigne l'anatomie comparée, confirmée par les stades de l'embryologie humaine.

1° La veine jugulaire *externe* est la veine fondamentale des vertébrés autres que les primates. Elle est la veine primitive et unique des poissons, des oiseaux et d'un certain nombre de mammifères (la chèvre, entre autres).

2° La veine jugulaire *interne* apparaît secondairement, comme une collatérale de la jugulaire externe : elle naît près de la base du cou et remonte progressivement le long de l'artère carotide et du nerf pneumogastrique. Elle reste rudimentaire chez tous les mammifères autres que les singes. — Tout d'abord elle ne s'élève que jusqu'au milieu du cou et reçoit les veines du pharynx, du larynx et de la glande du corps thyroïde, quelquefois même de cette dernière seulement (beaucoup de rongeurs et de ruminants). Ces branches primitives sont celles qui lui restent le plus fidèles chez l'homme. — Dans une seconde étape, elle arrive jusqu'à la base du crâne et reçoit une petite quantité du sang intracrânien qui s'écoule presque en entier par la jugulaire externe et la vertébrale (la plupart des carnivores, le chien, le chat).

3° Dans une troisième étape, elle pénètre dans le crâne et s'unit au sinus latéral, dont elle forme la branche descendante. Elle égale ou dépasse la veine jugulaire externe (la plupart des singes).

4° Chez l'homme, en raison de son énorme développement cérébral, la jugulaire interne devient définitivement la veine principale de la tête et du cou. La jugulaire externe est réduite à ses anciennes branches sous-crâniennes, l'occipitale, l'auriculaire, les temporales, la maxillaire interne. Tantôt, anomalie régressive, elle reconquiert, en recevant la veine faciale, une partie de son territoire facial ou sous-maxillaire; tantôt au contraire, anomalie progressive, elle perd même le tronc temporo-maxillaire et ne conserve plus que quelques branches postérieures du crâne, l'auriculaire postérieure, les occipitales superficielles.

5° Chez beaucoup d'animaux, une partie notable du sang crânien est emmené par les *veines vertébrales*, qui reçoivent le sinus pétreux inférieur ou même le sinus caverneux, et passent par le trou déchiré postérieur. Ce territoire crânien est perdu chez l'homme, alors qu'il s'est conservé pour les artères ; la jugulaire interne, dans son extension envahissante, s'est substituée à la partie cérébrale des veines vertébrales.

Veines de la tête et du cou. — Consultez l'important mémoire de Luschka, qui vise aussi l'anatomie comparée : Die Venen des menschlichen Halses. *Mém. de l'Ac. des Sc. de Vienne*, 1862. — Voy. aussi : FOUCHER. Études sur les veines de la tête et du cou. *Th. Paris*, 1854. — CHABBERT. *Mémoire sur les veines de la face et du cou*, Toulouse, 1876.

VEINE CAVE INFÉRIEURE

La *veine cave inférieure* ou *ascendante*, veine cave abdominale, est le tronc commun des veines sous-diaphragmatiques. Située presque entièrement dans la cavité de l'abdomen, et par sa partie terminale seulement dans la cavité thoracique, elle représente l'aorte abdominale dont elle est satellite.

Origine. — Son origine est la réunion des deux veines iliaques primitives, homologues des troncs innominés qui constituent la veine cave supérieure. Elle a lieu sur le côté droit de la colonne vertébrale, au niveau du disque qui sépare la 4ᵉ de la 5ᵉ vertèbre lombaire, ou un peu plus bas sur la 5ᵉ lombaire, un peu au-dessous de la terminaison de l'aorte.

Terminaison. — La veine cave inférieure se termine dans l'oreillette droite, dans sa partie postérieure et inférieure, au-dessous de la veine cave supérieure et à 2 centimètres au moins de l'oreillette gauche. Ce niveau corres-

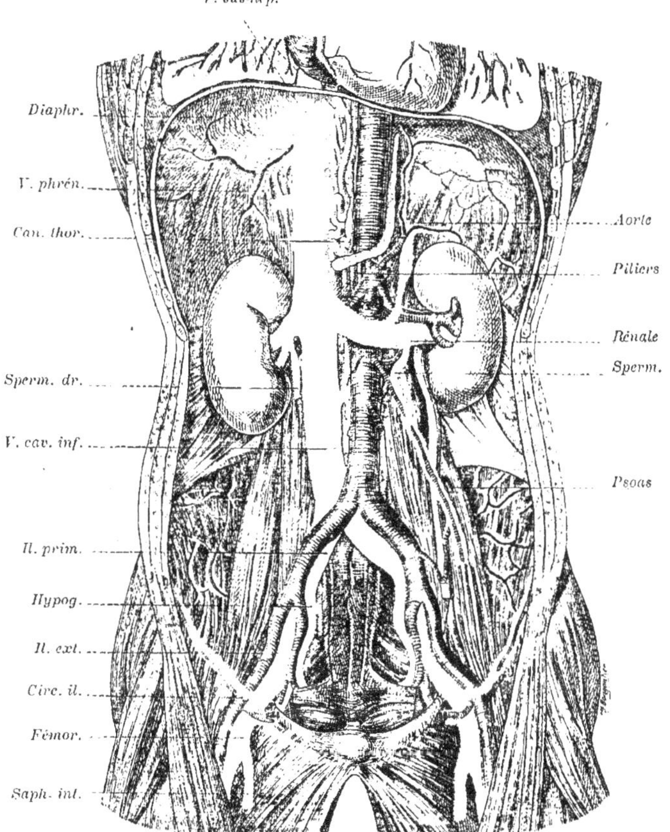

FIG. 530. — Veine cave inférieure (d'après Bonamy et Beau).

pond au corps de la 9ᵉ vertèbre dorsale. La partie de l'oreillette où aboutissent les deux veines caves forme un sac lisse, non fasciculé, qui chez l'embryon est indépendant (*sinus veineux* ou sinus reuniens) et chez l'adulte est séparé de la portion pectinée de l'oreillette, extérieurement par le *sillon terminal*, intérieurement par la *crête terminale* (His). Ce sillon courbe, à trajet oblique, commence au-dessous de la veine cave inférieure et finit en avant de la veine cave supérieure.

[*CHARPY.*]

Dimensions. — Sa longueur, variable suivant la taille du sujet, est de 22 centimètres en moyenne, dont 18 pour la portion abdominale. Son calibre est supérieur à celui de l'aorte, et aussi à celui de la veine cave supérieure; celle-ci à son embouchure dans l'oreillette a 22 millimètres de diamètre; la veine cave inférieure, 33. Il augmente de bas en haut et présente deux accroissements subits, le premier au-dessus du débouché des veines rénales; le second, qui a reçu le nom de *lac* ou d'*ampoule*, au-dessus de l'ouverture des veines sus-hépatiques. C'est ainsi que le diamètre, qui est à l'origine de 20 millimètres, s'élève à 30 au-dessus des rénales, à 34 au-dessus de l'ouverture des veines hépatiques; il diminue au passage du diaphragme et n'est plus que de 27 dans la portion thoracique (Luschka).

Direction. — La veine cave ascendante est verticale dans toute sa portion abdominale, comme l'aorte et la colonne vertébrale. Elle s'infléchit seulement vers la droite au niveau de la 1re lombaire et de la 12e dorsale, pour gagner le bord postérieur du foie. Dans sa courte portion thoracique, elle se dirige de droite à gauche et un peu d'arrière en avant, en décrivant une légère courbure dont la concavité regarde le centre phrénique.

Rapports. — La veine cave inférieure monte sur le côté droit de la colonne vertébrale lombaire, à droite de l'aorte qui occupe la partie médiane; puis traverse le diaphragme par l'*orifice quadrilatère*, qui est creusé entre la foliole moyenne et la foliole droite du centre phrénique, et, parvenue dans le médiastin, s'enfonce dans le péricarde, pour aborder la partie déclive de l'oreillette droite. De là deux portions, abdominale et thoracique.

Portion abdominale. — Dans la cavité abdominale, la veine cave est en rapport : 1° *en dedans*, c'est-à-dire à gauche, avec l'aorte, dont elle est séparée par des ganglions lymphatiques; à partir des veines rénales, la veine cave s'écarte de l'aorte et lui devient un peu antérieure; le pilier interne droit du diaphragme et plus haut le lobule de Spiegel s'interposent entre les vaisseaux; — 2° *en dehors*, ou à droite, avec le bord interne du psoas et celui du rein droit; ce dernier rapport est des plus importants dans la néphrectomie; — 3° *en arrière*, avec la face antérieure de la colonne vertébrale, jusqu'au niveau de la 1re lombaire, et en même temps avec les artères lombaires et l'artère rénale du côté droit; plus haut elle repose sur la partie externe du pilier droit du diaphragme et sur la partie postérieure de ce muscle; — 4° *en avant*, et de bas en haut, d'abord avec le péritoine : elle est logée dans le bord adhérent du mésentère, entre ses deux feuillets, jusqu'à la 1re lombaire; puis avec la troisième portion du duodénum, la tête du pancréas et le tronc de la veine porte qui monte comme elle vers le foie et qu'elle croise à angle aigu; enfin avec le foie. Elle occupe dans le foie une gouttière ou sillon, quelquefois convertie en canal complet long de 4 centimètres, et creusée dans le bord postérieur du foie qui souvent est élargi en une véritable face. Elle est entourée par le lobule de Spiegel et le lobe droit. His a montré que ce sillon et la veine cave qu'il contient ont une direction verticale. La veine adhère intimement par des tractus fibreux aux parois de la gouttière. Luschka a vu un sac d'échinocoques du foie rompu se déverser dans la veine cave.

La veine cave traverse le diaphragme en passant par l'orifice quadrilatère, fibreux, situé sur la limite postérieure du centre phrénique. Elle se rétrécit un peu à ce niveau et adhère intimement aux bords de l'orifice. Haller dit avoir vu, sur l'animal vivant, cet orifice se resserrer pendant l'inspiration.

Portion thoracique. — Cette courte portion, qui ne mesure guère que 3 centimètres, comprend elle-même une partie inférieure, extrapéricardique, et une partie supérieure, intrapéricardique. La partie extrapéricardique, verticale, est en rapport en arrière avec la base du poumon droit qui se prolonge en outre de chaque côté, comme pour entourer la veine; un ou deux ganglions lymphatiques se remarquent à ce niveau, entre la veine cave et l'œsophage. La veine est séparée du poumon par une lame fibreuse, placée de champ, qui, née du pourtour du trou carré, monte le long de la face externe du tronc veineux et va s'irradier sur le pédicule pulmonaire et le péricarde; c'est le *ligament phréno-péricardique droit* (Teutleben), dont le but paraît être d'assurer la fixité de la veine dans les mouvements du diaphragme. La veine cave pénètre dans le péricarde, à son angle postérieur et droit. Refoulant le feuillet séreux, elle s'en forme une gaine qui recouvre les trois quarts de sa circonférence antérieure; elle est libre, sauf en arrière, dans le sac péricardique. L'orifice par lequel elle s'ouvre dans l'oreillette est presque vertical, tandis que le trou quadrilatère où commence sa portion thoracique est horizontal; cet orifice est muni sur sa partie antérieure d'une valvule tendue transversalement, la *valvule d'Eustachi* (voy. Artériologie, p. 576).

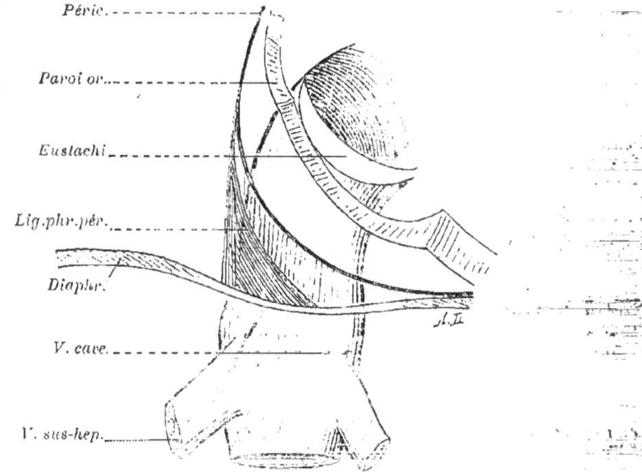

FIG. 531. — Portion thoracique de la veine cave inférieure; demi-schématique.
Voy. aussi les fig. 351 et 386 de l'Artériologie.

Structure. — Il n'y a aucune valvule, à l'exception de la valvule terminale d'Eustachi. Cl. Bernard en a signalées chez le cheval, au-dessous du débouché des veines rénales. Dans sa partie abdominale, la veine cave possède une tunique musculaire à deux couches, une externe longitudinale, une interne circulaire; cette tunique fait défaut dans la portion thoracique. La gaine lamelleuse de l'aorte se prolonge sur la veine cave; une cloison sépare les deux vaisseaux (Bize). Dans le foie il y a adhérence intime entre la capsule de Glisson et l'adventice. La partie extrapéricardique, outre le ligament phrénique dont nous avons parlé, est renforcée par des faisceaux fibreux qui s'étendent du centre phrénique sur le péricarde et semblent convertir le trou quadrilatère en un canal. Les fibres musculaires de l'oreillette ne se prolongent pas sur la veine; mais celle-ci, en traversant l'oreillette, est enlacée par deux anses musculaires qui forment une sorte de boutonnière; elle reçoit en outre de l'oreillette gauche un faisceau musculaire qui se jette sur sa face postérieure et sert peut-être à la tendre dans sa longueur (Luschka), (voy. la fig. 371 de l'Artériologie).

Circulation collatérale ou dérivative de la veine cave inférieure. — Un grand nombre d'observations cliniques montrent que le tronc de la veine cave inférieure peut être oblitéré sur une partie de son trajet ou même dans sa totalité, sans provoquer de troubles circulatoires notables. De même si on lie la veine cave sur un point quelconque de son parcours, depuis son origine jusqu'à son embouchure, et qu'on pousse une injection par les veines iliaques, on constate que l'injection arrive facilement au cœur droit (Schwartz, Vimont...). Sa ligature a été faite avec succès au cours de néphrectomies. (Houzel. *Soc. de chir.*, 1902.)

Les voies collatérales de la veine cave inférieure sont nombreuses et très perméables. Elles comprennent les veines azygos, lombaires et sacrées, les diaphragmatiques, les veines rachidiennes, les rénales et surtout leurs branches adipeuses, les veines de la paroi abdominale antérieure, enfin la veine porte elle-même par ses nombreuses anastomoses porto-caves. Suivant le siège de l'oblitération, c'est telle ou telle de ces voies qui est utilisée de préférence. Mais d'une manière générale ce sont les *veines rachidiennes*, soit extérieures, azygos et lombaires, soit les plexus intrarachidiens, qui sont la principale voie de retour. Dans un grand nombre d'observations on note le gros volume de l'*azygos*; Osler, dans un cas d'oblitération ancienne, l'a vue atteindre un diamètre intérieur de 2 centimètres. La plus grande partie du sang passe à droite par la dernière arcade de la veine lombaire ascendante, à gauche par le canal réno-azygo-lombaire, véritable confluent veineux entre la lombaire ascendante, la petite azygos, la dernière intercostale et les veines intrarachidiennes. On a remarqué à plusieurs reprises chez la femme la grosseur de la *veine ovarienne gauche*, dans le cas où l'oblitération cave porte sur la partie inférieure; le sang passe alors par les veines utérine, ovarienne, rénale, et de là dans les veines extrarachidiennes. Dans un cas cité par Kundrat d'oblitération ancienne de toute la veine cave inférieure et des veines pelviennes du côté droit, la veine ovarienne gauche atteignait le volume d'une anse intestinale. C'est par la spermatique droite très dilatée que passait le sang du membre inférieur droit et du bassin chez un homme, observé par Cavasse, dont la veine cave finissait en coin au-dessous des rénales. (Vimont. Oblitération de la veine cave inférieure. *Th. de Paris*, 1890, et plusieurs observations récentes de Griffith, Cavasse....)

Branches collatérales de la veine cave inférieure. — Les *branches collatérales* de la veine cave inférieure sont : les *veines lombaires*, les *veines rénales*, les *veines capsulaires moyennes*, les *veines spermatiques* et *ovariennes*, la *veine ombilicale*, la *veine porte*, les *veines sus-hépatiques* et les *veines diaphragmatiques inférieures*. Les veines lombaires et diaphragmatiques inférieures sont des veines pariétales; les autres sont des veines viscérales, affectées : les veines rénales, capsulaires et spermatiques, aux organes génito-urinaires; la veine ombilicale, au placenta; la veine porte et les veines sus-hépatiques, aux organes digestifs.

1° VEINES LOMBAIRES

Les *veines lombaires*, ordinairement au nombre de 4 de chaque côté, accompagnent les artères lombaires, au-dessus desquelles elles sont situées. Il y a une veine pour une artère. Elles naissent par une double branche : une *branche abdominale* ou antérieure, qui provient de la paroi abdominale; une branche *dorsale* ou postérieure, beaucoup plus grosse, qui est elle-même formée par la jonction d'un *rameau musculo-cutané*, irradié dans les muscles des gouttières lombaires, avec un rameau *spinal* qui sort par le trou de conjugaison. Ces deux rameaux ramènent le sang des plexus extrarachidiens postérieurs et intrarachidiens. En se réunissant au niveau de ce trou, les deux branches forment un tronc qui se porte en dedans et en avant, dans la gouttière transversale des corps vertébraux, et s'ouvre à angle droit dans la partie postérieure de la veine cave. Les veines du côté gauche sont plus longues et passent derrière l'aorte.

Les veines lombaires possèdent 1 ou 2 valvules pariétales et quelquefois des valvules ostiales, dont la concavité regarde la veine cave. Mais ces valvules sont insuffisantes; on les franchit quand on injecte les plexus rachidiens en poussant par la veine cave, et dans l'oblitération de ce dernier vaisseau, elles permettent l'établissement d'une circulation rétrograde allant de l'abdomen aux veines intrarachidiennes.

Les troncs veineux s'anastomosent entre eux de droite à gauche, en formant les plexus extrarachidiens antérieurs de la région lombaire. En outre, les veines d'un même côté sont unies, au niveau du trou de conjugaison, par une série verticale d'arcades anastomotiques dont l'ensemble constitue la *veine lombaire ascendante*, sorte d'azygos lombaire, que nous décrirons avec les veines rachidiennes.

2° VEINES RÉNALES

Les *veines rénales* ou veines émulgentes sont représentées de chaque côté par un tronc unique, volumineux (7 à 10 millimètres de diamètre), rectiligne. Il naît dans le hile du rein ou à une certaine distance, par la fusion des 3 ou 5 branches principales qui sortent de cet organe en avant des branches artérielles.

Ce tronc se dirige de dehors en dedans et un peu de bas en haut, au niveau de la 2e lombaire, passe en avant de l'artère rénale, et s'ouvre dans la partie latérale de la veine cave. La veine rénale gauche est un peu plus volumineuse (Sappey), plus longue, ordinairement moins oblique, et, dans la majorité des cas, conformément à la position plus élevée du rein correspondant, débouche un peu plus haut que la veine droite. Elle passe en avant de l'aorte, quelquefois en arrière, immédiatement au-dessous de l'origine de l'artère mésentérique supérieure.

Les veines rénales reçoivent : 1° la *veine capsulaire inférieure*, qui vient de la capsule surrénale, comme l'artère homonyme ; 2° des *veines adipeuses* qui, nées dans la capsule adipeuse du rein, passent transversalement sur les faces antérieure et postérieure du rein ; 3° une *veine urétérique*, souvent double ou même plexiforme, qui monte sur le bord interne de l'uretère (Lejars). La veine gauche reçoit en outre : la *veine spermatique* ou *ovarienne*, très souvent la *veine capsulaire moyenne*, et très souvent aussi une forte anastomose de la petite azygos.

Leur paroi renferme, d'après Eberth, une double couche musculaire ; Henle n'en décrit qu'une, à fibres circulaires, traversée par des fibres longitudinales, les unes élastiques, les autres conjonctives. On n'observe pas de valvule, et seulement un éperon plus ou moins saillant à l'ouverture oblique du vaisseau dans la veine cave.

3° VEINES CAPSULAIRES MOYENNES

La *veine capsulaire moyenne* ou *veine surrénale* est un gros vaisseau (D = 2 mm. 5), à paroi mince et friable, non valvulé, qui occupe le sillon de la face antérieure de la capsule surrénale. Il en émerge vers le milieu de l'organe et descend obliquement en dedans pour se jeter : à droite dans la veine cave inférieure, au-dessus de la veine rénale droite, à gauche dans la veine rénale gauche. Cette veine correspond à l'artère capsulaire et reçoit la majeure partie du sang de la capsule ainsi que quelques branches adipeuses.

4° VEINES SPERMATIQUES ET VEINES OVARIENNES

I. **Veines spermatiques.** — Les *veines spermatiques*, satellites de l'artère spermatique, branche de l'aorte, mais beaucoup plus considérables qu'elle dans leur portion extra-abdominale, se constituent au fond des bourses par la réunion des veines testiculaires avec les veines épididymaires antérieures.

Les *veines testiculaires* sont le prolongement des deux espèces de vaisseaux veineux de la glande génitale : les uns périphériques, situés dans l'albuginée et presque sinusiens, ou bien dans la couche interstitielle sous-albugineuse ; les autres centraux, plus courts et plus directs, qui suivent les cloisons interlobulaires. Elles émergent en dedans de l'épididyme, au milieu du bord supérieur du testicule et forment un épais faisceau de veines flexueuses et ascendantes. On voit assez souvent un tronc postérieur suivre d'abord un trajet descendant jusqu'à l'origine du canal déférent, et de là remonter avec ce canal, pour ne rejoindre qu'à une certaine distance le groupe principal.

Les *veines épididymaires antérieures* naissent de la tête de l'épididyme ; leur groupe moins important s'unit bientôt aux veines testiculaires pour former le paquet des *veines spermatiques*.

Celles-ci, au nombre de 10, 15 et 20, suivant le niveau où on les considère, sont des branches flexueuses, en général de faible diamètre à l'état vide (1 à 2 millimètres de diamètre). Elles se subdivisent, s'accolent, s'anastomosent et même se fusionnent par places, constituant ainsi le *plexus spermatique* ou *plexus pampiniforme*, plexus à mailles étroites, en fentes allongées, d'autant plus marqué qu'on se rapproche davantage du testicule et ordinairement plus

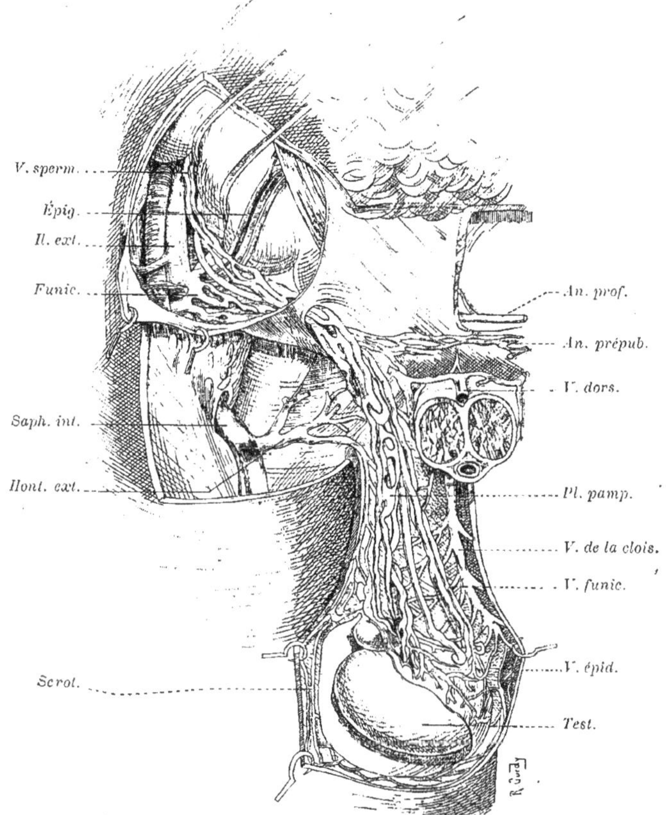

FIG. 532. — Veines spermatiques de l'homme (d'après Ch. Périer).

développé du côté gauche. Le plexus spermatique entoure l'artère spermatique, qui est souvent rejetée à sa partie postérieure et, comme elle, est situé en avant du canal déférent ; il est entouré à son tour par les vaisseaux lymphatiques et plongé dans la masse adipeuse du cordon qu'enveloppe une mince gaine celluleuse. Quand il est un peu distendu, il donne au toucher la sensation d'une masse pâteuse.

Le plexus veineux occupe toute la hauteur du cordon et, comme celui-ci, il cesse à l'orifice externe du canal inguinal ; il est extra-abdominal. Les veines

[CHARPY.]

spermatiques, réduites à 3 ou 4 troncs, traversent le canal inguinal, au-dessous du canal déférent, puis se dirigeant en dedans et en haut, elles remontent avec l'artère qui est en dedans et qui les enlace en spirale très allongée, sur la face antérieure du psoas, entre le péritoine et le fascia iliaca. A droite, elles longent le bord interne du cæcum ; à gauche, elles passent sous l'S iliaque ; dans la région lombaire, elles croisent obliquement l'uretère qui leur est sous-jacent. Au niveau de l'angle sacro-vertébral, il n'y a ordinairement plus que deux troncs qui se fusionnent plus haut en un seul, de 2 à 5 millimètres de diamètre. La veine spermatique droite se jette dans la veine cave inférieure, dans sa partie antérieure, sous une incidence oblique, presque parallèle chez certains sujets ; la veine gauche, dans le bord inférieur de la veine rénale gauche ou dans sa division la plus inférieure, sous une incidence perpendiculaire ou très peu oblique.

Les veines spermatiques reçoivent dans l'abdomen des *veines péritonéales*, des *veines urétériques*, et des *veines adipeuses* du tissu adipeux lombaire et de la capsule adipeuse du rein. Parmi ces dernières, il faut noter la *veine adipeuse inférieure*, forte branche qui, encadrant une artère semblable, se dirige en haut et en dehors vers le pôle inférieur du rein ; elle s'y continue ordinairement avec les veines adipeuses moyennes qui entourent le bord externe de l'organe.

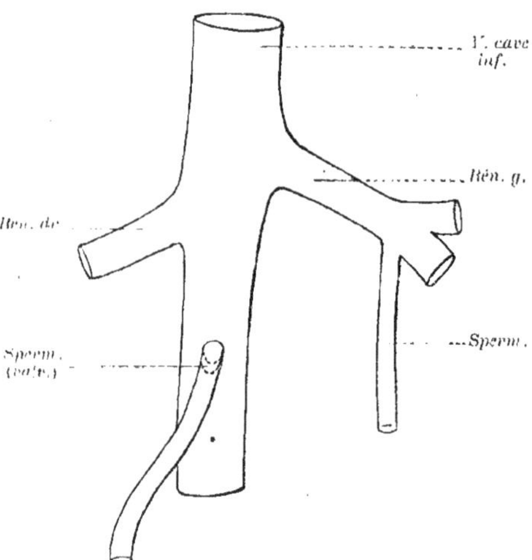

FIG. 533. — Embouchure des veines spermatiques.

Les anastomoses des veines spermatiques ont lieu : avec les veines scrotales inférieures, c'est-à-dire avec les veines superficielles des bourses, au niveau du ligament scrotal ; — avec les veines épididymaires postérieures, à leur origine même ; — à la racine de la verge, avec la veine dorsale superficielle de la verge, et les veines honteuses externes ; — dans l'abdomen avec la veine circonflexe iliaque et les veines coliques par l'intermédiaire de veinules sous-péritonéales. D'un côté à l'autre, les veines spermatiques droite et gauche sont unies, comme le montre la figure 532, par des anastomoses transversales, les unes en avant de la symphyse (*anastomose prépubienne*), les autres profondes, sus-pubiennes, plus rares et moins importantes ; mais, d'après Périer, il n'y a pas communication entre les veines droite et gauche, car dans ces anastomoses, comme dans un cercle veineux de Braune, la partie moyenne est neutre et les deux extrémités sont valvulées en sens inverse.

La paroi des veines spermatiques possède une tunique musculaire, qui, d'après Eberth, est à double couche, longitudinale et circulaire, tandis que Henle leur décrit une forte couche musculaire compacte, à fibres longitudinales, entourée d'une mince couche conjonctive annulaire. — On ne rencontre aucune valvule pariétale dans la portion intra-abdominale de leur trajet. La portion scrotale en renferme presque constamment; mais elles sont le plus souvent peu nombreuses et insuffisantes. L'orifice de la veine spermatique droite dans la veine cave inférieure est, en règle générale, munie d'une valvule ostiale paire et suffisante, qui fait défaut du côté gauche.

Veines funiculaires. — Les trois artères que contient le cordon ont des veines satellites : l'artère spermatique est entourée par les veines spermatiques; l'artère funiculaire, par la veine funiculaire; quant à l'artère déférentielle, branche de la vésicale, elle possède aussi, d'après Haberer, une petite veine comitante. Périer a le premier décrit le groupe des *veines funiculaires*, qui ont pour origine les *veines épididymaires postérieures*, au niveau de la queue de l'épididyme, à la naissance du canal déférent. Ces veines, peu flexueuses et plus régulières que les veines spermatiques, en général exsangues sur le cadavre, forment au nombre de 2 ou 3 un petit faisceau qui entoure l'artère funiculaire et occupe la partie postérieure du cordon, en arrière du canal déférent; elles sont enlacées par les fibres du crémaster interne ou crémaster lisse. Assez souvent on observe une grosse veine cylindrique autour de laquelle montent en spirale de petites veines anastomosées. Elles suivent le canal inguinal, dans sa partie la plus inférieure, et à l'orifice interne s'unissent en un seul tronc qui s'incurve en crosse autour de l'artère épigastrique et s'ouvre à angle aigu dans la veine épigastrique. Elles ne communiquent avec les veines spermatiques qu'au niveau de leur origine, sur le bord supérieur du testicule.

II. Veines ovariennes. — Les *veines ovariennes* (*veines utéro-ovariennes*, veines spermatiques de la femme) sont analogues aux veines spermatiques de l'homme. Elles ont pour origines principales les veines de l'ovaire, qui sortent par le hile de cet organe et constituent le *plexus ovarique* logé dans l'aileron postérieur, et les veines du fond de l'utérus; pour origines accessoires, les veines de la trompe et celles du ligament rond, ces dernières se déversant d'autre part dans l'épigastrique. A l'angle supérieur de l'utérus, les racines de la veine ovarienne s'anastomosent largement avec les branches les plus élevées de la veine utérine, tributaire de l'hypogastrique. Toutes ces branches des veines ovariennes se réunissent immédiatement en un plexus à mailles étroites qui occupe la partie supérieure du ligament large, parallèlement à la trompe ; c'est le *plexus pampiniforme* ou plexus spermatique de la femme. Au sortir du ligament large, elles montent de dehors en dedans, avec l'artère ovarienne qu'elles entourent, enveloppées elles-mêmes par une tunique de fibres musculaires lisses qui les lie en un faisceau arrondi, appelé ligament rond postérieur, ligament ovario-lombaire ou *cordon vasculaire*. Le nombre des troncs se réduit rapidement à deux, puis à un seul, qui se termine comme chez l'homme, à droite dans la veine cave et sous une incidence oblique, à gauche dans la veine rénale sous une incidence perpendiculaire. Le tronc terminal n'est pas plus gros que chez l'homme.

Les veines ovariennes reçoivent également des veines du péritoine, de

[CHARPY.]

l'uretère et des veines adipeuses. Elles sont très volumineuses dans la grossesse.

On n'observe normalement aucune valvule soit dans le plexus pampiniforme soit dans les troncs collecteurs. La veine ovarienne droite présente comme chez l'homme une valvule ostiale qui fait défaut à gauche (Brinton).

Il est à remarquer que les veines ovariennes ont un territoire plus étendu que celui de l'artère correspondante et méritent mieux le nom de *veines utéro-ovariennes*. Elles ont en effet dans leur domaine tout le fond et même le tiers supérieur de l'utérus; c'est ce que démontre le volume considérable qu'elles acquièrent dans la grossesse, volume qui peut même surpasser celui de la veine utérine.

5° VEINES DIAPHRAGMATIQUES INFÉRIEURES

Les *veines diaphragmatiques inférieures* ou phréniques inférieures correspondent aux artères de même nom. De leur réseau, qui s'étend sur la face abdominale du diaphragme, les troncs rayonnent de la périphérie au centre, au nombre de deux par artère, puis se fusionnent ordinairement en un tronc unique qui s'ouvre dans la veine cave, immédiatement au-dessus des veines sus-hépatiques. Elles reçoivent la *veine capsulaire supérieure* et quelques veinules œsophagiennes.

6° VEINE OMBILICALE

La *veine ombilicale* est une veine de la période fœtale; elle est alors beaucoup plus grosse que la veine porte. Primitivement double, mais bientôt réduite à un tronc unique, elle naît du placenta par de nombreuses branches irradiées, suit le cordon ombilical, plongée dans la gélatine de Warthon, qui lui sert d'adventice, et arrive à l'ombilic. Dans ce trajet, elle est accompagnée par les deux artères ombilicales et comme elles tordue en spirale. Franchissant la partie supérieure de l'anneau ombilical, elle abandonne les artères et, longeant la base du ligament suspenseur ou falciforme qui la contient, se dirige en haut et un peu à droite, pour gagner la face inférieure du foie dont elle occupe le sillon longitudinal gauche. Au début, elle se jette exclusivement dans la veine cave, au niveau du bord postérieur du foie; mais de bonne heure elle se divise en deux branches : l'une qui continue le trajet de la veine et va s'ouvrir dans la veine cave, cette branche est le *canal veineux d'Aranzi* ou Arantius; l'autre, la plus grosse, qui aboutit à la branche gauche de la veine porte. Dans la partie antérieure de la face inférieure du foie, la veine ombilicale donne une vingtaine de petites branches à cet organe.

La veine ombilicale chez le fœtus apporte au foie et à la veine cave le sang artérialisé du placenta. Son oblitération commence à la naissance et s'achève dans le premier mois. Le vaisseau oblitéré forme en avant le *ligament rond* du foie, en arrière le *ligament veineux* (ancien canal d'Aranzi). Elle ne reçoit qu'une veine collatérale, la *veine parombilicale* (*veine de Burow* de quelques auteurs) qui, au niveau de l'ombilic, s'anastomose avec les veines

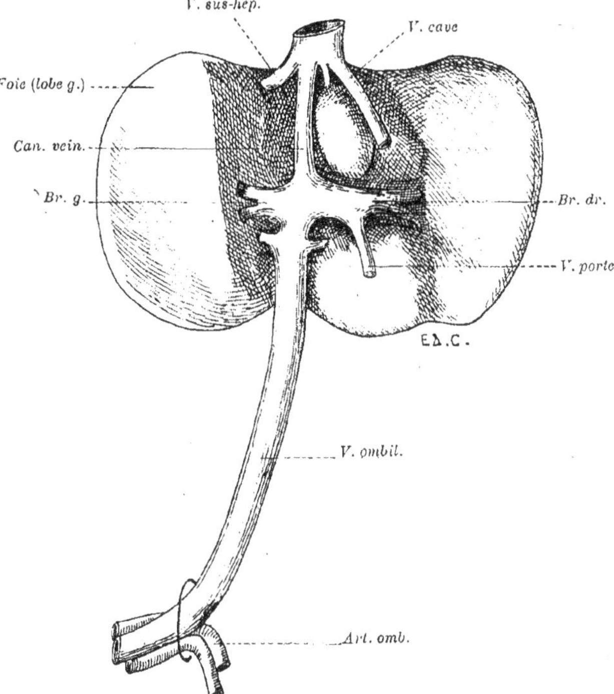

FIG. 534. — Veine ombilicale du fœtus (d'après Gegenbaur).

épigastriques et remonte le long de la veine ombilicale pour s'y ouvrir près du hile du foie.

7° VEINE PORTE

La *veine porte* (*vena portarum*, veine des portes ou du hile du foie) est la veine qui ramène au foie le sang des organes digestifs abdominaux. Son territoire comprend tout le tube digestif sous-diaphragmatique, du cardia à l'anus, et les organes annexes, foie, rate et pancréas. Elle ne correspond pas à une artère homologue, mais à cinq branches de l'aorte, les trois artères du tronc cœliaque et les deux mésentériques. Cette remarque ne s'applique pas qu'aux troncs, car dans leur trajet sous-péritonéal, dans les mésos ou dans le mésentère et à plus forte raison dans l'intérieur des viscères, les branches portes sont satellites de branches artérielles identiques. Il n'y a qu'une veine pour une artère, comme pour le cœur, le poumon ; seuls les vaisseaux de la vésicule biliaire font exception, il y a deux veines par artère.

Le caractère spécifique de la veine porte est de se terminer aux deux bouts par un réseau capillaire. Semblable, selon l'heureuse comparaison de Galien, à un arbre dont les racines plongent dans le tube digestif et la rate, et dont les rameaux s'épandent dans le foie, la veine porte commence dans l'intestin par des réseaux capillaires et finit dans l'organe hépatique par d'autres ramifications analogues. A leur tour les capillaires du foie se reconstituent en canaux, les veines sus-hépatiques, qui aboutissent à la veine cave inférieure. D'une manière générale, on appelle *système porte* tout système artériel ou veineux ayant à ses deux pôles un réseau capillaire. Il y a dans le rein un système porte artériel. Ces dispositions sont fréquentes chez les vertébrés inférieurs; elles ont pour but de produire un ralentissement de la circulation et une multiplication de surface, favorables à des phénomènes de sécrétion.

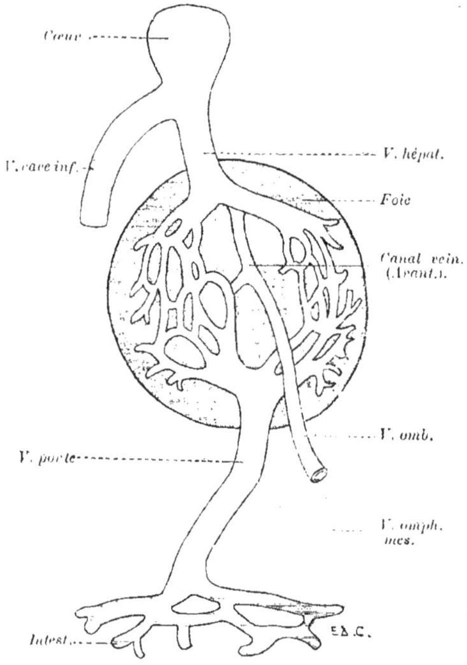

FIG. 535. — Développement du système porte (d'après Wiedersheim).

Le tronc de la veine porte commence derrière la tête du pancréas; c'est là qu'il reçoit les branches d'origine qui le constituent.

VEINES D'ORIGINE

Il y a trois branches d'origine : la grande mésentérique, la petite mésentérique et la splénique, qui correspondent exactement aux artères de même nom. A la vérité, dans la majorité des cas, la petite mésentérique se jette dans la splénique, et celle-ci à son tour s'unit à angle droit avec la grande mésentérique, mais l'embouchure de la petite veine mésaraïque est si rapprochée de l'origine du tronc de la veine porte et s'ouvre si souvent dans la grande mésentérique, ou dans son angle de réunion avec la splénique, qu'il est plus naturel d'admettre trois branches distinctes, convergeant vers un territoire d'union qui ne dépasse pas 3 centimètres de surface.

Toutes ces veines ont des caractères communs. Elles sont satellites des artères; il y a une veine pour une artère. Elles recueillent non seulement le sang de l'intestin et de son péritoine viscéral, mais encore des vasa vasorum des artères et de l'aorte, des ganglions mésentériques, des franges épiploïques et d'une partie du péritoine pariétal. Dans le mésentère, elles forment des arcades anastomotiques superposées, dont deux au moins sont bien marquées, sous-jacentes aux arcades artérielles. C'est de la dernière arcade, arcade marginale longeant le bord adhérent, que partent les rameaux intestinaux. Ceux-ci abordent l'intestin perpendiculairement à sa direction et se bifurquent, comme les vaisseaux artériels, en rameaux antérieurs et postérieurs qui se répandent sur les faces correspondantes de l'intestin et se rejoignent sur le bord libre. De là une série d'innombrables pinces vasculaires parallèles et anastomosées qui enserrent le tube intestinal; quelques rameaux récurrents se rendent à la partie non péritonéale du bord adhérent. Enfin sur l'intestin même ces rameaux se terminent, en réalité naissent, par deux espèces de plexus, les uns superficiels, sous-péritonéaux, que l'on voit sans préparation, les autres profonds, intramusculaires et sous-muqueux.

1° **Grande veine mésentérique** (*mésentérique supérieure* ou *grande mésaraïque*). — Tout à fait semblable à l'artère mésentérique supérieure, elle a pour territoire l'intestin grêle tout entier, à l'exception de la plus grosse partie du duodénum, et la moitié droite du gros intestin.

Elle commence grêle vers la fin de l'iléon, à peu de distance de son embouchure dans le cæcum, puis monte presque verticalement dans la base du mésentère, en inclinant un peu à gauche et en décrivant une faible courbure à concavité droite; elle passe ensuite en avant de la troisième portion du duodénum qu'elle coupe perpendiculairement et sépare en deux parties, et enfin ayant acquis un diamètre de 10 à 12 millimètres, elle disparaît derrière la tête du pancréas. Là elle se continue bout à bout avec le tronc de la veine porte, qui semble sa continuation. L'artère mésentérique [illegible] est à sa gauche, et en bas lui devient en même temps postérieure.

Elle reçoit les veines omphalo-mésentériques, veines de la période embryonnaire, les veines intestinales, les coliques droites et la gastro-épiploïque droite, quelquefois la petite mésentérique et la pancréatico-duodénale.

Veines omphalo-mésentériques. — Ces veines, qui ramènent le sang de la vésicule ombilicale, s'atrophient dès le 2ᵉ mois embryonnaire et disparaissent à la fin du 3ᵉ.

Veines intestinales. — Ces veines, dont le territoire s'étend depuis la partie inférieure du duodénum jusqu'à 30 centimètres environ du cæcum, c'est-à-dire sur presque tout le jéjuno-iléon, sont au nombre d'une vingtaine, plus volumineuses et un peu moins nombreuses que les artères dans leurs troncs terminaux. On en compte une dizaine de grosses dans la partie supérieure et moyenne de l'intestin grêle. Elles naissent des arcades vasculaires, suivent le mésentère et abordent la grande mésentérique par son bord gauche ou convexe.

Veines coliques droites. — Il y a trois veines coliques droites, qui se jettent par deux ou trois troncs sur le bord droit ou concave de la mésentérique. La colique *inférieure* ou *iléo-colique* naît de l'angle iléo-cæcal par deux branches : une branche *cæcale*, qui fournit elle-même la veine cæcale antérieure, la cæcale postérieure et la veine *appendiculaire*; une branche *iléale* ou récurrente, qui se dirige sur la partie terminale de l'iléon à la rencontre de l'origine

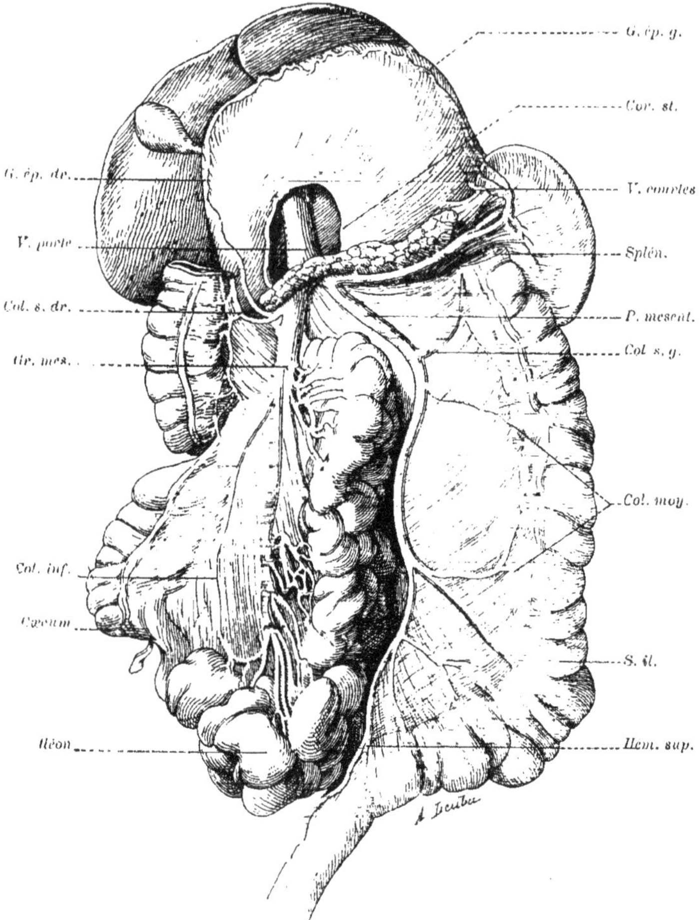

FIG. 536. — Veine porte (d'après Henle).

de la mésentérique inférieure avec laquelle elle s'anastomose. La colique *moyenne*, à trajet horizontal, provient du côlon ascendant. La colique *supérieure* a pour origine le coude droit du côlon transverse, d'où ses rameaux s'étendent en deux directions, le long du côlon ascendant et le long du côlon transverse; ces derniers s'anastomosent largement sur la ligne médiane avec la colique supérieure gauche.

Veine gastro-épiploïque droite. — Analogue à l'artère homonyme et, comme elle recevant des rameaux gastriques, épiploïques, duodénaux et pancréatiques, elle s'unit souvent à la colique supérieure droite et forme alors la *veine gastro-colique*.

2° **Petite veine mésentérique** (*mésentérique inférieure, petite mésaraïque*). — La petite mésentérique a pour territoire la moitié gauche du gros intestin. Elle commence par les *veines hémorroïdales supérieures*. Celles-ci, dont les radicules se prolongent jusqu'à l'extrémité anale du rectum, ont pour origine 5 ou 6 veines qui se réunissent en deux grosses branches droite et gauche, lesquelles longent les faces latérales du rectum, puis se placent à sa partie postérieure; au niveau de l'extrémité supérieure de l'ampoule, c'est-à-dire à 15 centimètres environ de l'anus, elles se fusionnent en un seul tronc, la petite mésentérique proprement dite.

La veine mésentérique monte sur le côté gauche de l'artère satellite, à gauche de l'aorte par conséquent; puis abandonnant l'artère qui se termine dans le tronc aortique, elle reprend un nouveau trajet indépendant. Dans cette deuxième portion, elle se dirige en haut et à gauche dans la région lombaire, en dedans du côlon descendant, dans son mésocôlon; elle décrit un arc à concavité droite autour de l'angle duodéno-jéjunal et s'enfonce sous le mésocôlon transverse, derrière le pancréas, pour se jeter dans la veine splénique. Cette *crosse* de la mésentérique inférieure longe la partie gauche de la fossette duodénale supérieure, qu'elle contribue à former, et, continuée par l'artère colique supérieure gauche, constitue avec elle l'*arc vasculaire* de Treitz (voy. Tube digestif, p. 267). La partie terminale de la veine se rapproche de l'horizontale et s'abouche à angle aigu dans la splénique, à 1 ou 2 centimètres du tronc porte. Souvent elle se rend à la mésentérique supérieure ou à son angle, et alors elle se prolonge transversalement du côté droit.

Ses veines collatérales sont les *coliques gauches*. La colique *inférieure* vient de l'S iliaque; la colique *moyenne*, du côlon descendant. La colique *supérieure* descend du coude gauche du côlon transverse, occupant par ses branches d'origine la moitié gauche de ce côlon et la partie supérieure du côlon descendant; son tronc, beaucoup plus court que celui de l'artère, se jette dans la crosse de la veine mésaraïque.

3° **Veine splénique.** — La veine splénique, d'un volume égal à celui de la grande mésentérique (10 à 12 millimètres de diamètre), recueille le sang de la rate, d'une partie de l'estomac, du duodénum et du pancréas.

Ses origines sont dans les 5 ou 6 branches qui sortent du hile de la rate, en nombre égal aux branches artérielles et derrière elles, puis se réunissent en deux ou trois, et finalement en un seul tronc. Celui-ci se dirige transversalement de gauche à droite, d'abord sur le bord supérieur de la queue du pancréas, puis sur la face postérieure du corps, dans une gouttière qui lui est ménagée, croise l'aorte et s'unit presque à angle droit avec la mésentérique supérieure pour constituer la veine porte. Elle est parallèle à l'artère splénique, plus petite et beaucoup plus flexueuse, qui serpente sur le bord supérieur du pancréas, tandis que la veine, grosse et rectiligne, est située au-dessous et en arrière, dans le sillon postérieur de la glande. Pour la voir, il faut déchirer le petit épiploon et le feuillet postérieur de l'arrière-cavité, au-dessus du pancréas; on la trouve derrière ce dernier organe.

Ses branches collatérales sont : les veines gastriques courtes, la gastro-épiploïque gauche et des veines pancréatiques et duodénales. Elle reçoit habituellement la petite mésentérique et assez souvent la coronaire stomachique.

Veines gastriques courtes (vasa breviora, vaisseaux courts veineux). — Nées de la grosse tubérosité de l'estomac, elles cheminent avec les artères homonymes dans l'épaisseur de l'épiploon gastro-splénique et se rendent dans les veines spléniques qui émergent du hile, quelques-unes dans le tronc splénique lui-même.

Veine gastro-épiploïque gauche. — C'est la plus grosse veine de l'estomac. Anastomosée à son origine, à droite, avec la gastro-épiploïque droite, branche de la grande mésentérique, qui complète l'arc veineux de la grande courbure, elle se dirige en haut et à gauche, le long de cette courbure, puis l'abandonne au-dessous du grand cul-de-sac pour plonger en arrière et se jeter dans la splénique, assez loin de la rate. Cette arcade veineuse reçoit par son bord concave des *veines gastriques* descendantes ou horizontales, qui viennent des deux faces de l'estomac après s'être anastomosées avec les gastriques ascendantes de la coronaire stomachique, et par son bord convexe des *veines épiploïques* ascendantes. Celles-ci sont des branches volumineuses qui naissent du grand épiploon et du côlon transverse, et s'unissent en arcades, quelquefois très vastes, dans le tablier épiploïque, surtout près de son bord inférieur.

Veines pancréatiques et duodénales. — Tout le long de son trajet derrière le pancréas, la veine splénique reçoit de nombreuses veines du corps de cet organe, 5 à 6 au moins, et quelques-unes du duodénum. Les veines de la tête du pancréas et celles de la portion contiguë du duodénum s'unissent quelquefois en un tronc commun qui débouche dans la splénique, près de sa terminaison; ce tronc est la *veine pancréatico-duodénale gauche.*

TRONC DE LA VEINE PORTE

Le tronc de la veine porte se constitue par la réunion, à angle droit, de la mésentérique supérieure, qu'il semble continuer, et de la splénique, qui elle-même a reçu la mésentérique inférieure. Son extrémité inférieure est située derrière la tête du pancréas, à gauche de la veine cave inférieure, et à un niveau un peu variable, qui correspond le plus souvent à la 2e vertèbre lombaire, mais peut descendre jusqu'à la 3e et plus souvent remonter à la 1re lombaire ou même à la 12e dorsale.

Sa forme est celle d'un T, dont le jambage vertical serait un peu incliné en bas et à gauche. Il se compose d'une partie verticale, libre, et d'une partie horizontale, engagée dans le hile du foie; la partie verticale ascendante est la veine porte *ventrale*, appelée encore portion *veineuse* par quelques auteurs; la partie horizontale est la veine porte *hépatique*, ou portion *artérielle* des mêmes auteurs, à cause de l'épaisseur plus grande de ses parois.

Veine porte ventrale. — Sa longueur est de 8 centimètres (variant de 5 à 12 centimètres); son diamètre, de 15 à 18 millimètres, atteignant 2 centimètres près du hile quand le vaisseau est injecté, est inférieur à la somme des sections de ses deux veines d'origine, et supérieur à celui de l'artère hépatique, comme 5 est à 2.

Elle est située tout entière dans la moitié droite du corps. Sa direction, oblique en haut et à droite, croise à angle aigu celle de la veine cave qui est verticale. Le tronc porte est en rapport successivement de bas en haut, par sa partie antérieure : avec la tête du pancréas, creusée d'une gouttière pour la

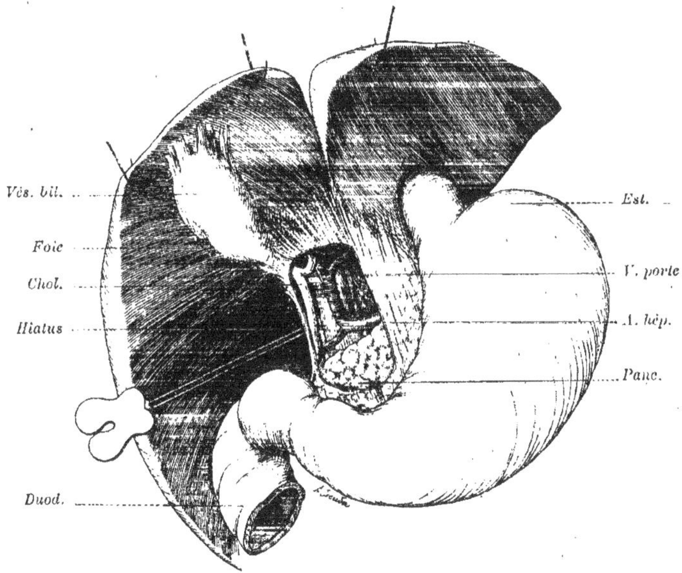

Fig. 537. — Rapports de la veine porte (d'après un dessin de Soulé).
Le feuillet antérieur de l'épiploon gastro-hépatique a été excisé; une sonde est engagée dans l'hiatus de Winslow.

recevoir, puis avec la première portion du duodénum, et enfin avec l'épiploon gastro-hépatique ou hépato-duodénal. Les deux premiers organes le cachent complètement. Dans sa portion épiploïque, qui est assez facilement accessible, il présente les rapports suivants. Il occupe l'épaisseur de l'épiploon, entouré de tissu cellulaire, de nerfs et de vaisseaux lymphatiques. Au-devant de lui sont le canal cholédoque et l'artère hépatique, le cholédoque à droite, l'hépatique à gauche. L'artère hépatique, qui arrive de la ligne médiane, est d'abord située très en dedans de lui et sur un plan postérieur; elle croise son bord gauche, que sur quelques sujets elle contourne en hélice, et, se plaçant sur sa face antérieure, monte parallèlement à sa direction (Retterer). Constamment du coude ou crosse de l'artère hépatique se détachent une ou deux branches (artère gastro-épiploïque), qui descendent en avant de la veine. En arrière la veine porte répond à l'arrière-cavité des épiploons, plus spécialement à son orifice ou hiatus de Winslow; elle est séparée de cette cavité par le feuillet postérieur du petit épiploon, et la cavité à son tour sépare la veine et son feuillet péritonéal de la veine cave inférieure que recouvre le péritoine pariétal (feuillet postérieur de l'arrière-cavité). En d'autres termes, si l'on introduit le doigt dans l'hiatus de Winslow, on soulève sur la face antérieure de ce doigt l'épiploon gastro-hépatique contenant entre ses deux feuillets le canal cholédoque, l'artère hépatique et la veine porte, celle-ci la plus près du doigt, tandis que la face postérieure touche la veine cave à travers le péritoine pariétal.

Veine porte hépatique. — La veine porte hépatique est le gros tronc transversal qui résulte de la bifurcation de la veine porte ventrale en deux branches, droite et gauche. Elle occupe la partie postérieure du sillon transverse ou hile du foie; en avant d'elle est l'artère hépatique, en avant de celle-ci le canal hépatique, soit d'avant en arrière le canal, l'artère, la veine. Son gros volume lui a fait donner par Glisson le nom de *sinus porte*, terme que quelques auteurs ont restreint à la branche gauche ou même à la partie terminale de la veine porte ventrale.

Le tronc porte aboutit, non pas au milieu, mais à l'extrémité droite du hile. La branche droite de bifurcation, plus courte, plus grosse presque du double, ne tarde pas à se diviser en deux branches antérieure et postérieure; elle fournit à tout le lobe droit, et à la majeure partie du lobule de Spiegel et du lobule carré. La branche gauche, plus étroite, beaucoup plus longue, est arciforme à concavité antérieure; sa courbure est d'autant plus accentuée que souvent cette branche se prolonge dans la partie antérieure du sillon longitudinal gauche, à la rencontre de la veine ombilicale. Elle se distribue au lobe gauche par plusieurs grosses branches transversales, et à une petite partie des lobules centraux.

En pénétrant dans le foie, les deux branches se ramifient en éventail suivant le type dichotomique; souvent 4 ou 5 grosses divisions naissent déjà hors du foie, dans le hile même. Les branches portes se dirigent d'abord en sens horizontal, puis se recourbent pour atteindre toute la périphérie du foie. Elles sont satellites de l'artère hépatique et des canaux biliaires; il y a une veine pour une artère, la veine étant dix fois plus grosse que l'artère. Elles sont terminales, comme les artères du rein, de la rate, du poumon, c'est-à-dire qu'elles sont indépendantes les unes des autres et ne s'anastomosent pas entre elles. Chacune d'elles est entourée par une gaine que lui fournit la capsule de Glisson, qui s'est invaginée avec elle; cette gaine glissonienne adhère au tissu hépatique, mais lâchement seulement à la veine, qu'elle n'empêche pas de s'affaisser sur la coupe. Les derniers rameaux portes finissent dans les espaces de Kiernan ou espaces portes, entre les lobules hépatiques; ils y constituent les *veines interlobulaires*, lesquelles abordent les lobules par leur périphérie et s'y résolvent en un réseau capillaire; ce réseau à son tour se déverse dans la veine *centrale* intralobulaire, origine des veines sus-hépatiques.

Les anciens anatomistes assimilaient la veine porte à une artère, de là le nom de portion artérielle ou artérieuse qu'ils donnaient à la veine porte hépatique. La résistance considérable de sa paroi, l'absence de valvules, la division dichotomique régulière, la béance des vaisseaux qu'ils attribuaient aux branches portes et non aux branches sus-hépatiques, enfin la terminaison par des capillaires, étaient autant de caractères du type artériel. D'aucuns même pensaient que le sinus porte était un muscle creux pulsatile, et l'appelaient le *cœur abdominal*. Il y a dans cette conception une part de vérité. La petite artère hépatique n'est guère qu'un vaisseau de nutrition; c'est la veine porte qui est le vaisseau de sécrétion (*vasa publica*), par le sang spécial qu'elle amène de tout l'intestin. Remarquons aussi que chez le fœtus, la veine ombilicale, qui est une véritable artère, amène à la veine porte une grande quantité de sang rouge, hématosé dans le placenta.

BRANCHES COLLATÉRALES

La veine porte reçoit dans sa partie ventrale ou ascendante : les veines coronaire stomachique, pylorique et pancréatico-duodénale; dans sa partie hépatique ou transversale, les cystiques, la veine ombilicale et le canal veineux. Il faut y joindre des veinules émanées du canal cholédoque, de l'artère hépatique et les vasa vasorum de la veine porte elle-même.

1° *Veine coronaire stomachique.* — Satellite de l'artère sur l'estomac, elle naît près du pylore par deux branches, remonte le long de la petite courbure, puis au voisinage du cardia se coude fortement pour se diriger en bas, en arrière et à droite, dans l'épaisseur de l'épiploon gastro-hépatique. Elle se jette dans le tronc porte, près de son extrémité inférieure, 2 fois sur 3; dans la splénique, 1 fois sur 3. Elle reçoit des veines des faces antérieure et postérieure de l'estomac, anastomosées en réseau avec celles qui se déversent dans les troncs de la grande courbure. Au niveau du pylore, elle communique avec la veine pylorique; au niveau du cardia, avec les veines œsophagiennes (branches de l'azygos) par des rameaux cardiaques descendants, qu'elle reçoit au niveau de son coude.

2° *Veine pylorique.* — Ordinairement son volume est inversement proportionnel à celui de la coronaire, qu'elle peut suppléer.

3° *Veine pancréatico-duodénale.* — Née de la tête du pancréas et de la plus grande partie du duodénum, elle suit le sillon courbe qui sépare ces deux organes.

Les veines suivantes aboutissent au sinus porte :

4° *Veines cystiques.* — Elles débouchent par un ou deux troncs dans la branche droite du sinus. Langer a raison de dire que, par une exception unique dans le système porte, il y a sur la vésicule biliaire deux veines satellites par branche artérielle.

5° *Veine ombilicale.* — Nous l'avons déjà décrite (p. 998) comme affluent de la veine cave inférieure chez le fœtus. Oblitérée dans le cours du 2e mois qui suit la naissance, la veine ombilicale n'est plus qu'un cordon fibreux, appelé *ligament rond*, qui, né de l'ombilic ou même seulement à une certaine distance, se porte dans le ligament suspenseur à la rencontre de la branche gauche de la veine porte hépatique. Elle s'insère sur elle, tantôt presque à angle droit quand cette branche reste transversale, tantôt bout à bout quand elle se prolonge dans le sillon longitudinal antérieur. La veine ombilicale est rarement oblitérée sur toute sa longueur; ordinairement sa partie supérieure ou hépatique est creuse et se termine du côté du sinus soit par un orifice ponctiforme, soit par un orifice évasé. Elle est accompagnée de veinules qui se portent directement au foie; une ou deux s'ouvrent dans sa portion non oblitérée.

6° *Canal veineux.* — Le canal veineux d'Aranzi est lui aussi une veine fœtale oblitérée et transformée en *ligament veineux.* Long de 5 centimètres, large de 3 millimètres, il s'insère sur la branche gauche de la veine porte, tantôt en face de l'insertion de la veine ombilicale, tantôt plus à droite et alors sous un angle aigu; puis suivant le sillon longitudinal gauche et postérieur, sans émettre jamais aucune branche latérale, il va se fixer presque toujours sur la veine sus-hépatique gauche, rarement sur la veine cave elle-même. Souvent son oblitération n'est pas complète; il conserve une lumière de 0 mm. 6 à 0 mm. 8, mais est fermé à ses deux bouts. D'autres fois même il contient du sang qui lui arrive par de petites veines sus-hépatiques et communique avec la veine cave.

Anastomoses. — Malgré l'autonomie de son territoire, le système porte n'est pourtant pas absolument fermé; ses extrémités s'enchevêtrent avec celles du système cave et communiquent avec elles. De là de nombreuses anastomoses périphériques, les unes viscérales, les autres pariétales, que pour la clarté de l'exposition nous répartirons en quatre groupes, et que nous désignerons par abréviation sous les noms d'anastomoses œsophagiennes, rectales, péritonéales et ombilicales.

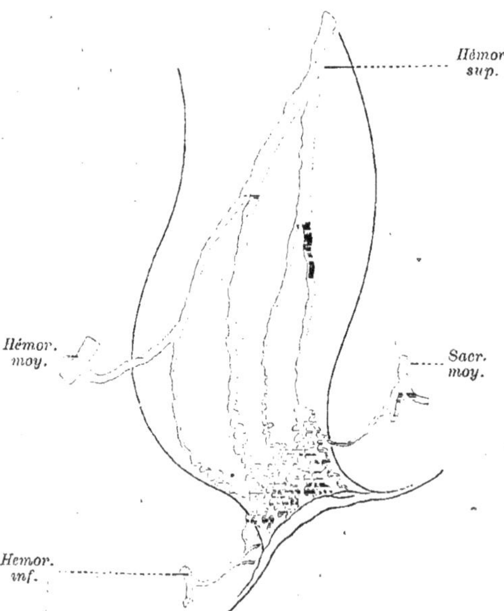

FIG. 538. — Anastomoses des veines du rectum (schéma).

1° **Anastomoses œsophagiennes.** — A l'extrémité supérieure de la petite courbure de l'estomac, la veine coronaire stomachique reçoit des rameaux cardiaques descendants, qui s'anastomosent avec les veines œsophagiennes inférieures par le plexus sous-muqueux et par des branches extérieures plus volumineuses, et aussi avec les veines phréniques. Les œsophagiennes et les phréniques sont des afférentes de la veine azygos, qui s'ouvre elle-même dans la veine cave supérieure.

2° **Anastomoses rectales.** — A l'autre extrémité du tube digestif, les veines hémorroïdales supérieures, origine de la petite mésentérique, communiquent doublement avec les branches pelviennes de la veine cave : d'abord, autour de l'anus, avec les petites veines hémorroïdales inférieures qui sont surtout des veines tégumenteuses et se jettent dans la honteuse interne; ensuite avec les hémorroïdales moyennes qui sont des veines de la prostate, des vésicules séminales et du vagin, et aboutissent à l'hypogastrique. Cette anastomose avec les veines hémorroïdales moyennes est peut-être la plus considérable de toutes les anastomoses porto-caves; c'est une large voie qui laisse passer des injections grossières. C'est ainsi qu'on injecte facilement le rectum en poussant l'injection par la veine dorsale profonde de la verge,

3° **Anastomoses péritonéales.** — Sur une grande partie de son étendue, l'intestin repose directement sur la paroi postérieure de l'abdomen sans interposition de péritoine; c'est ce qui arrive pour le duodénum, les côlons lombaires et le rectum. Or à ce niveau de nombreux vaisseaux plexiformes naissent non seulement de la partie découverte de l'intestin, mais même de sa partie péritonéale, et communiquent d'une part avec les autres veines viscérales, radicules de la veine porte, d'autre part avec les veines du péritoine pariétal; elles vont comme ces dernières se jeter dans les veines pariétales de l'abdomen, qui sont du domaine cave, telles que les rénales, lombaires, sacrée moyenne. On donne à ces vaisseaux le nom de *veines* ou *système de Retzius*.

4° **Anastomoses ombilicales.** — Ces communications ont lieu par les veines portes accessoires ou *veines de Sappey* qui accompagnent le cordon fibreux de la veine ombilicale. Une de ces veines, plus grosse, porte le nom de veine *parombilicale*. Leur extrémité centrale s'ouvre dans le foie; leur extrémité périphérique a une double communication autour de l'ombilic, d'abord avec les veines profondes de la paroi abdominale antérieure, veines épigastrique et mammaire interne, puis avec les veines superficielles ou sous-cutanées de la région ombilicale. A l'état normal, le sang contenu dans les veines de Sappey va de l'ombilic au foie; mais en cas de surcharge veineuse du foie, le courant se renverse et se dirige de cet organe vers l'ombilic.

Les anastomoses que nous venons de décrire sont constantes et normales. Il en est d'autres inconstantes, *anormales*, signalées surtout par Schmidel, qui, vu leur fréquence et la grosseur de leurs canaux de communication, peuvent jouer un rôle important comme voies de décharge du système porte. Telles sont les anastomoses qui ont été observées entre les coronaires stomachique, splénique, colique, etc., d'une part, et d'autre part les phréniques, l'azygos, les veines rénales.

D'une manière générale, les communications entre les deux systèmes porte et cave ne siègent que sur de petits vaisseaux et n'ont sans doute qu'une fonction physiologique insignifiante. Mais dans les états pathologiques d'obstruction du foie ou de la veine porte, les vaisseaux anastomotiques se dilatent et deviennent des canaux dérivatifs d'une grande importance; c'est alors qu'on voit apparaître les varices de l'œsophage, sources d'hématémèses, les hémorroïdes, les varicosités de la paroi abdominale antérieure et même de la région thoracique.

Veines portes accessoires. — Le foie ne reçoit pas seulement le sang des organes digestifs abdominaux que lui amène la veine porte; il en reçoit aussi de quelques organes placés à son voisinage immédiat, par l'intermédiaire de veines ou mieux de veinules qui portent le nom de *veines portes accessoires*.

Ces petits groupes vasculaires comprennent : 1° les *veines cystiques profondes*, au nombre de 12 à 15, qui naissent du fond et de la face adhérente, non péritonéale, de la vésicule biliaire et pénètrent dans la fossette cystique; — 2° les *veines épiploïques* du petit épiploon ou épiploon gastro-hépatique, des ligaments hépato-colique et hépato-rénal; — 3° les *veines du hile*, qui sont les vasa vasorum de la veine porte, de l'artère hépatique et du canal hépatique, ainsi que des ganglions du hile; — 4° les *veines diaphragmatiques*, qui passent par le ligament coronaire; — 5° les *veines du ligament suspenseur*; — 6° les *veines parombilicales* ou *veines du ligament rond*, non point la veine ombilicale elle-même qui, à l'état normal, est oblitérée sur une partie plus ou moins grande de son trajet, mais un groupe de veinules qui, naissant de l'ombilic, accompagnent le cordon fibreux de la veine ombilicale. Une d'entre elles est généralement plus grosse et a reçu le nom de *veine parombilicale*.

Les veines du ligament suspenseur et celles du ligament rond sont encore appelées *veines de Sappey*, parce que cet anatomiste les a le premier étudiées.

Toutes ces veines se déversent dans le foie, en sorte que l'oblitération du tronc porte laisserait encore arriver au foie une certaine quantité de sang. On connaît d'ailleurs un cas (celui d'Abernethy) concernant une fille de 10 mois, chez laquelle la veine porte débouchait dans la veine cave sans passer par la glande.

A ces veines portes constantes et normales il faut joindre les cas anormaux dans lesquels la veine pylorique ou la coronaire stomachique se jettent directement dans le foie et non dans la veine porte.

Structure. — La veine porte se fait remarquer par l'importance de sa tunique musculaire, qui comprend une couche externe longitudinale, une couche interne circulaire, et qui doit contribuer à la progression du sang. Cette tunique se fait remarquer chez l'homme par la présence d'un fort squelette conjonctif. La paroi veineuse, épaisse dans le tronc et les grosses branches d'origine, est au contraire très mince dans les branches intramésentériques que renforce d'ailleurs une gaine vasculaire conjonctive facile à isoler.

Sa résistance est considérable. D'après Haller, le tronc porte est 5 fois plus résistant que la veine splénique ou la veine rénale; plus que la veine cave, comme 6 est à 5; plus même que l'aorte, comme 7 est à 5. Il supporte chez le chien une pression de 6 atmosphères.

Il n'y a pas de valvules sur le tronc porte ni dans ses grosses branches; mais on en rencontre d'assez nombreuses à la périphérie, sur le hile des viscères, c'est-à-dire le long du bord adhérent des intestins, de la grande courbure de l'estomac, au point où les veinules viscérales quittent l'organe qu'elles vascularisent pour se jeter dans leur tronc collecteur. Ces valvules s'observent chez le nouveau-né ; elles ne tardent pas à s'atrophier, et chez l'adulte il ne persiste que quelques valvules le long de l'intestin grêle et de l'estomac.

La veine porte a un double rôle : c'est un système absorbant, par ses racines intestinales, et un système évacuateur. La circulation s'y fait dans des conditions qui paraissent défavorables, soit par l'absence de muscles compresseurs, soit surtout par l'interposition du réseau capillaire terminal. Parmi les causes de progression du sang, il faut compter : la force a tergo des artères intestinales, la contraction de la puissante tunique musculaire des veines, l'appel thoracique qui agit énergiquement sur les veines sus-hépatiques, et la pression que les organes exercent sur les veines voisines dans les contractions musculaires des parois abdominales, principalement dans la tension inspiratoire qui coïncide avec l'aspiration thoracique. Maissiat observe que les veines, cheminant entre les feuillets péritonéaux du mésentère ou des épiploons, sont dans des milieux à pression négative, par rapport aux bulles gazeuses des anses intestinales qui les entourent et les compriment.

Qu'y a-t-il de vrai dans l'adage ancien : *Vena portarum, porta malorum?* et faut-il dire avec Bichat que, dans l'état de nos connaissances, on ne peut décider s'il a un sens profond ou s'il n'est qu'un jeu de mots?

8° VEINES SUS-HÉPATIQUES

Les *veines sus-hépatiques* (*veines hépatiques* de plusieurs auteurs) s'étendent du réseau capillaire du foie à la veine cave inférieure.

Origine. — Elles ont pour origine les *veines centrales* du lobule hépatique ou *veines intralobulaires*, elles-mêmes en communication, par un réseau capillaire rayonnant, avec les ramifications de la veine porte qui constituent les *veines périlobulaires*. En sortant du lobule dont elle représentait l'axe, la veine centrale devient libre, forme une sorte de pédoncule, auquel le lobule est appendu comme un fruit, et s'unit à angle aigu avec une veine voisine. Par des branchements et des convergences successifs, il se forme des vaisseaux de plus en plus volumineux. Ces troncs collecteurs, ou *veines sus-hépatiques*, se dirigent tous vers le milieu du bord postérieur du foie, pour s'ouvrir dans la veine cave inférieure. Un certain nombre, ceux qui naissent des lobules voisins de la veine cave, n'ont qu'un court trajet, un faible volume et reste indépendants : ce sont les petites veines sus-hépatiques. La presque totalité au contraire s'unit par fusion progressive en deux gros troncs, grandes veines sus-hépatiques ; la direction générale de leurs grosses branches est antéro-postérieure, du bord tranchant au bord mousse du foie et croise à angle droit les grosses branches transversales de la veine porte. La portion de la veine cave qui reçoit toutes ces veines est sa partie adhérente à la gouttière du foie, laquelle mesure 5 centimètres de longueur (voy. Foie, fig. 397).

Petites veines sus-hépatiques. — On en compte une vingtaine irrégulièrement distribuées tout le long de la gouttière. Sur ce nombre, 6 à 8, dites *veines moyennes*, émanant surtout de la face inférieure du foie, ont des orifices de 1 à 5 millimètres de diamètre. Les autres, *petites veines* proprement dites, ont des ouvertures ponctiformes de 0 mm. 5 à 0 mm, 3; elles ont pour origine le lobe gauche, le lobe de Spiegel, les veinules du sillon de la veine cave.

Grandes veines sus-hépatiques. — On en compte deux, quelquefois trois, la veine sus-hépatique droite et la veine gauche; elles ont la grosseur du petit doigt, soit de 15 à 18 millimètres de diamètre. Toutes deux se jettent à angle aigu dans la portion libre de la veine cave, comprise entre le foie et le trou carré du diaphragme; la veine droite débouche plus haut que la gauche et reçoit assez souvent la veine phrénique droite.

La veine sus-hépatique *droite* est ordinairement la plus grosse. Elle tire ses racines du lobe droit et quelquefois du lobule de Spiegel. La *veine gauche* contourne le bord gauche et le bord postérieur du lobule de Spiegel; elle reçoit le sang du lobe gauche, du lobule carré et du lobule de Spiegel, et près de son embouchure le canal veineux d'Aranzi. Souvent elle est plus volumineuse que la droite et divisée en deux branches, une gauche qui vient du lobe gauche, et une moyenne (veine sus-hépatique *moyenne*) qui provient de la partie moyenne du foie, c'est-à-dire des lobules carré et de Spiegel.

Entre l'embouchure des veines sus-hépatiques et l'orifice du diaphragme, la veine cave présente constamment une dilatation ou *ampoule* (*lacus venæ* des anciens), qui forme un vaste sinus chez le phoque et chez les animaux plongeurs.

Caractères distinctifs. — Dans l'intérieur du foie, les veines sus-hépatiques se distinguent des branches de la veine porte par les caractères suivants : 1° Elles sont inférieures en nombre et en calibre aux veines portes (Hyrtl). — 2° La direction des grosses branches est antéro-postérieure et coupe à angle droit les branches transversales du système porte. Ceci n'est vrai d'ailleurs que des troncs, car les branches moyennes ou petites, surtout sur les bords et à la surface, sont parallèles aux branches portes. Dans le lobe gauche, elles sont situées au-dessus des branches portes; dans le lobe droit, elles sont tantôt au-dessus, tantôt à côté. — 3° Les veines hépatiques, adhérentes au tissu du foie, sont béantes à la coupe et subissent pleinement l'effet de l'aspiration thoracique. Les branches portes, lâchement unies à la capsule de Glisson qui seule adhère au foie, ne sont pas béantes; elles s'affaissent quand on les sectionne. — 4° Leur face interne présente un aspect criblé, parce qu'outre leurs rameaux dichotomiques elles reçoivent une foule de veinules éparses. Les vaisseaux portes sont percés d'orifices réguliers comme forme et comme volume.

Structure. — L'épaisse paroi des grandes veines sus-hépatiques, égale à celle de la veine cave au-dessous du foie (360 μ), possède une forte musculature à double couche, longitudinale externe et circulaire interne.

Chauveau et Arloing ne parlent que de valvules incomplètes aux trois orifices, chez les solipèdes; mais Donnell soutient qu'on observe de grandes et fortes valvules sur les troncs et les branches chez le mouton, le chien, le cheval, le bœuf, le lapin; elles seraient assez complètes pour empêcher l'injection. Le fœtus humain posséderait encore des valvules ostiales, qui chez l'homme adulte ont plus ou moins disparu. Il ne faut pas oublier que l'insertion à angle aigu des veines sus-hépatiques produit sur le côté correspondant une fausse valvule, c'est-à-dire un repli semi-lunaire saillant, qui devient un anneau, si deux veines débouchent l'une en face de l'autre dans un tronc commun (voy. DONNELL. *Journal de la Physiologie*, 1859).

Veine cave inférieure. — *Épaisseur des parois.* — L'épaisseur de la paroi varie suivant les points considérés. Kœlliker donne les chiffres suivants : au-dessous du foie, 360 μ; au niveau du foie, 947; dans la partie thoracique, 270.

Portion thoracique. — Cette partie, qui est très longue chez la plupart des mammifères, est presque nulle chez le nouveau-né; elle s'accroît avec l'âge, à mesure que le diaphragme s'abaisse. Mesurée du trou carré au bord adhérent de la valvule d'Eustachi, elle a chez l'adulte une longueur minima de 22 millimètres sur le bord gauche antérieur, de 38 sur le bord droit et postérieur. Ce bord postérieur, qui est convexe, répond à un sillon creusé sur la base du poumon. L'orifice quadrilatère du diaphragme est situé à 22 millimètres de la ligne médiane, à 2 centimètres de la colonne vertébrale (8e ou 9e dorsale); il s'abaisse de 1 centimètre dans l'inspiration. — La veine cave thoracique se distingue de la partie abdominale par la faible épaisseur de sa paroi et l'absence de tunique musculaire. Sa tunique moyenne est constituée par des fibres et des lames élastiques qui se prolongent dans l'endocarde avec la tunique interne. — On remarquera les dispositions prises pour empêcher l'affaissement ou le tiraillement de cette partie du tronc veineux : ligament phréno-péricardique, expansions fibreuses du péricarde, expansions pulmonaires. La dilatation du cœur droit exagère vraisemblablement la courbure et entrave la circulation.
(Voy. LUSCHKA. Die Brusttheil der unteren Hohlader. *Arch. f. Anat.*, 1860.)

Anomalies. — Ne reçoit pas les veines sus-hépatiques, qui s'ouvrent isolément dans l'oreillette droite. — Reçoit la veine azygos dans son trajet intrapéricardique (Sœmmering).

Passe avec l'aorte entre les piliers du diaphragme, contourne en crosse la bronche droite, reçoit les veines innominées et se jette dans l'oreillette droite (Cruveilhier). — S'ouvre dans l'oreillette gauche (2 cas).

En cas de transposition viscérale, monte à gauche de l'aorte et passe par l'orifice aortique du diaphragme ou à côté. Quelquefois croise l'aorte vers la 2e ou 3e lombaire et reprend sa place au côté droit. — Sans transposition viscérale concomitante, monte à gauche de l'aorte, puis croise celle-ci par devant, au niveau des vaisseaux du rein ou au-dessous du diaphragme et se place à droite pour se terminer comme d'habitude, ou encore passe avec l'aorte et se comporte comme l'azygos qu'elle remplace. On connaît un certain nombre d'exemples de cette *transposition de la veine cave inférieure* : leur explication est la même que pour les cas de duplicité (atrophie de la veine cardinale droite, persistance de la veine cardinale gauche). C'est une absence par transposition.

Fait complètement défaut, et est alors remplacée par les azygos, grande et petite, diversement combinées et énormément élargies. Les veines sus-hépatiques se jettent directement dans l'oreillette droite par un tronc commun, ou dans la veine azygos (plusieurs cas décrits dans Henle. — Voy. aussi CARPENTIER. *Arch. de physiol.*, 1888).

Duplicité de la veine cave inférieure. — On connaît 40 et quelques cas de veine cave inférieure double, qui présentent les caractères communs suivants. Il y a à droite une veine cave normale, et à gauche une veine semblable, de même volume, séparée de la première par l'aorte. La veine cave gauche, passant devant l'aorte, va se jeter dans la veine cave droite, un peu avant que celle-ci n'entre dans le foie.

Toutes deux naissent dans le bassin, d'une veine iliaque primitive. La veine droite reçoit les lombaires et la rénale du côté droit; la veine gauche, les mêmes veines du côté gauche.

Il n'y a jamais deux veines caves s'ouvrant séparément dans l'oreillette. La partie suprarénale est toujours unique.

Dans beaucoup de cas, il y a une anastomose transversale entre les deux veines caves, à leur origine, près du promontoire; quelquefois plus haut. Cette anastomose va de gauche à droite, ou inversement.

On admet aujourd'hui, depuis les recherches d'Hochstetter, que la veine cave inférieure est formée de deux parties génétiquement différentes : une partie hépatique ou suprarénale, qui est une formation nouvelle issue du canal veineux, et qui dès le début est impaire et placée à droite; une partie cardinale ou infrarénale, étendue des veines rénales aux veines iliaques, et qui n'est autre que la partie inférieure de la veine cardinale droite du rein primitif, qui persiste par suite de son anastomose avec la veine cave suprarénale et s'élargit en lui amenant le sang des veines iliaques. La veine cardinale gauche inférieure s'atrophie et disparaît, avec le rein primitif.

Dans cette manière de voir la veine cave inférieure gauche, qu'elle soit accompagnée d'une veine cave droite ou qu'elle soit seule (*transposition*), est la persistance de la veine cardinale gauche inférieure qui, par suite de certaines dispositions de ses origines pelviennes, s'est maintenue et s'est développée. Les deux veines caves sont les deux veines cardinales primitives persistantes; la portion unique, suprarénale, est la partie hépatique de la veine cave de tout temps unique et située à droite.

Sur le développement de la veine cave inférieure, voy. : Hochstetter. Beitr. z. Entwick. der Venensystem. *Morph. Jahrb.*, 1888 et *Anat. Anz.*, 1888. — Minot a contesté la théorie embryologique, aujourd'hui classique, d'Hochstetter, et T. Lewis croit que la veine cave est composée de cinq tronçons, dont un provient de la veine sous-cardinale droite (*Americ. Journal of Anat.*, 1902).

Sur la duplicité de la veine cave inférieure, voy. : Kollmann. Abnormit. in Bereich. der Vena cava inf. *Anatom. Anz.*, 1893, avec un index bibliographique qui vise surtout les cas d'absence de la veine cave par transposition à gauche. — Nicolai. *Dissert. inaugur.*, Kiel, 1886, avec un grand nombre de croquis. — Pangratz. Ueber die sog. Verdoppel. der Hohlvene. *Dissert. inaug.* Kœnigberg, 1894. — On a publié depuis 1895 une quinzaine de cas nouveaux, analysés la plupart dans le *Jahrb. de Schwalbe*.

Injection. — Pour injecter la veine cave inférieure et ses collatérales, il suffit de pousser par la veine fémorale. Il sera bon de lier la veine cave supérieure pour augmenter la pression.

Les veines spermatiques peuvent ordinairement s'injecter de haut en bas. Dans certains cas on échoue à cause des valvules. Il faut alors chercher une des grosses veines du plexus spermatique, près de l'épididyme, et pousser de bas en haut, ou mieux, d'après Haberer, une veine funiculaire et pousser dans les deux sens.

Veines rénales. — D'après Houzé, les veines rénales chez le fœtus sont moins obliques et débouchent à angle droit dans la veine cave; je trouve au contraire que chez le nouveau-né elles sont souvent obliquement ascendantes, à 45°.

Valvules. — Chez le cheval, on observe presque constamment une paire valvulaire complète et suffisante à l'embouchure de chaque veine rénale. Il n'y a qu'une valvule imparfaite chez le mouton, le chien, le lapin. Il n'y a pas de valvule chez l'homme, et seulement un éperon dû à l'incidence oblique de la veine; cet éperon se prolonge quelquefois en un repli semi-lunaire valvuloïde, qui toutefois n'empêche nullement le reflux; il est plus marqué du côté gauche, dont la veine s'abouche sous un angle plus aigu. Lejars sur 80 sujets n'a jamais rencontré de valvules. Jacquemet sur 34 sujets, soit 68 veines, a vu une seule fois une valvule double permettant une occlusion hermétique. Donnell a figuré une valvule double superposée, à l'orifice d'une veine rénale. — Rivington signale des valvules non plus ostiales, mais pariétales, qu'il a observées sur le trajet de la veine rénale, un peu en avant de l'embouchure d'une spermatique avalvulaire. Enfin Kolster, en contradiction avec les observateurs précédents, dit qu'il a vu 33 fois des valvules, sur 103 sujets, dans le tronc de la veine rénale ou même dans ses branches, et presque toujours à droite. (Donnell. *Journal de la physiol.*, 1859. — Jacquemet. *Arch. de médecine*, 1879. — Rivington, *Journal of Anatomy*, 1873. — Kolster, *loc. cit.*)

Circulation collatérale dérivative. — La veine rénale n'est pas un système fermé; elle communique avec de nombreuses veines périrénales par des anastomoses non valvulées ou à valvules franchissables, et l'on est surpris de voir combien les oblitérations de la veine cave inférieure dans sa portion sus-rénale, ou celle des veines émulgentes elles-mêmes, apportent souvent peu de trouble dans la circulation du rein.

Lejars, qui a étudié avec soin sur 80 sujets ces voies dérivatives ou de sûreté, les classe en trois groupes :

1° Les *veines émergentes* (Verneuil). — Ce sont des veinules qui sortent directement de la substance du rein, accompagnées ou non d'une artériole, et se jettent dans la veine cave, les veines lombaires ou les veines spermatiques. Elles ne se présentent que 6 fois sur 80, et occupent presque toujours le bord interne du rein, au-dessous du hile.

2° Les *veines adipeuses.* — Le bord externe du rein est circonscrit par un arc veineux qui se termine en haut dans la veine capsulaire moyenne, en bas dans la veine spermatique. Cet arc reçoit les veines de la capsule adipeuse et de nombreuses veinules parenchymateuses à la surface du rein; il se déverse dans les veines voisines : la rénale, la capsulaire, la spermatique, la diaphragmatique inférieure, les urétériques et les lombaires. Il faut noter ses branches perforantes, qui passent à travers le carré des lombes ou sur son bord externe et vont s'anastomoser avec les veines sous-cutanées des lombes, ce qui justifie les émissions sanguines à ce niveau dans les maladies congestives des reins.

3° L'*anastomose réno-azygos* ou canal réno-azygo-lombaire. Cette anastomose bien connue consiste dans un gros tronc, qui part de la partie postérieure de la veine rénale et va se jeter par une de ses branches dans l'origine de la petite azygos, par l'autre dans la première veine lombaire. Elle est presque spéciale à la veine rénale gauche (sur 70 sujets, 62 fois à gauche, 6 fois à droite); à droite, elle est remplacée par une anastomose de la

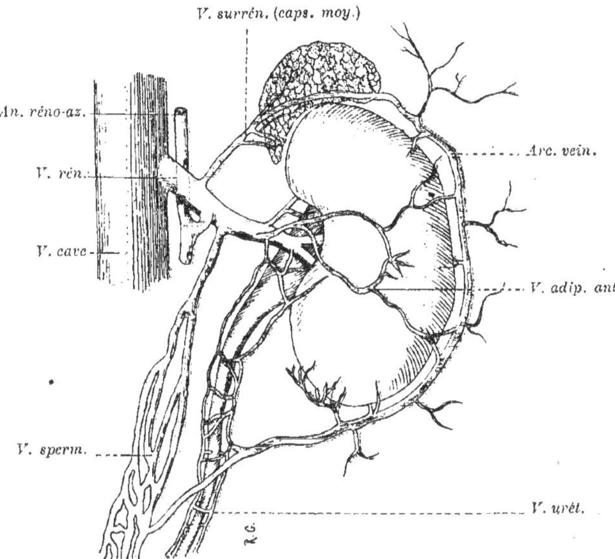

Fig. 539. — Circulation collatérale du rein (d'après Lejars).
J'ai ajouté l'anastomose réno-azygo-lombaire.

veine rénale avec la 1re veine lombaire. (Voy. Lejars. Les Voies de sûreté de la veine rénale. *Soc. anatom.*, 1888; — les Veines de la capsule adipeuse du rein. *Arch. de physiologie*, 1891.)

Anomalies. — Contrairement à des assertions récentes, les veines rénales occupent la position classique, c'est-à-dire en avant de l'artère sur tout leur trajet, dans la majorité des cas (135 fois contre 71, Kolster).

Les veines rénales sont souvent multiples, 2 à 4 et 7 dans un cas, moins souvent pourtant que l'artère et plus souvent à droite. — Présentent des formations insulaires.

La veine rénale gauche peut passer en arrière de l'aorte; ou, si elle est double, une des branches peut être rétro-aortique. — Envoie une anastomose à la veine iliaque primitive gauche, ou même à la mésentérique supérieure. — Reçoit une veine lombaire; la phrénique gauche. — Se jette dans la veine cave gauche, en cas de dédoublement de la veine cave inférieure.

La veine rénale gauche descend par un trajet sinueux et va s'ouvrir dans la veine cave au niveau de la 3e ou de la 4e vertèbre lombaire (une dizaine de cas publiés). Cette anomalie intéressante est en partie une persistance de l'état embryonnaire. Le trajet total, en S, est formé en réalité de trois segments : d'une portion de la veine rénale normale, d'un segment persistant de la veine cardinale gauche et de l'ancienne anastomose entre les veines cardinales droite et gauche. (Froriep. Ueber eine Varietät in Bereich d. unt. Hohlvene. *Anat. Anzeig.*, 1895. — Gosset. Contrib. à l'étude du développement de la veine cave inférieure. *Bullet. Soc. anat.*, 1898. — Kolster, *loc. cit.*)

Les *veines accessoires* du rein sont beaucoup plus rares que les artères semblables. Kolster les a observées 15 fois sur 100 et toujours à droite. Elles vont souvent aux veines spermatiques.

Dans le cas d'*ectopie rénale*, les veines s'ouvrent ordinairement dans l'iliaque primitive ou dans l'hypogastrique. Kollmann a vu dans un cas, en outre du tronc principal, des veines accessoires parallèles entre elles qu'il considère comme les veines métamériques persistantes du rein primitif.

Les anomalies des veines rénales sont fréquentes (20 cas sur 130 sujets examinés par Soloweitschik). Elles sont complètement indépendantes des anomalies artérielles.

Sur les anomalies des veines rénales, outre les mémoires déjà cités, voy. : Soloweitschik. *Congrès international de Moscou*, 1897. — Kolster. Studien über die Nierengefässe. *Zeitschr. f. Morphol.*, 1901.

Veines spermatiques. — Ce n'est qu'à titre anormal que l'on observe des valvules dans la partie abdominale des veines spermatiques, dont la circulation est sans doute favorisée par l'aspiration thoracique. Dans la partie scrotale, elles sont d'autant plus nombreuses que l'on se rapproche plus du fond des bourses; leur développement semble en rapport avec la musculature générale du sujet, et aussi avec celle du crémaster et des muscles abdominaux. Périer a constaté deux fois leur absence complète. On peut presque toujours injecter les veines spermatiques à contrecourant; mais sur un certain nombre de sujets les valvules sont infranchissables.

La valvule ostiale de la veine spermatique droite était connue des anciens anatomistes. Brinton (1857) a insisté sur sa constance et sur l'absence de valvules dans la veine gauche pour expliquer la rareté du varicocèle droit. Toutefois Rivington (*Journal of Anatomy*, 1873) a observé des valvules des deux côtés, et signalé ce fait que, si la valvule ostiale gauche fait défaut, elle peut être remplacée par une paire valvulaire dans la rénale, un peu au delà de l'embouchure spermatique. Des recherches plus nombreuses seraient nécessaires.

On connaît la fréquence de la dilatation variqueuse des veines spermatiques, ou varicocèle, affection qui atteint surtout les veines antérieures plus que les veines funiculaires. La fréquence plus grande du varicocèle gauche a été expliquée de plusieurs façons : 1° la veine spermatique gauche débouche à angle droit dans la rénale; 2° elle n'a pas de valvule ostiale (Brinton); 3° elle passe sous l'S iliaque qui la comprime; 4° l'artère spermatique, dans sa portion abdominale, fait un tour et demi de spire autour de la veine; cette spirale est plus complète à gauche et s'étend jusque dans le canal inguinal (Hyrtl). Aucune de ces explications n'est démontrée.

Sur les Veines spermatiques, voy. : Périer. *Thèse de Paris*, 1864.

Haberer a repris l'étude des veines spermatiques, négligée depuis le travail classique de Périer. Voici ses principaux résultats :

La veine spermatique possède dans sa partie iliaque une valvule infranchissable. Pour injecter le plexus il faut ouvrir la veine funiculaire, dans le cordon, et pousser dans les deux sens. — Le plexus pampiniforme se dédouble à son origine en deux plexus secondaires : l'un antérieur, à petites veines peu sinueuses; l'autre postérieur, à grosses veines flexueuses. A son extrémité supérieure, voisine de l'orifice inguinal externe, le plexus se termine par deux petites *veines comitantes*, qui accompagnent la veine spermatique. Sur tout son trajet, à côté de la formation plexiforme qui simule un réseau admirable, montent deux gros troncs collecteurs, la vena testis et la vena epididymica dont la réunion forme plus haut la veine spermatique. — Il existe une petite *veine déférentielle*, qui remonte avec le canal déférent et se jette dans le plexus séminal. — La veine *spermatique externe* (veine funiculaire de Périer) naît de l'anastomose de la *veine marginale du testicule* et de la *veine marginale de l'épididyme*, deux troncs veineux qui longent en arcade le bord postéro-supérieur de ces organes. Dans sa moitié supérieure, elle quitte le cordon pour devenir veine pariétale et se jette dans l'épigastrique.

(Haberer. Ueber die Venen des menschlichen Hodens. *Arch. f. Anat.*, 1898, avec fig.)

Veines ovariennes. — On a rencontré accidentellement des valvules sur le trajet des veines ovariennes, du côté gauche notamment (Theile, Henle). L'embouchure peut être valvulée d'un côté comme de l'autre; le plus souvent la valvule ostiale est unique et non paire comme chez l'homme (Rivington).

Veine spermatique et veine ovarienne. — *Anomalies.* — Reçoit comme branches supplémentaires : une veine rénale accessoire du pôle inférieur, — une veine surrénale capsulaire, — une veine duodénale. — Communique quelquefois avec les branches de la veine porte. — Ses branches mésentériques et adipeuses sont marquées surtout chez le nouveau-né (Gegenbaur). — Communique avec l'azygos et les lombaires par un gros tronc près de sa terminaison.

Absente et remplacée par de nombreuses veinules (1 cas). — Double des deux côtés (1 cas).

Une des deux s'ouvre dans une veine lombaire, ou dans la capsulaire moyenne, ou communique avec celle-ci. — Toutes deux se jettent dans la veine cave, ou dans la veine iliaque externe (1 cas). — La gauche, exceptionnellement, s'ouvre dans la petite azygos, ou dans l'iliaque externe. La droite, dans la veine rénale droite (assez fréquent) ; ou par deux branches, dans la rénale et la veine cave ; ou même par une troisième, dans une veine lombaire. — La bifurcation du tronc principal à son embouchure n'est pas rare.

Il y a de nombreuses variétés dans l'origine du plexus pampiniforme chez l'homme. — Toutes les veines du plexus peuvent se réunir en un tronc unique dans le canal inguinal, ou bien les deux troncs collecteurs restent séparés jusqu'à leur embouchure, et même les petites veines comitantes de Haberer. Entre ces cas extrêmes, il y a des formes intermédiaires. — La veine *funiculaire* s'ouvrait sur un sujet dans la veine fémorale (Haberer).

Sur ces variétés, voyez entre autres : Haberer, *loc. cit.* — Kolster. Ueber die Nierengefässe. *Zeitschr. f. Morphol.*, 1901.

VEINE PORTE

Injection. — Pour injecter les veines sus-hépatiques, on lie la veine cave inférieure au-dessus des rénales et l'on pousse ou par la veine cave supérieure après avoir lié l'artère pulmonaire, ou directement par la veine cave inférieure.

L'injection de la veine porte peut se faire par le tronc porte en poussant d'abord vers les extrémités, puis vers le foie : mais il vaut mieux choisir l'hémorroïdale supérieure et pousser vers le foie. Hyrtl dit que tout le monde devrait avoir vu une fois dans sa vie l'injection se faire sous ses yeux ; car en circulant de proche en proche dans ce vaste système, l'injection donne l'illusion du mouvement du sang, et la pièce une fois remplie est vraiment belle et imposante.

Territoire vasculaire. — D'après Sérégé, il y aurait deux courants distincts dans le tronc porte, l'un qui provient de la grande mésentérique, l'autre de la petite mésentérique et de la splénique. Ces courants arriveraient au foie sans se mélanger et se distribueraient à deux territoires distincts au point de vue fonctionnel et pathologique. La branche droite de la veine porte, amenant le sang de la grande mésentérique, irrigue la partie du lobe droit situé à droite de la vésicule biliaire, le lobe de Spiegel et une petite partie du lobe carré ; le reste du foie est sous la dépendance de la branche gauche, et par suite de la splénique et de la petite mésaraïque.

(Sérégé. Circulation du sang porte dans le foie. *Journ. de méd. de Bordeaux*, 1901.)

Structure. — L'épaisseur de la paroi du tronc porte est de un demi-millimètre (403 µ, Kœll.), supérieure à celle de la sous-clavière, de la fémorale, même de la veine cave au-dessous du foie. Celle des branches mésentériques de 2 millimètres de diamètre est seulement de 76 µ, inférieure de beaucoup à celle de veines de même calibre.

La tunique musculaire atteint dans le tronc porte une épaisseur de 158 µ (Kœll.), ce qui la met au-dessus de presque toutes les grosses veines du corps. Elle est à double couche. Eberth fait observer que la disposition varie beaucoup suivant le point considéré. Tandis que la veine porte possède une faible couche circulaire interne et une couche externe longitudinale assez forte, les branches moyennes mésentériques ont deux couches longitudinales et une circulaire intermédiaire. Piana a décrit dans les racines de la veine porte du cheval un appareil musculaire semblable à celui des veines pulmonaires et composé d'anneaux espacés, reliés par des fibres obliques : ces diaphragmes musculaires auraient pour effet de s'opposer au reflux. Kœppe, chez le chien, a observé que le tronc et les branches importantes du système porte ont une double couche musculaire puissante, alors qu'il n'y a aucune valvule ; qu'à l'extrémité intestinale, riche en valvules, les veines, au moment d'aborder l'intestin et sur l'intestin même, perdent leur couche longitudinale et conservent une forte couche annulaire, et qu'inversement, à l'extrémité hépatique, les branches en se ramifiant dans le foie gardent leurs fibres longitudinales et se dépouillent peu à peu de leurs fibres circulaires. Ces variations dans la structure anatomique influencent la circulation du sang, comme le montrent les expériences physiologiques.

Sur la structure de la veine porte, voy. : Suchard. *Arch. d'anat. microsc.*, 1902.

Valvules. — Nos auteurs classiques enseignent qu'il n'y a aucune valvule dans le système porte, et Bichat ajoute qu'elles seraient inutiles, le réseau capillaire du foie formant un barrage qui s'oppose au reflux, ce dont il s'est assuré sur l'animal vivant. Ceci est vrai des grosses branches. Hyrtl dit que parmi tous les animaux qu'il a examinés, le rat est le seul qui possède dans le tronc porte une valvule, d'ailleurs remarquable; mais il faut faire une exception pour les petites branches viscérales, sans compter les veines accessoires du foie dans lesquelles Sappey a depuis longtemps signalé la présence de valvules.

On a constaté des valvules chez le cheval, le porc, certains singes. Les carnassiers et les ruminants possèdent des valvules dans tout le système gastro-splénique (Hochstetter). C'est chez le chien qu'elles sont le plus fortes et le plus suffisantes; c'est également chez cet animal que Bryant et Kœppe les ont constatées dans les veines du gros et du petit intestin. Ces valvules sont paires et siègent de préférence sur les petites veines, au point où elles s'appliquent sur le viscère et où elles s'ouvrent dans les arcades veineuses marginales; on peut compter jusqu'à 9 paires valvulaires sur un territoire de 7 millimètres. Elles font défaut dans les veines du réseau sous-muqueux.

Elles existent également chez l'enfant nouveau-né : là aussi il faut les rechercher le long de la grande courbure de l'estomac, au débouché des veines gastriques et épiploïques dans la gastro-épiploïque, dans les vaisseaux courts (Bauer), dans les veinules intestinales, le long du bord adhérent ou bord vasculaire de l'intestin. Elles sont disposées par paires, minces, très élastiques; une injection grossière les force facilement et les fait méconnaître. Elles disparaissent rapidement par le mécanisme de l'atrophie valvulaire, qui se manifeste sur toutes les veines du corps. On les retrouve en petit nombre chez l'adulte, dans les vaisseaux superficiels de l'intestin grêle, dans ceux du duodénum surtout, dans les veines du grand épiploon, dans la branche supérieure de la coronaire stomachique. Ces valvules périphériques ont évidemment pour rôle non seulement de diriger le sang vers les troncs collecteurs, mais aussi de s'opposer au reflux et à la stase dans les parois des viscères. Il serait à désirer qu'on reprît leur étude sur l'homme adulte, en employant les précautions indiquées par les auteurs précédents.

Sur les valvules, voy. : HOCHSTETTER. *Arch. f. Anat.*, 1887. — BRYANT. *Boston med. Journal*, 1889. — KŒPPE. *Arch. f. Physiol.*, 1890.

Vaisseaux dérivatifs. — Walter (1786), cité par Luschka, avait déjà distingué aux extrémités de la veine porte dans le foie deux espèces de branches terminales, les branches sécrétoires et les branches anastomotiques avec la veine cave. Cl. Bernard (*C. R. Acad. des Sciences*, 1850) a décrit chez le cheval des *vaisseaux communicants* ou vaisseaux directs, qui, nés de la veine porte dans le sillon transverse, traversent la substance hépatique sur une longueur de 3 ou 4 centimètres et, arrivés à la surface externe de la veine cave, la perforent pour déboucher à son intérieur. Ces vaisseaux sont nombreux et s'ouvrent par des orifices séparés ou par des trous communs à plusieurs branches. Ils ont la structure caractéristique de la veine porte. Leur fonction est évidemment de servir de canaux de décharge pour évacuer le trop-plein de la veine porte. On les rencontre chez des animaux autres que le cheval, et aussi chez l'homme, mais ils sont plus variables et moins développés.

Les observations de Cl. Bernard demanderaient à être revisées. Je n'ai pas retrouvé ces vaisseaux sur quelques foies d'hommes adultes; Sappey et Calori les ont aussi vainement cherchés. Chauveau et Arloing ne croient pas qu'il y ait de voies directes chez les animaux domestiques; car les injections pulvérulentes de la veine porte arrivent toujours décolorées dans la veine cave ou dans les sus-hépatiques. Je dois dire que Sabourin (*Progrès médical*, 1883) admet avec Cl. Bernard des *veines porto-sus-hépatiques* qui sont des voies de sûreté pour la veine porte. Il a reconnu, sur le trajet des gros canaux portes, des canaux sus-hépatiques volumineux qui plongent par une de leurs extrémités dans la gaine conjonctive des vaisseaux portes. Dans leur trajet intraglissonien, ces veines paraissent avoir une riche musculature.

Veines portes accessoires. — Les veines portes de l'épiploon gastro-hépatique ont été signalées par Weber en 1842; celles du hile et de la vésicule biliaire étaient également connues avant les travaux de Sappey. Cet anatomiste d'autre part n'a pas fait mention des veines portes du ligament coronaire du foie, qui vont du diaphragme à la large surface non péritonéale du bord postérieur de la glande. Hyrtl les a indiquées; elles consistent en de très fines veinules qui, d'après Mariau, auraient une double orientation, les unes allant se terminer dans le foie, les autres dans le diaphragme.

Dans le ligament triangulaire gauche, Calori signale aussi et dessine des veines analogues; mais comme elles sortent des lobules du foie, c'est-à-dire des branches de la veine porte hépatique, et qu'après avoir reçu des veinules des vasa aberrantia, elles se jettent dans les branches de la veine diaphragmatique inférieure gauche, il les considère comme des veines sus-hépatiques accessoires et non des veines portes. Celles du ligament droit sont d'un volume insignifiant.

C'est à Sappey que revient le mérite d'avoir montré que la plupart des cas de circulation collatérale par la veine ombilicale persistante sont interprétés d'une façon erronée et qu'il existe dans le ligament suspenseur, comme autour du ligament rond, des veines allant du diaphragme ou de l'ombilic au foie et pouvant être utilisées comme voies de décharge dans la cirrhose. Ces deux groupes veineux sont souvent appelés par les auteurs étrangers, les *veines de Sappey*. Ces veines sont valvulées, et leurs valvules regardent le foie (Sappey, Braune, Hochstetter): la circulation s'y fait donc physiologiquement de la périphérie au foie et ce sont bien des veines portes; mais dans l'obstruction veineuse du foie, dont la cirrhose est

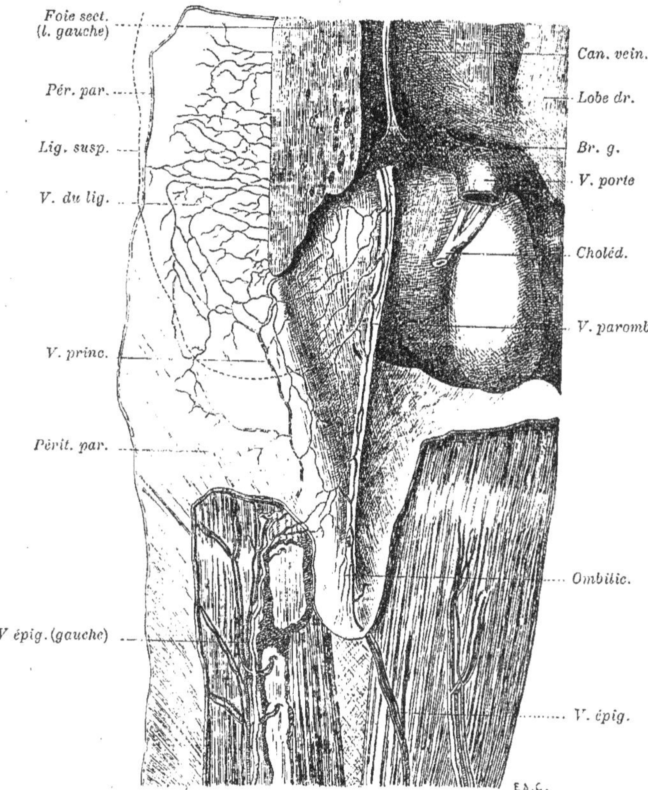

FIG. 540. — Veines portes accessoires (d'après Sappey).
Le foie et la paroi abdominale sont vus par derrière.

le type, il se produit un reflux qui force les valvules : le sang circule en sens inverse, du foie à la paroi abdominale, et là rencontre les veines épigastriques qui l'amènent, en sens régulier, de l'ombilic à la veine iliaque externe.

Veines du ligament suspenseur. — Ce sont des veines assez nombreuses, très déliées, anastomosées entre elles, qui descendent de la partie médiane du diaphragme entre les deux lames du ligament falciforme et vont à la face supérieure du foie. Sappey dans un cas de cirrhose en a compté 12, dont 4 de la grosseur d'une plume de corbeau. C'est à tort qu'Hyrtl a contesté leur existence et que Calori a présumé qu'elles se dirigeaient du foie au diaphragme, comme des sus-hépatiques accessoires. Les dessins de Sappey ne laissent pas de doute sur leur orientation. Mariau pense que les deux types coexistent, que les veines situées près du bord diaphragmatique du ligament suspenseur vont aux veines phréniques, tandis que celles du bord hépatique se rendent au foie; les deux espèces de veines seraient anastomosées.

Veines parombilicales. — Burow, en 1838, avait indiqué la présence constante, chez le fœtus et le nouveau-né, d'une veine impaire qui, naissant des deux épigastriques au niveau de l'ombilic, suivait la veine ombilicale et s'y ouvrait près du foie. La *veine de Burow*, branche collatérale et anastomotique de la veine ombilicale, est vraisemblablement la même que la *veine parombilicale* de l'adulte. En 1859, Sappey découvrit chez l'adulte un groupe de 4 ou 5 petits troncs veineux dans la partie inférieure du ligament suspenseur. Ils ont une double origine, autour de l'ombilic, dans les veines tégumenteuses et dans les veines profondes (épigastrique et mammaire interne); ils suivent le ligament rond ou cordon fibreux de la veine ombilicale dont ils sont satellites et qu'ils enlacent, et vont se terminer les plus gros dans le bord tranchant du foie, d'autres dans le sillon longitudinal; 1 ou 2 branches aboutissent à la veine porte ou à la partie persistante de la veine ombilicale. Ces veines ont leurs valvules dirigées vers le foie. Braune les fait aboutir surtout au lobe carré et au lobe gauche.

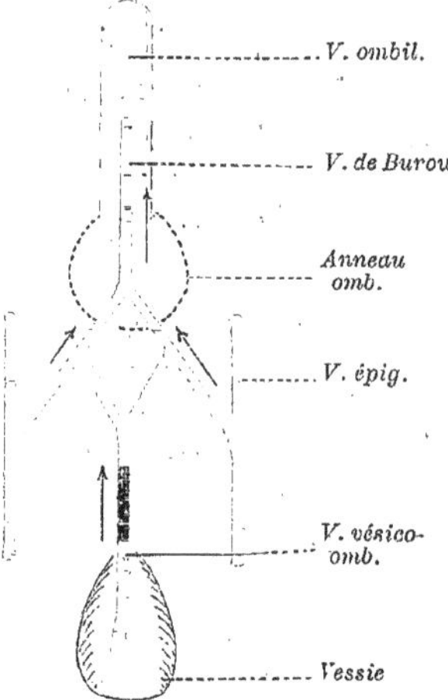

Fig. 541. — La veine de Burow du fœtus.

Schéma construit par His d'après la description de Burow.

Parmi ces veines il en est une plus grosse et constante, qui se jette dans la branche du sinus porte; Sappey, qui l'a vue grosse comme une plume d'oie dans un cas de cirrhose, ne lui a donné aucun nom, mais on l'a depuis nommée *grande veine parombilicale* (ou encore adombilicale, supra-ombilicale), réservant le nom de *petites veines parombilicales* ou accessoires aux autres veinules du groupe. Schiff (1862), qui l'assimile aussi à la veine fœtale de Burow, a constaté son existence chez la plupart des mammifères; sa description confirme celle de Sappey.

Le rôle que joue la veine ombilicale dans cette circulation collatérale a été fort discuté; car il est bien démontré que cette veine ne s'oblitère complètement que dans son bout ombilical, mais non dans son bout hépatique. Ch. Robin, sur 43 adultes examinés, trouve que la veine mesure 12 centimètres en longueur, que 5 fois il persiste un canal de 3 à 4 centimètres de long dans son bout central, et 38 fois de 1 à 2 centimètres seulement; ce canal ne reçoit aucune branche collatérale, la veine de Burow n'a jamais existé, la veine satellite du ligament rond se jette dans la veine porte. Wertheimer a bien constaté au milieu du ligament rond un canal endothélial contenant du sang, mais c'est pour lui une veine de nouvelle formation, *veine centro-ombilicale*, de 0 mm. 5 de diamètre, qui d'ailleurs peut se dilater dans la cirrhose.

C'est à Baumgarten qu'on doit les recherches les plus précises et les plus étendues sur cette question ; elles ont porté sur 60 cadavres. Cet auteur a montré par ses injections qu'en règle très générale (55 fois sur 60) le bout hépatique de la veine ombilicale conserve un canal qui possède un endothélium et contient du sang. Ce canal a 6 à 10 centimètres de long. Tantôt et plus rarement (8 sur 60) il admet une sonde assez grosse, tantôt il est très fin, presque microscopique. Normalement il est parcouru pendant la vie par du sang qui va au foie et qui lui est apporté par des branches collatérales ou veines parombilicales. Il reçoit en effet la grande veine parombilicale (veine de Burow chez le fœtus) et les petites veines accessoires (*veines intercalaires* de Baumgarten). Dans un tiers ou un quart des cas, la veine parombilicale se jette directement dans le sinus porte et le canal ombilical ne reçoit plus que les petites veines. C'est de la persistance de ce canal et de sa largeur originelle que dépend l'importance de la circulation collatérale par l'ombilic en cas de cirrhose; des varices abdominales formant la tête de méduse semblent liées à la préexistence d'un large canal permettant une vaste dilatation.

Hyrtl a contesté la justesse du terme : veines portes accessoires. Ce sont, dit-il, des branches afférentes de la veine porte, comme la veine ombilicale; elles ne constituent pas plus que celle-ci des systèmes indépendants dans le foie. Après leur entrée dans le parenchyme, elles fournissent aux lobules voisins et débouchent dans la veine porte. En effet : 1° une injection pénétrante de la veine porte ne laisse dans le foie aucun îlot non injecté;

2° des injections même grossières de la veine porte peuvent sortir par les veines portes accessoires, et d'autre part une injection pénétrante poussée par une des veines portes épiploïques remplit tout le foie et, après avoir fourni à un certain nombre de lobules, débouche dans une branche porte, comme le montre la dissection.

Sur cette question assez embrouillée des veines portes accessoires de Sappey, voy. : 1° SAPPEY. Mémoire sur les veines portes accessoires. *Mémoires de l'Acad. de Méd.*, 1859, ou *C. R. de la Soc. de biologie*, même année. Les planches ne se trouvent que dans le *Journal de l'Anatomie*, 1883. Il y a un rapport important de Ch. Robin sur ce mémoire, dans le *Bulletin de l'Acad. de méd.*, 1859. — 2° P. BAUMGARTEN. Ueber das offentl... *Centralbl. f. med. Wiss.*, 1877, et surtout son second travail : Ueber das Nabelvene des Menschen, *Arbeiten von Tübingen*, 1891, avec pl.

Voy. aussi : LUSCHKA. *Anatomie*, t. II, 1863. — BRAUNE. *Das Venensystem*, 1884. — WERTHEIMER. *Journal de l'Anat.*, 1886. — CALORI. *Sulle communicazioni della vena porta.* Bologna, 1888. — BRIGIDI. *Lo Sperimentale*, 1888. — MARIAU. Recherches sur la veine-porte. *Th. de Lyon*, 1893. — HIS. *Anat. Nomenclatur*, 1895.

Anastomoses œsophagiennes. — Les anastomoses entre les branches cardiaques de la veine coronaire stomachique et les œsophagiennes sont normalement très grêles. Elles ont lieu par la communication des plexus sous-muqueux de l'œsophage avec ceux du cardia (Duret, Kundrat), et aussi par des branches directes, mais inconstantes, allant de la coronaire à la phrénique gauche. On a vu maintes fois des cirrhoses entraîner la dilatation variqueuse des veines de l'œsophage, qui forment alors de gros cordons longitudinaux, flexueux, et qui, érodées ou ulcérées, déterminent des hématémèses redoutables, souvent mortelles. Mais il reste encore bien des points obscurs dans la genèse des varices œsophagiennes; on n'a pas expliqué leur rareté relative, leur apparition dans des cirrhoses peu avancées, leur siège quelquefois éloigné, sur la partie moyenne ou supérieure de l'œsophage, l'intégrité de la coronaire stomachique et même des veines cardiaques plusieurs fois constatée, l'absence possible de varices sous-cutanées ou même d'hémorroïdes malgré d'énormes dilatations des troncs œsophagiens.

Voy. les observations consignées dans la *Société anat.*, 1875, 76, 80. — DUSAUSSEY. *Th. de Paris*, 1877. — DURET. *Arch. de médec.*, 1879. — W. BERGER. *Sem. méd.*, 1885. — KUNDRAT. *Ibid.*, 1886. — LITTEN, TRIER. *Ibid.*, 1890.

Anastomoses rectales. — La question de ces anastomoses porto-caves a été exposée en détail par Jonnesco à propos de l'anatomie du rectum. Je rappellerai seulement que, d'après mes recherches : 1° les branches portes (hémorroïdale supérieure) couvrent la totalité du rectum, y compris la zone lisse de l'anus, jusqu'à la limite de la peau ; toutes les hémorroïdes, externe ou interne, appartiennent au territoire porte ; — 2° il y a deux espèces d'anastomoses entre les veines du rectum et les veines du bassin : des anastomoses périphériques, qui se font à l'aide de réseaux, autour de l'anus, entre les origines des hémorroïdales supérieures et celles des hémorroïdales inférieures, et des anastomoses latérales qui se font par des branches directes allant des grosses branches du rectum aux troncs veineux du petit bassin, surtout aux hémorroïdales moyennes.

Les anastomoses périphériques sont toujours grêles et représentent une voie accessoire: elles justifient cependant les émissions sanguines à l'anus, d'autant plus qu'on doit souvent agir sur les radicules portes elles-mêmes qui descendent très bas. Les anastomoses latérales ou directes sont la voie principale. Leurs branches partent de la face antérieure ou des bords du rectum sur l'ampoule, passent le long du cul-de-sac de Douglas, par conséquent à 5 ou 6 centimètres au-dessus de l'anus et aboutissent aux hémorroïdales moyennes, troncs efférents des plexus prostatiques ou vaginaux, ou même à ces plexus.

Les anatomistes savent qu'on injecte indifféremment les plexus génito-urinaires par les veines rectales, ou celles-ci par les plexus. Cette voie dérivative peut suffire à elle seule; aussi n'est-il pas prouvé que les hémorroïdes soient plus fréquentes dans la cirrhose et on connaît des observations de cirrhose avec varices œsophagiennes considérables sans concomitance d'hémorroïdes.

(Voy. CHARPY. Les Veines du rectum. *Midi médical*, 1893.)

Anastomoses péritonéales; système de Retzius. — Ces veines décrites par A. Retzius (*Arch. génér. de Médecine*, 1835), mais déjà indiquées par Haller sous le nom de *veines ruyschiennes*, consistent essentiellement en des vaisseaux qui vont de l'intestin aux branches de la veine cave, et non aux branches portes. Retzius les a constatées en injectant des enfants de 5 ans. Elles sont très petites, mais très nombreuses. Elles apparaissent, dans les organes qu'elles occupent (duodénum, côlons lombaires), sous forme de *plexus sous-péritonéaux*, superficiels, alors que dans les mêmes points les plexus portes sont profonds, sous-muqueux. Jacobson les a observées chez plusieurs mammifères. Leurs anastomoses avec les veines du péritoine pariétal et de celles-ci avec les tégumenteuses légitiment l'application des sangsues sur la paroi abdominale dans les péritonites, les entérites.

Ch. Robin a noté plusieurs fois leur dilatation dans des cas de tumeur abdominale. Mariau a vu une fois des veines retziennes aller de la face postérieure de l'estomac aux veines capsulaires, en passant par le cardia. Lejars a constaté également au niveau des fosses iliaques 5 ou 6 troncs, qui de la séreuse du côlon se portaient en dedans, pour s'ouvrir dans les veines utéro-ovariennes et dans le plexus du ligament large; plus haut, des veines retziennes débouchaient dans les rénales.

Anastomoses anormales ou de Schmidel. — Ces anastomoses, dont Schmidel (1744) a signalé un certain nombre, et que beaucoup d'autres observateurs ont indiquées à leur tour, se font par des branches directes, relativement volumineuses; mais elles sont inconstantes, plusieurs n'ont été vues qu'une fois, et logiquement on devrait les reporter au chapitre des anomalies.

Citons dans le domaine de l'estomac : les anastomoses de la coronaire stomachique avec les veines phréniques et avec l'azygos, — de la gastro-épiploïque gauche avec la veine rénale gauche, — des vasa breviora avec les phréniques, — de la veine pylorique avec la phrénique droite, — des duodénales avec la veine cave inférieure.

Dans le domaine de la splénique : les communications de la veine splénique avec l'azygos, avec les phréniques, avec la rénale gauche (cas de Lejars, de Marian. *Bibl. anat.*, 1900). Leur gros volume a été plusieurs fois noté dans des cas de cirrhose.

Dans la région des côlons : l'union de la grande mésaraïque avec la rénale gauche, des coliques gauches avec la spermatique et la rénale gauche, des coliques droites et gauches avec les veines adipeuses du rein (veines capsulo-mésaraïques) et avec le tronc de la veine rénale. Ces dernières seraient nombreuses et constantes d'après Lejars. Haller dit que par ces anastomoses, malgré leur gracilité, Ruysch avait injecté tout le système porte.

Dans le petit bassin : les hémorroïdales supérieures avec l'hémorroïdale moyenne ou avec les plexus prostatiques, séminaux ou vaginaux. Toutes ces voies dérivatives, porto-rénales, porto-azygos, etc... peuvent être utilisées comme voies dérivatives, dans la surcharge de la veine porte.

(Voy. Lejars. Suppléance de la circulation porte. *Progrès médic.*, 1888.)

Des anastomoses accidentelles peuvent être provoquées par fixation de l'épiploon à la paroi abdominale. Une partie du sang porte passe alors par les veines fémorale et axillaire. (Doyon, *Soc. de Biol.*, 1901.)

Variétés et anomalies. — 1° *Tronc de la veine porte.* — On a vu chez des fœtus monstrueux la veine porte se jeter dans l'oreillette droite, dans la veine cave ascendante, dans la veine ombilicale. Chez des sujets ayant survécu des mois ou des années, la veine porte s'abouchait dans la veine cave ou dans l'azygos dilatée; chez d'autres, elle recevait une veine pulmonaire droite, et dans 5 ou 6 observations, une branche considérable qui, partant de l'iliaque externe, remontait ou sous la peau ou sous le péritoine et par le ligament suspenseur arrivait au sinus porte. La plupart de ces cas sont explicables ou par la persistance de la veine de Burow (veine fœtale de la paroi abdominale antérieure allant à la veine ombilicale) ou par un phénomène réversif; car chez les vertébrés inférieurs, les veines des extrémités postérieures, de la queue et des reins forment un tronc qui se jette dans la veine porte hépatique.

2° *Grande mésentérique.* — Reçoit une splénique accessoire.

3° *Petite mésentérique.* — Se jette dans la veine cave (Calori, chez un anencéphale). — Sur 44 sujets examinés, s'ouvrait 26 fois dans la splénique, 18 fois dans la mésentérique supérieure. Sur 33 cas d'ouverture dans la splénique, 29 fois à 12 ou 25 millimètres de sa terminaison dans le tronc porte, les autres plus près; sur 22 cas d'ouverture dans la mésentérique supérieure, 19 fois de 6 à 12 millimètres de l'embouchure splénique (*J. of Anat.*, 1890.)

4° *Splénique.* — Double ou triple. — 1 branche accessoire. — La splénique s'ouvre dans l'azygos, chez des fœtus monstrueux.

5° *Coronaire stomachique.* — Très grêle, suppléée par la veine pylorique. — Sur 73 sujets examinés systématiquement, s'ouvrait 50 fois dans la veine porte, 53 fois dans la splénique. Peut déboucher anormalement dans une veine pylorique volumineuse, dans la branche gauche de la veine porte hépatique ou dans un de ses rameaux, ou directement dans le lobe gauche du foie.

6° *Veine ombilicale.* — Exceptionnellement oblitérée sur toute sa longueur. — Très rarement perméable et large sur tout son trajet; la plupart des observations de persistance de la veine ombilicale chez l'adulte, antérieures aux travaux de Sappey, sont contestables. — S'ouvre dans l'oreillette droite. — S'ouvre dans la branche droite du sinus porte dans certains cas de transposition gauche de la vésicule biliaire (HOCHSTETTER. *Arch. f. Anat.*, 1886). — Reçoit une grosse branche de l'iliaque externe.

7° *Canal veineux.* — A été vu complètement fermé à la naissance. — Est ordinairement simplement rétréci chez l'adulte. — Quelquefois assez large, reçoit des petites veines sus-hépatiques et communique avec la veine cave. — En cas d'absence de la veine cave inférieure, fait défaut ou bien s'ouvre dans l'azygos (cas de Hyrtl, de Kollmann...).

8° *Veine omphalo-mésentérique.* — Disparaît chez l'homme au 3e mois embryonnaire, mais peut encore à la naissance s'injecter par le cœur chez les carnassiers qui naissent aveugles (chien, chat), d'après Luschka. — Sa persistance avec perméabilité a été observée dans un cas probablement unique. — Peut persister à l'état de cordon fibreux flottant dans la cavité abdominale ou attaché à l'ombilic, tantôt seul, tantôt accompagné d'un diverticulum intestinal, et peut alors être la cause d'un étranglement interne.

9° *Hémorroïdale supérieure.* — Reçoit une veine utéro-vaginale.

10° *Colique gauche.* — Reçoit une veine urétérique.

11° *Pancréatico-duodénale.* — S'ouvre dans la grande mésentérique. Luschka dit s'être assuré que son embouchure ordinaire est dans le tronc porte. — S'ouvre dans la veine porte hépatique (cas normal de quelques mammifères).

12° *Gastro-épiploïque droite.* — Va directement au tronc porte. — S'unit souvent à la colique droite supérieure, pour former la *veine gastro-colique.*

13° *Pylorique.* — Se jette dans la veine porte hépatique, ou directement dans le foie, — dans la mésentérique supérieure.

Veines sus-hépatiques. — Plusieurs branches indépendantes s'ouvrent dans la veine cave. — Un des troncs principaux, le droit le plus souvent, accompagné ou non de branches accessoires, se jette dans la partie thoracique de la veine cave, ou même dans l'oreillette droite. — Une veine hépatique accessoire, volumineuse, débouche dans la base du ventricule droit, avec trois valvules ostiales (cas de Rothe). — Les veines sus-hépatiques réunies en un seul tronc, *veine hépatique commune*, traversent le diaphragme avec la veine cave et se jettent à côté d'elle dans l'oreillette. On connaît 4 ou 5 exemples de cette anomalie, qui peut faire croire à une veine cave inférieure double (voy. PANGRATZ. *Th. de Kœnigsberg*, 1894). — La veine cave inférieure fait défaut; les veines sus-hépatiques passent par l'orifice quadrilatère du diaphragme et vont à l'oreillette (une huitaine de cas cités par Krause.)

Chez le phoque, les veines sus-hépatiques, très dilatées, aboutissent à un énorme sinus qui occupe le bord supérieur de la glande et qui est formé par la portion intrahépatique de la veine cave considérablement élargie. Cette disposition, qui permet l'emmagasinement du sang dans le foie et décharge le poumon, se retrouve plus ou moins marquée chez la plupart des mammifères plongeurs. C'est une adaptation à la vie aquatique (DIEULAFÉ. Sinus veineux du phoque. *Bibliog. anat.*, 1901).

VEINES ILIAQUES

La disposition des veines iliaques rappelle tout à fait celle des troncs brachio-céphaliques. Les veines jugulaires interne et sous-clavière se réunissent pour former les troncs veineux brachio-céphaliques, ou veines innominées, qui à leur tour en se fusionnant constituent la veine cave supérieure; de même les deux veines iliaques externe et interne donnent naissance par leur jonction aux veines iliaques primitives, et celles-ci à la veine cave inférieure. Les deux figures sont semblables et se regardent; en outre celle des veines iliaques est identique à la disposition des artères iliaques.

[CHARPY.]

I. — VEINES ILIAQUES PRIMITIVES

La *veine iliaque primitive* (iliaque commune, innominée iliaque) est un tronc, unique de chaque côté, qui occupe la partie supérieure du bassin et la partie inférieure de la région lombaire. Elle a pour origine la réunion à angle aigu de la veine iliaque externe avec la veine iliaque interne ou hypogastrique; cette réunion correspond à la partie supérieure de la symphyse sacro-

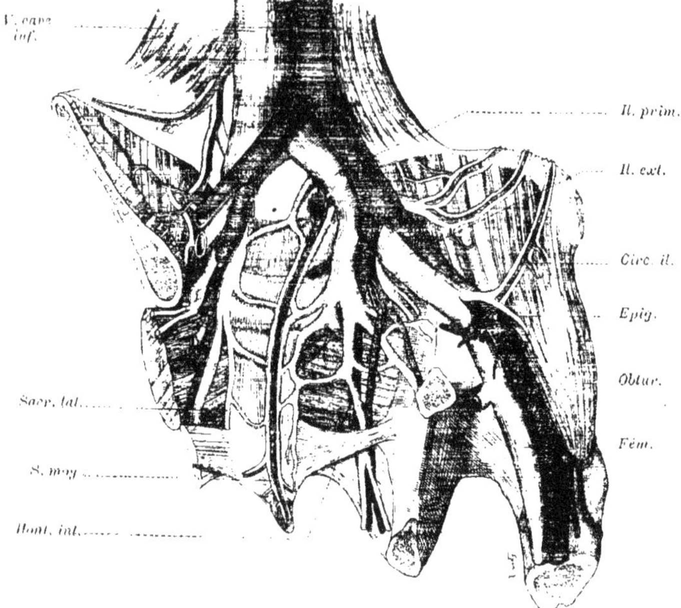

Fig. 542. — Veines iliaques (d'après Bonamy et Beau).

iliaque. Elle se termine en se confondant, encore à angle aigu, avec celle du côté opposé sur le bord droit de la colonne vertébrale, au niveau du disque qui relie la 4e avec la 5e lombaire; cette fusion marque l'origine de la veine cave inférieure.

Comme pour la veine innominée droite, la veine iliaque primitive droite est plus courte et plus verticale que la gauche; sa longueur est de 5 centimètres. Le diamètre de ces veines mesure 16 millimètres.

Elles sont situées entre les artères iliaques et la colonne vertébrale. Celle du côté droit est d'abord en arrière de l'artère correspondante et plus haut se place en dehors d'elle. Celle du côté gauche, plus longue et plus oblique, monte parallèlement à l'artère iliaque gauche, dont elle longe le bord interne, et près de sa terminaison est croisée perpendiculairement par l'artère iliaque primitive droite. On a attribué la tendance plus grande du membre inférieur gauche à l'œdème, à ce double fait que la veine iliaque gauche est recouverte par l'artère et, plus en dehors, par l'S iliaque souvent rempli de matière.

La seule collatérale est la *veine sacrée moyenne*, qui se rend à la veine iliaque primitive gauche et que nous décrirons avec les veines rachidiennes. Chacune des deux veines communique souvent avec les veines lombaires et surtout avec la veine lombaire ascendante. On n'y rencontre à peu près jamais de valvules. Sur 185 sujets, Friedreich n'en a constaté que dans la proportion de 1,4 pour 100; à savoir 1 fois des 2 côtés, 2 fois à droite seulement, et 1 fois à gauche.

II. — VEINE ILIAQUE EXTERNE

La veine iliaque externe s'étend de la veine fémorale, qu'elle continue, à la veine iliaque primitive, dont elle est une des origines. Sa limite inférieure est à l'arcade crurale; sa limite supérieure, à la partie la plus élevée de l'articulation sacro-iliaque. Son diamètre est de 12 à 14 millimètres.

Dans son trajet obliquement ascendant en haut et en dedans, elle occupe le point de jonction du grand et du petit bassin, le long du détroit supérieur, qu'elle contribue à rétrécir. Elle est située sur le bord interne du psoas, en dedans de l'artère iliaque externe. A son origine, près de l'arcade crurale, elle est franchement interne par rapport à l'artère; plus haut, elle est interne et postérieure. Du côté gauche, l'artère hypogastrique croise à angle droit la partie terminale de la veine iliaque externe qu'elle recouvre; du côté droit, cette même artère la côtoie et la croise à angle aigu. La veine iliaque externe droite est ordinairement, comme l'artère correspondante, croisée par l'uretère; celui-ci, à gauche, passe le plus souvent sur la veine iliaque primitive.

La veine iliaque externe s'anastomose souvent avec l'obturatrice par une grosse branche qui descend en arrière de la branche horizontale du pubis.

Elle possède une valvule dans le tiers des cas environ. Cette valvule est assez souvent située au-dessous de l'embouchure dans la veine hypogastrique. Elle est fréquemment insuffisante (Friedreich.)

Les branches collatérales sont: la *veine circonflexe iliaque*, la *veine épigastrique* et, d'après Sappey, la *veine principale du ligament rond* chez la femme, veine qui se jette quelquefois dans l'épigastrique.

1° **Veine circonflexe iliaque.** — Les deux branches qui la constituent, et qui enlacent l'artère circonflexe de leurs anastomoses, se réunissent en un seul tronc qui croise l'artère iliaque externe, en passant en avant ou en arrière d'elle, et se jette dans l'épigastrique, quelquefois dans la veine fémorale. Les valvules dirigent le sang de dehors en dedans.

2° **Veine épigastrique.** — D'abord double, puis unique à sa terminaison, la veine épigastrique commence au-dessus de l'ombilic dans l'épaisseur du muscle grand droit, puis descend en bas et en dehors, en se plaçant au-dessous du muscle, en avant du feuillet postérieur de sa gaine, et s'ouvre dans la partie interne de la veine iliaque externe. Elle est du reste satellite de l'artère. Elle ramène surtout le sang des muscles droits et accessoirement celui des obliques. Elle reçoit près de sa terminaison la ou les *veines funiculaires* (spermatiques externes ou postérieures). Ses valvules conduisent le sang de haut en bas, par conséquent dans le sens de la pesanteur, ce qui montre que les valvules ont un autre rôle que de lutter contre cette force. D'après Braune, la partie sus-ombilicale est avalvulaire et le sang qui y pénètre peut dans certains cas prendre un trajet ascendant.

Ses anastomoses sont des plus importantes par les voies collatérales qu'elles établissent dans les obstacles de la circulation profonde. Elle communique :

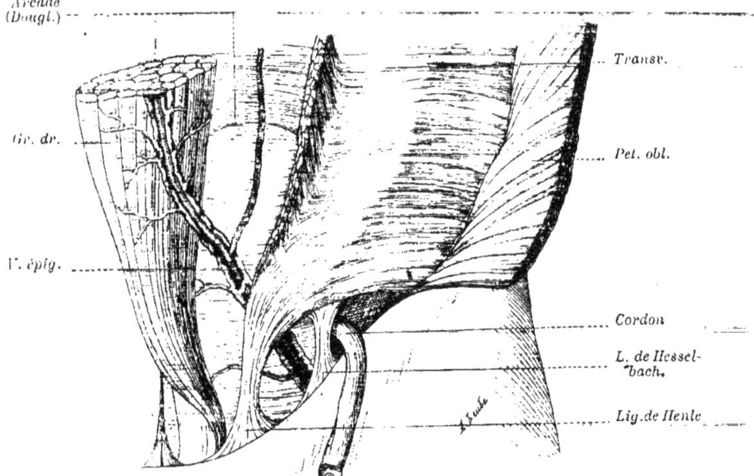

Fig. 343. — Veine épigastrique (en partie d'après Braune).

1° avec les origines de la veine mammaire interne, par suite avec la veine cave supérieure, à l'aide de rameaux grêles; — 2° avec les veines sous-cutanées de l'abdomen et avec les veines sous-péritonéales, par des rameaux perforants qui traversent les uns le feuillet antérieur de la gaine du muscle droit, les autres son feuillet postérieur : de là l'influence des émissions sanguines locales dans la péritonite; — 3° avec les *veines vésico-ombilicales* qui remontent le long de l'ouraque et avec la *veine parombilicale* qui se jette dans la veine ombilicale; et par leur intermédiaire avec la veine porte dont elle devient dans certains cas une voie dérivative; — 4° avec la veine obturatrice, par un *rameau sus-pubien* qui passe transversalement sur ou derrière la branche horizontale du pubis et descend à la veine obturatrice; tandis qu'une autre portion se porte le long de la symphyse et s'anastomose avec la veine du côté opposé. Ce rameau provient quelquefois de la veine iliaque externe ou encore les deux anastomoses coexistent; il communique ordinairement avec les veines spermatiques.

III. — VEINE HYPOGASTRIQUE OU VEINE ILIAQUE INTERNE

La *veine hypogastrique* ou *veine iliaque interne* est un tronc gros et court (3 à 5 centimètres de long sur 1 centimètre de diamètre) qui représente l'artère du même nom. Elle est située en dehors de l'artère, c'est-à-dire plus près de la paroi du bassin, tantôt en avant, tantôt en arrière de ce vaisseau (Waldeyer); elle est en avant de l'articulation sacro-iliaque, du muscle pyramidal et du plexus sacré. Suivant sa position un peu variable, l'uretère repose sur elle ou au contraire en est éloigné. Une lame fibreuse mince applique la veine contre la paroi. On observe une valvule 1 fois sur 6 (Houzé).

Ses *branches d'origine* sont les veines satellites des branches artérielles dont elles répètent la disposition. Il faut en excepter les artères ombilicales, qui du bassin à l'ombilic ne sont accompagnées par aucune veine. Elles possèdent généralement à leur entrée dans le bassin une ou plusieurs paires valvulaires qui empêchent le sang de refluer dans les fesses, les membres ou les organes génitaux (Fenwick); il en est de même aux points où une veine viscérale entre dans le plexus. Mais la plus grande partie du trajet est avalvulaire.

Le tronc terminal est ordinairement unique.

On divise les branches d'origine en pariétales et viscérales. Les branches *pariétales* sont : les *veines obturatrices*, *fessières*, *ischiatiques*, *iléo-lombaires* et *sacrées latérales*. Les branches *viscérales* sont : les *veines vésicales*, *hémorroïdales moyennes*, *honteuses internes*, *utérines* et *vaginales*. Ces deux dernières sont propres à la femme.

BRANCHES PARIÉTALES

1° **Veine obturatrice.** — Le tronc est ordinairement unique, mais les branches de bifurcation sont doubles. La veine obturatrice a pour origine les deux branches satellites de l'artère, branches qui se forment dans la région des adducteurs de la cuisse. La branche externe est très grosse et reçoit les veines articulaires qui sortent par l'échancrure cotyloïdienne; elle reçoit aussi les veines du *plexus obturateur*, qui s'étale sur les deux faces de la membrane obturatrice; à la branche interne se rendent des rameaux musculaires et d'autres qui proviennent des organes génitaux externes. Dans le canal sous-pubien, son tronc est large et béant. Elle longe la face interne du bassin; à ce niveau, comme dans le canal sous-pubien, la veine occupe dans le paquet vasculo-nerveux la position la plus inférieure; le nerf est en haut, l'artère au milieu.

Ses anastomoses sont des plus importantes. Elle est anastomosée : 1° avec la circonflexe interne ou postérieure, branche de la fémorale profonde ou de la fémorale elle-même; de là une voie collatérale capitale pour la circulation veineuse de la cuisse; 2° avec les honteuses externes profondes; 3° avec le plexus de Santorini, c'est-à-dire avec les plexus vésico-prostatiques ou vésico-vaginaux qui peuvent se déverser dans le tronc obturateur; 4° avec l'épigastrique ou avec l'iliaque externe, derrière la branche horizontale du pubis.

[CHARPY.]

2° **Veine fessière ou fessière supérieure.** — Les doubles veines satellites des deux branches de l'artère fessière se réunissent, au sommet de l'échancrure sciatique, point classique de la ligature, en deux gros troncs anastomosés par des rameaux transversaux. Plus rarement on observe un tronc unique et court. Ces troncs recouvrent l'artère sous-jacente et sont comme elle englobés dans une gaine cellulo-fibreuse résistante, émanation de l'aponévrose obturatrice ; toutes circonstances qui peuvent rendre très difficile l'isolement de l'artère. A ce niveau les veines sont béantes, comme l'obturatrice dans le canal sous-pubien, et possèdent, d'après Houzé, une triple paire valvulaire.

3° **Veine ischiatique ou fessière inférieure.** — Cette grosse veine se fait remarquer : par la branche importante qu'elle fournit au nerf sciatique, branche descendante qui s'épanouit dans le nerf en ramifications que l'on a vues quelquefois atteintes de varices, et par ses larges anastomoses en arcade avec deux branches de la veine fémorale, la circonflexe interne et la première perforante de la fémorale profonde. Cette voie collatérale ischiatique est aussi importante que la voie obturatrice.

Il y a pour chaque branche artérielle une double veine satellite. Les rameaux de la branche postérieure se dirigent vers le coccyx et s'anastomosent avec les veines sous-cutanées. Sur le ligament sacro-sciatique, la veine ischiatique est énorme et recouvre l'artère sous-jacente (Morestin).

4° et 5° **Veine iléo-lombaire et veine sacrée latérale.** — Nous décrirons ces veines avec les veines extrarachidiennes.

BRANCHES VISCÉRALES

Les branches *viscérales* sont les émissaires d'une des plus riches provinces veineuses de l'économie. Elles ont leur origine dans des *plexus* qui entourent les viscères, urètre, prostate, vessie, utérus et vagin, et qui sont constitués par des vaisseaux à nombreuses et courtes anastomoses. Ces réservoirs veineux, partout communicants, soit du même côté, soit de droite à gauche, rendent solidaires les circulations veineuses de chacun de ces organes et les associent dans leurs fonctions comme dans leurs maladies. Leur rôle ne se rapporte pas seulement aux échanges organiques, mais encore à la fonction génitale; peut-être aussi servent-ils de remplissage comme les plexus intermusculaires. Logés dans l'épaisseur des gaines fibreuses viscérales, ils possèdent à l'intérieur de leurs vaisseaux une structure trabéculaire, qui les fait ressembler au sinus caverneux et qui a sans doute pour but de retarder l'écoulement du sang veineux dans l'érection. Ces trabécules, qui se prolongent dans les veines émissaires, sont en grande partie formées de fibres musculaires lisses. Les plexus sont avalvulaires; tout au moins n'y trouve-t-on que des valvules rares et insuffisantes; ils s'injectent avec la plus grande facilité. Comme les sinus, ils sont béants sur la coupe; de là quand ils sont ouverts, une condition favorable à la production d'hémorragies graves et à l'infection purulente.

Les *veines émissaires* des plexus sont de gros troncs logés dans l'épaisseur des aponévroses périnéales et par suite béants sur la coupe; telles sont la veine honteuse interne dans l'aponévrose moyenne, les veines utérines et vaginales dans l'aponévrose supérieure. J'ai décrit et figuré les gaines de ces derniers vaisseaux à la base du ligament large (comparez avec la fig. 313 des *Organes génitaux* de ce Traité). La paroi interne des veines émissaires présente également une structure aréolaire, mais seulement dans la partie intrapelvienne de ces veines. Elles possèdent des appareils valvulaires.

1° **Veine honteuse interne.** — La *veine honteuse interne* est l'émissaire du plexus de Santorini ou plexus prostatique de l'homme, plexus urétral de la femme.

Le *plexus de Santorini* ou *labyrinthe* de Santorini, décrit par cet anatomiste en 1739, appelé encore plexus pudendalis, plexus pubio-vésical, plexus pubicus

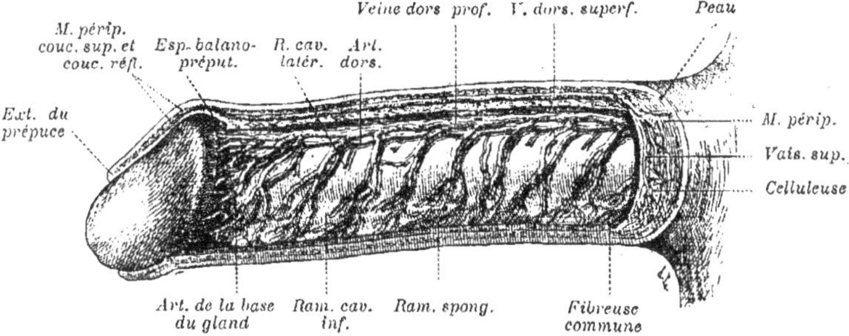

Fig. 544. — Veines de la verge.

impar, et que nous étudierons d'abord chez l'homme, est essentiellement le *plexus prostatique*. Beaucoup d'auteurs y adjoignent les veines vésicales, et pour eux le terme de plexus de Santorini désigne les plexus vésico-prostatiques, que nous croyons devoir séparer l'un de l'autre, comme les sépare d'ailleurs l'aponévrose périnéale supérieure.

Il entoure en demi-couronne la face antérieure et les faces latérales de la prostate; la face postérieure de cet organe ne présente que des veinules insignifiantes. C'est à la partie antérieure qu'il est le plus développé (voy. dans la Splanchnologie de Sappey la fig. 875). Il est situé au-dessus de l'aponévrose moyenne, au-dessous des ligaments pubio-vésicaux, en arrière du bord inférieur de la symphyse pubienne et du ligament sous-pubien, en avant de la prostate. De chaque côté, l'aponévrose latérale de la prostate le sépare du releveur de l'anus. Il est composé d'un lacis de veines grosses et petites, flexueuses et anastomosées, dont la direction est surtout antéro-postérieure.

A ce plexus viennent aboutir: 1° la *veine dorsale profonde* de la verge, qui est peut-être sa principale origine; 2° les veines antérieures et médianes de la vessie; 3° les veines rétro-pubiennes; ces veines descendantes proviennent du *plexus rétro-pubien*, formé en grande partie par des rameaux anastomotiques et transversaux de la veine obturatrice; 4° les veines de la prostate et de l'urètre postérieur; 5° une partie des *veines bulbeuses* et des *veines caverneuses* ou veines profondes de la verge, les autres allant directement à la veine honteuse interne.

Il est largement uni au plexus vésical qui est au-dessus de lui, à l'aide de courtes branches verticales; — en arrière, au plexus hémorroïdal du rectum, surtout par l'intermédiaire de la veine hémorroïdale moyenne. Par 1 ou 2 branches, *communicante obturatrice*, il s'anastomose avec la veine obturatrice ou avec le plexus obturateur interne.

La *veine dorsale profonde* de la verge, qui est un de ses principaux affluents, est un gros tronc unique et médian, large de 4 à 5 millimètres, à parois très

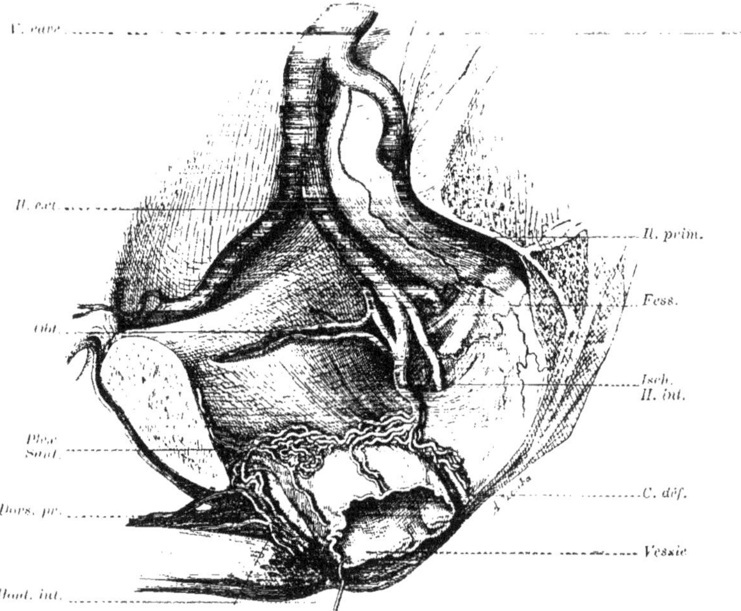

FIG. 545. — Veines du bassin chez l'homme (d'après Henle).
La vessie est rabattue et le rectum a été enlevé.

épaisses, qui chemine sur le dos de la verge, dans la gouttière des corps caverneux, entre les deux artères dorsales. Elle est située sous le fascia penis, qui la sépare de la veine dorsale superficielle et assure sa fixité. Souvent elle est dédoublée par place. Dans son trajet d'avant en arrière, elle perfore l'aponévrose périnéale moyenne entre le ligament sous-pubien et le ligament transverse, et, devenue intrapelvienne, se prolonge sur la ligne médiane jusqu'au col de la vessie, en traversant le plexus de Santorini au milieu duquel elle garde son individualité. Cette portion profonde, souvent dédoublée, communique par de grosses branches latérales avec les veines honteuses internes et le plexus de Santorini, et contourne le col de la vessie pour s'épuiser dans le plexus vésical; c'est en somme la honteuse interne qui emmène la plus grande part de son sang.

La veine dorsale profonde naît à la partie antérieure de la verge par deux branches qui embrassent en couronne la base du gland et auxquelles aboutissent les nombreuses veines émanées de la face interne du gland. Elle reçoit dans son trajet : 1° les *veines perforantes* ou *émissaires supérieures* des corps caverneux qui traversent l'albuginée sur la face dorsale de ces organes; 2° les *veines perforantes* ou *émissaires inférieures*, dites encore *veines circonflexes*, qui sortent du sillon interposé entre le corps spongieux et le corps caverneux et remontent en demi-hélice autour du corps caverneux. Ces veines émissaires ont des valvules ostiales; elles suivent parfois à leur terminaison un trajet parallèle au tronc collecteur.

La veine dorsale *superficielle*, branche de la saphène interne, est anastomosée avec la dorsale profonde d'abord à ses origines, en arrière de la couronne du gland, puis ordinairement vers son coude, en avant de la symphyse du pubis. D'après Houzé, les valvules de l'anastomose antérieure conduisent le sang de la veine profonde à la veine superficielle.

La dorsale profonde est valvulée. Elle possède, surtout en avant du ligament sous-pubien, plusieurs paires valvulaires (1 à 3, et jusqu'à 5) très résistantes.

Chez la femme, la prostate faisant défaut, le plexus de Santorini est un *plexus urétral*, situé en avant et sur les côtés de l'urètre, qui est réduit à sa portion intrapelvienne. L'absence de prostate et la petitesse des veines clitoridiennes font qu'il est bien moins important que chez l'homme. Il reçoit la veine dorsale du clitoris et communique en arrière avec les plexus vaginaux.

Les veines clitoridiennes ont la même disposition que les veines péniennes de l'homme. La *veine dorsale profonde*, née du gland, reçoit aussi des perforantes supérieures et inférieures. Son tronc ne mesure que 1 millimètre de diamètre; il est souvent partiellement double. Il se comporte d'ailleurs comme la veine dorsale de la verge.

La *veine honteuse interne* est le principal tronc collecteur de ces plexus. Elle est volumineuse, double et entoure l'artère homonyme de ses anastomoses plexiformes. Un dédoublement de l'aponévrose obturatrice l'applique contre la branche ischio-pubienne et la maintient béante. A ce niveau, on trouve de haut en bas l'artère, la veine, le nerf. Sur la face externe de l'épine sciatique, la veine est presque toujours double; l'antérieure est volumineuse; la postérieure, située immédiatement derrière l'artère, est très petite (Morestin).

La veine honteuse interne commence derrière la symphyse du pubis où elle s'anastomose avec celle du côté opposé. Elle a une double origine : le plexus de Santorini, par des rameaux émanés de sa partie externe et inférieure, et surtout la forte branche latérale qu'elle reçoit de la veine dorsale de la verge ou du clitoris. Le long de la branche ischio-pubienne qu'elle contourne en anse à concavité supérieure, elle reçoit les veines collatérales suivantes : 1° une partie des *veines caverneuses* ou *veines profondes* des corps caverneux; — 2° les *veines bulbeuses*, veines nombreuses qui émanent du bulbe spongieux de l'homme, du bulbe du vagin chez la femme. Ces dernières sont très grosses; leur rupture est une des principales sources du thrombus de la vulve; — 3° la *veine périnéale superficielle*; — 4° la *veine hémorroïdale inférieure* ou *veine anale*. Celle-ci provient surtout du sphincter externe de l'anus. Elle communique avec la terminaison des veines hémorroïdales supérieures et constitue une des anastomoses entre la veine cave et la veine porte. Ses origines se font sur la partie antérieure de l'anus par des rameaux grêles qui divergent en patte d'oie. Son tronc, renfermé dans une gaine commune avec l'artère homonyme et le nerf anal cutané ou hémorroïdal, se dirige en dehors et en arrière vers l'épine sciatique, en traversant la masse adipeuse du creux ischio-rectal.

La *veine périnéale superficielle*, satellite de l'artère, a pour origine les *veines scrotales postérieures* chez l'homme, *labiales postérieures* chez la femme, veines qui, par leurs ramifications et leurs communications avec les veines bulbeuses, forment le *plexus périnéal superficiel*. Elles s'anastomosent avec les scrotales et labiales antérieures, qui appartiennent aux veines honteuses externes; avec les veines spermatiques chez l'homme et la terminaison des veines funiculaires chez la femme.

La veine honteuse interne envoie, entre le grand trochanter et l'ischion, une anastomose à la veine ischiatique ou encore à la circonflexe interne.

Elle possède plusieurs valvules.

2° **Veines vésicales.** — Les *veines vésicales* émanent en nombre variable des parties latérales de la vessie pour se jeter dans la veine hypogastrique. Elles emmènent le sang du plexus vésical.

Le *plexus vésical*, séparé du plexus prostatique par l'aponévrose périnéale supérieure, occupe les parties latérales de la vessie dont il contourne la base; à la partie antérieure, il est remplacé par la bifurcation en arcade de la veine dorsale de la verge, et au-dessous d'elle par la portion médiane du plexus de Santorini. Les veines qui le composent sont de gros calibre: elles se dilatent fortement chez les vieillards et dans les maladies chroniques de la vessie. On y rencontre quelquefois des concrétions calcaires ou phlébolithes. Le plexus vésical est plus petit chez la femme, la veine clitoridienne, qui est un de ses affluents, étant plus grêle que la veine pénienne dorsale.

Sur la face postérieure de la vessie, il se modifie pour former le *plexus séminal*, réseau fin et serré qui s'étale en deux nappes ou couches sur les vésicules séminales : une couche antérieure, qui reçoit des veines du bas-fond vésical, une couche postérieure, qui communique avec les plexus hémorroïdaux. Il reçoit les veines déférentielles. Les plus grosses branches occupent le hile du bord externe. Le plexus séminal se vide non seulement par les veines vésicales, mais encore par les veines hémorroïdales moyennes.

Au plexus vésical aboutissent : 1° la *veine dorsale profonde* de la verge ou du clitoris, par une extrémité ordinairement bifurquée; — 2° les *veines vésicales*. Celles-ci, habituellement valvulées, suivent en général une direction méridienne descendante et présentent souvent des formes en Y droit ou renversé, ou en H. Elles forment dans la vessie un triple réseau : intramuqueux, intramusculaire et sous-péritonéal. Ce sont les grosses veines de ce dernier réseau que l'on voit par transparence sous le péritoine et plus bas sous le fascia vésical. On les divise en trois groupes : α) *veines vésicales antérieures*; plongées dans une atmosphère adipeuse, elles descendent à l'arcade de la veine dorsale et se continuent souvent directement avec les veines du plexus de Santorini et par lui avec la veine honteuse interne; β) *veines vésicales latérales*, gros groupe qui descend au plexus et dont certaines branches peuvent se rendre directement à l'hypogastrique; γ) *veines vésicales postérieures*; elles aboutissent en partie aussi au plexus vésical, en partie aussi au plexus séminal chez l'homme, vaginal chez la femme : elles communiquent avec les veines déférentielles et urétérales ; — 3° la *veine vésico-ombilicale*. On désigne sous ce nom une ou plusieurs veines grêles, signalées par Burow chez le fœtus, sur le trajet de l'ouraque. Nées dans le tissu sous-cutané de la région ombilicale, et anasto-

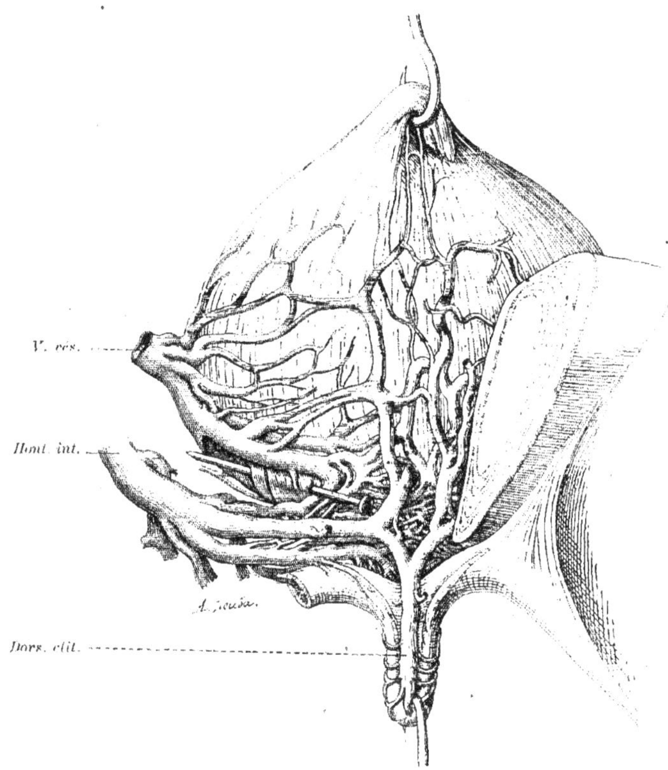

Fig. 546. — Veines de la vessie chez la femme, vues par la face antérieure (d'après Farabœuf).
L'épingle sépare les deux courants, celui des veines vésicales et celui de la veine honteuse interne.

mosées à ce niveau avec les veines épigastriques et les origines de la veine parombilicale, elles descendent le long de l'ouraque, dans le tissu cellulaire qui l'entoure, et se jettent dans les veines antérieures de la vessie. Leurs valvules conduisent le sang de haut en bas, de l'ombilic à la vessie. C'est une des voies collatérales dans les obstructions portes. Quelques auteurs leur donnent le nom de *veines de Burow*, nom que d'autres réservent aux veines parombilicales (voy. la fig. 541.)

Le plexus vésical est anastomosé par de courtes branches descendantes, flexueuses, moniliformes, avec le plexus de Santorini ; leur ensemble constitue le *plexus vésico-prostatique* de l'homme, *urétro-vésical* de la femme. Il est également relié en arrière au plexus hémorroïdal et au plexus utéro-vaginal.

3° **Veine hémorroïdale moyenne.** — Ses origines sont mixtes. L'une de ses branches provient du releveur de l'anus dont elle reçoit les rameaux musculaires; l'autre du rectum, de la partie supérieure de l'ampoule, sur laquelle elle s'anastomose avec l'hémorroïdale supérieure; une troisième, la plus grosse peut-être, des vésicules séminales et de la vessie chez l'homme, du vagin chez la femme. Le tronc unique ou double se jette dans l'hypogastrique ou dans une de ses branches.

La veine hémorroïdale moyenne est une voie émissaire accessoire des plexus

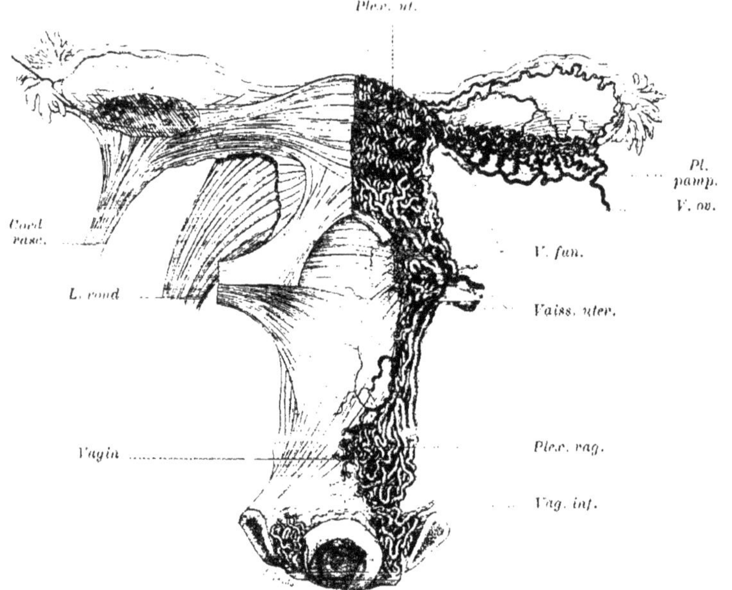

Fig. 547. — Plexus utéro-vaginal (d'après Rouget).
On a enlevé à droite les lames conjonctivo-musculaires qui recouvrent ce plexus. Comparez avec la figure 337, p. 479 des *Organes génitaux*.

hémorroïdaux qui dépendent surtout de la veine hémorroïdale supérieure. Elle associe les organes digestifs (rectum) aux organes génito-urinaires, en même temps qu'elle représente une importante anastomose entre le système porte et le système cave.

4° **Veines utérines et veines vaginales.** — Ces veines sont les émissaires du plexus utéro-vaginal, dont les deux parties utérine et vaginale sont étroitement unies.

Le *plexus utéro-vaginal*, latéral et symétrique, s'étend sur toute la hauteur du bord externe de l'utérus et du vagin, sous forme d'un long triangle dont la base s'appuie sur les viscères, dont le sommet correspondant au col de l'utérus est figuré par les troncs émissaires. Il est en partie intraviscéral, c'est-à-dire incrusté dans le tissu même du vagin et de l'utérus auquel il donne un aspect caverneux (*sinus utérins*), en partie extérieur et libre. Cette partie libre est enveloppée par une lame fibreuse, émanation de l'aponévrose supérieure du périnée, qui se prolonge sur les faces du vagin et de l'utérus et de *gaine vasculaire* devient *gaine viscérale*. La partie utérine du plexus est en outre contenue dans le ligament large; elle est traversée par l'uretère.

Les veines constitutives sont plongées dans une gangue fibro-adipeuse, mélangée de fibres lisses, qui les tient en partie béantes et rend leur isolement très difficile. Elles-mêmes renferment peu de fibres musculaires dans leur paroi, formée surtout de fibres élastiques et conjonctives. Elles ne possèdent que de rares valvules. Les vaisseaux de gros et moyen calibre ont à l'intérieur une structure trabéculaire; les travées peuvent atteindre 1 à 2 millimètres de large sur 15 de long.

Le plexus utéro-vaginal a pour origine de courtes veines interstitielles et des veines transversales que l'on voit s'échelonner assez régulièrement en deux plans, l'un sur la face antérieure, l'autre sur la face postérieure de l'organe. On remarque surtout les grosses veines qui entourent l'entrée du vagin, et auxquelles prennent part des *veines bulbeuses* (bulbe du vagin); ces dernières s'unissent parfois sur la face postérieure en un gros tronc ascendant, *veine azygos du vagin* ou *veine médiane*, satellite d'une artère semblable que peut constituer la fusion des branches transversales. Souvent aussi l'isthme de l'utérus est entouré par une veine dite *veine coronaire* ou circulaire, plus marquée sur la partie antérieure. Elle est simple ou double, et peut atteindre 5 millimètres de diamètre dans la grossesse (Hennig).

Les anastomoses du plexus ont lieu : 1° avec le plexus urétro-vésical en avant; 2° avec le plexus hémorroïdal en arrière, par l'intermédiaire des veines hémorroïdales moyenne et même inférieure qui ont un territoire mixte, et par de courtes branches qui dans la cloison recto-vaginale se portent directement de la paroi postérieure du vagin à la paroi antérieure du rectum; 3° avec le plexus pampiniforme des veines ovariennes.

Les veines émissaires comprennent : les veines utérines et vaginales pour la plus grande partie du plexus, la veine ovarienne ou utéro-ovarienne pour la partie supérieure qui répond au fond de l'utérus, la veine hémorroïdale moyenne dans la partie moyenne du vagin, enfin la honteuse interne par les branches ou les anastomoses qu'elle reçoit au niveau de l'orifice inférieur.

Les *veines vaginales* sont longues et ascendantes; les *veines utérines* sont descendantes. Ces deux groupes se réunissent au niveau du col; au nombre de 3 ou 4 troncs ils se dirigent transversalement en dehors et en arrière, dans la base du ligament large, pour aller s'ouvrir dans la veine hypogastrique ou dans une de ses branches.

Au moment de la puberté, pendant la menstruation, mais surtout pendant la grossesse, le plexus utéro-vaginal s'accroît comme les organes qu'il dessert. Sur l'utérus en gestation, les veines s'allongent et se dilatent; leurs parois augmentent par néoformation de fibres musculaires, en même temps qu'un tissu conjonctif rigide leur sert d'adventice et les unit à la paroi utérine. C'est alors surtout qu'elles sont béantes et se transforment en *sinus*. Cet état caverneux atteint tout son développement dans la partie de l'utérus qui correspond à l'insertion placentaire; cette partie est ordinairement le fond, et son territoire appartient presque entièrement à la veine ovarienne.

Sur les veines de l'utérus gravide, voy. : NAGEL. In *Jahresb. de Schwalbe*, 1900. — HENNIG. Ueber die Uterusvenen.... *Virchow's Arch.*, 1873.

Injection. — Les veines iliaques peuvent le plus souvent s'injecter de haut en bas, par le tronc de la veine cave inférieure. Toutefois l'hypogastrique ne se remplit que partiellement à cause des valvules de ses branches. Il faut utiliser ses anastomoses avec les veines du membre inférieur et injecter de bas en haut par la veine poplitée ou par la partie inférieure de la veine fémorale.

Les plexus du bassin se remplissent par la veine dorsale profonde de la verge ou du clitoris; le plexus utéro-vaginal, par les veines ovariennes ou par le bulbe du vagin.

Veine iliaque primitive. — On a vu 2 fois une formation insulaire sur la veine primitive droite. — La veine droite manque et les deux iliaques externe et interne se jettent séparément dans la veine cave inférieure (Theile); — la veine primitive gauche reçoit la veine hypogastrique droite (Cruveilhier).

La fusion tardive des deux veines iliaques primitives, avec ou sans anastomose inférieure, appartient aux cas de duplicité de la veine cave inférieure.

Veine iliaque externe. — La veine iliaque externe gauche passe en dehors de l'artère (1 cas). — L'iliaque externe droite s'ouvre directement dans la veine cave, et l'hypogastrique dans la veine primitive gauche (1 cas). — L'iliaque droite communique avec la veine ombilicale par une large anastomose (plusieurs cas.)

Valvules. — Friedreich, qui a étudié 185 sujets, a constaté 41 fois des valvules des deux côtés, presque symétriques, et 48 fois d'un seul côté (36 à droite, 12 à gauche). La veine iliaque externe possède donc une valvule dans 35 pour 100 des cas. Une seule fois il y avait dans la même veine deux paires valvulaires, l'une des deux étant d'ailleurs rudimentaire. Dans 34 pour 100 des veines valvulées, la paire valvulaire est insuffisante.

Veine épigastrique. — Les deux branches du tronc qui encadrent l'artère se réunissent très bas, parfois à quelques millimètres seulement de l'embouchure. La branche interne est la plus grosse. J'ai injecté la veine épigastrique à contre-courant, ce qui montre l'insuffisance de ses valvules.

Peut être unique, placée en dehors de l'artère; — passer par l'anneau crural.

3° **Veine hypogastrique.** — Exceptionnellement : double sur tout son parcours, — ou forme un îlot qui traverse l'artère, — ou remplacée par un large plexus.

La veine hypogastrique droite s'ouvre dans la veine primitive gauche; — s'unit à l'iliaque externe gauche (cas unique).

Assez souvent reçoit par un tronc commun plusieurs de ses branches d'origine, honteuse interne, obturatrice, fessière, ischiatique.

Veine obturatrice. — Assez souvent et plus fréquemment que l'artère remonte sur le pubis pour se jeter dans l'iliaque externe. Cette anomalie coïncide ou non avec une disposition semblable de l'artère obturatrice. — Dans ce cas, elle peut former un tronc commun avec la veine épigastrique. — On l'a vue communiquer avec la veine fémorale par une branche aberrante qui s'ouvrait près de la saphène interne.

Veine fessière. — Le tronc terminal de la veine fessière est le plus souvent double, au moins en dehors du bassin, dans la grande échancrure sciatique. La *veine antérieure*, la plus petite ordinairement, se jette ou dans la veine postérieure ou dans l'hypogastrique ou encore dans une des veines voisines, honteuse interne, ischiatique. Le nerf fessier, ou sa grosse branche antérieure, passe en avant d'elle. La *veine postérieure*, habituellement la plus volumineuse et aussi la plus fidèlement satellite de l'artère, reçoit dans le bassin la grosse veine du premier trou sacré antérieur, veine qui marque son empreinte sur la lèvre supérieure de cet orifice. Avant de se jeter dans la veine hypogastrique, elle croise le nerf lombo-sacré. (MORESTIN, *Th. de Paris*, 1894.)

Veine ischiatique. — La veine ischiatique reçoit une *veine coccygienne latérale*. Cette veinule, née près du coccyx, chemine entre le releveur de l'anus et le grand fessier, dans la partie la plus postérieure du creux ischio-rectal, et pénètre dans l'épaisseur du grand ligament sacro-sciatique avant de se jeter dans l'ischiatique. Elle représente la grosse veine caudale latérale des mammifères à queue (Morestin).

Plexus intrapelviens. — Santorini connaissait déjà la structure aréolaire du plexus ou labyrinthe qu'il avait décrit, et son rôle probable de ralentir le cours du sang dans l'érection. Langer l'a étudiée en détail (Ueber das Gefæssystem... *C. R. Ac. Sc. de Vienne*, 1863). Les travées qui tapissent la face interne des canaux veineux sont en général longitudinales, coupées de courtes branches transversales. A l'embouchure des veines dans le plexus, elles rayonnent en éventail et forment des sortes de sphincters. Cette disposition trabéculaire paraît augmenter avec l'âge. Elle existe également dans les plexus utéro-vaginaux. Sur les veines émissaires, elle se poursuit dans la veine honteuse interne jusqu'au trou ischiatique, dans la partie intrapelvienne de la veine dorsale de la verge ; elle cesse dans les branches anastomotiques de l'obturatrice.

La description des plexus vésicaux et prostatiques est assez confuse. Ils s'enchevêtrent de telle façon que leur délimitation est en partie conventionnelle; la terminologie varie aussi suivant les auteurs. Outre les classiques, on pourra consulter les travaux suivants : Gillette. Recherches sur les veines de la vessie. *Journal de l'Anatomie*, 1869. — Fenwick, Venous system of bladder. *Journ. of Anat.*, 1884. — Tschaussow. Z. Frage von den Venengeflechten... *Arch. f. Anat.*, 1885. — Ziegler. Circulat. vein. de la prostate. *Thèse de Bordeaux*, 1893. — L. Cerf. Les Vaisseaux sanguins du périnée. *Th. de Paris*, 1896.

VEINES DU MEMBRE INFÉRIEUR

Les veines du membre inférieur se divisent en veines profondes et veines superficielles. Comme au membre supérieur, les veines superficielles représentent les veines primitives et sont solitaires, les veines profondes sont d'origine secondaire et sont satellites d'artères. Seulement ici, bien plus encore que dans le membre thoracique, les veines profondes sont devenues les veines principales en raison du puissant développement des masses musculaires.

I. — VEINES PROFONDES

Les veines profondes sont en *nombre* double de l'artère qu'elles accompagnent, et cela pour toutes les branches de 2e et de 3e ordre, et pour les gros troncs au-dessous du genou; seules la poplitée et la fémorale sont uniques.

Leur *paroi* est en général épaisse; le vaisseau est demi-béant sur la coupe et ressemble presque à une artère. Cette épaisseur tient avant tout à la forte musculature de leur tunique moyenne, dans laquelle Eberth a décrit trois couches musculaires, une circulaire entre deux longitudinales; Henle admet seulement deux plans, un longitudinal externe, un circulaire interne.

Toutes sont *valvulées*. Les valvules sont surtout nombreuses dans le segment le plus déclive, c'est-à-dire au pied et à la jambe; elles siègent de préférence au-dessous de l'embouchure des collatérales ou des anastomoses transversales. Toutes les collatérales sont pourvues de valvules ostiales. D'après Houzé, dans les veines profondes du pied et de la jambe, dans les veines musculaires, la distance moyenne qui sépare deux paires valvulaires est de 22 millimètres, alors qu'elle atteint 40 pour les veines superficielles. Toutefois ces différences sont surtout marquées chez l'enfant; car chez l'adulte il y a de grandes variations individuelles.

[CHARPY.]

Les *anastomoses* transversales sont fréquentes entre les veines satellites. Les veines tibiales et péronières présentent dans leur plénitude le type en échelle ou même des intrications plexiformes. Il est également fréquent de voir sur ces mêmes veines un *canal collatéral* qui donne lieu à trois veines parallèles sur un trajet plus ou moins long.

Beaucoup de gros troncs veineux passent par des *orifices fibreux*. Ainsi la tibiale antérieure traverse le ligament interosseux; la tibiale postérieure, l'anneau du soléaire; la péronière, l'arcade du fléchisseur propre du gros orteil; la fémorale, l'anneau du 3e adducteur. On a pu penser que ces orifices tendus par les muscles étranglaient les veines et prédisposaient aux varices; mais la plupart sont plutôt des canaux ou gouttières, ils sont plus larges que les vaisseaux qui les traversent, et ceux-ci y cheminent obliquement, en sorte qu'on doit y voir au contraire des organes de protection pour les veines dans la contraction des muscles.

Les *veines musculaires* possèdent une double disposition (Ledentu) : 1° La disposition longitudinale en *grands canaux*, dans laquelle deux veines parallèles, encadrant une artère, suivent un trajet longitudinal, et se terminent différemment, l'une s'épuisant dans le muscle, l'autre perforant l'aponévrose pour s'anastomoser avec les veines superficielles. D'autres fois les deux veines se ramifient dans le muscle et fournissent toutes deux des rameaux anastomotiques (Braune). Ce type se voit surtout dans le triceps sural, les muscles péroniers, le long fléchisseur du pouce, le tibial antérieur. — 2° La disposition *en arcades*. Les veines émergent transversalement du tronc principal, au nombre de plusieurs branches superposées qui, s'unissant entre elles par des rameaux ascendants et descendants, constituent des arcades anastomotiques. C'est ce que l'on voit dans le soléaire, le jambier antérieur, les extenseurs commun et propre. Nous ajouterons qu'aucun de ces modes n'est propre à un muscle, qu'ils peuvent, en outre, se combiner en un type mixte, et enfin qu'on observe quelquefois des dispositions plexiformes qui sont peut-être pathologiques.

Veines profondes du pied. — Les veines profondes du pied répètent la disposition des artères qu'elles accompagnent en nombre double, en les enlaçant de leurs anastomoses transversales. Il y a une double veine *pédieuse*, une double *plantaire externe*, une double *plantaire interne*, dont les principaux affluents sont des branches musculaires et périostiques. Nous signalerons seulement les caractères suivants :

1° La *veine collatérale profonde* des orteils est unique et très petite dans son tronc comme dans ses réseaux. Les *veines interosseuses profondes* soit dorsales, soit plantaires, sont également grêles. — 2° Les veines plantaires reçoivent les *veines adipeuses* du pannicule graisseux sous-cutané, très épais au talon et sur la partie antérieure de la plante. Ces veinules, nées dans le coussinet adipeux interposé entre la peau et l'aponévrose plantaire, perforent cette aponévrose en dedans et en dehors du court fléchisseur commun et se jettent dans les veines profondes qu'elles font communiquer avec le réseau superficiel sous-cutané. — 3° Les veines profondes se déversent en partie dans les veines superficielles du dos du pied par des anastomoses qui contournent les bords du pied. La veine plantaire externe est unie à la portion pédieuse de la veine saphène externe par 2 ou 3 branches, dont la plus grosse et la plus constante passe derrière l'apophyse du 5e métatarsien; la veine plantaire interne, à l'origine de la saphène interne par 5 ou 6 branches qui traversent les anneaux fibreux de l'adducteur du gros orteil (Lejars).

Les veines profondes de la plante et du dos du pied communiquent entre elles par les *veines perforantes* antérieures et postérieures qui traversent les espaces métatarsiens.

Veines profondes de la jambe. — Ce sont les veines tibiale antérieure, tibiale postérieure et péronière; toutes sont doubles.

1° La *veine tibiale antérieure* traverse en haut le ligament interosseux pour se rendre au tronc tibio-péronier et constituer avec lui l'origine de la veine poplitée. Elle communique avec les veines péronières et par 3 ou 4 branches avec les tibiales postérieures. Les échelons anastomotiques de ces deux troncs sont très rapprochés, à 4 ou 5 centimètres. Elle possède en moyenne 11 valvules.

2° La *veine tibiale postérieure* traverse à sa partie supérieure l'anneau du soléaire, anneau qui est plutôt un canal, et s'unit à la veine péronière. Comme cette dernière, elle est souvent accompagnée d'un canal collatéral qui la fait paraître triple, ou bien il y a réellement trois troncs fusionnés par place. Elle contient une quinzaine de valvules (8 à 20). Houzé a indiqué dans les veines tibiale postérieure et péronière la présence constante de brides membraneuses lisses, qui peuvent atteindre 3 à 4 centimètres de longueur et cloisonnent le vaisseau en deux chambres.

3° La *veine péronière* est contenue dans le long fléchisseur propre du gros orteil et traverse l'anneau fibreux tendu entre ce muscle et le jambier postérieur. Elle s'anastomose avec la veine tibiale antérieure et par plusieurs branches transversales avec la veine tibiale postérieure, notamment par une grosse branche inférieure qui passe sous le tendon d'Achille. Contrairement à ce qui existe pour les artères, les veines péronières sont ordinairement beaucoup plus grosses que les veines tibiales postérieures, car elles reçoivent la plupart des branches musculaires postérieures et externes, notamment celles du soléaire externe qui sont très volumineuses. Ce gros calibre est surtout marqué dans la partie charnue du mollet. Dans une injection modérée, j'ai vu les veines péronières mesurer 7 et 8 millimètres de diamètre, contre 4 et 5 pour les tibiales postérieures. On y trouve 8 à 10 valvules.

4° *Tronc veineux tibio-péronier.* — Les deux veines péronières, fusionnées en un seul tronc, s'unissent au tronc unique dans lequel se résolvent également les veines tibiales postérieures, et constituent le tronc tibio-péronier. Celui-ci reçoit plus haut le tronc simple de la veine tibiale antérieure et devient la veine poplitée. Il contient 2 valvules. Cette disposition élémentaire et typique est fréquemment modifiée; ici, comme au pli du coude, on observe les combinaisons les plus variées et souvent une sorte de lacis inextricable, *plexus sural* de Braune.

VEINE POPLITÉE

La *veine poplitée* résulte de la réunion du tronc veineux tibio-péronier avec le tronc commun des veines tibiales postérieures. Cette réunion est souvent tardive et n'a lieu qu'au niveau de l'interligne articulaire.

Ainsi se constitue une veine unique de 7 millimètres de diamètre à peine plus grosse que l'artère. Elle a un aspect artérioïde ; sa paroi est épaisse, blanche, et elle reste béante sur la coupe. Contenue dans la même gaine vasculaire que l'artère poplitée, elle lui adhère assez fortement pour qu'on l'isole avec quelque difficulté. Elle croise en X le tronc artériel, en décrivant autour de lui un demi-tour de spire ; c'est-à-dire qu'à sa partie supérieure, au sortir de l'anneau du 3e adducteur, elle est située en dehors de l'artère et sur le même plan ; à la partie moyenne, qui est le lieu classique de la ligature, elle est en arrière ; à la partie inférieure, elle se place en dedans, tout en restant un peu postérieure. Houzé a compté de 1 à 3 valvules sur son trajet ; Cruveilhier en indique 4 ; tandis que Bardeleben sur 9 sujets et même sur des enfants n'a jamais observé qu'une valvule pour une longueur de 20 centimètres.

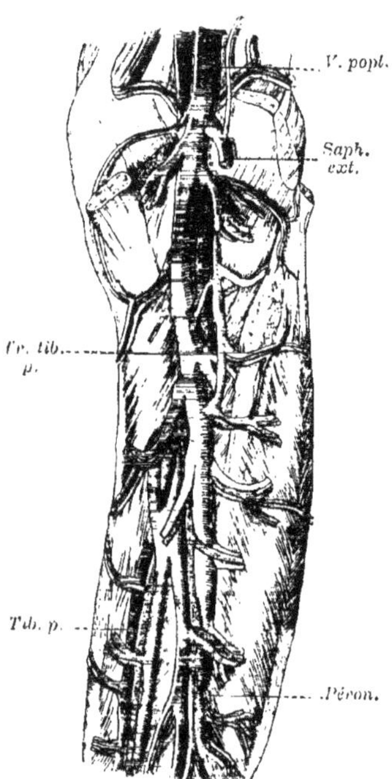

Fig. 518. — Veine poplitée (d'après Bonamy et Beau).

La veine poplitée reçoit les branches homologues des collatérales artérielles, c'est-à-dire les *articulaires supérieures, moyennes et inférieures*, les *veines jumelles*, et en plus la *veine saphène externe* qui l'aborde au milieu du creux poplité. Les articulaires moyennes reçoivent de nombreux rameaux osseux des condyles du fémur et du tibia. Les veines jumelles, très variables d'aspect, tantôt uniques par branche artérielle, tantôt dédoublées en un volumineux faisceau, possèdent de nombreuses valvules et communiquent par des perforantes avec les veines sous-cutanées postérieures.

On observe souvent une branche ascendante qui émane de la veine poplitée et va se jeter dans la fémorale ou dans la fémorale profonde.

Le creux poplité est, comme le pli du coude, l'aisselle, le pli de l'aine, un type de *confluent veineux* ; là se donnent rendez-vous et convergent les veines tibiales, péronières et les collatérales de la veine poplitée. Les mouvements de flexion et d'extension du genou, suivant qu'ils tendent ou relâchent l'aponévrose poplitée, compriment le plan veineux ou au contraire créent autour de lui une atmosphère de faible pression qui favorise l'appel du sang dans la veine principale.

VEINE FÉMORALE

La *veine fémorale* ou *veine crurale* est un tronc unique qui s'étend de l'arcade crurale à l'orifice inférieur du canal des adducteurs. Son trajet est celui de l'artère. Située à la partie supérieure de la cuisse en dedans de l'artère fémorale, elle lui est postérieure à la partie moyenne et sur la plus grande partie de son trajet; en bas, elle se place à son côté externe. Une même gaine, avec cloison de séparation, enveloppe les deux vaisseaux. Au niveau de l'anneau crural, la veine est tout à la fois en dedans et en arrière de l'artère, appliquée comme elle contre le bord interne du psoas, dont elle est séparée par la bandelette iléo-pectinée ; c'est sur son côté interne que passe l'intestin dans la hernie crurale.

Les branches collatérales sont celles de l'artère correspondante : les *veines musculaires*, la *veine fémorale profonde*, la *veine grande anastomotique*, les *veines nourricières* du fémur ; ces dernières, au nombre de 2 par artère, possèdent des valvules à leur émergence de l'os. Elle reçoit en plus à sa partie supérieure la *veine saphène interne*. En revanche, elle ne reçoit pas directement les veines honteuses externes et les sous-cutanées abdominales, qui se jettent dans la saphène interne. D'après Cruveilhier, on observe sur la veine fémorale, au niveau de l'embouchure de la saphène, une dilatation ampullaire qui peut dans certains cas simuler une hernie.

La *veine fémorale profonde* mérite une mention spéciale. Presque aussi grosse que la fémorale superficielle, et formée par l'union des *veines perforantes* avec les *veines circonflexes* externe et interne, elle monte en haut et en avant et se jette dans la fémorale à 4 ou 5 centimètres au-dessous de l'arcade crurale, quelquefois à 2 ou 3 centimètres seulement. Quelques auteurs appellent *fémorale commune* le tronc qui résulte de la fusion de la fémorale profonde avec la fémorale principale; ce tronc mesure par conséquent de 3 à 5 centimètres. On trouve dans la fémorale profonde de 1 à 5 valvules pariétales, sans compter sa valvule ostiale qui est à peu près constante. Par une de ses grosses branches d'origine, la *veine circonflexe interne*, elle s'anastomose avec les *veines ischiatique* et *obturatrice*, veines affluentes de l'hypogastrique; c'est là une voie collatérale d'une grande importance dans les oblitérations de la veine fémorale à la région crurale.

Dans sa partie inférieure, la veine crurale présente souvent un *canal collatéral*, quelquefois même deux, qui naît de son tronc même pour y retourner, ou bien d'une branche musculaire. Ce canal, riche en valvules, reçoit des veines musculaires et des anastomoses de la saphène interne.

On compte en moyenne 4 valvules pariétales (de 1 à 5) sur le trajet de la veine. La paire valvulaire la plus constante siège à la partie supérieure, dans les 5 centimètres les plus élevés ; elle existe dans les 4/5 des cas, et se montre suffisante 9 fois sur 10 ; elle commande toute la circulation du membre inférieur, car elle siège ordinairement au-dessus de l'embouchure de la saphène interne.

II. — VEINES SUPERFICIELLES

Les veines superficielles du membre inférieur constituent un réseau à larges mailles allongées en sens vertical, excepté sur la face antérieure du genou où leur direction est plutôt transversale. Ici, comme sur le reste de la surface du corps, elles reçoivent les *veines cutanées*, veines plus superficielles et plus grêles, mais plus nombreuses, qui sont situées au-dessus du fascia superficialis et proviennent de la peau et du pannicule adipeux. Les troncs collecteurs du réseau sont des veines longitudinales, représentées par les deux *veines saphènes* interne et externe, et leurs branches afférentes; toutes deux se jettent dans les veines profondes, l'une au pli de l'aine, l'autre au creux poplité.

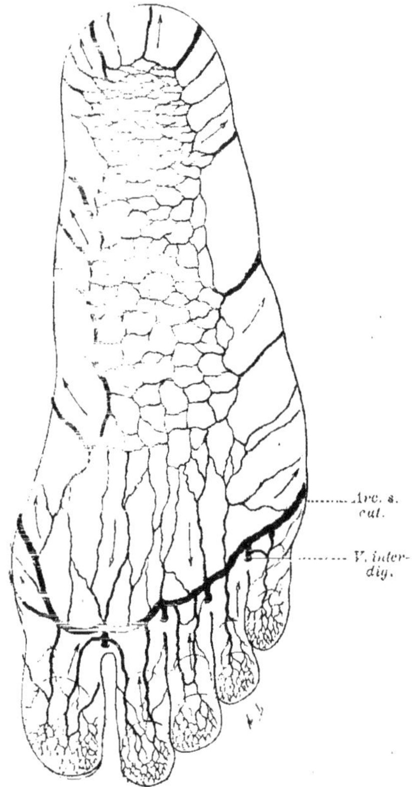

FIG. 549. — Veines plantaires superficielles; schématisées d'après le dessin de Braune.
Les flèches indiquent le sens du courant.

La paroi des veines superficielles renferme une double couche musculaire, une longitudinale externe, une circulaire interne. Elle est en général un peu plus épaisse que celle des veines du membre supérieur; les chiffres de Kœlliker montrent que cette différence n'est pas très sensible.

Veines superficielles du pied. — La disposition des veines superficielles du pied est semblable à celle de la main et n'en diffère que par quelques détails. Toutes aboutissent finalement, à l'exception de quelques veinules postérieures, au *réseau dorsal* qui lui-même a pour émissaires les deux *veines saphènes*, externe et interne. Leur paroi est assez épaisse; cette circonstance expliquerait, d'après Hyrtl, l'immunité relative du pied par rapport aux varices.

Nous décrirons successivement les veines des orteils, les veines plantaires et les veines dorsales superficielles.

1° *Veines des orteils*. — Les veines superficielles des orteils, *veines digitales*, beaucoup plus importantes que les veines profondes qui sont rudimentaires, comprennent : des veines dorsales, qui naissent principalement du *réseau sous-unguéal*, circonscrit lui-même par l'*arcade péri-unguéale*; des veines plantaires, dont le réseau est surtout serré dans la pulpe de la dernière phalange ; et des veines latérales, obliques et moins nombreuses. Toutes sont valvulées. Les veines dorsales et les veines latérales aboutissent aux veines dorsales du métatarse, les veines plantaires à l'arcade sous-cutanée. Un certain nombre de troncs se rendent aux veines interdigitales ou s'anastomosent avec elles.

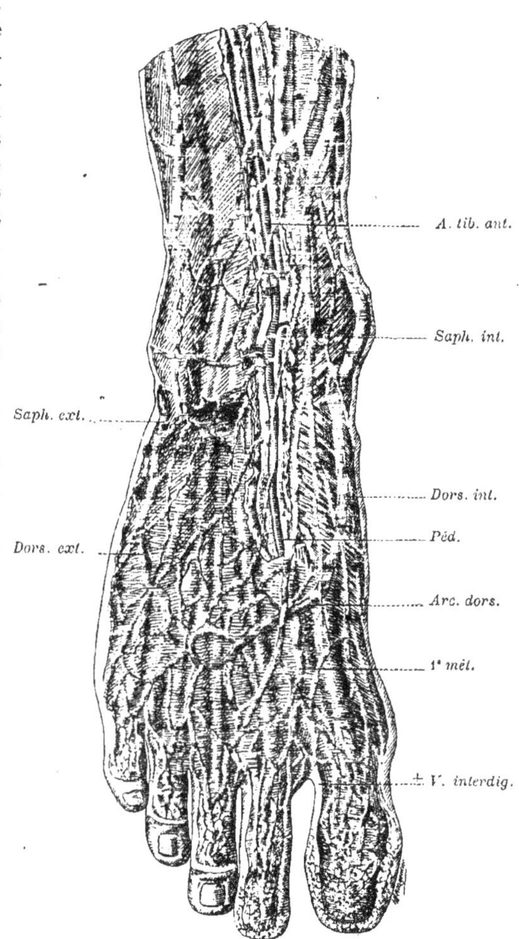

Fig. 550. — Veines dorsales du pied. — Origine des saphènes (d'après Bourgery).

2° *Veines plantaires*. — Bourceret a décrit à la plante du pied un réseau veineux extrêmement superficiel, sous- et intradermique, incrusté dans les alvéoles du derme contre lequel l'applique une lamelle fibreuse. Cette *semelle vasculaire*, comme il l'appelle, bien différente du réseau lâche et grêle de la paume de la main, serait formée de veines flexueuses de 0 mm. 5 à 1 millimètre, et remplirait un rôle calorifique et sécréteur (sécrétion sudorale). Sans doute il existe un *réseau plantaire*; mais son volume et son importance fonctionnelle nous paraissent avoir été bien exagérés (voy. aux notes). — La partie moyenne du *réseau plantaire* se déverse par toute sa périphérie dans les veines voisines, mais surtout dans les veines dorsales

[CHARPY.]

(portion pédieuse des veines saphènes), par une série de branches obliques qui contournent les bords du pied. Les plus grosses de ces branches occupent la partie excavée du bord interne. La partie postérieure ou talonnière a ses émissaires dirigées en arrière, vers l'extrémité inférieure du tendon d'Achille. Enfin la partie antérieure, la plus importante, qui correspond au talon antérieur, se rend par plusieurs troncs à direction postéro-antérieure dans l'arcade plantaire sous-cutanée.

Le réseau plantaire communique avec les veines profondes, soit sur les bords du pied par les anastomoses des veines plantaires profondes avec les origines des saphènes, soit par l'intermédiaire des *veines adipeuses* perforantes qui sont elles-mêmes des affluents des veines profondes du pied et que nous avons signalées avec celles-ci.

L'*arcade plantaire sous-cutanée* (Braune) est un gros tronc, simple ou partiellement dédoublé, logé dans le sillon courbe qui sépare les orteils du bourrelet métatarsien. Elle est analogue à celle de la paume de la main. Ses extrémités se continuent avec celles de l'arcade dorsale; il se forme ainsi autour du métatarse un cercle complet plus ou moins bien marqué. Elle reçoit par son bord postérieur concave les veines antérieures du réseau plantaire et des veines adipeuses du bourrelet; par son bord antérieur ou convexe, les veines plantaires des orteils. Elle se déverse entièrement dans les veines dorsales par ses deux extrémités et sur les divers segments de son trajet par les veines interdigitales.

Les *veines interdigitales* sont de grosses branches qui occupent l'espace interdigital de chaque orteil. Nées de l'arcade plantaire sous-cutanée par une extrémité souvent bifurquée, elles montent d'abord verticalement, puis se dirigent obliquement en arrière sur le dos du pied pour constituer les origines de l'arcade dorsale. Elles reçoivent une partie des veines des orteils.

3° *Veines dorsales.* — Ici comme à la main les grosses veines dorsales se disposent tantôt en larges mailles allongées, *réseau dorsal*, tantôt et plus souvent en une arcade à convexité antérieure, *arcade dorsale superficielle* du pied. Cette arcade appliquée sur l'aponévrose occupe la région métatarsienne, à un niveau assez variable; son sommet peut atteindre les articulations métatarso-phalangiennes. Son bord antérieur ou convexe reçoit de chaque côté la terminaison de l'arcade plantaire sous-cutanée et sur sa partie moyenne les veines dorsales des orteils et les veines interdigitales, qui lui amènent la plus grande partie du sang de la région plantaire antérieure et des orteils. Ordinairement les veines interdigitales, arrivées sur le dos du pied, reçoivent elles-mêmes les veines dorsales des orteils et constituent alors les *veines métacarpiennes* ou *interosseuses superficielles*. L'extrémité externe de l'arcade veineuse se continue avec la veine saphène externe; l'extrémité interne avec la veine saphène interne.

VEINE SAPHÈNE INTERNE

La *veine saphène interne* ou *grande saphène*, branche afférente de la veine fémorale, est une veine superficielle qui occupe le côté interne du pied et de la jambe et la face antérieure de la cuisse.

Sa longueur moyenne est de 80 centimètres en suivant ses contours. Modérément injectée, elle présente un diamètre de 4 à 5 millimètres, près de la malléole, de 6 à 7 près de son embouchure.

Origine, Trajet, Terminaison. — Elle a pour *origine* l'extrémité interne de l'arcade dorsale du pied, à laquelle aboutissent surtout les veines de la région du gros orteil. Quelques auteurs lui reconnaissent une double racine : une racine superficielle, qui est l'arcade dorsale, et une racine profonde représentée par sa grosse anastomose avec la veine plantaire interne.

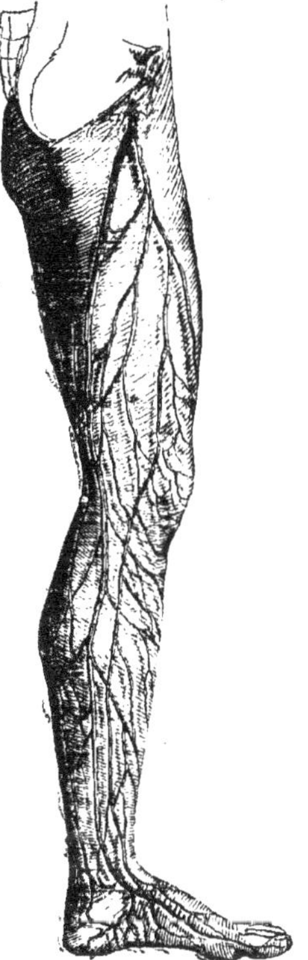

Fig. 551. — Veine saphène interne (d'après Sappey).

Son *trajet* légèrement onduleux décrit un grand arc à concavité antérieure. Il comprend une portion pédieuse, une portion jambière et une portion fémorale. La portion pédieuse, horizontale (*veine dorsale interne* de Cruveilhier; *veine marginale interne* de Lejars) se dirige d'avant en arrière sur le bord interne du pied, mais plus près de la face supérieure que la veine saphène externe. Elle se réfléchit de bas en haut, en avant de la malléole interne qui la reçoit dans une dépression ; à ce niveau elle est très apparente et accessible à la saignée. Dans sa portion jambière, la veine croise d'abord obliquement la face interne du tibia, puis monte verticalement le long du bord postérieur de cet os, dans l'angle qui sépare ce bord des muscles du mollet. Elle embrasse en arc la tubérosité interne du tibia et le condyle interne du fémur, entre celui-ci et le bord antérieur du couturier. La portion fémorale, après avoir contourné le condyle interne, devient antérieure et monte parallèlement aux vaisseaux profonds, suivant le bord antérieur du couturier, puis croise ce muscle et le moyen adducteur, et arrive au triangle crural.

Elle se *termine* à 4 centimètres au-dessous de l'arcade crurale, quelquefois à 2 centimètres seulement, en décrivant une anse à concavité inférieure par laquelle elle perfore le fascia cribriformis. Elle s'ouvre dans la paroi antérieure et interne de la veine fémorale. Cette portion recourbée s'appelle aussi la *crosse* de la saphène et rappelle celle de la veine céphalique à son embouchure dans l'axillaire. Elle est ordinairement renflée ; on connaît une vingtaine d'observations de dilatation ampullaire qui ont pu donner lieu à des erreurs de diagnostic.

Rapports — La veine saphène interne est sous-cutanée dans tout son trajet. Elle occupe une sorte de canal qui lui est formé par l'aponévrose d'enveloppe du membre en dessous, le fascia superficialis en dessus, et sur les côtés par des tractus celluleux qui unissent le fascia et l'aponévrose. Elle est accompagnée par le groupe principal des vaisseaux lymphatiques et, du genou à la malléole, par le nerf saphène interne qui émerge au-dessous du condyle du tibia et se place à côté et un peu en arrière de la veine. Nous avons indiqué ses rapports profonds avec la malléole interne, la face interne du tibia, le bord interne du triceps sural, le condyle interne du fémur et les tendons de la patte d'oie, enfin le couturier et le moyen adducteur. Dans la région inguino-crurale, la veine est accompagnée de ganglions lymphatiques ; elle perfore le fascia cribriformis à l'extrémité inférieure de la dépression connue sous le nom de *fosse ovale*, en embrassant dans son anse ou *crosse* la corne inférieure du *pli falciforme* tendineux qui limite cette fosse en dehors et en bas (voy. aux Notes).

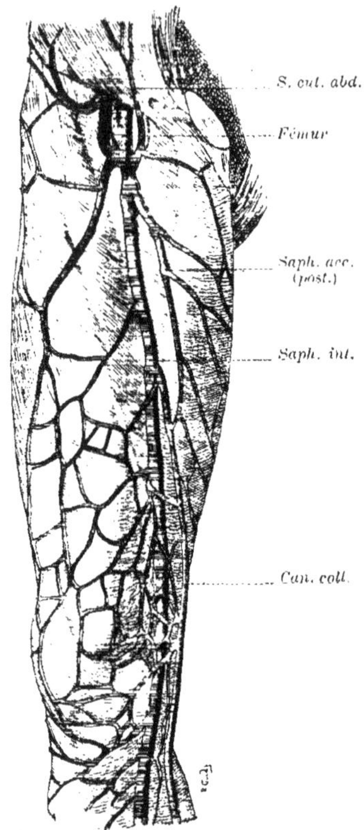

Fig. 552. — Veine saphène interne à la cuisse (d'après Bonamy et Beau).

Son embouchure est, comme nous l'avons dit, située à 4 ou 5 centimètres de l'arcade crurale.

Canaux collatéraux. — Dans sa portion jambière, la saphène interne est souvent accompagnée par un canal collatéral, volumineux, plus superficiel, situé à 1 ou 2 centimètres à côté d'elle. Il est ordinairement situé en arrière et reçoit des perforantes musculaires et des anastomoses de la saphène externe. De même à la cuisse, l'anastomose supérieure ou ascendante de la saphène externe qui l'accompagne peut se prolonger jusque près de son embouchure.

Branches collatérales. — Les branches collatérales ou afférentes sont :

1° Les branches internes du réseau dorsal du pied et les veines superficielles plantaires internes. On a indiqué comme assez constant un *rameau antérieur*, qui monte en avant de l'articulation tibio-tarsienne et s'ouvre dans le tronc principal à la jambe, quelquefois au genou seulement; et un *rameau sous-malléolaire* qui, né au-dessous de la malléole interne, s'élève également à la partie antérieure.

2° La plupart des veines superficielles de la jambe. Mentionnons aussi les *veines nourricières* du tibia, les veines perforantes musculaires, et la *veine calcanéenne interne*, souvent importante, qui monte derrière la malléole, parallèlement à la saphène externe et peut s'élever jusqu'au genou.

3° Toutes les veines sous-cutanées de la cuisse. Fréquemment les veines postérieures forment un tronc unique qui se jette à un niveau variable de la saphène après l'avoir côtoyée. C'est la *veine saphène postérieure* ou *accessoire* de Cruveilhier.

4° Les *veines honteuses externes*. Elles se divisent, comme les artères, en veines superficielles et veines profondes ou sous-aponévrotiques. Elles ont pour origine chez l'homme les *veines scrotales* antérieures et externes (les veines scrotales postérieures se rendent dans la honteuse interne) : toutes ces veines concourent à la formation du *réseau scrotal*; chez la femme, les *veines labiales* correspondantes. Elles se jettent dans la crosse de la saphène. Quelquefois toutes les veines honteuses externes, et plus souvent les honteuses profondes seules, vont directement à la veine fémorale. J'ai vu les superficielles remplacées par un réseau.

Les veines honteuses externes ont d'importantes anastomoses : avec les périnéales superficielles, la dorsale superficielle de la verge, les honteuses externes du côté opposé tout autour de la racine de la verge qui est un véritable confluent veineux, les sous-cutanées abdominales, les veines spermatiques chez l'homme, les veines du ligament rond chez la femme qui viennent s'épanouir en partie dans le haut de la grande lèvre. La communication avec les veines spermatiques a lieu surtout à la base du scrotum, par l'intermédiaire du ligament scrotal; elle fait comprendre l'application de sangsues dans les orchites.

5° La *veine dorsale superficielle de la verge* (fig. 544). — Bien distincte de la veine dorsale *profonde* qui est située sous le fascia penis et se rend au plexus de Santorini, la *veine dorsale superficielle*, veine tégumenteuse visible sous la peau, occupe le tissu cellulaire sous-cutané. Composée d'un tronc unique ou de deux ou trois troncs juxtaposés et anastomosés, elle marche d'avant en arrière sur le dos de la verge, se réfléchit à angle droit en avant de la symphyse et se dirige en dehors pour s'ouvrir dans le coude terminal de la saphène interne. En avant de la symphyse, elle reçoit la *veine circonflexe* du pénis et quelquefois des veines médianes superficielles de l'abdomen. Elle communique avec la veine profonde de la verge en avant, autour de la couronne du gland, et en arrière à la racine des corps caverneux; par le réseau veineux prépubien, avec les veines scrotales, sous-cutanées abdominales, spermatiques; enfin avec les veines obturatrices par les honteuses externes profondes. A la base de la verge, elle envoie souvent un rameau profond qui traverse l'aponévrose moyenne et se rend au plexus de Santorini; plusieurs auteurs indiquent même comme fréquente la terminaison totale de la veine dans ce plexus, mais c'est sûrement une anomalie rare (Sappey, Périer).

Chez la femme, la disposition est la même. La *veine dorsale superficielle du clitoris* est seulement beaucoup plus petite et plus courte; elle communique avec les veines du ligament rond.

6° Les *veines sous-cutanées abdominales*. — Ces veines, dites encore veines tégumenteuses, veines épigastriques superficielles, comprennent : 1° le tronc simple ou double, satellite de l'artère sous-cutanée abdominale; 2° des veines *accessoires* qui suivent un trajet indépendant et rayonnent de la face antérieure de l'abdomen à la région crurale. Les veines satellites se jettent par un tronc unique dans l'extrémité de la saphène interne; les autres s'y rendent par 3 ou 4 branches dont quelques-unes peuvent aboutir aux honteuses externes, à la veine fémorale même, ou pour les médianes à la dorsale superficielle de la verge. Elles communiquent de droite à gauche par un ou plusieurs rameaux transversaux; elles sont également anastomosées avec la veine épigastrique par des rameaux perforants, avec la veine parombilicale affluent de la veine ombilicale, avec les veines honteuses externes et la dorsale superficielle de la verge.

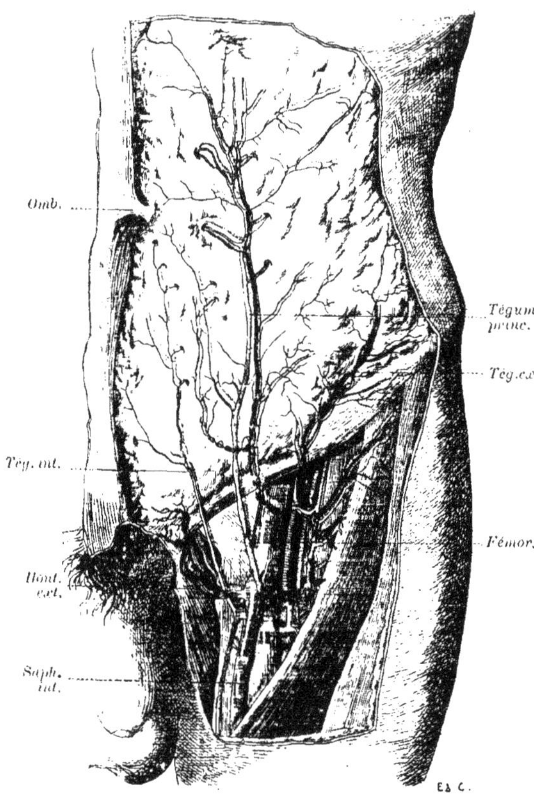

FIG. 553. — Veines sous-cutanées abdominales (d'après Sappey).

Leurs valvules regardent le pli de l'aine et dirigent le sang de haut en bas pour l'amener à la saphène.

Les branches longitudinales des veines sous-cutanées s'anastomosent par des branches transversales qui forment le *réseau abdominal sous-cutané*, qui lui-même, sur le bord inférieur du thorax, se continue avec le *réseau thoracique*, tributaire de la veine cave supérieure, par les veines intercostales, mammaire interne et thoracique inférieure. Ce réseau devient énorme et variqueux dans les obstructions de la veine porte; une partie du sang du foie reflue par les veines parombilicales, et de là par les veines épigastriques et les sous-cutanées abdominales, pour se déverser dans la veine fémorale et la veine iliaque externe.

Anastomoses. — La saphène interne est anastomosée au pied et à la jambe avec la saphène externe, soit par l'intermédiaire du réseau sous-cutané, soit par des branches directes ordinairement valvulées qui unissent les deux troncs ou leurs canaux collatéraux. A la cuisse, une anastomose à peu près constante, dite *anastomose supérieure* ou *ascendante* et que nous décrirons avec la veine saphène externe, unit les deux vaisseaux.

Les anastomoses avec les veines profondes ont une grande importance pour comprendre la circulation veineuse du membre inférieur. Disons d'abord qu'elles se font à l'aide de *veines perforantes*, qu'elles sont directes ou indirectes, c'est-à-dire qu'elles se rendent aux gros troncs sous-jacents ou seulement à des veines musculaires, afférentes de ces gros troncs; enfin que parmi ces veines perforantes, les unes n'ont pas de valvules et sont des voies neutres, les autres par leurs valvules conduisent le sang de la surface à la profondeur; d'autres enfin, moins nombreuses, je crois, également valvulées, dirigent le sang des veines profondes aux veines superficielles. Ces anastomoses ont lieu au pied : 1° avec les veines pédieuses; 2° avec l'arcade dorsale profonde, par la perforante postérieure du premier espace; 3° avec la veine plantaire interne, par plusieurs branches dont la plus grosse et la plus constante est située en avant de la malléole et conduit le sang de la plante du pied dans la saphène; — à la jambe : 4° avec la tibiale antérieure par 5 ou 6 veinules, ordinairement grêles et difficiles à injecter, qui perforent l'aponévrose en avant des péroniers (*veines saphéno-tibiales antérieures* de Braune); les deux plus constantes sont, l'une en avant de l'articulation tibio-tarsienne, provenant habituellement du rameau sous-malléolaire, l'autre au-dessous; cette dernière peut se rendre à l'articulaire inférieure; 5° avec la tibiale postérieure (*veines saphéno-tibiales postérieures*) par 3 branches en moyenne, l'une au-dessus de la malléole, l'autre à la partie moyenne de la jambe à travers les insertions tibiales du soléaire, la troisième au-dessous du condyle interne. La plus grosse et la plus commune me paraît être une veine perforante en arcade qui contourne l'insertion inférieure du poplité, au tiers supérieur de la jambe; ses valvules ont des orientations variables; — à la cuisse : 6° avec la veine fémorale ou une de ses branches par une seule perforante; quelquefois il n'y a aucune veine communicante.

Valvules. — La saphène interne possède en moyenne 12 paires valvulaires suffisantes, et réparties à peu près également entre ses divers segments, c'est-à-dire qu'on en compte 4 pour chacune de ses portions pédieuse, jambière et fémorale. Il y a une valvule ostiale constante.

Territoire. — Son territoire comprend la moitié interne au moins du dos et de la plante du pied dans leur partie superficielle, et une partie de la circulation profonde par les anastomoses avec les veines plantaires internes; — la face antéro-interne de la jambe, — toute la région superficielle de la cuisse, — les enveloppes des organes génitaux externes, — la région sous-ombilicale superficielle de l'abdomen.

Gerdy fait remarquer que la saignée de la saphène interne au niveau de la malléole (saignée du pied) donne peu de sang : le calibre intérieur de la veine est faible, elle n'a encore reçu qu'un petit nombre de branches, enfin la compression n'agit pas sur les veines profondes.

VEINE SAPHÈNE EXTERNE

La *veine saphène externe* ou *petite saphène* est une branche collatérale de la veine poplitée, située sur la partie externe du pied et la face postérieure de la jambe. Elle a une longueur moyenne de 35 centimètres (saphène interne, 80), un diamètre de 4 millimètres à l'état de distension modérée. L'épaisseur de sa paroi est de 281 μ, au niveau du tendon d'Achille (Kœlliker).

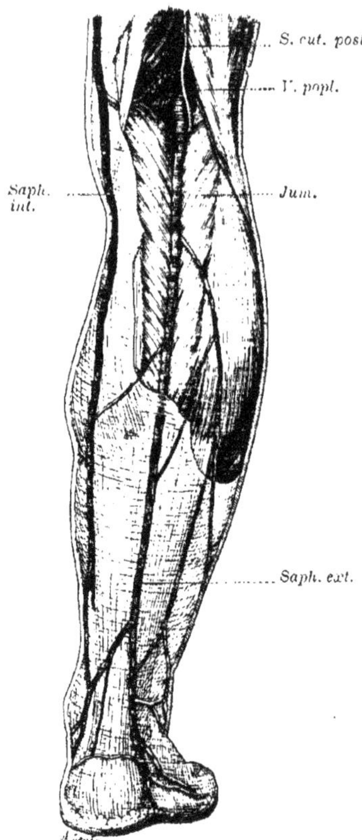

FIG. 554. — Veine saphène externe; côté droit (d'après Hirschfeld, modifié).

Origine, Trajet, Terminaison. — Elle a pour *origine* l'extrémité externe de l'arcade dorsale du pied. Quelques auteurs lui reconnaissent une double origine, une superficielle formée par l'arcade dorsale, une profonde représentée par les grosses anastomoses de sa portion pédieuse avec la veine plantaire externe. Son *trajet* comprend une portion pédieuse et une portion jambière. Dans sa portion pédieuse, qui porte encore le nom de *veine dorsale externe* (Cruveilhier), veine marginale externe (Lejars), la veine est horizontale; elle se dirige d'avant en arrière le long du bord externe du pied, puis contourne l'extrémité inférieure et le bord postérieur de la malléole externe; quelquefois son bord antérieur. Wilmart fait observer que la saphène interne passant en avant de la malléole interne, et la saphène externe en arrière de la malléole externe, ces deux veines doivent être tendues ou relâchées, dans la flexion ou l'extension du pied, en sens inverse l'une de l'autre et par suite doivent se suppléer entre elles. — Dans sa portion jambière, la saphène externe est ascendante. D'abord oblique, elle gagne le côté externe du tendon d'Achille, puis le croise, pour devenir médiane et verticale entre les corps charnus des jumeaux et dans le creux poplité. Cette portion poplitée est ordinairement assez longue et flexueuse, sans doute pour s'adapter aux mouvements du genou.

Sa *terminaison* a lieu dans la partie supérieure de la veine poplitée, sur la face postérieure de cette veine, entre les insertions des jumeaux et les deux divisions du nerf sciatique. Elle se fait par une ou deux branches.

Rapports. — Au pied et dans la moitié inférieure de la jambe, la veine saphène externe est sous-cutanée, sus-aponévrotique; elle est sous-aponévrotique dans la moitié supérieure. Perforant l'aponévrose jambière sur la ligne médiane, elle chemine entre les deux jumeaux sous ce plan fibreux et sous l'aponévrose poplitée ; dans le creux poplité, elle traverse l'aponévrose profonde ou intermusculaire pour se jeter dans son tronc collecteur. L'aponévrose jambière lui fournit sur sa partie profonde une sorte de canal, tantôt bien net, tantôt formé seulement par les adhérences de l'aponévrose avec la gaine des jumeaux.

Dans sa portion jambière, la saphène externe est en rapport : 1° avec 2 ou 3 troncs lymphatiques qui se rendent aux ganglions poplités (Sappey); 2° avec une artériole longue et grêle que l'on suit jusqu'au tendon d'Achille; 3° avec les nerfs cutanés. Le nerf saphène externe, branche du sciatique poplité interne, est dans toute la portion charnue du mollet situé en avant, c'est-à-dire en-dessous de la veine; il est contenu dans un canal triangulaire distinct du canal veineux, canal que lui forme la gaine d'enveloppe des jumeaux sur la ligne médiane et que parcourent avec lui l'artériole que nous avons signalée ainsi que des veinules issues des veines jumelles. A l'origine de la portion tendineuse, le nerf émerge de son canal et se place alors à côté de la veine saphène, à son côté interne, puis la croise par-dessous vers la pointe de la malléole et l'accompagne sur le bord externe du pied. Dans sa partie supérieure, la veine saphène externe a pour satellite véritable la branche sous-aponévrotique du petit nerf sciatique, qui se place en dedans d'elle dans sa même gaine. Elle est donc accompagnée en haut par une branche du petit sciatique, en bas par le saphène externe. Enfin le nerf saphène péronier, à disposition très variable, peut la croiser et l'enlacer ou même la suivre sur une certaine longueur.

Branches collatérales. — La veine saphène externe reçoit : 1° sur le bord du pied, une partie des *veines plantaires;* les unes, grêles et nombreuses, proviennent du réseau plantaire superficiel; les autres, au nombre de 2 ou 3, parmi lesquelles on remarque celle qui passe derrière l'apophyse du 5ᵉ métatarsien, sont des anastomoses de la veine plantaire externe profonde, dans lesquelles les valvules dirigent le sang vers la saphène ; — 2° la *veine calcanéenne externe*, souvent volumineuse, qui vient de la face externe du calcanéum et communique avec les branches postérieures du réseau plantaire ; — 3° les veines du *réseau superficiel* de la face postérieure de la jambe et du creux poplité ; — 4° la *veine sous-cutanée postérieure* de la cuisse (*fémoro-poplitée* de quelques auteurs), qui descend de la partie inférieure de la cuisse, sur la ligne médiane. Cette veine peut être remplacée par une veine profonde sous-aponévrotique.

Anastomoses. — La saphène externe contracte d'importantes anastomoses avec la saphène interne et avec les veines profondes.

Elle est unie à la saphène interne par plusieurs branches dont les trois plus constantes sont situées : à la partie inférieure de la jambe, à la partie moyenne au-dessous des jumeaux, et à la partie supérieure. L'*anastomose supérieure* ou *ascendante*, presque constante, est une branche volumineuse, qui part de la saphène externe un peu avant son embouchure, remonte sur la face postérieure de la cuisse, le long du demi-membraneux, puis se dirige en avant et s'accole à la saphène interne à la façon d'un canal collatéral; elle s'y ouvre à une hauteur variable, quelquefois à la partie supérieure de la cuisse. D'abord sous-aponévrotique, elle est ensuite sous-cutanée.

Avec les veines profondes nous mentionnerons les anastomoses suivantes ou *veines perforantes* : 1° sur le pied avec les veines pédieuses et avec les plantaires, ces dernières constituant plutôt une origine profonde ; 2° à la jambe, derrière la malléole externe, avec les veines péronières (*veines saphéno-péronières* de Braune). Plus haut, on n'en trouve guère que de 1 à 3, ordinairement peu volumineuses, qui se rendent aux veines jumelles ou aux arcades musculaires du jumeau ou du soléaire (*veines saphéno-surales*) ; aussi injecte-t-on difficilement la saphène externe en poussant par les veines profondes.

Valvules. — La saphène externe possède une douzaine de valvules, dont 2 ou 3 pour sa portion pédieuse, et 9 ou 10 pour sa portion jambière.

Territoire. — Son territoire comprend la partie externe du dos du pied, la partie externe de la région superficielle de la plante et une partie même des plans profonds par ses anastomoses avec les veines plantaires ; la région superficielle et postérieure de la jambe, du creux poplité et de la partie inférieure de la cuisse.

Injection. — On remplit du même coup les veines profondes et superficielles en poussant par les deux extrémités de l'arcade dorsale du pied. Il est bon de lier la veine fémorale à l'arcade crurale.

Le pied est très difficile à injecter dans ses veines plantaires et ses veines des orteils. On essaye de placer de fines canules dans les veines des orteils, de préférence dans celles du gros orteil. Bourceret et Lejars ont employé la double injection que l'on pousse par les artères.

Veine poplitée. — L'*épaisseur* de sa paroi est de 338 μ, égale à celle de la veine sous-clavière ; celle de la veine crurale est de 293 μ, et celle de la veine iliaque de 258 (Kœlliker).

D'après Robineau (Bifurcation de la veine poplitée. *Soc. anat.*, 1899), la réunion tardive des veines tibiales et tibio-péronières en un seul tronc, veine poplitée, est la règle. 17 fois sur 20 sujets examinés, ce tronc ne se constituait qu'au niveau de l'interligne articulaire ; en pratiquant la ligature artérielle dans la moitié inférieure du creux poplité, on aurait rencontré deux troncs veineux au lieu d'un seul. On sait que l'interligne est beaucoup plus bas que le pli de flexion cutané, en sorte que, même dans ce cas, la veine est unique dans presque toute l'étendue du losange intermusculaire. J'ai constaté plusieurs fois que le tronc unique était réduit à une longueur de 5 à 7 centimètres, sans pouvoir indiquer la fréquence de cette disposition.

L'artère poplitée, indépendamment de sa veine principale, est accompagnée de deux petites *veines satellites*. La satellite externe naît des veines tibio-péronières, surtout de la tibiale antérieure, monte sur le côté externe et se jette dans la veine poplitée un peu au-dessus de l'interligne articulaire. La satellite interne provient de l'articulaire inférieure interne et s'ouvre dans le tronc principal, au niveau de l'anneau de l'adducteur. Aucune n'a par conséquent la longueur de la veine poplitée, mais au niveau de l'interligne on peut rencontrer trois veines sur la coupe, car l'origine de l'une chevauche la terminaison de l'autre. Elles s'unissent entre elles par des anastomoses préartérielles et reçoivent un nombre variable des collatérales de la veine poplitée : articulaires, jumelles et musculaires (voy. LANGER. *Wien. medic. Wochenschr.*, 1867 ; et BRAUNE, *Das Venensystem.*) — Il peut se former ainsi un véritable *plexus veineux* (AUVRAY. *Soc. anat.*, 1898).

Anomalies. — Passe en avant de l'artère poplitée ; — remonte en arrière le long du nerf sciatique et s'engage par l'anneau de la veine fémorale profonde, pendant qu'une petite veine accompagne l'artère fémorale sur son côté antérieur (2 cas notamment dans Cruveilhier) ; — ou même remonte jusque dans le bassin avec le nerf sciatique ; la fémorale petite naît dans la région de la cuisse. Tous ces cas sont exceptionnels.

Forme un ou plusieurs îlots que peut traverser une artère jumelle ; — ou un plexus autour de l'artère. — Est double sur tout son trajet. Les deux branches satellites sont l'une externe, l'autre interne, ou même antérieure et postérieure. La satellite externe s'anastomose par un gros tronc avec la fémorale profonde ou par une grosse arcade inférieure avec la branche externe. — La duplicité se poursuit jusqu'à la partie supérieure de la veine fémorale.

Est très courte et se bifurque en tibiales à la hauteur de l'interligne (cas normal, d'après Robineau. — Communique avec la fémorale profonde par une large anastomose qui semble une bifurcation (1 fois sur 2, d'après Houzé qui signale cette voie collatérale; mentionnée plusieurs fois par Giacomini).

Veine fémorale. — L'*épaisseur* des parois de la veine fémorale a été trouvée de 293 μ (Kœlliker), de 500 μ (Henle).

Les *valvules* fémorales sont paires; exceptionnellement on en a vu de triples, ou bien une seule mais alors très large et très haute. Dans la région supérieure, c'est-à-dire dans les 5 centimètres au-dessous de l'arcade crurale, Friedreich, sur 185 sujets d'âge et de sexe différents, a constaté 137 fois des valvules des deux côtés (74 0/0) et 26 fois d'un seul côté; soit une paire valvulaire dans 81 0/0 des cas. Dans 19 0/0 des cas, elle manque des deux côtés. Dans 8 0/0, l'appareil valvulaire était notoirement insuffisant, ce qui revient à dire que dans 74 0/0 la veine fémorale possède à sa partie supérieure une paire valvulaire à fonctionnement régulier. Quand les valvules manquent à ce niveau, on en trouve habituellement une un peu plus bas. Enfin celle qui est immédiatement au-dessus de l'embouchure de la veine fémorale profonde (il s'agit, je suppose, de la valvule ostiale) est constante et presque toujours suffisante. (Friedreich. Ueber das Verhalten der Klappen in den Cruralvenen. *Morphol. Jahrb.*, 1882.)

D'après Langer, l'artère fémorale possède, outre la veine principale, 2 ou 3 petites *veines satellites* externe et interne, qui, nées d'un réseau dans le canal des adducteurs, remontent dans la gaine vasculaire et s'ouvrent dans le tronc principal, au-dessous de la fémorale profonde, l'externe plus haut que l'interne. Elles reçoivent des branches collatérales de la veine fémorale, ou bien forment des chaînes anastomotiques entre ces collatérales et la veine principale.

Les *veines circonflexes* externe et interne se jettent souvent dans la fémorale même et non dans sa branche profonde. Braune a décrit les anastomoses des circonflexes internes avec la veine obturatrice et la veine ischiatique sous le nom de *cercles veineux obturateur* et *ischiatique*. Selon lui, les extrémités de ces cercles ou mieux de ces arcs sont valvulées en sens inverse avec un segment intermédiaire neutre, avalvulaire. Ces arcs ne peuvent donc servir de voies de décharge pour la veine fémorale oblitérée. Nous verrons plus loin que cette interprétation est erronée; car à supposer que l'arc ne pût être franchi d'un bout à l'autre, sa partie obturatrice ou ischiatique n'en est pas moins utilisée comme voie collatérale, ainsi que le montrent les injections.

Anomalies. — La veine fémorale est *antérieure* à l'artère sur un assez long trajet; sur 250 sujets, 5 fois à la partie moyenne, 2 fois à la partie inférieure (Marcel. Duval). Peut alors contourner l'artère en spirale. — Est *externe*, par rapport à l'artère, à la partie inférieure (4 fois sur 250), ou sur tout le trajet; passe ordinairement en arrière pour redevenir interne à la partie supérieure. — Décrit une grande arcade à convexité interne qui l'éloigne sensiblement de l'artère (3 cas).

Traverse le grand adducteur et devient postérieure à des niveaux variables: près de l'artère, ou avec la 3e perforante; ou avec la fémorale profonde, ou même à la hauteur du petit trochanter.

Assez souvent, une ou deux formations insulaires, de longueurs très variables. — Quelquefois double, les deux satellites sont alors externe et interne, mais peuvent être toutes deux postérieures.

Reçoit des veines aberrantes formant un plexus périartériel; — une veine accessoire qui accompagne le nerf saphène interne; — une articulaire commune qui réunit toutes les veines articulaires de la poplitée; — 2 ou 3 canaux collatéraux à la partie inférieure, ce qui fait qu'on peut trouver 3 ou 4 veines satellites.

Veines superficielles du pied. — Ces veines ont été récemment l'objet de plusieurs travaux importants. Voy. Bourceret. *C. R. Acad. des Sciences*, 1885. — Braune. *Die Venen des Fusses*, 1889. — Lejars. Les veines de la plante du pied. *Arch. de physiol.*, 1890.

La terminologie n'est pas la même selon les auteurs.

Réseau plantaire. — A la suite de Bourceret, Lejars a constaté une disposition en coussinet vasculaire, chez plusieurs animaux, autruche, éléphant, kangourou, chien, cheval, cobaye. Le dessin qu'il donne des veines plantaires chez l'homme paraît s'appliquer à des veines variqueuses ou au moins surdistendues; il n'est pas le même que celui de Braune. La pâleur de la peau sur le vivant, la vacuité du réseau sur le cadavre, les fortes pressions que subit la plante du pied dans la station et la marche, semblent indiquer que ces veines ne doivent avoir normalement qu'un assez faible calibre.

En fait le dessin de Braune est semblable à celui de Janke, fait d'après une injection des veines par les artères et reproduit dans le travail de P. Müller (*Arch. f. Anat.*, 1897). On ne voit ni dans l'un ni dans l'autre de veines flexueuses et dilatées. C'était aussi le cas d'une pièce du professeur Davida présentée à l'Exposition universelle de 1900. On voyait un réseau à mailles losangiques, large de 1 centimètre au plus, plus larges sur le talon, plus serrées en avant. Les veines, d'un calibre régulier, n'avaient qu'un millimètre de diamètre environ et même moins.

Veine saphène interne. — D'après Hyrtl, le terme de *saphène* ne dérive pas du mot grec analogue qui veut dire *manifeste*, mais au contraire d'un mot arabe qui signifie *caché*, la veine saphène interne se dérobant à la vue, et aussi à la saignée, sur tout son parcours, excepté au niveau de la malléole. — On trouve aussi en allemand le nom de *veine de la femme*, sans doute à cause de la fréquence des varices puerpérales.

Dimensions. — La longueur de la veine saphène interne varie de 73 à 84 centimètres. Son calibre ne croît pas régulièrement; je l'ai vue souvent plus grêle à la partie inférieure de la cuisse qu'au milieu de la jambe. Sur 15 saphènes mesurées à l'état vide, soit extérieurement soit intérieurement, d'abord au niveau de la malléole, puis au-dessous de la crosse terminale, Lestrade a trouvé que 11 fois le calibre près de l'embouchure était supérieur de 1 à 2 millimètres seulement à celui de la portion malléolaire; 4 fois il y avait presque égalité. Ceci me paraît montrer qu'une partie notable du sang de la saphène s'écoule dans les veines profondes de la jambe, grâce aux nombreuses communications qui les unissent depuis la malléole jusqu'au genou.

Épaisseur. — La grande variabilité dans l'épaisseur de la paroi nous est démontrée par ce fait que trois auteurs donnent, pour une même partie correspondant à son embouchure, les chiffres suivants : 146 μ (Kœlliker); 582 (Wahlgren); 800 (Henle). Au niveau de la malléole, Kœlliker indique 315 μ.

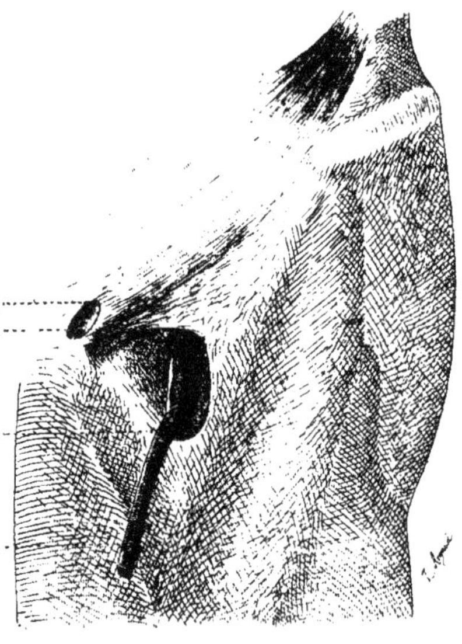

Situation de l'embouchure. — Il peut y avoir intérêt, soit pour la ligature de la veine, soit pour les opérations que l'on pratique dans la région crurale, à connaître la situation exacte de l'embouchure de la saphène interne, c'est-à-dire la distance qui la sépare de l'arcade crurale. J'ai fait à ce sujet quelques recherches. Sur 62 membres examinés, cette distance était 14 fois de 25 à 35 millimètres, et 39 fois de 40 à 50 millimètres. Une seule fois elle s'est abaissée à 10 millimètres, une seule fois aussi elle s'est élevée à 70 millimètres. D'un côté à l'autre, sur 27 sujets, il y avait égalité, à 5 millimètres près, 12 fois; 5 fois le côté droit était plus près de l'arcade, et 10 fois le côté gauche. La différence bilatérale variait de 5 à 15 millimètres. La taille et le sexe n'ont pas d'influence sur la distance crurale. Dans un cas l'embouchure était double.

Fig. 555. — Pli falciforme et fosse ovale.

La corne supérieure du pli falciforme se confond à sa terminaison avec le pilier inférieur de l'orifice inguinal et le ligament de Gimbernat que l'on voit au-dessous de la corne.

Pli falciforme. — On sait que le *pli falciforme*, lorsqu'il est bien marqué, — ce qui n'est pas toujours le cas — se présente comme une arête fibreuse verticale, qui en se recourbant à ses deux extrémités ou cornes forme un croissant dont la concavité regarde en dedans (*processus falciformis* d'Allan Burns, *incisura falciformis* de Henle). Cette arête n'est pas exactement rectiligne mais légèrement contournée en spirale par l'enroulement de sa partie supérieure. Elle semble terminer en dedans l'aponévrose fémorale, et répond au bord externe de la veine crurale, ou même empiète sur une partie de l'artère qui est ainsi à découvert dans la fosse ovale. — La *corne supérieure*, passant en avant des vaisseaux fémoraux, et se recourbant dans la profondeur, va se confondre tantôt avec l'aponévrose pectinée, cas le plus ordinaire d'après Henle, tantôt avec le pilier interne de l'orifice inguinal, tantôt enfin et fréquemment avec le ligament de Gimbernat (portion crurale du ligament de Gimbernat, de certains auteurs). — La *corne inférieure*, plus simple, se continue avec la portion pubienne ou pectinéale de l'aponévrose fémorale. C'est sur elle que s'infléchit la veine saphène interne pour gagner l'extrémité inférieure de la fosse ovale et atteindre la veine crurale après avoir perforé le fascia cribriformis et la gaine vasculaire.

Le pli falciforme avec ses deux cornes limite la *fosse ovale* que complète en dedans l'aponévrose fémorale, dans sa partie pectinéale. Le grand axe de cette dépression est un peu oblique en bas et en dehors; la grosse extrémité est en haut. La surface est comblée par le fascia cribriformis. (Voy. Henle, *Myologie.* p. 332, qui a minutieusement étudié cette région et en a donné un bon dessin.)

Ce qui fait penser que le pli falciforme reconnaît pour cause principale l'embouchure de la saphène, c'est qu'on voit une disposition semblable aux débouchés de la jugulaire externe et de la veine céphalique; et j'ai observé d'autre part des plis falciformes accessoires sur des veines secondaires au voisinage de la fosse ovale.

Valvules. — On sait que d'une part Bardeleben a montré qu'un certain nombre de valvules subissaient dès l'époque fœtale une atrophie régressive qui les rendait de plus en plus insuffisantes, et que d'autre part Trendelenburg, considérant que la dilatation variqueuse de la saphène interne était due à l'insuffisance de ses valvules, a été conduit à pratiquer la ligature et par suite l'oblitération de la veine dans le cas de varice, opération qui a donné d'heureux résultats. Pour ce chirurgien, les valvules de la saphène étant atrophiées et insuffisantes, le poids de la colonne sanguine pèse contre les parois de la veine depuis le cœur droit jusqu'à la malléole, en formant une charge ininterrompue (l'auteur oublie les valvules de la fémorale au niveau de l'arcade de Fallope et celle de la veine iliaque externe). Cette insuffisance valvulaire peut être reconnue pendant la vie. (Paul Delbet. *Sem. médic.*, 1897, p. 372)

Quoi qu'il en soit, il est évident que la régression valvulaire prédispose puissamment aux varices. Bardeleben, sur 9 membres d'adultes et 5 membres d'enfant de 0 à 1 an, trouve une moyenne de 10,7 valvules chez l'adulte, de 13,6 chez l'enfant. Klotz (Untersuch. über die Vena saphena. *Arch. f. Anat.* 1887) conclut de recherches portant sur 7 adultes, 2 nouveau-nés et 2 fœtus, que chez le nouveau-né toutes les valvules sont suffisantes (ce qui est une erreur); à 25 ans, 17 0/0 des valvules sont déjà atrophiées et insuffisantes; à 48 ans, 29 0/0; à 54 ans, 40 0/0; à 70 ans, 81 0/0. Sur un homme de 44 ans très variqueux, la saphène ne possédait que sa valvule terminale et une autre un peu au-dessus de la malléole.

Ces chiffres ne sont pas suffisants pour fixer la proportion des valvules normales et atrophiées. Il y a de grandes variations individuelles. Parmi les sujets de Bardeleben, le nombre des valvules oscille de 4 à 14 chez l'adulte, de 11 à 16 chez l'enfant. Sur 10 nouveau-nés examinés par un de mes prosecteurs, Lestrade, la saphène interne, de l'aine à la malléole, contenait de 6 à 9 valvules suffisantes et de 3 à 4 valvules insuffisantes plus ou moins atrophiées; le tiers des valvules ne fonctionne déjà plus à la naissance. Sur un enfant d'un an, je trouve d'un côté 2 valvules seulement suffisantes contre 5 atrophiées, et de l'autre côté 7 suffisantes contre 1 à l'état de liseré. Ces chiffres nous montrent que l'atrophie valvulaire est très précoce, qu'elle varie suivant les individus, et que sur le même sujet elle peut être très différente d'un membre à l'autre.

Homologie. — D'après Bardeleben, la saphène interne est homologue à la *veine principale du bras* de l'embryon (veine radio-basilique) que nous avons décrite p. 923. Elle est chez l'embryon plus près du creux poplité que chez l'adulte et reçoit la veine saphène externe. La céphalique du bras est représentée par la veine fémoro-poplitée ou veine postérieure de la cuisse, qui descend à la veine poplitée. Hochstetter (*Morphol. Jahrb.*, 1891) pense au contraire que les veines saphènes sont déjà des formations secondaires et non des veines primitives, que la saphène externe est l'homologue de la veine cubitale superficielle, et que l'homologie de la saphène interne est tout à fait incertaine.

Réseau abdominal sous-cutané. — On doit à Braune une étude approfondie des veines de la paroi abdominale et de leur dilatation variqueuse, varices abdominales, tête de méduse

(Braune, *Die Venen der vorderen Rumpfwand*, 1884). En voici les points principaux. Le réseau sous-cutané, à mailles carrées sur la poitrine, allongées sur l'abdomen, unit les veines de l'aisselle et du cou aux veines de la cuisse. Il est pourvu de nombreuses valvules, principalement ostiales, qui en rendent l'injection très difficile, au moins dans le jeune âge. Les troncs collecteurs les plus constants et les mieux différenciés sont, pour le réseau abdominal : 1° les *veines sous-cutanées* ou *tégumenteuses abdominales*; 2° la *veine circonflexe iliaque sous-cutanée*, quelquefois double et accompagnée d'une artériole, qui contourne la crête iliaque et se jette dans la veine fémorale : 3° la *veine thoraco-épigastrique sous-cutanée*, longue veine constante qui unit la veine fémorale à l'axillaire; elle descend sur le côté externe de l'abdomen, le long des flancs, et s'ouvre dans la fémorale ou dans la tégumenteuse abdominale et en tous cas communique toujours avec cette dernière. Sur le rebord du thorax, elle s'anastomose à plein canal avec la veine thoracique inférieure ou mammaire externe, branche de l'axillaire; 4° la *veine médiane xiphoïdienne sous-cutanée*; née autour de l'ombilic où elle s'anastomose avec la veine parombilicale, par une branche qui traverse la ligne blanche et présente ses valvules dirigées vers la cavité abdominale, cette veine, formée d'un seul tronc ou de plusieurs vaisseaux parallèles, monte près de la ligne médiane dans la région épigastrique et s'ouvre dans la *veine transverse xiphoïdienne*. Le cours du sang y est ascendant.

Le réseau sous-cutané communique avec les veines profondes (épigastriques, lombaires), par des veines perforantes beaucoup plus rares que sur la poitrine; ces perforantes par leurs valvules conduisent le sang de la surface à la profondeur. Dans tout le réseau abdominal sous-ombilical, la circulation est descendante à cause de l'orientation des valvules et se dirige vers le pli de l'aine; dans le réseau thoracique, elle est ascendante et remonte par la thoracique inférieure, la mammaire interne dans les veines axillaire et sous-clavière; enfin entre ces deux systèmes est une région neutre, sur la limite de la poitrine et du ventre, dans laquelle les veines avalvulaires peuvent conduire indifféremment le sang dans le système thoracique ou dans le système abdominal.

Anomalies. — Traverse l'aponévrose fémorale à un niveau variable. — Est accompagnée à la cuisse ou à la jambe par une *artère saphène*, normale chez quelques primates (4 ou 5 cas chez l'homme).

Fait défaut au pied; la veine dorsale interne petite se jette dans la saphène externe, — ou à la jambe, et alors remplacée par un plexus veineux (non rare).

Formation insulaire fréquente à la jambe ou à la cuisse, surtout au niveau du genou dont le condyle interne est embrassé par une ellipse allongée. — Quelquefois double sur tout son trajet; ordinairement une branche plus petite et plus superficielle. Triple à la cuisse par interposition d'un canal collatéral entre deux branches égales de dédoublement (Charpy).

Reçoit irrégulièrement: une *saphène antérieure*, née de la région rotulienne et montant sur la partie antérieure de la cuisse; — l'obturatrice naissant avec l'épigastrique; — la circonflexe iliaque.

Veine saphène externe. — *Anastomose supérieure.* — Cette branche manque rarement : elle peut être sous-cutanée dans tout son trajet, et s'ouvrir dans une des collatérales de la saphène interne. Elle reçoit quelques veines musculaires. Luschka l'a vue de 3 millimètres de diamètre. Ses valvules empêchent que le sang y reflue de la saphène interne.

Anomalies. — Longe la face interne de la veine poplitée ou le bord interne du sciatique poplité interne, dans le creux poplité. — Reçoit des veines articulaires, des veines du court chef du biceps, une veine jumelle.

Son mode de terminaison supérieure offre les plus grandes variétés. Elle peut s'ouvrir soit uniquement, soit en même temps que dans la poplitée : dans l'articulaire supérieure externe, la fémorale, la fémorale profonde, les veines perforantes. Hochstetter appelle l'attention sur la terminaison *élevée*, rappelant l'état primitif d'une *veine ischiatique* embryonnaire dont la partie fémorale disparaît, tandis que la portion jambière persistante constitue la veine saphène externe. On voit dans une série d'étapes d'anomalies, la veine saphène externe s'ouvrir : dans l'extrémité supérieure de la veine poplitée, dans une perforante de la cuisse, ou même remonter tout le long de la cuisse, recevoir l'ischiatique et pénétrer dans le bassin par la grande échancrure sciatique (2 cas).

La saphène externe peut aussi déboucher dans la saphène interne, en ne donnant qu'une petite branche à la poplitée; — dans la crosse même de la saphène interne, après avoir contourné la partie postérieure de la cuisse.

CIRCULATION VEINEUSE DU MEMBRE INFÉRIEUR

Confluents veineux. — Nous avons indiqué, au cours de notre description, les confluents veineux qu'on observe à la racine des orteils, au creux poplité et au pli de l'aine. Dans tous ces points affluent en direction convergente et souvent en sens rétrograde, des veines profondes et superficielles qui se jettent dans le tronc principal. La tension des aponévroses, en produisant le vide dans ces espaces, dilate les vaisseaux et appelle le sang; c'est cette cause et aussi la demi-béance naturelle de certaines veines du membre inférieur qui rendent possible l'introduction de l'air dans les veines (cas de Warren pour la saphène interne, de Holmes pour les veines de la cuisse).

Direction des courants. — La plus grande partie du sang des organes profonds passe par les veines profondes, et celui des organes superficiels (peau, pannicule adipeux) dans les veines superficielles. Mais les anastomoses qui unissent les systèmes superficiel et profond supposent qu'ils peuvent se suppléer réciproquement.

Houzé (*Th. de Paris*, 1854) a déduit, de la direction des valvules dans les branches anastomotiques, les deux propositions générales suivantes : 1° au pied, le sang va des veines profondes aux veines superficielles; il faut ajouter qu'il va des veines plantaires aux veines dorsales; — 2° à la jambe et à la cuisse, la disposition est inverse, le sang se décharge de la surface dans la profondeur; en d'autres termes, les veines profondes reçoivent comme affluents non seulement les troncs mêmes des deux saphènes, mais encore toutes leurs branches perforantes. Le renversement dans l'ordre circulatoire a lieu au niveau de l'articulation tibio-tarsienne. Ledentu et Braune ont adopté et confirmé les lois indiquées par Houzé. Ledentu a ajouté que la circulation du pied se fait par le mécanisme de l'expression de l'éponge ou mieux par un effet de pompe avec alternance de réplétion et d'évacuation. Au repos, les veines de la plante se remplissent; dans l'appui sur le sol, les espaces intermétatarsiens et les orifices de l'aponévrose s'élargissent, les veines perforantes se dilatent et le pied exprime, chasse le sang dans le réseau dorsal. (Voy. Ledentu. Circulation veineuse du pied et de la jambe. *Th. de Paris*, 1867.)

Le fait que la saphène interne s'accroît souvent peu en volume, de son origine à sa terminaison, et qu'on la voit fréquemment grêle à la partie inférieure de la cuisse semble aussi indiquer qu'en traversant la jambe elle se décharge d'une certaine partie de son sang dans les veines profondes.

Toutefois ces lois données comme absolues demandent des restrictions. Theile a fait remarquer qu'il y a des anastomoses ascendantes qui montent des veines profondes aux veines superficielles et il en a conclu que tel était le sens du courant; de même Henle. Klotz a observé que, parmi les anastomoses de la saphène interne à la jambe, la plupart sont avalvulaires, par conséquent neutres; d'autres ont leurs valvules orientées vers la profondeur, et d'autres au contraire vers la surface. J'ai constaté aussi que la même branche anastomotique avait, suivant les sujets, des valvules à direction différente. Les injections plaident dans le même sens. J'ai observé maintes fois, dans des expériences faites avec un de mes prosecteurs Raynal, que si, après avoir lié les grosses veines à la racine de la cuisse pour augmenter la pression, on injecte au niveau du pied de l'eau colorée ou une masse fluide comme la gélatine, on injecte tout le membre. 1° L'injection poussée dans la portion pédieuse de la saphène interne remplit toutes les veines profondes de la cuisse et de la jambe jusqu'au talon, fait bien connu; 2° si on pousse par les veines tibiales postérieures derrière la malléole, on remplit toujours le système de la saphène interne jusqu'au même niveau; l'injection passe par les anastomoses périmalléolaires superficielles ou profondes. Toutefois le passage se fait plus difficilement que dans le premier cas. La saphène externe ne s'injecte que partiellement dans ce cas-là et seulement par ses anastomoses avec la saphène interne; elle est plutôt du domaine des veines péronières.

En somme les faits anatomiques sont insuffisants pour juger la question; il serait nécessaire que la physiologie intervînt. On peut provisoirement admettre que régulièrement à la jambe et à la cuisse les veines superficielles se déversent dans les veines profondes par leurs troncs terminaux et par leurs anastomoses intercurrentes, mais qu'à l'occasion les veines profondes peuvent se décharger dans les veines superficielles.

(P. Muller. Die venöse Circulation der unteren Extremitäten. *Arch. f. Anat.*, 1897, supplém. — Revue de nos connaissances actuelles sur la circulation veineuse des membres inférieurs.)

Formations variqueuses. — Les incertitudes physiologiques que nous venons de signaler rendent difficile l'interprétation de certains faits pathologiques. Les veines des membres inférieurs sont fréquemment atteintes de varices. Verneuil (*Gaz. médic. de Paris*, 1855) a fait voir que presque toujours (il dit *toujours*, en se basant sur 21 dissections) les varices débutent par les veines profondes de la jambe en se localisant dans les veines tibiales postérieures, péronières et les veines musculaires du mollet, et qu'elles n'envahissent que secondairement les veines superficielles; il y a souvent des varices profondes sans varices superficielles, mais il n'y a jamais de varices superficielles sans varices profondes. Pourquoi en est-il ainsi? pourquoi les veines du pied et les tibiales antérieures sont-elles plus rarement atteintes?

D'autre part, Trendelenburg (1890) a imaginé, comme traitement des dilatations variqueuses superficielles la ligature de la saphène interne à sa partie supérieure, c'est-à-dire son oblitération définitive. Cette opération donne d'heureux résultats permanents, qui se concilient difficilement avec le développement primitif des varices profondes.

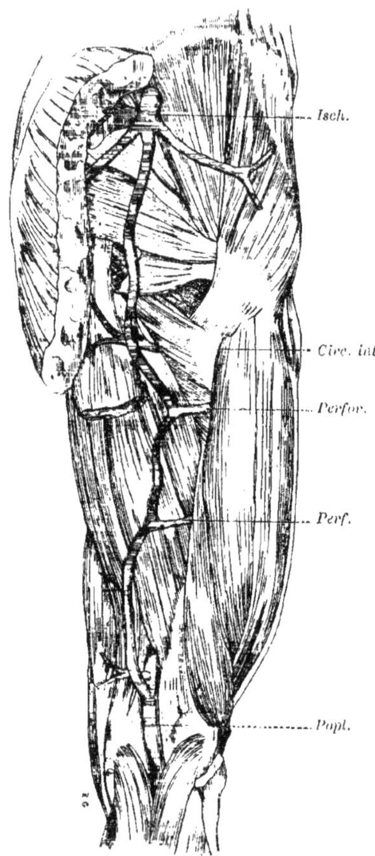

Fig. 556. — Circulation collatérale postérieure de la cuisse.

Injection à la jambe après ligature de la veine fémorale.

Circulation collatérale. — Dupuytren et Chassaignac enseignaient qu'il n'y a pas de voies collatérales entre la veine fémorale et les veines du bassin et que dès lors la ligature de la veine fémorale devait fatalement entraîner la gangrène. Braune a soutenu récemment encore la même opinion d'après ses recherches cadavériques.

Cependant Verneuil, Béclard, Richet ne tardèrent pas à protester contre cette doctrine anatomique et les déductions qu'elle comportait. Les cas de ligature de la veine fémorale sans gangrène, l'oblitération de sa portion supérieure et notamment dans la phlegmasia alba dolens avec rétablissement de la circulation, montraient que la veine crurale n'est pas l'unique voie de retour. — Tous les anatomistes ont répété l'expérience suivante. On lie la veine fémorale à l'arcade crurale et l'on pousse une injection pénétrante, eau colorée, gélatine, par une des veines superficielles ou profondes du pied ou de la jambe. L'injection remplit toutes les veines du membre inférieur, puis toutes les veines du bassin et la veine cave inférieure. L'eau colorée a l'avantage de mieux se prêter à l'observation immédiate. (Jaboulay et Condamin. *Lyon médic.*, 1889.)

Les deux *voies collatérales principales* sont la voie obturatrice et la voie ischiatique : les veines obturatrice et ischiatique, branches de l'hypogastrique, sont largement anastomosées avec la veine circonflexe interne, branche de la fémorale. — Les deux voies *accessoires* sont : les voies honteuses externes, qui sont unies aux veines obturatrices et aux origines de la honteuse interne, et les veines rachidiennes (sacrée moyenne, lombaire, plexus intrarachidiens).

Il y a toutefois des cas où l'injection échoue. M. Braun (qu'il ne faut pas confondre avec Braune), expérimentant une quarantaine de membres avec des injections liquides, a observé que l'injection passait le plus souvent dans les voies collatérales, et cela sous des pressions qui ont varié suivant les sujets entre 10 et 130 millimètres de mercure. Sur six membres, soit dans 15 pour 100, le liquide n'a pu passer même après une heure de pression à 200 et 300 millimètres.

Les expériences les plus démonstratives sont dues à Trzebicky et Karpinski (Ueber die Zulæssigkeit der Unterbinden der Schenkelvene. *Arch. f. klin. Chirurg.*, 1893). Injectant à froid la masse de Teichmann, et cela pendant plusieurs heures de suite, ils ont d'abord constaté que sur 31 membres, 18 fois seulement l'injection a contourné la ligature et est parvenue aux veines pelviennes en passant le plus souvent par les obturatrices. Dans 42 pour 100 ils ont échoué. Pour se rapprocher de l'état physiologique et utiliser la voie capillaire et non plus seulement les grosses collatérales, ils ont alors poussé par l'artère iliaque externe ou par la fémorale de l'huile de lin additionnée d'essence de térébenthine sous une pression de 50 à 100 millimètres de mercure; en même temps ils mesuraient le débit veineux, c'est-à-dire le retour de l'injection, dans la veine cave inférieure, d'abord avant de lier la veine fémorale puis après la ligature. Ces essais poursuivis sur 10 sujets ont montré que la ligature de la veine fémorale à l'arcade de Fallope n'apporte aucun trouble notable au retour du sang par les veines du bassin; la diminution ne dépasse jamais 1/15 du débit normal, et peut être réduite à 1/26; en outre cette différence va en s'atténuant à mesure que l'observation se prolonge.

Ces faits concordent avec l'expérience clinique. On connaît environ 40 cas de ligature de la veine crurale dans le triangle de Scarpa. Il s'est produit plusieurs fois des troubles circulatoires, douleur, cyanose, œdème, mais jamais de gangrène, quand l'artère n'avait pas été liée, et la circulation s'est toujours rétablie complètement au bout d'un temps variable sur les sujets que n'a pas emportés une complication intercurrente. (Voy. MAUBRAC. *Arch. de médecine*, 1880. — JORDAN. *Beitr. z. klin. Chirurgie*, 1896.)

SYSTÈME VEINEUX RACHIDIEN

Les veines du rachis constituent un système dorsal ou postérieur, par opposition au système ventral ou antérieur des jugulaires, intercostales et lombaires. Elles sont à cheval en quelque sorte sur les deux veines caves supérieure et inférieure, auxquelles elles servent de voie anastomotique et qu'elles peuvent suppléer au besoin. Leur territoire comprend l'axe rachidien, c'est-à-dire la colonne vertébrale de l'atlas au coccyx, la moelle épinière qu'elle contient, les muscles qui la recouvrent et qui sont surtout massés dans les gouttières vertébrales, enfin la peau de la région postérieure du tronc.

Le *type segmentaire* est ici bien accusé, comme il l'est d'ailleurs sur les pièces du squelette. Chaque vertèbre est entourée d'une double couronne, d'un double anneau veineux: l'un intérieur, qui circonscrit le trou rachidien, entre le périoste et la dure-mère; l'autre extérieur, appliqué sur la face externe du corps et les masses latérales. Ce sont les anastomoses de chaque segment veineux avec des segments placés au-dessus et au-dessous de lui, qui donnent lieu à une chaîne continue et constituent des veines longitudinales, devenues les veines principales, comme on le voit bien chez l'enfant et chez les animaux, alors que primitivement les veines transversales étaient les veines fondamentales.

Les veines rachidiennes ont des parois minces qui possèdent les trois tuniques habituelles, ce qui les distingue des sinus crâniens. Elles en diffèrent aussi par la présence de nombreuses valvules. On observe des valvules : 1° dans les fines veines osseuses à leur sortie du périoste; 2° dans les veines médullaires à leur débouché dans les plexus du trou de conjugaison; 3° à l'embouchure des veines rachidiennes dans les vertébrales, intercostales et lombaires; 4° à l'embouchure de ces dernières dans les gros troncs collecteurs, azygos, sous-clavière.... Elles paraissent moins développées à la région lombaire. Toutes ont leur concavité tournée vers les veines caves, et ont pour effet d'empêcher le sang extrarachidien de refluer dans le canal vertébral.

Les veines rachidiennes comprennent : 1° des plexus intrarachidiens ; 2° des plexus extrarachidiens ; 3° des veines émissaires ou collectrices, qui versent le sang des plexus dans le système cave supérieur ou inférieur et qui sont : les veines vertébrale et jugulaire postérieure au cou, les azygos dans la cavité thoracique, les lombaires ascendantes, iléo-lombaires, sacrées latérales et moyenne pour la cavité abdominale.

I. — PLEXUS INTRARACHIDIENS

Quand on fait une coupe transversale du canal rachidien, on aperçoit tout d'abord trois paquets veineux occupant les trois angles du canal. En observant avec plus de soin, on remarque que chacun des paquets latéraux se dédouble en deux plexus à veines verticales que sépare le passage du nerf rachidien, *plexus longitudinal*, *antérieur* et *postérieur*, et que ces quatre plexus sont reliés entre eux par des veines horizontales, appelées *plexus transversaux*. Le paquet de l'angle postérieur est formé par le tassement du plexus transversal postérieur sur la ligne médiane.

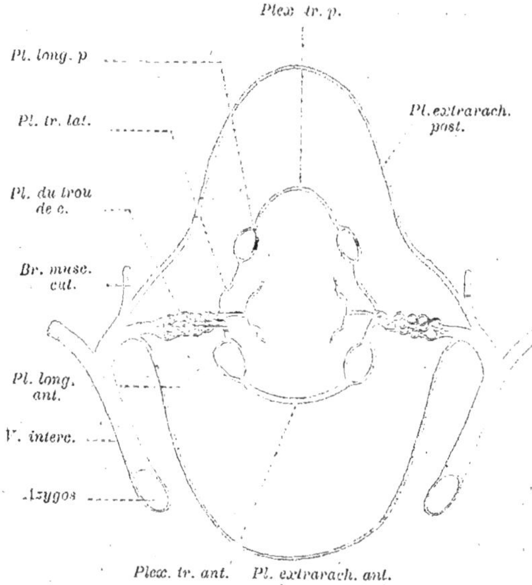

Fig. 557. — Plexus veineux rachidiens. — Schéma.
Coupe transversale de la région dorsale.

Les veines intrarachidiennes se composent donc de quatre plexus longitudinaux, disposés symétriquement deux par deux, les uns antérieurs, les autres postérieurs, qui règnent sur toute la longueur de la cavité rachidienne, et d'une série de plexus transversaux, régulièrement échelonnés, qui pour chaque vertèbre sont au nombre de quatre, un antérieur, un postérieur et deux latéraux. En s'unissant aux plexus verticaux, ces plexus transverses forment un anneau veineux autour de la dure-mère.

Ces différents vaisseaux sont en partie purement veineux, c'est-à-dire mous et affaissés, en partie sinusiens et comme tels rigides et béants. Je formulerai ainsi la loi de cette disposition : plus on s'éloigne du crâne, et dans chaque vertèbre plus on s'éloigne du corps vertébral, plus le caractère sinusien s'affaiblit. Ainsi les veines diploïques du corps vertébral sont partout béantes; — les plexus transverses antérieurs qui reçoivent ces veines, et les veines longitudinales antérieures qui reçoivent ces plexus, sont sinusiens au cou, demi-sinusiens à la région dorsale, simplement veineux aux lombes et dans le sacrum; — les veines du trou de conjugaison ne sont sinusiennes qu'au cou; — les veines postérieures sont partout molles et dépressibles.

1° **Plexus longitudinaux antérieurs.** — Veines antérieures; veines longitudinales antérieures. Ce sont les plus importants soit chez l'homme soit chez les animaux. Situés symétriquement en dedans du pédicule des vertèbres

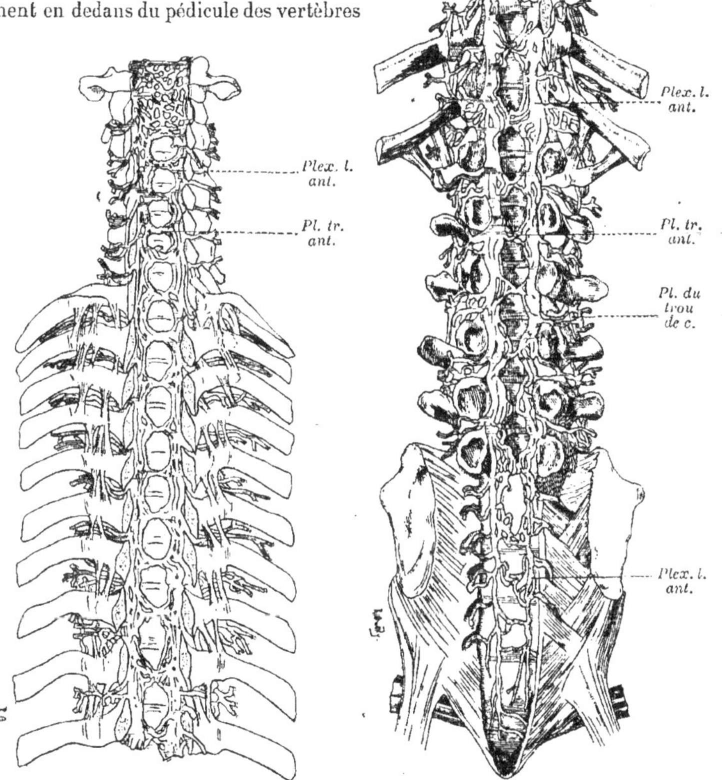

Fig. 558. — Plexus intrarachidiens (d'après Bourgery).

Partie antérieure, montrant les plexus longitudinaux antérieurs, les plexus transverses antérieurs et les veines du trou de conjugaison.

et du trou de conjugaison, en dehors du ligament vertébral commun postérieur, ils se composent de grosses veines flexueuses parmi lesquelles on distingue une *veine principale* et des veines accessoires. Soit par leurs anasto-

[CHARPY.]

moses entre elles, soit par des dédoublements insulaires, ces veines forment des plexus à mailles étroites; elles se renflent au niveau du corps des vertèbres, au débouché des plexus transverses antérieurs, et se rétrécissent au niveau des disques. Leur direction n'est pas tout à fait rectiligne; c'est plutôt une série d'arcades dont la courbe embrasse le pédicule de la vertèbre dans sa concavité externe, tandis que les extrémités plongent dans le trou de conjugaison.

Sans être de véritables sinus, les veines antérieures en possèdent certains caractères. Elles présentent à leur intérieur des brides filamenteuses ou même des cloisons aréolaires, elles sont fixes et elles sont béantes. Le surtout ligamenteux postérieur qu'elles longent émet en effet des expansions latérales, fortes et fibreuses à la région cervicale, qui recouvrent ces veines, les fixent et leur donnent une certaine rigidité. — Luschka a décrit et figuré les rameaux que les nerfs sinu-vertébraux envoient aux veines longitudinales et aux plexus transverses antérieurs.

2° **Plexus longitudinaux antérieurs.** — Veines postérieures, veines longitudinales postérieures. Construits sur le même type que les précédents, comme eux pairs et symétriques, les plexus postérieurs sont situés le long des lames vertébrales, en dehors des trous de conjugaison dont ils forment la bordure extérieure. Moins nombreux, plus lâchement réticulés que les plexus antérieurs, ils sont aussi plus irréguliers dans leur développement; ils ne sont ni fixes ni béants, car aucune expansion ligamenteuse ne les recouvre, et appartiennent franchement au type veineux. Ils reçoivent des veines de la dure-mère, des lames vertébrales et des ligaments jaunes.

3° **Plexus transverses antérieurs.** — Veines horizontales antérieures. Ces plexus importants, source de la plus grosse partie du sang veineux intrarachidien, s'étendent horizontalement d'un plexus longitudinal antérieur à l'autre, sur la face postérieure du corps de chaque vertèbre. Ils sont situés entre la surface osseuse et le ligament vertébral postérieur. Ils reçoivent les *veines diploïques* du corps des vertèbres (veines propres du corps, veines radiées, veines basi-vertébrales). Ces veines, au nombre de 5 à 8, satellites de très fines artères, occupent le plan horizontal de la vertèbre, à égale distance des deux disques, mais sont un peu flexueuses dans le plan vertical. Leur disposition est radiée. Commençant à la périphérie du corps, elles convergent vers le milieu de la face postérieure, s'unissent en un ou deux troncs qui sortent par un ou deux trous bien marqués et se jettent dans le plexus transverse. Ces trous sont percés dans une cavité béante que recouvre le surtout ligamenteux, dont le faisceau profond passe comme un pont sur la dépression osseuse. Ils sont fermés par une valvule incomplète ou par un grillage. D'autres fois, les veines se rendent d'abord à une arcade intra-osseuse, à concavité antérieure, qui émet à son tour le tronc collecteur (canal demi-circulaire basi-vertébral).

Les veines osseuses communiquent à leur origine, sur la face antérieure du corps vertébral, avec les veines intrarachidiennes, les intercostales, les lombaires; toutefois ces anastomoses entre les deux systèmes veineux externe et interne sont secondaires, souvent très grêles et font défaut chez le fœtus.

4° **Plexus transverses postérieurs.** — Constitués par quelques veinules flexueuses, à direction horizontale ou oblique, ils sont jetés d'un plexus longitudinal postérieur à l'autre et forment un demi-anneau veineux postérieur.

Ils s'anastomosent entre eux dans le sens vertical. On remarque surtout une grosse veine longitudinale, onduleuse, dilatée par places, qui remplit l'angle postérieur du canal rachidien de ses formations insulaires et de ses réseaux en étoile.

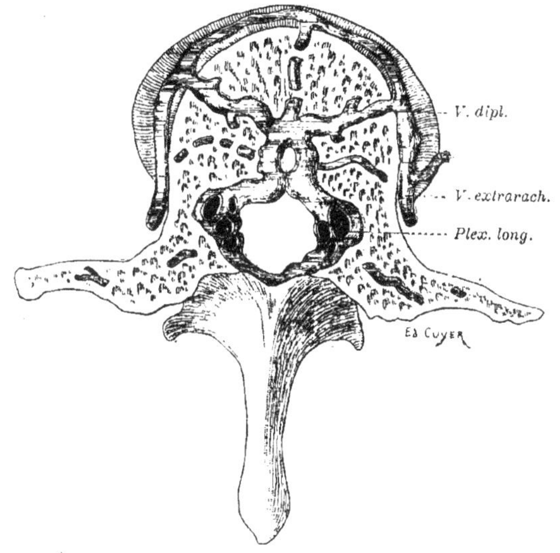

Fig. 559. — Veines diploïques du corps des vertèbres (d'après Breschet).

Coupe passant par le milieu d'un corps vertébral.

5° **Plexus transverses latéraux.** — Pairs et symétriques, ils complètent l'anneau veineux en unissant les plexus longitudinaux antérieurs avec les postérieurs, au-dessus et au-dessous du trou de conjugaison. Leurs troncs sont très courts, mais très plexiformes.

Plexus du trou de conjugaison. — Presque tout le sang des plexus intrarachidiens sort par les veines du trou de conjugaison. Le trou de conjugaison ou trou intervertébral, trou sacré au sacrum, est un large canal qui contient, au milieu d'une graisse molle et mobile, le rameau médullaire de l'artère intercostale ou des artères analogues, les deux racines nerveuses avec leur ganglion et un plexus veineux qui occupe la plus grande partie du canal. L'orifice interne du trou de conjugaison, par suite le passage du nerf et le cône d'insertion de la dure-mère, est encadré par un anneau veineux (*circellus foraminis*) que lui forment de chaque côté les plexus longitudinaux antérieur et postérieur, en haut et en bas les plexus transverses latéraux. Des plexus latéraux émanent des veines, ordinairement au nombre de quatre principales, deux supérieures et deux inférieures, qui accompagnent le ganglion nerveux rachidien ainsi que le nerf mixte efférent, et débouchent extérieurement dans les grosses veines collectrices, c'est-à-dire dans les vertébrales au cou, dans les intercostales, lombaires et sacrées latérales pour le tronc. Cette embouchure est valvulée. Outre les veines principales, il y a, soit par leurs anastomoses, soit par l'adjonction de veines secondaires, parfois au nombre de 20, de 60 même (Walther), un véritable plexus, dans lequel le ganglion et les nerfs sont couchés comme dans un nid veineux. J'ai toujours vu la grosse masse des veines passer en avant du ganglion. Walther signale aussi à l'orifice de sortie du trou de conjugaison un anneau veineux externe formé par les anastomoses des veines lombaires ou intercostales.

Le plexus du trou de conjugaison reçoit : 1° tous les plexus intrarachidiens, qui se déversent surtout par les plexus latéraux ; 2° les *veines médullaires*, qui lui amènent le sang de la moelle et de la dure-mère spinale et sont valvulées à leur embouchure (voy. Névrologie, p. 557); 3° quelques veines osseuses et durales directes ; 4° les plexus extrarachidiens, qui se jettent à son embouchure dans les vertébrales ou les intercostales.

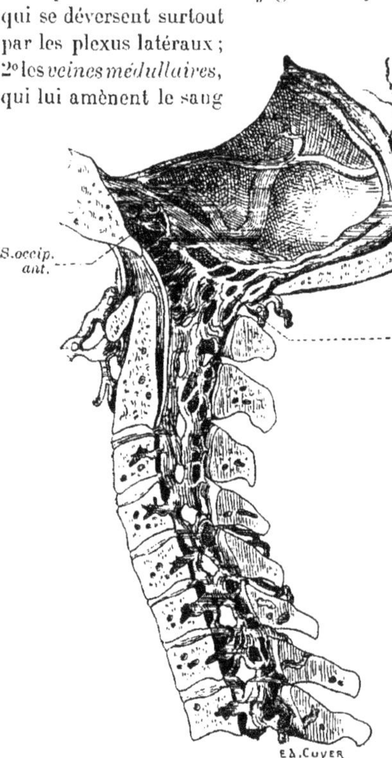

Fig. 560. — Extrémité supérieure des plexus intrarachidiens (d'après Breschet).

Coupe antéro-postérieure montrant les anastomoses des sinus crâniens avec les plexus rachidiens.

Le rôle de ces plexus est des plus importants. Ils emmènent tout le sang intrarachidien osseux et médullaire. Ils permettent en se vidant l'expansion systolique de la moelle et le déplacement du liquide céphalo-rachidien. Leurs congestions exercent vraisemblablement une influence sur le ganglion et les nerfs rachidiens qu'ils enveloppent étroitement.

Extrémité supérieure des veines intrarachidiennes. — Le premier anneau veineux est celui qui entoure le trou occipital; c'est le *plexus du trou occipital*, improprement appelé *sinus circulaire du trou occipital*. Il est formé par de larges et nombreuses veines sinusiennes anastomosées et disposées en couronne. Il est surtout épais sur les parties antérieure et latérale, car, pour le constituer, les plexus longitudinaux postérieurs, arrivés au niveau de l'axis, se rapprochent de plus en plus des plexus antérieurs et se fusionnent avec eux sur les côtés de l'atlas, formant ainsi une masse veineuse qui flanque les parties latérales de la moelle et du bulbe (Walther). Le plexus du trou occipital reçoit : 1° des veines radiculaires du bulbe ; 2° des anastomoses du plexus basilaire, ou sinus occipital transverse ou antérieur, qui arrivent à sa partie antérieure, et des sinus occipitaux postérieurs, qui rejoignent sa partie postérieure ; 3° des anastomoses du plexus de l'hypoglosse (confluent condylien antérieur) soit directement, soit par le sinus condylien.

Il se déverse de chaque côté dans l'origine de la veine vertébrale et de la veine jugulaire postérieure.

Extrémité inférieure des veines intrarachidiennes. — Dans le canal sacré, les plexus diminuent en nombre et en volume, soit parce que la dure-mère finit à la 2e vertèbre sacrée, soit surtout parce que les vertèbres du sacrum sont de plus en plus réduites, car chez les animaux ils conservent encore une certaine importance jusqu'aux premières vertèbres coccygiennes, bien que leur moelle s'arrête en haut du sacrum. Au-dessous du cône dural, les plexus postérieurs, devenus plus gros que les antérieurs, s'unissent à ces derniers, et sortent par les derniers trous sacrés en formant des plexus assez grêles qui se jettent dans les veines sacrées moyennes et latérales. D'après Luschka, la veine spinale antérieure (Hyrtl parle de deux petites veines) sort par l'hiatus sacré à l'extrémité inférieure du sacrum, et va sur la face postérieure du coccyx s'anastomoser avec les veines sous-cutanées, fait qui peut conduire à pratiquer des émissions sanguines à ce niveau.

II. — PLEXUS EXTRARACHIDIENS

Les apophyses transverses divisent les plexus extrarachidiens en deux plans : l'un antérieur, appliqué sur la face antérieure des corps vertébraux ; l'autre postérieur, étagé en plusieurs couches à cause des muscles nombreux qui remplissent les gouttières vertébrales.

1° Plexus extrarachidiens antérieurs. — *Plexus dorsal* et *plexus lombaire antérieurs.* — C'est dans les régions dorsale et lombaire qu'ils sont les plus simples. Leur forme est celle d'un réseau, plutôt que d'un plexus, à grandes mailles hexagonales, dont les côtés supérieur et inférieur s'étendent transversalement dans les gouttières horizontales des corps vertébraux, tandis que les angles latéraux s'enfoncent dans les trous de conjugaison et s'unissent aux veines émissaires qui en sortent, concourant ainsi à former la branche postérieure des veines intercostales ou lombaires. Ce réseau veineux est satellite d'un réseau artériel semblable.

Plexus sacré antérieur. — Le réseau est constitué par les anastomoses transversales entre les veines sacrées latérales et la veine sacrée moyenne unique ou double. Il y a ordinairement deux veines pour une artère. Il reçoit les veines des trous sacrés antérieurs.

Plexus cervical antérieur. — Au cou seulement on observe un véritable plexus situé en partie contre les vertèbres, en partie en avant des muscles prévertébraux. Aux grandes mailles hexagonales du réseau s'ajoutent des branches verticales et transversales anastomotiques, en nombre double ou triple de celui des branches artérielles. Elles embrassent sur les côtés la base des apophyses transverses et s'anastomosent avec les veines extrarachidiennes postérieures.

Le plexus cervical antérieur est bien développé surtout au niveau des deux premières vertèbres, comme aussi d'ailleurs le plexus postérieur. Il reçoit des veines musculaires des muscles prévertébraux, des veines articulaires et des veines osseuses. Il s'ouvre sur les côtés, soit dans la veine vertébrale au niveau des trous de conjugaison, soit dans la veine cervicale ascendante.

2° **Plexus extrarachidiens postérieurs.** — *Plexus dorsal* et *plexus lombaire postérieurs.* — Ces plexus ont une disposition simple. Ils forment deux couches : 1° une couche intermusculaire, dont les branches sont satellites des divisions artérielles du rameau dorsal de l'artère intercostale, et comme elles se répandent soit entre le sacro-lombaire et le long dorsal, soit entre le long dorsal et le transversaire épineux ; 2° une couche profonde ou sous-musculaire propre. Cette dernière est accolée à la face externe des vertèbres, au-dessous du transverse épineux. Elle est constituée surtout par des rameaux interépineux, à direction antéro-postérieure, qui longent les intervalles des apophyses épineuses et des lames vertébrales.

Les plexus postérieurs reçoivent des veines cutanées, musculaires et osseuses, et s'anastomosent au niveau du trou de conjugaison avec les plexus antérieurs et les plexus intrarachidiens, pour se jeter par un ou plusieurs troncs communs (branche postérieure ou dorso-spinale) dans les veines intercostales ou lombaires.

Parmi ces veines sous-cutanées, il en est une, inconstante d'ailleurs, que Godmann a décrit sous le nom de *Azygos dorsi*, veine médiane du dos. Elle part de la région lombaire ou même sacrée, monte le long des apophyses épineuses dorsales, perfore le trapèze et s'ouvre dans la veine cervicale profonde. Elle communique, ainsi d'ailleurs que les autres veines sous-cutanées du dos, avec les veines profondes du canal vertébral. Hyrtl fait remarquer que les anciens médecins connaissaient ces anastomoses et qu'ils les mettaient à profit pour pratiquer des émissions sanguines dans les maladies de la moelle.

Plexus cervical postérieur. — Le puissant développement des muscles de la nuque a provoqué la formation de riches plexus veineux qui s'étagent comme ces muscles.

On ne distingue pas moins de 5 couches veineuses superposées (Foucher) : 1° un plexus sous-cutané, situé entre la peau et le trapèze. D'une *veine médiane*, épineuse, partent des branches transversales qui s'anastomosent entre elles par des rameaux ascendants et qui à leur extrémité externe s'ouvrent dans les veines profondes en perforant le trapèze, ou bien directement dans la jugulaire postérieure pour les branches les plus inférieures (Chabbert); — 2° un plexus entre le trapèze et le splénius. Son principal débouché est dans la jugulaire externe par l'intermédiaire de la *veine sous-cutanée postérieure du cou* (voy. Veine jugulaire externe); — 3° un plexus entre le splénius et le grand complexus; — 4° un plexus entre le complexus et le transversaire épineux. Celui-ci est considérable et forme une nappe étalée entre deux lames aponévrotiques, communiquant largement avec le plexus profond; — 5° un plexus osseux, appliqué sur la face externe des apophyses et des lames vertébrales (fig. 517).

Des veines nombreuses reçoivent le sang de ces plexus : la vertébrale, la jugulaire postérieure, la jugulaire externe, la cervicale profonde, en haut la veine occipitale, en bas la cervicale transverse.

A la partie supérieure de la nuque, à la jonction du cou et de la tête, les plexus profonds prennent un grand développement et constituent le *confluent occipito-vertébral* ou *plexus sous-occipital*. Ce confluent occupe le creux sous-occipital, dans le triangle intermusculaire des droits et des obliques; il s'étend depuis la face inférieure de l'occipital jusqu'à l'axis, mais il est surtout marqué dans l'espace occipito-atloïdien; aussi conçoit-on que le renversement prolongé de la tête doit entraver sa circulation et provoquer son engorgement. On l'a vu former une tumeur érectile, molle, arrondie, qui faisait saillie sous la peau et simulait un lipome (Maisonneuve, Verneuil).

Le plexus sous-occipital est un rendez-vous de veines nombreuses du crâne et du rachis qui s'anastomosent largement entre elles. Là se réunissent les origines de la veine vertébrale, de la cervicale profonde, de la jugulaire postérieure et de la branche inférieure de la veine occipitale; dans ces origines veineuses débouchent les veines condyliennes postérieures, un rameau du plexus condylien antérieur, et des veines émissaires des plexus intrarachidiens, notamment du plexus du trou occipital. Comme il communique à son tour avec les veines sous-cutanées, on comprend qu'on ait cherché dans les émissions sanguines et les révulsifs de la région sous-occipitale un moyen d'agir contre les affections de l'encéphale.

Anastomoses entre les plexus intra- et extrarachidiens. — Les deux systèmes de plexus rachidiens communiquent entre eux : 1° à la sortie du trou de conjugaison, au moment où ils s'unissent pour déboucher dans les troncs collecteurs, veines vertébrale, intercostales...; 2° sur la face antérieure des corps vertébraux, par les radicules des veines diploïques du corps vertébral; 3° entre les lames des vertèbres, par des veines perforantes qui traversent les ligaments jaunes et les ligaments interépineux. A ce niveau, c'est-à-dire de chaque côté, le long de la crête épineuse, les veines sous-cutanées entrent ainsi en rapport avec les veines intrarachidiennes.

III. — TRONCS COLLECTEURS OU ÉMISSAIRES DES PLEXUS RACHIDIENS

Les troncs collecteurs des plexus rachidiens sont : pour la région cervicale, la veine jugulaire postérieure et la veine vertébrale; pour la région dorsale, la veine azygos; pour la région lombaire, la veine lombaire ascendante et l'iléo-lombaire; pour la région sacrée, les veines sacrées moyenne et latérales.

VEINE JUGULAIRE POSTÉRIEURE

La *veine jugulaire postérieure* est une veine profonde de la nuque, dont le calibre est en raison inverse de celui de la veine vertébrale, à laquelle elle sert de voie auxiliaire.

Elle naît entre l'occipital et l'atlas, sur les côtes de l'espace occipito-atloïdien, se dirige très obliquement, comme le muscle grand oblique, en bas et en dedans vers le sommet de l'axis, s'anastomose à ce niveau avec la jugulaire du côté opposé par une branche transversale, puis reprend un trajet oblique en bas et en dehors, entre l'apophyse transverse de la 7e vertèbre cervicale et la 1re côte et vient s'ouvrir dans le tronc innominé, derrière la veine vertébrale, quelquefois par un tronc commun avec cette dernière veine. Elle décrit ainsi avec la jugulaire opposée un X, dont les branches supérieures sont plus courtes et plus obliques que les branches inférieures. Dans la plus grande partie de son trajet, elle est située entre le transversaire épineux et le grand complexus.

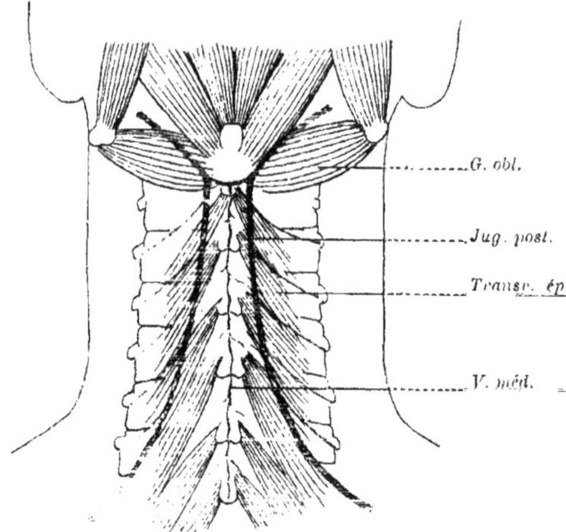

Fig. 561. — Veine jugulaire postérieure (schéma).

La jugulaire postérieure prend ses origines principales dans la partie supérieure de la veine vertébrale, au moment où celle-ci rampe horizontalement sur l'atlas, et dans le *plexus sous-occipital* (confluent atloïdien, confluent occipito-vertébral). Par ce plexus, elle s'anastomose avec les veines condyliennes postérieures quelquefois très grosses, les occipitales profondes, et même aussi avec les émissaires mastoïdiennes et les émissaires postérieures du plexus du trou occipital. Sur son trajet, elle reçoit des veines musculaires du transversaire épineux et du grand complexus. Par une série de branches transversales externes, elle s'unit au niveau de chaque trou de conjugaison avec la veine vertébrale et les veines plexiformes qui occupent ce trou. Ces anastomoses sont surtout importantes au niveau des 2e et 3e trous intervertébraux et plus bas entre la 5e et la 6e vertèbre cervicale. De l'arcade anastomotique qui passe sur l'apophyse épineuse de l'axis naît une *veine médiane de la nuque*, analogue à l'*azygos dorsi* que nous avons signalée plus haut. Elle descend le long des apophyses épineuses cervicales et fournit des branches transversales, les unes superficielles, les autres profondes, qui communiquent avec les plexus intermusculaires. La veine médiane se prolonge parfois au-dessus de l'axis et s'anastomose avec les veines occipitales.

VEINE VERTÉBRALE

La *veine vertébrale* s'étend du trou occipital à la base du crâne. Bien que satellite de l'artère vertébrale, elle ne correspond qu'à la partie cervicale de ce vaisseau. Ordinairement unique, mais fréquemment dédoublée par places ou même accompagnée de veines secondaires, elle est située, dans sa partie horizontale comme dans sa partie verticale, en dehors de l'artère, dont elle embrasse la face externe dans la concavité de son croissant. Elle présente en effet sur la plupart des coupes une forme semilunaire. Son calibre, un peu plus petit que

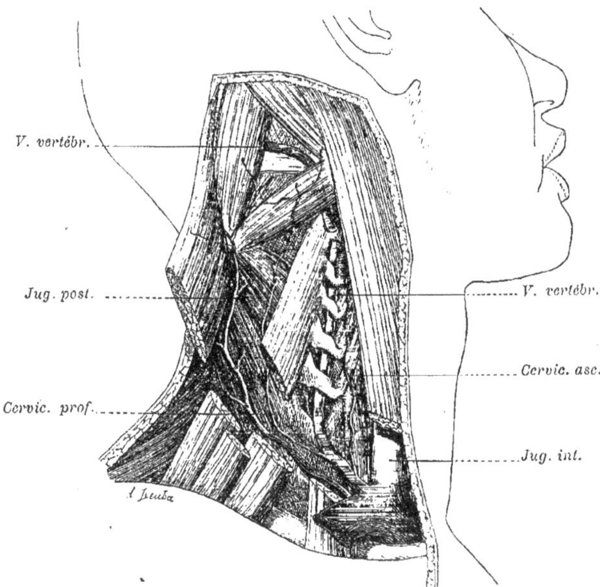

Fig. 562. — Veine vertébrale.

celui de l'artère, en ne tenant compte que de la veine principale, atteint 6 millimètres à sa terminaison.

Elle commence près de la ligne médiane, dans l'espace qui sépare l'occipital de l'atlas, en avant du ligament occipito-atloïdien postérieur et se dirige d'abord horizontalement en dehors jusqu'au trou transversaire de l'atlas. A ce niveau elle se coude à angle droit et descend verticalement dans le canal des apophyses transverses, à côté de l'artère; elle sort avec elle au-dessous du trou de la 6e vertèbre cervicale et reçoit le plexus veineux du 7e trou transversaire. Devenue libre, elle s'incline en avant, chemine derrière l'artère thyroïdienne inférieure et la veine jugulaire interne, sur la partie antérieure et externe de l'artère vertébrale, et, passant tantôt en avant tantôt en arrière de l'artère sous-clavière, se jette dans le tronc veineux brachio-céphalique. Cette embouchure a lieu près de l'*angle veineux*, en arrière de la jugulaire interne, et souvent par un tronc commun avec la jugulaire postérieure; elle est constamment munie d'une valvule simple ou double.

La veine vertébrale est béante sur tout son trajet. Dans le canal, en partie osseux, en partie fibreux, qu'elle parcourt, elle est lâchement accolée à l'artère mobile et isolable, mais elle est fixée au périoste et aux aponévroses voisines par des travées fibreuses rayonnantes qui assurent sa béance. Dans sa partie libre, elle adhère, comme toutes les veines de la base du cou, aux aponévroses cervicales. On l'a vue, au moins chez les animaux, permettre l'entrée de l'air dans le cœur, à l'occasion de plaies de l'occipital, et Fr. Franck a démontré le fait expérimentalement.

La veine vertébrale est volumineuse dès sa naissance, à cause de ses nombreuses racines. Elle a pour *origine principale* l'extrémité supérieure des plexus intrarachidiens, soit des plexus situés entre l'occipital et l'atlas, soit du plexus du trou occipital, lequel à son tour a reçu une partie du sang du sinus occipital transverse et des sinus occipitaux postérieurs. Les origines accessoires sont : les veines du plexus sous-occipital, qui sont surtout des veines musculaires profondes; — les veines condyliennes postérieures, veines de volume très variable qui se jettent plus souvent dans la jugulaire postérieure; — ordinairement une branche du plexus condylien antérieur; — enfin les fortes anastomoses qu'elle contracte avec la jugulaire interne, la jugulaire postérieure, la cervicale profonde et l'occipitale.

Branches collatérales. — Ses *branches collatérales* sont : 1° des *rameaux antérieurs* qui proviennent des muscles prévertébraux et du plexus veineux prévertébral; — 2° des *rameaux postérieurs* nombreux, représentés par les émissaires des plexus profonds de la nuque : plexus intermusculaire du transversaire épineux et plexus osseux sous le transversaire, ainsi que par les anastomoses de la jugulaire postérieure et de la cervicale profonde; — 3° des *rameaux spinaux*, ou veines des trous de conjugaison, apportant le sang des plexus intrarachidiens. Toutes ces premières collatérales s'échelonnent régulièrement et s'ouvrent dans le tronc collecteur au niveau de chaque trou intertransversaire.

Au-dessous de la 6e vertèbre cervicale, et dans sa partie libre, la veine vertébrale reçoit : 4° le plexus veineux du septième trou de conjugaison; — 5° le réseau du plexus brachial, réseau délicat situé entre les racines et les branches nerveuses, et les petites veines qui accompagnent l'artère sous-clavière (Kadyi).

6° La *veine cervicale ascendante*. — Satellite de l'artère de même nom qui est une branche de la thyroïdienne inférieure, et située comme elle dans la région prévertébrale, entre le grand droit antérieur et le scalène antérieur, plus bas en avant de ce dernier muscle, la veine cervicale ascendante reçoit des branches du plexus veineux antérieur du cou et des muscles prévertébraux. Elle s'anastomose avec les vertébrales au niveau des trous de conjugaison.

7° La *veine cervicale profonde*. — Elle commence à la base du crâne, dans la région sous-mastoïdienne, et tire ses origines du plexus sous-occipital, quelquefois d'anastomoses avec les émissaires mastoïdiennes et plus bas, entre l'atlas et l'axis, d'anastomoses perforantes avec les veines intrarachidiennes. De là elle descend verticalement en arrière des apophyses transverses cervicales et des muscles scalènes qui la couvrent, en dehors de la jugulaire postérieure, située comme elle entre les muscles transversaire épineux et grand complexus, mais près de leur bord externe. A la partie inférieure, elle passe entre l'apophyse transverse de la 7e verticale et la 1re côte et se jette dans la veine vertébrale. Le tronc commun est la *vertébrale commune* de quelques auteurs; il paraît souvent continuer la cervicale profonde plus grosse que la vertébrale.

La veine cervicale profonde est satellite de l'artère cervicale profonde, branche de la sous-clavière; mais elle en diffère en deux points : elle s'élève beaucoup plus haut, jusqu'à la base du crâne, et assez souvent elle se place sous le transversaire épineux qui la sépare de l'artère. Elle reçoit l'*azygos dorsi*, des veines musculaires profondes et des branches du plexus extrarachidien postérieur. Elle communique avec la vertébrale au niveau des trous de conjugaison.

On remarquera que la veine vertébrale est flanquée de deux collatérales satellites : l'une antérieure, dans la région prévertébrale, la *cervicale ascendante*; l'autre postérieure, dans la région de la nuque, la *cervicale profonde*; et qu'elle communique avec ces deux vaisseaux à tous les trous de conjugaison. C'est donc une triple voie ouverte au sang, le long des apophyses tranverses.

VEINE AZYGOS

La *veine azygos* ou *grande azygos* occupe la région prévertébrale de la cavité thoracique et se jette dans la veine cave supérieure. Elle correspond à la portion thoracique de l'aorte. Elle est impaire chez l'homme (azygos en grec signifie impair), mais paire chez beaucoup de mammifères. Son calibre, qui va croissant de bas en haut, atteint de 8 à 10 millimètres à sa terminaison. Sa longueur est de 20 à 25 centimètres.

Elle commence en avant des piliers du diaphragme, au niveau de la 1re lombaire ou de la 12e dorsale; elle a pour origine l'extrémité supérieure de la veine lombaire ascendante du côté droit. Elle s'engage immédiatement dans le pilier droit du diaphragme, passant avec le grand sympathique droit par un orifice spécial qui sépare le faisceau interne du faisceau externe de ce pilier. Plus rarement elle s'engage par l'orifice aortique. Dans la cavité thoracique, elle monte dans le médiastin postérieur, appliquée sur la face antérieure des corps vertébraux, à droite de la ligne médiane, séparée de l'aorte qui est à gauche par le canal thoracique qui est exactement médian. Elle passe en avant des artères intercostales qu'elle coupe à angle droit, en arrière de la racine du poumon droit. Parvenue à la hauteur de la 4e ou de la 3e vertèbre dorsale, elle se recourbe en crochet, *crosse de l'azygos*, au-dessus de la bronche droite et de la branche droite de l'artère pulmonaire, de même que l'aorte thoracique qu'elle représente contourne la bronche gauche; puis se portant en avant et en dehors, elle vient s'ouvrir dans la face postérieure de la veine cave inférieure, près de son entrée dans le péricarde. La concavité de la crosse regarde en dedans; la convexité est tournée vers la plèvre.

Au niveau de ses origines, la veine azygos communique presque toujours avec la veine cave inférieure par de petits rameaux, exceptionnellement par une véritable *racine interne*, souvent aussi avec les capsulaires et diaphragmatiques : 1 fois sur 10 (Lejars), elle reçoit une anastomose de la veine rénale droite.

L'azygos possède une double couche musculaire; sa paroi est assez mince, 221 μ (Kœll.). Ses collatérales sont valvulées, mais sur le tronc même il n'y a ordinairement qu'une seule paire valvulaire qui siège au milieu de la crosse à 2 centimètres environ en amont de l'ouverture dans la veine cave supérieure, et au-dessus du débouché de la 1re veine intercostale. Sa concavité regarde la

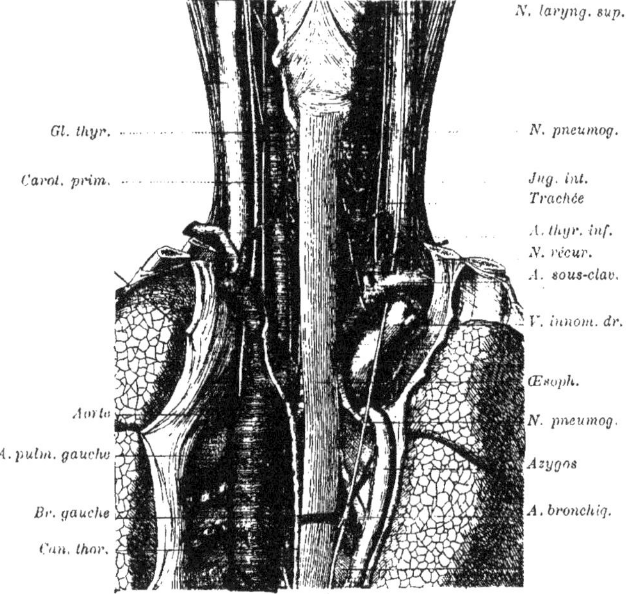

Fig. 563. — Embouchure de l'azygos.

Le médiastin postérieur est vu par derrière. On remarque la crosse de l'azygos passant par-dessus la bronche droite, comme l'aorte sur la bronche gauche.

veine cave. Houzé dit que cette valvule est constante; mais je l'ai vue manquer plusieurs fois et j'ai constaté qu'elle était toujours insuffisante (voy. aux Notes).

La grande azygos est un canal collatéral typique, jeté comme une grande anastomose entre les deux veines caves. Elle supplée tout à la fois la veine cave supérieure, dont la portion intrapéricardique ne peut recevoir aucune branche, et la veine cave inférieure pour sa portion intrahépatique. Le sens de ses valvules, son accroissement progressif de bas en haut, montrent que le cours du sang y est ascendant, et que l'azygos est surtout une voie de décharge ou une auxiliaire de la veine cave inférieure.

Branches collatérales. — Les branches collatérales de l'azygos correspondent aux artères de l'aorte thoracique. Elle reçoit : en avant la veine bronchique droite, des veines œsophagiennes, médiastines et péricardiques postérieures; à droite, les 8 dernières veines intercostales droites et l'intercostale supérieure droite; à gauche la petite azygos inférieure et la petite azygos supérieure. Directement ou indirectement toutes les veines intercostales de chaque côté, à l'exception des une ou deux premières intercostales gauches, aboutissent donc à l'azygos. Quelquefois même la première ou les deux premières veines lombaires viennent aussi s'y ouvrir.

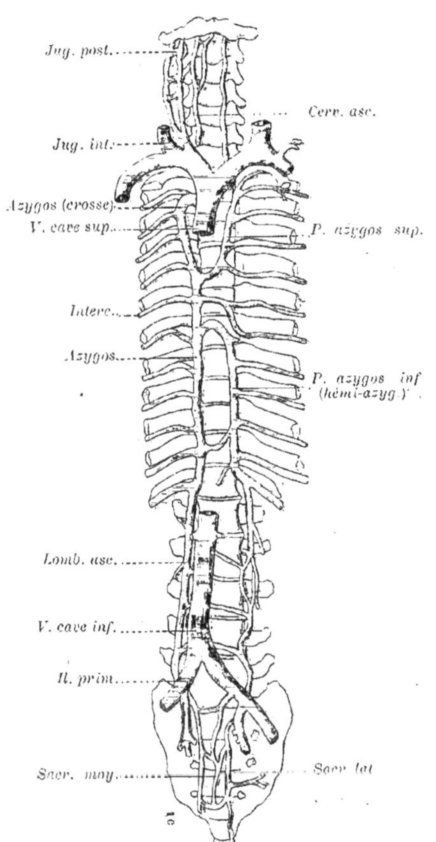

FIG. 564. — Veine azygos (d'après Sappey).
Cette figure montre la série des troncs veineux prévertébraux. — L'intercostale supérieure droite est irrégulière.

Veines bronchiques. — Il y a ordinairement 2 veines bronchiques de chaque côté. Elles ne sont pas à proprement parler satellites des artères bronchiques, ni pour le volume ni pour la direction; ces artères ont leurs veinules propres qui se jettent dans les veines bronchiques. Celles-ci naissent dans la paroi des bronches de gros et de moyen calibre; les veines des petites bronches appartiennent au territoire des veines pulmonaires. Elles sortent à la partie postérieure du hile pulmonaire, reçoivent les veines des ganglions lymphatiques et au niveau de la 4e vertèbre dorsale vont se jeter, la veine bronchique droite dans la crosse de l'azygos, la veine bronchique gauche dans la petite azygos supérieure. Parfois elles s'ouvrent dans une branche des azygos, et anormalement dans les veines pulmonaires ou à gauche dans la veine innominée. Elles s'anastomosent avec les veines pulmonaires, non seulement à leur origine sur les petites bronches, mais sur tout le trajet et même en dehors du hile. D'après la direction de ces anastomoses, il est probable qu'une partie du sang bronchique se déverse dans le système pulmonaire.

Veines intercostales. — Satellites des artères, ces veines, au nombre de 12 que l'on compte de haut en bas, présentent un calibre régulièrement croissant de la première à la dernière. Leur tronc unique est dédoublé par place. Elles ont pour origine deux branches qui se fusionnent à angle droit : une *branche dorsale*, la plus grosse, antéro-postérieure, qui par ses rameaux spinal et musculo-cutané ramène le sang des plexus extra- et intrarachidiens; une *branche costale*, horizontale. Celle-ci, dans la partie moyenne de son trajet, occupe la gouttière creusée sur la face interne de la côte, entre les deux faisceaux de l'intercostal interne (Souligoux), et vers sa partie terminale l'espace intercostal ainsi que la face antérieure du corps vertébral qui la reçoit dans un sillon.

La branche costale est partout située au-dessus de l'artère, et éloignée du nerf qui est plus inférieur. Ses origines sont des veines pariétales thoraciques, c'est-à-dire des veines cutanées, musculaires, pleurales, et des veines diploïques des corps vertébraux.

On trouve ordinairement le long du bord supérieur de la côte une petite *veine intercostale accessoire*, fréquemment anastomosée avec le tronc principal.

Les 9 premières veines intercostales communiquent en avant avec la veine mammaire interne ou avec sa branche externe de bifurcation, branche dite musculo-phrénique. Les 6 ou 7 premières présentent des perforantes latérales qui traversent les digitations du grand dentelé et s'unissent en plusieurs troncs (*veines costo-axillaires* de Braune), qui vont se jeter dans la veine axillaire ou dans sa branche thoracique inférieure.

Les 2 ou 3 dernières veines intercostales, qui correspondent aux côtes flottantes, ont un gros volume, car elles reçoivent des veines du diaphragme et des muscles abdominaux.

Toutes les veines intercostales sont situées sur la plèvre pariétale. « Au niveau de leur embouchure dans les azygos, elles adhèrent intimement à la face externe de la séreuse, et comme celle-ci est tendue entre les côtes et la colonne vertébrale, il en résulte que leur lumière reste toujours béante » (Dybkowsky).

La disposition des valvules est remarquable dans les veines intercostales. D'après Braune, il y a dans la veine trois segments : un segment antérieur, dans lesquels les valvules regardent en avant, c'est-à-dire le sternum ; un segment postérieur, où les valvules orientées inversement regardent la colonne vertébrale; enfin un segment moyen neutre ou avalvulaire. Le sang ne peut donc circuler d'un bout à l'autre. Arrivé dans le segment moyen il se partage en deux courants opposés, un qui se dirige en avant et aboutit à la veine mammaire interne, un autre qui court en arrière et se verse dans les azygos. En outre, comme ce segment moyen contient les perforantes ou veines costo-axillaires dont les valvules sont tournées vers l'aisselle, une partie du sang intercostal peut prendre un courant ascendant ou se décharger dans la veine axillaire, grâce aux mouvements de vide et d'aspiration qui se produisent dans le creux de l'aisselle. (Voy. Braune. *Die Venen der vorderen Rumpfwand*, 1884.)

J'ajouterai que rien n'est variable comme la disposition des valvules ostiales des veines intercostales à leur débouché dans la grande azygos ou dans l'hémi-azygos. Je les ai vues paires ou simples, bien développées ou atrophiées; les injections poussées par l'azygos tantôt les franchissent toutes ou n'en franchissent aucune, ou quelques-unes seulement; le plus souvent ces valvules sont demi-suffisantes, et sont d'autant mieux formées qu'on se rapproche plus de l'intercostale supérieure, veine qui est toujours la mieux défendue contre le reflux.

Gruber avait déjà fait les mêmes remarques; il a noté que les intercostales inférieures sont le plus souvent dépourvues de valvules ostiales, et qu'il en est à peu près toujours ainsi pour la dernière intercostale de chaque côté.

Petite azygos inférieure (demi-azygos, *hémiazygos*) (fig. 564 et fig. 401 de l'Artériologie). — C'est le tronc commun des 3, 4 ou 5 dernières intercostales gauches. Elle commence au niveau de la 1re lombaire par une double origine : une anastomose avec la veine lombaire ascendante gauche, qu'elle semble continuer, et une anastomose avec la veine rénale gauche (canal réno-azygo-lombaire, qui existe 52 fois sur 70, Lejars). Puis elle passe entre les faisceaux du pilier gauche du diaphragme et remonte sur la face gauche de la colonne vertébrale, au-devant des artères intercostales gauches, parallèlement à la grande azygos dont elle est séparée par l'aorte. Au niveau de la 9e ou 10e vertèbre dorsale, elle s'incline à droite derrière l'aorte et le canal thoracique et se jette à angle aigu dans la grande azygos. Cette extrémité est quelquefois bifurquée.

Elle reçoit à angle droit les dernières veines intercostales gauches, de 3 à 5 ; quelques veines œsophagiennes, médiastines, diaphragmatiques et des diploïques vertébrales.

A son origine, elle communique souvent avec les veines spermatiques et capsulaires gauches, très rarement avec la veine cave inférieure; et à son extrémité supérieure, avec la petite azygos supérieure. J'ai dit que la communication avec la veine cave (*racine interne* de quelques auteurs) est très rare : quand elle existe, une valvule ostiale conduit le sang de l'azygos dans la veine cave et empêche le sang de celle-ci de refluer dans l'azygos (Gruber).

Elle ne possède pas de valvules. Gruber n'en a observé que 3 fois sur 100 sujets ; 2 fois la valvule était ostiale.

Petite azygos supérieure (demi-azygos supérieure ; petite azygos accessoire). — Elle est le tronc collecteur des 3 à 7 premières veines intercostales gauches. Elle descend verticalement sur la face gauche de la colonne vertébrale, en arrière de l'aorte; vers la 7e dorsale, elle s'incline à droite et se jette dans la grande veine azygos, un peu au-dessus de l'ouverture de la petite azygos inférieure. Quelquefois elle s'ouvre dans cette dernière veine, ou encore communique avec elle par une anastomose. Elle reçoit les premières veines *intercostales gauches* (de 3 à 7) ; la *veine bronchique gauche ;* des veines *œsophagiennes, médiastines* et *péricardiques.*

Comme volume et comme longueur, elle est en raison inverse de la petite azygos inférieure. Quand toutes les veines intercostales gauches ne se rendent pas dans ces deux veines, les veines intermédiaires, qui sont ordinairement comprises entre la 5e et la 8e, se rendent directement à la grande azygos. On en compte de 1 à 3.

Un certain nombre d'auteurs (Breschet, Theile) admettent que régulièrement il existe une *veine intercostale supérieure gauche*, qui reçoit le sang du premier ou même des deux premiers espaces intercostaux et remonte vers le cou pour se rendre à la veine innominée ou à la veine sous-clavière gauche. La petite azygos, d'ailleurs anastomosée avec ce tronc, ne commencerait qu'au deuxième ou au troisième espace.

Veine intercostale supérieure droite. — Ses dispositions variables, et dont la fréquence n'est pas suffisamment déterminée, font qu'elle est décrite différemment suivant les auteurs. Pour les uns, c'est le tronc commun des 3 ou 4 veines intercostales supérieures droites; il suit un trajet descendant et se jette dans la grande azygos, au niveau de son coude. Pour les autres, ce tronc est ascendant; il s'anastomose bien avec l'azygos, mais remonte en avant de l'artère intercostale supérieure et débouche dans la veine innominée droite. Enfin Theile semble dire qu'à droite comme à gauche, en outre du tronc commun ou petite azygos supérieure droite, affluent normal de la grande azygos, il existe une véritable veine intercostale supérieure droite, qui est limitée au premier ou aux deux premiers espaces, et s'ouvre dans la veine innominée; c'est l'*intercostale supérieure accessoire* de Braune. Morison, qui la signale également (*Journ. of Anat.*, 1879) l'a vue s'ouvrir plus souvent dans la vertébrale que dans le tronc innominé.

Pour ma part, j'ai rencontré dans la plupart des cas une *veine intercostale supérieure droite*, assez volumineuse, s'ouvrant dans la grande azygos en amont de la crosse, à 3 ou 4 centimètres de l'embouchure dans la veine cave. Elle est presque toujours munie d'une valvule ostiale paire, plus rarement unique, qui ne se laisse ordinairement pas franchir par l'injection, et cette valvule est quelquefois la seule suffisante de toutes les valvules ostiales des veines intercostales. Gruber, qui a étudié 100 sujets, indique aussi comme régulier l'abouchement de l'*intercostale supérieure droite* dans la grande azygos et signale la fréquence et l'importance de ses valvules ostiales.

VEINE LOMBAIRE ASCENDANTE

Étendue, comme une longue anastomose, de la veine iléo-lombaire, qui est une veine pelvienne, aux veines azygos, qui sont des veines thoraciques, la *veine lombaire ascendante* représente dans cette région le tronc collecteur longitudinal des veines rachidiennes : c'est une azygos lombaire. Simple ou plexiforme, rectiligne ou découpée en arcade, cette veine, large de 5 millimètres et souvent plus, est située verticalement en arrière du psoas, en avant de la base des apophyses transverses lombaires. Son extrémité inférieure, au niveau du promontoire, communique avec la veine iléo-lombaire, et souvent, mais par un rameau plus grêle, avec la veine iliaque primitive. Son extrémité supérieure, ordinairement plus étroite, se jette à droite dans la grande azygos, à gauche dans la petite azygos, au niveau de la 12e dorsale.

La veine lombaire ascendante coupe perpendiculairement le tronc des veines lombaires, ou pour mieux dire elle les relie en échelle en communiquant avec chacun d'eux au niveau du trou de conjugaison. De cette façon le sang qui arrive soit des parois abdominales, soit des plexus intra- et extrarachidiens, peut suivre une double voie, la voie transversale des veines lombaires qui aboutit à la veine cave inférieure, et la voie verticale de la veine lombaire ascendante, voie de décharge qui conduit au système des azygos.

VEINE ILÉO-LOMBAIRE

Satellite de l'artère, qu'elle accompagne de sa double branche, cette veine descend derrière le psoas et se jette par un tronc unique tantôt dans la veine hypogastrique, tantôt dans l'iliaque primitive. Elle est riche en valvules. Elle reçoit : 1° les grosses veines intrarachidiennes qui sortent par le dernier ou les deux derniers trous de conjugaison lombaires ; 2° les veines musculaires du psoas iliaque ; 3° quelquefois la dernière veine lombaire.

Elle s'anastomose avec les veines sacrées latérales, dont elle poursuit la chaîne ascendante ; — avec l'extrémité inférieure de la veine lombaire ascendante, troisième anneau de la chaîne ; — avec la circonflexe iliaque, branche de l'iliaque externe. Cette dernière anastomose est une des voies collatérales de retour de la ligature de la veine fémorale à la partie supérieure.

VEINE SACRÉE MOYENNE

Cette veine satellite, qui commence à la pointe du coccyx, monte verticalement sur la face antérieure du sacrum, plus ou moins près de la ligne médiane ; elle se termine dans la veine iliaque primitive gauche, et quelquefois par une branche de bifurcation, dans la veine du côté droit. Son tronc, unique à sa terminaison, est ordinairement double sur la plus grande partie du trajet et enlace l'artère homonyme des anastomoses.

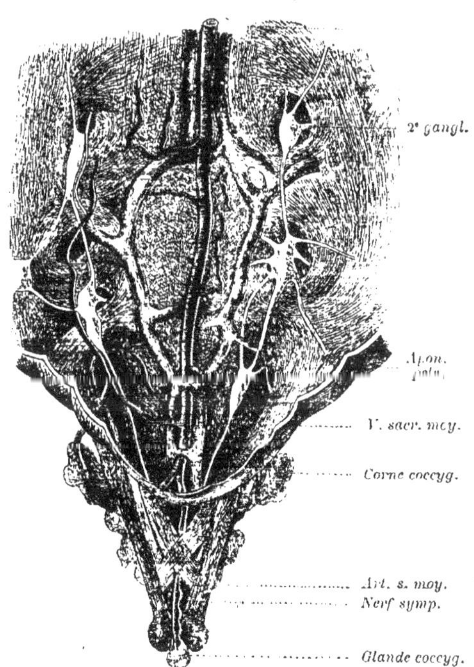

Fig. 565. — Veines sacrées moyennes et glande coccygienne (d'après Luschka).

Elle naît dans la région ano-coccygienne par plusieurs rameaux qui communiquent avec les plexus hémorroïdaux (anastomose porto-cave) ou même avec les plexus vésicaux. Ses deux branches côtoient la glande coccygienne et traversent l'aponévrose du releveur de l'anus. Elle reçoit : 1° des veines de la glande coccygienne ; 2° à chaque vertèbre sacrée, des branches transversales plexiformes fournies par les veines sacrées latérales et dans lesquelles se jettent les veines osseuses antérieures. Ces anastomoses constituent le *plexus sacré antérieur.*

VEINES SACRÉES LATÉRALES

Ces veines sont, comme les artères, ordinairement au nombre de deux de chaque côté; l'une est supérieure, l'autre inférieure; cette dernière présente une disposition plexiforme au niveau de l'échancrure sciatique. Elles suivent les bords du sacrum, le long des trous sacrés antérieurs, et se jettent dans l'hypogastrique ou une de ses branches, ou même, pour la supérieure, dans la veine iliaque primitive. Leurs anastomoses avec la veine sacrée moyenne forment le *plexus sacré antérieur.* Par les trous sacrés antérieurs, elles reçoivent les veines émissaires des plexus intrarachidiens du sacrum.

VEINES RACHIDIENNES

Injection. — 1° Hyrtl. — Cadavre d'enfant fortement chauffé. On injecte d'abord par l'aorte pour avoir les artères. Puis on lie les deux jugulaires internes et la veine vertébrale gauche. On pousse en sens centrifuge par la veine cave inférieure immédiatement au-dessous du foie, pour pénétrer par les veines lombaires. L'injection doit revenir par l'azygos et par les veines vertébrales. Si cela n'arrivait pas, on pousserait une injection complémentaire par la crosse de l'azygos et par la veine vertébrale droite.

2° Walther. — On pousse deux injections, une par la veine fémorale après ligature de la veine cave inférieure au-dessous du diaphragme; une autre par la jugulaire interne, après ligature de la veine cave supérieure à son origine. On peut plus simplement lier tout le pédicule du cœur. Il est bon de compléter par une injection dans le sinus longitudinal supérieur.

3° Zaleski. — On injecte les veines par les artères, en se servant de la masse de Teichmann.

Après avoir rempli les veines à la gélatine colorée, je coupe la colonne vertébrale en tronçons que je fais tremper pendant une dizaine de jours dans une solution à 1/10 d'acide nitrique; puis on lave à grande eau et on conserve dans l'eau phéniquée. La colonne décalcifiée peut être coupé en tous sens avec les ciseaux et le scalpel; en vidant les veines de leur gélatine, on étudie les brides et les valvules. Une seconde colonne semblablement traitée pourra être débitée en tranches horizontales.

Variations régionales des veines intrarachidiennes. — 1° *Région cervicale.* — Au niveau de l'angle latéral, la dure-mère s'attache par des tractus coniques au tissu dense du trou de conjugaison et au côté interne des veines longitudinales antérieures: puis elle se prolonge sur le ganglion rachidien qu'elle engaine. Le surtout ligamenteux postérieur est très large sur les 4 premières cervicales : il émet sur ses bords des expansions plus ou moins grandes qui passent en arrière des veines longitudinales en leur adhérant et se terminent dans l'angle dural ou dans ses prolongements. La veine longitudinale principale, unique par places, est enchâssée entre l'os en avant et le surtout en arrière; elle est béante sur toute sa longueur. On y trouve souvent des brides ou même des formations aréolaires. Les plexus postérieurs sont bien développés au niveau de l'angle postérieur.

2° *Région dorsale.* — Dès la 7e vertèbre cervicale, le surtout ligamenteux rétréci ne recouvre plus les veines longitudinales que sur le quart interne de leur face postérieure ou même sur leur bord interne seul; ses expansions latérales très courtes s'engagent au-dessous du vaisseau. La veine antérieure, ordinairement unique de chaque côté, et à type longitudinal continu bien marqué, est large, épaisse, blanche; elle est demi-béante sur la coupe, c'est-à-dire que seule sa paroi antérieure juxta-osseuse et une faible étendue de sa paroi postérieure sont rigides. Les plexus postérieurs sont très simplifiés.

3° *Région lombaire.* — La veine longitudinale antérieure passe par-dessus l'expansion latérale du surtout fibreux sans lui adhérer et décrit de grandes arcades autour des pédicules. Elle est mince, affaissée, d'un diamètre de 5 à 7 millimètres. Je remarque qu'elle se dilate dans la traction des apophyses épineuses, et que probablement les mouvements de flexion et d'extension de la colonne vertébrale doivent influencer la circulation veineuse.

par des alternatives de resserrement et de dilatation dans les gros vaisseaux. Dans le trou de conjugaison, le ganglion rachidien, fixé assez lâchement au canal osseux, est entouré de veines nombreuses, molles, dont plusieurs à trajet flexueux rampent dans sa gaine. La grosse masse est toujours en avant du ganglion.

4° *Région sacrée.* — Le surtout ligamenteux est condensé sur la ligne médiane. Les veines longitudinales n'ont plus aucun rapport avec lui; elles forment une double chaîne verticale dont les longues arcades reçoivent à leurs extrémités les veines diploïques et émettent leurs veines émissaires qui descendent très obliquement au trou de conjugaison. Les plexus postérieurs sont bien développés.

(Chipault. Notes anatom. sur le contenu du canal sacré. *Revue neurolog.*, 1894.)

Veine jugulaire postérieure. — Je ne sais pourquoi la veine jugulaire postérieure, décrite par Cruveilhier et figurée dans l'atlas de Bonamy, n'est pas mentionnée dans les auteurs allemands.

Elle manque quelquefois; des veines isolées la remplacent; — ou bien n'existe sous forme de tronc qu'à sa partie inférieure. — Assez souvent double; les deux troncs s'anastomosent en plexus; — ou bien se dédouble seulement en bas pour embrasser dans sa bifurcation l'apophyse transverse de la 7e cervicale.

Veine vertébrale. — Cl. Bernard avait remarqué que, dans les opérations sur les os du crâne, chez les animaux, on est exposé à voir la mort survenir par l'entrée de l'air dans le cœur. Fr. Franck a montré que les veines vertébrales sont béantes sur toute la longueur de leur trajet et qu'à leur origine elles communiquent largement avec les sinus et les canaux diploïques du crâne, surtout chez les animaux dont la jugulaire interne est rudimentaire; il a établi enfin par une série d'expériences que c'est bien par la vertébrale et non par les jugulaires que l'air pénètre dans les cas de plaies du crâne. (Voy. Fr. Franck. Transmission de l'aspiration thoracique aux canaux veineux des os du crâne. *Soc. de Biologie*, 1881.)

Chez beaucoup de mammifères, chez le chien notamment, la veine vertébrale naît du sinus caverneux et du sinus pétreux inférieur, sort par le trou déchiré postérieur et au-dessous de cette ouverture s'anastomose avec la jugulaire interne très grêle. Cette disposition est rappelée chez l'homme par l'anastomose un peu variable et inconstante que la vertébrale envoie à la jugulaire interne au-dessous du trou déchiré (Luschka).

La veine vertébrale est unique, mes coupes concordent sur ce point avec celles qu'ont figurées les auteurs; mais fréquemment elle se dédouble sur un certain trajet en deux troncs égaux ou non. Souvent aussi, et de préférence dans les espaces intertransversaires, au débouché des trous de conjugaison, elle est accompagnée d'un plexus de 2 à 5 veines secondaires, dont elle se distingue par son volume, sa forme semi-lunaire et sa position en dehors de l'artère. Ce plexus veineux entoure l'artère complètement ou sur une partie seulement. Il n'adhère pas, comme on l'a dit, à l'adventice artérielle, car l'artère est mobile et isolable, mais aux tissus fibreux du canal transversaire. D'après Rudinger, l'artère contient dans son adventice le plexus nerveux et tout autour un réseau lymphatique assez large chez le fœtus et chez les animaux.

Le calibre ne croît pas régulièrement. Une série de coupes transversales menées de haut en bas montre dans le plus grand diamètre des variations de 3 à 5 millimètres. Les rapports de l'artère et de la veine sont tels sur la plupart de ces coupes que la veine ne peut vraisemblablement pas se dilater complètement et prendre la forme cylindrique, et que l'artère ne peut battre sans communiquer ses pulsations à la veine qui embrasse sa face externe.

Le tronc veineux sort quelquefois par le 7e trou transversaire, qui est plus petit que les autres; Weber, qui considérait cette disposition comme normale, dit qu'elle explique la persistance de ce trou. Quand la vertébrale sort par le 7e trou, il y a souvent une branche accessoire qui sort par le 4e, 5e ou 6e trou. — Peut embrasser l'artère sous-clavière dans un dédoublement du tronc terminal. Si cette forme est la forme originelle, elle explique comment, suivant que l'une ou l'autre des deux branches s'atrophie, la vertébrale passe tantôt en avant, tantôt en arrière de l'artère sous-clavière (Dowel). — Souvent fusionnée à sa terminaison avec la jugulaire postérieure (Trolard). — Se termine assez souvent dans la veine sous-clavière.

La *veine cervicale ascendante* est la *vertébrale antérieure* de Lauth, la vertébrale externe antérieure de Luschka. Elle représente morphologiquement les azygos et demi-azygos thoraciques. Elle manque souvent, remplacée par des plexus ou des rameaux isolés. S'ouvre quelquefois dans l'intercostale supérieure ou même dans la sous-cutanée postérieure du cou.

La *veine cervicale profonde* est la *vertébrale externe* ou *vertébrale postérieure* de quelques auteurs. Peut être remplacée par des rameaux en arcades : s'ouvrir dans la jugulaire postérieure vers la 5e cervicale (Walther); — ou isolément dans le tronc innominé.

[CHARPY.]

Veine azygos. — *Injection.* — On réussit souvent à injecter l'azygos en poussant simplement par la veine crurale après avoir lié la veine cave supérieure au-dessus de l'azygos. Pour avoir une injection complète des branches, Hyrtl conseille trois procédés : 1° pousser par l'origine inférieure de l'azygos après ligature de son extrémité terminale ; 2° ou bien par le cœur, en poussant en haut dans la veine cave supérieure, en bas dans la veine cave inférieure ; 3° ou bien dans le tronc de l'azygos et de haut en bas, pour remplir les veines intercostales et les plexus rachidiens.

D'après Braune, on ne remplit totalement les veines intercostales, qu'à la condition de placer la canule dans leur partie moyenne qui est avalvulaire et d'où l'injection gagne les deux extrémités.

La veine azygos est ordinairement un peu rétrécie à son embouchure. Son diamètre extérieur, après une injection modérée, est de 6 à 7 millimètres, à 10 centimètres de l'embouchure, et de 8 à 10 millimètres au niveau de la crosse qui présente souvent une dilatation.

Trajet. — Dévé a fait remarquer que, conformément à la description de Luschka, l'azygos, dans sa portion ascendante, est située sur la face antérieure et non pas latérale de la colonne vertébrale, très près de la ligne médiane et accolée à l'aorte. Les deux vaisseaux divergent en haut comme les jambage d'un Y. Par suite, la crosse de l'azygos marquant une gouttière horizontale sur la face interne du poumon droit, se dirige *en dehors* pour atteindre la veine cave. Au-dessous de la crosse, commence le cul-de-sac pleural rétro-œsophagien droit (fig. 101 du Tube digestif). Au-dessus, entre la trachée et la colonne vertébrale est une dépression ou fossette, tapissée par la plèvre et dans laquelle le poumon droit envoie un prolongement.

(Dévé. Note sur le trajet de la veine Grande azygos. *Soc. anat.*, 1899.)

Valvules. — J'ai étudié ses valvules sur 17 sujets, dont 5 nouveau-nés et 12 adultes. Une injection d'eau ou de gélatine poussée modérément par la veine cave supérieure, par conséquent à contre-courant, montre qu'elles sont toujours insuffisantes, même chez les enfants ; en cas d'obstacle, le sang peut donc facilement refluer de la veine cave dans l'azygos et par celle-ci dans la plupart des veines intercostales dont les valvules ostiales sont rarement suffisantes.

J'ai rencontré 3 fois une valvule *ostiale*, c'est-à-dire à l'embouchure même ; mais 2 fois il n'y en avait que des traces sous forme d'un liseré peu saillant, et sur le troisième sujet, la valvule paire était petite et une de ses valves était fenêtrée. — La valvule de la *crosse*, c'est-à-dire de la portion comprise entre l'embouchure et la veine intercostale supérieure droite faisait défaut sur 3 sujets ; mais comme deux d'entre eux présentaient une valvule immédiatement au-dessous de l'orifice de l'intercostale supérieure, il s'ensuit qu'on trouve presque toujours une valvule dans les 5 derniers centimètres, et encore le troisième sujet était-il un vieillard de 80 ans. Le bord adhérent de cette valvule est à 25 à 30 millimètres de l'embouchure. Sur les 9 adultes qui la présentaient, elle était 2 fois unique, et 7 fois paire, et parmi celles-ci 3 fois une des valves était très petite ou atrophiée. Je crois que cette valvule de la crosse se forme originairement au-dessous des veinules que l'on retrouve quelquefois au-dessus de son bord libre et qu'elle prend plus tard un grand développement pour compenser l'atrophie précoce de la valvule ostiale. — Immédiatement au-dessous du débouché de la veine intercostale supérieure droite, j'ai observé 3 fois une valvule ; dans ces cas, celle de la crosse faisait défaut ou était unique. Il est bon de noter que l'embouchure de la veine intercostale supérieure est à peu près toujours fermée par une valvule suffisante. — Enfin sur le tronc même de l'azygos, il existait 3 fois une valvule impaire à 7 centimètres au delà de l'embouchure. (J'ai observé depuis au même endroit une valvule paire et complètement suffisante.)

Ces résultats diffèrent un peu de ceux de Gruber (Ueber die Valvulæ der Vena azygos, *Arch. f. Anat.*, 1866). Cet anatomiste, qui a étudié 100 sujets adultes, a constaté 78 fois des valvules. Il est très rare que la même veine renferme 4 valvules.

Il y en avait 64 fois dans la crosse, 8 fois dans la portion oblique au-dessous de l'embouchure de l'intercostale supérieure droite, et 6 fois dans la portion ascendante ou prévertébrale. Il n'a jamais vu de valvule ostiale, à l'embouchure dans la veine cave, mais 12 fois il y avait une valvule très rapprochée, juxta-ostiale. Il a remarqué aussi que les valvules étaient souvent uniques, ou petites ou asymétriques. Leur concavité regarde toujours la veine cave supérieure. Dans le plus grand nombre des cas, il a constaté leur insuffisance ; mais contrairement à ce que j'ai observé, il a trouvé que sur un certain nombre de sujets elles étaient suffisantes et empêchaient complètement le liquide injecté par la veine cave de refluer dans l'azygos.

L'azygos possède quelquefois une double origine ou *racine*, une racine externe, qui est la lombaire ascendante, une racine interne, qui est une forte branche d'anastomose avec la veine cave inférieure et qui passe par l'orifice aortique du diaphragme ou entre les faisceaux du pilier droit. Gruber, qui l'a constatée 5 fois sur 100 sujets, a observé en même temps que cette racine est munie d'une valvule ostiale qui empêche le sang de la veine cave de refluer dans l'azygos. Ce n'est donc pas une origine de l'azygos, mais au contraire un débouché, une voie de décharge.

Anomalies. — La grande azygos est ordinairement très grosse ou même énorme dans les cas d'absence congénitale de la veine cave inférieure. — Elle commence quelquefois au dessus du diaphragme, aux dépens de la dernière veine intercostale ou de la 1re lombaire. — Elle peut se terminer à un niveau très variable : dans la sous-clavière droite ou le tronc brachio-céphalique droit (très rare); dans l'extrémité supérieure de la veine cave descendante, en traversant un pli de la plèvre ou un sillon du poumon; dans la portion intrapéricardique de la veine cave supérieure ou directement dans l'oreillette droite (très rare); dans la veine cave inférieure (cas douteux de Sœmmering); dans la petite azygos qui est alors la plus grosse des deux et va s'ouvrir dans la veine innominée gauche.

Est *transposée* à gauche, sans transposition viscérale, et reçoit la petite azygos qui est à droite. La grande azygos gauche se recourbe sur la racine du poumon gauche et s'ouvre dans l'extrémité gauche du sinus coronaire (Gruber). — Est *médiane* et *unique*, et reçoit par paires les 10 dernières veines intercostales. Il n'y a pas de petite azygos. Le tronc médian peut naître par 2 branches égales recevant les 3 dernières intercostales. — Est *double*, Deux veines parallèles et égales reçoivent toutes les veines intercostales; elles sont indépendantes l'une de l'autre ou bien communiquent par une ou plusieurs branches transversales. L'azygos droite se rend à la veine cave supérieure; l'*azygos gauche* se jette ou dans l'azygos droite, ou dans la veine cave supérieure, ou plus souvent dans le tronc brachio-céphalique gauche. Gruber sur 100 sujets a observé 3 fois l'azygos gauche indépendante, à volume croissant de bas en haut et qui, après avoir reçu toutes les veines intercostales gauches, débouchait dans la veine innominée gauche. Deux de ces veines étaient valvulées.

Dans le cas de double veine cave supérieure, la grande azygos est tantôt double, tantôt unique et placée comme d'habitude.

Passage de l'azygos dans une scissure pulmonaire. — Nous avons signalé plus haut le cas où la crosse de l'azygos, contenue dans un méso pleural, suit une scissure accidentelle du poumon pour aborder la veine cave. Cette anomalie typique, mentionnée et figurée pour la première fois par Wrisberg, a été l'objet d'un travail de Dévé; cet auteur en a réuni 17 observations, dont 3 personnelles.

A l'extrémité supérieure de la portion verticale, l'azygos, au lieu d'être située près de la ligne médiane, est fortement déjetée à droite et répond à la tête de la 4e côte. Aussi sa crosse, se portant horizontalement en dedans, est-elle obligée de passer en quelque sorte à travers le poumon comme si elle avait entaillé son sommet de haut en bas. Contenue dans un repli de la plèvre ou méso-azygos, elle suit le sillon pulmonaire accessoire qu'elle a produit et se jette dans la veine cave supérieure, ordinairement presque à son origine aux troncs innominés et sur sa face externe. La scissure nouvelle isole un lobule pulmonaire triangulaire de 5 à 6 centimètres de diamètre qu'on a appelé lobe azygos, lobe de la veine azygos, et auquel Dévé propose de donner le nom de *lobule de Wrisberg*, pour éviter toute confusion avec le lobe azygos infra-cardiaque.

On a invoqué comme cause de cette anomalie : l'incurvation vicieuse de l'embryon — l'adhérence du poumon au médiastin — la brièveté originelle de la bronche droite. Il semble qu'on ait plutôt affaire à une déviation originelle de l'azygos en dehors, déviation qu'il est à son tour difficile d'expliquer.

(Dévé. Le lobule de la veine azygos ou lobule de Wrisberg. *Bull. Soc. anat.*, 1899. — Un nouveau cas avec figures a été publié par Fischer. Seltener Verlauf der Vena azygos. *Anatom. Anzeiger*, 1899.)

Petite azygos inférieure. — D'après Brunn, elle s'ouvre dans l'azygos à la hauteur suivante (sur 54 sujets) : à la 10e veine dorsale, 21 fois; à la 9e, 15; à la 8e, 8; à la 11e, 6; à la 7e, 3; à la 8e, 1. Ces chiffres indiquent par là même le nombre d'espaces intercostaux desservis par la petite azygos.

Quelquefois très grosse et représente l'origine principale de la grande azygos. — Très grosse aussi quand elle devient la branche gauche d'une azygos double. — Fait défaut dans le cas d'une azygos unique et médiane; ou bien les deux petites azygos supérieure et inférieure sont remplacées par 4 grosses branches recevant toutes les intercostales (Theile). — Peut s'ouvrir dans la veine cave inférieure (rare).

Gruber (*Arch. f. Anat.*, 1860) a publié 3 cas d'ouverture de la petite azygos dans l'oreillette droite; deux de ces cas ont été observés sur une série de 200 cœurs. Cet état est normal dans plusieurs ordres de mammifères.

[CHARPY.]

Reçoit la petite azygos supérieure et forme avec elle un tronc unique qui s'ouvre dans la grande veine azygos : 11 pour 100 d'après Brunn, sur 54 sujets; 30 pour 100 d'après Morison, sur 23 sujets. Dans plus de la moitié des cas, il y a de 1 à 3 veines intercostales intermédiaires entre les deux petites azygos.

Le tronc unique reçoit, outre les veines intercostales gauches, un grand conduit chylifère venu du canal thoracique, puis au niveau du 3e espace s'incurve en avant pour aboutir au tronc innominé gauche; dans cette dernière portion, traverse le poumon dans une scissure qu'il détermine et isole un lobule accessoire, comme nous l'avons signalé à droite (cas unique de Wrisberg, *in* Dévé).

Petite azygos supérieure ou accessoire. — Reçoit des veines diaphragmatiques supérieures gauches et des veines médiastines. — S'anastomose avec la thyroïdienne ou la mammaire interne, ou la veine innominée gauche. — S'ouvre dans la petite azygos inférieure (voy. ci-dessus). — Assez souvent, forme un tronc ascendant qui débouche dans la veine innominée gauche, ou par deux branches dans celle-ci et dans la grande azygos.

Manque quelquefois (14 pour 100, d'après 54 sujets, Brunn). Dans ce cas les veines intercostales des 6, 7 ou 8 premiers espaces se réunissent en un tronc commun ascendant (*veine intercostale supérieure gauche*), qui se jette dans la veine innominée gauche ou dans la sous-clavière.

Outre la petite azygos supérieure, il existe (le plus souvent, Theile; — 11 fois sur 18, Morison) au-dessus de celle-ci une *veine intercostale supérieure gauche* qui reçoit les veines des 1er, 2e ou 3e espaces intercostaux supérieurs, remonte avec l'artère homonyme et s'ouvre dans la veine innominée gauche ou dans une veine voisine, telle que la vertébrale. Cette veine intercostale supérieure gauche est la partie supérieure persistante de la veine cave supérieure gauche embryonnaire; elle est quelquefois reliée à la veine de l'oreillette gauche par un ligament fibreux qui représente une portion oblitérée de cette même veine cave gauche (Gruber).

Gruber, dans son étude sur l'azygos qui a porté sur 100 cadavres, regarde l'*intercostale supérieure gauche* comme constante; 1 fois seulement elle possédait une valvule ostiale à son embouchure et 2 fois des valvules pariétales.

(Sur les Petites Azygos : Von Brunn. Ueber das Verhaeltniss... *Jahresber. von Schwalbe*, 1879. — Morison. The arrangement of the azygos... *Journ. of Anat.*, 1879. — Parson and Robinson. The Azygosvein. *J. of Anat.*, 1893, t. 33.)

Veines bronchiques. — Outre les veines bronchiques classiques, qui sont postérieures, Weber et Zuckerkandl ont décrit des *veines bronchiques antérieures*. Simples de chaque côté et situées sur la face antérieure de la bronche, de la trachée et du paquet ganglionnaire, ces veines s'unissent en un tronc unique qui peut dépasser 2 millimètres de diamètre et se jette dans la veine azygos ou dans la veine bronchique postérieure. Elles naissent surtout des grosses bronches et des ganglions. Elles communiquent par 1 ou 2 veines émissaires avec les veines pulmonaires. (Voy. Zuckerkandl. *C. R. Ac. sc. de Vienne*, 1882.)

Veines médiastines postérieures. — Ces veines forment autour de l'aorte un réseau, *réseau ou plexus aortique*, qui se prolonge jusqu'à la racine du poumon. A ce réseau prennent part des veines de provenances diverses : du péricarde, de la plèvre, de l'œsophage, de l'aorte, des bronches, du diaphragme. Il se déverse en partie dans l'azygos, en partie dans les veines pulmonaires (voy. *ibidem*).

Bibliographie. — Les travaux de Breschet, qui sont du commencement de ce siècle, sont restés la base de la description des veines rachidiennes, et ses planches ont été partout reproduites.

Voy. aussi : Walther. Recherches sur les veines du rachis. *Thèse de Paris*, 1885. — Thollard. *Les sinus et les veines de la cavité rachidienne*, 1892. — Zaleski. Ueber die Vertheilung der Blutgefæsse an der mensch. Wirbelsaüre. *Morphol. Arb. v. Schwalbe*, 1893.

TRAITÉ

D'ANATOMIE HUMAINE

II

QUATRIÈME FASCICULE

DIVISIONS

DU

TRAITÉ D'ANATOMIE HUMAINE

TOME I. — **Introduction.** — **Notions d'embryologie.** — **Ostéologie.** — **Arthrologie.** *Deuxième édition.* 1 fort volume grand in-8, avec 814 figures noires et en couleurs. . . . . **20** fr.

TOME II. — 1er fascicule : **Myologie.** *Deuxième édition.* 1 volume grand in-8, avec 331 figures. . . . . **12** fr.

2e fascicule : **Angéiologie** (Cœur et artères). Histologie. *Deuxième édition.* 1 volume grand in-8, avec 150 figures. **8** fr.

3e fascicule : **Angéiologie** (Capillaires. Veines). *Deuxième édition.* 1 volume grand in-8, avec 75 figures. . . . . **6** fr.

4e fascicule : **Les Lymphatiques.** *Deuxième édition.* 1 volume grand in-8, avec 137 figures. . . . . **8** fr.

TOME III. — 1er fascicule : **Système nerveux.** Méninges. Moelle. Encéphale. Embryologie. Histologie. *Deuxième édition.* 1 volume grand in-8, avec 265 figures. . . . . **10** fr.

2e fascicule : **Système nerveux.** Encéphale. *Deuxième édition.* 1 volume grand in-8, avec 131 figures. . . . **10** fr.

3e fascicule : **Système nerveux.** Les nerfs. Nerfs crâniens. Nerfs rachidiens. *Deuxième édition.* 1 volume grand in-8, avec 229 figures. . . . . **12** fr.

TOME IV. — 1er fascicule : **Tube digestif.** Développement. Bouche. Pharynx. Œsophage. Estomac. Intestins. *Deuxième édition.* 1 volume grand in-8, avec 201 figures. . . . **12** fr.

2e fascicule : **Appareil respiratoire.** Larynx. Trachée. Poumons. Plèvre. Thyroïde. Thymus. *Deuxième édition.* 1 volume grand in-8, avec 120 figures. . . . . **6** fr.

3e fascicule : **Annexes du Tube digestif.** Dents. Glandes salivaires. Foie. Voies biliaires. Pancréas. Rate. **Péritoine.** *Deuxième édition.* 1 volume grand in-8, avec 418 figures. . . . . **16** fr.

TOME V. — 1er fascicule : **Organes génito-urinaires.** Reins. Vessie. Urètre. Prostate. Verge. Périnée. Appareil génital de l'homme. Appareil génital de la femme. *Deuxième édition.* 1 volume grand in-8, avec 431 figures **20** fr.

2e fascicule : **Les Organes des sens.** Tégument externe et ses dérivés. Œil. Oreille. Nez. **Glandes surrénales.** 1 volume grand in-8, avec 544 figures. . . . **20** fr.

61216. — Imprimerie LAHURE, rue de Fleurus, 9, à Paris.

TRAITÉ
D'ANATOMIE HUMAINE

PUBLIÉ PAR

P. POIRIER
Professeur d'anatomie
à la Faculté de Médecine de Paris,
Chirurgien des Hôpitaux

ET

A. CHARPY
Professeur d'anatomie
à la Faculté de Médecine
de Toulouse

AVEC LA COLLABORATION DE

O. AMOËDO — A. BRANCA — A. CANNIEU — B. CUNÉO — G. DELAMARE
PAUL DELBET — A. DRUAULT — P. FREDET — GLANTENAY — A. GOSSET
M. GUIBÉ — P. JACQUES — TH. JONNESCO — E. LAGUESSE — L. MANOUVRIER
M. MOTAIS — A. NICOLAS — P. NOBÉCOURT — O. PASTEAU — M. PICOU
A. PRENANT — H. RIEFFEL — CH. SIMON — A. SOULIÉ

TOME DEUXIÈME

QUATRIÈME FASCICULE

LES LYMPHATIQUES

Anatomie générale : G. DELAMARE.

Étude spéciale des lymphatiques des différentes parties du corps
P. POIRIER et B. CUNÉO.

DEUXIÈME ÉDITION, ENTIÈREMENT REFONDUE

AVEC FIGURES EN NOIR ET EN COULEURS

PARIS
MASSON ET Cie, ÉDITEURS
LIBRAIRES DE L'ACADÉMIE DE MÉDECINE
120, BOULEVARD SAINT-GERMAIN

1909

A LA MÉMOIRE

DU PROFESSEUR SAPPEY

Dès le début de mes travaux d'anatomie (1876), j'ai été attiré d'une façon particulière vers l'étude du système lymphatique. Admis par mon maître, le regretté professeur Sappey, dans son laboratoire si fermé, j'ai appris de lui la pratique du procédé des injections par le mercure. Sous la direction et le contrôle de ce maître bienveillant et habile, j'ai étudié les lymphatiques de nombreux organes et j'ai été assez heureux pour préciser et compléter en bien des points les travaux antérieurs.

Vaisseaux lymphatiques du larynx; *le ganglion pré-laryngé.* Société anatomique et *Progrès médical*, 1887.

Vaisseaux lymphatiques des articulations; *Traité d'anatomie humaine*, t. I, p. 557.

Vaisseaux et ganglions lymphatiques du membre inférieur et du pli de l'aine; pièces déposées au musée de la Faculté.

Lymphatiques du testicule et du cordon; pièces préparées pour le concours de prosectorat 1883, déposées au musée de la Faculté.

Vaisseaux lymphatiques des méninges et de l'encéphale; *Anatomie médico-chirurgicale*, p. 164-165, 1892.

Lymphatiques des organes génitaux de la femme; *utérus, vagin, trompe, ovaire*; Société anatomique et *Progrès médical*, 1890.

Lymphatiques de la langue; *Traité d'anatomie humaine*, t. IV, p. 105, 1895, et *Gazette hebdomadaire*, 1902.

Ganglions lymphatiques de l'aisselle; *Progrès médical*, 1888.

De nombreuses figures accompagnaient ces différents mémoires : nombre d'entre elles sont devenues classiques et ont été reproduites en France et à l'étranger.

Dans ces dernières années, un procédé d'injection au bleu de Prusse, dit procédé de Gerota, ayant été appliqué à l'étude des vaisseaux et ganglions lymphatiques, j'ai prié mon élève, collègue et ami Cunéo, qui a introduit en France le procédé, de m'apprendre cette technique dont j'avais préconisé l'emploi dès 1892 (*Anatomie médico-chirurgicale*, p. 164-165), qu'il a appliquée avec le succès que l'on sait à l'étude des lymphatiques de l'*estomac*, de la *vessie*, du *rectum*, des *organes génitaux*; ensemble nous avons repris l'étude des lymphatiques de tout le corps, tant pour perfectionner nos connaissances que pour ajouter aux notions définitivement acquises.

Incapable de traiter avec une suffisante compétence l'histologie des vaisseaux et ganglions lymphatiques, et celle, si importante, de la lymphe, j'ai confié cette partie de la besogne à mon élève dévoué Delamare, qui a poursuivi ses recherches personnelles sur ce sujet dans le laboratoire et sous le contrôle du professeur Mathias Duval.

Il suit de là que ce fascicule du *Traité d'anatomie humaine* (l'avant-dernier) est comme les précédents, non pas une simple revue générale, fruit de compilation, mais l'exposé didactique de nombreuses recherches personnelles. Il donne l'état de la science à *ce jour* et indique la voie aux travaux de *demain*.

P. P.

SYSTÈME LYMPHATIQUE

par P. POIRIER et B. CUNÉO

ANATOMIE GÉNÉRALE, par G. DELAMARE

PREMIÈRE PARTIE

ANATOMIE GÉNÉRALE DU SYSTÈME LYMPHATIQUE

par GABRIEL DELAMARE

Le système lymphatique est constitué par des vaisseaux qui, après avoir traversé les ganglions, conduisent la lymphe dans le système veineux.

Les capillaires originels ont des extrémités closes qui ne franchissent jamais les barrières épithéliales; par leurs anastomoses, ils forment les réseaux d'origine. De ces réseaux partent les premiers troncs collecteurs qui se capillarisent en traversant le ganglion. Sortis du ganglion, les vaisseaux efférents confluent et deviennent les grands troncs collecteurs terminaux, tributaires du système cave supérieur.

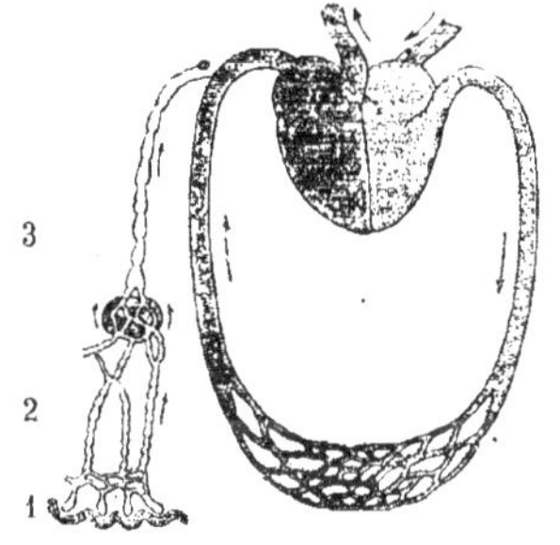

Fig. 566. — Schéma de la disposition générale du système lymphatique.

1, Origine close, sous-épithéliale, des capillaires; — 2, réseaux d'où partent les troncs collecteurs qui se capillarisent dans le ganglion; — 3, troncs efférents plus gros et moins nombreux qui déversent la lymphe dans le sang veineux (Système porte lymphatique du ganglion).

Chez l'homme, ces troncs collecteurs terminaux sont ordinairement réduits à deux : le canal thoracique et la grande veine lymphatique.

L'interposition des ganglions sur le trajet des voies de la lymphe imprime au système lymphatique une physionomie tout à fait particulière : il apparaît en effet comme formé d'une série de systèmes portes superposés.

La connaissance de la lymphe et des leucocytes étant nécessaire à la compréhension de l'ensemble de cet appareil et à celle du ganglion, nous étudierons :

1° La lymphe ;
2° Les leucocytes ;
3° Les vaisseaux lymphatiques ;
4° Les ganglions.

LYMPHE

La lymphe est constituée par deux parties d'inégale importance :

1° Une substance fondamentale liquide, le plasma ;

2° Des éléments figurés, simples hôtes de passage.

La connaissance du plasma étant l'œuvre de l'analyse chimique et physiologique, nous n'étudierons que les éléments figurés qui, seuls, sont accessibles à l'investigation microscopique.

La lymphe contient trois sortes d'éléments figurés :

α) des leucocytes;

β) des hématies;

γ) des granulations albumineuses.

α) *Leucocytes.* — Le nombre des leucocytes est très variable chez les divers animaux car, tandis que Malassez en compte 180 dans un millimètre cube de lymphe de grenouille, Ranvier en trouve 11,300 chez le lapin, 7,500 chez le chien et 8,200 chez l'homme.

Ce nombre varie non seulement suivant l'espèce considérée, mais encore suivant la région où la lymphe est récoltée : il est toujours beaucoup plus considérable au centre qu'à la périphérie du système lymphatique, à la sortie qu'à l'entrée du ganglion. Frey avait remarqué que les vaisseaux d'origine des chylifères renfermaient peu ou pas de cellules blanches; de même Renaut a constaté l'absence de tout leucocyte dans les capillaires originels du tissu conjonctif lâche de la marmotte.

Les leucocytes de la lymphe sont presque tous des lymphocytes ; sur 133 éléments de la lymphe du canal thoracique du chien, j'ai compté 125 lymphocytes, 4 grands mononucléaires, 3 polynucléaires et 1 éosinophile.

Les lymphocytes et les grands mononucléaires sont manifestement de provenance ganglionnaire.

β) *Hématies.* — La présence des globules rouges n'est peut-être pas absolument constante puisque Kœlliker n'en a pas trouvé dans le chyle humain ; elle est du moins fréquente, même en dehors de tout mélange accidentel avec le sang.

Toujours plus rares que les leucocytes, les hématies peuvent cependant être assez nombreuses pour communiquer une teinte rose à la lymphe. Cette coloration rosée s'observerait surtout dans la lymphe issue de la rate ou de certains ganglions. Elle augmenterait sous diverses influences, consécutivement à l'élévation de la pression sanguine (Stricker, Laulanié), à la ligature d'un tronc lymphatique (Elsner, Retterer), à la saignée, à l'inanition (Collard de Martigny, Nasse).

Cependant, j'ai saigné quelques animaux sans observer la moindre coloration rouge de leur lymphe et j'ai pu constater la parfaite blancheur du chyle d'un lapin et d'un chien morts d'inanition.

L'origine des hématies de la lymphe ne semble pas encore définitivement élucidée. La présence de certaines d'entre elles tient sans doute au reflux du sang veineux dans le canal thoracique (Colin). Dans le cas d'hypertension, elles proviennent vraisemblablement par rupture ou diapédèse des voies sanguines.

Il n'est cependant pas probable que telles soient leurs seules origines et l'on peut se demander s'il n'en est pas qui émanent de ganglions lymphatiques particuliers. (Voy. Glandes hémolymphatiques.)

γ) *Granulations albuminoïdes.* — Dans les troncs lymphatiques, Ranvier a observé des amas granuleux constitués par une substance hyaline, myélinoïde et colorable en jaune par le picrocarmin. Ces granulations seraient élaborées par l'endothélium des vaisseaux lymphatiques.

Depuis, Retterer a également observé l'existence de granulations albuminoïdes dans le plasma lymphatique ; j'ai fait une constatation identique sur le contenu des capillaires lymphatiques du ganglion et sur celui du canal thoracique. Il m'a paru que ces granulations dérivaient tantôt de l'endothélium, tantôt des protoplasmas leucocytaires.

LEUCOCYTES

Sous les noms génériques de leucocytes ou de globules blancs, on décrit une série de cellules rencontrées dans le sang, la lymphe et les mailles du tissu conjonctif.

Ranvier a critiqué l'expression de leucocyte (λευκός, blanc; κυτός, utricule) qui, dit-il, ne fait que jeter la confusion en laissant supposer que les globules blancs sont des corps utriculaires, ce qui est inexact. D'autres, faisant observer que ces éléments, incolores ou chargés de grains jaunes, orangés ou noirs, ne sont jamais blancs, se sont élevés contre l'appellation de globules blancs. Tout en reconnaissant la justesse de ces remarques, nous conserverons ces termes, consacrés par l'usage, faute de pouvoir les remplacer par ceux de cellules migratrices ou d'amibocytes. L'amiboïsme n'est pas une propriété exclusive des leucocytes ; il n'est même pas certain qu'il appartienne, toujours, à toutes ces cellules.

Nous examinerons :

A) La structure, les propriétés physiques, chimiques et biologiques, l'évolution (dégénérescence et mort) du leucocyte;

B) Les différents leucocytes.

A. LE GLOBULE BLANC EN GÉNÉRAL

Structure. — Il nous faut envisager : 1° le noyau; 2° le corps protoplasmique.

Noyau. — Suivant la variété de leucocyte considérée, le noyau varie considérablement, non seulement dans ses dimensions, sa forme, sa situation, mais encore dans sa teneur en chromatine et dans la disposition de celle-ci.

Gros ou petit, central ou excentrique, il est arrondi, ovalaire, allongé ou polymorphe, parfois même, véritablement multiple. Cette polymorphie nucléaire a vivement intrigué les cytologistes et suscité de nombreuses théories explicatives.

S'il est bien exact que, par fragmentation et vacuolisation dégénérative, des leucocytes peuvent présenter des noyaux multiples et troués, Flemming, Heidenhain, Van der Stricht ont prouvé que, en général, cette polymorphie n'est pas, comme l'avaient cru Ziegler et Schultze notamment, un signe de dégénérescence ou même de sénescence. Et, de fait, si l'on peut invoquer à l'appui de cette dernière opinion que le noyau de certaines cellules épithéliales, arrondi sur l'animal jeune, devient irrégulier et contourné à mesure que vieillit le sujet, il faut reconnaître que les propriétés amiboïdes, phagocytaires actives des leucocytes à noyaux polymorphes, cadrent mal avec l'idée de cellules vieilles ou prêtes à mourir.

Nous verrons en étudiant l'amiboïsme, la division directe et indirecte des leucocytes, quels rapports génétiques paraissent exister entre ces phénomènes et l'irrégularité du noyau. Ces phénomènes ne paraissant pas susceptibles d'expliquer tous les cas de polymorphie nucléaire, il est intéressant de comparer le noyau bourgeonnant des leucocytes *glandes unicellulaires* (Ranvier, Löwit) — au noyau ramifié des cellules glandulaires, immobiles de certains Invertébrés (formes observées par Mayer, Heider, Korschelt, Klaatsch, Montgomery). Fait digne de remarque, ces modifications du noyau sont temporaires et semblent coïncider avec l'activité sécrétoire de la cellule. Peut-être la polymorphie, c'est-à-dire l'augmentation de surface nucléaire de certains leucocytes, est-elle en rapport avec leur activité sécrétoire.

Tantôt la chromatine se présente sous la forme d'un réseau à mailles plus ou moins serrées, tantôt sous l'aspect de granules arrondis (faux nucléoles). Ces faux nucléoles sont, en général, plus ou moins centraux, reliés ou non à d'autres grains périphériques collés contre la membrane nucléaire.

Sur les leucocytes de salamandre fixés au sublimé, M. Heidenhain constate l'existence d'un réseau chromatique grossier intriqué dans un réseau beaucoup plus fin, formé par des filaments de linine. Dans les mailles de ce réseau, il trouve des granulations albuminoïdes fortement colorées par la fuchsine acide. Il désigne cette substance sous le nom de lanthanine. Henneguy pense qu'il s'agit d'un liquide albumineux précipité par le sublimé.

Löwit, en étudiant les leucocytes de l'écrevisse avec les réactifs de Schwarze et de Zacharias, a trouvé que leurs noyaux renfermaient beaucoup de pyrénine. Il pensait que de tels noyaux devaient se diviser, surtout, par voie directe. Nous verrons plus tard que, fréquemment, les leucocytes se reproduisent par caryocinèse.

Hayem, Ehrlich et Lazarus signalent la présence, à peu près constante, de un ou deux nucléoles dans les petits leucocytes (lymphocytes), sans préciser s'il s'agit de pyrénosomes ou de faux nucléoles chromatiniens.

Dans certains leucocytes (myélocites neutrophiles), Levaditi a coloré, sans fixation préalable, par le brillant Kresylblau, des formations qu'il considère comme des nucléoles (?).

Protoplasma. — Nous allons passer en revue : 1° son architecture ; 2° les formations différenciées telles que centrosomes et sphères attractives ; 3° les enclaves absorbées ou élaborées par la cellule.

Architecture. — Tantôt réduit à une couche presque imperceptible, tantôt bien développé, le protoplasma des globules blancs jouit d'une colorabilité assez variable : parfois indifférent, il se montre tour à tour acidophile ou basophile.

Quelquefois homogène, il présente presque toujours, suivant Flemming, Heidenhain, Schœfer, Arnold et Klemciewicz, une structure réticulaire ou filamenteuse. Dans les mailles du réseau se trouvent des espaces remplis d'une substance homogène et liquide ; les vacuoles sont plus ou moins abondantes suivant les cellules considérées.

Schœfer a constaté que les leucocytes, fixés par l'action rapide d'un jet de vapeur, présentaient une structure réticulaire au centre, tandis que les pseudopodes restaient clairs ; il en a conclu que ceux-ci n'étaient que des expansions hyaloplasmiques. De même, Henneguy a trouvé une structure nettement vacuolaire à la partie centrale des leucocytes de lombric dont les pseudopodes sont homogènes. Arnold, après macération dans la solution iodo-iodurée, voit des corpuscules tantôt arrondis, tantôt et plus souvent allongés en forme de bâtonnets (plasmosomes). Ces plasmosomes offrent des prolongements filiformes qui s'unissent de mille manières pour donner l'impression d'une texture, parfois filamenteuse, parfois réticulaire ou spongieuse. Ils interceptent des espaces remplis d'un paraplasme hyalin.

Klemciewicz observe une structure filamenteuse, des vacuoles au centre et un ectoplasme à la périphérie. C'est peut-être grâce à cet ectoplasma que le suc cellulaire, malgré sa forte teneur en eau, ne se mélange pas continuellement avec le liquide ambiant. En tout cas, cette structure permet de concevoir quels fréquents et faciles échanges doivent se faire entre le contenu cellulaire et le milieu ambiant.

Centrosomes et sphères attractives. — Les centrosomes des leucocytes ont été étudiés par Flemming, Hansemann, M. Heidenhain et Henneguy.

Hansemann a observé les centrosomes avec les sphères attractives et les rayons qui en émanent dans les leucocytes des tissus de granulation; Heidenhain, sur les leucocytes humains et sur ceux de la salamandre. Sur 1000 cellules au repos, il en a trouvé 74,6 pour 100 avec deux centrosomes inégaux et 19,1 pour 100 avec deux centrosomes égaux. Il admet que, en général, il y a deux centrosomes.

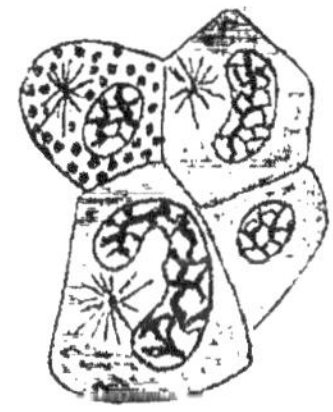

Fig. 567. — Centrosomes des cellules de l'écorce lymphoïde du foie de salamandre. (D'après Henneguy.)

Dans un certain nombre de cellules, il a vu, à côté des deux centrosomes, un ou deux corpuscules accessoires encore plus petits et moins colorés. Les trois ou quatre éléments sont réunis par des filaments brunâtres ou grisâtres et l'ensemble de la figure (*microcentre*) offre la forme d'un triangle ou d'un tédraèdre.

Dans l'écorce lymphoïde du foie des amphibiens urodèles, Henneguy a trouvé dans presque toutes les cellules (leucocytes à noyau polymorphe ou à grains basophiles) un centrosome visible sous forme d'un point coloré, entouré d'un aster. Ce centrosome occupe, en général, la région située dans la concavité du noyau. Dans quelques cellules dont le noyau allait se diviser, Henneguy a vu deux centrosomes éloignés l'un de l'autre.

[G. DELAMARE.]

Enclaves. — Les enclaves leucocytaires, de nature et de provenances très variables, sont multiples : nous mentionnerons, sans plus insister pour l'instant, les particules d'origine exocellulaire, débris de microbes, d'hématies, granulations ferrugineuses, phagocytées par le globule blanc. Il nous suffira de signaler la présence de granulations chromatiniennes excrétées par le noyau dans le protoplasma (Nebenkern de certains auteurs).

Dans les cellules migratrices en chromolyse de l'intestin de salamandre, Lukjanow a vu des corpuscules juxta-nucléaires colorés en rouge brun par le mélange de Biondi.

Les enclaves les plus importantes sont, sans contredit, les granulations cytoplasmiques connues depuis Wharton Jones et Max Schultze, étudiées par Semmer, Pouchet, Ranvier, Renaut, Hayem, Ehrlich et ses élèves.

La réalité de ces granulations n'est pas discutable, puisque les plus grosses d'entre elles sont visibles sur les cellules suivantes, en dehors de l'intervention de tout réactif fixateur colorant.

Leur nature est très discutée : tandis que Weiss, Löwit, Sciawcillo les regardent comme des matières albuminoïdes, d'autres auteurs supposent que leur constitution est plus simple que celle des protéiques.

Leur signification n'est pas moins obscure; tenant compte de leur ordonnance et de leurs rapports avec le cytoplasme, Arnold les rapproche des bioblastes d'Altmann et les tient pour des plasmosomes modifiés. Cette opinion est adoptée par Schultze, Gulland, et combattue, non sans raison, par Ehrlich, Renaut, Löwit et Heidenhain. On tend généralement à regarder les granulations leucocytaires comme des élaborations analogues à celles des éléments glandulaires.

Leur réaction est presque toujours alcaline puisqu'en coloration vitale par le rouge neutre elles apparaissent presque toujours pourvues d'une teinte rouge orangée (Ehrlich).

Leur forme est, en général, arrondie; cependant, chez les oiseaux, certaines d'entre elles s'allongent et prennent une forme bacillaire, analogue à celle des cristalloïdes du vitellus et du testicule.

Leurs dimensions sont très variables : il en est de très fines qui, pour être aperçues, nécessitent l'emploi des plus forts grossissements; il en est de très grosses, chez le cheval notamment, qui mesurent jusqu'à 5 et 6 μ.

L'analyse des affinités tinctoriales et des caractères histochimiques (solubilité) de ces granulations a permis à Ehrlich d'établir une classification et une terminologie qui, sans être indiscutables, n'en sont pas moins classiques.

Admettant que la plupart des matières colorantes d'aniline sont des sels Ehrlich désigne conventionnellement sous le nom de couleurs *acides* celles dans lesquelles le principe colorant est fourni par l'acide; sont *basiques* celles dans lesquelles le principe colorant est fourni par la base, et *neutres* celles dont la coloration résulte à la fois de l'acide et de la base.

L'éosine, l'orange, la fuchsine sont des couleurs acides; le bleu de méthylène, le bleu de Unna, le vert de méthyle, des couleurs basiques. Le mélange d'Ehrlich (vert de méthyle, fuchsine acide, orange) représenterait une couleur neutre.

Par suite, les granulations dites *acidophiles*, *basophiles* ou *neutrophiles*, suivant qu'elles ont une affinité élective pour les couleurs dites *acides, basiques* ou *neutres*[1]. Elles sont dites *amphophiles* lorsqu'elles prennent indifféremment les couleurs *acides* ou *basiques*.

D'après Ehrlich, ces trois types granulaires diffèrent les uns des autres non seulement par leur colorabilité, mais encore par leurs propriétés morphologiques et chimiques. Ils sont véritablement spécifiques et sans relations les uns avec les autres; les formes de transition signalées par Maragliano et Zappert entre les acidophiles et les neutrophiles n'existeraient pas. Un leucocyte peut renfermer des granulations diversement colorables mais jamais il ne contient simultanément de vrais grains acidophiles, basophiles et neutrophiles. Engel a bien signalé la présence de grains diversement colorables dans un même protoplasma leucocytaire, mais, comme il a omis de donner les caractères histochimiques des grains surajoutés, Ehrlich et ses élèves rejettent son observation comme non probante.

Pour ces auteurs, lorsqu'un leucocyte contient des grains diversement colorés, les grains surajoutés méritent le nom d'*hétérochromatiques* et leur signification est tout à fait spéciale. Ehrlich, par exemple, trouve dans des éosinophiles des granulations teintes par l'induline; il constate que ces granulations n'ont rien à voir avec les vraies granulations basophiles, mais qu'elles possèdent les propriétés histochimiques des éosinophiles, et il lui suffit de les déshydrater pour leur rendre leurs affinités tinctoriales habituelles. Il en conclut qu'il s'agit de formes jeunes en voie de développement.

Propriétés physiques. — Incolores presque toujours, d'une réfringence variable, opaques ou clairs, les leucocytes sont des masses protoplasmiques molles, malléables et nues, plus lourdes que le plasma et moins lourdes que les hématies. Visqueux, ils adhèrent aux surfaces les plus lisses. Lorsque la circulation se ralentit, ils s'accumulent contre la paroi vasculaire et résistent au courant qui les étire. Placés sur une lame de verre, ils lui adhèrent et ne sont pas entraînés par une goutte d'eau qui, pénétrant par capillarité, chasse les globules rouges. Les recherches de Berthold semblant démontrer qu'une goutte protoplasmique, dénuée de membrane, possède les caractères physiques d'un liquide, on peut supposer qu'au repos, le leucocyte est arrondi par une tension superficielle égale en tous les points de sa surface; cette tension est de même ordre, mais plus faible que celle des globules de beurre en suspension dans le lait. Pour si suggestive que soit cette comparaison, elle n'est pas absolument exacte, car le protoplasma leucocytaire, nous l'avons vu, est loin d'être homogène.

Iscovesco a tenté d'apprécier numériquement la masse des leucocytes du sang.

Si, dit-il, on accepte le chiffre moyen de 6000 leucocytes par millimètre cube, il résulte qu'un litre de sang humain en contient 6 milliards; si on considère chaque leucocyte comme un petit cube ayant 10 μ de dimensions, les globules blancs d'un litre de sang pressés les uns contre les autres formeront

1. L'existence des granulations neutrophiles a été contestée : Gulland, Kanthack et Hardy qui pensent que le mélange d'Ehrlich est acide regardent ces granulations comme des grains acidophiles. Dominici pense qu'elles se colorent indifféremment par les couleurs acides et basiques et que, par suite, elles sont amphophiles.

un parallélipipède de 3 centimètres de hauteur sur une base ayant respectivement 1 et 2 centimètres de côté.

Chez un homme de 70 kilogrammes, possédant 6 litres de sang, la masse totale des leucocytes hématiques constituera donc un parallélipipède ayant 9 centimètres de hauteur et une base carrée de 2 centimètres de côté, ce qui fait en tout un volume approximatif de 36 centimètres cubes.

Constitution chimique. — Les leucocytes contiennent :

1° Des métalloïdes (chlore, iode) ;

2° Des métaux (sodium, potassium, calcium, magnésium, fer);

3° Des substances ternaires (graisses, glycogène);

4° Des substances albuminoïdes et des ferments solubles.

Fer. — Les recherches d'Arnold, Hayem, Quincke et Barker démontrent sa présence fréquente; Arnold a vu les leucocytes ingérer des particules ferrugineuses exogènes. Rouget a montré que les cellules blanches pouvaient absorber les vieux globules rouges. Suivant Quincke, les hématies phagocitées se transforment, les unes en grains jaunes, les autres en albuminate de fer incolore.

Graisses. — Des graisses de réserve peuvent s'accumuler dans les leucocytes des invertébrés (Cuénot). Chez les vertébrés supérieurs, la graisse n'apparaît guère que dans les leucocytes malades ou mourants: il y a *dégénerescence* plutôt que *surcharge graisseuse.*

Glycogène. — Le glycogène existe à l'état de masse gommeuse, diffuse dans la cellule lymphatique des animaux à sang froid (Ranvier). Chez les mammifères, il ne paraît pas constant à l'état physiologique, mais il se montre dans les circonstances morbides les plus diverses (narcose, diabète, traumas graves, infections). Salmon a noté son apparition après des injections de chlorure de sodium, de glycose, de staphylocoques et de streptocoques.

Comme l'infiltration glycogénique se produit dans les lymphocytes et les polynucléaires, jamais dans les macrophages, on a le droit de penser qu'elle n'est pour rien dans les propriétés bactéricides des leucocytes.

Suivant Salmon, le glycogène leucocytaire se présente sous les aspects les plus variés (croissants, anneaux concentriques aux contours cellulaires, boules ou excroissances).

Ferments solubles. — Dès 1888, Leber a constaté qu'un pus aseptique digérait la fibrine et liquéfiait la gélatine. Dans les leucocytes amygdaliens, Rossbach a trouvé une amylase; une constatation identique a été faite plus récemment par Zabolotny sur les leucocytes péritonéaux du cobaye.

D'après Lépine, la diastase glycolytique, fabriquée par le pancréas, serait fixée d'une façon intérimaire par les globules blancs.

Portier et Brandenburg ont étudié les oxydases leucocytaires, Mantegazza et Schmidt la plasmase. Celle-ci prédominerait surtout dans les noyaux. Dans les mononucléaires, Delezenne a trouvé l'entérokinase et Tarassewitch la macrocytase.

Dans un pus aseptique consécutif à une injection de térébenthine, Achalme a mis en évidence une amylase, une oxydase, une trypsine, une caséase et une saponase.

Propriétés biologiques. — La cellule blanche possède toutes les propriétés primordiales de la matière vivante : sensibilité, motilité, pouvoirs d'absorption, de sécrétion, de reproduction.

Motilité. — Elle est connue depuis longtemps, puisque, dès 1846, Wharton Jones observa les déplacements et les expansions pseudopodiques des leucocytes du sang de raie et de grenouille. Quelques années plus tard, en 1850, Davaine fit les mêmes constatations sur les globules blancs du sang humain. Ces changements de forme furent comparés par Lieberkühn à ceux des amibes et, maintenant encore, on les désigne sous le nom d'*amiboïsme*. Le leucocyte émet un prolongement ou pseudopode; ce pseudopode se ramifie, puis le corps cellulaire se déplace, se fusionnant avec cette expansion et ainsi de suite. Tantôt, les expansions protoplasmiques sont lobées, arrondies et assez larges; tantôt, au contraire, elles sont minces, filiformes, semblables à des aiguilles. Les pseudopodes des éosinophiles seraient moins effilés que ceux des autres leucocytes (Max Schultze). Pour Flemming et de Bruyne, il n'y aurait dans le sang circulant que des lobopodes; les fins pseudopodes se produiraient sur les globules sortis des vaisseaux. A côté de ces mouvements d'ensemble, il paraît exister des mouvements endoplasmiques qui, sans déplacer la cellule, déplacent seulement les granulations et peut-être le noyau.

D'après Ranvier, sous l'influence des mouvements protoplasmiques, le noyau éprouve des changements véritablement passifs; les bourgeons, les étranglements et même les divisions qu'il présente résultent de l'activité du protoplasma qui étrangle, par une sorte de contraction, des portions de la masse nucléaire, comme ferait un anneau sur un sac. Sherrington, Dekhuysen, Gulland et Korschelt pensent de même.

Metchnikoff, Heidenhain trouvent dans l'apparence de ce noyau multilobé un des signes de l'adaptation des leucocytes à la diapédèse. Ehrlich a remarqué depuis longtemps que les polynucléaires se déplacent plus souvent et en plus grand nombre que les autres leucocytes. Metchnikoff insiste sur la rareté relative de ce type nucléaire chez les invertébrés avasculaires et il trouve évident qu'un noyau fragmenté en plusieurs lobes doit traverser la paroi vasculaire beaucoup plus facilement qu'un grand noyau entier.

Il est bien certain que ni la théorie de Ranvier, ni celle de Metchnikoff ne peuvent expliquer la genèse de tous les noyaux polymorphes. S'appliquent-elles à quelques-uns d'entre eux?

Les observations de Ranvier montrent la *concomitance* des modifications nucléaires et protoplasmiques sans établir entre elles une relation de causalité évidente. En effet, elles supposent mais n'établissent pas la passivité du noyau, son immobilité; elles n'expliquent pas la polymorphie du noyau de certaines cellules immobiles et la presque absolue sphéricité du noyau de certaines cellules amiboïdes. Cependant Demoor, après avoir paralysé le protoplasma leucocytaire par narcose chloroformique, a vu des mouvements du noyau. En admettant même, qu'étant donné l'objet d'étude (leucocytes de grenouille), ces observations soient sujettes à caution, il n'en reste pas moins bien établi qu'à certains moments (division directe et indirecte), le noyau peut se mobiliser.

On a tenté d'expliquer le noyau contourné des cellules immobiles en supposant que ce noyau n'a pas eu le temps de revenir à la forme ronde. Il est fort possible que cette explication satisfasse à quelques cas particuliers, elle ne saurait être généralisée. D'ailleurs, ce noyau polymorphe se voit dans des cellules qui n'ont jamais été mobiles. Arrivons au noyau arrondi des cellules amiboïdes. Certains pensent qu'il s'agit de cellules ne présentant que des mouvements exoplasmiques, sans influence sur le noyau. Nul doute que de tels mouvements existent, le tout est de savoir si les mononucléaires ne cheminent toujours que grâce à de semblables mouvements. Comme il n'en est rien, nous sommes en droit de conclure avec Lavdovsky, Hardy et Wesbrock que, contrairement à l'opinion de Ranvier, il n'est pas démontré que les déformations nucléaires soient purement passives et sous la dépendance étroite de la contractilité protoplasmique.

La théorie de Metchnikoff est passible des mêmes objections et de quelques autres encore; nous ne reviendrons pas sur la diapédèse des mononucléaires, sur la polymorphie du noyau de certaines cellules immuablement fixes. Nous nous contenterons de remarquer que, si certaines formes de polynucléaires paraissent se bien prêter au passage à travers d'étroits défilés intercellulaires, il en est d'autres (formes en O. en rosaces) qui, à coup sûr, ne sauraient faciliter les migrations endothéliales.

Les leucocytes, pour se déplacer, font un effort considérable (Engelmann). Pour le concevoir, il suffit de se rappeler qu'ils possèdent une tension superficielle plus faible mais de même ordre que celle des globules de graisse en suspension dans un liquide aqueux. En chambre humide, Lavdovsky a vu des leucocytes traverser de part en part un caillot sanguin. Les globules blancs des animaux à sang froid manifestent leur amiboïsme à la température ambiante; ceux des animaux à sang chaud ne le font qu'entre 20° et 37°. La chaleur excite cette activité; à 43°, elle tue les leucocytes en leur donnant une forme ronde. L'oxygène est nécessaire à leur vie et surtout à leurs manifestations motrices. Aussi peut-on introduire, sous la peau, un morceau de phosphore sans voir survenir le moindre leucocyte et cela, parce que le phosphore absorbe tout l'oxygène voisin.

Rollett, Goluber et Engelmann ont constaté que, sous l'influence des chocs d'induction, les leucocytes rentraient leurs pseudopodes et prenaient une forme sphérique. Forts, ces courants les tuent. Moins forts, ils les paralysent momentanément. Ranvier pense qu'il est difficile, dans de semblables expériences, de se mettre à l'abri des causes d'erreur d'origine chimique (action électrolytique du courant).

L'acide carbonique, l'oxyde de carbone, l'hydrogène, la quinine, le curare, le chloroforme paralysent, puis tuent les leucocytes.

L'humeur aqueuse de la grenouille est un milieu défavorable à ces cellules.

Grâce à leur motilité, les leucocytes méritent bien leur nom de cellules migratrices; fréquemment ils quittent la lymphe et le sang pour se répandre dans les tissus voisins (Recklinghausen, Waller, Cohnheim, Stricker et Sanderson, Metchnikoff, Sabatier, Pouchet, Kowalewsky, Durham, etc.). Comme le prouvent une série d'expériences classiques, ils peuvent traverser les corps poreux. Tantôt ils cheminent dans les espaces intercellulaires (stomates), tantôt ils perforent le protoplasma cellulaire (fenestrations des cellules intestinales). Un certain nombre d'entre eux quittent définitivement le milieu intérieur pour se perdre — corps et biens pourrait-on dire — à l'extérieur, soit à la surface du tégument cutané, soit dans la cavité du canal intestinal. Ainsi, l'on conçoit la possibilité d'une élimination assurée par les leucocytes.

Durham a constaté que les leucocytes excrétaient de cette façon des substances étrangères, introduites expérimentalement dans le corps d'Asterias rubens. Des globules blancs chargés de fonctions identiques ont été signalés dans l'ovaire de Lacerta agilis et des mammifères par Strahl et Löwenthal.

Cette motilité est-elle une propriété commune à tous les leucocytes sans exception? Le problème est difficile parce qu'il est toujours délicat, sans coloration de savoir à quelle variété de leucocytes on a affaire. Dans ces conditions, il est impossible, par exemple, de savoir si l'on observe un éosinophile ou un leucocyte à granulations basophiles.

Les plus amiboïdes de tous sont les globules à grains neutrophiles; viennent ensuite les grands globules sans granulations et les éosinophiles. Contrairement à Renaut, l'amiboïsme de ces derniers leucocytes a été démontré par Max Schultze, Bizzozero, Mayer, Weiss, Müller et Rieder, Lavdovsky.

Rieder, Hirschfeld et Wolff ont démontré que parfois les lymphocytes étaient mobiles.

Constaté par de grands observateurs, facile à vérifier, l'amiboïsme leucocytaire est un fait définitivement acquis que ne sauraient ébranler les opinions dissidentes de Semper, Griesbach et Retterer. Rappelons cependant, à titre documentaire, que, pour Griesbach, la migration, observée *in vitro*, n'est que l'effet de l'adhérence, de la diffusion et de l'absorption de gaz ; que, pour Retterer, les expansions pseudopodiques, ne sont que « le résultat de l'hydratation, de la désagrégation et de l'effritement du corps cellulaire ».

Pouvons-nous concevoir le mécanisme de cette motilité, manifestation élémentaire de la substance contractile la plus primitive? Engelmann a tenté d'appliquer aux mouvements de ce protoplasma, dénué de la double réfraction, sa théorie thermodynamique de la contraction musculaire. Il suppose qu'il existe dans le protoplasma de la cellule amiboïde d'innombrables éléments contractiles, trop petits pour être visibles aux plus forts grossissements. Ces éléments, entassés pêle-mêle, auraient une forme allongée et deviendraient sphériques en se gonflant. De ce gonflement résulterait la formation des pseudopodes. Il s'agit, on le voit, d'hypothèses pures, rejetées peut-être avec raison par Verworn. Nous devons à ce dernier auteur une théorie, au moins très ingénieuse. Pour lui, la mobilité des leucocytes, comme tous les phénomènes de contraction, résulte de l'alternance de deux phases opposées : l'une, de contraction, dans laquelle la surface diminue par rapport à la masse (forme sphérique), l'autre, d'expansion, dans laquelle la surface s'agrandit (formations pseudopodiques). Les leucocytes ayant une tension superficielle analogue à celle des liquides, il est permis de penser que, lorsqu'ils sont sphériques, ils possèdent une tension superficielle égale en tous les points de leur surface. De même, lorsqu'ils émettent un pseudopode, c'est que leur tension superficielle diminue en ce point. Quelles sont donc les causes de cette augmentation ou de cette diminution de la tension superficielle? Étant donné que les pseudopodes se forment en présence d'oxygène et disparaissent en son absence, Verworn suppose que ce gaz, pris comme exemple, est l'excitant unilatéral susceptible de diminuer, en un point de la surface leucocytaire, la tension superficielle et, par suite, de produire des pseudopodes. Il diminuerait la tension superficielle en diminuant la cohésion que les diverses molécules organiques affectent entre elles.

Sous l'influence de l'oxygène ou des excitants de la désassimilation, voire spontanément, les molécules organiques se décomposeraient, la tension superficielle augmenterait et, par suite, le leucocyte redeviendrait sphérique par rétraction du pseudopode précédemment formé. Comme toutes les théories, celle de Verworn est passible de certaines objections : le protoplasma leucocytaire n'est pas homogène ; on ne sait pas de façon positive comment l'oxygène diminue la tension superficielle, etc. Elle a toutefois le mérite d'être suggestive et de montrer ou, du moins, de faire entrevoir la signification des phénomènes de chimiotaxie positive ou négative. La chimiotaxie n'est pas une attraction ou une répulsion mystérieuse : elle dérive du mode de mouvement spécial à la forme cellulaire considérée. Dans l'exemple précédent, l'excitant unilatéral choisi était l'oxygène qui, diminuant la tension superficielle, provoquait l'apparition d'un pseudopode du côté excité ; le leucocyte se mobilisait vers l'oxygène, il y avait chimiotaxie positive. Or il existe des excitants unilatéraux qui, au contraire, augmentent la tension superficielle au point excité : le pseudopode se forme du côté opposé, là où l'excitation de contraction est minime et où le protoplasma peut s'étaler sans obstacle ; le leucocyte s'éloigne de l'excitant, il y a chimiotaxie négative. Provoquent la chimiotaxie positive, en outre de l'oxygène, des substances albuminoïdes (caséine du gluten, bouillie de farine de pois, de froment), des ferments (laccase), des toxines microbiennes et la plupart des microbes pathogènes ou saprophytes. Lubarsch a montré que les bactéries vivantes provoquaient une chimiotaxie positive plus marquée que les mêmes bactéries préalablement chauffées. Des recherches de Peckelharing, il résulte que les bactéries déterminent une chimiotaxie plus intense que les corps inertes tels que les filaments de coton. Par contre, la quinine, le jequirity, le chloroforme, l'alcool, la glycérine, l'acide lactique, les solutions à 10 p. 100 de sels de soude et de potasse, le microbe du choléra des poules provoquent une chimiotaxie négative. Chez la grenouille curarisée, il n'y a pas leucolyse comme le pensait Drozdoff, mais émigration en masse des globules blancs dans les voies lymphatiques (Tarchanoff). L'eau, les solutions faibles de sels de soude et de potasse, la peptone, la phloridzine, la créatine, la créatinine, l'allantoïne ne provoquent pas de chimiotaxie.

La sensibilité des leucocytes varie suivant l'espèce animale et suivant l'âge de l'individu, les leucocytes des mammifères paraissent plus sensibles que ceux des animaux à sang-froid (Gabritchevsky) ; suivant Borissoff, ils seraient plus sensibles chez les jeunes que chez les vieux. Cet auteur a constaté qu'aucune des substances expérimentées par lui n'attirait une variété leucocytaire plutôt qu'une autre. J'ai vu, chez le même sujet, le même microbe provoquer des réactions leucocytaires qualitativement variables suivant l'organe considéré. Parfois, au contraire, telle variété de cellule blanche phagocyte tel microbe, à l'exclusion de tout autre. Ainsi, pour Metchnikoff, les polynucléaires englobent les streptocoques de l'érysipèle, les gonocoques, ce que ne font pas les mononucléaires ; les mononucléaires englobent le bacille de Hansen, ce que ne font pas les polynucléaires. De même, dans les expériences de Besredka, c'étaient toujours et exclusivement les grands mononucléaires qui étaient attirés par le trisulfure d'arsenic. Toutefois on ne saurait poser en règle générale que chaque type leucocytaire possède une chimiotaxie spéciale. Étant donné ce fait, étant donné qu'un même leucocyte, neutrophile ou éosinophile, est attiré par les microbes les plus divers, on conçoit que, même pour des infections pures, l'étude qualitative d'une leucocytose soit souvent incapable d'aider sérieusement le diagnostic clinique.

Absorption de particules solides et d'éléments figurés (phagocytose). — On sait depuis longtemps que les leucocytes englobent des particules solides amorphes, des débris cellulaires. Dès 1862, Heckel a découvert que les leucocytes de Thétys phagocytaient des grains d'indigo. Recklinghausen, Preyer, Schultze et Balbiani ont fait de semblables observations sur des objets différents. Virchow, Kœlliker et Langhans ont vu que les débris hématiques des vieux foyers hémorragiques étaient emportés par les cellules blanches. Arnold a décelé la présence du fer, non seulement dans le protoplasma, mais parfois encore dans le noyau ; on a vu des grains d'amidon qui déprimaient le noyau, tandis que d'autres se trouvaient à son centre, comme si les deux saillies nucléaires s'étaient soudées derrière le corps étranger ainsi incorporé.

Ces faits devaient ouvrir des horizons bien nouveaux à la biologie. Puisque les leucocytes absorbaient des particules solides de matière colorante, on pouvait supposer qu'ils en faisaient autant pour des substances chimiques insolubles, utiles ou nuisibles. Et de fait, Besredka a observé la phagocytose du trisulfure d'arsenic ; Arnozan, Montel, celle du calomel, du salicylate de soude ; Landerer, celle du baume du Pérou. Ainsi, contrairement au vieil adage : *corpora non agunt nisi soluta*, on peut concevoir que l'organisme utilise des substances insolubles. On peut et on doit admettre une assimilation se faisant dans l'intimité des tissus, en dehors du tube digestif. Enfin, puisque les leucocytes absorbaient des débris cellulaires, il était permis de supposer que, peut-être aussi, ils phagocytaient des cellules animales ou végétales (microbiennes). Sur les larves d'amphibiens, Rouget a observé, dès 1874, des leucocytes hématophages qui, après avoir détruit les hématies par eux ingérées, se transformaient en cellules pigmentaires. Metchnikoff a étudié l'histolyse des Spongiaires, des Échinodermes et des Amphibiens. De même, les travaux de Kowalewsky et de van Rees se sont efforcés d'établir l'importance du rôle des leucocytes myophages dans les phénomènes histolytiques de la nymphose. Metchnikoff et ses élèves ont montré que la cellule blanche pouvait phagocyter les cellules microbiennes les plus diverses. Cette phagocytose ne semble pas du reste une propriété spéciale et exclusive de la cellule blanche : si, par exemple, l'histolyse de la queue des batraciens est attribuée aux leucocytes par Bataillon, elle est attribuée à des phagocytes musculaires par Metchnikoff et Soudakewitch. De même, la neuronophagie, œuvre des leucocytes pour Kolesnikoff, Weller, Babès, Valenza, Pugnat, Franca et Athias, est le fait de la cellule névroglique aux dires de Krauss, Marinesco, Nissl, Anglade et Rispal. D'ailleurs, tous les leucocytes ne sont pas phagocytes : les petits globules ne le sont pas; les éosinophiles le sont peu.

Les cellules englobées par les leucocytes sont-elles normales ou préalablement altérées? La réponse ne paraît pas devoir être identique pour la cellule animale et la cellule microbienne.

Pour la cellule microbienne, nul doute, semble-t-il, qu'elle puisse être englobée vivante, puisque, ainsi phagocytée, parfois encore elle est capable de tuer.

Pour la cellule animale, le problème est plus complexe et la réponse moins aisée. En effet, *a priori*, ce phénomène peut tenir soit à une exaltation anomale de l'activité cytophage du globule blanc, soit à l'affaiblissement préalable ou à la mort de la cellule phagocytée. L'évolution du processus est souvent assez rapide pour qu'il soit histologiquement bien difficile de faire la part respective de ces deux facteurs. D'ailleurs, une cellule peut être fonctionnellement affaiblie ou malade, sans que cet état de moindre résistance ait nécessairement une traduction morphologique appréciable. Ces considérations permettent de concevoir toutes les discussions soulevées par le rôle des phagocytes dans l'histolyse nymphale des insectes ou dans celle des batraciens anoures : les uns soutiennent que la cellule disparaît sous l'effort répété des leucocytes, les autres, les plus nombreux, affirment que les globules blancs se bornent à enlever les restes d'un organe déjà altéré. Sans aborder ici l'étude de cette question, nous nous contenterons de remarquer que, même en faisant abstraction des recherches de Loos, Eberth, Nœtzel, etc., recherches qui tendent à prouver que l'action dissolvante des sucs des tissus et du sang suffit à cette destruction, il est de toute évidence que, fonctionnellement au moins, les cellules ainsi phagocytées sont en état d'infériorité manifeste (arrêt de développement, diminution considérable ou suspension de leurs mutations nutritives, etc.).

Mais, que trouvons-nous chez les mammifères? Si nous laissons de côté les cellules épithéliales fortuitement détruites par la migration des globules blancs, nous voyons ces derniers s'attaquer aux cellules musculaires dans le cours des processus infectieux ou toxiques, aux globules rouges chez les leucémiques. Cette hématophagie des leucocytes leucémiques permet logiquement de supposer aussi bien une hyperactivité des cellules blanches qu'une diminution de la résistance des globules rouges. Par contre, la myophagie des leucocytes est plus suggestive. Elle démontre que les fibres musculaires ne sont phagocytées qu'après avoir été, au préalable, dystrophiées sous l'influence de la lésion du nerf ou sous celle d'un agent toxique. Étant donnés ces faits, étant donnés ceux observés dans l'atrophie physiologique des invertébrés et des batraciens, il ne sera peut-être pas illogique de penser que, si vraiment les phagocytes interviennent dans les processus de l'atrophie en général et de l'atrophie sénile en particulier, ils ne font que détruire des cellules en imminence de ruine.

Reproduction. — Les leucocytes se reproduisent par division directe (amitose) et par division indirecte (caryocinèse). Arnold pense avoir trouvé dans la disposition plus ou moins filamenteuse des éléments chromatiques de certains leucocytes la preuve de l'existence d'un mode de division intermédiaire aux divisions directe et indirecte. Mais, pour Flemming et Reinke, il s'agirait soit de divisions indirectes, multipolaires, soit de figures altérées par les réactifs.

Les leucocytes peuvent se diviser dans le sang, la lymphe, le tissu conjonctif, les organes hématopoiétiques : ganglions lymphatiques, rate, moelle osseuse.

D'une façon générale et, sauf exceptions, en général, pathologiques, il est possible de dire que, plus nombreux et plus développés sont les organes hématopoiétiques, moins nombreuses sont les divisions des globules blancs en circulation. Par exemple, chez les invertébrés, Cuénot trouve peu ou pas de divisions dans les leucocytes des céphalopodes, des crustacés décapodes qui possèdent des glandes lymphatiques; les divisions sont, au contraire, fréquentes pour les globules blancs circulants des pulmonés, des gastéropodes, des orthoptères, des aranéides, des solifuges, des oligochètes, des hirudinés, qui sont ou paraissent dépourvus d'organes lymphatiques.

Il y a des exceptions : les lamellibranches possèdent des glandes lymphatiques, et cependant Apathy, de Bruyne, Cuénot ont vu des mitoses, Knoll Owsjannikow, Carazzi, des amitoses sur leurs globules libres.

De même, chez les vertébrés, voire chez les mammifères où pourtant les centres hématopoiétiques prennent, à certains moments, un si extraordinaire développement, il est possible d'observer la division des cellules blanches errantes dans le sang, la lymphe, le tissu conjonctif, les corps étrangers (moelle de sureau).

Dans le sang, on peut trouver des mitoses ou des divisions directes. C'est dans le sang de l'axolotl que Ranvier a observé la division directe des leucocytes; c'est dans le sang de ce même animal que Lavdovsky a trouvé des mitoses. Flemming met en doute la réalité des observations de ce dernier auteur. Klein et Löwit ont observé des divisions dans le sang du triton.

Des mitoses ont été signalées dans le sang du chien, du lapin, de l'embryon humain et de l'enfant par Kultchitsky, Spronck et Prins, Wertheim, Hock et Schlesinger. Aussi Rœhmer admet-il la possibilité de la reproduction des leucocytes du sang par l'un ou l'autre des deux modes de division. Cette reproduction dans le sang est encore admise par Medwedeff et Markewitsch. Wlaeff l'a observée après la splénectomie; de nombreux auteurs l'ont trouvée dans le sang leucémique.

Gourevitch a vu des caryocinèses dans le sang après injection d'abrine et de ricine, substances qui provoquent d'abord l'hypoleucocytose, puis l'hyperleucocytose.

Dans la lymphe du canal thoracique, Löwit a observé des mitoses; j'ai observé d'assez nombreuses mitoses des leucocytes circulants dans les voies caverneuses d'un ganglion mésentérique de lapin dans les veines duquel j'avais injecté de la pilocarpine.

Les chromosomes de quelques globules blancs étaient disposés en couronne. Cette disposition a été observée par von Kostanecki. Meves et Henneguy ont démontré qu'elle tenait à la persistance de la sphère attractive au centre de la figure et qu'elle entraînait la formation du noyau annulaire ou troué des spermatogonies de la salamandre. Il est donc permis de supposer que certains noyaux annulaires des leucocytes ont une semblable origine.

Dans le liquide céphalo-rachidien d'un paralytique général, j'ai vu la division directe du noyau de quelques petits globules blancs dépourvus de granulations.

Peremeschko, Kultchitsky, Muskatbluth, Metchnikoff, Flemming, Giovannini, Dekhuysen, van der Stricht, Denys, M. Heidenhain ont décrit les mitoses des cellules migratrices du tissu conjonctif; Arnold et Marchand, celles des leucocytes émigrés dans un fragment de moelle de sureau. Les mitoses, observées par Heidenhain et de Bruyne, sur les globules blancs qui infiltrent l'épithélium intestinal, sont contestées par Nicolas.

A l'état normal, chez les mammifères, la reproduction des globules blancs libres paraît donc très réelle; mais, au moins en ce qui concerne le sang, elle ne paraît pas aussi fréquente que certains travaux le laisseraient supposer. En effet, Spronck et Prins ont trouvé 18 mitoses sur 9653 leucocytes comptés sur des coupes de veine cave (lapin) et 2 mitoses sur 1091 leucocytes de sang humain obtenu par piqûre digitale. Or, Lövit a pu dénombrer 5000 globules blancs sans trouver une seule cinèse. Cet auteur a soutenu que les leucoblastes se divisaient toujours directement; les érythroblastes indirectement. Mais Denys et van der Stricht ont démontré la réalité de la mitose des leucoblastes.

On crut aussi que les polynucléaires se divisaient directement, les mononucléaires indirectement. Il est démontré aujourd'hui que les polynucléaires, comme les éosinophiles, présentent des caryocinèses. L'un ou l'autre mode de division ne saurait donc être regardé comme l'apanage exclusif de telle ou telle variété leucocytaire.

Par contre, l'amitose semble, sinon exister exclusivement, du moins prédominer chez les pulmonés, les oligochètes, les hirudinées tandis que la cinèse prédomine chez les orthoptères et les solifuges. L'amitose semble plus fréquente chez l'axolotl que chez les mammifères.

Nous n'avons point à décrire ici la caryocinèse des leucocytes qui, en général, ne présente rien de particulier. Bornons-nous à rappeler la possibilité de cinèses anomales : celles dans lesquelles les chromosomes se disposent en couronne autour du centrosome et qui produisent certains noyaux troués; celles à pôles multiples qui, ne s'accompagnant pas de division protoplasmique, engendrent des cellules multinucléaires. Van der Stricht qui, comme Heidenhain, n'admet pas de rapport entre la polymorphie du noyau et sa division directe, pense, avec van Bambeke et Kostanecki, que certains noyaux polymorphes résultent de la fusion de plusieurs noyaux fils.

L'amitose des leucocytes, décrite par Ranvier, Bizzozero, Arnold, nous arrêtera davantage. Ranvier a constaté qu'à 16° un globule blanc d'axolotl met trois heures pour se diviser directement. Dans la division directe ordinaire, on voit le noyau se partager en deux segments ou bourgeons à peu près égaux, reliés par un pédicule, qui s'amincissant de plus en plus, finit par se rompre. La division du corps protoplasmique suit d'assez près celle du noyau. Il est bien évident que, si la division protoplasmique n'a pas lieu, il en résulte une cellule multinucléée (Arnold). Il arrive aussi que les bourgeons ne se détachent pas ou viennent de nouveau se fusionner (Ranvier). Lorsque le noyau se divise directement en plusieurs fragments inégaux, on se trouve en présence du processus décrit par Arnold sous le nom de *fragmentation*. Arnold a pensé qu'il pouvait exister une relation entre cette fragmentation et la production de certains noyaux troués. Pour Gœppert, la perforation du noyau serait un phénomène secondaire et résulterait d'une invagination de la paroi qui s'approfondirait jusqu'à atteindre la face opposée de la membrane nucléaire.

Les noyaux annulaires se diviseraient directement par étranglement en deux demi-anneaux qui se sépareraient ensuite en plusieurs fragments, toujours par étranglement. On s'est demandé ce que devenaient les centrosomes dans la division directe. Flemming, constatant sur les leucocytes de la salamandre que le centrosome ne se dédouble pas, pense cependant que la sphère attractive exerce une influence sur cette division, car elle est toujours placée vis à-vis de la ligne de séparation des deux moitiés nucléaires.

Quelle est la signification de l'amitose des leucocytes? Pour Flemming, ce serait un phénomène de dégénérescence qui, le plus souvent, augmenterait la surface du noyau en produisant des cellules multinucléées. Ziegler et vom Rath soutiennent une opinion à peu près analogue : pour eux, lorsque la division directe porte et sur le noyau et sur le corps protoplasmique, les cellules filles ne peuvent plus se diviser ultérieurement. Par contre, Lövit admet, à côté de la division directe, dégénérative, une division directe, régénérative, à la suite de laquelle les cellules peuvent continuer à se multiplier. Pour cet histologiste, la teneur du noyau en pyrénine et en chromatine serait variable; un noyau riche en pyrénine se diviserait directement, un noyau riche en chromatine se diviserait indirectement. Henneguy pense que les noyaux qui se divisent directement ne sont pas plus riches en pyrénine qu'en chromatine.

Évolution. Dégénérescences et mort. — Des protoplasmas ancestraux à vie libre et indépendante, les leucocytes ont conservé, malgré les adaptations nécessaires aux conditions nouvelles de l'existence en colonie cellulaire, non seulement la sensibilité, la motilité, les capacités de digestion et de reproduction, mais encore l'individualité et la résistance remarquable aux agents destructeurs. Vingt-quatre heures après la mort du corps humain, la plupart des leucocytes sont encore vivants et peuvent, lorsqu'on les maintient dans des conditions favorables, demeurer plus longtemps en vie (Verworn). Recklinghausen et Ranvier ont démontré qu'ils étaient susceptibles de conserver leurs propriétés en dehors de l'organisme, pendant un temps parfois très long (22 jours).

Il est difficile de savoir la durée, même approximative, de la vie normale d'un leucocyte. Everard, Massart et Demoor la supposent très brève. Cependant cette vie est peut-être assez longue, du moins chez le vieillard. Comme les globules blancs des sujets âgés ne paraissent pas se diviser dans le sang ou dans les organes hématopoiétiques atrophiés, on peut croire, sinon à leur pérennité, du moins à leur plus ou moins grande longévité.

Toutefois, spontanément ou sous des influences diverses, physiques, chimiques, les leucocytes peuvent dégénérer et mourir. Les altérations dégénératives sont nombreuses : Hayem signale la surcharge hémoglobique présentée, dans certaines anémies, par quelques mononucléaires. D'autres s'infiltrent de graisse, de glycogène, de pigments (voy. Constitution chimique). Pour Czerny et Grigorjeff, l'amyloïde peut infiltrer les leucocytes; ce fait est contredit par Obrzut. Ziegler décrit la dégénérescence muqueuse de ces éléments.

Heidenhain, Arnold, Gunprecht ont étudié la dégénérescence chromolytique des leucocytes. Le réseau chromatique se condense en une masse compacte et homogène qui se fragmente. Il en résulte des boules qui, après la rupture de la membrane nucléaire, se répandent dans le protoplasma; ce dernier, après s'être

[G. DELAMARE.]

gonflé et vacuolisé, finit par disparaître, dissous dans les liquides ambiants. Le noyau, ainsi altéré, prend d'abord plus fortement qu'à l'état normal les colorants; ailleurs, il est pâle et ses contours sont diffus : cette dernière forme de dégénérescence, décrite par Klein sous la dénomination d' « ombre leucocytaire », est peut-être artificielle. Ranvier s'est demandé si les leucocytes qui se détruisent au niveau des plaies en voie de réparation ne fournissent pas ainsi des matériaux nutritifs aux tissus en voie de réédification. J. Botkine, Engel, Borissoff, Khetagouroff ont étudié l'histolyse des leucocytes du sang. Botkine a même supposé que bien des variétés leucocytaires n'étaient autre chose que les stades divers de leur dissolution dans le plasma.

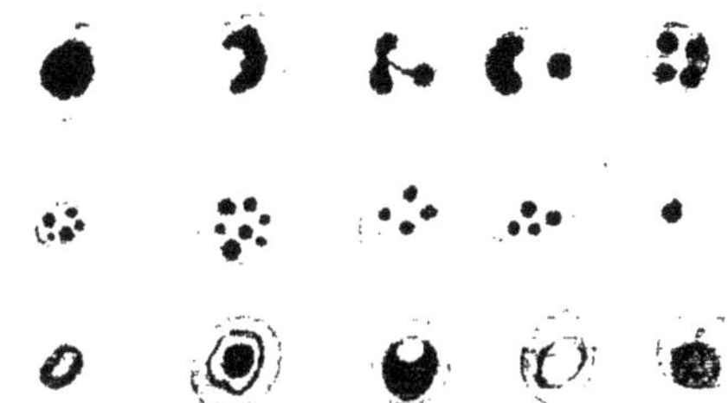

FIG. 568. — Leucocytes en dégénérescence : hyperchromasie et fragmentation du noyau (chromolyse); vacuolisation et hypochromasie du noyau.

A côté de l'histolyse totale, il est une destruction partielle au moyen de laquelle le globule blanc essaime quelques-unes de ses granulations ou un fragment de son protoplasma. Cette dégénérescence physiologique a été décrite par Ranvier sous le nom de clasmatose et considérée par lui comme une sorte de sécrétion figurée. D'autres leucocytes perdent ainsi, par une sorte d'autotomie, des fragments de leurs corps protoplasmiques.

Comme tous les éléments protoplasmiques libres, les globules blancs meurent toujours en se contractant, c'est-à-dire en prenant une forme à peu près sphérique. Du protoplasma en voie de décomposition sortent des expansions pâles qui festonnent ses bords. Ces excroissances se détachent sous forme de boules (boules ou excroissances sarcodiques de Dujardin) claires, homogènes et lisses qui disparaissent sans jamais rentrer dans le corps cellulaire. On ne saurait donc les confondre avec les pseudopodes.

Les leucocytes tués par des agents physiques (électricité, chaleur) prennent une forme ronde.

Parmi les substances chimiques, l'eau, l'acide acétique les tuent, en gonflant leur protoplasma et en accusant leur noyau. L'acide carbonique leur ferait perdre toute colorabilité (Yegorovski). Les bases (ammoniaque, soude, potasse) font disparaître le noyau et apparaître de petites vacuoles protoplasmiques.

L'iode les tue et les colore en jaune verdâtre; il provoque l'apparition d'excroissances sarcodiques, incolores ou légèrement violettes.

La peptone ne les détruit pas (Tchistovitsch et Schultze); elle les dissout (Botkine, Delezenne).

B. LES DIFFÉRENTS LEUCOCYTES

Aperçu historique des classifications. — Leuwenhoek (1722), Della Tore (1776) et Mascagni (1780) virent des corpuscules arrondis dans la lymphe. En 1770, Hewson découvrit les leucocytes du sang et, bien après, Recklinghausen, les cellules migratrices du tissu conjonctif. De longues années devaient s'écouler avant que l'attention des histologistes se portât sur les différentes variétés de globules blancs. C'est en 1845-1846 que Virchow, étudiant le sang leucémique, distingua deux sortes de leucocytes : les uns, les plus nombreux, étaient grands ; les autres étaient petits et presque dépourvus de protoplasma. Il se demanda quelle était la signification de ces différentes cellules : d'abord il crut qu'il s'agissait d'éléments ayant des origines diverses. Plus tard, il pensa qu'il y avait là les multiples étapes évolutives et fonctionnelles d'un même élément. En 1846, Wharton Jones reconnaissait que, parmi les leucocytes, les uns étaient granuleux, les autres dépourvus de granulations. Cette notion a conservé son importance dans les classifications contemporaines qui, toutes à des titres divers, se souviennent de la très complète étude de Max Schultze (1865). En se fondant sur leurs dimensions, la forme de leurs noyaux, la présence des granulations, cet histologiste distingua quatre sortes de leucocytes qu'il désigna sous les noms de 1re, 2e, 3e, 4e variété : la 1re variété comprenait des cellules plus petites que les hématies et presque dénuées de protoplasma; la seconde, des cellules plus grandes, à protoplasma plus abondant et à noyau arrondi; la troisième, des cellules plus nombreuses, à protoplasma très finement granuleux, à noyau unique ou multiple; la quatrième, des cellules à grosses granulations réfringentes. Ainsi, mises à part les mastzellen, Max Schultze connut toutes les variétés de leucocytes. Les classifications d'Hayem rappellent beaucoup celles de Max Schultze; mais, notion nouvelle, l'hématologiste français décrit deux sortes de cellules non granuleuses : les unes ont un protoplasma clair et les autres un protoplasma opaque, coloré. Comme on le voit, les premiers histologistes s'étaient abstenus d'imposer des noms aux cellules qu'ils étudiaient; cette réserve n'a pas été observée par leurs successeurs. Ces noms sont en rapport soit avec les dimensions cellulaires, la forme du noyau, la nature des granulations, soit avec l'origine présumée, l'âge probable de la cellule blanche ; parfois encore ils rappellent l'une de ses propriétés physiologiques. Des compromis se sont établis entre les terminologies fondées sur ces principes divers.

Suivant leurs dimensions et suivant la forme de leurs noyaux, Lövit a distingué parmi les globules blancs :

1° Des petits mononucléaires;

2° Des grands mononucléaires;

3° Des leucocytes à noyaux polymorphes;

4° Des polynucléaires.

Cette terminologie, encore très employée aujourd'hui, a été l'objet de critiques aussi nombreuses que justifiées. Ranvier, Flemming et Heindenhain, ayant montré que le leucocyte dit *polynucléaire* était presque toujours une cellule à noyau polymorphe, il faudrait proscrire le terme inexact, mais malheureusement consacré par l'usage, de polynucléaires. Enfin, comme l'a fait observer Metchnikoff, ce sont précisément les cellules dites grands globules mononucléaires qui présentent parfois véritablement deux ou trois noyaux, parfaitement distincts. Ce savant a désigné les grands mononucléaires sous le nom de *macrophages*, nom qui a le mérite, sans préjuger de leur origine ni de l'apparence nécessairement variable de leurs noyaux, de rappeler leur taille et leurs remarquables propriétés phagocytaires. Les autres leucocytes (éosinophiles, cellules à grains neutrophiles) sont appelés *microphages*. Une semblable terminologie n'est pas sans inconvénients au point de vue histologique : elle groupe, sous le nom générique de macrophage des éléments de provenance et de signification très diverses : leucocytes, cellules endothéliales, cellules névrogliques et nerveuses. Elle ne supprime pas la nécessité de désignations autres pour les différents microphages et pour les globules blancs non phagocytes.

D'après leur âge, Ouskoff distingue des leucocytes *jeunes*, *mûrs* et *vieux*. Sont *jeunes*, les petits et les grands lymphocytes, les petits globules transparents. Sont *mûrs*, les globules transparents grands et lobulés, les formes de passage petites, grandes et lobulées; sont *vieux*, les mononucléaires et les polynucléaires. Ainsi, les éosinophiles ne rentrent dans aucun des cadres établis par l'histologiste russe.

Il est bien évident que les petits mononucléaires ressemblent beaucoup aux cellules jeunes et même aux cellules embryonnaires. Il est plus difficile d'admettre la sénilité des grands mononucléaires et des polynucléaires, car leur amiboïsme, leurs propriétés phagocytaires témoignent trop de leur puissante vitalité.

Ehrlich décrit 6 formes normales de leucocytes :

1° Lymphocytes;

2° Grands mononucléaires;

3° Formes de transition;

4° Polynucléaires;

5° Éosinophiles;

6° « Cellules gavées » (Metchnikoff traduit ainsi l'expression de Mastzellen) on dit encore « cellules d'engraissement ». « Cellules farcies » serait peut-être plus exact.

Ehrlich admet en outre 4 formes anomales :

1° Mononucléaires neutrophiles (myélocytes neutrophiles);

2° Petits pseudo-lymphocytes neutrophiles;

3° Mononucléaires éosinophiles (myélocytes éosinophiles);

4° Forme d irritation de Türck.

On voit qu'à part le terme de lymphocyte (Einhorn), Ehrlich conserve la terminologie fondée sur l'apparence du noyau. La forme de transition peut être décrite avec le grand mononucléaire. Et puisque la forme d'irritation de Türck paraît représenter une hématie nucléée (Ehrlich, Engel), il est inutile de la conserver ici. L'existence de cette cellule suffit à prouver combien parfois est délicate la distinction entre une cellule blanche et une cellule rouge.

Si les mononucléaires éosinophiles constituent des éléments anormaux du sang humain, ils sont constants dans le sang de porc et de cheval. On ne saurait les désigner sous le nom de myélocytes éosinophiles, puisqu'ils se forment parfois dans les ganglions lymphatiques et dans le thymus.

Denys pose en principe que tous les leucocytes non granuleux dérivent du tissu lymphoïde : il les confond sous le nom de *lymphocytes*. Tous les leucocytes granuleux, provenant de la moelle osseuse, sont désignés sous le nom de *myélocytes*. Ces myélocytes sont *acidophiles*, *basophiles*, *neutrophiles*, suivant la nature de leurs granulations. Il est dommage que la brillante simplicité de cette conception s'accorde assez mal avec la réalité. Tout d'abord elle suppose, ce qui est loin d'être démontré, que les leucocytes ne peuvent dériver que de la moelle osseuse ou des appareils lymphoïdes. Elle omet jusqu'à la possibilité de leur origine conjonctive. Or, les globules blancs sont des formations très constantes dans la série animale, très anciennes, on pourrait presque dire communes à tous les êtres pluricellulaires. Dans la phylogenèse comme dans l'ontogenèse, ils préexistent à l'apparition des organes hématopoiétiques. Qu'ils soient primitivement des dérivations mésoblastiques ou entodermiques (endothélium vasculaire), certains d'entre eux affectent d'étranges ressemblances avec les éléments fixes du tissu conjonctif. Ces ressemblances sont telles que maintenant encore on discute la nature conjonctive ou leucocytaire de la cellule plasmatique de Waldeyer et d'Unna. Tandis qu'Unna, Menahem Hodara soutiennent sa nature conjonctive, Jadassohn, Marshalko, Dominici en font un leucocyte (lymphocyte).

Les Mastzellen, distraites à cause de leurs granulations métachromatiques du groupe des cellules plasmatiques, sont souvent plus nombreuses dans les tissus conjonctifs viscéraux que dans la moelle osseuse. D'ailleurs, sur la nageoire du têtard de grenouille, Metchnikoff a observé toutes les transitions entre la cellule conjonctive et la cellule blanche. Admettant que les cellules fixes ne sont pas phagocytes et trouvant des substances étrangères dans l'intérieur de certaines d'entre elles, Metchnikoff en a conclu que celles-ci étaient d'anciens phagocytes immobilisés. Enfin, les belles recherches de Ranvier ont démontré que les clasmatocytes sont des leucocytes fixés capables de se mobiliser. Il est donc bien certain que d'étroites analogies unissent la cellule conjonctive et la cellule blanche; il est démontré que le leucocyte peut devenir cellule conjonctive. Il est au moins très probable que la cellule conjonctive peut devenir globule blanc. La plupart des anatomopathologistes admettent que la cellule conjonctive embryonnaire, morphologiquement si semblable aux lymphocytes, est capable de se mobiliser et, par suite, de leur ressembler physiologiquement.

De nombreux auteurs ayant vu les leucocytes erratiques se diviser dans les mailles du tissu conjonctif, il est certain que ces éléments peuvent se reproduire ailleurs que dans les grands centres lympho-médullaires.

Comme l'hématopoièse, la leucopoièse paraît une élaboration à sièges multiples, variables suivant l'espèce zoologique et probablement suivant l'âge de l'individu. Nous savons qu'il est bien difficile de concevoir les rénovations hématiques du vieillard si, admettant les seules origines lympho-médullaires, on rejette, comme invraisemblables, la pérennité ou la reproduction des éléments libres dans les plasmas sanguins, lymphatique ou conjonctif. Une leucopoièse d'origine conjonctive, leucopoièse discrète, intermittente, peut seule fournir une explication satisfaisante de ce phénomène.

Voyons maintenant de quelles objections est passible la théorie qui, distinguant deux grandes variétés de leucocytes, place l'origine des uns dans la moelle, celle des autres dans le ganglion. Cette conception suppose résolue par la négative la question, si controversée, des relations présentées par les divers leucocytes.

S'il n'est pas certain qu'il existe des transitions entre les diverses granulations connues, si, dans le sang et la lymphe, les formes de transition entre les cellules granuleuses et non granuleuses sont peu nombreuses et peu nettes, il en va tout autrement au niveau des organes hématopoiétiques. C'est là qu'il est possible et facile de voir la cellule blanche acquérir ses granulations.

Or, tandis que la moelle osseuse possède normalement des cellules non granuleuses qui, petites et grandes, sont identiques à celles du ganglion lymphatique, ce dernier peut présenter, à l'état normal, toutes les cellules granuleuses regardées comme l'apanage exclusif de la moelle osseuse. Mais, a-t-on dit, présence ne signifie pas production : ces éléments migrateurs, nés ailleurs, se fixent là sous des influences inconnues. Il faut convenir que cette objection peut être faite à ceux qui placent dans la moelle le lieu de formation des éosinophiles et des cellules d'engraissement, cellules qui sont loin d'y présenter des mitoses nombreuses.

Mais les éosinophiles existent dans la lymphe; parfois, dans le ganglion même, ils présentent les signes indiscutables de la cytodiérèse; parfois encore, ils ne possèdent qu'un seul noyau et quelques granulations. Enfin leur nombre augmente dans les hypertrophies pathologiques ou vicariantes du ganglion lymphatique, dans l'adénie, après la splénectomie. Il est très possible que cette dernière éosinophilie relève, non seulement du ganglion, mais encore de la moelle. Celle-ci est donc hyperactive; on comprend mal cette suppléance de la rate par un organe antagoniste : on la conçoit très bien en supposant que la moelle, la rate et les ganglions sont des formations primordialement identiques, plus différentes en apparence qu'en réalité et toujours prêtes à manifester leurs synergies anciennes. Or, nous savons que chez certains animaux un seul et même organe suffit à remplir les fonctions dévolues à la moelle, à la rate, aux ganglions. Il y a longtemps que Renaut, Metchnikoff ont fait observer que les cyclostomes, dépourvus de moelle osseuse, possédaient des éosinophiles. D'autre part, le vieillard, malgré la disparition fonctionnelle de sa moelle, depuis longtemps envahie par la graisse, a des éosinophiles et des neutrophiles. Comment appeler *myélocytes* des cellules qui préexistent et survivent à l'organe considéré comme leur unique générateur? Comment appeler *lymphocytes* des cellules qui existent aussi bien dans la moelle que dans la rate ou le ganglion?

En réalité, même chez les vertébrés supérieurs, la moelle et le ganglion gardent le souvenir de leur primitive fusion : il n'est pas une cellule dite myéloïde qui ne puisse exister dans les organes lymphoïdes et inversement. Des influences morbides multiples sont capables de mettre en évidence cette symbiose des deux formations lymphomédullaires, symbiose si bien démontrée par l'histologie normale et comparée. Dominici a rapporté de nombreux cas de ce genre et les a groupés sous le nom de transformation myéloïde de la rate. S'il faut, pour toutes ces raisons, sacrifier le terme de myélocytes, il convient de se souvenir que Denys, à très juste raison, ne fait pas intervenir la forme du noyau et se contente de désigner les cellules granuleuses par la nature de leurs grains.

Sans répéter tous les inconvénients de la terminologie de Löwit, nous remarquerons encore que la forme du noyau traduit un état fonctionnel, parfois identique, dans les cellules les plus diverses et n'est en aucune façon le signe distinctif d'une espèce cellulaire définie. En d'autres termes, des cellules de même espèce, les éosinophiles, par exemple, présentent des noyaux différents (unique ou double), suivant l'animal, suivant l'endroit, etc. ; inversement, des cellules différentes par leur taille, leurs propriétés physiologiques, les lymphocytes et les grands mononucléaires d'Ehrlich présentent toutes deux un noyau unique et arrondi.

Pour toutes ces raisons, il serait désirable d'abandonner définitivement les mots de lymphocytes, de mono et de polynucléaires ; malheureusement l'usage nous les impose.

Nous décrirons donc :

1° les lymphocytes,

2° les grands mononucléaires,

3° les cellules à grains neutrophiles (polynucléaires neutrophiles),

4° les cellules à grains acidophiles (éosinophiles),

5° les cellules à grains basophiles métachromatiques (Mastzellen d'Ehrlich).

Lymphocytes.

Syn. : 1re variété de Max Schultze, globulins, noyaux libres de Robin; noyaux d'origine de Pouchet; petits mononucléaires clairs et opaques d'Hayem; leucocytes jeunes d'Ouskoff; petits corpuscules lymphatiques d'Engel; leucoblastes, leucocytes primaires, petits lymphocytes de Denys; petites cellules hyalines de Gulland; microcytes de Delamare.

Ce sont des cellules dont les dimensions sont égales, inférieures ou quelque peu supérieures à celles des hématies ; le diamètre des plus petites est de 5 μ 5 a 6 μ ; celui des plus grandes oscille entre 7 μ 5 et 8 μ. Il est d'ailleurs à peu près impossible de fixer, avec précision, cette limite supérieure, car, *au point de vue de la taille*, tous les intermédiaires existent entre ces leucocytes et ceux désignés sous le nom de grands mononucléaires.

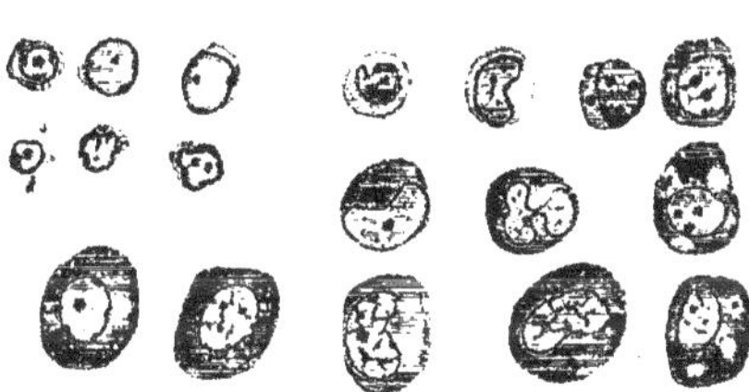

Fig. 569. — Lymphocytes et grands mononucléaires.

Arrondis, ovalaires et parfois polygonaux, ces éléments possèdent un noyau central, relativement considérable, à peine entouré d'une très mince bordure protoplasmique. Elle a échappé à certains histologistes qui ont décrit ces éléments comme des noyaux libres. Le protoplasma est, proportionnellement au noyau, bien mieux développé dans les éléments un peu plus volumineux (moyens mononucléaires). Cette couche protoplasmique est assez irrégulière et présente des épaississements en forme de calotte ; son contour extérieur est parfois hérissé de pointes ou de bourgeons susceptibles de se détacher. Plus réfringent que le noyau, le protoplasma est tantôt nacré, incolore, clair, tantôt opaque, coloré (Hayem). Il paraît homogène ou très finement granuleux. (Il s'agit là de granulations cytoplasmiques sans rapport probable avec les granulations leucocytaires proprement dites). Il a une réaction alcaline (Erhlich). Il peut être : α peu colorable ou légèrement basophile ; β plus fortement basophile que le noyau. D'après Hayem, le protoplasma des petits mononucléaires opaques du sang humain est colorable sans électivité ; il se teint intensément par l'éosine, l'aurantia ; il est verdâtre avec le bleu de méthylène et violacé avec la thionine. Ailleurs, le même auteur constate que les mononucléaires opaques de la lymphe de cheval sont surtout basophiles. Le noyau est arrondi ; il peut présenter, surtout dans les plus grandes formes, une incisure latérale (Ehrlich) ; lorsque cette encoche s'agrandit, le noyau devient polymorphe.

Après fixation par la chaleur et coloration au triacide, le noyau apparaît à peu près homogène, verdâtre ou bleu noir (Engel). Par d'autres fixations, on distingue l'existence de grains ou d'amas de chromatine centraux et périphériques ; la chromatine centrale apparaît sous forme d'amas allongés ou de corpuscules arrondis ; la chromatine périphérique forme une membrane nucléaire épaisse par place, amincie ailleurs.

Ces cellules possèdent parfois, mais non toujours, un et même deux vrais nucléoles bien mis en évidence par la fixation au chlorure de platine (Löwit). On les voit aussi après fixation au sublimé et coloration à l'hématoxyline, orange.

Toutes ces cellules ont, en somme, assez de caractères communs pour constituer, en apparence au moins, une famille naturelle. Mais à côté des ressemblances (exiguïté de la taille, du protoplasma, disposition à peu près identique de la chromatine nucléaire, etc.), il est des différences dans les propriétés optiques et les affinités tinctoriales du protoplasma, dans le contour cellulaire, qui se montre régulier ou irrégulier. Ces différences ont paru assez importantes à Hayem pour justifier la distinction de deux espèces cellulaires : les mononucléaires clairs et les mononucléaires opaques. Ces derniers répondraient aux lymphocytes d'Ehrlich ; seuls, ils se rencontreraient dans la lymphe et, par suite, mériteraient bien cette appellation, traductrice de leurs origines. Dominici fait des distinctions plus nombreuses : à côté du lymphocyte ordinaire à noyau assez fortement teinté, ponctué de grains de chromatine centraux et périphériques, à protoplasma légèrement basophile ou clair, il décrit des éléments identiques dont la seule marque spéciale est d'émettre des bourgeons protoplasmiques capables de se détacher. Il donne à ce stade physiologique l'individualité d'un type cellulaire défini : c'est la *cellule mère de globulins*. Puis, sous le nom de *petite plasmazelle*, il décrit une cellule à noyau très coloré et à protoplasma très basophile ; sous celui de *petit mononucléaire basophile*, un élément à protoplasma homogène, très basophile mais dont le noyau est clair, presque dépourvu de chromatine. On sait qu'une même cellule, suivant l'état de sa nutrition, suivant le repos ou l'activité mitosique de son noyau, présente des variations considérables dans la teneur et la colorabilité de sa chromatine nucléaire ; on sait d'autre part que les réactions colorantes du protoplasma peuvent varier pour le même élément, suivant les phases de son évolution ; enfin, c'est une propriété très commune chez les leucocytes, que celle de semer dans les milieux ambiants de petits fragments de leur protoplasma. Dans ces conditions, il est permis de penser que la *cellule mère de globulins*, la *petite plasmazelle* et le *petit mononucléaire basophile* sont moins des types cellulaires véritables, jouissant d'une signification et d'une individualité propres que les aspects d'un même élément, variable, suivant l'évolution, la nutrition ou la dégénérescence.

Les lymphocytes ne sont pas phagocytes (Metchnikoff). Leur amiboïsme, nié par certains auteurs, semble restreint mais réel (Laguesse, Wolff, Hirschfeld).

Ils se rencontrent normalement dans le sang, la lymphe, la sérosité péritonéale, dans les formations lymphoïdes diffuses ou circonscrites voisines des épithéliums, surtout digestifs, dans les ganglions lymphatiques, dans la rate et dans la moelle osseuse.

Dans le sang, sur 100 globules blancs, il y a 22 à 25 lymphocytes (Ehrlich et Lazarus); Ouskoff en trouve 20 à 25 pour 100; Mathias Duval, 23 pour 100; Dumont, 28,5 pour 100. — Ils sont plus nombreux chez les jeunes enfants (Voïno-Oranski, Ehrlich, Engel), plus rares chez les vieillards, à partir de 75 ans et surtout de 90 ans (Solovieff). — Ils augmentent pendant la lactation (Ostrogorsky), pendant la digestion (Rieder), après l'injection de pilocarpine (Waldstein, etc.), après la splénectomie (Uskow, Emilianoff, Hartmann et Vaquez). Dans ce dernier cas, Koroboff les a vus diminuer. — Ils augmentent sous l'influence des causes morbides les plus diverses : lymphadénie, lymphomes malins (Ehrlich, Karewski), tuberculinhémie (Grawitz), coqueluche (Meunier).

Ils diminuent après extirpation du pancréas d'Aselli (Rokitzky, Tchigaieff); après extirpation de quelques groupes ganglionnaires importants, Ehrlich et Reinbach en ont trouvé 0,6 pour 100 au lieu de 25 pour 100. — Koroboff signale leur diminution après la ligature du canal thoracique; Omelianski après la section des vasomoteurs.

Ce sont les éléments les plus nombreux de la lymphe : Hayem n'a trouvé dans la lymphe du tronc satellite de la carotide que des « mononucléaires opaques ». Dans le canal thoracique du chien, sur 133 éléments, j'ai trouvé 128 lymphocytes. Après fixation par le sublimé, leur protoplasma se teignait bien par les couleurs acides. Ils prédominent aussi dans les voies caverneuses du ganglion lymphatique.

S'ils sont généralement considérés comme des éléments très jeunes, certains au contraire les regardent comme des éléments vieux, dégénérés, ayant perdu leur protoplasma.

Au point de vue de leurs relations avec les autres leucocytes, il est intéressant de noter que dans certaines circonstances pathologiques ils peuvent, sans grandir davantage, se charger de granulations neutrophiles (Rieder). Ils deviennent alors les *petits pseudo-lymphocytes neutrophiles* d'Ehrlich. De même, on trouve parfois dans le ganglion lymphatique normal des lymphocytes éosinophiles.

Rappelons encore qu'il n'y a pas de limites précises, au point de vue de la taille, entre ces éléments et ceux que nous allons étudier sous le nom de grands mononucléaires.

[G. DELAMARE.]

Grands mononucléaires.

Syn. : 2ᵉ variété de Max Schultze, formes grandes des mononucléaires clairs et opaques d'Hayem; certains macrophages de Metchnikoff; cellules vacuolaires de Renaut et Lacroix; mégalocytes de Dumont; polyeidocytes de Darier, grands lymphocytes de Denys, Engel; leucocytes mûrs et vieux d'Ouskoff; grandes cellules hyalines de Gulland; macrocytes de Delamare.

Arrondis ou irrégulièrement ovalaires, les grands mononucléaires ont de 15 à 17 μ dans le sang; ils peuvent atteindre 30 à 40 μ dans les tissus. Ce sont les plus grands leucocytes. Leur protoplasma est abondant et présente souvent des vacuoles. Il se colore plus faiblement que le noyau et paraît légèrement basophile (Ehrlich).

Le noyau est grand, arrondi ou presque quadrangulaire; il se montre aussi réniforme, cordiforme, lobé en bissac. Il est parfois double et même triple; ces cellules sont alors véritablement polynucléaires. Excentrique presque toujours, le noyau est assez pâle et présente un ou deux vrais nucléoles centraux et quelques grains de chromatine; le réseau chromatinien, très délicat, disparaît facilement sur les pièces mal fixées. Il est bien évident qu'on ne saurait admettre avec Botkine que la forme et les dimensions de cette cellule sont uniquement la conséquence de l'altération artificielle d'un mononucléaire moyen.

Ehrlich sépare du grand mononucléaire les éléments dont le noyau est réniforme. Et, comme il trouve dans leur protoplasma quelques granulations neutrophiles, il les décrit sous le nom de *formes intermédiaires* aux leucocytes non granuleux à noyau arrondi, et aux leucocytes à noyau polymorphe On a remarqué que ces cellules intermédiaires étaient plus grandes que les polynucléaires et qu'elles étaient rares dans le sang. Par contre, Ehrlich n'admet pas d'intermédiaires entre ses lymphocytes et ses grands mononucléaires. Nous retrouvons ici encore les grands mononucléaires opaques et clairs d'Hayem. Les grands mononucléaires opaques ont toujours des dimensions inférieures à celles des mononucléaires clairs. Si pour Hayem il n'y a pas d'intermédiaires entre les clairs et les opaques, tous les intermédiaires existent entre les formes petites et grandes de chacune de ces deux séries.

Ces leucocytes sont amiboïdes et très phagocytes. Ils phagocytent le bacille de Hansen, des globules rouges, des leucocytes, des particules de trisulfure d'arsenic (Besredka).

Ils existent dans le sang, la lymphe, la sérosité péritonéale, le tissu conjonctif, les formations lymphoïdes, les ganglions lymphatiques, la rate, la moelle osseuse.

Dans le sang, sur 100 leucocytes, Ehrlich, compte : 1 grand mononucléaire et 2 à 4 formes de transition; Dumont en trouve 1,5 pour 100; Hayem, 13 pour 100. Cette différence tient évidemment à ce que ces auteurs n'ont pas adopté la même limite de démarcation arbitraire entre les lymphocytes et les grands mononucléaires.

Dans la lymphe, Hayem n'a trouvé que des grands mononucléaires opaques. Dans celle du canal thoracique, Dominici a trouvé des macrophages, des myélocytes basophiles. Dans le canal thoracique du chien, j'ai trouvé quelques mononucléaires à noyau réniforme.

Ces éléments augmentent dans la leucémie, le mycosis fongoïde (Bensaude, Leredde), la malaria, après section des vasomoteurs (Omelianski).

Cellules à grains neutrophiles.

Syn. : 3ᵉ variété de Max Schultze et d'Hayem; leucocyte polynucléaire ou mieux à noyau polymorphe; l'un des microphages de Metchnikoff; leucocyte vieux d'Ouskoff; cellule à fines granulations oxyphiles de Kanthack et Hardy; myéolocytes neutrophiles de Denys.

Ce sont des cellules de 10 à 14 μ qui, dans le sang normal, sont facilement reconnaissables grâce à la grande polymorphie de leurs noyaux. Dans le sang de certains leucémiques et dans la moelle osseuse, il est des cellules plus grandes, à grains neutrophiles et à noyau arrondi; c'est à celles-ci seulement qu'Ehrlich réserve le nom de myélocytes neutrophiles (mononucléaires neutrophiles). Anormalement encore, des cellules, petites comme les lymphocytes, possèdent des grains neutrophiles (globules nains de Spilling, Rieder; petits pseudo-lymphocytes neutrophiles d'Ehrlich).

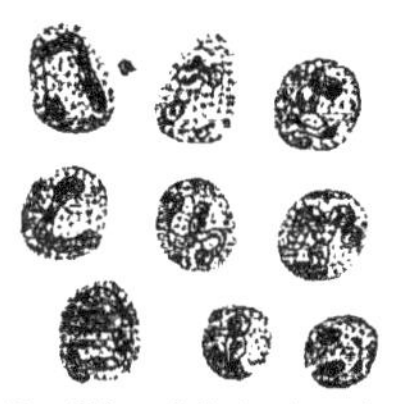
Fig. 570. — Cellules à grains neutrophiles.

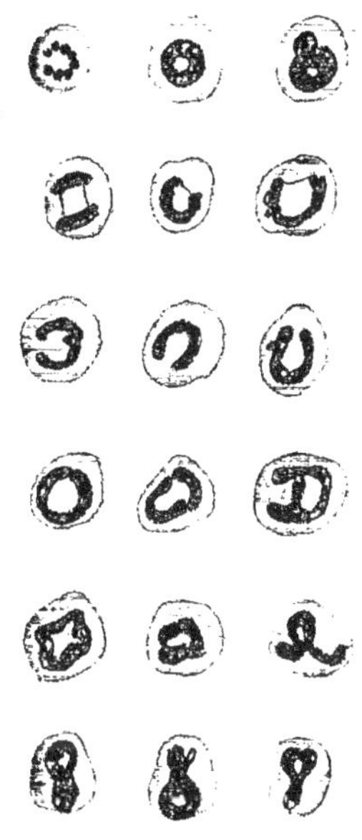
Fig. 571. — Noyaux annulaires et semi-annulaires : ceux de la première rangée paraissent explicables par une anomalie de la caryocinèse (disposition en couronne des chromosomes); ceux de la deuxième rangée semblent explicables par une fragmentation incomplète; les autres tiennent au rapprochement des deux extrémités libres du boyau nucléaire.

Le noyau polymorphe est étranglé en bissac, contourné de mille manières et plus ou moins comparable aux lettres E O S Y Z. Souvent il est formé de 2, 3 ou 4 masses arrondies ou stalactiformes reliées, en général, par des filaments chromatiniens si fins, qu'ils sont presque imperceptibles. Ce noyau est tour à tour moniliforme, étoilé, bourgeonnant.

Nous avons vu que des causes multiples semblaient présider à la genèse de ces formes capricieuses. Sans rappeler ici toutes ces causes, nous nous bornerons à ajouter que souvent, comme l'a constaté Denys, la forme annulaire, parfaite ou incomplète, tient, non pas à une anomalie caryodiérétique, mais au simple rapprochement des extrémités libres d'un boudin nucléaire arciforme.

Ce noyau possède un réseau de chromatine fort dense; il se colore en verdâtre ou en noir bleu par le triacide.

Le noyau unique (myélocyte ou mononucléaire neutrophile d'Ehrlich) est grand et perforé de trous qui laissent voir les granulations cytoplasmiques.

Le protoplasma, très réfringent, se colore bien par les colorants acides (Ehrlich). Il est parsemé de fines granulations qui se teintent en violet par le triacide (mélange de vert de méthyle, d'orange et de fuchsine acide). Ce sont les granulations dites neutrophiles par Ehrlich.

Elles sont solubles dans l'eau distillée, la potasse, l'acide acétique à 3 pour 100.

Les cellules à grains neutrophiles sont très amiboïdes et très phagocytes. Comme les autres leucocytes, elles peuvent se reproduire par mitose. On les trouve dans le sang, beaucoup plus rarement dans la lymphe. Rares dans les ganglions et la rate, elles sont très nombreuses dans la moelle osseuse.

Elles forment la majeure partie des cellules blanches du sang : 70 à 72 pour 100 (Einhorn), 70 à 80 pour 100 (Ouskoff), 75 pour 100 (Ehrlich et Lazarus), 66 pour 100 (Leredde et Bezançon), 67 pour 100 (Dumont). Elles paraissent moins nombreuses chez les très jeunes enfants : 28 à 40 pour 100 (Goundobine), 40 à 50 pour 300 (Besredka).

Elles augmentent pendant la digestion (Ouskoff, Leredde et Lœper). Leur nombre s'accroît dans les infections les plus diverses, dans certaines intoxications (abrine, ricine) (Gourevitch).

Suivant Yegorovski, elles seraient plus nombreuses dans le sang artériel que dans le sang veineux.

L'introduction d'oxygène dans un segment artériel les ferait augmenter (Yegorovski, Markevitsch); l'introduction d'oxygène dans un segment veineux les ferait diminuer.

Sous l'influence du chloroforme, elles diminuent (Popoff); elles diminuent aussi avec la pression (Vinogradoff).

Si Hayem n'en a pas trouvé dans la lymphe de cheval, Dominici en a vu dans celle du canal thoracique.

Cellules à grains acidophiles.

Syn. : 4e variété de Max Schultze, Hayem; leucocytes de Semmer; alexocytes de Hankin et Kanthack; éosinophiles; myélocytes éosinopiles de Denys.

En général, un peu plus grandes que les cellules à grains neutrophiles, les éosinophiles ont un noyau arrondi ou polymorphe. S'il est normal de ne trouver dans le sang de l'homme sain que des leucocytes de Semmer à noyau polymorphe, la forme à noyau arrondi existe dans le sang du porc et du cheval bien portants (Hirschfeld, Hayem). C'est à ce type mononucléaire qu'Ehrlich réserve le nom de myélocyte éosinophile.

Le noyau des éosinophiles de l'homme est, en général, un peu moins colorable que celui des neutrophiles. Parfois formé de trois masses, il est en général constitué par deux amas à peu près égaux, arrondis ou ovalaires, réunis ou non par un mince filament chromatique (Hayem, Renaut, Hardy et Wesbrook, Klein, etc.).

Ce noyau peut être formé par un boudin arciforme très identique à celui des polynucléaires neutrophiles. Fréquemment troué, ce noyau laisse apercevoir les granulations cytoplasmiques.

Dans le protoplasma se trouvent, plus ou moins nombreuses, d'assez grosses granulations sphériques ou plus rarement ovales; très réfringentes, elles ont une teinte jaune pâle.

Cette granulation se colore intensément par les couleurs acides, l'éosine et, plus encore, l'orange. La périphérie se teinte plus que le centre (Ehrlich). Par la thionine, elle se teinte en vert clair. Elle n'est pas colorable par l'acide osmique. Elle est insoluble dans l'alcool, l'éther, le chloroforme, l'essence de térébenthine, le sulfure de carbone.

Contrairement à l'hémoglobine et bien qu'elle contienne du fer, suivant Barker, Löwit, Sacharoff, Tettenhamer, elle est insoluble dans l'eau (Schwarze, Robin) et dans la glycérine. Elle est insoluble dans l'huile de girofle, la potasse à 3 pour 100, l'acide acétique qui nuit cependant à sa coloration ultérieure, les bichromates alcalins, le sublimé, le formol, l'acide chromique.

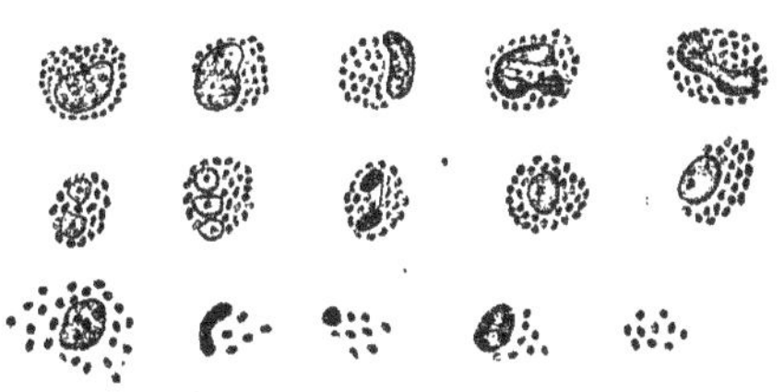

Fig. 572. — Éosinophiles à noyau unique et à noyau polymorphe ou multiple. Essaimage des granulations; histolyse.

Par le réactif de Reichl et Mikosch, Renaut et Weiss ont reconnu qu'elle était de nature albuminoïde (globuline). De même Siawcillo lui trouve quelques propriétés des albuminoïdes; elle se colore en jaune par l'acide nitrique, en rouge par le réactif de Millon, en brun par la solution iodo-iodurée. Il est généralement admis qu'elle se colore en jaune par ce dernier réactif. Cette différence tient-elle à ce que Siawcillo a étudié les éosinophiles de la raie et à ce que les autres hématologistes ont étudié celles des mammifères? D'autre part, son insolubilité dans le suc gastrique la rapprocherait des nucléines.

S'il paraît bien démontré que les grains éosinophiles ne représentent ni des restes cellulaires, comme le pensaient Tettenhamer et Sacharoff, ni des microbes phagocytés, comme l'ont soutenu Metchnikoff et Mesnil; s'il paraît bien ne pas s'agir d'hémoglobine, contrairement à l'opinion de Pouchet et d'Hayem, il est plus difficile de savoir à quels buts servent ces granules, élaborés puis conservés comme les réserves vitellines et enfin essaimés dans les tissus. Hankin et Kanthack en firent le substratum organisé de l'alexine, mystérieuse substance bactéricide. Pour Altmann, ce seraient des ozonophores qui joueraient un rôle dans les oxydations de l'organisme; pour Cattaneo, ils porteraient un ferment nécessaire à l'assimilation de certaines substances albumineuses. Wagner pense qu'ils sont nécessaires à la nutrition et à la formation des différentes cellules.

Contrairement à Renaut, de nombreux auteurs (Max Schultze, Bizzozero, Hayem, Tschlenoff, Müller et Rieder) ont constaté l'amiboïsme des leucocytes de Semmer. Leurs propriétés phagocytaires, niées par Hankin et Kanthack, ont été démontrées par Dolega, Mesnil. Elles sont d'ailleurs assez minimes.

[*G. DELAMARE.*]

Les éosinophiles existent dans le sang, la lymphe, la sérosité péritonéale, le tissu conjonctif (autour des glandes salivaires, gastriques, intestinales, mammaires et bronchiques), dans les ganglions lymphatiques, la rate, la moelle osseuse,

Tandis que Michaelis voyait une relation entre l'abondance des sécrétions éosinophiles et la suppression d'une sécrétion externe (mamelle), Bonne, plus récemment, insistait sur la contemporanéité des sécrétions bronchiques et éosinophiles. Simon fait intervenir les éosinophiles de la muqueuse intestinale dans la sécrétion du suc entérique.

Dans le sang, Ehrlich compte 2 à 4 éosinophiles pour 100 cellules blanches; Dumont, 2,5 pour 100; Leredde et Lœper, 1 à 2 pour 100; Engel, 2 à 3 pour 100; Canon, 2 pour 100. Ce dernier auteur trouve chez des enfants 1,06 pour 100, 2,31 pour 100, et chez des vieillards, 2,09 pour 100; 7 pour 100 chez un vieillard de 88 ans.

Les éosinophiles augmentent sous l'influence de la pilocarpine (Neusser), des préparations ferrugineuses, après la splénectomie et dans les états morbides les plus divers : leucémie, affections cutanées (pemphigus, pellagre, eczéma, psoriasis, prurigo, sclérodermie, syphilis, vaccine), helminthiase, scorbut, blennorragie, tuberculinémie, scarlatine, fièvre intermittente, asthme, emphysème, psychoses, névroses. Ils diminuent ou disparaissent à l'acné de la pneumonie (Bettmann, Engel), de la typhoïde, du rhumatisme, de l'érysipèle (Bettmann).

Comme Hayem et Dominici, j'ai trouvé quelques éosinophiles dans la lymphe du canal thoracique du chien.

Cellules à grains basophiles, métachromatiques.

Syn. : Mastzellen d'Ehrlich; cellules isoplastiques d'Audry; myélocytes basophiles de Denys.

Leurs dimensions, très variables suivant les animaux, vont de 8 à 12 μ chez les mammifères, 30 à 40 μ chez les batraciens.

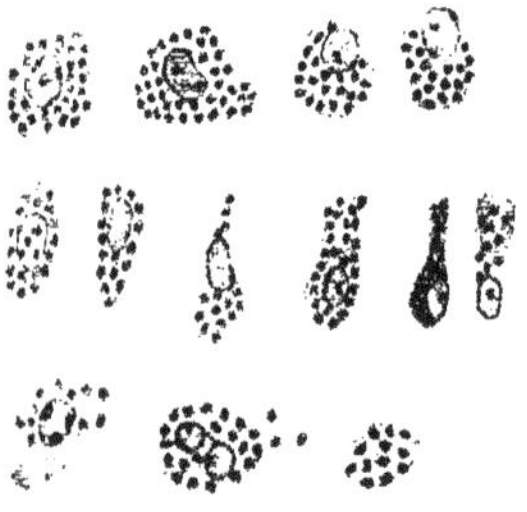

Elles sont arrondies, polygonales ou effilées et même ramifiées. Dans ce dernier cas, leur noyau est tantôt central, tantôt polaire et elles ressemblent beaucoup aux clasmatocytes.

Le noyau, souvent masqué par les granulations, est tantôt arrondi, plus ou moins ovoïde, tantôt polymorphe (bi- ou trilobé). Dans les cellules d'Ehrlich des ganglions lymphatiques, j'ai, d'une façon constante, trouvé un noyau arrondi assez semblable à celui des lymphocytes dont il ne diffère que par sa moindre colorabilité.

Fig. 573. — Cellules d'Ehrlich. — Dans quelques-unes d'entre elles, les granulations sont dissoutes. Remarquer combien, par leur forme effilée, certaines des cellules de la seconde rangée ressemblent aux clasmatocytes des mammifères.

Ce noyau est coloré en bleu pâle par le bleu polychrome de Unna; il présente une mince membrane d'enveloppe et quelques fines granulations chromatiniennes.

Dans le protoplasma se trouvent des granulations dont la forme, les dimensions et la distribution sont irrégulières.

Arrondies, cocciformes, ces granulations sont tantôt plus fines que les éosinophiles, tantôt aussi grosses; parfois même, elles présentent des dimensions supérieures (Engel). Dans certaines cellules, elles sont pressées les unes contre les autres; ailleurs elles sont plus dispersées.

Ces grains sont solubles dans l'eau distillée, dans l'acide acétique à 3 pour 100, dans le liquide d'Adam; ils sont insolubles dans l'alcool, dans l'alcool-éther.

Ils prennent le Gram et le Ziehl; ils se colorent par le dahlia, mais, traités par le carbonate de potasse, ils se décolorent, ce que ne font pas les microbes.

Par analogie, on s'est demandé si ces granulations ne devaient pas à la

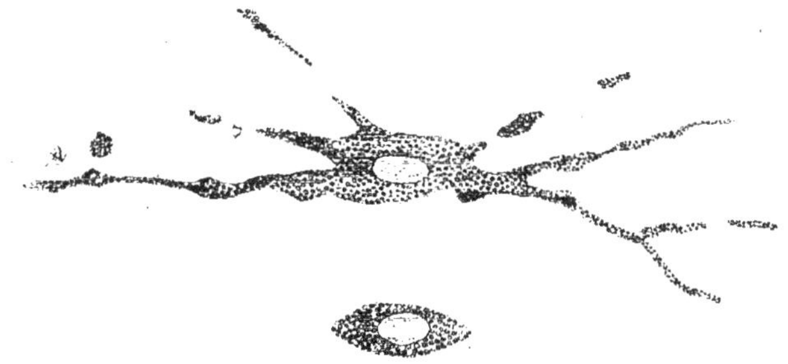

Fig. 574. — Clasmotocytes du triton (d'après Ranvier).

présence d'une cape graisseuse leur résistance à la décoloration par les acides forts. En tout cas, elles ne se teignent pas en noir par l'acide osmique.

Avec la thionine, le bleu de Unna, elles présentent une coloration rouge, c'est-à-dire métachromatique, analogue à celle du mucus.

Elles se colorent presque en brun pur avec le kresyl violet extra.

Pour Nordmann et Raudnitz, ces granulations ne sont ni de la matière amyloïde, ni du mucus.

D'ailleurs, si la métachromatie rouge est obtenue non seulement avec la granulation des leucocytes d'Ehrlich mais encore avec le mucus, la substance fondamentale du cartilage hyalin, la gélatine de Wharton, elle se montre avec les substances chimiques les plus diverses (acides azotique, sulfurique, potasse, chloroforme. acétone, aniline, huile de cèdre).

Il n'est pas rare de voir les cellules d'Ehrlich égrener leurs granulations autour d'elles; parfois les granulations sont mises en liberté après avoir été préalablement dissoutes dans le corps protoplasmique.

Par leur forme, leur mode de sécrétion, les cellules d'Ehrlich se rapprochent beaucoup des cellules de Ranvier (clasmatocytes). Chez les batraciens, l'analogie est complète; chez les mammifères il existe une différence : la métachromatie fait défaut aux grains des clasmatocytes. Cette différence justifie-t-elle une séparation profonde entre ces deux éléments si semblables à tant d'égards?

[G. DELAMARE.]

Tout d'abord, il n'est pas démontré que la métachromatie soit un phénomène d'ordre chimique. Puis, à supposer qu'il existe une différence de constitution chimique entre les granulations basophiles métachromatiques et non métachromatiques, cette différence ne semble pas suffisante pour légitimer une séparation complète entre deux ordres d'éléments dont l'anatomie comparée nous montre les étroites affinités. Les hématies des divers animaux ne sont-elles pas morphologiquement et fonctionnellement identiques malgré de très réelles différences de constitution chimique?

Les cellules d'Ehrlich existent dans le sang, les liquides séreux[1], dans les tissus conjonctifs périvasculaires du grand épiploon, dans les papilles dermiques, dans la sous-muqueuse intestinale, parfois dans les espaces conjonctifs du foie, enfin, dans les ganglions lymphatiques, la rate, la moelle osseuse.

Elles sont très rares dans le sang humain; Ehrlich et Lazarus en trouvent 0,5 pour 100 au maximum, Canon 0,28 pour 100. D'après Canon, elles seraient plus abondantes dans le sang des enfants (0,88 à 1,86 pour 100). Zollikofer les a trouvées nombreuses dans le sang de sujets atteints de sciatique, d'hystérie et de rhumatisme aigu. Après injection de pyrodine, Schmauch les a vues augmenter, comme Levaditi, après injection de toxines staphylococciques.

Dans le sang du lapin, Bauer en trouve 2 à 5 pour 100; Levaditi, 4,3 pour 100. Or, elles sont précisément très rares dans le tissu conjonctif de cet animal. Il est intéressant de remarquer que la cellule d'Ehrlich est d'autant moins abondante dans le sang qu'elle est plus abondante dans le tissu conjonctif. C'est là une loi commune à presque tous les leucocytes des vertébrés supérieurs normaux. Ainsi, les grands mononucléaires, les éosinophiles, rares dans le sang, abondent dans le tissu conjonctif; nombreux dans le sang, les lymphocytes et les neutrophiles sont rares ou font défaut dans les tissus conjonctifs.

Ballowitz a constaté que les cellules d'Ehrlich étaient peu abondantes dans les tissus conjonctifs du lapin, du lièvre, du cobaye, des oiseaux; il en a observé beaucoup chez le chien, le veau, la chèvre, le rat, la chauve-souris.

Chez la chauve-souris, il les a trouvées aussi nombreuses après qu'avant l'hibernation. Au contraire, chez la grenouille bien nourrie ou chauffée, Korybutt Daskiewicz, puis Stassano et Hass, ont vu augmenter les cellules d'Ehrlich et les clasmatocytes. D'après Unger, la suppression de la sécrétion lactée déterminerait l'augmentation de ces éléments dans la mamelle. Par contre, Westphal les a trouvées nombreuses chez les cachectiques. Comme l'a remarqué Rosenheim, leur multiplication est donc indépendante de la surnutrition, et Friedlander, Gleumann, Ballowitz ont eu raison de trouver peu justifiée l'expression de Mastzellen imposée par Ehrlich.

On les a trouvées dans diverses productions pathologiques : lipomes, tubercules cutanés (Westphal, Bergonzini), urticaire pigmentée (Unna), zone péricancéreuse (Ballowitz), vésicules épidermiques de miliaire, sarcomes (Ackermann), nodules morveux, induration brune du poumon (Israel), névrites aiguës (Rosenheim), foyers d'hémorragie cérébrale et de sclérose multiple (Neumann),

1. Michner les a trouvées nombreuses dans une ascite leucémique, Neisser dans un exsudat blennorragique.

écorce des paralytiques généraux (Franca et Athias), dans la maladie du sommeil (Athias). A supposer que, dans quelques-unes de ces circonstances morbides, il y ait réellement hypernutrition locale, il est bien évident que dans certaines d'entre elles au moins, il y a, au contraire, un véritable ralentissement de la nutrition locale.

VAISSEAUX LYMPHATIQUES

Historique. — ARISTOTE paraît avoir aperçu des vaisseaux lymphatiques. Mais c'est à HEROPHILE et à HERASISTRATE qu'il faut, d'après les écrits galéniques, attribuer la découverte des chylifères. Herasistrate vit leur contenu laiteux; Herophile, leur terminaison dans les ganglions mésentériques. L'un en fit des artères, l'autre des veines. Niées par Galien, ces observations furent oubliées et, c'est seulement en 1532, que NICOLAS MASSA semble trouver quelques lymphatiques rénaux. Puis, FALLOPE aperçoit quelques vaisseaux blancs qui se terminent dans les glandes péripancréatiques.

En 1563, EUSTACHE découvre, sur un cheval, le canal thoracique et le décrit sous le nom de *vena alba thoracis*. « Du tronc de la veine sous-clavière gauche s'étend un prolongement qui est plein d'une humeur aqueuse et se divise près de sa naissance en deux branches, lesquelles se réunissent bientôt pour reconstituer un seul tronc; celui-ci se porte vers le côté gauche du rachis, traverse le diaphragme, arrivé presque au milieu des lombes où il *s'élargit* en entourant l'aorte et se perd en présentant un mode de terminaison qui ne m'est pas encore connu. »

En 1622, nouvelle découverte des chylifères par ASELLI qui, les rencontrant chez le chien, le chat, l'agneau le bœuf, le porc, le cheval, les voit aboutir aux glandes mésentériques et pense qu'ils se terminent dans le foie.

Il appartenait à PECQUET (1649) de démontrer leur abouchement dans la partie initiale, renflée du canal thoracique à laquelle il donna le nom de citerne ou de réservoir du chyle.

Mais, comme Galien avait nié les canaux d'Herasistrate et d'Herophile, RIOLAN et HARVEY nièrent les veines lactées d'Aselli. Et il fallut, pour définitivement établir leur existence, les travaux de GASSENDI (1628), VESSLING (1634), FOLIUS et TULPIUS (1639), WALLÉE (1641) et PECQUET (1649).

Puis, VESSLING et RUDBECK décrivent les lymphatiques du foie, du pancréas, du thorax, des poumons et du bassin.

RUDBECK conclut de ses recherches que les « vaisseaux séreux » existent non seulement dans le mésentère, mais dans tout l'organisme où ils forment un système spécial. BARTHOLIN et JOLYFF ne tardèrent pas à confirmer cet essai de généralisation. Et le *système séreux* de Rudbeck devint le *système lymphatique*. Cette substitution, purement verbale, valut à Bartholin d'être regardé comme l'auteur de la première systématisation des vaisseaux blancs. A partir de cette époque, les travaux vont paraître nombreux, trop nombreux pour qu'il soit possible de les citer tous.

C'est RUYSCH qui, en 1665, étudie après Rudbeck, Bartholin, Swammerdam, Blasius, les valvules et compare leur forme à celle d'un croissant de lune.

Puis, ce sont NUCK, R. HALE, MECKEL, HALLER et CRUIKSHANKS qui découvrent des lymphatiques inédits dans des régions encore inexplorées. HUNTER trouve les vaisseaux blancs de l'endartère et s'efforce de soutenir l'importance capitale du système lymphatique dans l'absorption.

HEWSON étudie les vaisseaux lymphatiques des poissons. Il pense que, chez les mammifères, certains d'entre eux peuvent gagner le canal thoracique sans traverser les ganglions.

MASCAGNI, l'auteur d'une très belle iconographie, démontre l'inexactitude de cette proposition. Avec HALLER et CRUIKSHANKS, et contrairement à STÉNON, WEPFER, SCHMIEDEL, BŒRHAVE, BARTHOLIN et MECKEL, il rejette toute communication périphérique entre les systèmes lymphatique et sanguin. Pour lui, c'est avec le tissu conjonctif que communiquent les vaisseaux blancs, car ils naissent dans ses mailles. Cette opinion de Mascagni devait avoir une singulière fortune. Elle fut adoptée et généralisée par BICHAT qui admit des bouches lymphatiques, non seulement dans le tissu conjonctif et à la surface des séreuses, mais encore sur les membranes tégumentaires (Pores de HAASE).

Pour ce grand anatomiste, « le système lymphatique entre essentiellement dans la formation des séreuses. Il faut regarder les membranes séreuses comme de grands réservoirs

[*G. DELAMARE.*]

intermédiaires aux systèmes exhalant et absorbant où la lymphe, en sortant de l'un, séjourne quelque temps avant d'entrer dans l'autre, où elle subit sans doute diverses préparations. »

Quelques années plus tard, LIPPI (1822) et LAUTH (1824) soutiennent à nouveau l'existence de communications lymphatico-veineuses périphériques. De plus, LAUTH établit que tout lymphatique fait suite à un réseau originel.

Enfin, dès 1832, paraissent d'importantes recherches d'anatomie comparée dues à JEAN MÜLLER, PANIZZA et FOHMANN. JEAN MÜLLER découvre le cœur lymphatique postérieur de la grenouille, PANIZZA, les cœurs lymphatiques de la couleuvre à collier et de la grenouille. Il les considère comme analogues aux renflements supravalvulaires des troncs lymphatiques chez les mammifères. Ces organes sont décrits chez quelques oiseaux par Panizza, Fohmann, puis par STANNIUS et GADOW. Pour eux, les cœurs communiquent avec les veines. D'ailleurs FOHMANN qui contrairement à Panizza, considérait les cœurs lymphatiques comme des ganglions rudimentaires, admettait, avec TIEDMANN et LAUTH, l'existence de communications lymphatico-veineuses à l'intérieur du ganglion.

RUSCONI décrit les gaines lymphatiques périvasculaires de la grenouille comme un simple manchon dans la lymphe duquel baignent les vaisseaux sanguins. Plus tard, MILNE-EDWARDS les compare aux séreuses viscérales des mammifères et RANVIER démontre leur double endothélium.

Dès 1847, SAPPEY commençait une longue série de recherches poursuivies sans relâche jusqu'à la publication de son grand atlas (1876). Si les résultats descriptifs, demeurés classiques, ne laissèrent aux travailleurs nouveaux qu'un champ restreint, le sort des essais d'anatomie générale fut moins heureux. SAPPEY nia puis admit les communications veino-lymphatiques. A l'encontre de Mascagni, il soutint « qu'un assez grand nombre de parties constituantes du corps (système nerveux, cœur et vaisseaux, muqueuses vésicales et urétérales, séreuses, tissus conjonctif, élastique et osseux) sont absolument et constamment dépourvues de vaisseaux lymphatiques ». Pour lui, les vaisseaux blancs naissent par un double réseau de capillicules et de lacunes absolument clos.

Jusqu'ici, les problèmes ont été posés et résolus à peu près uniquement avec les seules ressources de l'anatomie macroscopique. VIRCHOW, le premier, applique, en 1851, la méthode histologique à la question, déjà bien discutée, de l'origine des lymphatiques. Une illusion d'optique lui fit décrire la cellule conjonctive — *sa cellule plasmatique* — comme une cellule étoilée, creuse et anastomosée, par ses prolongements, avec les cellules voisines. Dans le *système plasmatique* formé par l'ensemble de ces cellules, circule le plasma et prend naissance le système lymphatique.

KŒLLIKER qui, dès 1846, avait vu dans la queue du têtard des lymphatiques en voie de développement, crut que leurs pointes terminales creuses se continuaient avec les prolongements des cellules conjonctives voisines. C'était, pour lui et pour LEYDIG, une preuve nouvelle à l'appui de la théorie de Virchow, combattue par HENLE et abandonnée bientôt par LUDWIG et BRÜCKE qui, les premiers, revinrent à la conception de Mascagni et de Bichat.

RECKLINGHAUSEN, qui découvrit l'endothélium lymphatique, crut aussi à l'existence de canaux plasmatiques. Ces « canaux du suc » (Saftkanälchen) ont une paroi propre ; anastomosés entre eux, ils forment ainsi des carrefours à l'intérieur desquels se trouve une cellule, masse protoplasmique pleine.

Le même savant démontra, par une expérience demeurée célèbre, les communications lymphatico-séreuses admises autrefois par Bichat. Cette expérience, répétée et variée par Ludwig, Schweigger-Seidel, Dogiel, Dybkowsky, Wagner, Œdmanson, conduisit à admettre l'existence d'orifices béants, toujours ouverts, intermédiaires aux cavités séreuses et lymphatiques. Cette conclusion fut infirmée par les recherches histologiques de RANVIER (1873), d'HERMANN et de TOURNEUX (1874). RANVIER conclut à l'existence d'une sorte de soupape à lèvres mobiles, écartables par les cellules lymphatiques. HERMANN et TOURNEUX, confirmés par BIZZOZERO et SALVIOLI, nièrent tout orifice et crurent à des points de rénovation endothéliale.

En 1874, ARNOLD soutient encore l'existence de communications périphériques entre les lymphatiques, les vaisseaux sanguins et les cellules conjonctives. TARCHANOFF (1875) démontre qu'il s'est laissé tromper par de simples apparences.

Les recherches histologiques fournissent rapidement des renseignements précieux sur la structure des voies lymphatiques de tous ordres (RECKLINGHAUSEN, RANVIER, RENAUT, etc.). Elles sont plus lentes à trouver la solution, si longtemps poursuivie, du problème soulevé par les origines réelles des vaisseaux blancs. Et c'est seulement en 1893 et 1894 que RENAUT, REGAUD et RANVIER tranchent définitivement la question en montrant que, suivant l'ancienne opinion de BELAJEFF, DYBKOWSKY, COHNHEIM, ROBIN et HOGGAN, les lymphatiques commencent tous par une ampoule close.

RANVIER (1895) étudie le développement, la régression et la confluence de ces vaisseaux ;

il en conclut que le système lymphatique rappelle une vaste glande vasculaire qui, née des veines, déverse dans leur cavité son produit de sécrétion, la lymphe.

SALA, après BUDGE, suit la formation des cœurs lymphatiques et du canal thoracique chez le poulet. Le canal thoracique lui apparaît comme une formation mésenchymateuse d'abord absolument indépendante du système veineux.

KYTMANOFF (juin 1901) applique la méthode d'Ehrlich à la recherche des nerfs des vaisseaux lymphatiques, recherche déjà entreprise par TIMOFEJEW, DOGIEL, SMIRNOW, WELIKI, QUÉNU et DARIER.

DISPOSITION ET CARACTÈRES GÉNÉRAUX DES VAISSEAUX LYMPHATIQUES

Nés dans les mailles du tissu conjonctif, les vaisseaux blancs, c'est-à-dire les *chemins de la lymphe, munis d'une paroi propre*, s'anastomosent et constituent les riches plexus périphériques (réseaux capillaires originels de Lauth, Fohmann et Panizza). Puis, leur nombre va diminuant et ils atteignent les ganglions au niveau desquels ils se capillarisent encore. L'étape ganglionnaire franchie, ils aboutissent aux grands troncs collecteurs (canal thoracique et grande veine lymphatique) par l'intermédiaire obligé desquels la lymphe est versée dans le sang des veines sous-clavières. Ainsi, au niveau de chaque ganglion, il existe un *véritable système porte lymphatique* et, dans son ensemble, la vaste arborisation lymphatique figure un cône dont le sommet central repose sur l'appareil veineux.

Capacité. — A l'origine, au niveau de la base du cône, les lymphatiques ont une capacité égale et souvent supérieure à celle des veines. Cette capacité diminue d'autant plus qu'on se rapproche davantage du canal thoracique dont le calibre est très inférieur à celui de la veine cave. Contrairement aux veines, les lymphatiques diminuent de nombre sans augmenter proportionnellement de calibre.

Couleur. — Observés intacts sur le cadavre ou mieux sur l'animal vivant, leur paroi mince et fragile laisse transparaître la blancheur laiteuse de la lymphe qu'ils contiennent; le nom de *veines lactées* que leur donnait Aselli exprimait à merveille cette apparence.

Forme. — Tantôt cylindriques et tantôt moniliformes, les lymphatiques ressemblent encore soit à des sacs, soit à des fentes. Les variations de leur structure, la texture différente des tissus traversés expliquent ce polymorphisme.

C'est seulement lorsqu'ils possèdent des valvules qu'ils présentent la série de renflements et d'étranglements alternatifs auxquels ils doivent leur si caractéristique apparence de chapelets.

Dans leurs trajets viscéraux, ils sont cylindriques. Cette règle, énoncée par Sappey, comporte de nombreuses exceptions. En réalité, leur forme varie suivant qu'ils se trouvent isolés dans un tissu conjonctif dense et de trame serrée, suivant qu'ils existent, nombreux et très voisins, dans un tissu conjonctif lâche. Étranglés par des faisceaux aponévrotiques comme ceux du centre phrénique par exemple, ils se réduisent à l'état de simples fentes. Dans les mailles du tissu conjonctif lâche, ils se dilatent au maximum, s'anastomosent et tendent à confluer. Ils deviennent sinusiens ou véritablement sacciformes.

(*G. DELAMARE.*)

Valvules. — Elles n'existent pas dans toute l'étendue des voies de la lymphe; elles manquent à l'origine, au niveau des capillaires et sont rares dans les grands troncs collecteurs (canal thoracique). Sappey en a compté 60 à 80 sur les vaisseaux qui s'étendent des doigts aux ganglions axillaires et 80 à 100 dans la longueur du membre inférieur. D'abord distantes de quelques millimètres, elles sont, dans le canal thoracique, séparées par des espaces qui varient de 6 à 10 centimètres et parfois davantage.

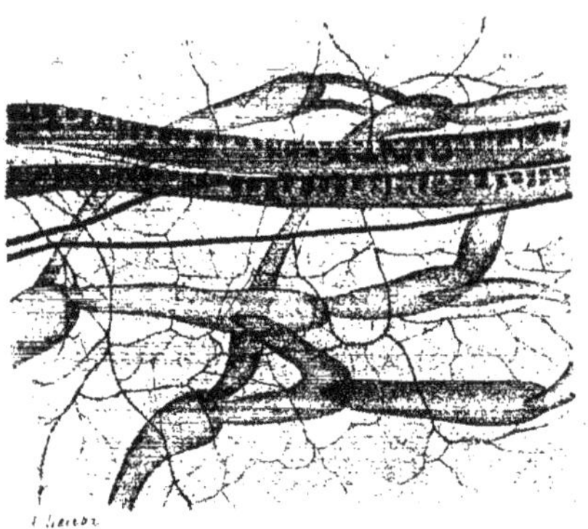

FIG. 575. — Valvules des chylifères mésentériques du chat nouveau-né (mélange picro-osmique, Vérick oc. 2, obj. 0). — Remarquer la minceur de certaines branches anastomotiques.

Disposées par paires, elles ressemblent aux sigmoïdes aortiques, sans toutefois présenter au niveau de leur bord libre un nodule comparable à celui d'Aranzius. Leur position n'est pas fixe puisque, sur le même vaisseau, on les voit de face, de profil et dans toutes les situations intermédiaires (Ranvier). Assez semblables à un croissant, leur bord libre est tourné vers le cœur; leur bord convexe, adhérent, répond à l'étranglement de la paroi vasculaire. Immédiatement au-dessus, cette paroi se dilate.

Anastomoses. — Les anastomoses se font *par convergence* ou par *communication longitudinale* (Sappey). Souvent, les branches anastomotiques sont beaucoup plus grêles que les troncs qu'elles unissent (voy. fig. 575).

Situation. Direction. — Les lymphatiques occupent à peu près exclusivement les tissus de nature conjonctive, car, hormis les gaines périvasculaires du système nerveux dont la signification est discutée, ils ne franchissent jamais les épithéliums et leurs dérivés.

Suivant qu'ils sont au-dessus ou au-dessous de l'aponévrose, à la surface ou à l'intérieur des viscères, les vaisseaux blancs sont dits *superficiels* ou *profonds*. En général, il y a communication des lymphatiques viscéraux superficiels et profonds; Mascagni pensait qu'il en était de même au niveau des membres tandis que Sappey soutenait l'indépendance absolue des réseaux sus et sous-aponévrotiques; d'après Poirier il ne peut être question que d'une indépendance relative, car les communications sont assez nombreuses, particulièrement au niveau des interlignes articulaires.

Rarement flexueux, les lymphatiques se groupent presque toujours au voisinage des vaisseaux sanguins dont ils suivent à peu près la direction rectiligne. Poirier a fait observer que les vaisseaux lymphatiques, rectilignes le long des divers segments des membres, deviennent flexueux au niveau des articulations; de même, dans les viscères, on voit les vaisseaux blancs décrire de nombreuses flexuosités en rapport avec les déplacements et les changements de volume de l'organe : flexueux sur les côtés de l'utérus, ils se pelotonnent au niveau du col (Poirier), sous le frein du gland (Marchand), etc.

Beaunis et Bouchard rejettent l'opinion suivant laquelle les réseaux lymphatiques cutanéo-muqueux seraient sus-jacents aux vaisseaux sanguins : pour eux, les vaisseaux lymphatiques sont partout et toujours plus profondément situés que les artères et les veines. Ranvier fait la même constatation. C'est, dit-il, une loi dont on comprend la signification physiologique, puisque les lymphatiques recueillent des matériaux que les capillaires sanguins n'ont pas voulu ou n'ont pas pu prendre. Poirier remarque que, ci cela est vrai pour les réseaux d'origine, il n'en est plus de même pour les plus gros vaisseaux. Là, au contraire, on voit les vaisseaux lymphatiques superposés aux grosses veines qu'ils accompagnent de préférence ; au creux poplité, au pli de l'aine, dans la fosse iliaque à l'aisselle, au cou, etc., on constate que les gros lymphatiques et les ganglions qu'ils relient en chaîne sont immédiatement appliqués sur les grosses veines de ces régions ; quelques rares troncs seulement passent en arrière des veines. Nous ne connaissons guère d'exceptions à la loi établie par notre maître. Les chirurgiens qui ont souvent l'occasion de disséquer les chaînes lymphatiques dégénérées confirmeront cette disposition, heureuse en l'espèce.

Territoires lymphatiques. — Les réseaux d'origine d'un même organe ou d'une même région donnent souvent naissance à des collecteurs qui abandonnent le réseau en des points différents, constituant ainsi plusieurs pédicules distincts. Il semble donc, au premier abord, étant donnée la continuité du réseau d'origine, qu'une injection poussée en un point quelconque de celui-ci remplira tout le réseau et pénétrera dans tous les collecteurs. En fait, sur certains organes dont les réseaux présentent un développement particulier et dans certaines conditions qui favorisent le passage de la masse, cette injection totale peut être obtenue. Mais il n'en est pas moins vrai que, normalement, la piqûre d'un point donné du réseau injecte de préférence certains collecteurs ; on est conduit à penser que chaque tronc des pédicules dessert plus particulièrement une portion déterminée de l'organe piqué. Il est donc logique d'admettre que, dans ce réseau, cependant continu, il existe en réalité plusieurs territoires, et que chacun de ces territoires correspond à un groupe donné de collecteurs. Certes, on ne saurait assez le répéter, l'indépendance de ces territoires est toute relative puisque dans les cas favorables on peut, par une seule piqûre, injecter la totalité des collecteurs ; de même, leurs limites sont assez indécises.

On peut cependant, au moins pour certains organes, fixer avec une approximation suffisante leurs limites respectives. On peut donc apprécier leur étendue et, par conséquent, établir quelle est la *voie lymphatique principale* d'un organe donné. Or c'est là une notion dont l'importance pratique est considérable, car les processus néoplasiques exagèrent en quelque sorte cette disposition.

Inégale répartition. — Les lymphatiques sont inégalement répartis dans l'organisme. Et nous ignorons presque absolument le pourquoi de cette distribution, en apparence capricieuse. Déjà Sappey s'étonnait que le gros intestin

[*G. DELAMARE.*]

possédât plus de vaisseaux blancs que l'intestin grêle. Ce fait montre bien que la teneur en lymphatiques d'un organe donné n'est pas directement proportionnelle à ses fonctions absorbantes. D'ailleurs la vessie, dont la muqueuse saine est imperméable, possède des lymphatiques.

Leur nombre ne paraît pas davantage en rapport constant avec l'élaboration des produits sécrétés puis excrétés par les glandes, car, s'ils sont nombreux dans la mamelle et le foie, ils sont plus rares dans le rein, le pancréas, le corps thyroïde.

Par contre, il semble que la texture du tissu conjonctif ambiant influence leur nombre comme leur forme. Le tissu conjonctif est-il lâche, leur tendance habituelle à confluer les rend sinusiens ou sacciformes. Énormes, ils sont rares. Le tissu est-il assez dense pour s'opposer à cette dilatation et à cette fusion, ils demeurent nombreux et grêles. Ainsi, Regaud observe que, dans un même organe, considéré chez des espèces différentes, les radicules lymphatiques augmentent ou diminuent suivant que la trame conjonctive est serrée ou lâche, en un mot, suivant que le drainage de la lymphe est difficile ou facile.

Les lymphatiques existent-ils dans toutes les parties de l'organisme? Sappey, nous le savons, niait leur existence dans les tissus conjonctifs et osseux, dans les séreuses viscérales et articulaires, dans les parois artérielles, dans les muqueuses urétéro-vésicales et dans le système nerveux.

Il est bien établi que le tissu conjonctif est le siège à peu près exclusif des vaisseaux blancs dont la présence dans les tendons et les aponévroses, démontrée par Ludwig et Schweigger-Seidel, est certaine. Budge, après Cruikshanks, Brugmanns et Bonamy, a retrouvé les lymphatiques osseux. Tillmanns a décrit les lymphatiques des séreuses articulaires. Et, pour ceux des séreuses viscérales, on ne saurait, depuis les travaux de Recklinghausen et de Ranvier, nier leur existence. Les recherches des Hoggan, d'Albarran, de Pasteau et de Gerota démontrent la réalité des lymphatiques vésicaux.

Malgré les affirmations de Hunter, Cruikshanks, Mascagni, Lauth et Breschet, l'existence des lymphatiques artériels, quoique vraisemblable, est encore incertaine.

En ce qui concerne le système nerveux, la question est loin d'être définitivement résolue. Et de fait, on a décrit ici, comme voies de la lymphe, des vaisseaux blancs ordinaires, des gaines périvasculaires, des espaces neurogliques et même des fentes séreuses. Mascagni, Fohmann, Arnold et Breschet ont figuré des lymphatiques injectés par eux à la surface du cerveau. Sappey a pensé qu'il s'agissait là d'injections poussées dans les veines ou dans le tissu cellulaire et son opinion a généralement prévalu. Cependant, Poirier affirme avoir vu des vaisseaux lymphatiques indiscutables à la surface externe du cerveau, dans le tissu de la méninge molle et de la dure-mère.

Quant aux gaines périvasculaires de Robin et de His, si leur existence est indéniable, leur signification est plus discutable. Leur nature lymphatique, d'abord presque universellement admise, est maintenant contestée. Renaut nie l'endothélium autrefois décrit par His et Eberth; pour lui ces gaines sont de simples émanations de la partie amorphe de la membrana prima refoulée par les vaisseaux sanguins.

Si les *espaces* étudiés par Obersteiner, Friedmann, Paladino, Klebs, Rossbach, Schrwald, Kadyi, d'Abundo et Guillain paraissent avoir, physiologiquement, la signification de voies lymphatiques, leur morphologie ne permet pas de les ranger parmi les vaisseaux blancs ordinaires. Il en est de même pour le canal de l'épendyme et pour les cavités séreuses. Nous aurons, du reste, l'occasion d'étudier plus tard les affinités morphologiques des séreuses et des lymphatiques.

Structure. — Par leur structure, les vaisseaux lymphatiques appartiennent, les uns au type des *capillaires*, les autres à celui des *troncs collecteurs*. Dans les capillaires, la lymphe coule plutôt qu'elle ne circule; dans les troncs les plus petits, sa circulation est très active. Le bleu de Prusse injecté ne tarde pas à disparaître (Ranvier).

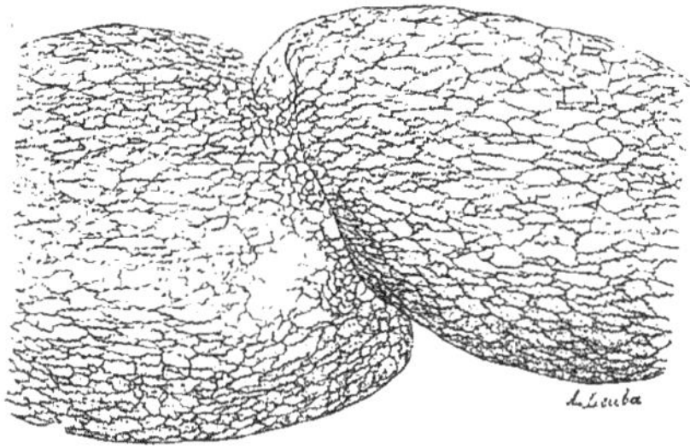

Fig 576. — Tronc lymphatique de la sous-séreuse gastrique de l'homme (pièce opératoire). Endothélium lymphatique imprégné de nitrate d'argent.

Les *capillaires*, dépourvus de valvules, se réduisent à un endothélium ; toujours valvulé, l'endothélium des troncs collecteurs est entouré d'une gaine conjonctive, élastique et musculaire. Le développement de cette musculature est assez variable : c'est ainsi que certains troncs du pannicule adipeux sous-cutané ne sont pas musclés (veinules lymphatiques de Renaut); c'est ainsi que le canal thoracique de l'homme, plus musclé que celui du chien, est un lymphatique propulseur au même titre que les troncs plus petits auxquels Renaut réserve cette dénomination.

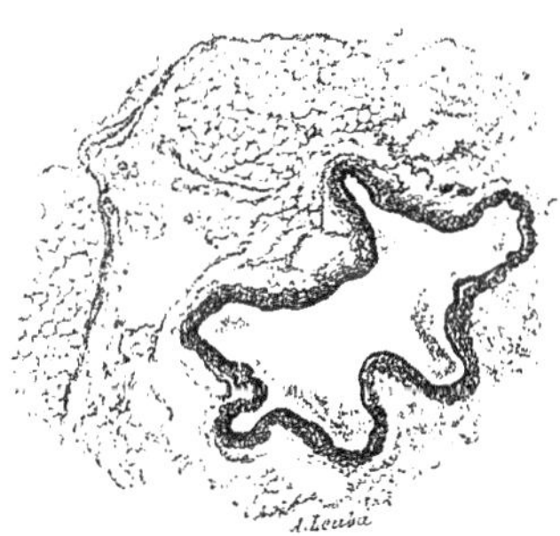

Fig. 577. — Coupe transversale du canal thoracique de chien.

Troncs collecteurs. — A quelques variantes près, tous les troncs lymphatiques ont, quel que soit leur calibre, une même structure fondamentale.

Schématiquement, on peut admettre que la paroi du canal thoracique est formée de trois tuniques : interne ou endothéliale, moyenne ou musculaire, externe ou conjonctive. En réalité, la tunique interne, endothéliale, est doublée d'une gaine conjonctive diffuse dans laquelle sont irrégulièrement répartis les éléments élastiques et musculaires.

Les cellules endothéliales, découvertes avant celles des vaisseaux sanguins, sont plates et allongées suivant l'axe du vaisseau ; leurs bords, rectilignes au voisinage de la sous-clavière, sont ondulés plus bas. C'est, dit Ranvier, la forme élémentaire d'une disposition qui va se montrer très accusée dans les capillaires. Il n'en faut pas moins retenir que, ni dans le canal thoracique, ni dans les vaisseaux mésentériques du lapin, les cellules endothéliales n'ont la forme caractéristique en feuille de chêne. L'endothélium du canal thoracique se poursuit dans la sous-clavière comme le ferait celui d'une veine collatérale. Renaut a fait la même constatation chez le cheval; ce fait lui paraît militer en faveur de l'origine veineuse et du développement centrifuge du canal thoracique. Les valvules sont de simples replis de l'endothélium; sur leur face interne, les cellules ressemblent à celles qui tapissent la paroi du vaisseau; sur leur face externe, elles sont polygonales et à peu près égales dans toutes leurs dimensions.

Sur une coupe transversale, ces cellules sont loin de présenter toutes le même aspect : les unes ont un protoplasma homogène et assez abondant; leur noyau, ovoïde, présente un ou deux grains de chromatine; les autres possèdent une mince bordure protoplasmique de laquelle s'échappent de petites granulations sphériques colorées par l'éosine, le lichtgrün. Le noyau de ces dernières cellules est plus allongé, plus aplati que celui des précédentes: il se colore de façon diffuse et intense. Il s'agit sans doute de cellules qui se détruisent, en sécrétant. En effet, les travaux d'Heidenhain, d'Hamburger, donnent à penser que l'endothélium lymphatique, loin d'être une simple membrane douée de propriétés physiques, joue un rôle actif dans l'élaboration de la lymphe. Ranvier a d'ailleurs démontré la réalité histologique de cette fonction sécrétoire de l'endothélium lymphatique. Il a constaté que les cellules des vaisseaux lymphatiques de l'oreille du lapin élaborent à l'état normal une substance hyaline, très différente de l'éléidine. Cette substance se gonfle comme la myéline; elle se dégage de l'endothélium sous forme de boules qui paraissent homogènes lorsqu'elles sont petites. Plus grosses, elles montrent un centre clair et une enveloppe réfringente. Elles finissent par se fusionner et leur ensemble figure un réseau à travées fibrillaires. Le picrocarmin les laisse incolores ou les teinte en jaune pâle tandis qu'il colore l'éléidine en rouge vif.

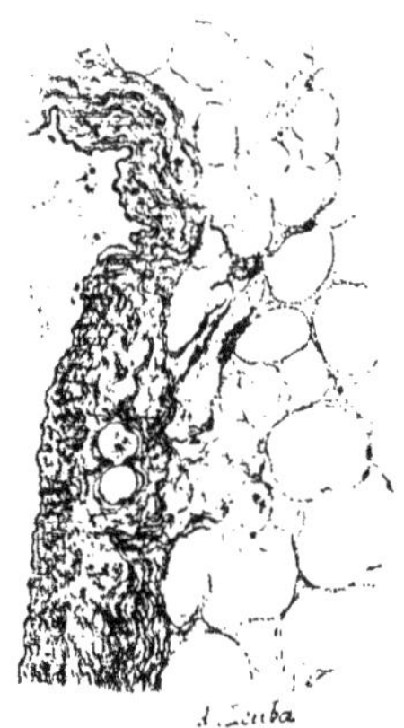

FIG. 578. — Coupe transversale du canal thoracique de chien. — L'adventice se continue avec le tissu cellulo-graisseux ambiant; à la partie moyenne, se trouvent coupés deux vasa-vasorum.

L'enveloppe conjonctive est faite de tissu lâche et de fibres longitudinales assez puissantes. Chez le cheval et chez l'âne, Renaut a vu les cellules conjonctives, imprégnées négativement par le nitrate d'argent, donner sous l'endothélium de belles figures de Langhans entre-croisées dans tous les sens. Cette couche conjonctive sous-endothéliale est très réduite chez le chien et chez l'homme. En dehors, la tunique conjonctive se continue, sans démarcation précise, avec le tissu cellulo-adipeux médiastinal. Souvent la paroi lymphatique est pénétrée par quelques cellules graisseuses. Cette continuité avec le tissu ambiant est un des traits les plus fondamentaux de la structure des vaisseaux blancs. Chez le chien, j'ai trouvé quelques Mastzellen autour et dans la paroi même du canal thoracique.

A côté des fibres conjonctives se trouvent des fibres élastiques très fines qui constituent un délicat réseau sous-endothélial. Dans cette trame conjonctivo-élastique, et surtout à sa partie moyenne, sont disséminées les fibres musculaires lisses. Chez le chien, elles sont, pour la plupart, transversales ; quelques-unes cependant sont obliques. Chez l'homme, il en est de longitudinales, d'obliques et de transversales; ces dernières prédominent toujours. Ici la tunique musculaire est plus développée, sans doute à cause de la station verticale qui force la lymphe à vaincre, pour progresser, l'action de la pesanteur (Ranvier).

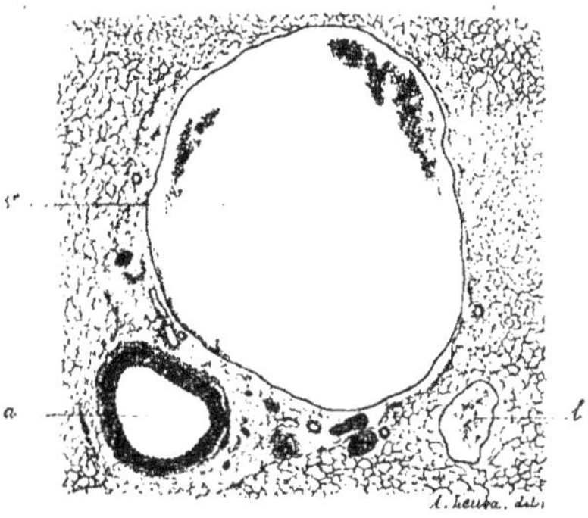

Fig. 579. — Coupe transversale d'un groupe vasculo-nerveux du mésentère de chien: remarquer l'épaisseur et les dimensions relatives de l'artère, de la veine et du lymphatique.

C'est au niveau des renflements supra-valvulaires, nombreux sur les petits collecteurs, que prédominent les fibres obliques. Elles s'y entre-croisent sous les incidences les plus variées et forment de riches plexus. Les renflements supravalvulaires sont de véritables poches contractiles qui rappellent les cœurs lymphatiques des batraciens.

La présence des trois éléments conjonctif, élastique et musculaire explique les propriétés physiques de la paroi lymphatique qui, malgré sa minceur, est *résistante*, *extensible* et *rétractile*. Sa résistance est assez considérable puisqu'elle supporte, sans rupture, la pression d'une colonne mercurielle de 30 à 40 centimètres et, parfois même, celle d'une colonne de 60 à 80 centimètres (Sappey). Injectés, les vaisseaux lymphatiques se dilatent plus que les artères et moins que les veines (Sappey).

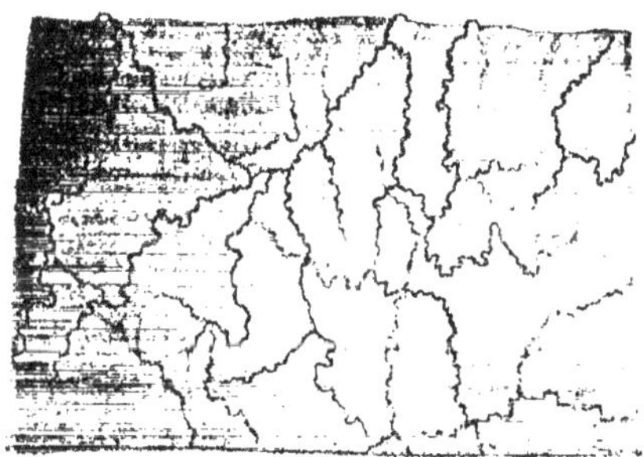

Fig. 580. — Nerfs du canal thoracique (méthode au bleu de méthylène), d'après Kytmanoff.

La paroi des troncs lymphatiques est riche en vaisseaux et en nerfs. Chaque lymphatique pulmonaire, par exemple, est enlacé d'un réseau sanguin à grandes mailles longitudinales (Sappey).

De Timofejew et Dogiel ont vu des réseaux nerveux entourer les lymphatiques du cordon, du prépuce et de la vésicule biliaire. Smirnow a trouvé des terminaisons sensitives et motrices sur les absorbants du cordon. Dans le canal thoracique du chien, Quénu et Darier ont vu des fibres, toutes amyéliniques, former un plexus adventitiel, dépourvu de cellules ganglionnaires. De ses recherches poursuivies par la méthode d'Ehrlich, Kytmanoff conclut que les nerfs des lymphatiques, formés surtout par des fibres de Remak, contiennent aussi quelques fibres à myéline. Il décrit des plexus adventitiel, supramusculaire et sous-endothélial. Les fines fibres variqueuses de ce dernier plexus ressemblent à celles des vaisseaux artériels. Il y a des terminaisons motrices dans les fibres musculaires. Les terminaisons sensitives des tuniques externe et moyenne sont tantôt libres et tantôt en petits bouquets, en buissons ou en arbrisseaux.

Par leurs fibres musculaires en anneau (Recklinghausen), par leurs nerfs sous-endothéliaux (Kytmanoff), les troncs lymphatiques ressemblent aux artères; par la minceur de leur paroi, par leur endothélium (Ranvier) et par leurs valvules, ils rappellent bien davantage les veines.

Capillaires. — La paroi des capillaires lymphatiques se réduit à une simple assise de cellules endothéliales directement appliquées sur les travées conjonctives. Ces vaisseaux ont la forme et le calibre que leur impose la texture du tissu conjonctif dans lequel ils sont plongés. Ainsi s'explique leur polymorphie. Souvent, les faisceaux connectifs voisins, rapprochés les uns des autres, dépriment la membrane souple du lymphatique et font complètement disparaître sa lumière. Le vaisseau ne se manifeste plus que par un amas de noyaux analogues à ceux des cellules plates, placées entre les faisceaux du tissu conjonctif. Il est impossible de le reconnaître. La même difficulté se présente lorsque les hasards de la coupe font qu'un ou deux noyaux pariétaux seulement sont visibles.

Klein et Burdon Sanderson ont remarqué que, sur les coupes, les cellules endothéliales sont plus saillantes et d'aspect plus trouble que celles des vaisseaux sanguins. Leurs noyaux font saillie dans la cavité vasculaire, qui semble, dit Renaut, être bordée par une rangée de petites perles. Cette saillie est variable : minime si le vaisseau est distendu, elle est plus marquée dans le cas contraire.

Ce noyau, à peu près ovoïde, présente parfois une incisure marginale; il est ponctué de granulations chromatiniennes très fines tantôt dispersées dans toute son étendue, tantôt disposées en séries linéaires ou groupées à la périphérie.

Il n'est pas rare de trouver quelques-unes de ces cellules en voie de dégénérescence : leur protoplasme se vacuolise et leur noyau se ratatine ou essaime sa chromatine.

On voit parfois les cellules endothéliales des capillaires lymphatiques du ganglion expulser non seulement des particules chromatiniennes, mais encore de petites sphérules albuminoïdes.

Les capillaires lymphatiques s'imprègnent plus facilement par le nitrate d'argent que les capillaires sanguins (Ranvier). Nitratées, les cellules endothéliales, qui mesurent 30 à 40 μ suivant leur grand axe, apparaissent limitées par des lignes noires, sinueuses comme les sutures par engrenage des os de la voûte crânienne (Mathias Duval). Il est classique de dire que les bords de ces cellules sont découpés comme ceux d'une feuille de chêne ou d'une pièce de jeu de patience.

De place en place, se trouvent quelques petites aires protoplasmiques dénuées de noyaux et décrites par Auerbach sous le nom de Schaltplatten. Suivant Renaut, ces surfaces intercalaires indiquent qu'à un moment donné de son développement, le capillaire lymphatique a dû être formé d'une lame protoplasmique indivise, semée de noyaux.

Le diamètre des capillaires lymphatiques oscille entre 30 et 60 μ; il est donc très supérieur à celui des capillaires sanguins qui peut descendre à 7 μ (Mathias Duval).

Il est une autre différence entre les capillaires sanguins et lymphatiques. Si l'on fait abstraction des capillaires du ganglion lymphatique, on voit que les capillaires blancs, au lieu d'être intermédiaires aux voies d'apport et à celles de retour comme les capillaires rouges, se trouvent à l'origine même du système lymphatique.

Origine des lymphatiques. — Nous savons combien de controverses et de théories a fait naître cette question de l'origine des lymphatiques. La plupart des théories, fondées sur des erreurs d'observation ou sur des hypothèses, depuis infirmées, ne présentent plus qu'un intérêt historique. Il est maintenant bien certain que les capillicules de Bar-

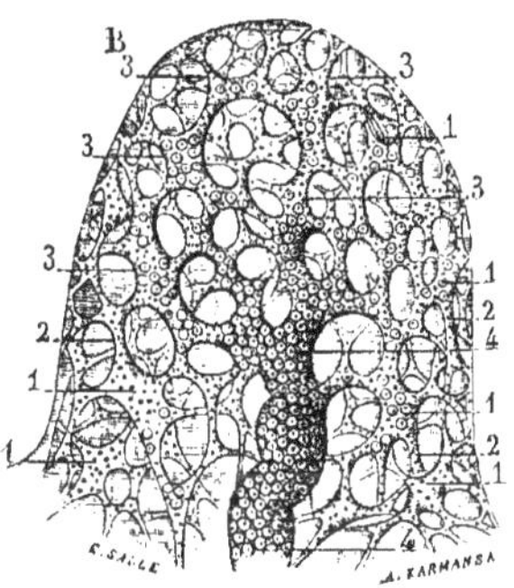

Fig. 581. — Origine des vaisseaux lymphatiques d'une papille de la main (d'après Sappey). (Cette figure est donnée à titre de document historique).

A. Vaisseaux lymphatiques d'une papille de la paume de la main.

1, 1, 1, 1. Deux ramuscules lymphatiques, composés de cinq lacunes se continuant entre; ils occupent le sommet de la papille et donnent naissance en se réunissant au troncule central. — 2. Un ramuscule curviligne qui s'ouvre dans la partie la plus élevée de ce troncule. — 3, 3. Deux autres ramuscules plus longs qui se réunissent pour former un rameau, lequel se jette presque aussitôt dans le troncule central de la papille. — 4. Ramuscule s'ouvrant par ces deux extrémités dans ce troncule, et communiquant dans son trajet avec des lacunes et capillicules qui l'entourent. — 5, 5, 5. Trois ramuscules qui s'étendent comme autant d'anastomoses longitudinales d'un point de ce troncule à une partie plus inférieure. — 6, 6. Troncule central. — 7, 7, 7, 7. Lacune se continuant avec les capillicules environnantes. — 8, 8. Capillicules se continuant entre eux et avec les lacunes voisines.

B. Vaisseaux lymphatiques d'une papille des paupières.

1, 1, 1, 1, 1. Lacunes isolées. — 2, 2, 2. Capillicules — 3, 3, 3. 3. Lacunes se continuant entre elles et formant des ramuscules. — 4. Troncule dans lequel viennent s'ouvrir ces ramuscules.

tholin, d'Arnold et de Sappey, intermédiaires aux artères et aux lymphatiques, n'existent pas plus que les canaux du suc de Recklinghausen et que les vaisseaux séreux de Bœrhave. Contrairement à l'ancienne opinion de Mascagni, de Bichat, d'abord adoptée par Ranvier, il paraît certain que les lymphatiques ne s'ouvrent pas dans les mailles du tissu conjonctif. Si de telles communications existaient, l'injection des capillaires lymphatiques serait toujours suivie d'extravasations; or il n'en est rien. Il est bien probable que les injections interstitielles pénètrent dans les lymphatiques parce que la pointe de l'aiguille déchire leur fragile endothélium.

Personne n'a jamais vu les prétendus orifices lymphoconnectifs, et tous les histologistes contemporains sont unanimes à déclarer que chez l'adulte, comme chez le fœtus, les capillaires lymphatiques se terminent par des culs-de-sac *absolument clos*.

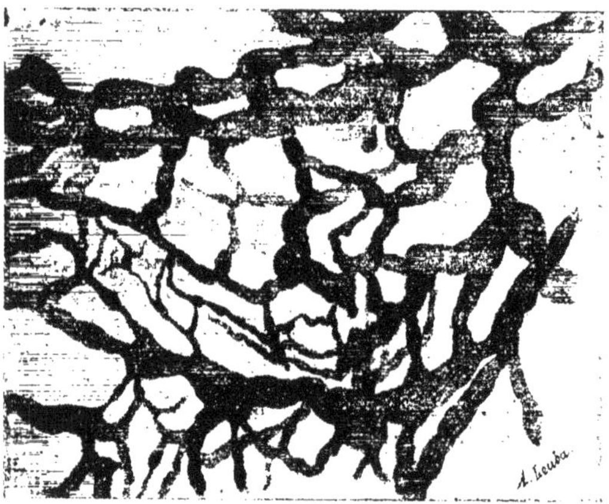

Fig. 582. — Réseau lymphatique de la sous-muqueuse gastrique du lapin : ampoules closes : petit calibre des branches anastomotiques; dilatation des confluents. (Injection vasculaire sanguine de nitrate d'argent).

La forme de ces culs-de-sac est variable : tantôt ampullaires ou renflés en massue, ils présentent ou non des bosselures latérales; tantôt ils sont coniques, digitiformes ou même pointus, et, parfois encore, ils rappellent un anneau de clef.

D'ailleurs, malgré la présence d'un endothélium continu, les rapports restent intimes entre la cavité vasculaire et les espaces conjonctifs. Les migrations cellulaires, les échanges osmotiques sont toujours possibles et les capillaires remplissent leurs rôles de *drains* et peut-être même, suivant la conception formulée par Renaut, de *drains électifs*. En effet, de ses études sur les capillaires lymphatiques du tissu conjonctif lâche de la marmotte, Renaut croit pouvoir conclure que ces vaisseaux ne renferment ni globules blancs, ni plasma albumineux. Leur contenu liquide serait uniquement formé d'eau et de cristalloïdes, incolorables par l'acide osmique. Seuls, les lymphatiques valvulés contiendraient des leucocytes et des albuminoïdes.

Maintenant, les capillaires lymphatiques ne communiquent-ils pas plus constamment et directement avec les séreuses ou les veines qu'avec le tissu conjonctif? *A priori*, ce que nous savons de la perméabilité de l'endothélium lymphatique nous permet de comprendre qu'il soit traversé par des substances venues du péritoine ou du sang, alors qu'il ne présente aucun orifice béant. L'expérience de Recklinghausen, de Ludwig et de Schweigger-Seidel n'implique pas nécessairement l'existence de canaux ou d'orifices intermédiaires au péritoine et aux lymphatiques. De même, la possibilité d'injecter les lymphatiques par les artères, la présence d'hématies dans la lymphe, peuvent s'expliquer autrement que par une continuité périphérique quelconque entre les deux ordres de vaisseaux.

Et ces inductions théoriques sont confirmées par les données de l'observation directe qui montre que les puits lymphatiques du diaphragme sont loin de représenter des voies de communication, toujours ouvertes, entre la séreuse et les vaisseaux et que les capillicules artériolymphatiques n'existent pas.

En somme, les capillaires lymphatiques, toujours absolument clos, ne communiquent directement ni avec le tissu conjonctif, ni avec les séreuses, ni avec les vaisseaux sanguins. Ils n'en ont pas moins des rapports physiologiques intimes avec ces diverses formations.

Développement. — Les vaisseaux lymphatiques embryonnaires ne sont pas susceptibles d'être imprégnés par le nitrate d'argent. Il faut, pour les mettre en évidence, recourir soit à l'injection interstitielle d'une matière colorée, soit à l'acide osmique qui brunit leurs contours. Les difficultés techniques considérables présentées par leur étude expliquent la rareté des travaux parus sur cette question.

Kœlliker crut voir dans la queue du têtard les pointes latérales des lymphatiques embryonnaires se continuer avec les cellules conjonctives. De cette ancienne observation, il n'y a rien à garder, dit Ranvier.

Breschet fit une constatation plus exacte lorsqu'il remarqua que, toujours, les vaisseaux lymphatiques se développaient avant les ganglions. Vérifiée depuis par Ranvier, cette notion est intéressante, car, dans la série animale, les lymphatiques apparaissent alors que les ganglions n'existent pas encore.

Ranvier a constaté l'absence des lymphatiques chez les embryons de porc qui ont moins de 9 centimètres du sinciput à la naissance de la queue. Chez ceux qui ont 10 centimètres, le canal thoracique existe et ses valvules sont parfaitement suffisantes.

D'emblée, les troncs se distinguent des capillaires; les premiers présentent très tôt leurs valvules et se développent aux dépens de bourgeons primitivement pleins; les seconds se forment au moyen de bourgeons primitivement creux et dépourvus de valvules.

Les cellules des bourgeons pleins ne tardent pas à sécréter un liquide dont l'accumulation distend la cavité vasculaire et repousse l'endothélium du col. Véritable collerette, cet endothélium refoulé, est la première ébauche valvulaire. La gaine musculo-conjonctive n'apparaît que plus tard.

La végétation lymphatique initiale, d'abord très active, est parfois suivie de phénomènes régressifs étudiés par Ranvier sur l'épiploon du chat nouveau-né. Là se trouvent des lymphatiques dont le cul-de-sac terminal est replié et glomérulé comme celui des glandes sudoripares. Dans d'autres vaisseaux, la lymphe est retenue par une paire de valvules dont le jeu est renversé. Puis, ce sont encore des vésicules closes allongées ou même effilées en pointe; elles représentent des portions du système lymphatique isolées par suite de l'atrophie des segments intermédiaires. De même, chez le porc, on peut trouver des vésicules

[*G. DELAMARE.*]

qui tantôt sont reliées par un pédicule canaliculé à un segment valvulaire complètement fermé et qui tantôt sont isolées. Ces vésicules aberrantes sont susceptibles de constituer le point de départ de certaines formations kystiques.

Ranvier a également constaté que partout où les lymphatiques sont au contact les uns des autres dans un tissu lâche, ils tendent à confluer, à devenir sacciformes. Il compare le développement des lymphatiques à celui des glandes; le système lymphatique serait une immense glande qui, née des veines, y déverserait son produit de sécrétion, la lymphe.

Sala a suivi la formation du canal thoracique chez le poulet. Sa première ébauche apparaît un peu plus tard que celle des cœurs lymphatiques, dans la seconde moitié du huitième jour. On trouve à ce moment, depuis l'origine du tronc brachio-céphalique jusqu'à la jonction du conduit de Botal gauche et de l'aorte, des amas de cellules mésenchymateuses arrondies, à gros noyaux riches en chromatine. Ces éléments constituent un cordon plein qui, s'excavant, figure l'ébauche du canal thoracique. Il se creuse plus vite dans la partie thoracique que dans la cervicale. La communication avec les veines ne se fait que plus tard. L'injection du canal thoracique par piqûre du cœur lymphatique n'est possible qu'au douzième jour.

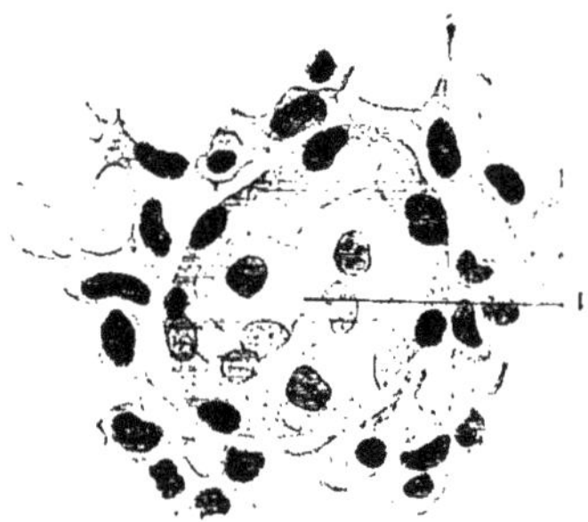

FIG. 583. — Lymphatiques en régression; vésicule lymphatique en continuité avec le tronc voisin; vésicule isolée (d'après Ranvier).

Pour cet auteur, les cœurs lymphatiques apparaissent à la dix-huitième heure du sixième jour comme des fissures irrégulières du mésenchyme. La paroi est uniquement formée par des cellules mésenchymateuses allongées; les plus internes s'aplatissent pour constituer l'endothélium.

Les espaces lymphatiques apparaissent tous sous forme de fentes mésenchymateuses dans les dernières heures du neuvième jour. Les recherches de Sala confirment donc celles de Bonnet, de Gulland, de Saxer; elles montrent bien que les vaisseaux lymphatiques se forment dans les mailles du tissu conjonctif, dans des *fentes extra-cellulaires*, contrairement à l'opinion de Klein (1873) et à celle de Retterer (1902); pour ces derniers auteurs, la lumière des radicules lymphatiques se creuserait dans les cellules mésenchymateuses elles-mêmes.

Aperçu des vaisseaux lymphatiques dans la série animale. — Les vaisseaux lymphatiques ne se montrent qu'à une période relativement assez tardive de l'ontogenèse, bien après les artères et les veines. Il en est de même au cours de la phylogenèse. Là, ils n'apparaissent avec certitude que chez les Téléostéens. Carl Vogt et Yung décrivent le système lymphatique de la perche comme formé de deux canaux longitudinaux situés sous la peau du milieu des flancs et aboutissant à une poche logée dans le voisinage de la dernière vertèbre. En avant, ces canaux communiquent, par quelques anastomoses, avec le système veineux.

Les lymphatiques prennent un développement plus considérable chez les Batraciens anoures. Au début, ce sont, dans la membrane interdigitale, des *capillaires*, tels absolument qu'on les trouve chez les mammifères. Ces capillaires aboutissent à d'énormes *sacs*, considérés autrefois comme des séreuses ou des espaces conjonctifs. Ce sont, en réalité, des capillaires lymphatiques qui, ayant conflué, sont devenus sacciformes et ont atteint ces proportions inusitées. Des sacs cutanés, la lymphe passe dans les *cœurs* qui la déversent dans le système veineux. La grenouille possède 4 cœurs lymphatiques, un à la racine de chaque membre. Les cœurs antérieurs sont situés sous l'omoplate et communiquent avec la veine sous-scapulaire. Les postérieurs, gros comme une tête d'épingle, sont sous-jacents à la peau de chaque côté du coccyx.

Ils sont formés d'un endothélium doublé extérieurement d'un réseau de fibres musculaires striées dont les travées les plus épaisses limitent des aréoles peu profondes. Au niveau de l'orifice veineux, il existe deux valvules semi-lunaires qui empêchent les reflux de la lymphe. On trouve dans les cœurs de la grenouille un grand nombre de faisceaux musculaires striés, dépourvus de noyaux dans leur intérieur mais possédant, à leur surface, des amas protoplasmiques multinucléés. Ces faisceaux sont de dimensions variables et se divisent ou s'anastomosent à la manière des fibres du cœur sanguin; ce ne sont pas des cellules soudées bout à bout (Ranvier). Les cœurs possèdent un riche réseau de capillaires sanguins à mailles arrondies et irrégulières très différentes de celles observées dans les muscles ordinaires.

Il n'y a pas de cellules nerveuses; par contre, on y trouve beaucoup de nerfs à myéline. Ces nerfs se terminent, comme dans les muscles volontaires, par des éminences et des arborisations nombreuses (Ranvier).

Chez les reptiles, il y a deux cœurs lymphatiques de chaque côté du corps, au-dessus du cloaque. Ils entrent en régression chez les oiseaux (Gadow). Pour Budge, ils existent chez l'embryon du poulet mais disparaissent avec l'allantoïde. Sala en a trouvé des traces chez le poulet de 35 jours. Ils semblent disparaître complètement chez les mammifères. En réalité, ils sont encore représentés ici par les renflements supra-valvulaires.

Dans le mésentère de la grenouille, les capillaires lymphatiques forment des gaines périvasculaires qui ressemblent à de véritables séreuses.

[G. DELAMARE.]

On retrouve de semblables gaines autour de l'artère pulmonaire du bœuf (Renaut). Ailleurs, ce sont les gaines périfolliculaires qui traduisent, chez tous les mammifères, l'ancienne tendance qu'ont les capillaires blancs à se disposer autour des organes à la manière des séreuses.

Cette dernière propriété complète la série des caractères communs à ces deux formations. Nous avons déjà dit qu'en confluant, les lymphatiques formaient de vastes poches endothéliales très semblables aux grandes cavités séreuses; Budge et Sala ont montré que les espaces lymphatiques se formaient aux dépens de simples fissures mésenchymateuses.

Enfin, des recherches de Sala, il résulte qu'il n'y a aucune différence originelle entre les endothéliums vasculaires et séreux. L'embryologie et l'anatomie comparée prouvent que les formations musculaires sont secondaires, surajoutées.

La ressemblance est donc frappante entre le capillaire blanc et la séreuse viscérale; cette ressemblance morphologique est-elle une véritable identité? On l'admit longtemps, aussi longtemps que les esprits, impressionnés par la célèbre expérience de Recklinghausen, crurent à la permanence des communications lympho-péritonéales. Depuis, au contraire, frappés de la contingence de ces communications, la plupart des auteurs se sont efforcés de trouver des caractères distinctifs entre les capillaires et les séreuses. Les uns s'adressant aux parois, signalent quelques différences structurales entre les deux endothéliums dont nous savons la commune origine; les autres, étudiant le contenu, constatent que la composition histochimique de la sérosité n'est pas identique à celle de la lymphe. Le fait est exact, mais, en réalité, il y a moins de différence chimique entre cette sérosité et la lymphe périphérique qu'entre celle-ci et le chyle. Il est donc inadmissible d'écrire que « l'homologie entre séreuse et capillaire ne saurait être maintenue à moins d'admettre que la lymphe varie de constitution avec les points où l'on étudie. Pareille hypothèse n'a pas encore reçu le contrôle de l'expérience ». (Voy. ce *Traité*, t. IV, p. 1080.)

En somme, de ces faits il résulte que le système des vaisseaux lymphatiques est fondamentalement identique chez les Batraciens et les mammifères. Toutes les formations observées chez les premiers se retrouvent au moins à l'état vestigial chez les seconds. Les seules différences importantes sont les suivantes : les lymphatiques, chez les Batraciens et les Amphibiens se jettent dans le système veineux sans passer par l'intermédiaire ganglionnaire. On sait que les ganglions n'apparaissent que chez les oiseaux, et encore, semble-t-il, uniquement dans la région cervicale. La loi de Mascagni n'est donc vraie que pour les lymphatiques des mammifères. Enfin, chez les Batraciens, et même chez l'embryon d'oiseau, les points d'abouchement des lymphatiques dans les veines sont multiples : les deux systèmes communiquent au niveau de chacun des quatre cœurs lymphatiques.

GANGLIONS LYMPHATIQUES

Aperçu historique. — Connus dès la plus haute antiquité, les ganglions lymphatiques furent longtemps considérés comme des glandes closes et rapprochés du thymus, du corps thyroïde : ils faisaient partie des *glandes conglobées* de Sylvius et de Wharton. Ils modiflaient, disait-on, la lymphe : pour Wharton et Bartholin, ils retenaient une partie de celle-ci; pour de Graaf et Malpighi, ils lui ajoutaient les produits de leur sécrétion.

A l'appui de ces dires, on invoquait les différences constatées entre la lymphe afférente et la lymphe efférente, le ralentissement considérable de la circulation ganglionnaire et, aussi, les communications directes entre les vaisseaux blancs et les vaisseaux sanguins. Plus tard, Neumann eut cette idée profonde que les ganglions mésentériques, placés sur les voies de l'absorption intestinale, devaient jouer un rôle dans le métabolisme nutritif de l'organisme : il pensa que ces glandes devaient transformer la matière venant de l'extérieur en substance intérieure ou vivante.

Ces hypothèses physiologiques furent oubliées lorsque l'anatomie et surtout l'histologie eurent soulevé d'autres problèmes. Les anatomistes crurent que le ganglion se réduisait à un plexus de vaisseaux lymphatiques. Cette conception d'Hewson, de Cruikshanks et Mascagni fut celle de Lauth, Breschet et Richet. En Allemagne, on conserva, par habitude, l'expression de glande lymphatique; mais, en France, on lui préféra celle de ganglion, imposée par Chaussier, après que Sœmerring eut trouvé une grossière ressemblance entre les ganglions nerveux et lymphatiques.

Les histologistes, lorsque Henle, Noll et Brücke eurent démontré l'existence de la substance ganglionnaire, soupçonnée par Bichat, Cruveilhier et Béclard, s'efforcèrent de décrire sa texture et d'établir ses relations avec les leucocytes et le tissu conjonctif.

On voyait des cellules et un réseau : les cellules ressemblaient étrangement aux leucocytes, le réseau fibrillaire n'était pas sans analogie apparente avec celui du tissu conjonctif ordinaire. Cet ensemble spécial répondait-il à un tissu nouveau ou bien résultait-il de l'association de deux éléments, distincts ailleurs et, isolément, bien connus : le leucocyte et le tissu conjonctif? La similitude parut si frappante que tous, sauf Robin, admirent que les cellules ganglionnaires étaient des leucocytes ou, du moins, des lymphogonies.

On discute encore, il est vrai, l'origine de ces éléments : pour Sertoli, Bonnet, Conil, Retterer, ils sont autochtones, fils des cellules mésoblastiques ambiantes; pour Gulland, Larroque, Chiewitz, Ranvier, Champeil, Chandelux, Renaut, Saxer, il s'agit de leucocytes émigrés dans les mailles du tissu conjonctif.

Une fois admise la nature leucocytaire des cellules du ganglion, les efforts des histologistes devaient nécessairement se porter sur l'étude du réticulum désigné par Kœlliker sous le nom de tissu cytogène, par His sous celui de tissu adénoïde et par Frey sous celui de tissu réticulé.

Pour savoir s'il s'agissait de fibrilles conjonctives ou de prolongements cellulaires anastomosés, il parut naturel de supprimer artificiellement les cellules étrangères qui l'infiltraient. Dans ce but, Henle fit macérer les ganglions dans l'eau ou la potasse, après dessiccation préalable, et, depuis, on a employé la pepsine, la trypsine; His a imaginé le procédé mécanique, dit *du pinceau*.

Pendant longtemps on admit, sans réserves, les résultats fournis par ces méthodes brutales. Du reste, les résultats ne furent pas concordants,

Henle, Baumgarten, Ellenberger, Sussdorf, Bizzozero, Löwit, Ranvier, Renaut, Klein, Heidenhain, Stöhr, Gulland, Hoyer, Hœhl, Mall, soutiennent qu'il s'agit d'un réseau *purement fibrillaire*, tandis qu'Eckard, Leydig, His, Frey, Kœlliker, Billroth, Rollett, Krause, Toldt, Orth, Schæfer, Schenk, Saxer, Gegenbaur, Chiewitz, Schieferdecker, Forster et Huxley pensent qu'il s'agit d'un *réseau cellulaire*, c'est-à-dire formé par l'anastomose des prolongements cellulaires.

Mêmes divergences quant à la nature de ce réticulum. Parmi les partisans de la théorie fibrillaire, les uns soutiennent qu'il s'agit d'un tissu conjonctif ordinaire sur les fibres duquel sont appliquées des cellules endothéliales; les autres croient qu'il s'agit de fibrilles particulières, histochimiquement différentes et du tissu conjonctif et du tissu élastique.

En effet, Recklinghausen a démontré que, contrairement aux fibres élastiques, ces fibrilles ne résistaient pas à l'action des acides et des alcalis (soude, potasse).

Orth a constaté qu'elles ne gonflaient pas dans l'acide acétique comme les fibres conjonctives; Mall a trouvé qu'elles résistaient mieux que celles-ci à l'action de la trypsine et que, par la coction, elles ne donnaient pas de gélatine. — Cette réaction et son origine mésodermique l'identifient au tissu conjonctif embryonnaire. Mais ce tissu évolue et, sous des influences multiples, morbides, par les progrès de l'âge, se produisent les différenciations fibreuses et élastiques (Melnikow-Raswedenkow, Retterer). Il y a donc à la fois un réticulum cellulaire et des travées fibreuses susceptibles de supporter des cellules endothéliales. C'est ce qu'ont vu Müller, Ribbert, Demoor, Sisto et Morandi. Ainsi, tous avaient raison, partisans du réseau fibrillaire et du réseau cellulaire. Ne connaissant qu'une partie de la vérité, ils eurent le tort de généraliser leurs opinions et de les considérer comme antagonistes.

Pendant le même temps, s'établissait la notion de la leucopoïèse ganglionnaire. Dès

[G. DELAMARE]

1831, Heyfelder constate que les globules blancs sont beaucoup plus nombreux dans les efférents que dans les afférents; Brücke, Frey confirment cette observation. Plus tard, en trouvant des mitoses nombreuses dans les centres germinatifs du ganglion jeune ou hypertrophié, Arnold, Bizzozero, Flemming, Paulsen, Löwit, Hofmeister et Müller montrent le mécanisme de cette leucopoïèse. La réalité du processus est encore affirmée par des faits expérimentaux et histopathologiques.

Remarquons toutefois que pour certains auteurs, convaincus de l'origine exogène des cellules, le ganglion est moins une glande cytogène qu'un *lieu de formation* pour les leucocytes. Ce centre formateur est accessoire tandis que la dilatation des vaisseaux lymphatiques est fondamentale. Ainsi, pour Ranvier, « le ganglion doit être considéré simplement comme une poche, une sorte de vessie dans laquelle circule la lymphe au sortir des afférents pour arriver aux efférents ». Il est curieux de voir que cinquante ans d'histologie conduisent à cette conception assez voisine de celle des anatomistes du XVIIIe siècle.

La leucopoïèse démontrée, se posa la question de savoir quels leucocytes sont engendrés par le ganglion. Les cellules ganglionnaire furent étudiées par Arnold, Flemming, Hoyer, Schumacher, Benda, etc.

Puis, on fit le parallèle histo-fonctionnel du ganglion, de la rate et de la moelle osseuse.

Pour les uns, l'hématopoïèse, la production des cellules granuleuses amiboïdes et phagocytes appartenait à la moelle osseuse, l'hématolyse et, accessoirement, l'hématopoïèse, à la rate adulte, tandis que les fonctions du ganglion se réduisaient à la lymphocitogenèse.

Pour les autres, ces organes, en apparence si hautement différenciés, se souvenaient de leur primordiale fusion; et tandis que Pappenheim, Dominici, trouvaient des lymphocytes dans la moelle osseuse, Metchnikoff, Lacroix et Renaut, Rawitz, Demoor, décrivaient les cellules géantes du ganglion lymphatique, Hoyer, Schafer, Kanter, Labbé, étudiaient ses eosinophiles, Dominici, ses amphophiles.

On s'efforçait aussi d'établir ses fonctions hématopoïétiques et hématolytiques. A l'histoire de l'hématolyse ganglionnaire se rattachent les noms d'Hoyer, Kœppe, Gabbi, Schumacher, Masslow, Thomé, Sisto et Morandi, Scott Warthin. L'hématopoïèse ganglionnaire faisait l'objet des travaux de Rindfleisch, Weigert, Neumann, Löwit, Kultschitzky, Lockart Gibson, Moses Grünberg et Retterer.

La connaissance des ferments leucocytaires, celle des quelques ferments ganglionnaires amylase, lipase, plasmase, entérokynase de Delezenne, macrocytase de Tarassewitch) permettent de penser que les anciens anatomistes et Robin n'avaient pas tort de supposer l'existence d'une sécrétion ganglionnaire qui, peut-être, se manifeste histologiquement par des phénomènes de destruction cellulaire.

Caractères macroscopiques.—*Forme.* Parfois aplatis, parfois allongés et cylindroïdes, les ganglions lymphatiques sont encore prismatiques ou irrégulièrement sphériques, plus ou moins arrondis ou ovalaires. Quelquefois ils rappellent un fer à cheval; presque toujours ils sont réniformes. Leur bord convexe est abordé obliquement par les lymphatiques afférents; leur bord concave laisse sortir les vaisseaux efférents.

Consistance. — La consistance des ganglions est assez ferme et élastique : Sappey la trouve analogue à celle du foie et plus justement, Richet la compare à celle du rein.

Couleur. — Leur couleur varie suivant la région, suivant l'état physiologique du sujet et suivant l'espèce animale.

On sait que, chez l'homme, les ganglions trachéo-bronchiques, infiltrés de poussières carboniques, sont noirs. Les ganglions du foie sont jaunes; ceux de la rate bruns.

D'un blanc rosé, les ganglions mésentériques deviennent blanchâtres pendant la digestion.

Chez le cheval et le bœuf, leur portion centrale est brune; chez le lapin, on trouve souvent une teinte d'un jaune verdâtre, plus ou moins prononcée, à certains ganglions du pancréas d'Aselli.

La teinte habituelle des ganglions normaux semble être, en général, assez voisine du blanc rosé. Il est difficile de se prononcer définitivement sur la signification morphologique précise des glandes hémolymphatiques rouges étudiées par Gibbes, Robertson, Clarkson, Vincent et Harrisson, Drummond, Haberer, Scott Warthin, Morandi et Piato.

Elles paraissent exister, non seulement chez l'homme, dans les régions pararénales et vertébrales, mais encore chez le cheval, le mouton, la chèvre, le porc, le veau, le bœuf, le rat, le dindon et le hibou. Si, comme le pense Scott Warthin, elles sont dépourvues de lymphatiques afférents, elles ont bien la signification de rates accessoires.

Dimensions. — Les dimensions des ganglions sont très variables à l'état physiologique, chez le même individu : les plus gros ont la taille d'une olive, les plus petits sont invisibles à l'œil nu. Letulle a décrit des ganglions microscopiques dans la paroi de l'estomac, Gulland, dans le creux axillaire. Ces ganglions sous des influences diverses, physiologiques ou morbides peuvent grossir. Stiles a vu des ganglions axillaires apparaître pendant la lactation et disparaître avec elle.

Le volume des ganglions va diminuant avec les progrès de l'âge. Il est si minime chez le vieillard que Cruikshanks, Mascagni, Ruysch et Haller croyaient à la complète disparition de ces organes par l'effet des progrès de l'âge.

Nombre. — Sappey estime que le nombre des ganglions apparents est de 6 à 700 environ; d'autres disent 4 à 600[1]. Il existe une relation inversement proportionnelle entre le nombre et le volume des ganglions : le surmulot, le hérisson, le chien, le daman, l'antilope, le phoque et le dauphin ont des ganglions *peu nombreux* mais *volumineux*; l'homme a des ganglions *plus nombreux* et, proportionnellement, *plus petits*. Ce dernier type nous apparaît comme une forme de perfectionnement. Il est intéressant de remarquer que cette relation entre le volume et le nombre existe non seulement dans la série animale, mais encore chez un même individu. Pour se convaincre de ce fait, il suffit de comparer entre eux les ganglions des diverses régions de l'homme : tantôt ils sont gros et rares; tantôt petits et abondants. Ainsi, pour un animal donné et pour une région donnée, la quantité de substance ganglionnaire est toujours sensiblement identique.

Situation. — Les ganglions sont presque toujours plongés dans une atmosphère de tissu conjonctivo-adipeux. Peu adhérents, ils sont mobiles sous le doigt. Aux membres, on les distingue en superficiels et profonds, suivant qu'ils sont au-dessus ou au-dessous de l'aponévrose. En général, ils sont plus nombreux du côté de la flexion.

Parfois solitaires, ils sont plus souvent réunis par groupe de trois ou de six, et même de dix ou de quinze; ils forment des *chaînes* ou *chapelets*.

Pour Sappey, leur situation n'a rien de fixe. En réalité, malgré d'assez grandes variations, ils sont, en général, *paravasculaires*. Aux membres, ils s'échelonnent au voisinage des faisceaux vasculo-nerveux, dans l'abdomen, ils

1. Il est bien évident que l'existence des ganglions microscopiques suffit à rendre bien aléatoires ces évaluations numériques.

se groupent autour de l'aorte et de la veine cave. De même la rate est nettement périvasculaire.

Les amas lymphoïdes sont de préférence paraépithéliaux. Ils s'ordonnancent au pourtour des épithéliums digestifs, parfois même au pourtour des épithéliums hépatiques, pancréatiques et surrénaux. On sait que les formations lymphoïdes diffuses des batraciens sont périvasculaires, périrénales ou périhépatiques. De même, les glandes lymphatiques des invertébrés sont parfois périnerveuses (scorpionides), péridigestives (oligochètes) et, plus souvent, périvasculaires (céphalopodes).

Remarquons que, d'après Cuénot, les Echinodermes et les Trochozoaires, les Bryozoaires, les Polychètes, réunissent en une même formation les deux glandes cytogènes lymphatique et génitale.

En somme, toujours les formations lymphoïdes, diffuses ou circonscrites, se systématisent par rapport à un autre organe; cet organe est variable et, chez l'homme où l'appareil lymphatique atteint son maximum de complexité et d'extension, la systématisation est à la fois paravasculaire et paraépithéliale.

Suivant Stahr, les vaisseaux lymphatiques d'une région donnée franchissent trois étapes ganglionnaires distinctes, échelonnées sur leur parcours. Ce sont d'abord de petits nodules ganglionnaires interrupteurs (*Schaltdrüsen*) dont la présence est inconstante, dont le nombre est variable, et qui, toujours, se laissent franchir par les injections. Puis, viennent les *ganglions régionnaires* (*Regionardrüsen*), plus volumineux et plus constants. Enfin, ce sont les *ganglions intermédiaires* (*Intermediardrüsen*).

Il existe des formes de transition entre les Schaltdrüsen et les ganglions régionnaires : tels sont les ganglions épitrochléen, tibial antérieur.

Mais, comme l'a fait observer Cunéo, tel ganglion, *intermédiaire* pour les lymphatiques cutanés de la face, devient *régionnaire* pour ceux de la langue, La classification de Stahr n'a donc qu'une valeur relative. C'est pourquoi Cunéo se borne à distinguer un premier et un deuxième relai ganglionnaire.

La connaissance de ces relais ganglionnaires, successivement échelonnés sur le parcours des voies de la lymphe, est intéressante au point de vue pathologique, car ils sont autant d'étapes d'arrêt temporaires dans l'envahissement des infections et des cancers.

Développement. — Bien qu'il existe des glandes lymphatiques chez les invertébrés, des amas lymphoïdes chez les vertébrés inférieurs, l'apparition phylogénique du ganglion proprement dit est assez tardive. Il se montre, à la région cervicale, chez quelques oiseaux; il se développe davantage mais demeure rudimentaire chez certains mammifères, le porc, par exemple. Toutefois, le développement ontogénique de cet organe de perfectionnement est moins tardif que Breschet ne l'a cru. Cet anatomiste n'en avait trouvé aucune trace chez des fœtus humains de 6 mois. Mais Renaut a vu des ganglions bien développés au 5e mois de la vie intra-utérine. Chez l'homme, Conil les a décrits au 165e jour de la gestation; Labbé a trouvé des ganglions relativement volumineux dès le 90e jour. Dans le cou d'un fœtus humain de quatre mois, j'ai vu côte à côte des ganglions très inégalement développés, Dans le pli inguinal du cobaye, Retterer a observé les premières ébauches du 35e au 40e jour de la gestation.

Par contre, des enfants nés à sept ou huit mois, et morts quelques jours après, présentent des ganglions mésentériques gros, mais peu différenciés avec une ébauche de sinus caverneux et pas de follicules. De même, on trouve chez des animaux jeunes, à côté de ganglions adultes, des formations lymphoïdes rudimentaires. S'agit-il d'anciennes ébauches ayant subi un arrêt ou un retard de développement? S'agit-il d'organes nouveaux, en voie de croissance? Ces deux suppositions sont légitimes; la dernière permet de penser qu'il est des ganglions dont l'apparition est très tardive. En tout cas, il est bien certain que la formation des ganglions est postérieure à celle des vaisseaux lymphatiques. Cette constatation, déjà faite par Lauth, Breschet, Teichmann, Engel, Sertoli, a été confirmée par Ranvier.

Le nodule primitif est très richement vascularisé : His avait insisté sur son hyperhémie et, depuis, Ranvier a comparé, sa teinte rouge à celle d'une tache de cire à cacheter. Ce nodule primitif, formé de cellules tassées les unes contre les autres, est homogène; il ne présente ni lacunes, ni cavités, sauf à la périphérie où l'on voit la coupe d'espaces endothéliaux (vaisseaux lymphatiques).

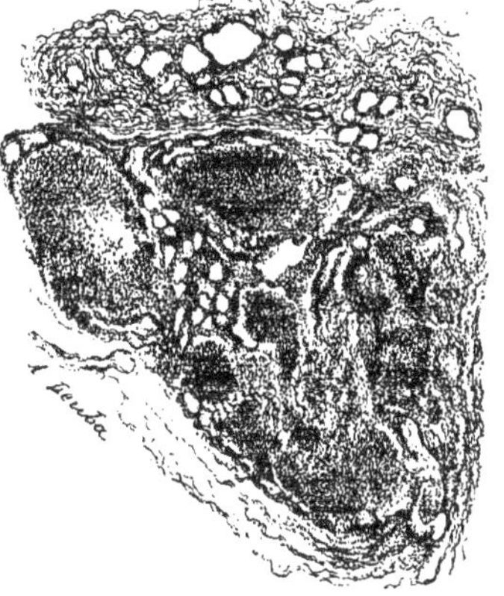

Fig. 584. — Ganglions cervicaux d'un fœtus humain de quatre mois : en haut, ganglion homogène, entouré d'un sinus lymphatique périphérique; en bas, début du processus de cavernisation.

Nous savons qu'on a discuté l'origine des cellules dont l'agglomération constitue le nodule primordial.

Bien des auteurs pensent qu'il s'agit de leucocytes émigrés dans les mailles du tissu conjonctif; cette opinion ne repose d'ailleurs que sur des preuves indirectes telles que la préexistence des vaisseaux et des globules blancs, l'amiboïsme de ceux-ci. Grâce à leur oxyphilie, les leucocytes seraient attirés par les futurs centres germinatifs, très vascularisés, donc très oxygénés. Enfin, comme les matières colorantes pulvérulentes pénètrent le follicule, on suppose que les leucocytes amiboïdes en font autant.

Pour d'autres, au contraire, il s'agit de cellules autochtones nées des éléments du mésoderme.

Étudions les modifications ultérieures de cette ébauche simple et jusqu'ici homogène. Tout d'abord, c'est l'apparition d'un grand sinus lymphatique, cloisonné par des trabécules; ce vaisseau suit le contour du nodule et le sépare de la capsule conjonctive qui, maintenant, se détache, très nette. Puis, les voies lymphatiques, en se développant, pénètrent l'un des pôles du nodule homogène. Ces vaisseaux isolent des segments de substance ganglionnaire : aux vaisseaux, on donnera le nom de *sinus caverneux*, aux segments ganglionnaires irréguliers et anastomosés, on donnera celui de *cordons folliculaires*. Cet ensemble constitue la partie centrale ou *médullaire* de l'organe.

La partie périphérique, encore homogène, répond à la substance corticale. C'est le *tissu intermédiaire* (Zwischengewebe) de Schumacher, la *nappe réticulée* de Bezançon et Labbé. Dans cette nappe homogène apparaissent des formations ovoïdes, les *nodules* ou *follicules corticaux*; puis, les prolongements de la capsule, la progression des lymphatiques qui établissent des communications entre le sinus périphérique et les voies caverneuses segmentent la masse d'abord uniforme. Si le développement du ganglion ne se réduit pas, comme le pensaient les anciens anatomistes, à celui des vaisseaux blancs, on peut dire que ses apparences histologiques sont grandement subordonnées à la pénétration, plus ou moins précoce, plus ou moins considérable, des lymphatiques. De même que le foie est remanié par ses vaisseaux sanguins, le ganglion est remanié par ses voies lymphatiques.

Comment se développent ici les vaisseaux lymphatiques? Pour Engel, ils se dédoublent; leurs branches se multiplient, elles deviennent flexueuses et, dans leurs intervalles, apparaît la substance ganglionnaire.

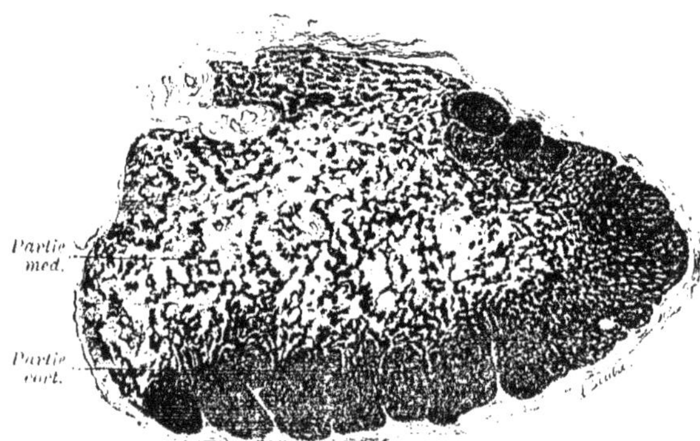

FIG. 583. — Ganglion mésentérique de chien.

Suivant Ranvier, au niveau du nodule, le vaisseau lymphatique est interrompu par régression ou atrophie partielle. Il forme deux tronçons, supérieur et inférieur, futurs efférent et afférent. Le segment inférieur du lymphatique, ainsi coupé, se termine par un cul-de-sac. Ce cul-de-sac bourgeonne et pénètre le nodule vasculaire. Le ganglion n'est pas encore perméable à la lymphe, puisque le liquide injecté par l'afférent ne passe pas dans l'efférent. Enfin cette communication s'établit et alors, dit Ranvier, le ganglion est comparable à un angiome simple. Il va se transformer en angiome caverneux, car les différents bourgeons des capillaires lymphatiques vont confluer. Le principal obstacle qui s'oppose à l'extension indéfinie de ce processus de cavernisation est représenté par les vaisseaux sanguins,

Ce développement des lymphatiques ganglionnaires a soulevé de nouveau la question, autrefois discutée, de savoir si leur lumière représentait un espace inter ou intracellulaire. On sait que Kœlliker, puis Leydig et Virchow, crurent à des communications entre la cavité lymphatique et la cavité des cellules conjonctives. Klein a soutenu que la première ébauche de la lumière lymphatique était représentée par une vacuole intracellulaire. De même, suivant

Retterer, la cavité du vaisseau lymphatique résulte de la fonte d'une portion du corps cellulaire, et le processus de cavernisation du ganglion est identique. Pour concevoir la raison d'une semblable divergence, il suffit de savoir que pour ceux qui soutiennent l'origine intracellulaire, les éléments de l'ébauche ganglionnaire n'ont pas de limites précises et constituent un vaste plasmodium. Ainsi, Retterer décrit « le tissu plein » du ganglion comme une nappe protoplasmique parsemée de noyaux. La « substance internucléaire » ne tarde pas à présenter deux différenciations ; au voisinage des noyaux, elle reste homogène et se teinte faiblement par les colorants acides : c'est l'*hyaloplasma* sur lequel tranchent des tractus irréguliers, onduleux et colorables par l'hématoxyline. Ces tractus constituent le *réticulum chromophile* dans les mailles duquel se trouve l'hyaloplasma. Le réticulum chromophile produira des fibres élastiques. Après s'être gonflé, l'hyaloplasma se creusera de vacuoles ; des restes cellulaires (leucocytes et cellules ayant subi la dégénérescence hémoglobique) seront mis en liberté. Et plus tard, par endroits, on verra les restes de cet hyaloplasma engendrer des fibrilles conjonctives adultes, collagènes.

Structure. — Le ganglion est entouré d'une capsule conjonctive qui, chez presque tous les animaux, envoie des prolongements à l'intérieur de son parenchyme. Déjà, sur une coupe examinée à un faible grossissement, il est aisé de reconnaître que l'aspect du tissu ganglionnaire varie au centre et à la périphérie.

La partie périphérique ou corticale (*substance corticale*) apparaît comme une nappe homogène sur le fond de laquelle se dessinent des formations arrondies, les *follicules*. Dans la partie centrale ou médullaire (*substance médullaire*), on voit des cordons irréguliers séparés les uns des autres par des espaces clairs : les *cordons médullaires* se détachent de la partie corticale ; les espaces clairs intermédiaires sont des voies lymphatiques, les *sinus caverneux*.

Nous allons analyser successivement la structure de chacune de ces parties :

1° Capsule ;

2° Zone corticale ;

3° Zone médullaire.

Capsule. — Peu épaisse chez le hérisson, le lapin et surtout le cobaye, elle est plus considérable chez le chien et chez l'homme adulte. Assez souvent, elle s'accroît et forme un noyau fibreux au niveau du hile.

Faite de fibres et de cellules conjonctives, de fins réseaux élastiques, la capsule contient, à sa partie profonde chez certains animaux (souris, bœuf, cheval), des fibres musculaires lisses. D'après Renaut, les muscles font défaut chez le mouton et chez l'homme. De la face interne de cette capsule partent, de place en place, des cloisons qui traversent l'écorce ; après des divisions successives, elles gagnent la partie centrale et, parfois même, rejoignent le hile. Ces prolongements fibro-musculaires, très nets chez le bœuf et le chien, sont plus réduits chez le lapin ; ils font presque absolument défaut chez le cobaye.

En dehors, la capsule se continue avec les mailles du tissu cellulo-adipeux qui l'enveloppe ; en dedans, elle est, presque partout, séparée de la substance ganglionnaire par un espace dont les dimensions sont assez irrégulières (*sinus lymphatique périphérique*).

De place en place, la cavité de ce sinus est rétrécie par les bosselures de l'écorce ganglionnaire; en certains points, elle disparaît complètement et la partie périphérique du ganglion touche la capsule. Cette cavité sinusienne est traversée par les travées fibro-musculo-élastiques qui proviennent de la capsule et à la surface desquelles on peut voir quelques cellules endothéliales. Dans l'intérieur du canal lymphatique, on voit de grandes cellules étoilées dont les prolongements filiformes s'anastomosent en formant un réseau qui se perd dans la capsule et dans la nappe corticale. Le noyau de ces éléments est parfois arrondi, plus souvent allongé et, presque toujours, assez pauvre en chromatine.

Le sinus périphérique contient des lymphocytes, des mononucléaires, quelques éosinophiles et quelques hématies.

Partie corticale (substance corticale). — Au-dessous du sinus se dessine un grand fer à cheval dont les branches n'atteignent pas le hile : c'est la *partie corticale* qui, toujours, diminue ou disparaît avant d'atteindre le hile de l'organe. Ainsi, elle embrasse, dans sa concavité, la partie médullaire qui se prolonge jusqu'au hile.

Relativement réduite chez le chien, cette écorce est bien plus étendue chez le hérisson, le rat, le cobaye ou le lapin. Chez ces animaux, elle forme un bloc homogène qui occupe la presque totalité de l'organe, n'épargnant que le voisinage du hile. D'ailleurs, chez un même sujet, elle est d'autant plus étendue que le ganglion est plus jeune.

L'écorce (tissu intermédiaire de Schumacher, nappe réticulée de Labbé) est constituée par une infinité de cellules dont les contours sont assez difficiles à mettre en évidence. Seule, la fixation au mélange fort de Flemming montre les limites cellulaires et prouve qu'il n'y a pas là un véritable plasmodium. Entre les cellules, on aperçoit des filaments bien colorés par tous les colorants plasmatiques (vert lumière, fuchsine acide du mélange de Biondi, etc.). Parmi les cellules de la nappe corticale, les unes, les plus nombreuses, sont petites et mesurent de 5 à 8 μ ; les autres mesurent de 9 à 15 μ. Le noyau des petites est arrondi ou quadrangulaire : il possède une bordure chromatinienne assez épaisse ; au centre, on trouve un ou deux grains de chromatine arrondis ou allongés. Parfois, mais non toujours, on voit un vrai nucléole. Les petits éléments sont identiques aux lymphocytes du sang et de la lymphe. Les grandes cellules répondent aux mononucléaires. Leur noyau est arrondi, ovalaire, parfois légèrement échancré sur l'un de ses bords. Il présente une mince bordure chromatinienne et un fin réticulum dans les mailles duquel on aperçoit un, deux et même trois pyrénosomes. Ces pyrénosomes sont arrondis, allongés ou légèrement étranglés ; ils sont centraux ou excentriques. Le protoplasma des uns est indifférent, celui des autres est basophile ou acidophile. Ainsi on distingue aisément dans la nappe corticale quelques grands éléments dont le protoplasma, teint par l'orange ou l'éosine, présente des vacuoles vides ou chargées de débris cellulaires, parfois d'hématies ou de pigment (ganglion mésentérique du lapin).

De place en place, on voit des celules endothéliales ou, du moins, endothéliformes dont le noyau clair allongé contient un ou deux nucléoles vrais et dont la chromatine apparaît comme un délicat réseau ou une fine poussière.

Dans la nappe corticale, on trouve encore, disséminées, des éosinophiles, des hématies sans noyau et, même, des cellules de Neumann, grandes ou petites. Cette partie du ganglion est très pauvre en mitoses.

De place en place, on aperçoit des amas arrondis ovalaires ou allongés, de dimensions variables, qui, disposés sur un ou sur deux rangs, saillent sous la capsule et donnent au ganglion son aspect irrégulièrement bosselé : ce sont les *follicules corticaux* qui, par le tassement plus grand et, surtout, par l'ordination spéciale de leurs cellules périphériques, tranchent sur l'uniformité de la nappe corticale.

Ces follicules (alvéoles, ampoules, noyaux glandulaires, nodosités, nodules périphériques) sont des différenciations secondaires, relativement tardives. Ce sont des formations transitoires qui s'atrophient et disparaissent définitivement chez le vieillard.

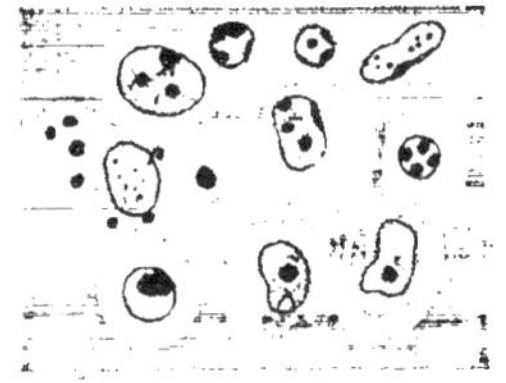

Fig. 586. — Partie centrale d'un follicule de ganglion mésentérique de lapin (fix. au Flemming fort) : vacuoles périnucléaires; *corpuscules colorables* de Flemming.

Les uns sont uniformes, les autres présentent un centre clair (tache claire de Brücke, vacuole de His). Comme l'avait vu Frey, les follicules n'ont pas de paroi propre; ils sont limités par l'endothélium du sinus lymphatique, d'ailleurs inconstant, qui les contourne. Ils sont facilement perméables aux matières pulvérulentes ou liquides injectés dans les voies lymphatiques.

A la périphérie du follicule, les lymphocytes, pressés les uns contre les autres, se disposent en couches concentriques. Çà et là on aperçoit au milieu d'eux une cellule plus grande. Au centre, on trouve encore des lymphocytes, mais les mononucléaires prédominent et les éléments sont bien plus distants les uns des autres. Tous les noyaux ne sont pas arrondis; il en est qui s'allongent et s'incurvent.

Sur les coupes colorées à l'hématoxyline-éosine, à la safranine-vert lumière, le protoplasma se colore, en général, assez faiblement par les colorants plasmatiques. Avec le bleu de Unna, après fixation au sublimé, on constate aisément que certains mononucléaires ont, comme les myélocytes, un protoplasma fortement basophile.

Par endroits, les corps cellulaires se creusent de vacuoles périnucléaires. Entre ces cavités voisines persistent, sous forme de fins tractus colorés par l'éosine, le vert lumière, la fuchsine acide du Biondi, des ponts protoplasmiques. Parfois, mais non toujours, cette dégénérescence protoplasmique s'accompagne d'une dégénérescence nucléaire : le noyau se réduit à un ou plusieurs corpuscules arrondis ou falciformes, hypercolorables, homogènes ou percés d'un trou central. Ailleurs, ces *corpuscules colorables* sont très nombreux et très petits : ils forment des amas qui tranchent nettement sur le fond, plus pâle, de la préparation. Il en est qui occupent les vacuoles d'un mononucléaire et qui sont les seuls débris d'une cellule phagocytée. D'ordinaire, ils se teignent par les colorants nucléaires ; certains prennent la fuchsine acide du Biondi.

Cette cytolise explique la présence, dans le ganglion, de l'acide urique, de la leucine, de la tyrosine et de la xanthine.

Mais, le follicule à centre clair est surtout un lieu de reproduction cellulaire : aussi, Flemming lui a-t-il donné le nom de *centre germinatif*. C'est là, en effet, que les mitoses, découvertes par Arnold dans les ganglions malades, ont été retrouvées par Bizzozero, Flemming, Paulsen, Löwit, Hofmeister et Müller dans les ganglions normaux.

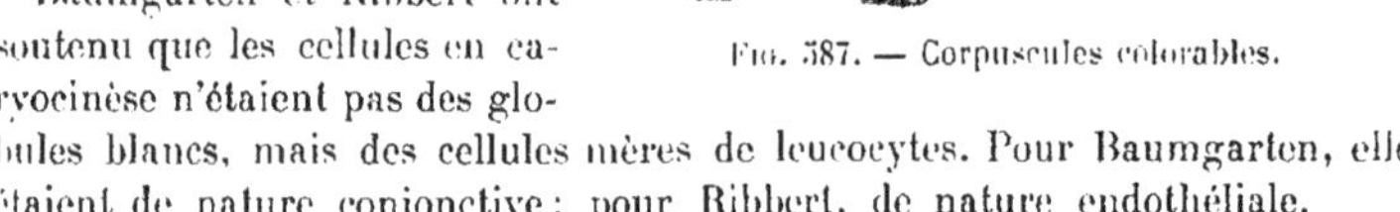

FIG. 587. — Corpuscules colorables.

Baumgarten et Ribbert ont soutenu que les cellules en caryocinèse n'étaient pas des globules blancs, mais des cellules mères de leucocytes. Pour Baumgarten, elles étaient de nature conjonctive ; pour Ribbert, de nature endothéliale.

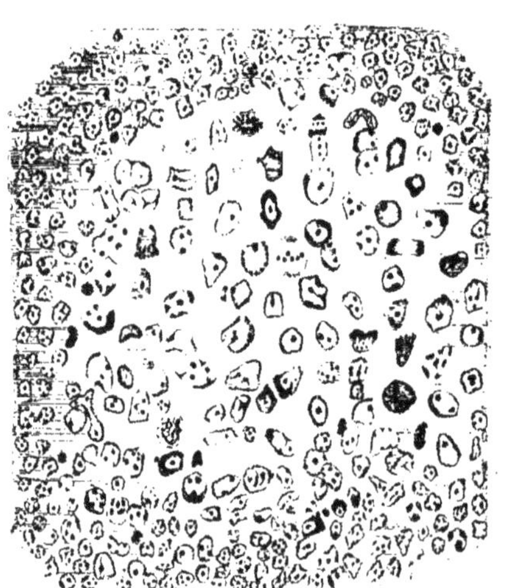

FIG. 588. — Follicule d'un ganglion mésentérique de cobaye : centre germinatif présentant des mitoses.

Chez l'adulte, ces caryocinèses sont assez rares. Elles seraient plus nombreuses après les saignées, la splénectomie. Cette augmentation est au moins inconstante, car si, pour Mayer, Bennett, Gerlach et Kourloff, il existe une hypertrophie ganglionnaire consécutive à la splénectomie, cette constatation n'a pu être faite par Mosler et Legros, Masoin, Ceresole. Chez le lapin, quelques jours ou quelques mois après la splénectomie, je n'ai jamais trouvé d'hypertrophie manifeste : les ganglions mésentériques étaient de couleur, de volume normaux ; leurs follicules ne présentaient pas de mitoses plus abondantes qu'à l'ordinaire.

Partie médullaire (substance médullaire). — Plus ou moins complètement entourée par l'écorce, la partie médullaire du ganglion présente des cordons de dimensions, de trajet et de forme très variables qui s'anastomosent entre eux et sont séparés les uns des autres par des espaces larges et clairs, les sinus caverneux.

Prolongements centraux de la nappe corticale, les *cordons médullaires* (utricules médullaires, tubes lymphatiques, cylindres glandulaires, cordons folliculaires) sont formés de cellules identiques, mais souvent moins tassées. A l'origine des cordons, les éosinophiles sont plus nombreuses. Quelques-unes d'entre elles ont un noyau unique, arrondi, semblable à celui des éléments non granuleux; certaines sont paucigranulaires. Il est possible, mais rare, de les trouver en mitose. D'ailleurs, cette partie du ganglion est assez pauvre en caryocinèses. Souvent, les hasards de la coupe montrent que les cordons médullaires, comme les corpuscules malpighiens de la rate, sont centrés par une artère.

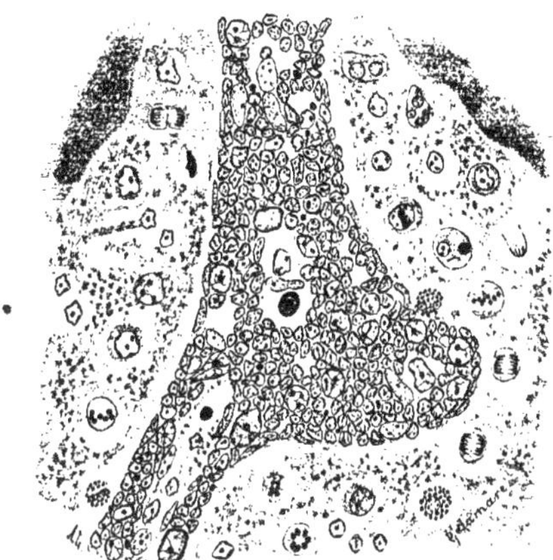

Fig. 589. — Cordon médullaire et sinus caverneux d'un ganglion mésentérique de lapin, après injection intra-veineuse de pilocarpine.

Intermédiaires aux cordons, les sinus caverneux représentent le lieu d'élection pour l'étude de la phagocytose ganglionnaire et pour celle du réticulum. On voit aisément que celui-ci est formé par l'anastomose des prolongements cellulaires (voy. fig. 590).

Quelques cellules du réticulum ont un noyau arrondi ou allongé, clair, avec un pyrénosome et un délicat réseau de chromatine; d'autres possèdent plusieurs noyaux bien distincts. Leur protoplasma acidophile présente des vacuoles digestives dans lesquelles on voit des débris de leucocytes, d'hématies et souvent des pigments. Tous les intermédiaires semblent exister entre les gigantesques cellules étoilées du réticulum et certains mononucléaires arrondis et libres.

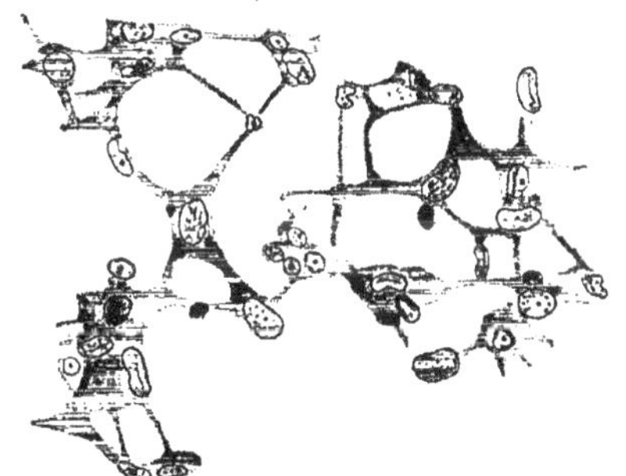

Fig. 590. — Tissu réticulé d'un ganglion mésentérique de rat gris (fix. au sublimé alcoolo-acétique, sans pinceautage). (Dum. oc. 3, ob. 1/12).

Signalons encore l'existence de cellules géantes à noyau bourgeonnant semblables à celles de la moelle osseuse : Rawitz en a vu chez le singe, Demoor, chez le chat.

Comme leucocytes, ce sont toujours des lymphocytes et des mononucléaires.

[G. DELAMARE.]

Quelques noyaux sont polymorphes. D'après Labbé, les éosinophiles sont très nombreuses chez le cobaye et le lapin, très rares chez l'enfant.

Je ne les ai jamais trouvées très abondantes dans les sinus caverneux du lapin normal, du chien et du chat.

Quelques leucocytes émiettent de petits fragments protoplasmiques. Ils concourent ainsi à la formation des boules hyalines, acidophiles, qui parfois encombrent les voies lymphatiques.

Ici, les mitoses sont relativement rares. Cependant j'en ai trouvé quelques-unes chez le chat nouveau-né et chez le rat gris. Je les ai vues beaucoup plus abondantes chez un lapin dans le sang duquel j'avais injecté de la pilocarpine. Chez le lapin, certains leucocytes présentaient des chromosomes disposés en couronne; il n'est d'ailleurs pas exceptionnel d'observer cette disposition dans les cordons, voire dans les follicules ganglionnaires.

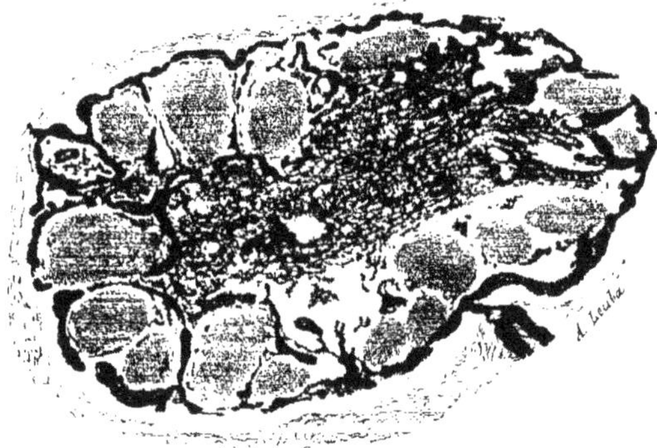

Fig. 591. — Voies lymphatiques du ganglion mésentérique de cobaye (injection par la méthode de Gerota).

Vaisseaux lymphatiques. — Les lymphatiques afférents abordent obliquement la partie convexe du ganglion. En traversant sa capsule, ils perdent leur adventice conjonctivo-musculaire et, véritables capillaires, se réduisent à leur endothélium. Par leurs anastomoses, ces capillaires forment un vaste sinus périphérique qui, presque partout, sépare la capsule des follicules. De ce sinus partent des branches interfolliculaires qui gagnent la partie centrale ou médullaire. Dans cette partie, elles cheminent entre les cordons folliculaires et, finalement, se jettent dans les efférents au niveau du hile. Nous savons que ceux-ci sont des troncs lymphatiques moins nombreux mais plus volumineux que les efférents. Ainsi, les portions de la substance ganglionnaire proprement dite (follicules et cordons folliculaires) nous apparaissent comme des îlots plongés dans un vaste système porte qui les baigne à peu près de tous côtés. Par confluence et capillarisation, les lymphatiques forment donc autour de la substance ganglionnaire une vaste poche dans laquelle la vitesse du courant est ralentie, la pression abaissée.

Vaisseaux sanguins. — Le ganglion reçoit ses vaisseaux sanguins, non seulement au niveau de son hile, mais au niveau de sa circonférence.

Plus volumineux, les vaisseaux du hile traversent la partie centrale ou médullaire du ganglion. Ils suivent les travées conjonctives et fournissent de nombreuses branches qui, par leurs multiples anastomoses, constituent un réseau capillaire très riche. Ils fournissent des rameaux qui occupent les cordons folliculaires et y forment des réseaux à mailles allongées. Il est intéressant de noter que les cordons folliculaires sont centrés par une artériole, absolument comme les corpuscules de Malpighi de la rate.

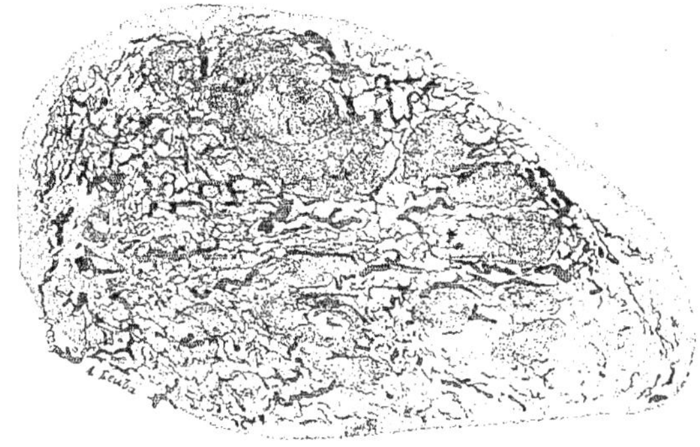

FIG. 592. — Vaisseaux sanguins du ganglion mésentérique de cobaye (injection par la méthode de Gérota).

Les artères atteignent la nappe corticale et contournent les follicules auxquels ils fournissent des ramuscules qui convergent vers le centre comme les rayons d'une roue vers le moyeu. Certains vaisseaux continuent leur trajet interfolliculaire et vont s'anastomoser avec les vaisseaux capsulaires. Tout récemment, Calvert a insisté sur ce fait. Pour cet auteur, il y aurait toujours une artère au centre du follicule. Les capillaires se dirigeraient du centre à la périphérie, où ils conflueraient pour constituer les radicules veineuses.

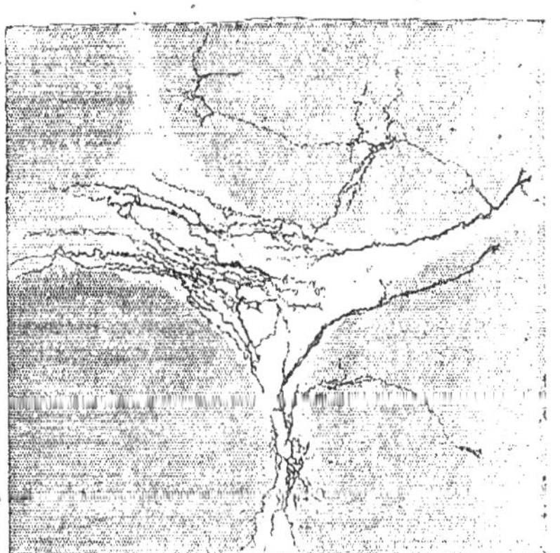

FIG. 593. — Nerfs du ganglion mésentérique du chien nouveau-né (méthode de Golgi, d'après une préparation inédite de Manouélian).

Nerfs. — Dans les gros ganglions de l'homme, Kœlliker a vu de petits troncs nerveux périartériels pénétrer dans la masse médullaire; chez le bœuf, il a trouvé des fibres de Remak sans pouvoir observer leurs modes de terminaison. Schaffner avait décrit sur le trajet de ces nerfs de petits amas ganglionnaires qui, depuis, n'ont pas été retrouvés. Par la méthode de Golgi, Retzius a imprégné le réticulum et constaté l'existence de fibres nerveuses périvasculaires qui, abandonnant les vaisseaux, se terminaient dans le tissu lymphoïde par de fines branches. Il en a conclu que dans les nodules lymphatiques, comme dans la rate, il y a d'autres nerfs que des nerfs vasculaires.

Sur la figure 593, exécutée d'après une préparation de Manouélian, on voit de beaux plexus interfolliculaires. Quelques troncs contournent les follicules et émettent des branches plus fines qui, par un trajet oblique, gagnent le centre de la formation nodulaire où elles paraissent se terminer librement. Il existe un plexus sus-folliculaire et, peut-être même, intrafolliculaire.

[*G. DELAMARE.*]

Variations. — Le plus perfectionné et aussi le plus complexe des organes lymphoïdes, le ganglion, présente de nombreuses variations suivant la région, l'espèce animale et surtout suivant l'étape évolutive.

Variations régionales. — Elles sont relativement peu importantes. Pour Frey, la partie médullaire était plus développée dans les ganglions du thorax et de l'abdomen que dans ceux de l'aisselle ou de l'aine. Mais nous savons qu'au début tous les ganglions ont une moelle réduite.

Pour Schmorl, le tissu conjonctif serait plus développé dans les ganglions périphériques que dans les ganglions viscéraux.

Les ganglions bronchiques sont plus vascularisés que les mésentériques.

Chez le lapin, les ganglions mésentériques contiennent dans leurs sinus médullaires, leurs cordons et même dans leur nappe corticale, des amas de grains jaunâtres, insolubles dans l'alcool, le chloroforme, colorables en vert émeraude par le bleu de Unna. Ces grains ne semblent pas être ferrugineux. Ils ne disparaissent pas chez les animaux tués par inanition.

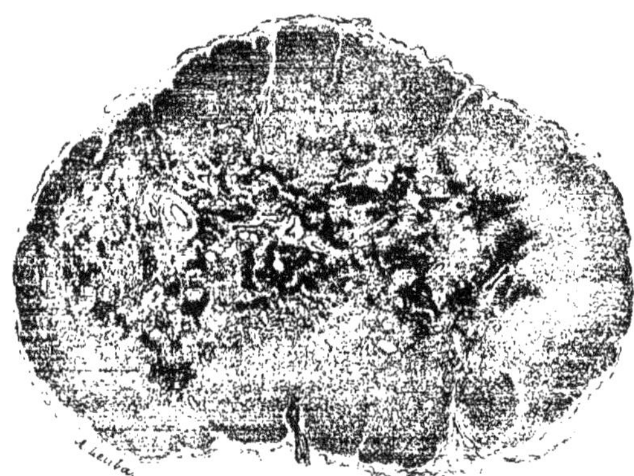

Fig. 504. — Ganglion trachéo-bronchique de chien. Amas carboniques.

Par infiltration de poussières carboniques, les ganglions bronchiques de l'homme et du chien sont noirs. Les particules de charbon se déposent dans les cordons médullaires, parfois, mais très rarement, dans les follicules. Elles sont disposées en amas de taille inégale, souvent contenus à l'intérieur des phagocytes. Dans un ganglion bronchique de chien, j'ai vu de fines granulations ferrugineuses incluses dans les phagocytes sinusiens et dans les cellules périvasculaires.

Variations suivant l'espèce animale. — Nous savons que la partie corticale est plus développée chez les petits rongeurs que chez le chien, où, par contre, le tissu conjonctif est plus abondant. Suivant Labbé, le chat possède un ganglion très riche en follicules actifs.

Dans une glande mésentérique de rat gris, j'ai trouvé, en nombre assez considérable, des hématies nucléées dans la nappe corticale et dans les sinus.

Le ganglion du hérisson est remarquable par l'exiguïté de ses cordons folliculaires, entre lesquels se voient des mailles arrondies ou ovalaires, grandes ou petites, cloisonnées ou non par de minces filaments.

Dans les cordons folliculaires, dans les travées conjonctives et même dans certains sinus, j'ai trouvé des mastzellen arrondies ou allongées. Certaines, très petites, avaient un noyau semblable à celui des lymphocytes. On sait que les mastzellen sont exceptionnelles dans le ganglion du lapin et du cobaye.

La capsule, la nappe corticale et certains cordons médullaires présentaient des éosinophiles isolées ou groupées par quatre ou cinq. Les sinus n'en contenaient que de très rares. Une éosinophile de la nappe corticale était en mitose. D'autres éosinophiles, assez nombreuses, présentaient un noyau unique, arrondi, aussi fortement colorable que celui des autres lymphocytes.

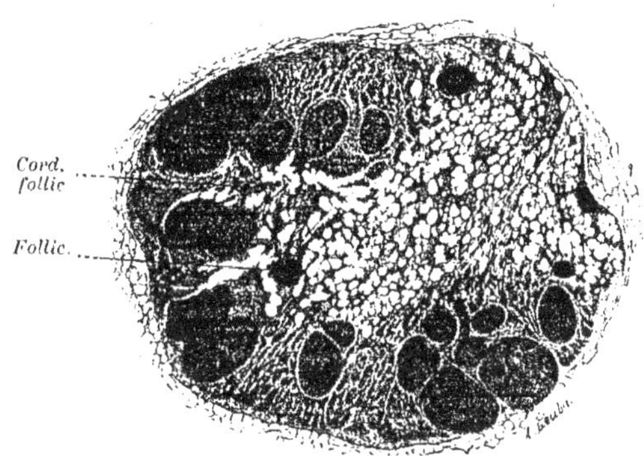

FIG. 595. — Ganglion mésentérique de hérisson.

Le ganglion du porc est très simple. Une capsule conjonctive, épaisse au niveau du hile, amincie ailleurs, l'isole plus ou moins complètement des ganglions voisins avec lesquels il tend à fusionner. Il se réduit à une nappe homogène qui rappelle, à tous égards, l'écorce des ganglions ordinaires. Dans cette nappe sont disséminés des follicules. On ne voit de sinus qu'au pourtour des follicules et des travées conjonctives périphériques, Il n'y a donc ni cordons folliculaires, ni voies caverneuses. Les cellules ont l'aspect habituel. Notons encore la présence dans les follicules de mononucléaires à protoplasme basophile. Dans la nappe périfolliculaire, on peut trouver d'assez nombreuses éosinophiles. Le noyau de la plupart d'entre elles est identique à celui des cellules ordinaires et il en est dont le protoplasme contient 3 ou 4 granulations seulement. Dans les travées conjonctives, dans la nappe périfolliculaire et, parfois même, sur la bordure d'un follicule, on voit des mastzellen isolées ou en amas. Il en est de petites et de grandes, d'arrondies et d'allongées ; le noyau, ovalaire, en général, est tantôt coloré en bleu pâle, tantôt coloré en rose violacé par le bleu de Unna.

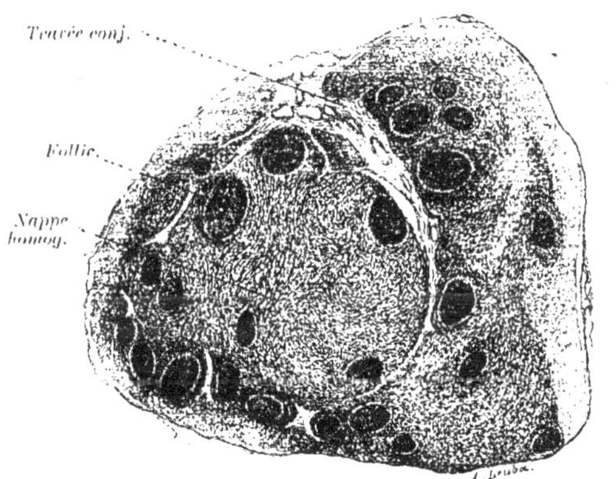

FIG. 596. — Ganglions mésentériques de porc.

(G. DELAMARE.)

J'ai pu examiner six ganglions de porc sans trouver la moindre trace d'hématophagie.

Schumacher, contrairement à Rawitz, a démontré que le ganglion du singe possédait, comme celui des autres mammifères, des centres germinatifs.

Variations évolutives. — Sénescence, — le ganglion disparaît de bonne heure sans avoir jamais présenté une grande fixité structurale. Ces variations incessantes tiennent sans doute à la multiplicité de ses fonctions et surtout à la multiplicité des vicariances dont il est capable. On sait quelles affinités l'unissent aux formations lymphoïdes paradigestives, à la rate et même à la moelle osseuse.

Seules différences, l'amygdale et la rate sont des lieux d'origine pour les vaisseaux lympathiques sur le trajet desquels au contraire est placé le ganglion. La rate est un ganglion interposé sur le trajet de la circulation sanguine.

On conçoit, dans ces conditions, que, malgré la spécialisation, plus apparente que réelle d'ailleurs, des vicariances nombreuses soient possibles qui compliquent singulièrement l'étude de cet organe. Ainsi, après la splénectomie, les éosinophiles du ganglion augmentent ; l'hématophagie, en général discrète ou insignifiante, prend des proportions plus considérables. Dominici dit que le ganglion a subi la *transformation splénoïde*.

Le fer ganglionnaire peut augmenter : avec Guillemonat j'ai trouvé, dans ces conditions, 0 gr. 06, 0 gr. 08 et même 0 gr. 11 pour 100 de ce métal. Deux fois, cependant, il n'y en avait que des traces.

Par contre, le fer semble diminuer après la saignée et l'inanition, Nous verrons que, pour certains auteurs, dans ces conditions au contraire, l'hématopoièse ganglionnaire est plus active.

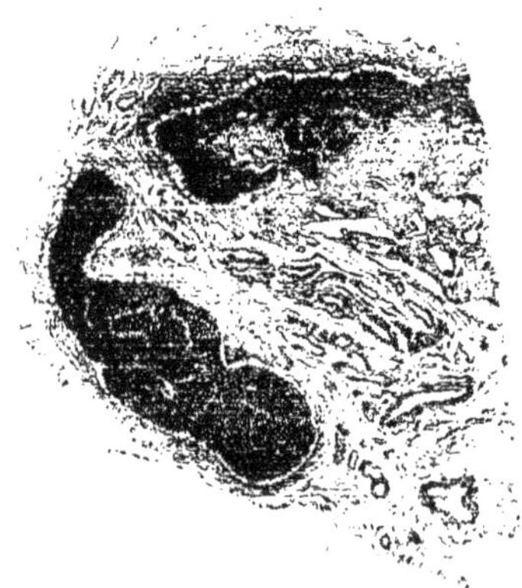

FIG. 597. — Ganglion mésentérique de vieillard.

Chez l'animal en gestation, il n'est pas rare de trouver des hématies nucléées assez nombreuses (Masslow). Dominici décrit le ganglion de la femelle gravide comme un ganglion en transformation myéloïde. Scott Warthin donne le nom de *glandes myélolymphatiques* aux ganglions qui contiennent en abondance des cellules de Neumann, des mastzellen, des éosinophiles à noyau unique, des polynucléaires.

Sénescence. L'atrophie est précoce puisque, déjà chez l'homme adulte on voit disparaître toutes les mitoses et débuter la sclérose qui, chez le vieillard, envahit l'organe tout entier. Cette sclérose est périphérique et centrale. A la périphérie, c'est la capsule qui s'épaissit. Au centre, c'est la prolifération exubérante des travées périvasculaires qui transforment la moelle en un bloc fibreux. Ainsi persiste, encerclée dans cette gangue scléreuse concentrique, une mince bande de substance corticale. Celle-ci est a son tour morcelée et envahie par la sclérose qui débute autour des vaisseaux (voy. fig. 597).

Demoor n'admet pas avec Orth, His, Billroth, que, par les progrès de l'âge, les noyaux des cellules du réseau finissent par disparaître complètement. Contrairement à Frey, il n'a pas observé la transformation graisseuse ou l'infiltration pigmentaire des cellules du réseau. J'ai vainement cherché l'une ou l'autre de ces altérations chez trois sujets morts très vieux. Dans ces ganglions fibreux, il n'y a plus traces de macrophages.

Fonctions. — *Leucocytogenèse.* — Que les cellules ganglionnaires soient des leucocytes fixés ou les dérivés autochtones des éléments mésodermiques, elles engendrent des globules blancs. En effet, ceux-ci sont plus nombreux dans les voies efférentes que dans les afférentes ; les hypertrophies ganglionnaires provoquent une leucocytose sanguine. L'ablation expérimentale de certains groupes ganglionnaires importants provoque l'hypoleucocytose.

Les cellules ganglionnaires sont donc bien des lymphogonies, et le ganglion une *glande cytogène* comme le testicule.

Le ganglion produit surtout des lymphocytes et, très probablement, des grands mononucléaires. Les lymphocytes, nombreux dans la glande et dans les voies efférentes, augmentent dans les hypertrophies ganglionnaires pathologiques ou expérimentales (splénectomie).

Ils diminuent, au contraire, après les ablations ganglionnaires étendues (Rokitzki, Tchigaieff, Ehrlich et Reinbach), après la ligature du canal thoracique (Koroboff).

Là se forment encore des éosinophiles et peut-être même, parfois, des cellules à grains neutrophiles. Souvent nombreuses, les éosinophiles présentent très rarement des mitoses. Il est plus fréquent d'observer dans le ganglion ou dans la partie lymphoïde du thymus, des éosinophiles à noyau unique et arrondi ; Labbé signale l'existence de semblables cellules chez le cobaye ; j'en ai trouvé chez le lapin, le porc et le hérisson. De plus, il y a des éosinophiles paucigranulaires dont le noyau ressemble par sa taille, sa colorabilité, la disposition de sa chromatine, à celui des lymphocytes. Il semble qu'on assiste à l'apparition des grains et à leur développement progressif dans une cellule d'abord sans granulations. Notons encore l'éosinophilie sanguine qui accompagne quelques hypertrophies ganglionnaires (adénies, splénectomie). Il est donc à peu près certain que, suivant l'opinion d'Hoyer, de Schaffer, et celle, plus récente, de Labbé, il y a parfois, sinon toujours, genèse d'éosinophiles dans les tissus lymphoïdes (ganglion et thymus).

On sait, et depuis longtemps, que le ganglion renferme des cellules multinucléées et des cellules à noyau polymorphe. Mais la polymorphie du noyau n'implique pas nécessairement la présence de granulations neutrophiles. Tout récemment, Dominici a vu des cellules à grains neutrophiles se développer dans le tissu lymphoïde. C'est la conséquence naturelle et presque nécessaire de la présence dans le tissu des mononucléaires basophiles analogues aux myélocytes.

Hématopoièse. — Le ganglion est-il ou, du moins, peut-il devenir un centre d'hématopoièse ?

Saxer attribue cette fonction au ganglion embryonnaire, et Retterer la regarde comme une propriété fondamentable du tissu lymphoïde adulte.

D'après cet éminent histologiste, les cellules ganglionnaires élaborent des hématies, soit au moyen de leur noyau, soit au moyen de leur protoplasma : la « dégénérescence hémoglobinique » du noyau engendre des globules rouges discoïdes ; celle, plus rare, du protoplasma, produit des hématies nucléées.

Il est bien quelques cellules ganglionnaires dont le noyau, en dégénérescence, se colore par l'éosine ou l'orange et présente une taille à peu près égale à celle des globules rouges. Est-ce suffisant pour démontrer que ces éléments sont des hématies en voie de formation? Le doute, au moins, est encore permis.

Mais le tissu lymphoïde et les sinus peuvent contenir des hématies qui, parfois sont nucléées. Faite à l'état pathologique, lorsqu'il y a des congestions ou des hémorragies viscérales, lorsque le sang charrie des cellules de Neumann, cette constatation ne fournit aucun argument décisif en faveur de l'hématopoïèse ganglionnaire. Dans ces conditions, il est, en effet, impossible de prouver que les globules rouges trouvés dans le ganglion y sont nés et n'y sont pas arrivés à la faveur de la diapédèse (Schumacher) ou d'un raptus vasculaire (Saltikow).

Par contre, une semblable origine ne peut être supposée pour les cellules de Neumann qui, absentes dans le sang adulte normal, existent quelquefois dans la nappe corticale et dans les voies caverneuses du ganglion. J'ai vu le fait chez le rat gris et chez le porc. Chez le rat, il s'agissait d'hématies nucléées presque toutes géantes et dont le protoplasma était inégalement riche en hémoglobine. Les unes possédaient un noyau dans lequel on pouvait distinguer un réticulum et des nucléoles chromatiniens; les autres avaient un noyau plus petit, coloré de façon intense et diffuse. Enfin, il en était quelques-unes dont le noyau, très pâle, très pauvre en chromatine, semblait en voie de disparition. Chez le porc, les hématies nucléées, petites en général, se transformaient en globules rouges ordinaires par excrétion nucléaire.

Indiscutable parfois, l'hématopoïèse ganglionnaire semble très inconstante ou, du moins, très intermittente : l'examen histologique est loin de montrer toujours des cellules de Neumann dans le tissu ganglionnaire. Et, d'ailleurs, l'analyse chimique se joint à l'histologie pour démontrer cette inconstance. Dans des ganglions pris à l'abattoir, Schmidt n'a pas trouvé d'hémoglobine ; avec Guillemonat, six fois sur quatorze examens, nous n'avons trouvé que des traces indosables de fer (trois fois des traces infinitésimales et trois fois des traces plus fortes [1].

Hématolyse et phagocytose. — A l'état pathologique, par ses macrophages, le ganglion peut devenir un centre actif d'hématophagie et, par suite, d'hématolyse.

Dans les intoxications phosphorée, arsenicale, dans l'empoisonnement par la toluylène-diamine, Hoyer a observé de nombreux exemples d'hématophagie ganglionnaire. Et si Retterer nie cette fonction, Gabbi, Schumacher, Thomé, la regardent comme un attribut constant du ganglion sain. Scott Warthin la localise à certains ganglions ou mieux à certaines glandes hémolymphatiques,

1. Ces dosages ont été effectués par le procédé de Lapicque. Les animaux (porc, chien, lapin, rat) étaient sacrifiés par hémorragie et les ganglions lavés à l'eau distillée. Nous avons donc, dans la mesure du possible, évité la cause d'erreur inhérente à la présence du sang; cette cause d'erreur est, du reste, plus facilement évitable pour le ganglion que pour la rate.

splénoïdes, étudiées par Leydig, Gibbes, Robertson, Clarkson, Sisto et Morandi, Morandi et Piato.

Il est bien évident que si l'hématophagie existait, abondante, dans tous les ganglions normaux, ceux-ci seraient rouges et contiendraient toujours du fer en assez forte proportion. Or nous savons qu'il n'en est rien.

D'ailleurs on ne voit pas toujours les signes histologiques d'une hémolyse ganglionnaire abondante. Souvent nul ou insignifiant à l'état normal, ce processus ne m'a paru assez important que dans les ganglions mésentériques du lapin après splénectomie ou après injection de pilocarpine.

Même après la splénectomie, il est inconstant ou transitoire. J'ai examiné à des époques variables après cette opération les glandes mésentériques de huit lapins, sans jamais, contrairement à Lockart Gibson et à Moses Grünberg, observer la moindre rougeur ni la moindre hypertrophie macroscopique. L'augmentation du fer n'est pas moins inconstante : si, trois fois, on en trouvait 0 gr. 06, 0 gr. 08 et 0 gr. 11 pour 1000, deux fois il n'y en avait que des traces.

On conçoit qu'un même organe exerce, de façon simultanée ou intermittente, ces deux fonctions antagonistes de l'hématolyse et de l'hématopoïèse, puisque la première fournit les matériaux de la seconde.

A la faveur de sa circulation ralentie et de ses innombrables phagocytes, le ganglion est encore un lieu d'arrêt pour les particules inertes ou vivantes que lui apportent ses afférents. Nous connaissons l'infiltration carbonique des ganglions bronchiques, la pigmentation jaune verdâtre des glandes mésentériques du lapin. Schmorl a trouvé noirâtres les ganglions qui desservaient un territoire cutané pigmenté ou tatoué.

La présence des bactéries dans le ganglion normal est plus discutée : Wissokowitch, Neisser et Labbé les trouvent stériles; Loomis, Pizzini, Kossel ont pu, par l'inoculation, démontrer la septicité de quelques-uns d'entre eux. Perey y a trouvé des agents saprophytes et pathogènes. Desoubry et Porcher ont trouvé des microbes dans le canal thoracique.

Dans les follicules clos de l'appendice du lapin, j'ai, comme Denys, trouvé des bacilles alors que la muqueuse était histologiquement intacte. De même dans un ganglion de porc. Le ganglion normal peut donc contenir des germes.

Sécrétions amorphes. — Nous avons vu précédemment que si le ganglion était un centre important de leucocytopoïèse, il était également un lieu de cytolyse; nous avons signalé la vacuolisation, la pienose de certains de ses éléments, la dégénérescence nucléaire qui aboutit à la formation des corpuscules colorables (tingible Körper de Flemming).

On peut supposer que ces phénomènes de destruction cellulaire représentent un processus de sécrétion holocrine grâce auquel le ganglion, véritable glande close, élabore les ferments que les physiologistes signalent dans son parenchyme.

[*G. DELAMARE.*]

DEUXIÈME PARTIE

ÉTUDE SPÉCIALE DES LYMPHATIQUES
DES DIFFÉRENTES PARTIES DU CORPS

par P. POIRIER et B. CUNÉO

Nous étudierons successivement :

1° Les lymphatiques du membre inférieur (Chapitre I);
2° — du bassin et de l'abdomen (Chapitre II);
3° — du thorax (Chapitre III);
4° — du membre supérieur (Chapitre IV);
5° — de la tête et du cou (Chapitre V).

Dans chacun de ces chapitres nous envisagerons d'abord les différents groupes ganglionnaires et la disposition de leurs vaisseaux afférents et efférents. Nous reviendrons ensuite sur la disposition des lymphatiques des organes ou des régions tributaires de ces ganglions.

Nous terminerons cet article par l'étude des deux gros troncs collecteurs auxquels viennent aboutir en dernière analyse la presque totalité des vaisseaux lymphatiques de l'économie : le canal thoracique et la grande veine lymphatique (Chapitre VI).

Bibliographie. — A consulter comme ouvrages généraux : MASCAGNI, *Vasorum lymphaticorum corporis humani historia et iconographia;* Sienne, 1787. — CRUIKSHANK W. *The Anatomy of the absorbing vessels of the human body*, 1786. — SAPPEY, *Traité d'anatomie, de physiologie et de pathologie des vaisseaux lymphatiques.* Paris, 1874. — LEAF, *The surgical Anatomy of the lymphatics glands. Westminster*, 1878. — TEICHMANN, *Das Saugadersystem.* Leipzig, 1861. — GEORGE SEVEREANU. *Anatomia lymfaticilor pielei. Bucarest*, 1906.

CHAPITRE I

LYMPHATIQUES DU MEMBRE INFÉRIEUR

Les vaisseaux lymphatiques du membre inférieur se disposent en deux groupes; les uns (*lymphatiques superficiels*) cheminent dans le tissu cellulaire sous-cutané, les autres (*lymphatiques profonds*) ont un trajet sous-aponévrotique. Tous convergent vers le pli de l'aine et se terminent à ce niveau dans les ganglions inguinaux superficiels ou profonds. Ces ganglions inguinaux représentent donc le rendez-vous commun de la presque totalité des lymphatiques du membre inférieur. Mais certains de ces vaisseaux ont déjà traversé des ganglions, d'importance beaucoup moins considérable, il est vrai, le ganglion tibial antérieur et les ganglions poplités. Nous décrirons d'abord la disposition de ces différents groupes ganglionnaires. Nous donnerons ensuite une description d'ensemble des vaisseaux lymphatiques du membre.

§ I. GROUPES GANGLIONNAIRES DU MEMBRE INFÉRIEUR

Nous étudierons successivement le *ganglion tibial antérieur*. les *ganglions poplités* et les *ganglions inguinaux*.

Ganglion tibial antérieur. — Le ganglion tibial antérieur, décrit et figuré pour la première fois par Mascagni (*loc. cit.* p. 39, et *tab.* VI, fig. 2), présente toujours un très petit volume. Il est placé sur le trajet des vaisseaux tibiaux antérieurs au niveau de leur partie supérieure. Il repose sur le ligament interosseux.

On admet généralement que le ganglion tibial antérieur reçoit comme afférent un tronc tibial antérieur et émet un efférent qui va se rendre dans les ganglions poplités. Il serait peut-être plus exact de dire que c'est un simple nodule, interrompant le trajet de l'un des troncs tibiaux antérieurs qui se rendent aux ganglions poplités.

Variétés. — L'existence du ganglion tibial antérieur est loin d'être constante. Cruikshank, Hunter ne font nullement mention de ce ganglion. Bourgery, Leaf le regardent comme très inconstant. Par contre il peut être double (Mascagni, Hewson, Meckel), il peut descendre jusqu'à la partie moyenne de la jambe (Hewson). L'inconstance de ce ganglion, son petit volume, ses variétés de nombre et de situation nous montrent nettement qu'il constitue une formation récente au point de vue phylogénique. En fait c'est moins un ganglion proprement dit qu'un simple nodule ganglionnaire interrupteur (Schaltdrüse) qui ne présente pas la fixité morphologique des ganglions régionnaires (voy. p. 565). Mais étant donné ce que nous savons de l'évolution générale de l'appareil ganglionnaire chez les vertébrés supérieurs, nous devons admettre que ce nodule est en train de s'élever à la dignité de ganglion proprement dit. En d'autres termes son augmentation de volume, son dédoublement doivent être regardés comme des *anomalies progressives*, sa réduction extrême, sa disparition comme un retour à l'état primitif.

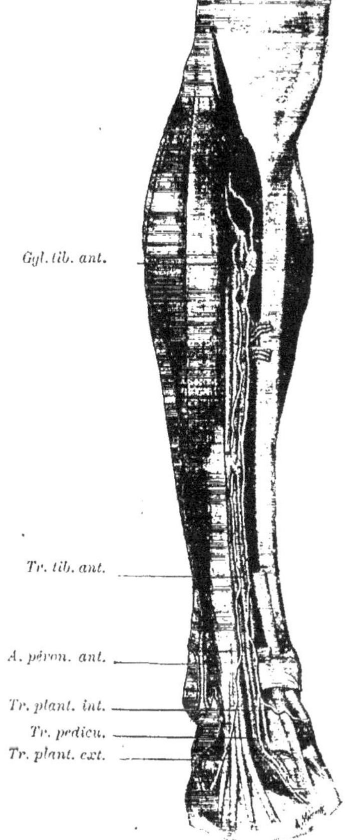

Fig. 598. — Lymphatiques tibiaux antérieurs et ganglion tibial antérieur (d'après Bonamy, Broca et Beau).

Ganglions poplités. — Les ganglions poplités sont tous sous-aponévrotiques. Presque toujours de très petit volume, perdus dans le tissu graisseux qui remplit la fosse poplitée, ils sont difficiles à découvrir, lorsqu'on n'a pas injecté leurs vaisseaux afférents. On peut les répartir en trois groupes qui s'étagent d'arrière en avant depuis la face profonde de l'aponévrose, jusqu'au surtout ligamenteux postérieur de l'articulation du genou.

a) On trouve généralement un premier ganglion au-dessous de l'aponévrose, en dehors de la crosse terminale de la veine saphène externe, en dedans du nerf sciatique poplité externe. C'est le ganglion saphène externe. Parfois ce ganglion est placé à un niveau plus élevé, sur le trajet de l'anastomose que la saphène externe envoie à la saphène interne.

b) Un deuxième groupe (ganglions moyens), beaucoup plus important, comprend 2 à 4 ganglions plus profondément situés sur les parties latérales des vaisseaux poplités; ces ganglions, situés les uns en dehors, les autres en dedans des vaisseaux, forment souvent deux amas distincts : l'un, inférieur, placé au niveau même des condyles, dans l'échancrure intercondylienne (*g. intercondyliens*, Leaf); l'autre, supérieur, situé au-dessus de ces saillies osseuses (*g. supracondyliens*, Leaf) (voy. fig. 605).

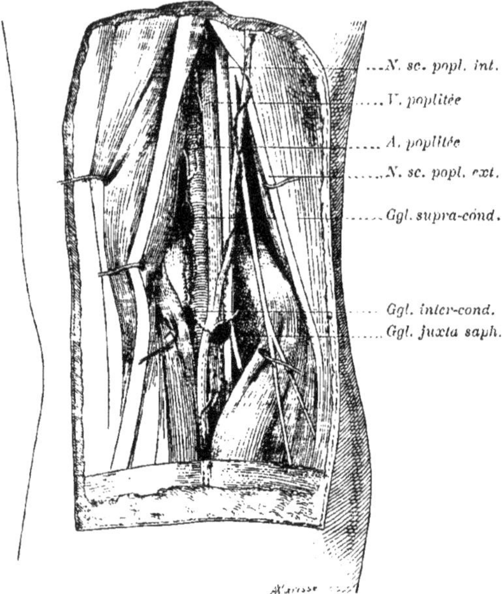

Fig. 599. — Ganglions du creux poplité.

c) Enfin on peut trouver encore un ganglion appliqué sur le ligament postérieur de l'articulation, en avant de l'artère (*ganglion juxta-articulaire*).

Vaisseaux afférents. — A chacun de ces groupes aboutissent des afférents distincts. Le ganglion saphène externe reçoit les vaisseaux qui accompagnent la veine saphène externe. Ces vaisseaux proviennent du tiers postérieur du bord externe du pied, de la partie externe du talon et de la face postérieure de la jambe.

Les ganglions moyens reçoivent : 1° les lymphatiques afférents du ganglion tibial antérieur; 2° les lymphatiques profonds, satellites des vaisseaux tibiaux postérieurs et péroniers.

Le ganglion juxta-articulaire reçoit des lymphatiques venus de l'articulation du genou et satellites des artères articulaires (Bardeleben, Næckel et Frohse).

Vaisseaux efférents. — Les vaisseaux efférents des ganglions poplités peuvent être répartis en deux groupes.

a) Un groupe profond qui comprend 2 à 4 troncs qui suivent la veine poplitée, puis la veine fémorale et aboutissent aux ganglions inguinaux profonds.

b) Un groupe superficiel comprenant 1 à 2 troncs qui suivent l'anastomose entre la veine saphène externe et la veine saphène interne, et vont tous s'unir aux troncs satellites de ce vaisseau pour se terminer dans les ganglions inguinaux du groupe inféro-interne. Cette deuxième voie, moins importante que la précédente, peut faire défaut.

Bardeleben, Nœckel et Frohse admettent encore comme possible l'existence d'une troisième voie efférente, qui serait satellite du nerf grand sciatique.

Variétés. — Les ganglions poplités présentent de nombreuses variétés. Nous avons pris comme type de notre description la disposition qui nous a paru la plus fréquente. Des trois groupes que nous avons décrits, le plus constant est le groupe moyen. Le ganglion saphène externe et le ganglion juxta-articulaire font assez souvent défaut. On peut trouver anormalement un ganglion au niveau de l'anneau du soléaire (*g.* tibio-poplité, Bourgery, *loc. cit.*, tome IV, pl. 82).

Ganglions inguinaux. — Les ganglions inguinaux, beaucoup plus nombreux que les précédents, constituent un des centres ganglionnaires les plus importants de l'économie. Ils se distinguent en superficiels et profonds.

Ganglions inguinaux superficiels. — Les ganglions inguinaux superficiels occupent toute la région du triangle de Scarpa. La zone qu'ils occupent est limitée en haut par l'arcade de Fallope, en dehors par une verticale passant par l'épine iliaque antérieure et inférieure, en dedans par une deuxième verticale menée par l'épine pubienne, en bas par une ligne horizontale, située à 6 ou 7 centimètres au-dessous de l'arcade. Ils sont placés dans l'épaisseur de la couche profonde du fascia superficialis. Ils sont en rapport avec les organes sous-cutanés de la région : artères sous-cutanée abdominale, circonflexe iliaque superficielle, honteuse externe supérieure, veinules correspondantes, branche crurale du génito-crural et enfin segment terminal de la saphène interne.

Le *nombre* de ces ganglions est assez variable. Pour pouvoir d'ailleurs l'évaluer avec quelque précision, il est indispensable d'injecter leurs vaisseaux afférents; les injections, et plus particulièrement les injections colorées, permettent en effet de découvrir de petits ganglions qui seraient certainement passés inaperçus à la simple dissection. On voit alors que ce nombre varie entre 12 et 20. Le *volume* est non moins variable que le nombre. Du fait des infections fréquentes auxquelles ils sont exposés, on les trouve assez fréquemment hypertrophiés.

En raison du nombre et de l'étendue du territoire de ces ganglions, la plupart des anatomistes les divisent en plusieurs groupes. Il importe de remarquer que toutes ces divisions sont absolument artificielles. D'une part en effet, tous ces ganglions sont disséminés sans ordre apparent, et il est impossible de les grouper en amas distincts, caractérisés par une topographie constante. D'autre part, bien que chacune des différentes régions dont les lymphatiques sont tributaires des ganglions inguinaux envoient de préférence leurs vaisseaux à certains de ces ganglions, il n'y a pas encore là de disposition assez fixe pour servir de base à une classification naturelle. Nous reconnaissons cependant la nécessité de diviser les ganglions inguinaux superficiels en plusieurs groupes, mais nous tenions à insister sur le caractère purement conventionnel de toute division.

Ces réserves faites, nous adopterons la classification suivante, qui est à peu de chose près celle proposée par Quénu et acceptée depuis par Gerota, Bardeleben, Nœckel et Frohse, etc.

Une ligne horizontale, passant par l'embouchure de la saphène, divise les ganglions inguinaux superficiels en deux groupes : un groupe supérieur et un groupe inférieur. Une ligne verticale passant par l'embouchure de la saphène, divise chacun de ces groupes en deux groupes secondaires, l'un externe, l'autre interne. Enfin il existe souvent un groupe central, formé par 1 à 3 petits ganglions placés au niveau même de l'orifice de la saphène interne. D'après Leaf, il ne serait pas rare de voir un de ces ganglions pénétrer dans chacun des orifices de l'aponévrose, au voisinage immédiat de la saphène et constituer ainsi une transition entre les ganglions superficiels et les ganglions profonds.

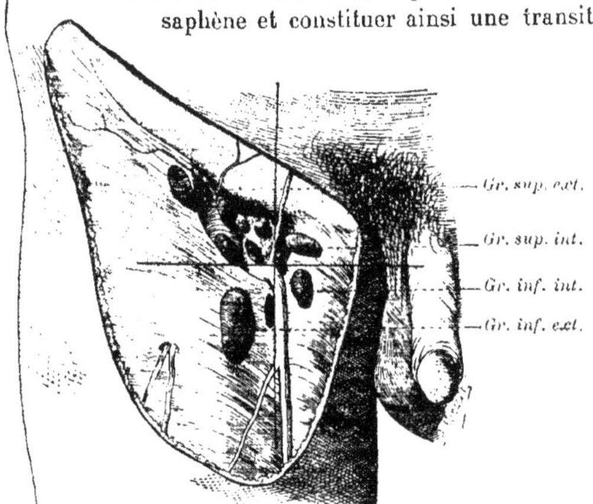

Fig. 600. — Ganglions inguinaux superficiels.

Le fascia cribriformis enlevé laisse voir la partie supérieure des vaisseaux fémoraux.

En résumé les ganglions inguinaux superficiels peuvent être répartis en cinq groupes : groupe supéro-externe, groupe supéro-interne, groupe inféro-interne, groupe inféro-externe, groupe central (ganglions présaphènes de Quénu ?)

Les deux groupes supérieurs sont formés par une série de ganglions assez régulièrement disposés au-dessous de l'arcade crurale et ayant leur grand axe parallèle à celle-ci. La disposition des groupes inférieurs est beaucoup plus irrégulière. Si les plus inférieurs sont en général allongés dans le sens vertical, parallèlement à l'axe du membre, le plus grand nombre d'entre eux sont arrondis ou ovoïdes et disséminés sans ordre aucun.

Il existe un grand nombre d'autres classifications des ganglions inguinaux superficiels. On connaît la division classique en groupe supérieur ou horizontal (ganglions inguinaux) et groupe inférieur ou vertical (ganglions cruraux). Le premier recevrait les lymphatiques génitaux, anaux, abdominaux et fessier; le deuxième, les lymphatiques du membre inférieur. Si au point de vue clinique, cette division est suffisante, il n'en est pas de même au point de vue anatomique. Il existe en effet de nombreux ganglions arrondis, situés au centre de la région, et on ne sait à quel groupe les rattacher. De plus nous verrons dans un instant que la terminaison des vaisseaux afférents est loin d'être aussi schématique que cette division semblerait l'indiquer. Sappey donne une classification différente, que nous jugeons utile d'indiquer ici, car elle est adoptée par un certain nombre d'auteurs. Il décrit un groupe *supérieur* occupant le pli de l'aine; un groupe *inférieur* dont les ganglions sont placés autour de la saphène interne; un groupe *interne* placé en dedans de l'embouchure de la saphène; un groupe *externe* situé en dehors de la terminaison de ce vaisseau; enfin un groupe *central*, n'offrant rien de fixe dans sa situation et ses rapports.

Ganglions aberrants. — On peut parfois rencontrer des ganglions inguinaux superficiels aberrants, en dehors de la zone que nous avons indiquée plus haut comme répondant à leur siège le plus habituel. C'est ainsi qu'Auspitz a signalé la présence possible de petits ganglions au-dessous de l'épine iliaque antérieure et supérieure (g. extra-inguinaux). De même Lejars a rencontré des ganglions au-dessus de l'arcade crurale, sous la peau de l'abdomen (g. supra-inguinaux).

Vaisseaux afférents. — Les ganglions inguinaux superficiels reçoivent les lymphatiques cutanés du membre inférieur, du périnée, du scrotum, de la verge,

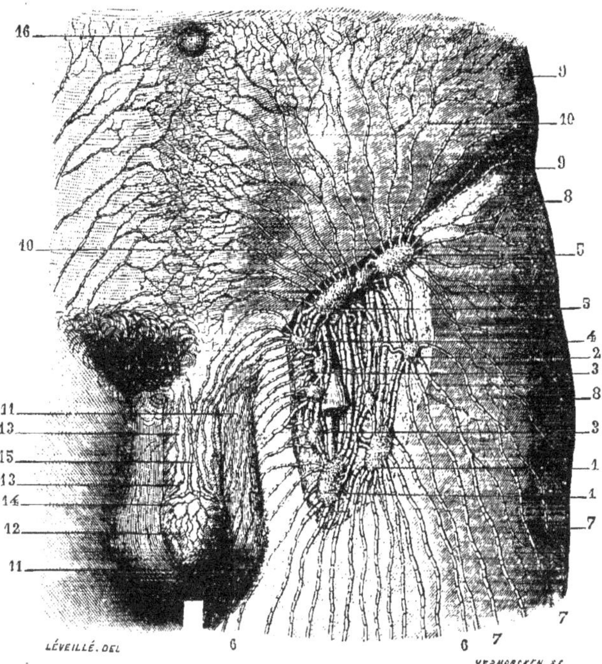

Fig. 661. — Ganglions du pli de l'aine; vaisseaux lymphatiques qui s'y rendent et qui en partent (figure tirée de l'atlas de Sappey).

1, 1. Les deux ganglions les plus inférieurs du pli de l'aine, remarquables l'un et l'autre par leur volume. 2. Ganglion inguinal inféro-externe. — 3, 3. Ganglions inguinaux internes, auxquels se rendent les vaisseaux du scrotum, du périnée, de la région anale et de la partie supéro-interne des téguments de la cuisse. — 4. Ganglion inguinal supérieur et interne; il reçoit les vaisseaux provenant du canal de l'urètre, de la surface du gland et des téguments de la verge. — 5, 5. Ganglions inguinaux supéro-internes et externes; à ces ganglions, au nombre de trois ou quatre, se rendent les vaisseaux de la portion sous-ombilicale de l'abdomen. — 6, 6. Vaisseaux lymphatiques de la portion antéro-interne de la cuisse. — 7, 7. Vaisseaux de la partie externe de la cuisse. — 8, 8. Vaisseaux de la région fessière. — 9, 9. Vaisseaux de la région lombaire. — 10, 10, 10. Vaisseaux de la partie sous-ombilicale de la paroi antérieure de l'abdomen. — 11, 11. Vaisseaux lymphatiques du scrotum. — 12. Vaisseaux lymphatiques du prépuce. — 13, 13. Vaisseaux lymphatiques des téguments du pénis. — 14. Tronc lymphatique qui contourne la couronne du gland. — 15. Tronc médian qui fait suite au précédent. — 16. Ombilic.

du capuchon clitoridien, de l'anus et de la partie sous-ombilicale de la paroi abdominale. D'après Sappey, les lymphatiques du gland pénien et du gland clitoridien se jetteraient également dans les ganglions inguinaux superficiels. Nous verrons plus loin que cette terminaison est exceptionnelle et que ces vaisseaux sont normalement tributaires des ganglions inguinaux profonds (voy. p. 1186 et 1189).

On admettait autrefois que chacun des territoires lymphatiques que nous venons d'énumérer répondait à un groupe ganglionnaire déterminé ; il était et, pour beaucoup, il est encore classique de dire que, dans les cas d'adénopathies symptomatiques, on peut déduire presque à coup sûr de la forme et de la situation du ganglion infecté le siège de la lésion causale. Nous ne rappellerons pas les différentes systématisations proposées. Aucune ne répond à la réalité. Les recherches récentes ont bien montré en effet que la répartition des ganglions inguinaux en plusieurs groupes n'avait qu'une valeur purement conventionnelle et que les lymphatiques émanés d'une même région pouvaient se rendre à des groupes différents.

C'est ainsi que les lymphatiques du membre inférieur se terminent à la fois dans les groupes inféro-externe et inféro-interne.

De même les lymphatiques du scrotum et des téguments de la verge aboutissent ordinairement au groupe supéro-interne, mais peuvent également se terminer dans les ganglions du groupe inféro-interne (voy. p. 1184). Il en est de même des lymphatiques du capuchon clitoridien, des grandes et des petites lèvres (Bruhns) (voy. p. 1188).

Les lymphatiques du périnée se terminent dans les groupes supéro-externe et supéro-interne.

Les lymphatiques de l'anus se jettent d'ordinaire dans le groupe supéro-interne, mais peuvent aboutir au groupe des ganglions inféro-externes. Ils peuvent encore être tributaires de ces deux groupes à la fois. Il est également possible, encore qu'exceptionnel, de voir un ou plusieurs d'entre eux atteindre le groupe central ou un des groupes externes (Quénu, Gerota) (voy. p. 1213).

Les lymphatiques cutanés de l'ombilic et de la portion sous-ombilicale de la paroi abdominale aboutissent aux ganglions supéro-internes et supéro-externes (Bruhns, Cunéo et Marcille) (voy. p. 1181).

Les lymphatiques de la fesse se terminent généralement dans le groupe supéro-externe, mais peuvent aussi aboutir aux ganglions inféro-externes.

Vaisseaux efférents. — Les vaisseaux efférents des ganglions inguinaux superficiels vont aboutir aux ganglions inguinaux profonds ou aux ganglions iliaques externes. Pour atteindre ces ganglions ils doivent perforer l'aponévrose fémorale, et ce sont les orifices multiples qui leur livrent passage qui donnent à la partie supérieure de l'aponévrose fémorale son aspect criblé caractéristique.

Les efférents qui se terminent dans les ganglions inguinaux profonds sont les moins nombreux. Ils viennent surtout des ganglions des deux groupes inférieurs.

Les efférents à terminaison pelvienne sont beaucoup plus importants. Leur nombre varie de 8 à 12; leur calibre est toujours considérable. Ils pénètrent dans la cavité pelvienne par l'anneau crural, en accompagnant les vaisseaux fémoraux. Certains d'entre eux cheminent en avant de ces vaisseaux; mais le plus grand nombre passe par la partie interne de l'anneau, en dedans de la veine fémorale. Quelques-uns de ces vaisseaux peuvent s'interrompre à ce niveau dans le ganglion de Cloquet. Mais la plupart d'entre eux aboutissent aux deux ganglions rétro-cruraux externe et interne (voy. p. 1165 et fig. 607).

Ganglions inguinaux profonds. — Les ganglions inguinaux profonds ou sous-aponévrotiques le cèdent de beaucoup en importance aux ganglions superficiels. Leur nombre varie de 1 à 3. Leur volume est d'ordinaire peu considérable ; aussi est-il indispensable pour prendre une notion exacte de leur disposition et de leurs rapports d'injecter leurs vaisseaux afférents. On constate alors que ces ganglions s'étagent en dedans de la veine fémorale. Lorsqu'ils sont au nombre de trois, le plus inférieur d'entre eux est placé au-dessous du point où la saphène externe va se jeter dans la veine fémorale. Le ganglion sus-jacent est logé dans le canal crural. Enfin le ganglion supérieur occupe la partie externe de l'anneau crural et pointe à travers le septum crural dans la cavité pelvienne. Il se continue dans le bassin avec la chaîne interne des ganglions iliaques externes (voy. p. 1166). Ce ganglion de l'anneau offre, au point de vue clinique, un certain intérêt, car, en raison de son siège, son inflammation peut faire croire à une hernie crurale étranglée. Les auteurs français donnent généralement à ce ganglion le nom de ganglion de Cloquet. Les Allemands le désignent sous le nom de ganglion de Rosenmuller.

VAISSEAUX AFFÉRENTS. — Les ganglions inguinaux profonds reçoivent :

1° Certains afférents des ganglions inguinaux superficiels.

2° Les lymphatiques profonds satellites des vaisseaux fémoraux superficiels.

3° Les lymphatiques profonds satellites des vaisseaux fémoraux profonds.

4° Les lymphatiques du gland chez l'homme, du clitoris chez la femme.

VAISSEAUX EFFÉRENTS. — Les vaisseaux efférents pénètrent dans la cavité pelvienne et se terminent presque tous dans le ganglion rétro-crural interne. Un ou deux d'entre eux peuvent cependant aller se jeter dans le ganglion rétro-crural externe.

Le plus inconstant de ces ganglions est le ganglion moyen. Le ganglion de Cloquet fait aussi assez souvent défaut. L'absence totale des ganglions inguinaux profonds est d'ailleurs loin d'être rare. Mais on ne peut l'affirmer qu'après avoir injecté les lymphatiques fémoraux profonds. Lorsqu'on néglige cette précaution, ces ganglions perdus dans la graisse peuvent passer inaperçus. C'est bien à tort selon nous que certains auteurs, comme Auspitz, regardent leur absence comme constituant la règle.

Stahr se base sur le petit volume et l'inconstance des ganglions inguinaux profonds pour les regarder comme de simples Schaltdrüse, interposées sur le trajet des vaisseaux lymphatiques profonds du membre inférieur (Stahr). Cette manière de voir nous paraît inexacte. Elle ne saurait en effet se concilier avec ce fait que les ganglions inguinaux profonds ont d'autres efférents que les troncs fémoraux puisqu'ils reçoivent des lymphatiques profonds de la verge et du clitoris (Marcille). Ce sont donc bien de véritables ganglions régionnaires. Par contre il faut reconnaître que le nombre et le volume de ces ganglions ne sont nullement proportionnés à l'importance des lymphatiques fémoraux profonds. Aussi a-t-on peine à comprendre quelle erreur d'interprétation a pu amener Bourgery à estimer à 6 ou 8 le nombre de ces ganglions.

On peut regarder comme un élément aberrant de ce groupe le ganglion figuré par Bourgery sur le trajet des vaisseaux circonflexes internes (Bourgery, *loc. cit.*, t. IV, pl. 82), et un ou deux petits ganglions que l'on rencontre parfois dans la loge des vaisseaux fémoraux à la partie moyenne de la cuisse.

Sur la topographie des ganglions inguinaux, voy. : MASCAGNI, *loc. cit.*, p. 37 et Tab., IV, VIII, X. — SAPPEY, *loc. cit.*, p. 63 et Pl. VII, VIII et XI. — AUSPITZ, die Bubonen der Leistengegend, *Arch f. Dermat, u. Syphilis*, 1873, Bd V, p. 443. — ZEISSL u. HOROWITZ, *Wiener klin, Wochenschr.*, 1890, p. 388, et *Wiener medicin. Presse*, Bd XXXVIII, p. 761. — LEAF, *loc. cit.*, p. 67. — FÉLIZET. Note clinique sur les ganglions d'aboutissement des membres, *Bull. Soc. Chir.*, 1893, p. 521. — QUÉNU, *Journal de l'Anat.*, 1893, n° 4, p. 523. — BRUHNS. Ueber die Lymphgefässe der aüsserem männlichen Genitalien u. der Zuflüsse der Leistendrüsen, *Arch. f. Anat. u. Phys.*, Anat. Abth., 1900, p. 281.

§ 2. — VAISSEAUX LYMPHATIQUES DU MEMBRE INFERIEUR

Comme on l'a vu plus haut, on peut diviser les lymphatiques du membre inférieur en *lymphatiques superficiels*, naissant des téguments et dont les collecteurs cheminent dans le tissu cellulaire sous-cutané, et en *lymphatiques profonds* qui, nés des organes sous-aponévrotiques, aboutissent à des troncs satellites du paquet vasculo-nerveux.

Lymphatiques superficiels. — Les lymphatiques superficiels émanent de tous les points de l'enveloppe cutanée du membre. Mais c'est au niveau du pied que le réseau d'origine présente son maximum de développement. Aussi est-ce en ce point et plus particulièrement au niveau des faces latérales des orteils et des parties marginales de la plante du pied, qu'il faut essayer d'injecter ces vaisseaux. Par contre, dans tout le reste de l'étendue du membre, sauf peut-être au niveau de la région prérotulienne, le réseau d'origine présente des mailles extrêmement fragiles et son injection offre de grandes difficultés.

MARCHAND. sc. — Beau, ad. nat. del.

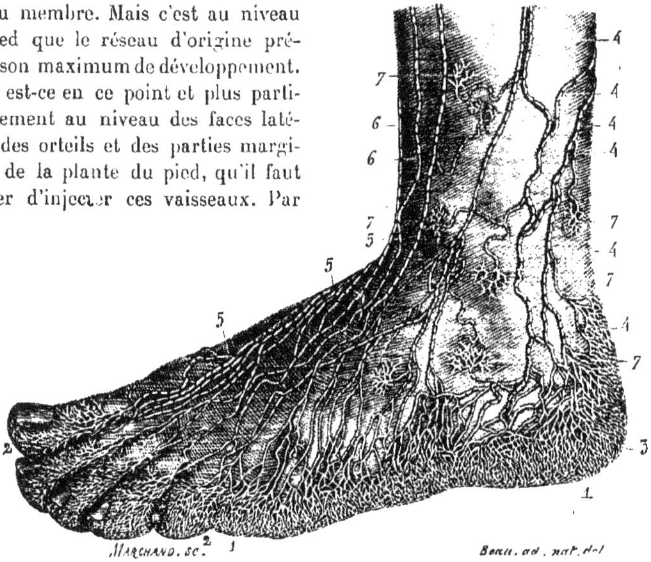

Fig. 602. — Vaisseaux lymphatiques superficiels du pied (d'après Sappey).

1, 1. Réseau lymphatique du bord externe du pied. — 2, 2. Réseau lymphatique des orteils. — 3. Réseau lymphatique de la peau du talon. — 4, 4, 4, 4. Vaisseaux lymphatiques qui accompagnent la veine saphène externe, et qui vont se terminer dans les ganglions poplités. — 5, 5, 5. Troncs lymphatiques de la face dorsale du pied. — 6, 6. Troncs lymphatiques qui se portent de la face externe vers la face interne de la jambe. — 7, 7, 7, 7. Réseaux de chacun desquels part un troncule qui vient se terminer dans l'un des troncs voisins.

Les collecteurs émanés de ce réseau peuvent être répartis en trois groupes : 1) les collecteurs satellites de la saphène interne et tributaires des ganglions inguinaux qui desservent la presque totalité de la surface cutanée du membre inférieur ; 2) les collecteurs satellites de la saphène externe, qui vont aboutir aux ganglions poplités ; 3) les collecteurs de la région fessière.

1) Collecteurs suivant le trajet de la saphène interne. — Ces collecteurs apparaissent au niveau des orteils. Du réseau qui couvre ceux-ci partent un nombre considérable de troncules qui se portent les uns vers le côté interne,

les autres vers le côté externe de chaque orteil, et cela aussi bien du côté dorsal que du côté plantaire.

« En se réunissant, les troncules dorsaux et palmaires constituent sur chacune des faces latérales deux troncs principaux, parallèles à l'artère collatérale correspondante, au-dessus de laquelle ils sont situés. Arrivés au niveau des articulations métatarso-phalangiennes, ces troncs communiquent entre eux de diverses manières : tantôt les collatéraux externes d'un orteil s'unissent aux collatéraux internes de l'orteil voisin ; tantôt les quatre troncs du même orteil s'unissent entre eux pour former un tronc unique qui se divise un peu plus loin en deux troncs, lesquels se confondent avec les troncs les plus rapprochés. De ces communications résulte un large plexus dont les mailles allongées d'avant en arrière s'étalent sous les téguments de la face dorsale du pied. » (Sappey.) Au niveau de chaque espace interdigital, ce plexus dorsal est grossi par des troncs émanés de la région plantaire. Ces troncs, au nombre de 3 à 4 pour chaque espace, prennent naissance au niveau des têtes métatarsiennes, convergent d'arrière en avant vers les espaces interdigitaux, puis se recourbent pour gagner la face dorsale du pied.

De ce réseau dorsal émanent de nombreux collecteurs que l'on peut, avec Sappey, distinguer en internes et en externes.

Les *collecteurs internes* naissent des deux orteils internes et du tiers interne du réseau dorsal. Dès leur origine, ils sont grossis par les troncs plantaires internes, qui, au nombre de 12 à 15 lorsqu'ils contournent le bord interne du pied, se réduisent à 4 ou 5 en arrivant sur la face dorsale. Les collecteurs internes montent alors groupés autour de la

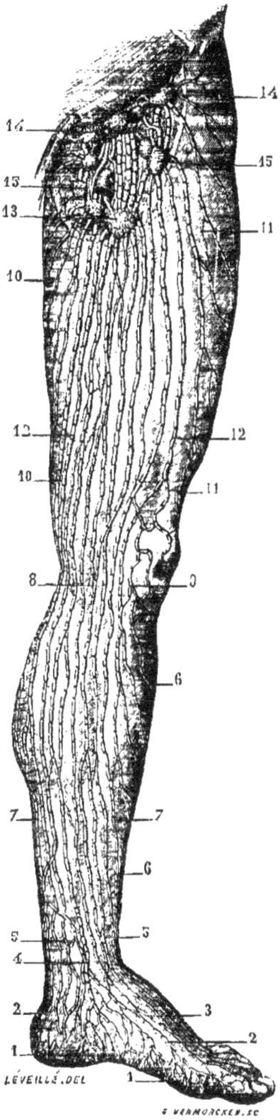

Fig. 603. — Lymphatiques superficiels du membre inférieur, face interne (d'après Sappey).

1, 1. Réseau lymphatique de la partie interne de la plante du pied. — 2, 2. Vaisseaux lymphatiques qui en partent. — 3. Autres troncs lymphatiques de la face dorsale du pied. — 4. Gros tronc qui passe au-devant de la malléole interne. — 5, 5. Vaisseaux situés en avant et en arrière de ce tronc. — 6, 6. Vaisseaux qui proviennent de la face externe de la jambe. — 7, 7. Ensemble des vaisseaux lymphatiques situés sur la face interne de celle-ci. — 8. Vaisseaux contournant la partie postéro-interne du genou. — 9. Troncs qui rampent au-devant de l'articulation ; ils diffèrent des précédents par leurs flexuosités. — 10, 10. Vaisseaux qui naissent de la partie postérieure de la cuisse. — 11, 11. Vaisseaux qui viennent de sa partie antéro-externe. — 12, 12. Ensemble des troncs qui répondent à sa partie antéro-interne. — 13. Gros ganglions auxquels aboutissent la plupart des lymphatiques superficiels du membre. — 14, 14. Ganglions inguinaux supérieurs. — 15, 15. Ganglions inguinaux inférieurs ; leurs vaisseaux afférents et efférents.

saphène interne à laquelle ils sont parallèles; ils sont pour la plupart placés soit en avant, soit en arrière de cette veine; quelques-uns peuvent cependant la recouvrir ou même s'insinuer entre sa face profonde et l'aponévrose. Ils arrivent ainsi jusqu'aux ganglions inguinaux.

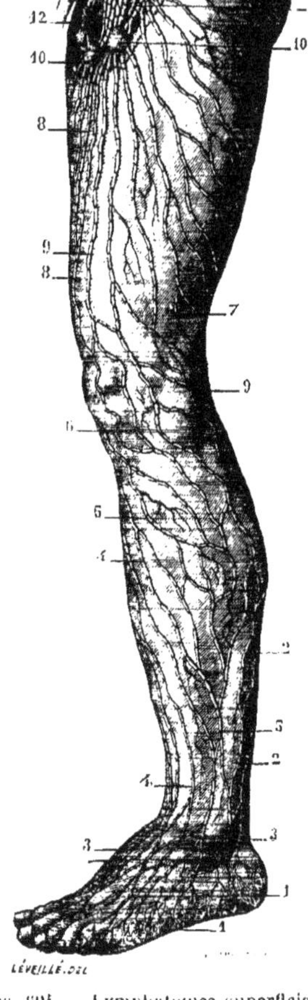

Fig. 604. — Lymphatiques superficiels du membre inférieur, face externe (d'après Sappey).

1, 1. Réseau lymphatique du bord externe du pied. — 2, 2. Deux troncs qui en naissent; ils se portent en arrière pour se rendre dans les ganglions poplités. — 3, 3. Vaisseaux lymphatiques de la face dorsale du pied, provenant des orteils et de la partie antérieure de la région plantaire. — 4, 4. Vaisseaux qui contournent la crête du tibia; presque tous émanent d'un seul et même tronc qui se divise et se subdivise; ils sont flexueux et s'anastomosent fréquemment dans leur trajet. — 5, 5. Vaisseaux très flexueux aussi qui passent au-devant du genou. — 6. Vaisseaux qui rampent sur la partie antéro-externe du genou; ils sont remarquables aussi par leurs flexuosités. — 7. Vaisseaux lymphatiques provenant de la partie postérieure de la cuisse. — 8, 8. Troncs qui cheminent sur la face antéro-interne de la cuisse. — 9, 9. Troncs qui répondent à sa partie antéro-externe. — 10, 10. Gros ganglions dans lesquels se rendent la plupart des vaisseaux lymphatiques superficiels au membre. — 11, 11. Ganglions supérieurs au pli de l'aine; ils sont généralement au nombre de quatre, et se disposent en série linéaire. — 12, 12. Autres ganglions inguinaux et vaisseaux qu'ils reçoivent.

Les *collecteurs externes* naissent des 3 derniers orteils, des deux tiers externes de la face dorsale, et de la moitié antérieure de son bord externe. Leur disposition diffère beaucoup de celle des troncs internes. Au lieu de monter verticalement comme ces derniers, en se disposant en longs cordons parallèles, les collecteurs externes se divisent en troncs secondaires qui s'inclinent successivement en haut et en dedans pour aller se jeter dans les collecteurs internes. La comparaison des fig. 603 et 604 montre bien la différence qui existe dans la disposition des collecteurs entre la face externe et la face interne du membre.

2) Collecteurs suivant le trajet de la saphène externe. — Ces vaisseaux naissent de la moitié postérieure du bord externe du pied et de la partie correspondante du talon. Au nombre de 2 à 3, ils cheminent d'abord entre la malléole externe et le tendon d'Achille, comme la veine saphène externe, à laquelle ils sont plus ou moins immédiatement accolés. Ils recueillent à ce niveau les lymphatiques de la partie inférieure de la face postérieure de la jambe. Toujours satellites de la saphène, ils vont se placer, comme cette

dernière, dans le sillon qui sépare les deux jumeaux. Au niveau de la partie supérieure de leur trajet, ils deviennent sous-aponévrotiques et ne reçoivent plus d'affluents cutanés. Ils se terminent dans le ganglion juxta-saphène qui est le plus superficiel des ganglions poplités (voy. p. 1152).

3) Collecteurs de la région fessière. — Les collecteurs de la région fessière peuvent être distingués en deux groupes, l'un externe, l'autre interne.

a) Les collecteurs externes sont les plus importants. Ils naissent des deux tiers externes de la région. Ils se portent d'abord en bas et en dehors et en avant, puis directement en avant; ils contournent alors le grand trochanter et viennent se terminer dans le groupe supéro-externe des ganglions inguinaux superficiels.

b) Les collecteurs internes ne desservent que le tiers interne de la fesse. Ils vont s'unir aux vaisseaux émanés des téguments de la région anale (voy. p. 1220). Comme ceux-ci ils se portent en bas et en avant, contournent la partie supérieure de la cuisse et se jettent dans les groupes supéro-interne et inféro-interne des ganglions inguinaux superficiels.

Lymphatiques profonds. — Les lymphatiques profonds du membre inférieur sont assez rigoureusement satellites des vaisseaux sanguins. Ils comprennent une *voie principale* qui suit d'abord les différents troncs artériels de la jambe, puis s'accole à la poplitée et à la fémorale, et des *voies accessoires*, satellites des vaisseaux obturateurs, ischiatiques et fessiers.

Voie principale. — Au pied et à la jambe, les lymphatiques profonds se répartissent donc en trois groupes : les lymphatiques pédieux et tibiaux antérieurs, les lymphatiques plantaires et tibiaux postérieurs, les lymphatiques péroniers.

Les lymphatiques *pédieux et tibiaux antérieurs* naissent à la plante du pied. Les troncules qui leur donnent naissance émanent des muscles profonds de la plante. Ils se réunissent en un ou deux troncs qui se portent vers la face dorsale du pied en accompagnant l'anastomose de la plantaire externe et de la pédieuse. Ils s'accolent ensuite à cette dernière puis à la tibiale antérieure. Après s'être interrompus dans le ganglion tibial antérieur, ils poursuivent leur route et suivant toujours la tibiale antérieure, viennent se terminer dans le groupe moyen des ganglions poplités. Chemin faisant, ils ont recueilli tous les lymphatiques profonds de la face dorsale du pied et de la loge antérieure de la jambe.

Les lymphatiques *plantaires et tibiaux postérieurs* apparaissent au niveau de la plante, suivent les deux artères plantaires, puis la tibiale postérieure et viennent se terminer dans les mêmes ganglions que les précédents. C'est aussi à ces ganglions qu'aboutissent les *lymphatiques péroniers*, satellites des vaisseaux de ce nom.

Après s'être interrompus dans les ganglions poplités, tous ces vaisseaux montent autour de la veine fémorale. Celle-ci est ordinairement accompagnée par quatre ou cinq troncs, placés les uns en avant, les autres en dedans d'elle. Comme nous l'avons vu, on peut rencontrer sur le trajet de ces vaisseaux un ou deux petits ganglions au niveau de la partie moyenne de la cuisse. Ces vaisseaux se terminent dans les ganglions inguinaux profonds.

Voies accessoires. — Les *lymphatiques obturateurs*, nés des muscles adducteurs, s'engagent dans le canal obturateur et se terminent soit dans le ganglion obturateur lorsque celui-ci existe, soit dans le ganglion moyen de la chaîne interne du groupe iliaque externe (voy. p. 1166).

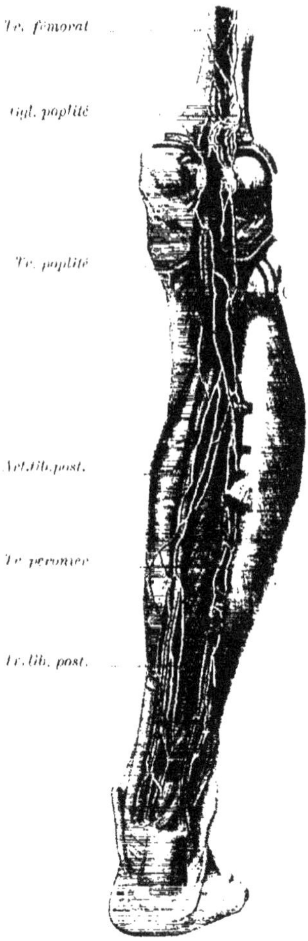

Les *lymphatiques ischiatiques*, satellites de l'artère de ce nom, aboutissent à un ganglion hypogastrique; ce ganglion terminal repose sur le tronc antérieur de l'iliaque interne (v. p. 1169). Dans leur trajet extra-pelvien, les vaisseaux ischiatiques traversent de petits ganglions placés au-dessous du muscle pyramidal (voy. Bourgery, *loc. cit.*, pl. 82).

Les *lymphatiques fessiers* émanent des muscles fessiers et des pelvi-trochantériens; ils se terminent dans un ganglion intra-pelvien, placé sur le tronc même de l'artère au niveau du bord supérieur de la grande échancrure sciatique (voy. p. 1169 et fig. 608). Comme les précédents, ils présentent sur leur trajet six à dix petits nodules ganglionnaires interrupteurs (Mascagni, Sappey).

Tr. fémoral

Gngl. poplité

Tr. poplité

Art. tib. post.

Tr. péronier

Tr. tib. post.

Fig. 605. — Lymphatiques profonds de la face postérieure de la jambe (d'après Bourgery).

Anastomoses. — Les lymphatiques superficiels et profonds sont nettement indépendants les uns des autres. Mascagni aurait cependant vu un des troncs superficiels, satellites de la veine saphène interne, traverser l'aponévrose au niveau du tiers moyen de la cuisse pour aller s'anastomoser avec les lymphatiques profonds (Mascagni, *loc. cit.*, tab. IV, fig. 2). Bonamy, Broca et Beau figurent une disposition du même ordre (*loc. cit.*, t. II, pl. 45, fig. 2). Par contre, Sappey déclare n'avoir jamais pu constater d'anastomose entre les lymphatiques superficiels et les lymphatiques profonds. Il importe pourtant de remarquer que le vaisseau efférent que les ganglions poplités envoient aux ganglions inguinaux superficiels (voy. p. 1153), constitue une véritable anastomose entre les lymphatiques profonds et superficiels. Cette exception ne saurait cependant infirmer la règle, et on peut continuer à admettre, en thèse générale, l'indépendance de l'appareil lymphatique superficiel et de l'appareil lymphatique profond.

Technique. — Nous décrirons avec quelque détail l'injection des lymphatiques du membre inférieur; nous indiquerons en effet, à ce propos, les règles générales qui président à l'injection des lymphatiques superficiels et profonds des membres et des parois des cavités splanchniques. Sappey a minutieusement réglé la technique de l'injection par le mercure des lymphatiques du membre inférieur. Nous nous bornerons à reproduire ici ses instructions, et ajouterons ensuite quelques mots sur l'application à ce cas particulier de la méthode de Gerota. Nous envisagerons successivement l'injection des lymphatiques superficiels et celle des lymphatiques profonds.

Lymphatiques superficiels. — Pour injecter les lymphatiques superficiels, il importe de choisir un sujet aussi maigre que possible et âgé de 15 à 20 ans environ. On appliquera sur le pied des compresses humides, afin de provoquer un certain degré de macération de l'épiderme. On enlève ensuite celui-ci en raclant la peau avec un scalpel convexe. Cette ablation par raclage de l'épiderme ramolli a la plus grande importance. Elle a pour but d'éviter l'oblitération des canules, qui se produit infailliblement lorsque la couche cornée est laissée en place. — On donnera à la colonne mercurielle une hauteur de 30 à 40 centimètres.

On pratiquera les premières piqûres sur les faces latérales de chaque orteil à l'union de la seconde avec la troisième phalange. La piqûre devra être extrêmement superficielle et atteindre à peine la couche sous-papillaire du derme. Si la pointe a été bien dirigée, on voit instantanément apparaître autour du point piqué une tache cendrée qui témoigne de la pénétration du mercure dans le réseau lymphatique. Si, au bout de quelques secondes, la tache caractéristique n'a pas fait son apparition, il est inutile d'insister et il faut pratiquer une nouvelle piqûre. Il importe cependant de ne pas trop multiplier les ponctions, car chacune d'entre elles ouvre le réseau d'origine et provoque ainsi une multitude de fuites minuscules par lesquelles s'échappe le mercure. Après l'injection des orteils, on piquera la plante du pied en plusieurs points et plus particulièrement au voisinage du bord externe et du bord interne.

On arrive ainsi à remplir sans trop de difficultés les réseaux d'origine et les troncules qui en émanent. Parfois même on peut voir le mercure passer dans les grands collecteurs et arriver jusqu'aux ganglions inguinaux. Mais il est le plus souvent impossible de réaliser d'emblée cette injection totale de l'appareil lymphatique du membre inférieur. On découvrira alors un des troncs émanés de l'orteil en enlevant avec précaution la peau de la face dorsale du pied et on injectera directement le collecteur ainsi découvert. On répétera la même opération sur un ou plusieurs des troncs émanés du bord externe et du bord interne du pied et on arrivera ainsi à remplir la presque totalité des collecteurs du membre abdominal.

On dépouillera alors avec soin le membre de son enveloppe cutanée en procédant de bas en haut, et on disséquera avec précaution les vaisseaux remplis de mercure, en suivant les règles habituelles. On laissera ensuite le membre se dessécher dans la position horizontale; mais, dès que l'on aura obtenu une dessication à peu près complète, on le maintiendra dans la position verticale.

Pour injecter les lymphatiques superficiels par la méthode de Gerota, on procédera comme pour l'injection au mercure. L'apparition brusque d'un nuage bleu autour de la piqûre témoignera du passage de la masse dans les réseaux. Nous tenons à faire remarquer que, dans ce cas particulier, la méthode de Gerota ne présente pas de grands avantages sur la méthode au mercure, sauf peut-être chez les nouveau-nés, chez lesquels on peut dans certains cas favorables obtenir par quelques piqûres une injection de la presque totalité des lymphatiques superficiels du membre abdominal.

Lymphatiques profonds. — L'injection des lymphatiques profonds est beaucoup plus délicate, car, du moins avec le mercure, il est pour ainsi dire impossible de les remplir par ponction directe des réseaux.

On emploie le plus souvent, pour les injecter, la technique indiquée par Mascagni. On choisit un sujet jeune et un peu infiltré et on pousse dans les artères et dans les veines une injection de gélatine. La masse injectée transsude toujours légèrement à travers les parois vasculaires et pénètre dans les vaisseaux lymphatiques qu'elle rend plus apparents. On ponctionne alors directement l'un d'eux et on fait couler sur la préparation de l'eau très chaude pour liquéfier la gélatine. Le mercure pénètre alors sans peine dans les vaisseaux profonds.

Avec la masse de Gerota, on peut parfois remplir les lymphatiques profonds en ponctionnant directement les corps charnus des différents muscles ou en piquant superficiellement certains tendons, comme le tendon d'Achille par exemple. Mais il faut reconnaître que ces tentatives d'injection, par l'intermédiaire des réseaux d'origine, aboutissent le plus souvent à un échec. Par contre, il est relativement facile d'injecter les troncs satellites des vaisseaux fémoraux en piquant directement un des ganglions poplités.

CHAPITRE II

LYMPHATIQUES DU BASSIN ET DE L'ABDOMEN

Nous étudierons successivement : 1° les groupes ganglionnaires du pelvis et de l'abdomen; 2° l'appareil lymphatique des différents organes dont les vaisseaux sont tributaires de ces ganglions.

§ I. — GROUPES GANGLIONNAIRES DU BASSIN ET DE L'ABDOMEN

Bien que les ganglions lymphatiques du bassin se continuent sans ligne de démarcation aucune avec les ganglions abdominaux, nous les diviserons, pour la commodité de notre description, en deux grands groupes, séparés par une ligne horizontale passant par la bifurcation aortique : un groupe inférieur (g. ilio-pelviens); un groupe supérieur (g. abdomino-aortiques).

I. — GANGLIONS ILIO-PELVIENS

Sous le nom de ganglions *ilio-pelviens*, nous décrirons les ganglions situés dans la cavité pelvienne ou placés à la jonction de celle-ci et des fosses iliaques au niveau du détroit supérieur.

D'une façon générale, les ganglions ilio-pelviens se disposent assez régulièrement autour des vaisseaux. Cette systématisation para-vasculaire nous permettra de les diviser en trois grands groupes : les *ganglions iliaques externes*, qui flanquent les vaisseaux de ce nom; les *ganglions hypogastriques*, disséminés le long du tronc et des branches de l'artère iliaque interne; les *ganglions iliaques primitifs*, placés autour des vaisseaux homonymes.

Les classiques ne fournissent que des données très incomplètes et souvent inexactes sur la topographie des ganglions du bassin. Tout récemment Marcille et l'un de nous ont repris l'étude de ces ganglions et en ont donné une systématisation nouvelle que nous adopterons ici.

Voy. : Cunéo et Marcille. Topographie des ganglions ilio-pelviens. *Communic. Soc. anat.*, décembre 1901. — Marcille. Lymphatiques et ganglions ilio-pelviens. *Th. Paris*, 1902.

1. Ganglions iliaques externes. — Les ganglions groupés autour des vaisseaux iliaques externes présentent une disposition générale constante. On peut les considérer comme formant trois chaînes, plus ou moins continues : une chaîne externe, une chaîne moyenne et une chaîne interne[1].

A) Chaîne externe. — La chaîne externe comprend 3 à 4 ganglions qui tendent à s'insinuer entre le bord interne du psoas et l'artère iliaque externe. Le ganglion inférieur de cette chaîne est placé immédiatement en arrière de l'ar-

1. Pour bien comprendre la topographie de ces ganglions, il est indispensable de rappeler la situation des vaisseaux iliaques externes. L'artère et la veine ne reposent pas, comme on le dit trop souvent, sur le muscle psoas; ils sont nettement en dedans de ce muscle dont ils logent le bord interne et ils surplombent la cavité pelvienne.

cade crurale. Il repose sur le segment terminal de l'artère iliaque externe et recouvre l'origine de la circonflexe iliaque et de l'épigastrique. C'est au-dessous de lui que le nerf génito-crural se divise en ses deux branches terminales. On peut désigner ce ganglion sous le nom de ganglion *rétro-crural externe*. Il

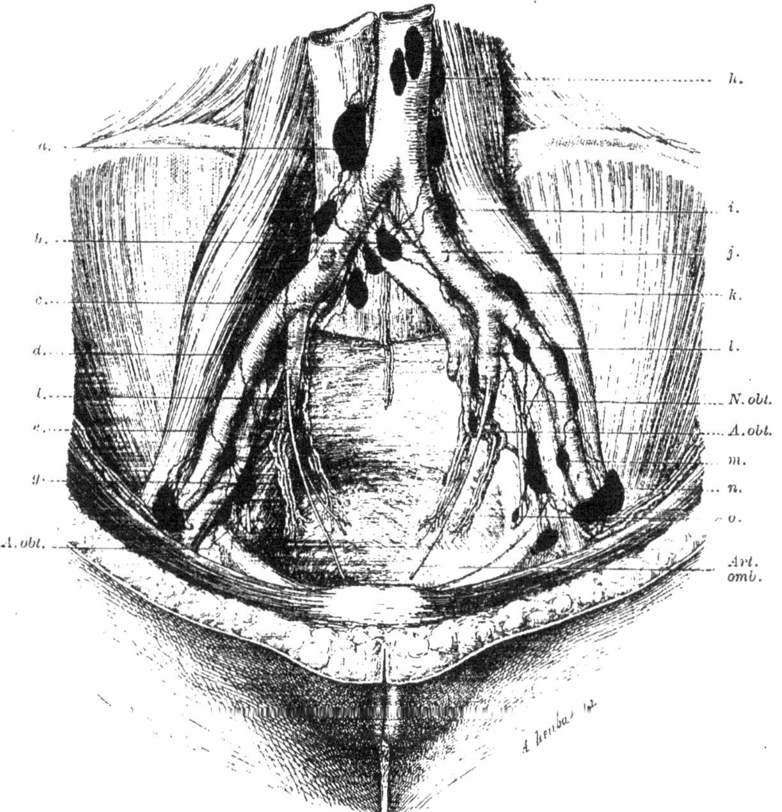

Fig. 606. — Ganglions ilio-pelviens (Cunéo et Marcille).

a, ganglion juxta-aortique droit. — *b*, ganglion du promontoire. — *c*, ganglion iliaque primitif (groupe moyen). — *d* et *e*, ganglions iliaques externes (chaîne externe). — *f*, ganglion hypogastrique. — *g*, ganglion iliaque externe (chaîne externe). — *h*, ganglion juxta-aortique gauche. — *i*, *j*, ganglions iliaques primitifs. — *k*, ganglion iliaque externe (chaîne externe). — *l*, *m*, ganglions iliaques externes (chaîne moyenne). — *n*, ganglion rétro-crural externe. — *o*, ganglion obturateur.

présente ordinairement un volume assez considérable. Il est parfois remplacé par deux ganglions plus petits dont le plus interne représente alors l'origine de la chaîne moyenne. — Les ganglions sus-jacents sont logés dans l'interstice qui sépare l'artère iliaque externe du bord interne du psoas.

B) Chaine moyenne. — La chaîne moyenne comprend 2 ou 3 ganglions, placés sur la face antérieure de la veine iliaque externe. Lorsqu'il existe trois ganglions, le ganglion inférieur est placé immédiatement en arrière de l'arcade. On peut le désigner sous le nom de *ganglion rétro-crural moyen*. Ce ganglion est inconstant. Le plus souvent en effet, il est fusionné avec le ganglion adjacent de la chaîne précédente. — Le ganglion moyen est ordinairement situé à égale distance de l'arcade et de la bifurcation de l'iliaque primitive. — Quant au ganglion supérieur, il est placé immédiatement en avant de l'origine de l'iliaque interne. Il est souvent recouvert par l'uretère. Ces deux ganglions, moyen et supérieur, de la chaîne moyenne tendent à se placer parfois sur la face interne de la veine et sont presque intrapelviens.

C) Chaine interne. — La chaîne interne, comprenant 3 à 4 ganglions, est placée au-dessous de la veine iliaque externe, contre la paroi latérale de l'excavation pelvienne, au-dessus du nerf obturateur. Le ganglion *inférieur* de cette chaîne est situé immédiatement en arrière de la partie externe ou lymphatique de l'anneau crural. Il repose sur la partie terminale de la ligne innominée. Il fait suite au ganglion de Cloquet ou, lorsque celui-ci fait défaut, à la chaîne des ganglions inguinaux profonds. On peut désigner ce ganglion sous le nom de *ganglion rétro-crural interne*. — Le ganglion sus-jacent (*ganglion moyen*) est remarquable par son volume et sa constance. Allongé en fuseau, il est situé sur un plan un peu inférieur à celui du précédent, comme si son poids l'entraînait dans la cavité pelvienne. Il est immédiatement sus-jacent au nerf obturateur. — Le troisième ganglion (*ganglion supérieur*), ordinairement plus petit, est placé en arrière des précédents, en avant du tronc de l'artère iliaque interne.

Cette chaîne peut être réduite à deux ganglions et même à un seul par fusion de ses éléments constituants. On peut alors trouver un énorme ganglion allongé, couché sur la paroi latérale du bassin et s'étendant du ligament de Gimbernat à l'artère hypogastrique.

La plupart des auteurs considèrent cette chaîne interne comme appartenant au groupe des ganglions hypogastriques. Cette manière de faire nous paraît présenter de nombreux inconvénients. Bien que prolabée dans le bassin, cette chaîne fait manifestement suite aux ganglions inguinaux profonds et reste satellite de la veine iliaque externe. Comme le montrent bien les figures 574 et 575, elle fait partie intégrante du grand courant lymphatique qui monte des membres inférieurs vers la région lombaire. De plus, comme nous le verrons plus loin (voy. p. 1167), ses affluents pelviens sont relativement peu nombreux et le cèdent de beaucoup en importance à ses afférents fémoraux.

Ganglion obturateur. — A cette chaîne on peut rattacher un petit ganglion *inconstant* placé au-dessous du nerf obturateur, au niveau même de l'orifice profond du canal sous-pubien. Ce ganglion qui reçoit les lymphatiques profonds, satellites des vaisseaux obturateurs, est appendu par ses efférents au bord inférieur du gros ganglion moyen de la chaîne interne (voy. fig. 606). C'est à ce ganglion qu'il faut réserver le nom de ganglion obturateur.

Cette question du ganglion obturateur a soulevé de nombreuses discussions. C'est Cruveilhier qui a le premier insisté sur l'existence d'un ganglion au niveau de l'orifice profond du canal sous-pubien. « Je signalerai, dit-il, comme *constant* un ganglion *assez volumineux* qui occupe l'orifice interne du canal ovalaire et que j'ai vu fréquemment enflammé ou induré dans les maladies de l'utérus. On peut l'appeler ganglion du trou ovalaire. »

Bouilly, A. Guérin admirent l'existence de ce ganglion, lui décrivirent des afférents venant de l'utérus et lui firent jouer un rôle important dans la pathogénie de certaines variétés de phlegmons périutérins. Par contre Sappey ne signale aucun ganglion au niveau de l'entrée du canal sous-pubien. Comme l'un de nous l'a depuis longtemps fait remarquer, il est certain qu'il n'existe *normalement* aucun ganglion en ce point. Il faut regarder l'existence du petit ganglion, signalé plus haut, comme une anomalie, dont il nous est en revanche bien difficile d'apprécier la fréquence. Lorsque ce petit nodule ganglionnaire fait défaut, le ganglion le plus rapproché du canal sous-pubien est notre ganglion moyen de la chaîne interne qui est situé à environ 15 à 20 millimètres en arrière et au-dessus de l'entrée du canal. C'est d'ailleurs à ce ganglion qu'à dû faire allusion Cruveilhier. Le ganglion « volumineux et constant » dont il parle ne saurait être le ganglion minuscule et souvent absent que nous avons signalé. Il importe d'ailleurs d'ajouter immédiatement que le ganglion moyen de la chaîne interne ne reçoit aucun lymphatique venu de l'utérus (voy. Lymphatiques utérins, p. 1200).

Bibliographie. — Cruveilhier, *Anatomie descriptive*, 3e édition, t. III, p. 154. — Guérin, *Bull. de l'Ac. de méd.*, 1887, p. 533. — Cantin. Des lymphangites périutérines non puerpérales. *Th. Paris*, 1889. — Poirier. Lymphatiques des organes génitaux de la femme. *Progrès médical*, 1890. — Poirier et Picqué. Étude sur la hernie obturatrice. *Revue de Chirurgie*, 1891, t. XI, p. 693.

Vaisseaux afférents. — Chacune des trois chaînes reçoit des afférents distincts.

1) *Chaîne externe.* — La plupart des vaisseaux qui viennent se terminer dans la chaîne externe aboutissent au ganglion inférieur de cette chaîne (g. rétro-crural externe). Les autres ganglions de la chaîne externe constituent simplement un deuxième relai interposé sur le trajet des afférents de ce premier ganglion.

Ce ganglion rétro-crural externe reçoit :

a) Une partie des efférents des ganglions inguinaux superficiels et profonds.

b) Des lymphatiques venus du gland ou du clitoris et arrivant à ce ganglion par le canal inguinal.

c) Une partie des lymphatiques profonds de la partie sous-ombilicale de la paroi abdominale; ces lymphatiques sont satellites de l'artère épigastrique et de l'artère circonflexe iliaque (voy. p. 1182 et fig. 615).

2) *Chaîne moyenne.* — Lorsque la chaîne moyenne est réduite, comme cela est la règle, à deux ganglions seulement, le ganglion inférieur reçoit d'abord un double pédicule qui lui vient des ganglions rétro-cruraux externe et interne (voy. fig. 574). A cette chaîne viennent encore aboutir des vaisseaux émanés de la vessie, de la prostate, du col utérin et de la partie supérieure du vagin.

3) *Chaîne interne.* — Cette chaîne reçoit de nombreux afférents qui peuvent être répartis de la façon suivante :

a) Vaisseaux efférents des ganglions inguinaux superficiels et profonds.

b) Collecteurs profonds du gland et du clitoris, passant par le canal crural.

c) Collecteurs profonds de l'ombilic et de la partie sous-ombilicale de la paroi abdominale.

d) Lymphatiques satellites des vaisseaux obturateurs et venant des muscles adducteurs de la cuisse.

e) Lymphatiques du col vésical, de la prostate et de la portion membraneuse de l'urètre.

f) Quelques efférents des ganglions hypogastriques et plus particulièrement du ganglion hémorroïdal moyen.

Comme on le voit, les trois chaînes iliaques externes reçoivent des lymphatiques venus des ganglions inguinaux. La chaîne externe et la chaîne interne reçoivent directement ces vaisseaux; la chaîne moyenne ne les reçoit qu'après qu'ils se sont interrompus dans les ganglions rétro-cruraux externe et interne. Il semble que le grand courant lymphatique qui tire sa source du membre inférieur se divise, au niveau des vaisseaux iliaques externes, en trois courants secondaires, répondant à chacun de nos trois chaînes ganglionnaires.

En revanche, la chaîne moyenne et la chaîne interne sont seules à recevoir des lymphatiques à point de départ pelvien. On pourrait s'étonner à ce propos que la chaîne moyenne, placée au niveau du détroit supérieur, reçoive des lymphatiques émanés de la cavité pelvienne, comme ceux qui lui viennent de la prostate ou du vagin. En fait ces vaisseaux ont un trajet assez long à parcourir avant d'arriver à la chaîne moyenne et il peut paraître singulier qu'ils ne s'arrêtent point dans la chaîne interne qu'ils sont obligés de croiser. Leur terminaison dans la chaîne moyenne s'explique par le développement. Comme on le sait, chez le fœtus, prostate et vagin occupent un niveau beaucoup plus élevé que chez l'adulte et sont placés au niveau même du détroit supérieur. Leurs lymphatiques n'ont alors qu'un trajet très court à parcourir pour atteindre la chaîne moyenne. Plus tard lorsque ces organes s'enfoncent dans la cavité pelvienne, ces vaisseaux acquièrent secondairement un trajet plus long et plus compliqué. Nous verrons un phénomène analogue, mais beaucoup plus frappant, se produire pour les lymphatiques de l'ovaire et du testicule.

Vaisseaux efférents. — Chacun des ganglions de ces différentes chaînes envoie ses efférents dans le ganglion placé au-dessus de lui, de telle sorte que le ganglion le plus élevé de la chaîne résume la circulation lymphatique des ganglions sous-jacents.

Les efférents du ganglion supérieur de la chaîne *externe* se jettent dans le ganglion inférieur du groupe externe des ganglions iliaques primitifs.

Les efférents du ganglion supérieur de la chaîne *moyenne* se divisent en deux groupes, l'un externe, l'autre interne; le premier, qui est le plus important, s'unit aux efférents de la chaîne externe; le deuxième va rejoindre les efférents de la chaîne interne.

Les efférents de la chaîne *interne* s'engagent au-dessous du tronc de l'artère iliaque interne, s'unissent aux efferents des ganglions hypogastriques et vont se terminer, comme ces derniers, dans le groupe moyen des ganglions iliaques primitifs (groupe de la fosse du nerf lombo-sacré).

Chaîne épigastrique et circonflexe iliaque. — Il faut rattacher aux ganglions iliaques externes deux chaînes secondaires : la chaîne épigastrique et la chaîne circonflexe iliaque.

La *chaîne épigastrique* comprend 3 à 6 petits ganglions placés sur le trajet de l'artère épigastrique, au niveau du tiers inférieur de celle-ci. Ces ganglions, dont le volume et le nombre sont des plus variables, peuvent manquer.

La *chaîne circonflexe iliaque* comprend 2 à 4 petits ganglions placés sur le trajet de l'artère de ce nom. Encore plus petits que ceux du groupe précédent, ils font très fréquemment défaut.

2. Ganglions iliaques internes ou hypogastriques. — Les ganglions hypogastriques sont appendus aux branches de l'artère de ce nom. Leur nombre est assez variable. Ils sont placés près de l'origine des différentes branches de l'iliaque interne, au niveau des angles que ces branches limitent en divergeant. Le plus antérieur de ces ganglions est logé entre l'ombilicale et l'artère sous-jacente qui est ordinairement l'obturatrice. Le plus postérieur est appliqué sur le tronc de la fessière. Les autres sont intermédiaires aux deux précédents et les unissent suivant une courbe assez régulière dont la concavité regarde en haut et en avant. La disposition de ces ganglions intermédiaires est assez inconstante. Cependant ils sont généralement disposés

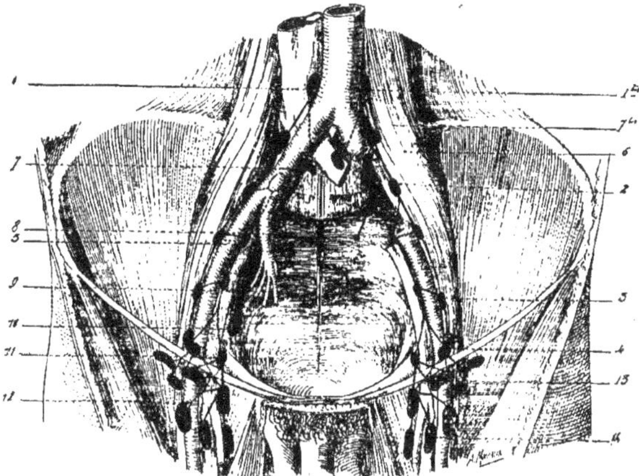

Fig. 607. — Schéma des ganglions ilio-pelviens (Cunéo et Marcille).

1 et 1 *bis*. Ganglions inférieurs des groupes latéro-aortiques droits et gauches. — 2. Ganglion iliaque primitif (groupe externe). — 3. Maillon moyen de la chaîne externe des iliaques externes. — 4. Ganglion rétrocrural externe. — 5. Ganglion de la chaîne moyenne des iliaques externes. — 6. Ganglion de la fosse du nerf lombo-sacré. — 7 et 7 *bis*. Groupe du promontoire; à droite, le ganglion est sous la veine iliaque primitive gauche; à gauche, le ganglion est au-devant de cette même veine. — 8. Groupe sacré latéral. — 9. Groupe hypogastrique. — 10. Ganglion de la chaîne interne des iliaques externes. — 11. Ganglion rétrocrural interne. — 12. Ganglion inguinal profond. — 13 et 14. Ganglions inguinaux superficiels.

de la façon suivante. Le premier d'entre eux est placé au voisinage de l'origine de l'utérine ou de la prostatique; un deuxième, plus postérieur, repose sur le tronc commun de l'ischiatique et de la honteuse; un troisième, placé à l'écart des précédents, est situé sur le trajet de l'artère hémorroïdale moyenne; il répond ordinairement au point où l'artère s'épanouit en ses branches terminales et est presque accolé à la paroi latérale du rectum (ganglion hémorroïdal moyen). Enfin un dernier groupe, plus isolé encore, est formé par 2 à 3 ganglions que l'on rencontre en dedans du deuxième ou du troisième trou sacré, sur le trajet de l'artère sacrée latérale (ganglion sacré latéral).

Tous ces ganglions sont appliqués sur la face interne de la gaine hypogastrique et il suffit d'enlever le péritoine pour les découvrir. Ils peuvent parfois occuper la face externe de cette lame aponévrotique, comme on peut s'en apercevoir en décollant celle-ci de la paroi latérale du bassin. Tous ces ganglions sont réunis entre eux par de multiples anastomoses.

Vaisseaux afférents. — Les ganglions hypogastriques reçoivent des afférents de tous les viscères pelviens. On voit donc aboutir à ce groupe ganglionnaire des lymphatiques des portions membraneuse et prostatique de l'urètre, de la prostate, de la vessie, des vésicules séminales et du canal déférent, du vagin, de l'utérus et enfin du rectum. Tous ces vaisseaux sont plus ou moins satellites des artères que l'hypogastrique envoie à ces différents viscères.

Ils reçoivent également les collecteurs des parties sous-aponévrotiques du

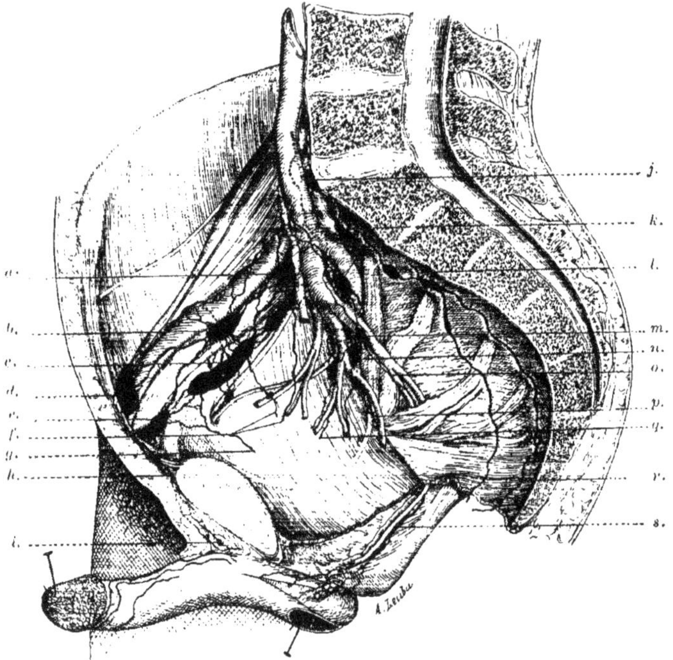

Fig. 608. — Ganglions ilio-pelviens (vue latérale), (Cunéo et Marcille).

a et *b*, ganglions iliaques externes (chaine moyenne). — *c*, ganglion iliaque externe (chaine externe). — *d*, ganglion rétro-crural externe. — *e*, ganglion rétro-crural interne. — *f*, *g*, lymphatiques de la vessie. — *h*, collecteurs balaniques passant par le canal inguinal. — *i*, nodule ganglionnaire présymphysien. — *j*, ganglion du promontoire. — *k*, ganglion fessier intra-pelvien. — *l*, ganglion sacré latéral. — *m*, *n*, ganglions hypogastriques. — *o*, tronc satellite des vaisseaux honteux externes. — *p*, tronc hémorroïdal moyen. — *q*, *r*, collecteurs prostatiques. — *s*, collecteurs urétraux.

périnée, ainsi que les lymphatiques de l'urètre pénien et même certains troncs venus de l'anus, d'après les recherches de Marcille. Ces vaisseaux suivent le trajet de l'artère honteuse externe et de ses branches.

Enfin on voit encore aboutir à ces ganglions les lymphatiques profonds de la face postérieure de la cuisse et de la fesse, satellites des vaisseaux ischiatiques et fessiers.

Vaisseaux efférents. — Les efférents des ganglions hypogastriques se dirigent en haut et en dehors, passent sous la veine iliaque primitive et se terminent dans le groupe moyen des ganglions iliaques primitifs. Nous verrons plus loin que ce groupe, situé sous les vaisseaux, dans la fosse du nerf lombo-sacré, envoie lui-même ses efférents dans la partie inférieure de la chaîne latéro-aortique du côté correspondant.

3. Ganglions iliaques primitifs. — Les ganglions groupés autour de l'artère iliaque primitive peuvent être répartis en trois groupes : un groupe externe, un groupe moyen et un groupe interne.

Le *groupe externe* comprend généralement deux ganglions, placés en dehors de l'artère et reposant sur le bord interne du psoas. Ce groupe fait suite à la chaîne externe des ganglions iliaques externes et se continue en haut sans ligne de démarcation aucune avec le groupe juxta-aortique du côté correspondant.

Le *groupe moyen* (gr. profond ou rétro-vasculaire) est constitué par 2 à 4 ganglions profondément cachés en arrière des vaisseaux. Ces ganglions occupent une fosse bien décrite récemment par Marcille et qui est constituée de la façon suivante. En dedans, elle est limitée par le corps de la 5e lombaire; en dehors, par le bord interne du psoas. Son fond est formé par la face supérieure de l'aileron du sacrum. Cette fosse est recouverte par les vaisseaux iliaques primitifs qui tendent à s'enfoncer dans sa profondeur. C'est dans la graisse qui remplit cette fosse, au-dessus des nerfs lombo-sacré et obturateur qui en occupent le fond, que l'on trouve les ganglions rétro-vasculaires.

Le *groupe interne* constitue avec celui du côté opposé un groupe impair et médian placé en avant du corps de la 5e lombaire ou au niveau du disque qui unit cette vertèbre au sacrum. On peut le désigner sous le nom de *groupe du promontoire*. Il est parfois formé de deux amas assez distincts : l'un inférieur et droit, sous-jacent à la veine iliaque primitive gauche (amas sous-veineux); l'autre supérieur et gauche, reposant sur cette veine (amas préveineux) (voy. fig. 606 et 608).

Vaisseaux afférents. — Le *groupe externe* et le *groupe moyen* des ganglions iliaques primitifs ne reçoivent pour ainsi dire pas de vaisseaux émanés directement des organes voisins. Par contre, ils sont l'aboutissant des nombreux et volumineux efférents des trois chaînes iliaques externes et des ganglions hypogastriques.

Le *groupe interne* ou groupe du promontoire reçoit : 1° certains efférents du groupe sacré-latéral; 2° des vaisseaux émanés de la plupart des organes pelviens; à ce groupe viennent en effet aboutir des lymphatiques venus de la prostate, du col vésical, du col utérin, du vagin et peut-être même du rectum. Aux ganglions sous-veineux aboutissent les collecteurs du côté droit, aux ganglions préveineux les collecteurs du côté gauche. Tous ces vaisseaux décrivent sensiblement le même trajet (voy. fig. 620, 623, 633). Appliqués à leur origine sur le plancher pelvien, ils montent ensuite dans la concavité sacrée, en cheminant un peu en dehors de la ligne médiane, et arrivent au ganglion du promontoire, après un long trajet dont l'ensemble décrit une courbe assez régulière.

Vaisseaux efférents. — Les efférents des trois groupes iliaques primitifs convergent vers la partie inférieure de la chaîne latéro-aortique du côté correspondant.

Tous les lymphatiques ilio-pelviens aboutissent donc en dernière analyse aux deux chaînes juxta-aortiques droite et gauche. Le ganglion inférieur de ces deux chaînes représente le point de convergence de tous les efférents des groupes ganglionnaires que nous venons d'étudier. Il reçoit d'une part les efférents du groupe externe des ganglions iliaques primitifs qui résume lui-même la chaîne interne et la chaîne moyenne des ganglions iliaques externes. Il reçoit, d'autre part, les efférents du groupe du promontoire et du groupe de la fosse lombo-sacrée ; or, comme nous l'avons vu, celui-ci est l'aboutissant des vaisseaux afférents des ganglions hypogastriques et de la chaîne interne des ganglions iliaques externes. Il y a donc à la partie inférieure de la région lombaire une simplification des voies lymphatiques ; celles-ci se réduisent à deux grands courants ascendants latéraux ; il est vrai qu'à partir de ce point on va voir apparaître un nouveau courant, impair et médian, dont l'origine est toute différente, puisqu'il charrie la lymphe venue de la portion intestinale du tube digestif.

II. — GANGLIONS ABDOMINO-AORTIQUES

Au nombre de 20 à 30, les ganglions abdomino-aortiques se groupent autour de l'aorte abdominale. En se basant sur les rapports qu'ils affectent avec ce tronc artériel, on peut les diviser en 4 groupes : 1° les ganglions juxta-aortiques gauches ; 2° les ganglions juxta-aortiques droits ; 3° les ganglions préaortiques ; 4° les ganglions rétro-aortiques.

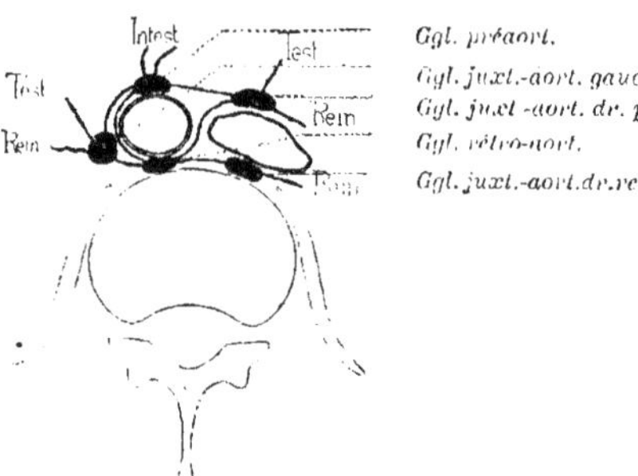

FIG. 609. — Coupe transversale schématique montrant la disposition générale des ganglions abdomino-aortiques.

Chacun de ces groupes possède un territoire lymphatique spécial. Les ganglions juxta-aortiques recueillent les efférents des ganglions iliaques primitifs ainsi que les lymphatiques pariétaux et les lymphatiques des reins et des glandes génitales. Aux ganglions préaortiques, aboutissent plus particulièrement les lymphatiques venus du tube digestif et de ses annexes. Quant aux ganglions rétro-aortiques, ils reçoivent peu de vaisseaux émanés directement des viscères abdominaux et constituent un nouveau relais interposé sur le trajet de certains vaisseaux efférents des groupes précédents, avant que ces vaisseaux n'aillent se jeter dans le canal thoracique.

1) Ganglions juxta-aortiques gauches. — Les ganglions juxta-aortiques gauches forment une chaîne verticale presque continue qui longe le flanc gauche de l'aorte abdominale. Cette chaîne repose sur les insertions vertébrales du psoas et sur le pilier gauche du diaphragme; elle est croisée, sur sa face antérieure, par le pédicule vasculaire du rein gauche.

Vaisseaux afférents. — Ces ganglions reçoivent : 1° les lymphatiques efférents des ganglions iliaques primitifs; 2° les lymphatiques, satellites des artères lombaires, issus des muscles larges de l'abdomen; 3° les lymphatiques

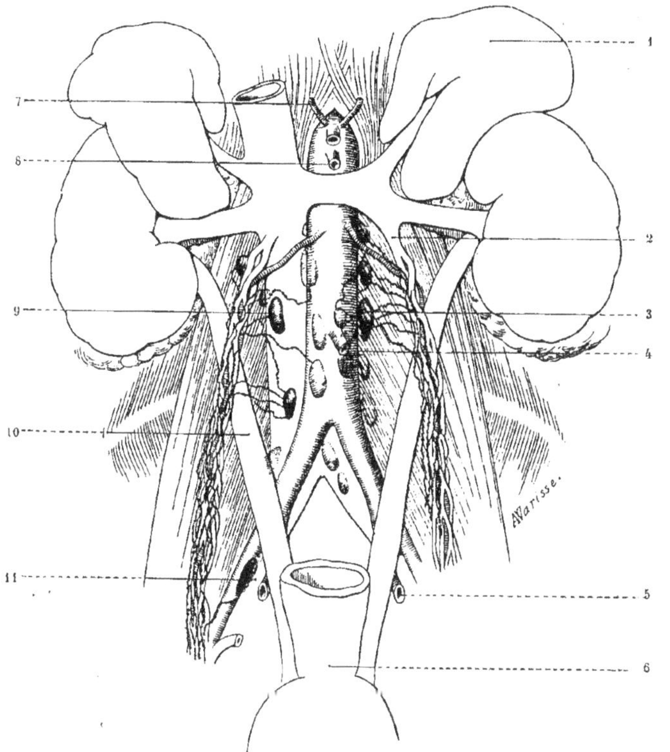

Fig. 610. — Ganglions abdomino-aortiques (nouveau-né), (d'après Cunéo).

1. Capsule surrénale gauche. — 2. Veine spermatique gauche. — 3. Ganglion juxta-aortique gauche. — 4. Mésentérique supérieure. — 5. Veine ombilicale. — 6. Rectum. — 7. Artère diaphragmatique inférieure. — 8. Artère mésentérique supérieure. — 9. Ganglion juxta-aortique droit. — 10. Uretère. — 11. Ganglion postérieur de la chaîne moyenne du groupe iliaque externe.

du testicule gauche chez l'homme, des annexes gauches et de la moitié correspondante du corps de l'utérus chez la femme; 4° les lymphatiques du rein et de la capsule surrénale gauches.

Vaisseaux efférents. — Les vaisseaux efférents des ganglions juxta-aortiques gauches peuvent être divisés en quatre groupes. Certains d'entre eux se jettent dans les ganglions préaortiques; d'autres aboutissent aux ganglions rétro-aortiques; d'autres, plus nombreux, se groupent en un tronc commun qui se jette dans la citerne de Pecquet; d'autres enfin traversent le pilier gauche du diaphragme et se jettent dans le canal thoracique un peu au-dessus de son origine (voy. fig. 686). Certains de ces vaisseaux s'interrompent parfois dans des ganglions placés entre la face postérieure du pilier et la colonne vertébrale.

II) **Ganglions juxta-aortiques droits.** — Les ganglions juxta-aortiques droits sont placés les uns en avant de la veine cave inférieure, les autres en arrière de ce vaisseau. Il existe une sorte de balancement entre ces deux groupes, et lorsque l'un d'eux est développé, l'autre est le plus souvent sensiblement réduit.

Les *ganglions préveineux*, au nombre de 3 à 6, sont ordinairement sous-jacents à l'embouchure des veines rénales dans la veine cave. Les *ganglions rétro-veineux* reposent, comme les ganglions juxta-aortiques gauches, sur les insertions du psoas et la face antérieure du pilier correspondant du diaphragme.

Vaisseaux afférents. — Les ganglions juxta-aortiques droits reçoivent les mêmes affluents que le groupe homologue du côté opposé. Il est intéressant de constater que les lymphatiques génitaux se rendent surtout aux ganglions préveineux et les lymphatiques pariétaux aux ganglions rétro-veineux. Quant aux lymphatiques du rein, ils se partagent entre les deux groupes, comme nous le verrons plus loin.

Vaisseaux efférents. — Les efférents des ganglions juxta-aortiques droits présentent le même mode de terminaison que ceux des ganglions juxta-aortiques du côté opposé.

III) **Ganglions préaortiques.** — Ces ganglions forment parfois, du moins chez le nouveau-né, une chaîne continue placée sur la face antérieure de l'aorte. Mais le plus souvent ils se groupent en trois amas distincts, inférieur, moyen et supérieur, placés au niveau de l'origine des trois gros troncs que l'aorte envoie à la portion abdominale du tube digestif.

a) L'*amas inférieur* est ordinairement formé par deux ganglions, allongés dans le sens vertical et symétriquement placés des deux côtés de l'origine de l'artère mésentérique inférieure. Dans ces ganglions viennent aboutir les lymphatiques émanés du rectum, du côlon iléo-pelvien et du côlon ascendant; ces vaisseaux ont d'ailleurs déjà traversé, comme nous le verrons plus loin (p. 1215), un ou deux relais ganglionnaires.

b) L'*amas moyen* est constitué par un volumineux paquet de ganglions entourant l'origine de la mésentérique supérieure et se continuant sans ligne de démarcation aucune avec les ganglions placés dans la racine du mésentère. Cet amas reçoit les lymphatiques venus de l'intestin grêle, du cæcum et de l'appendice, du côlon ascendant et du côlon transverse et du pancréas.

c) L'*amas supérieur* est formé par 1 à 3 ganglions, placés au-dessus du tronc cœliaque. Il se continue sans ligne de démarcation avec les trois chaînes : hépatique, coronaire stomachique et splénique qui en sont comme une émanation.

Vaisseaux afférents. — Les ganglions préaortiques reçoivent certains efférents des groupes juxta-aortiques; mais la presque totalité de leurs afférents est formée par les vaisseaux émanés des groupes ganglionnaires qui sont annexés aux artères mésentériques ou au tronc cœliaque et qui reçoivent les lymphatiques de l'intestin, de l'estomac, du foie, du pancréas et de la rate.

Vaisseaux efférents. — Les trois amas ganglionnaires préaortiques sont réunis entre eux par de nombreux vaisseaux. Les troncs efférents auxquels donnent naissance ces ganglions contournent les parties latérales de l'aorte abdominale. Leur mode de terminaison varie suivant le niveau qu'ils occupent. Les inférieurs se terminent dans les ganglions rétro-aortiques sous-jacents à la citerne de Pecquet. Les supérieurs aboutissent dans cette citerne. Ils débouchent parfois isolément dans cette dernière, mais le plus souvent, ils s'unissent en un tronc commun (*truncus intestinalis*) qui s'accole au tronc commun des efférents du groupe juxta-aortique gauche et se jette en même temps que ce dernier dans la citerne de Pecquet.

On peut rattacher au groupe préaortique tous les ganglions placés sur le trajet des différentes artères que l'aorte abdominale envoie à la portion sous-diaphragmatique du tube digestif. Nous aurons ainsi à étudier :

1° Les ganglions placés sur le trajet des deux artères mésentériques.

2° Les ganglions appendus aux branches du tronc cœliaque.

1) ***Ganglions annexés aux artères mésentériques.*** — Les ganglions annexés aux deux artères mésentériques semblent au premier abord disséminés irrégulièrement sur le trajet de ces artères et de leurs branches. Leur disposition générale obéit cependant à des règles assez fixes pour nous permettre d'essayer de la schématiser.

Certains de ces ganglions sont placés au-dessous de la dernière série d'arcades que forment en s'anastomosant les branches artérielles destinées à un segment donné de l'intestin. Ces ganglions, ainsi appendus aux artérioles terminales, sont très rapprochés de l'insertion intestinale du mésentère et on peut leur donner le nom de ganglions juxta-intestinaux. Presque toujours de petit volume, ils ne retiennent que rarement les injections artificielles et dans les cas de cancers n'arrêtent que peu de temps les éléments néoplasiques. Ils sont donc comparables à ces petits ganglions que nous avons déjà eu l'occasion de signaler sur le trajet des lymphatiques de différents organes et que les Allemands désignent sous le nom de Schaltdrüsen (voy. p. 1231). Ces ganglions ne présentent aucune fixité morphologique et leur nombre varie considérablement suivant les sujets.

D'autres ganglions, plus volumineux et plus constants dans leur existence et leur situation, sont placés sur le trajet des branches primaires des artères mésentériques. Ils constituent les véritables ganglions régionnaires d'un segment déterminé de l'intestin.

D'autres enfin sont placés autour du tronc principal de ces vaisseaux. Ils représentent des centres ganglionnaires ordinairement communs à plusieurs segments de l'intestin. Ils reçoivent les efférents des ganglions précédents.

Nous nous contenterons pour l'instant de ces données générales et, pour éviter d'inutiles répétitions, nous préciserons la topographie de ces ganglions en étudiant les lymphatiques des différents segments intestinaux auxquels ils sont annexés.

2) ***Ganglions annexés aux branches du tronc cœliaque.*** — Les ganglions annexés aux branches du tronc cœliaque se disposent en trois chaînes : la chaîne coronaire stomachique, la chaîne splénique et la chaîne hépatique. Nous rattacherons à cette dernière la chaîne du canal cholédoque.

1° Chaîne coronaire stomachique. — Les ganglions de la chaîne coronaire peuvent être divisés en deux groupes : le groupe de la faux de l'artère coronaire, et le groupe de la petite courbure.

A). Le *groupe de la faux* est formé par les ganglions placés le long de l'artère durant son trajet dans le ligament gastro-pancréatique. Leur nombre varie de 2 à 6. Ils ne font jamais complètement défaut.

B). Sous le nom de *groupe de la petite courbure*, nous comprendrons tous les ganglions placés sur le trajet du tronc ou des branches de la coronaire après

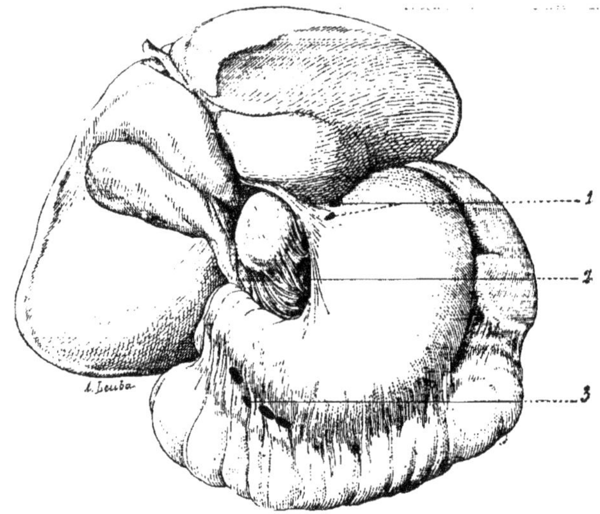

Fig. 611. — Ganglions de la petite courbure et ganglions sous-pyloriques (nouveau-né).
1. Ganglions precardiaques. — 2. Groupe de la petite courbure. — 3. Groupe sous-pylorique.

que celle-ci a abordé l'estomac. Ces ganglions forment deux amas principaux.

a) Les uns accompagnent les rameaux gauches ou ascendants de l'artère. Ce sont les *ganglions coronaires supérieurs* de Jamieson et Dobson. Ils forment un premier amas, répondant à la partie verticale de la petite courbure et à l'insertion stomacale de la pars condensa du petit épiploon.

A ces ganglions on peut rattacher les *ganglions paracardiaques*. On peut répartir ces ganglions en trois amas : Un amas *paracardiaque droit* qui se continue sans ligne de démarcation aucune avec les ganglions coronaires supérieurs ; — un amas *paracardiaque gauche*, formé de 1 à 4 ganglions ; — un amas rétro-cardiaque, souvent absent (Jamieson et Dobson).

b) Le deuxième amas est formé par les ganglions placés sur le trajet des grosses branches droites ou descendantes de l'artère coronaire stomachique. Ces ganglions sont ordinairement groupés près du point où la coronaire aborde l'estomac. Il est très rare d'en rencontrer au niveau de la partie de la petite courbure qui répond au pylore et au vestibule pylorique. Tous ces ganglions sont placés entre les deux feuillets du petit épiploon, au milieu du feutrage serré que forment à ce niveau les branches des vaisseaux coronaires et du pneumogastrique gauche.

Les ganglions coronaires stomachiques reçoivent comme *afférents* les lymphatiques venus de l'estomac. Comme nous le verrons plus loin, leur territoire a une grande étendue et constitue le plus important des différents territoires lymphatiques de l'estomac. Leurs *vaisseaux efférents* se terminent dans les ganglions préaortiques qui entourent le tronc cœliaque.

2° Chaîne splénique. — La chaîne splénique comprend un nombre très variable de ganglions (4 à 10), qui accompagnent l'artère de ce nom. Comme cette artère, ils sont placés sur la face postérieure du pancréas, près du bord

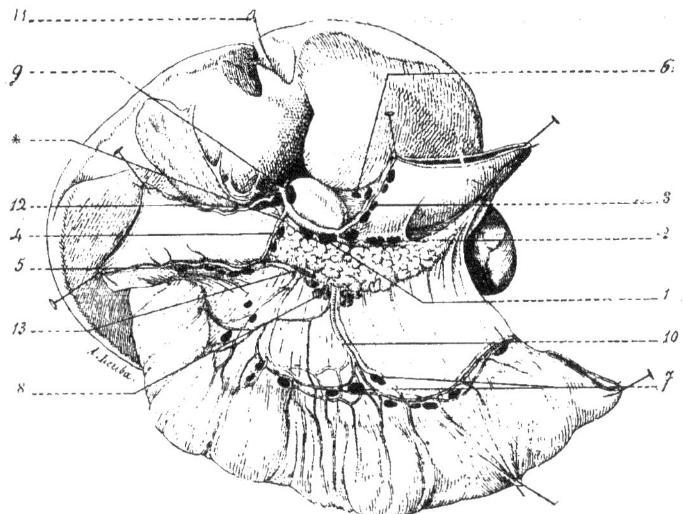

Fig. 612. — Vue générale des ganglions parastomacaux (nouveau-né).

L'estomac a été sectionné au niveau de sa partie moyenne et ses deux segments ont été rejetés l'un à droite, l'autre à gauche, pour montrer l'origine du tronc cœliaque. Le foie est relevé, le côlon transverse fortement attiré en bas et en avant.

1. Groupe ganglionnaire du tronc cœliaque. — 2. Chaîne splénique. — 3. Groupe de la faux de la coronaire. — 4. Groupe rétro-pylorique. — 5. Groupe sous-pylorique. — 6. Ganglions petite courbure. — 7. Ganglions mésocoliques. — 8. Ganglions de la racine du mésocôlon, vus par transparence à travers le méso. — 9. Ganglion du hile du foie. — 10. Artère colique moyenne. — 11. Veine ombilicale. — 12. Vaisseaux pyloriques. — 13. Veine gastro-épiploïque droite allant se jeter dans la veine colique moyenne. — * Point où doit être liée l'artère gastroduodénale lorsqu'on veut extirper les ganglions rétro-pyloriques.

supérieur de cet organe. L'extrémité de cette chaîne ganglionnaire est contenue dans l'épiploon pancréatico-splénique. Il est beaucoup plus rare de la voir se prolonger dans l'épaisseur de l'épiploon gastro-splénique. Jamieson et Dobson signalent cette disposition. Les vaisseaux *afférents* de ces ganglions viennent de la rate, du pancréas et de la grosse tubérosité de l'estomac. Les vaisseaux *efférents* aboutissent aux ganglions placés autour du tronc cœliaque.

3° Chaîne hépatique. — La chaîne hépatique comprend de 3 à 6 ganglions, disposés sur le trajet de l'artère hépatique. Certains de ces ganglions sont placés au niveau de la portion horizontale de ce vaisseau et répondent par conséquent au bord supérieur du pancréas et au plancher de l'hiatus de Winslow. D'autres sont situés au niveau du segment vertical de l'artère et répondent au flanc gauche de la veine porte. Ces ganglions reçoivent les lymphatiques du foie et émettent des afférents qui vont se terminer dans les ganglions qui contournent l'origine du tronc coronaire.

La chaîne hépatique émet une chaîne secondaire qui est satellite de l'artère gastro-épiploïque droite. Cette *chaîne gastro-épiploïque* comprend deux groupes ganglionnaires distincts : le groupe sous-pylorique et le groupe rétropylorique.

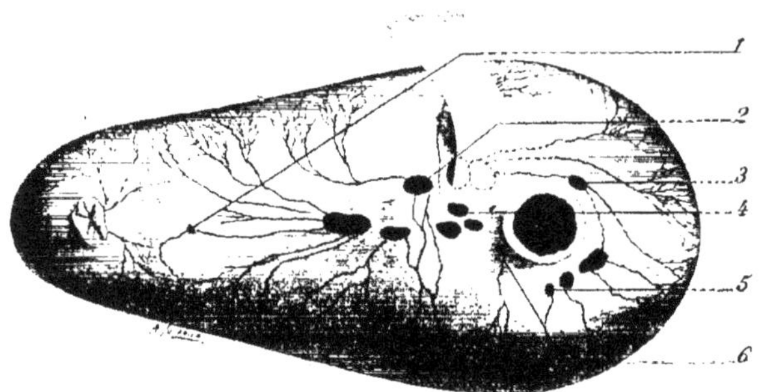

Fig. 613. — Lymphatiques de l'estomac vue supérieure (d'après Jamieson et Dobson).

1, Ganglion sus-pylorique. — 2, Ganglion de la chaîne coronaire. — 3, Ganglion rétro-cardiaque. — 4. Ganglion juxta-cardiaque droit. — 5, Ganglion juxta-cardiaque gauche. — 6, Ganglion pré-cardiaque.

A. Le *groupe sous-pylorique*[1] compte en moyenne de 3 à 6 ganglions. Ceux-ci sont placés dans l'épaisseur du ligament gastro-colique, au-dessous de la zone pylorique de l'estomac. Il est rare de trouver des ganglions au niveau de la partie moyenne de la grande courbure, et tout à fait exceptionnel d'en rencontrer dans le voisinage de la grande tubérosité. La situation de ces ganglions par rapport aux vaisseaux gastro-épiploïques est assez variable. Ils leur sont ordinairement sous-jacents ; dans certains cas cependant, ils peuvent se placer entre les vaisseaux et l'estomac. Mais il est exceptionnel de les voir s'accoler directement à ce viscère, comme cela arrive pour les ganglions de la petite courbure. Aussi, dans les cas de cancer, ne sont-ils fusionnés avec la tumeur pylorique que lorsqu'il existe un envahissement prononcé du ligament gastro-colique.

On peut rattacher au groupe sous-pylorique des *ganglions aberrants*, placés dans l'épaisseur du ligament gastro-colique, le long des branches descendantes de l'arcade gastro-épiploïque. Ces ganglions, aussi variables dans leur nombre que dans leur disposition, peuvent être distants de plus de 5 à 6 centimètres de la grande courbure. On conçoit qu'ils puissent passer inaperçus et être laissés en place, au cours d'une gastrectomie, lorsque leur augmentation de volume ne les rend pas évidents.

Les ganglions sous-pyloriques reçoivent comme afférents les lymphatiques émanés du territoire inférieur de l'estomac (voy. p. 1221 et fig. 638) ou de la partie supérieure du grand épiploon. Leurs vaisseaux efférents suivent le trajet de l'artère gastro-épiploïque droite et viennent se jeter dans les ganglions rétropyloriques. Mais il est fréquent de voir un ou plusieurs de ces efférents aboutir aux ganglions qui entourent les vaisseaux mésentériques supérieurs au moment où ceux-ci croisent la troisième portion du duodénum. Ces collecteurs suivent alors la veine gastro-épiploïque droite, qui, on le sait, va fréquemment se jeter dans la portion sous-pancréatique de la veine mésentérique supérieure soit directement, soit par un tronc commun avec la veine colique moyenne (voy. fig. 612).

1. Gangl. gastro-épiploïques droits (Jamieson et Dobson).

B. Le *groupe rétro-pylorique*[1] comprend ordinairement 2 à 3 ganglions qui font suite aux précédents et se continuent sans ligne de démarcation aucune avec les ganglions de la chaîne hépatique principale. Ces ganglions, placés autour du tronc de la gastro-duodénale, sont en rapport en avant avec la face postérieure du pylore, en arrière avec le pancréas. Lorsqu'ils sont dégénérés, ils peuvent adhérer fortement à cet organe dont il devient difficile de les séparer. Ce groupe ganglionnaire fait assez fréquemment défaut.

Les ganglions rétro-pyloriques reçoivent comme afférents les troncs émanés du groupe sous-pylorique, quelques lymphatiques venus de la face postérieure

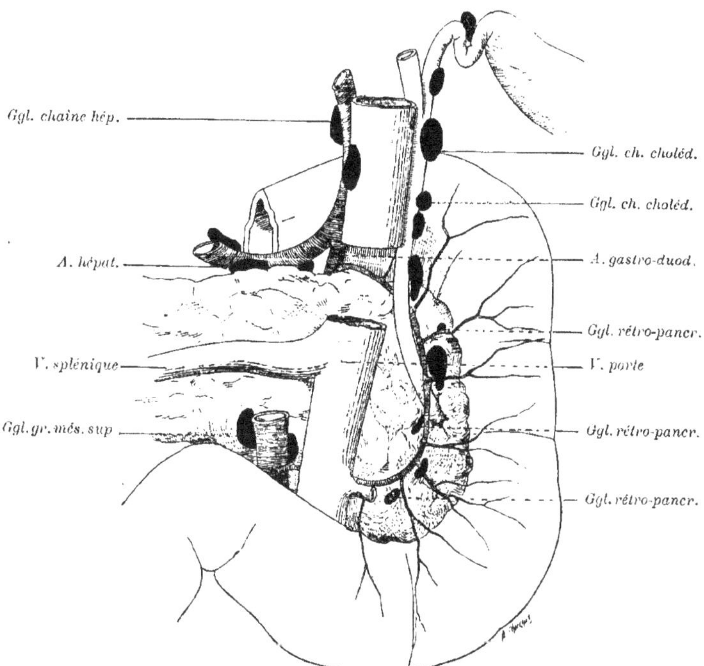

FIG. 614. — Face postérieure du duodénum et du pancréas.

On voit sur cette figure les ganglions de la chaîne de l'artère hépatique, de la chaîne du cystique et du cholédoque et de l'arcade vasculaire rétro-pancréatique.

et du bord supérieur du pylore, et, enfin, des troncs issus de la première portion du duodénum. Les vaisseaux efférents des ganglions rétro-pyloriques peuvent avoir un trajet ascendant et aller se jeter dans les ganglions de la chaîne hépatique. Mais il est plus fréquent de les voir descendre le long du bout périphérique de la gastro-duodénale et aller se jeter dans les ganglions mésentériques supérieurs, en s'unissant aux efférents du groupe précédent.

CHAÎNE GANGLIONNAIRE DU CYSTIQUE ET DU CHOLÉDOQUE. — Sur le trajet des conduits biliaires extra-hépatiques, on trouve une série de ganglions qui se dis-

1. Gangl. sub-pyloriques (Jamieson et Dobson).

posent en chaîne verticale, dont la direction est parallèle à celle de ces conduits. Le plus élevé de ces ganglions n'est autre que le ganglion cystique, il est compris dans l'angle ouvert à gauche et en avant que limitent le col et le corps de la vésicule biliaire. Ce ganglion, signalé par Mascagni, retrouvé depuis par Broca, est inconstant. Les ganglions sous-jacents s'échelonnent le long du canal cystique, puis du canal cholédoque. Ils sont placés le long du bord droit de ces canaux ou sur leur face postérieure. Leur nombre et leur disposition exacte nous ont paru assez variables. Il existe cependant un ganglion assez constant au niveau du confluent du canal cystique et du canal hépatique (Quénu). Inférieurement, cette chaîne se fusionne avec la chaîne satellite de l'arcade vasculaire rétro-pancréatique.

Comme on le voit, il existe au niveau du pédicule hépatique deux chaînes relativement distinctes, dont l'une est satellite des gros canaux collecteurs de la bile et dont l'autre suit le trajet de l'artère hépatique. Bien que cette disposition ne se rencontre pas toujours avec un caractère aussi schématique, nous pensons néanmoins qu'il faut la regarder comme constituant le type habituel.

IV) **Ganglions rétro-aortiques.** — La disposition des ganglions rétro-aortiques est beaucoup plus variable que celle des groupes précédents. Au nombre de 4 ou 5, ils sont placés en avant des 3e et 4e lombaires, et immédiatement au-dessous de la citerne de Pecquet. Parfois (6 fois sur 16), de petits ganglions logés entre l'aorte et la veine cave unissent le groupe rétro-aortique et les ganglions placés en avant des vaisseaux.

Les ganglions rétro-aortiques reçoivent les lymphatiques émanés des trois groupes précédents : groupes pré-aortiques, groupes juxta-aortiques droits et gauches. Leurs vaisseaux efférents vont se jeter dans la citerne de Pecquet.

En somme, les vaisseaux afférents des ganglions rétro-aortiques sont presque uniquement constitués par les efférents des ganglions pré- et juxta-aortiques; ces ganglions rétro-aortiques ne sont donc pas de véritables ganglions *régionnaires* (voy. p. 1138), mais représentent simplement un nouveau relais interposé entre les groupes précédents et la citerne de Pecquet. Rappelons d'ailleurs que certains efférents des groupes précédents aboutissent directement à la citerne ou même à un segment sus-jacent du canal thoracique en traversant les piliers du diaphragme (voy. fig. 686).

§ II. — VAISSEAUX LYMPHATIQUES DU BASSIN ET DE L'ABDOMEN

Nous envisagerons successivement les lymphatiques de la paroi abdominale, les lymphatiques des organes génitaux externes et internes de l'homme et de la femme, les lymphatiques des organes urinaires, et enfin les lymphatiques de la portion sous-diaphragmatique du tube digestif et des annexes de celui-ci.

I. — LYMPHATIQUES DE LA PAROI ABDOMINALE

On peut distinguer les lymphatiques de la paroi abdominale en lymphatiques superficiels ou cutanés et en lymphatiques profonds, aponévrotiques ou musculaires.

1) Les LYMPHATIQUES SUPERFICIELS peuvent être eux-mêmes distingués en antérieurs et en postérieurs.

a) Les *antérieurs* descendent en convergeant vers le pli de l'aine et se terminent dans les groupes supéro-externe et supéro-interne des ganglions inguinaux superficiels. Les vaisseaux qui naissent au voisinage du rebord costal ont cependant une terminaison toute différente, puisqu'ils sont tributaires des ganglions axillaires.

b) Les *postérieurs* naissent des téguments de la région lombaire. Anastomosés en haut avec les lymphatiques du dos, en bas avec les lymphatiques de la fesse, ils donnent naissance à 3 ou 4 troncs collecteurs; ceux-ci se portent en bas et en avant, en cheminant un peu au-dessus de la crête iliaque et parallèlement à cette dernière, et se terminent dans le groupe supéro-externe des ganglions inguinaux superficiels.

2) Les LYMPHATIQUES PROFONDS naissent, soit des différentes aponévroses, soit des masses charnues des différents muscles de la paroi abdominale. Ils se collectent en quatre voies principales : a) Une voie, satellite de l'artère épigastrique et dont les vaisseaux constituants, après avoir traversé les ganglions épigastriques, se terminent dans les ganglions rétro-cruraux externe et interne. — b) Une voie qui accompagne l'artère circonflexe iliaque et aboutit au ganglion rétro-crural externe. — c) Une voie lombaire comprenant 4 à 5 troncs, satellites des artères lombaires et tributaires des ganglions juxta-aortiques. — d) Une voie ascendante, satellite de la branche abdominale de la mammaire externe, et dont les vaisseaux constituants se terminent dans la chaîne mammaire interne. Il est une région de la paroi abdominale dont les lymphatiques présentent au point de vue pratique un intérêt particulier : c'est la région ombilicale. Aussi consacrerons-nous quelques lignes à l'étude des lymphatiques de l'ombilic.

Lymphatiques de l'ombilic. — On peut diviser les lymphatiques de l'ombilic en trois groupes : 1) Les lymphatiques cutanés; 2) les lymphatiques du noyau fibreux; 3) les lymphatiques du contour aponévrotique de l'anneau. 1) Les lymphatiques *cutanés* naissent chez le fœtus et le nouveau-né du *scrotum ombilical*, et chez l'adulte de la peau qui recouvre le noyau fibreux de l'ombilic. Leur réseau d'origine, extrêmement serré, se continue avec celui de la peau avoisinante. De ce réseau partent 4 ou 5 troncs de chaque côté, qui se portent en bas et en dehors vers le milieu du pli de l'aine; ces troncs lymphatiques cheminent immédiatement au-dessous des téguments dans un plan plus superficiel que les vaisseaux sous-cutanés abdominaux dont ils suivent sensiblement le trajet. Ils se terminent dans les deux groupes supéro-interne et supéro-externe des ganglions inguinaux superficiels (voy. p. 1154). Il est exceptionnel de voir ces troncs descendants s'entre-croiser sur la ligne médiane. Par contre les vaisseaux d'un même côté s'entre-croisent souvent et on peut voir un des troncs les plus internes aller aboutir au plus externe des ganglions inguinaux supérieurs (voy. fig. 615).

En piquant au niveau même de l'ombilic, on n'injecte pour ainsi jamais de vaisseau allant se terminer dans les ganglions axillaires. Pour injecter des troncs tributaires de ces ganglions, il faut pratiquer la piqûre à quelque distance au-dessus de l'ombilic (Cunéo et Marcille).

2) Les lymphatiques du *noyau fibreux*, beaucoup plus difficiles à injecter que les précédents, ont une terminaison absolument différente. De chaque côté

du noyau, on voit naître 2 à 3 troncs qui pénètrent immédiatement dans la gaine des droits et vont s'accorder au tronc de l'artère épigastrique intra-musculaire à ce niveau. Plus bas, ils se placent sur l'artère elle-même entre le muscle et l'aponévrose postérieure, puis apparaissent au niveau des arcades de Douglas. Ils se réunissent là aux lymphatiques nés des aponévroses qui forment la paroi postérieure de la gaine des droits.

3) Les lymphatiques du *contour aponévrotique* de l'anneau se distinguent en *antérieurs* et *postérieurs*.

Les *lymphatiques antérieurs* (voy. fig. 615, *a*) naissent d'un réseau extrêmement délié, appliqué tout autour de l'ombilic sur la face antérieure de la gaine aponévrotique des droits. Ils aboutissent à deux ordres de collecteurs. *Les uns* perforent le feuillet aponévrotique, pénètrent dans la gaine du droit et vont s'unir aux lymphatiques émanés du noyau fibreux. *Les autres* se dirigent en dehors, perforent le grand et le petit oblique et vont se confondre avec des troncs homologues issus de l'aponévrose postérieure et dont nous indiquerons dans un instant le mode de terminaison.

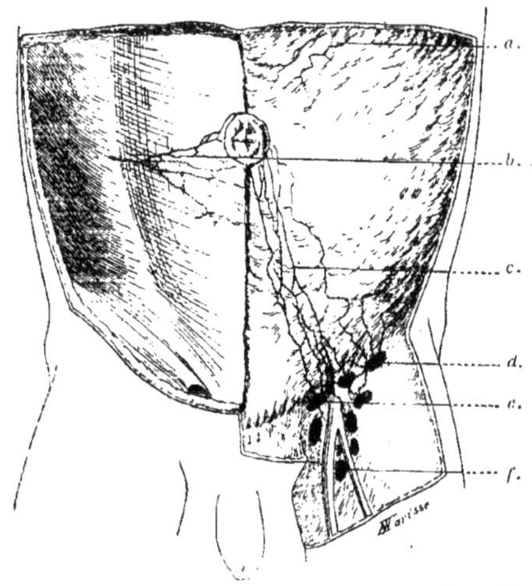

Fig. 615. — Lymphatiques des téguments de l'ombilic (Cunéo et Marcille).

a, lymphatique tributaire des ganglions axillaires. — *b*, réseau pré-aponévrotique. — *c*, tronc tributaire des ganglions inguinaux. — *d*, ganglion inguinal supéro-externe. — *e*, ganglion inguinal supéro-interne. — *f*, ganglion inguinal inféro-externe.

Les *lymphatiques postérieurs* (fig. 616) naissent d'un réseau péri-ombilical placé sur la face postérieure de la gaine des droits. De ce réseau partent deux ordres de troncs. *Les uns* se portent en dehors, perforent le transverse et s'engagent dans l'épaisseur de la paroi abdominale. Unis aux lymphatiques homologues, émanés de l'aponévrose antérieure, ils se rendent soit au ganglion rétro-crural externe (voy. p. 1165), en suivant le trajet de l'artère circonflexe iliaque, soit à un ganglion juxta-aortique, en accompagnant une artère lombaire. — *Les autres* se portent en bas, s'unissent aux vaisseaux émanés du noyau fibreux et, plus ou moins accolés à l'artère épigastrique, se terminent dans deux ganglions iliaques externes placés immédiatement en arrière de l'arcade crurale : le ganglion rétro-crural externe et le ganglion rétro-crural interne (*a* et *b*, fig. 615) (voy. p. 1165).

Sur le trajet de ces troncs lymphatiques et au niveau de leur tiers inférieur on rencontre 3 à 6 ganglions peu volumineux mais à peu près constants. Ce sont les ganglions de la chaîne épigastrique (ganglions épigastriques inférieurs, Gerota) que nous avons déjà eu l'occasion de signaler (voy. p. 1168).

Dans quelques cas, on peut rencontrer un petit ganglion dans le tissu cellulaire sous-péritonéal rétro-ombilical. Gerota, qui a le premier signalé l'existence de ce ganglion, l'a rencontré 2 fois sur 10 sujets. Ce ganglion est ordinairement de 2 à 4 centimètres de l'ombilic et presque toujours un peu

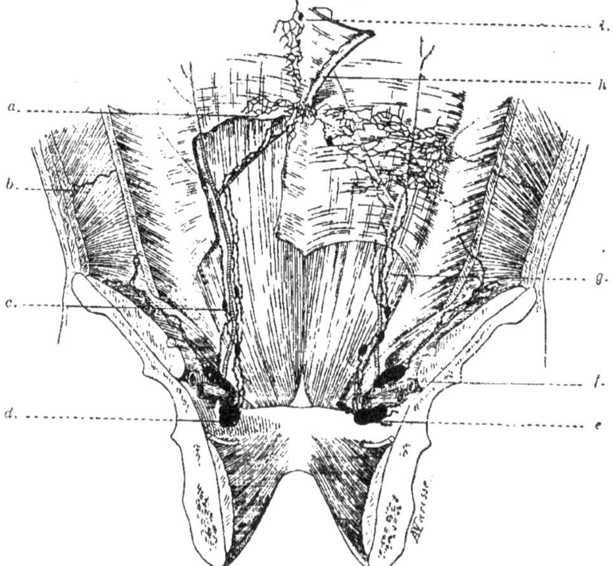

Fig. 616. — Lymphatiques de l'ombilic (vue postérieure), (Cunéo et Marcille).

a, réseau rétro-aponévrotique. — *b*. tronc satellite d'une artère lombaire. — *c*, ganglion de la chaîne épigastrique. — *d*, *e*, ganglion rétro-crural interne. — *f*, ganglion rétro-crural externe. — *g*, troncs satellites de l'artère épigastrique. — *g*, troncs satellites de la veine ombilicale. — *i*, nodules ganglionnaires sus-ombilicaux. — Le ganglion infra-ombilical n'est pas désigné par un tiret.

latéral. Il présente un certain intérêt au point de vue pathologique, car il peut être le point de départ de certaines suppurations de la région répondant au type clinique décrit sous le nom de phlegmon de Heurtaux (Cunéo et Marcille).

Sur un nouveau-né Cunéo et Marcille ont rencontré deux petits ganglions placés *au-dessus* de l'ombilic dans le tissu cellulaire sous-péritonéal (voy. fig. 582). Ces ganglions recevaient des lymphatiques émanés de la portion supra-ombilicale du réseau appliqué sur le feuillet postérieur de la gaine des droits.

Ajoutons enfin que les lymphatiques de l'ombilic communiquent avec ceux de la vessie par des réseaux qui entourent l'ouraque et avec ceux du foie par des vaisseaux très grêles courant le long de l'artère ombilicale. Ces communications permettent de comprendre la pathogénie de certains cas de cancers secondaires de l'ombilic.

Bibliogr. — Sappey, *loc. cit.*, p. 50. — Gerota. Ueber die Lymphgefässe und die Lymphdrüsen der Harnblase. *Anat. Anz.*, 1896, XII, p. 89. — Cunéo et Marcille. Note sur les lymphatiques de l'ombilic. *Soc. anat.*, nov. 1901.

II. — LYMPHATIQUES DES ORGANES GÉNITAUX EXTERNES

Nous étudierons successivement les lymphatiques des organes génitaux externes chez l'homme et chez la femme. Comme nous le verrons, ces vaisseaux présentent d'ailleurs une disposition sensiblement identique dans les deux sexes.

a) Chez l'homme.

Lymphatiques du scrotum. — Les vaisseaux lymphatiques du scrotum naissent d'un réseau d'une richesse extrême. Aussi l'injection de ces vaisseaux est-elle très facile, au moins chez l'enfant. Chez l'adulte, la fragilité des mailles du réseau rend l'injection plus délicate, surtout lorsqu'on se sert du mercure. Ce réseau couvre toute l'étendue du scrotum. Mais il est tout parti-

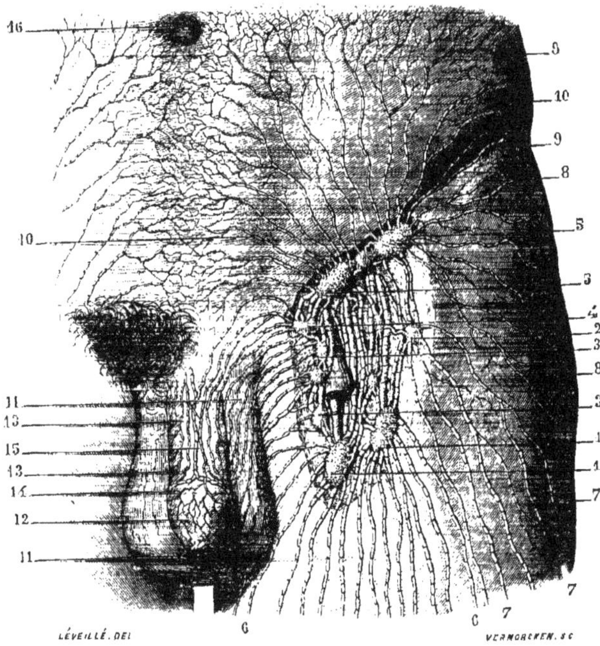

FIG. 617. — Ganglions du pli de l'aine; vaisseaux lymphatiques qui s'y rendent et qui en partent. (Figure tirée de l'atlas de Sappey.)

1, 1. Les deux ganglions les plus inférieurs du pli de l'aine, remarquables l'un et l'autre par leur volume. — 2. Ganglion inguinal inféro-externe. — 3, 3. Ganglions inguinaux internes, auxquels se rendent les vaisseaux du scrotum, du périnée, de la région anale et de la partie supéro-interne des téguments de la cuisse. — 4. Ganglion inguinal supérieur et interne; il reçoit les vaisseaux provenant du canal de l'urètre, de la surface du gland et des téguments de la verge. — 5, 5. Ganglions inguinaux supéro-internes et externes; à ces ganglions, au nombre de trois ou quatre, se rendent les vaisseaux de la portion sous-ombilicale de l'abdomen. — 6, 6. Vaisseaux lymphatiques de la portion antéro-interne de la cuisse. — 7, 7. Vaisseaux de la partie externe de la cuisse. — 8, 8. Vaisseaux de la région fessière. — 9, 9. Vaisseaux de la région lombaire. — 10, 10, 10. Vaisseaux de la partie sous-ombilicale de la paroi antérieure de l'abdomen. — 11, 11. Vaisseaux lymphatiques du scrotum. — 12. Vaisseaux lymphatiques du prépuce. — 13, 13. Vaisseaux lymphatiques des téguments du pénis. — 14. Tronc lymphatique qui contourne la couronne du gland. — 15. Tronc médian qui fait suite au précédent. — 16. Ombilic.

culièrement serré au niveau du raphé et c'est là qu'on l'injecte avec le plus de facilité. C'est au voisinage du raphé qu'apparaissent les troncs collecteurs qui recueillent ensuite chemin faisant les ramuscules émanés des parties latérales du réseau scrotal. Le nombre de ces troncs est de 10 à 15 de chaque côté. On peut les distinguer en *supérieurs* et *inférieurs*.

a) Les troncs *supérieurs* (troncs médians, Sappey) naissent de la portion du raphé qui fait suite au raphé pénien. Ils se portent d'abord verticalement en haut, puis, arrivés au niveau de la racine de la verge, ils se recourbent brusquement en dehors. Ils marchent alors parallèlement aux collecteurs péniens, croisent le cordon et se terminent dans le groupe supéro-interne des ganglions inguinaux superficiels. (Sur la nomenclature de ces ganglions, voy. p. 1153.)

b) Les troncs *inférieurs* (troncs latéraux de Sappey) naissent du raphé au-dessous et en arrière des précédents. Ils se portent en haut et en dehors vers les parties latérales du scrotum ; ils suivent alors le sillon cruro-scrotal, puis l'abandonnent brusquement pour se porter directement en dehors et se terminer dans les groupes ganglionnaires inféro-externe et inféro-interne.

Les collecteurs du réseau scrotal s'anastomosent fréquemment avec les collecteurs péniens, périnéaux et avec les troncs qui émanent de la partie supéro-interne de la peau de la cuisse.

Lymphatiques de la verge. — Les lymphatiques de la verge comprennent : 1° les lymphatiques des enveloppes cutanées du pénis ; 2° les lymphatiques du gland ; 3° les lymphatiques de l'urètre pénien ; 4° les lymphatiques des organes érectiles. — Ces derniers sont encore mal connus ; leurs collecteurs se confondent d'ailleurs vraisemblablement avec ceux de l'urètre pénien. Quant à ces derniers, nous les étudierons plus loin avec les lymphatiques des autres portions de l'urètre (voy. p. 1201). Nous n'aurons donc à nous occuper ici que des lymphatiques cutanés et des lymphatiques du gland.

1° Lymphatiques cutanés. — Les lymphatiques cutanés peuvent être répartis en deux groupes : les lymphatiques du fourreau de la verge et les lymphatiques du prépuce.

a) Les lymphatiques du fourreau de la verge sont assez nombreux, mais d'une injection difficile. Ils forment un réseau à mailles assez régulières qui se continue en avant avec le réseau du prépuce. Au niveau du raphé, les mailles deviennent plus fines et plus serrées.

C'est là aussi qu'apparaissent les collecteurs. Ceux-ci, au nombre de 4 ou 5 de chaque côté, sont d'autant plus longs que leur origine est plus antérieure. Ils contournent les faces latérales de la verge et se placent sur sa face dorsale ; ils cheminent alors directement d'avant en arrière jusqu'à la racine de l'organe ; là ils se recourbent brusquement et se portent en dehors vers les ganglions inguinaux.

b) Les lymphatiques du prépuce naissent d'un réseau très fin qui suit dans sa plicature la peau du repli préputial. Les lymphatiques du segment superficiel sont plus développés que ceux de son segment profond ou réfléchi. Au niveau de la portion balanique du prépuce, le réseau se continue avec le réseau lymphatique du gland.

Les troncules émanés de ce réseau aboutissent soit à un collecteur unique médian, soit à deux collecteurs juxta-médians, soit à des collecteurs multiples. Contrairement à Sappey, Bruhns regarde cette dernière disposition comme étant la règle. Quel que soit d'ailleurs leur nombre, ces vaisseaux cheminent sur le milieu de la face dorsale de la verge à côté de la veine dorsale superficielle. Ils échangent entre eux des anastomoses plus ou moins développées suivant les sujets. Mais ils sont surtout remarquables par leurs flexuosités, sur lesquelles a insisté Gérard Marchant, et qui sont en rapport avec les variations du volume du pénis. Lorsqu'il existe plusieurs troncs, ils se séparent en deux groupes au niveau de la racine de la verge. Lorsqu'il n'y a qu un tronc unique, ils se divisent ordinairement en deux branches secondaires, souvent inégales en volume. On peut même voir ce tronc rester indivis et aller aboutir aux glanglions inguinaux d'un seul côté.

Quel que soit leur point de départ (fourreau ou prépuce), les lymphatiques cutanés se portent vers les ganglions inguinaux en cheminant immédiatement au-dessous des téguments. Ils se terminent pour la plupart dans les lymphatiques du groupe supéro-interne. Mais ils peuvent également aboutir aux autres groupes ganglionnaires de la région (voy. p. 1156 et fig. 617).

Dans les cas de lésion néoplasique des téguments de la verge, il faut donc considérer comme suspects tous les ganglions inguinaux superficiels. De plus,

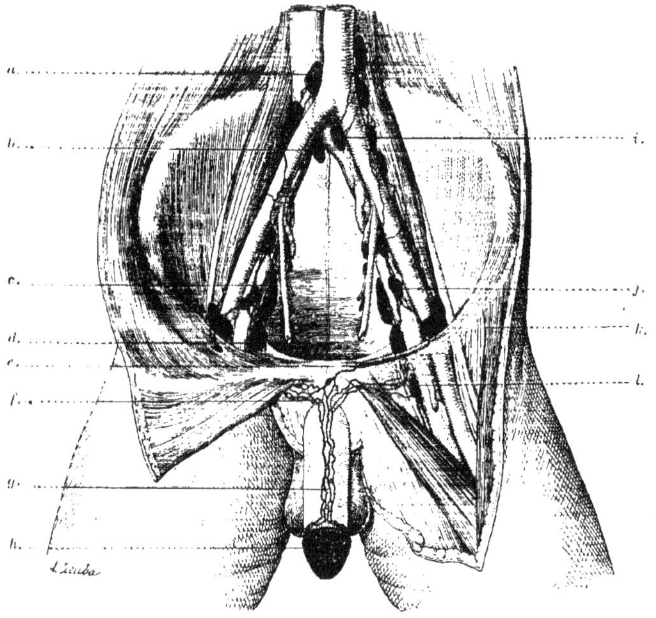

Fig. 618. — Lymphatiques du gland (nouveau-né), (Cunéo et Marcille).

a, ganglion latero-aortique. — b, ganglion du promontoire. — c, ganglion iliaque externe (chaine interne). — d, ganglion rétro-crural interne. — e, nodule ganglionnaire placé dès l'entrée du canal inguinal. — f, nodule ganglionnaire présymphysien. — g, collecteurs du réseau balanique. — h, réseau balanique. — i, ganglion du promontoire. — j, ganglion iliaque externe (chaine moyenne). — k, ganglion rétro-crural externe. — l, collecteurs cruraux du gland.

en raison de l'entre-croisement ou de la bifurcation des collecteurs, il y a les plus grandes chances pour qu'une lésion même franchement unilatérale retentisse sur les ganglions du côté opposé.

2. Lymphatiques du gland. — Les lymphatiques du gland naissent d'un réseau à mailles très fines, parfaitement décrit par Sappey. Ce réseau se continue d'une part avec le réseau du prépuce et avec celui de l'urètre balanique. De ce réseau émergent une série de petits collecteurs. « La direction de ceux-ci est

remarquable : tous se portent d'avant en arrière vers le frein de la verge qui représente constamment leur centre de convergence. A droite et à gauche de ce frein, ils reçoivent 2 ou 3 troncs provenant de la muqueuse urétrale, puis se réfléchissent, se placent alors en arrière de la couronne du gland qu'ils contournent et remontent jusqu'à sa partie médiane où ceux d'un côté s'unissent à ceux du côté opposé. » (Sappey.) D'après Sappey, ils se fusionneraient en un tronc unique qui irait aboutir aux ganglions inguinaux superficiels. Les recherches de Küttner, de Bruhns, de Cunéo et Marcille n'ont pas confirmé la description de Sappey. Les lymphatiques du gland aboutissent, en effet, d'après ces auteurs, à des collecteurs multiples, dont le nombre varie de 2 à 4.

Ces vaisseaux cheminent parallèlement à la veine dorsale profonde du pénis; ils sont donc sous-aponévrotiques. Ils arrivent ainsi jusqu'à la racine de la verge, devant la symphyse. A ce niveau, ils échangent quelques anastomoses, formant ainsi une sorte de plexus présymphysien à mailles très larges. On peut trouver en ce point de petits ganglions qui appartiennent au groupe des nodules ganglionnaires interrupteurs (voy. p. 1138) et que nous désignerons sous le nom de nodules ganglionnaires présymphysiens (voy. fig. 618).

De ce plexus présymphysien partent plusieurs collecteurs qui suivent un trajet différent. Les uns se portent vers le canal crural (voie crurale), les autres s'engagent dans le canal inguinal (voie inguinale).

a) Les *troncs cruraux* dont le nombre varie de 3 à 4 se portent transversalement en dehors en cheminant au-dessous de l'aponévrose fémorale, en avant du pectiné. D'abord groupés en un seul faisceau, ils divergent bientôt dans le sens vertical. Le plus inférieur d'entre eux se termine dans un ganglion inguinal *profond*, logé dans le canal crural, en dedans de la veine fémorale. Le tronc sus-jacent se termine dans le ganglion de Cloquet; le troisième franchit l'anneau crural, pénètre dans le bassin et se jette dans le ganglion rétro-crural interne (voy. TOPOGRAPHIE DES GANGLIONS PELVIENS, p. 1164).

En somme, ils aboutissent tous à une série de ganglions superposés dans le sens vertical, longeant la veine fémorale d'abord, la veine iliaque externe ensuite. Cette voie est donc mi-fémorale, mi-pelvienne.

b) La *voie inguinale* ne comprend généralement qu'un seul tronc. Celui-ci s'engage dans le canal inguinal en cheminant au-dessous du cordon qu'il faut soulever pour apercevoir ce collecteur. Il peut présenter sur son trajet un petit nodule ganglionnaire interrupteur, généralement placé à l'entrée du canal inguinal. Ce tronc se termine dans le ganglion rétro-crural externe.

Bruhns affirme que certains des collecteurs émanés du gland aboutissent aux ganglions inguinaux superficiels. Nous n'admettons cette terminaison qu'à titre d'anomalie et nous pensons que, lorsqu'en piquant le gland, on injecte les ganglions inguinaux superficiels, c'est que l'injection a pénétré dans le réseau du prépuce.

Küttner a vu un tronc s'accoler aux gros vaisseaux et remonter au-dessous d'eux jusqu'à un ganglion placé au niveau du point où l'uretère pénètre dans l'excavation pelvienne. Il s'agit là d'une disposition très rare. — Küttner décrit également un tronc qui, émané du réseau présymphysien, passerait entre les droits et irait se terminer dans un ganglion hypogastrique (?) et dans un ganglion placé un peu en dedans des vaisseaux épigastriques. Nous pensons qu'il s'agit là encore d'une anomalie.

On pourrait s'attendre *a priori* à trouver des collecteurs s'accolant à l'artère dorsale de la verge et suivant ensuite la honteuse. Ces vaisseaux existent, mais ne viennent pas du gland. D'après Cunéo et Marcille, ils proviendraient exclusivement de l'urètre.

Bibliogr. — MASCAGNI, *loc. cit.*, p. 38 et tab. XI. — SAPPEY, *loc. cit.*, p. 51 et pl. VII.

— KÜTTNER. Zur Verbreitung und Prognose des Peniscarcinoms, *Arch. f. klin. Chir.*, 1899, LIX, 1, p. 180. — BRUHNS. Ueber die Lymphgefässe der äusseren männlichen Genitalien und die Zuflüsse der Leistendrüsen, *Arch. f. Anat. u. Phys.*, An. Abth., 1900, p. 281. — CUNÉO et MARCILLE. Note sur les lymphatiques du gland. *Bull. Soc. anat.*, décembre 1901.

b) Chez la femme.

Lymphatiques de la vulve. — Les lymphatiques de la vulve naissent d'un réseau dont les mailles extrêmement serrées se superposent en plusieurs plans. « Ce réseau recouvre la fourchette, le méat urinaire, le vestibule, le clitoris, les petites lèvres et la face interne des grandes lèvres, il est si délié et si serré sur toutes ces parties qu'il se présente au premier coup d'œil, lorsqu'il a été bien injecté, sous le simple aspect d'une teinte gris cendré; il faut faire appel à la loupe pour distinguer les innombrables filaments argentés qui le composent. Sur la face externe des grandes lèvres, le réseau, composé de ramuscules et de rameaux plus gros, devient assez distinct pour être reconnu à l'œil nu. » (Sappey.)

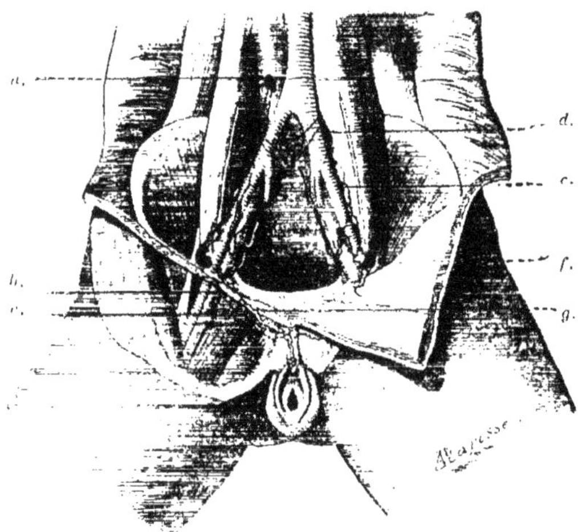

FIG. 619. — Lymphatiques du clitoris (Cunéo et Marcille).

a, ganglion juxta-aortique droit. — b, ganglion de Cloquet. — c, ganglion inguinal profond. — d, ganglion iliaque primitif (gr. externe). — e, ganglion iliaque externe (chaîne externe). — g, voie lymphatique inguinale du clitoris.

De la périphérie de ce réseau d'origine partent les troncs collecteurs. La direction de ces troncs varie suivant le point au niveau duquel ils prennent naissance. Ceux qui viennent du tiers antérieur de la vulve, se portent directement en haut et en avant vers le mont de Vénus; là, ils se recourbent brusquement et se portent transversalement vers les ganglions inguinaux superficiels. Les troncs émanés des deux tiers postérieurs se dirigent en haut et en dehors et gagnent directement leurs ganglions terminaux.

La plupart des lymphatiques de la vulve se terminent dans les ganglions du groupe supéro-interne. Quelques-uns d'entre eux peuvent aboutir au groupe inféro-interne. Il est même possible, quoique beaucoup plus rare, de voir certains de ces vaisseaux atteindre un ganglion de l'un des deux groupes externes. Comme on le voit, les lymphatiques vulvaires sont loin d'appartenir à un groupe ganglionnaire bien déterminé.

En injectant une des moitiés de la vulve, on voit souvent la masse atteindre les ganglions du côté opposé. L'injection de ces ganglions peut se faire par un double mécanisme. Tantôt elle s'opère par suite de la continuité du réseau d'origine des deux moitiés de la vulve au niveau de la ligne médiane, tantôt elle est due à ce que certains collecteurs franchissent la ligne médiane et vont aboutir à la région inguinale du côté opposé. Dans tous les cas, lorsqu'on se trouve en présence d'un épithélioma de la vulve, on doit considérer comme suspects les ganglions inguinaux des deux côtés.

Lymphatiques du clitoris. — Les lymphatiques du clitoris méritent une mention spéciale. En effet, si les lymphatiques du capuchon clitoridien se rendent aux ganglions inguinaux superficiels, comme les autres lymphatiques de la vulve, il n'en est pas de même des lymphatiques du gland du clitoris. Ceux-ci, passés sous silence par les classiques, ont été bien étudiés récemment par Marcille et l'un de nous. Leur disposition générale est d'ailleurs identique à celle des lymphatiques du gland chez l'homme; aussi nous contenterons-nous de l'indiquer en quelques mots.

Comme chez l'homme, le réseau d'origine donne naissance à plusieurs collecteurs qui cheminent sur la face dorsale du clitoris et arrivent devant la symphyse; ils s'anastomosent en ce point et forment un réseau présymphysien dans lequel on peut voir de petits ganglions (voy. fig. 585). De ce plexus partent deux ordres de collecteurs. — *a*) L'un de ces vaisseaux s'engage dans le canal inguinal et se termine dans le ganglion rétro-crural externe. Ce vaisseau, ordinairement placé au-dessous du ligament rond, peut présenter sur son trajet un petit nodule ganglionnaire interrupteur. — *b*) D'autres troncs se portent vers le canal crural et se terminent dans un ganglion inguinal profond, dans le ganglion de Cloquet et dans le ganglion rétro-crural interne.

Bibliographie. — SAPPEY, *loc. cit.*, p. 54 et pl. VIII, fig. 1, 2, 3. — BRUHNS. Ueber die Lymphgefässe der weibl. Genitalien, etc. *Arch. f. Anat. u. Phys.*, Anat. Abth., 1898, p. 59. — CUNÉO et MARCILLE. Note sur les lymphatiques du clitoris. *Bull. Soc. anat.*, novembre 1901.

III. — LYMPHATIQUES DES ORGANES GÉNITAUX INTERNES

Nous les envisagerons successivement chez l'homme et chez la femme.

a). Chez l'homme.

Lymphatiques du testicule. — Les lymphatiques du testicule, dont le mode d'origine sera étudié plus loin (voy. t. V, p. 269), s'unissent aux lymphatiques de l'épididyme et du feuillet viscéral de la vaginale et montent vers la région lombaire le long du cordon spermatique.

Ils sont ordinairement plus superficiels que les vaisseaux sanguins contre lesquels ils sont immédiatement appliqués. Leur nombre varie sur nos pièces de 4 à 8. Il m'a semblé que ce nombre, loin de se réduire au cours du trajet de ces vaisseaux, augmentait au contraire par dédoublement de certains d'entre eux.

Arrivés dans la région lombaire, ces troncs abandonnent les vaisseaux spermatiques et se portent vers leurs ganglions terminaux, soit en décrivant une courbe assez régulière, soit en se coudant brusquement à angle droit ou même aigu.

Les troncs venus du testicule droit se terminent dans les ganglions juxta-aortiques droits. Constamment le plus inférieur de ces ganglions, situé immédiatement au-dessus de la bifurcation de la veine cave, reçoit un ou deux troncs afférents. Dans un tiers des cas, un ou deux de ces lymphatiques vont se jeter dans un des ganglions pré-aortiques.

Les troncs du côté gauche vont se jeter dans les trois ou quatre ganglions du groupe juxta-aortique gauche qui s'étagent en-dessous des vaisseaux rénaux. Mais là encore on peut voir parfois certains lymphatiques ne pas s'arrêter dans les ganglions de ce groupe et atteindre directement les ganglions pré-aortiques.

Most fait remarquer que les ganglions qui reçoivent les lymphatiques du testicule gauche sont placés sur un plan un peu plus élevé que ceux qui

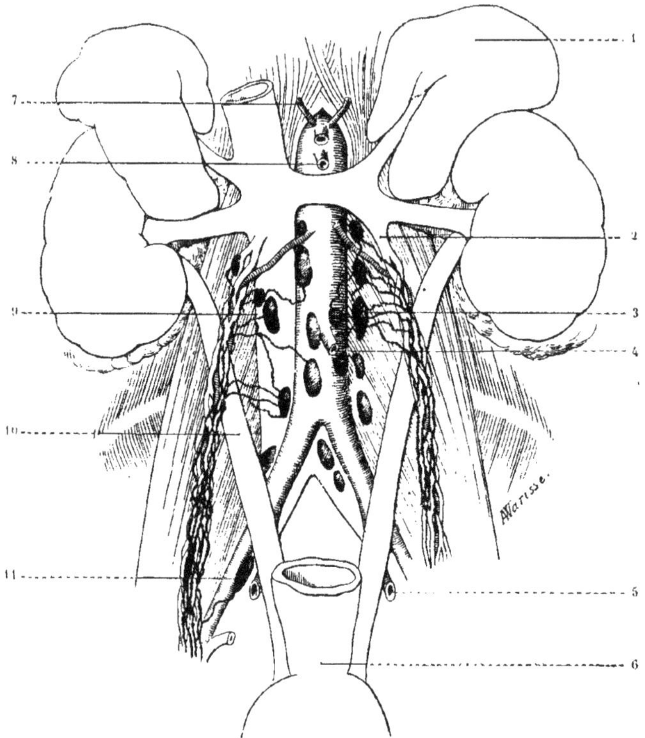

Fig. 620. — Ganglions terminaux des lymphatiques du testicule (nouveau-né).

1. Capsule surrénale gauche. — 2. Veine spermatique gauche. — 3. Ganglion juxta-aortique gauche. — 4. Mésentérique supérieur. — 5. Veine ombilicale. — 6. Rectum. — 7. Artère diaphragmatique inférieure. — 8. Artère mésentérique supérieure. — 9. Ganglion juxta-aortique droit. — 10. Uretère. — 11. Ganglion postérieur de la chaine moyenne du groupe iliaque externe.

reçoivent les troncs émanés du testicule droit. Dans un tiers des cas cependant ces deux groupes ganglionnaires sont placés sensiblement au même niveau.

Zeissl et Horowitz ont décrit comme constant un vaisseau qu'ils obtenaient en piquant la face interne du testicule; ce vaisseau, d'abord satellite du canal déférent, l'abandonnait ensuite pour aller se jeter dans un des ganglions de la chaîne iliaque externe. Ce vaisseau n'est pas signalé dans les classiques. Most n'a pu l'injecter chez l'homme et n'a réussi à le mettre en évidence que chez le rat et le chien. L'un de nous l'a injecté sur plusieurs sujets et l'a vu aboutir à un ganglion placé sur la veine iliaque externe immédiatement en avant du point où cette veine est croisée par l'uretère. Il s'agit donc là vraisemblablement d'une disposition constante; mais il faut reconnaître avec Most que ce vaisseau est assez difficile à injecter.

Sur un fœtus à terme, l'un de nous a constaté l'existence de trois petits ganglions placés sur le trajet des lymphatiques du testicule, au cours de leur passage dans la fosse iliaque. Cette disposition doit être assez rare, puisqu'elle n'est point signalée dans la littérature anatomique et que nous ne l'avons rencontrée qu'une fois sur les 18 sujets que nous avons examinés.

Bibliographie. — Pour les indications concernant l'origine des vaisseaux, voy. t. V, p. 270 et Regaud, *Th. de Lyon*, 1897. — Gerster. Ueber die Lymphagefässe des Hodens. *Zeitsch. f. Anat. u. Entwickelung.*, t. II, 1876. — Zeissl u. Horowitz. *Wiener klinische Wochenschr.*, 1890, p. 388 et *Wiener medicinische Presse*, XXXVIII, p. 761. — Most. Ueber maligne Hodentumoren u. ihre Metastasen. *Virchow's Arch.*, 1898, CLIV, p. 138. — Most. Ueber die Lymphgefässe u. Lymphdrüsen des Hodens. *Arch. f. Anat. u. Phys.*, Anat. Abth., 1899, p. 113, av. 1 fig. — Cunéo. Note sur les lymphatiques du testicule, *Bull. Soc. anat.*, février 1901.

Lymphatiques du canal déférent. — On peut admettre que les lymphatiques du canal déférent naissent de deux réseaux dont l'un est annexé à la tunique muqueuse, l'autre à la tunique musculaire. Mais on n'a pas réussi jusqu'à présent à injecter le réseau muqueux. Les lymphatiques du canal déférent présentent d'ailleurs une remarquable ténuité, surtout au niveau de la partie moyenne de ce conduit (Sappey). — Les collecteurs se rendent au ganglion rétro-crural externe et au ganglion postérieur de la chaîne moyenne des ganglions iliaques externes.

Lymphatiques des vésicules séminales. — Les lymphatiques des vésicules séminales sont beaucoup plus faciles à injecter et beaucoup mieux connus. Ils naissent de deux réseaux, l'un muqueux, l'autre musculaire.

Les troncs émanés de ce réseau s'anastomosent à la surface des vésicules et constituent ainsi un troisième réseau dont émanent les collecteurs. Bien que nos recherches ne soient pas assez nombreuses pour que nous puissions fixer avec certitude le trajet de ces collecteurs, nous admettrions volontiers comme normale l'existence de deux vaisseaux dont l'un irait au ganglion postérieur de la chaîne moyenne des ganglions iliaques externes et dont l'autre aboutirait à un ganglion du groupe hypogastrique.

Les lymphatiques des vésicules séminales s'anastomosent largement avec ceux de la vessie et surtout ceux de la prostate.

b) Chez la femme.

Lymphatiques de l'ovaire. — Les lymphatiques de l'ovaire, dont le mode d'origine sera étudié plus loin (voy. t. V, p. 370), sont remarquables par leur abondance. Sur les pièces bien injectées, ils forment, au niveau même du hile, un plexus de la plus grande richesse dont les mailles très serrées ne laissent pas apercevoir le plexus veineux sous-jacent. Peu à peu le plexus diminue de volume; il se résume enfin en 4, 5 ou 6 troncs lymphatiques qui prennent aussitôt une direction ascendante; ces troncs, qui accompagnent les vaisseaux spermatiques internes, cheminent avec eux sous le péritoine, passent au-devant des vaisseaux iliaques primitifs, croisent ensuite l'uretère et vont se terminer dans les ganglions lombo-aortiques. Nos injections au mercure et au Gerota nous ont montré que la disposition de leurs ganglions terminaux était sensiblement identique à celle des ganglions qui reçoivent les lymphatiques testiculaires. C'est dire qu'ils se terminent dans les ganglions latéro-aortiques du côté correspondant.

Dans ce trajet ascendant, les lymphatiques de l'ovaire s'unissent aux lymphatiques émanés du fond de l'utérus et de la trompe; mais ils sont d'abord simplement juxtaposés à ces vaisseaux et ce n'est qu'au niveau de la 5e lombaire qu'ils commencent à échanger avec eux des anastomoses (Poirier).

On peut trouver sur le trajet des lymphatiques ovariens de petits nodules ganglionnaires interrupteurs (Stahr, Marcille).

De l'ovaire peut encore partir un vaisseau qui se porte en bas et un peu en dehors et dans la partie supérieure du ligament large et va se jeter dans un des ganglions de la chaîne moyenne du groupe iliaque interne (Marcille). Rappelons à ce propos que Zeissl et Horowitz, puis l'un de nous, ont vu un des lymphatiques du testicule aller aboutir à ce même ganglion.

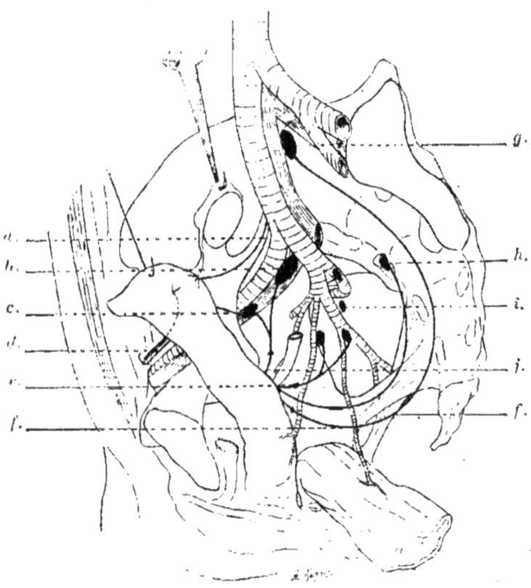

Fig. 621. — Schéma des lymphatiques utérins (Cuneo et Marcille).

a, pédicule lombaire du corps. — *b*, ganglion iliaque externe. — *c*, pédicule iliaque externe du corps. — *d*, pédicule du ligament rond. — *e*, pédicule hypogastrique du col. — *f*, pédicule du promontoire. — *g*, ganglion du promontoire. — *h*, ganglion sacré latéral. — *i*, ganglion hypogastrique. — *j*, pédicule iliaque externe du col.

Lymphatiques de la trompe. — Nés des trois tuniques de cet organe (voy. t. V, p. 395), les lymphatiques de la trompe s'unissent à ceux du fond de l'utérus et de l'ovaire et partagent leur mode de terminaison dans les deux chaînes latérales du groupe abdomino-aortique.

Lymphatiques de l'utérus. — Comme on le verra plus loin (t. V, p. 481) les lymphatiques de l'utérus naissent de trois réseaux capillaires : un réseau muqueux, un réseau musculaire et un réseau séreux. Les troncs émanés de ces trois réseaux d'origine se rassemblent tous à la surface du muscle utérin dans le tissu cellulaire sous-péritonéal et forment là, en s'anastomosant, un quatrième et dernier réseau d'où partent les troncs collecteurs.

Bien que les réseaux d'origine du col et du corps se continuent sans ligne de démarcation aucune, nous envisagerons séparément les collecteurs de ces deux portions de l'utérus.

1) Collecteurs du col. — Les collecteurs cervicaux convergent vers les parties latérales du corps utérin. Leur nombre varie de 5 à 8 et non de 2 à 4 comme le disent les classiques. A leur émergence, ces troncs, contournés et

dilatés constituent un volumineux peloton lymphatique, bien décrit en 1890 par l'un de nous, et qu'il faut éviter de confondre avec un ganglion. Ce peloton juxta-cervical, toujours très développé chez la femme enceinte, fait par contre souvent défaut chez les nouveau-nés.

Les collecteurs cervicaux peuvent être répartis en trois pédicules.

a) Un *premier pédicule* (*pédicule iliaque externe, pédicule transversal ou*

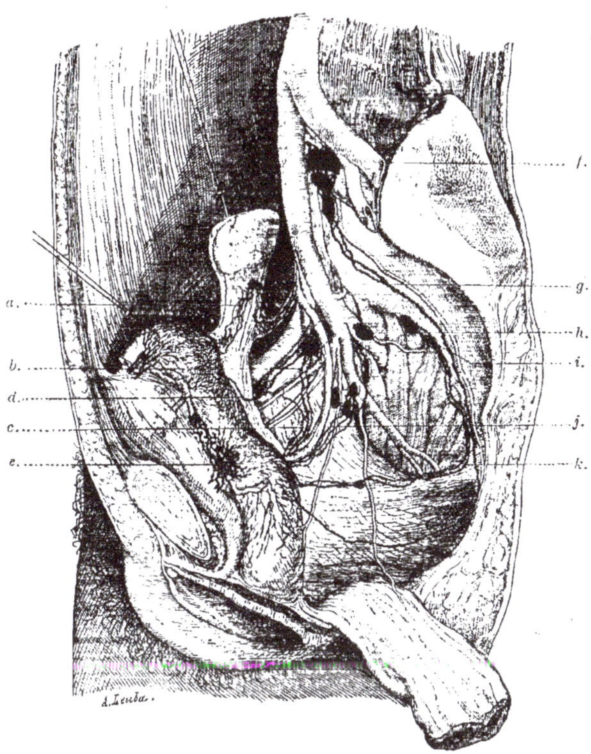

Fig. 622. — Lymphatiques de l'utérus (Cunéo et Marcille).

a, pédicule lombaire du corps. — *b* et *c*, pédicule iliaque externe du col. — *d*, pédicule iliaque externe du corps. — *e*, peloton lymphatique juxta-cervical. — *f*, ganglion du promontoire. — *g*, pédicule du promontoire du col. — *h*, ganglion fessier intra-pelvien. — *i*, ganglions sacrés latéraux. — *j*, pédicule hypogastrique du col. — *k*, pédicule sacré latéral du col.

pré-urétéral) comprend 2 à 3 troncs qui se portent d'abord directement en dehors en passant en avant et au-dessus de l'uretère. Exceptionnellement l'un d'entre eux peut passer en arrière et au-dessous de ce conduit. D'abord satellites de l'artère utérine, ils ne tardent pas à abandonner ce vaisseau. Ils montent alors sur la paroi latérale de l'excavation pelvienne en passant en dedans de l'artère ombilicale qu'ils sont forcés d'enjamber chez le fœtus. Ils se terminent dans les ganglions moyen et supérieur de la chaîne moyenne du groupe iliaque externe (voy. fig. 622).

Sur le trajet de ces vaisseaux, au niveau du point où ils croisent l'uretère, on peut trouver anormalement un nodule ganglionnaire interrupteur. Lorsque ce nodule présente un volume assez considérable, il constitue un véritable ganglion juxta-cervical.

Ganglion juxta-cervical. — On a beaucoup discuté sur l'existence de ce ganglion. Cruikshank, Mascagni et plus près de nous Henle, Luschka, Cruveilhier, n'en font aucune mention. C'est M. Lucas-Championnière qui a le premier signalé l'existence d'un ganglion placé au voisinage du col utérin. « J'ai vu souvent, et j'ai fait dessiner un ganglion situé sur le côté et en arrière du col utérin. » Dans son ouvrage sur le système lymphatique, Sappey nie l'existence de ce ganglion et cependant dans une de ses planches (pl. XLVI, fig. 9), il représente un ganglion interposé sur le trajet des collecteurs cervicaux et placé à peu près à égale distance du col et de la paroi pelvienne.

L'un de nous a cherché ce ganglion sur plus de 300 sujets sans parvenir à le découvrir. Par contre Bruhns déclare l'avoir rencontré 2 fois sur 11 sujets et plus récemment l'un de nous et Marcille l'ont retrouvé 5 fois sur 30 utérus injectés au Gerota. Nous verrons d'ailleurs dans un instant qu'on peut rencontrer des nodules ganglionnaires analogues sur le trajet des autres troncs émanés du col utérin. Il peut donc exister un ou plusieurs nodules ganglionnaires juxta-cervicaux. Sur les sujets normaux ces nodules sont toujours de petit volume et présentent les caractères contingents des *Schaltdrüse*. Sur les pièces injectées au mercure, ils passent facilement inaperçus. L'injection au Gerota les met plus facilement en évidence. Que l'un quelconque de ces nodules vienne à s'hypertrophier sous l'influence d'un processus pathologique, et l'opérateur trouvera à côté du col utérin un véritable ganglion. Le fait a été noté plusieurs fois au cours des hystérectomies (Reynier).

b) Un *deuxième pédicule* (*pédicule hypogastrique*) naît au même niveau que le précédent, mais passe en arrière et au-dessous de l'uretère. Il est formé par un ou deux vaisseaux qui se dirigent obliquement en haut, en arrière et en dehors et vont se terminer dans un ganglion du groupe hypogastrique. Ce ganglion est ordinairement placé sur le tronc terminal antérieur de l'hypogastrique au niveau de l'origine de l'utérine ou de la vaginale.

c) Un *troisième pédicule* (*pédicule du promontoire et sacré latéral*) comprend 2 à 3 collecteurs qui émanent de la face postérieure du col, descendent d'abord sur le vagin, puis se portent en arrière en croisant les faces latérales du rectum et en cheminant en dedans des aponévroses sacro-recto-génitales. Ces vaisseaux remontent ensuite dans la concavité sacrée. Les externes, plus courts, s'arrêtent dans les ganglions sacrés latéraux ; les internes, plus longs, arrivent aux ganglions du promontoire.

Comme on le voit sur la figure 622 et surtout sur le schéma 621, tous les lymphatiques émanés du col décrivent une série de courbes concentriques orientées dans des plans différents. Le pédicule iliaque externe, le plus court, est presque transversal ; le pédicule hypogastrique, plus long, est placé dans un plan oblique en arrière et en dehors ; les pédicules sacrés latéraux et du promontoire, plus longs encore que les précédents, sont franchement sagittaux.

Dans quelques cas, les lymphatiques qui vont aboutir aux ganglions sacrés latéraux ne décrivent pas un trajet aussi long que celui que nous venons d'indiquer. Ils coupent court en cheminant sous péritoine au niveau du bord libre du ligament utéro-sacré ou en dehors de ces ligaments.

Un lymphatique du col peut traverser obliquement le ligament large et aller se joindre aux vaisseaux qui constituent le pédicule lombaire du corps utérin (3 fois sur 30 sujets, Cunéo et Marcille). Il ne faut pas confondre ce tronc avec l'anastomose verticale juxta-utérine que nous décrirons plus loin.

2) Collecteurs du corps. — Les collecteurs du corps de l'utérus peuvent être répartis en trois groupes : un principal et deux accessoires.

a) Le *pédicule principal* comprend 4 à 5 troncs qui apparaissent au-dessous de la corne utérine. Ces vaisseaux suivent d'abord le segment terminal de l'utérine, puis passent au-dessous de l'ovaire et sont rejoints à ce niveau par les vaisseaux émanés de cette glande. Ils s'engagent ensuite dans le ligament

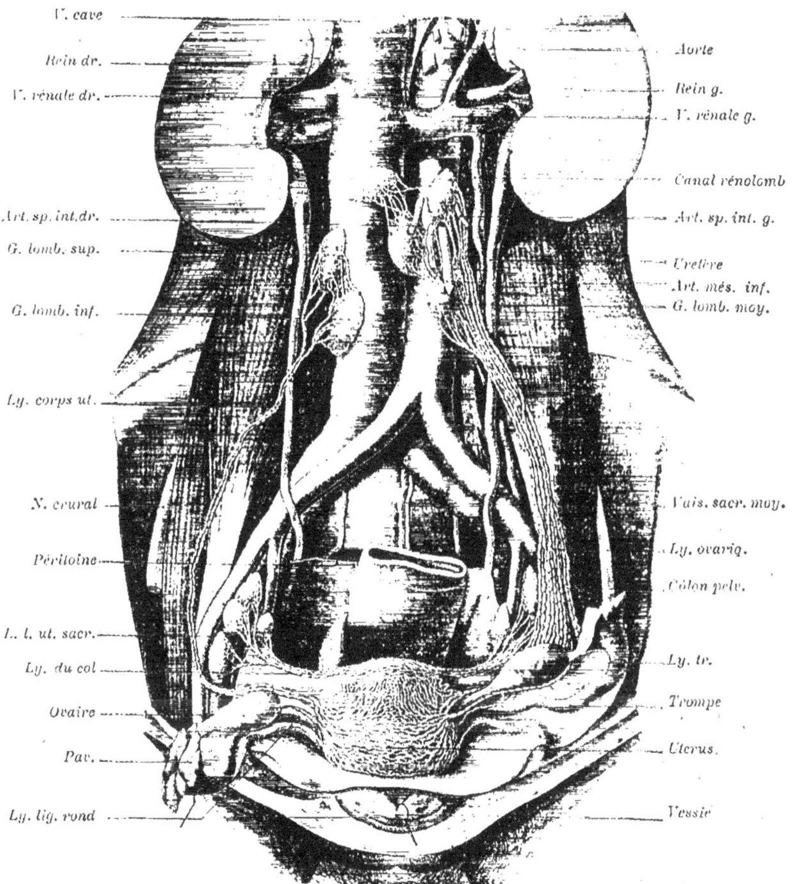

Fig. 623. — Vue d'ensemble des lymphatiques des organes génitaux internes de la femme (Poirier).

suspenseur de l'ovaire avec les vaisseaux spermatiques internes et montent vers la région lombaire en cheminant autour des vaisseaux sanguins. Comme ceux-ci, ils croisent l'uretère en passant sur sa face antérieure. Arrivés un peu au-dessous du hile du rein, ils se recourbent brusquement et « retombent en pluie » sur les ganglions juxta-aortiques du côté correspondant. Certains d'entre eux peuvent cependant aboutir au groupe préaortique.

On peut trouver sur le trajet de ces vaisseaux un ou plusieurs petits nodules ganglionnaires interrupteurs (Stahr, Marcille). Ils sont comparables à ceux que l'un de nous a décrits sur le trajet des lymphatiques du testicule.

b) Les *deux pédicules accessoires* vont l'un aux ganglions iliaques externes, l'autre aux ganglions inguinaux.

Le *premier*, signalé par Sappey (*loc. cit.*, p. 129 et pl. XLVI, fig. 9 et 10) et par Bruhns, est formé par 1 à 2 troncs qui naissent un peu au-dessous de la corne utérine. Ils se portent directement en dehors et aboutissent aux ganglions de la chaîne moyenne du groupe iliaque externe. Cette chaîne reçoit donc à la fois des lymphatiques du col et du corps.

Le *deuxième* pédicule accessoire ne comprend généralement qu'un seul tronc

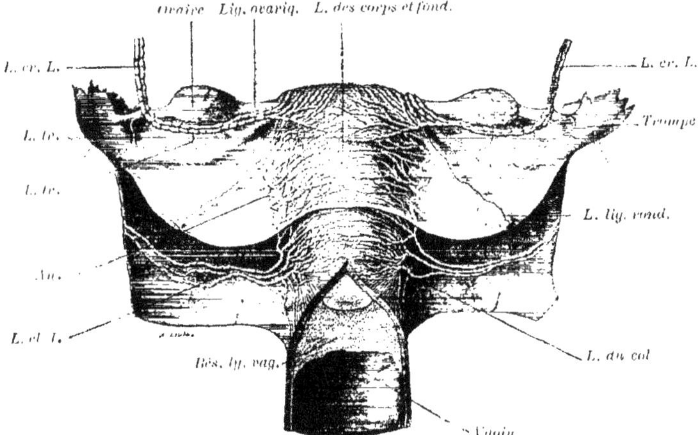

Fig. 624. — Vaisseaux lymphatiques de l'utérus (Poirier).

qui se termine dans un ganglion inguinal superficiel du groupe supéro-interne. Ces lymphatiques, signalés par Mascagni (*loc. cit.*, p. 44), sont d'une injection difficile. Que l'on emploie le mercure ou le Gerota, il est rare de pouvoir les conduire jusqu'à leurs ganglions terminaux; le plus souvent l'injection s'arrête au niveau de l'orifice interne du canal inguinal.

Les lymphatiques du col et du corps sont non seulement unis par la continuité de leurs réseaux d'origine, mais encore par une longue anastomose verticale juxta-utérine (voy. fig. 624). L'un de nous a depuis longtemps décrit cette anastomose et c'est bien à tort que Bruhns en rejette l'existence. Dans une nouvelle série de recherches, nous l'avons presque constamment retrouvée (Cunéo et Marcille).

Lymphatiques utérins et ganglion obturateur. — On a beaucoup discuté pour savoir si des lymphatiques émanés de l'utérus allaient aboutir au ganglion dit « obturateur ». Nous nous sommes déjà expliqués sur ce ganglion (voy. p. 1174). Nous avons vu qu'il n'existait ordinairement pas de ganglion au niveau même de l'orifice pelvien du canal sous-pubien et que le petit ganglion que l'on pouvait trouver *anormalement* en ce point était un simple nodule interrupteur placé sur le trajet des lymphatiques satellites des vaisseaux obturateurs. Le ganglion auquel font allusion les auteurs, lorsqu'ils parlent du ganglion obturateur, ne répond point à ce nodule ganglionnaire mais bien au ganglion moyen de la chaîne interne du groupe iliaque externe, ganglion placé en arrière et au-dessous du canal sous-pubien et à quelque distance de ce dernier. Ce ganglion reçoit-il des lymphatiques émanés de l'utérus ? Cruveilhier, Lucas-Championnière l'admettent et A. Guérin échafaude sur cette hypothèse sa théorie de l'adéno-phlegmon sous-pubien. Au cours de la discussion provoquée devant l'Académie de médecine par la communication de Guérin, Sappey fut amené à nier formellement qu'il existât des lymphatiques utérins tributaires de ce ganglion.

Les recherches ultérieures (Poirier, Bruhns, Peiser, Cunéo et Marcille, etc.) ont confirmé l'opinion de Sappey. Le fait que ce ganglion peut être pris au cours de l'évolution du cancer de l'utérus (Malartic et Guillot) ne prouve point qu'il reçoive directement des lymphatiques utérins. Cet envahissement s'explique en effet très simplement par les nombreuses anastomoses que présente ce ganglion avec le premier relais ganglionnaire des lymphatiques utérins.

Technique. — Nous envisagerons successivement l'injection des lymphatiques de la muqueuse, du muscle et du péritoine utérin.

a) Lymphatiques de la muqueuse. — Pour voir les lymphatiques de la muqueuse on pratique la piqûre au niveau du col utérin. On procédera de la façon suivante : on incise la paroi antérieure du col et, après avoir écarté largement les deux bords de l'incision, on dirige la pointe du tube sur la colonne médiane de sa paroi postérieure. Lorsque l'opération réussit, le réseau lymphatique de la muqueuse apparaît instantanément sur toute la longueur de la muqueuse du col, se continuant inférieurement avec celui de la muqueuse du museau de tanche. En injectant par ce procédé les lymphatiques de la muqueuse du col, on arrivera souvent à remplir ceux de la muqueuse du corps. Par contre, la piqûre directe de cette muqueuse ne donne point de résultats ou ne donne que des résultats très incomplets ; à peine trois ou quatre mailles ont-elles été injectées que des ruptures se font sur plusieurs points dans le réseau lymphatique de cette muqueuse trop friable.

b) Lymphatiques de la musculeuse. — L'injection des lymphatiques de la musculeuse est très facile. Si l'utérus a été préalablement plongé pendant une heure dans de l'eau à 40 degrés de façon à rendre à ses parois leur souplesse normale, il est bien rare que, dès la première piqûre, on n'injecte point tout ou partie du réseau lymphatique musculaire. Cependant, comme l'a depuis longtemps fait remarquer l'un de nous, il est des lieux d'élection où les piqûres se montrent plus particulièrement heureuses ; à cet égard le col et les cornes utérines doivent être placés au premier rang. Lorsqu'on se sert du mercure, il faut pratiquer la première piqûre avec une pression de 20 à 30 centimètres. Dès que le mercure apparaît dans les collecteurs, il est indispensable d'abaisser beaucoup la pression ; sans cette précaution le mercure crève les vaisseaux à leur sortie de l'organe et il est impossible de les suivre jusqu'à leurs aboutissants ganglionnaires.

c) Lymphatiques de la séreuse. — L'injection de ces vaisseaux est beaucoup plus délicate. On réussit à les remplir en piquant très superficiellement le péritoine qui recouvre l'utérus, en introduisant la pointe effilée de la canule de façon à pénétrer dans la couche sous-endothéliale, sans aller jusqu'au tissu cellulaire qui unit le péritoine à l'utérus. Ce réseau très fin se distingue facilement du réseau sous-séreux qui représente le réseau d'origine des collecteurs utérins.

Rappelons que c'est Mierzejewski, puis l'un de nous qui ont mis hors de doute l'existence de ce réseau péritonéal.

Pour injecter les collecteurs de l'utérus, il suffit de pousser l'injection dans le muscle utérin. Il importe d'injecter l'utérus laissé en place, surtout lorsqu'on emploie la méthode de Gerota. Lorsque les pièces injectées par cette méthode ont été fixées par le formol ou le liquide de Kaiserling, on peut pratiquer une hémisection du bassin qui facilite beaucoup la dissection des collecteurs utérins.

Bibliographie. — En raison de l'importance que présente leur étude au point de vue pathologique, les lymphatiques utérins ont été l'objet d'un nombre considérable de recherches. Pratiquées autrefois dans le but de fixer la pathogénie et le siège des suppurations péri-utérines, ces recherches ont été suscitées plus récemment par le désir d'établir quels sont les ganglions pris dans le cancer utérin. Nous nous bornerons à indiquer ici les mémoires traitant de l'anatomie macroscopique des lymphatiques utérins et nous renverrons pour les travaux concernant l'étude histologique de ces vaisseaux à l'article UTÉRUS (voy. t. V, p. 481.)

MASCAGNI, *loc. cit.*, p. 44 et pl. XIV. — SAPPEY, *loc. cit.*, pl. XLVI, fig. 9 et 10. — LUCAS-CHAMPIONNIÈRE. Les lymphatiques utérins et la lymphangite utérine. *Th. Paris*, 1870. — FRIDOLIN. Des vaisseaux lymphatiques de l'utérus gravide. *Militärärtz Zeitschr.*, Pétersbourg, 1872. — LÉOPOLD. Lymphgefässe des Uterus, *Arch. f. Gynäkologie*, 1879, VI, p. 1. — FIOUPE. Lymphatiques utérins et parallèle entre la lymphangite et la phlébite utérines. *Th. Paris*, 1876. — MIERZEJEWSKI. Recherches sur les lymphatiques de la couche sous-séreuse de l'utérus. *J. de l'Anatomie*, 1879, p. 201. — CANTIN. *Th. Paris*, 1880. — WALLICH. Recherches sur les vaisseaux lymphatiques sous-séreux de l'utérus gravide et non gravide. *Th. Paris*, 1891. — POIRIER. Lymphatiques des organes génitaux de la femme. *Progrès médical*, 1890, II, p. 491. — MORAU. Remarques sur les vaisseaux lymphatiques des organes génitaux de la femme et leurs anastomoses avec ceux du rectum, *Comptes rendus Soc. Biol.*, 1894, n° 33, p. 812. — BRUHNS. Ueber die Lymphgefässe der weiblichen Genitalien nebst einigen Bermerkungen über die Topographie der Leistendrüsen. *Arch. f. Anat. u. Phys.*, Anat. Abth., 1898, p. 57. — PEISER. *Zeitschr. f. Geburt. u. Gynäk.*, 1898, t. XXXIX, 2° fasc., p. 259. — MALARTIC ET GUILLOT. Cancer utérin avec ganglion sous-pubien. *Bull. Soc. Anat.*, 1900, p. 123.

Lymphatiques du vagin. — Les lymphatiques du vagin naissent de deux réseaux, annexés l'un à la muqueuse, l'autre à la musculaire. Le réseau de la muqueuse est d'une extrême richesse et ses mailles sont tellement fines que le mercure qui les a envahies paraît, à première vue, former une couche continue à la surface de la muqueuse sous l'épithélium. Les mailles du réseau de la tunique musculaire sont beaucoup plus grandes et formées par des lymphatiques plus gros. Ces deux réseaux communiquent entre eux. Ils aboutissent en dernière analyse à un troisième réseau périvaginal dont émanent les collecteurs.

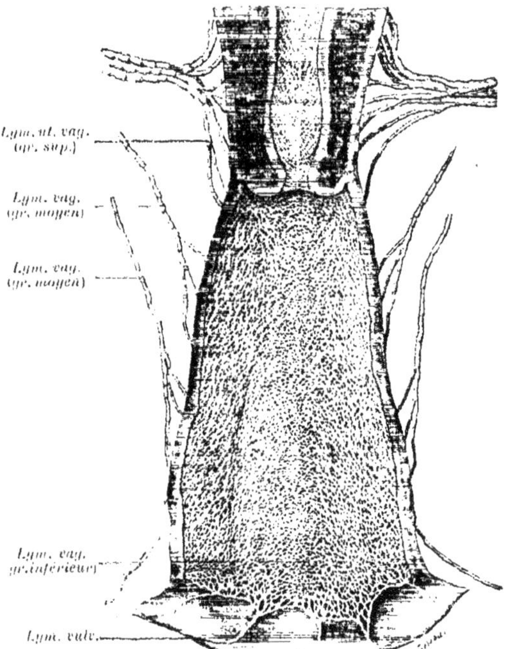

FIG. 625. — Réseau lymphatique de la muqueuse vaginale. Troncs efférents du vagin (Poirier).

Ces collecteurs se rendent tous aux ganglions du bassin.

Cette terminaison, exclusivement pelvienne des lymphatiques vaginaux, est particulièrement évidente chez l'enfant, car l'hymen indique alors nettement les limites de la vulve et du vagin. « Si l'on pique en dedans de la cloison hyménéale, a dit depuis longtemps l'un de nous, le mercure gagne des vaisseaux se rendant à des ganglions pelviens; si l'on pique la face externe, vulvaire, de cette cloison, on injecte des vaisseaux qui se rendent aux ganglions inguinaux. » Chez la femme adulte, il est possible qu'en piquant au niveau de la partie inférieure du vagin la masse injectée arrive aux ganglions inguinaux, mais elle y parvient par l'intermédiaire des nombreuses anastomoses qui unissent le réseau vaginal au réseau vulvaire et non par des collecteurs directs.

Mais, bien que tous les collecteurs vaginaux se rendent aux ganglions pelviens, on peut, en se basant sur leur origine, leur trajet et leur terminaison, les répartir en trois groupes : supérieur, moyen et inférieur.

a) *Groupe supérieur.* — Les lymphatiques supérieurs naissent au niveau des culs-de-sac vaginaux et résument la circulation lymphatique du tiers

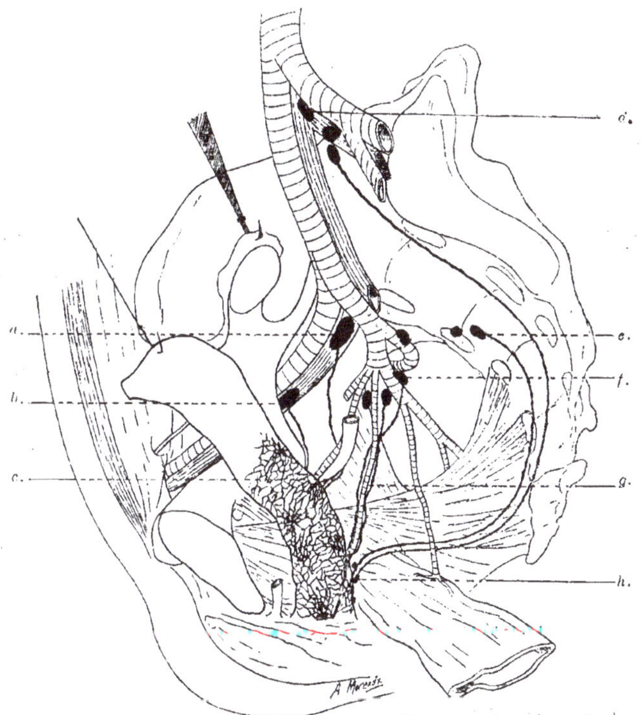

Fig. 626. — Lymphatiques du vagin (demi-schématique) (Cunéo et Marcille).

a, *b*, ganglions iliaques externes (chaîne moyenne). — *c*, pédicule transverse iliaque externe. — *d*, ganglion du promontoire. — *e*, ganglion sacré latéral. — *f*, ganglion hypogastrique. — *g*, pédicule hypogastrique. — *h*, nodules ganglionnaires rétro-vaginaux.

supérieur du vagin. Ils sont ordinairement au nombre de deux de chaque côté. L'un, né du cul-de-sac antérieur, se porte en haut et en dehors, passe en avant de l'uretère, puis, s'accolant à plusieurs troncs émanés du col utérin, va se rendre avec ces derniers au ganglion moyen de la chaîne moyenne du groupe iliaque externe. L'autre, émané du cul-de-sac postérieur, se porte également en haut et en dehors et va se terminer soit dans le ganglion précédent, soit dans le ganglion postérieur de la même chaîne (*a* et *b*, fig. 626).

b) *Groupe moyen.* — Les lymphatiques de ce groupe émanent du tiers moyen du vagin. Ils sont satellites de l'artère vaginale. Comme cette artère, ils se portent obliquement en haut, en arrière et en dehors, et vont aboutir à un ganglion du groupe hypogastrique, placé au niveau même de l'origine de l'artère vaginale. Ces lymphatiques et les ganglions auxquels ils aboutissent sont contenus dans la gaine hypogastrique.

c) *Groupe inférieur.* — Les collecteurs de ce groupe apparaissent au niveau du tiers inférieur de la cloison recto-vaginale. D'abord descendants, ils se

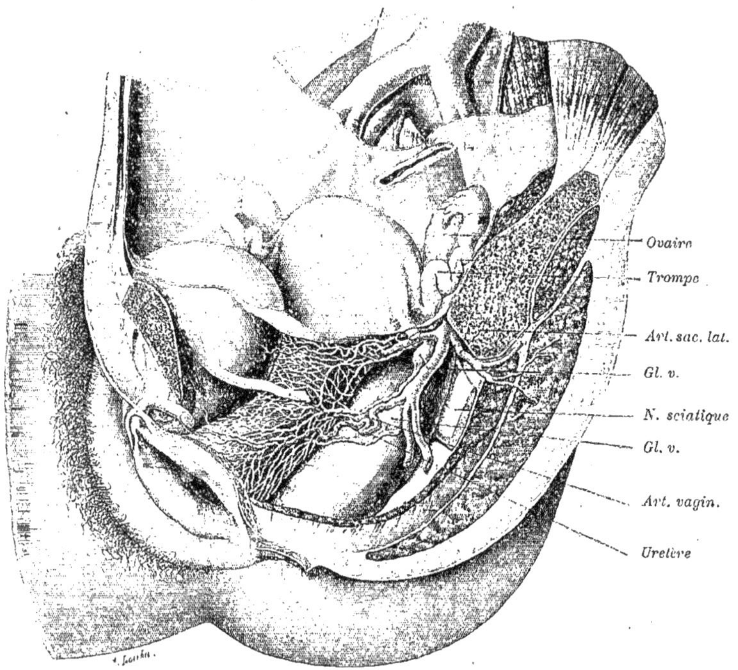

Fig. 627. — Vaisseaux lymphatiques du tiers moyen du vagin et ganglions dans lesquels ils se rendent (Poirier).

portent ensuite en dehors, puis directement en arrière, en cheminant entre le rectum et l'aponévrose sacro-recto-génitale. Ils montent ensuite dans la concavité sacrée en dedans des trous sacrés antérieurs et se terminent dans les ganglions du groupe du promontoire ou plus rarement dans un ganglion sacré latéral.

On peut trouver de petits nodules ganglionnaires interrupteurs sur le trajet de ces différents collecteurs. Ces nodules sont constants sur le trajet des collecteurs moyens et inférieurs. Certains d'entre eux sont placés dans l'épaisseur même de la cloison recto-vaginale. L'un de nous les a depuis longtemps signalés. Nos recherches récentes exécutées avec la collaboration de Marcille nous ont montré qu'on pouvait les regarder comme constants.

En résumé, les lymphatiques du vagin se rendent aux ganglions pelviens par trois groupes de collecteurs : un groupe supérieur, transversal, qui aboutit à la chaîne moyenne des ganglions iliaques externes; — un groupe moyen, oblique en haut et en arrière, qui se termine dans les ganglions hypogastriques; — un groupe inférieur, sagittal, qui monte en avant du sacrum pour aboutir aux ganglions du promontoire.

ANASTOMOSES. — Les lymphatiques du vagin s'anastomosent en haut avec ceux du col utérin, en bas avec ceux de la vulve, par continuité du réseau d'origine. En arrière ils communiquent avec les lymphatiques du rectum: certains vaisseaux émanés de la paroi antérieure du rectum se jettent en effet dans les collecteurs qui serpentent sur la face postérieure du vagin (Morau)[1]. Par contre, il nous a paru y avoir indépendance absolue entre les lymphatiques du vagin et ceux de la vessie.

Technique. — L'un de nous a réglé la technique de l'injection des lymphatiques du vagin par le mercure de la façon suivante : « Il faut que l'organe reste en place et garde autant que possible ses rapports normaux. Pour cela, après avoir détaché toutes les parties molles qui forment la paroi antérieure des régions hypogastrique et pubienne, on abat à l'aide de quatre traits de scie, portant sur les branches horizontales du pubis et les branches ascendantes de l'ischion, toute la partie antérieure de la ceinture pelvienne; puis, prenant avec une pince la vessie, on la détache avec beaucoup de précaution, ainsi que l'urètre, de la paroi vaginale antérieure. La paroi antérieure du vagin et l'utérus se présentent alors intacts au premier plan. Avec des ciseaux à extrémité arrondie, la paroi antérieure du vagin est alors incisée sur la ligne médiane et suivant l'axe antéro-postérieur, depuis le bulbe du vagin jusqu'à l'insertion de ce conduit sur le col. Pour éviter que le mercure ne s'échappe par les nombreux lymphatiques ouverts au cours de cette incision, je conseille de promener sur les lèvres de l'incision un stylet rougi ou la lame d'un thermo-cautère. Il convient encore avant de procéder à l'injection de bien nettoyer la muqueuse vaginale avec un linge un peu rude pour enlever les nombreuses couches de l'épithélium qui la recouvre. Sans cette dernière précaution l'orifice du tube à injection court risque d'être bouché dès la première piqûre; il faut alors recommencer plus loin ou à côté. La pression nécessaire pour réussir l'injection varie avec les sujets: très faible chez les enfants (8 à 10 centimètres de mercure), elle doit parfois être augmentée chez l'adulte. La piqûre doit être faite très superficiellement pour injecter le réseau de la muqueuse, et plus profondément pour celui de la tunique musculaire; quelquefois, surtout chez l'enfant, une seule piqûre sera suffisante pour injecter tout le vagin, mais le plus souvent deux ou trois piqûres, en des points divers, seront nécessaires, pour faire une injection complète : dans ces cas, il est indispensable de boucher, par une légère cautérisation avec l'extrémité rougie d'un stylet, les trous faits par les précédentes piqûres. Si une ou plusieurs piqûres restent sans effet, on renouvellera la tentative jusqu'à ce qu'on voie le mercure se répandre dans le réseau lymphatique et envahir ce réseau avec la rapidité que l'on sait; alors la pression devra être diminuée et l'œil surveillant attentivement les côtés du vagin ne tardera pas à voir un ou deux filets de mercure courir sur les parties latérales du vagin et gagner les ganglions. Au cours de l'injection, 2 ou 3 troncs ouverts par le bistouri qui a détaché la vessie donneront lieu à des fuites que des cautérisations légères arrêteront aisément. » — L'injection des lymphatiques du vagin par la méthode de Gerota s'exécutera en suivant une technique analogue.

Bibliographie. — Voy. UTÉRUS, p. 1206.

IV. — LYMPHATIQUES DES VOIES URINAIRES

Lymphatiques de l'urètre. — Nous étudierons successivement les lymphatiques de l'urètre chez l'homme et chez la femme.

I. Chez l'homme. — Les lymphatiques de l'urètre naissent d'un réseau annexé à la muqueuse urétrale. La disposition de ce réseau d'origine a été parfaitement décrite par Sappey. « Les vaisseaux lymphatiques de la muqueuse urétrale recouvrent toute sa surface libre depuis l'utricule prostatique jusqu'au méat urinaire. En arrière, le réseau formé par ces vaisseaux et par les anasto-

(1) Cette disposition nous explique comment, chez un sujet atteint d'épithélioma du rectum, on peut rencontrer des nodules néoplasiques, développés autour du vagin, à distance de la lésion rectale primitive.

moses qui les unissent se prolonge sur les canaux éjaculateurs et se continue ainsi avec celui qui est propre aux vésicules séminales et au canal déférent. En avant, il se continue avec les ramuscules flexueux de la surface du gland.... Ce réseau affecte une disposition exceptionnelle; les rameaux et ramuscules qu contribuent à le former suivent la direction des parois urétrales.... Des anasto-

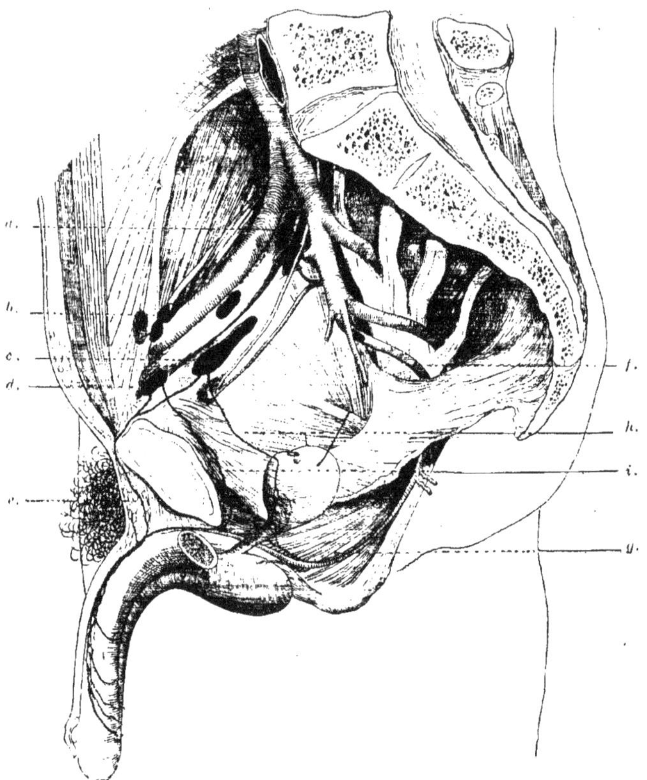

Fig. 628. — Lymphatiques des portions pénienne et membraneuse de l'urètre. (Cunéo et Marcille.)

a, b, c, d, ganglions iliaques externes. — *e*, collecteur pénien présymphysien. — *f, g*, tronc satellite des vaisseaux honteux internes. — *h*, collecteur venu de la face antérieure de la prostate. — *i*, collecteur pénien rétro-symphysien.

moses multipliées, transversales et obliques, les unissent très souvent, ils se groupent en faisceaux parallèles et inégaux que séparent des sillons longitudinaux. » (Sappey.) — De ce réseau, émanent de nombreux collecteurs que l'on peut répartir en quatre groupes.

1. Les collecteurs *issus de la portion balanique* sont les seuls que mentionne Sappey. Ils traversent la paroi inférieure de l'urètre au niveau du frein, vont s'unir aux troncs lymphatiques émanés du gland et partagent le mode de terminaison de ces vaisseaux (voy. fig. 617 et p. 1186).

2. Les collecteurs qui proviennent *du reste de la portion pénienne* sont en nombre très variable. Ils émergent sur la face inférieure de la verge, contournent les faces latérales des corps caverneux et vont s'unir aux troncs émanés de la portion balanique. La plupart partagent le trajet et la terminaison de ces derniers. Mais certains d'entre eux suivent un trajet absolument différent. C'est ainsi que l'un de ces vaisseaux enjambe la symphyse, passe entre les deux muscles droits, puis se porte directement à gauche pour se terminer dans le ganglion rétro-crural interne. Il est plus rare de le voir aboutir au ganglion moyen de la chaîne interne des ganglions iliaques externes. C'est Küttner qui a le premier signalé l'existence de ce vaisseau, mais il le fait provenir à tort de la muqueuse du gland. Un deuxième collecteur s'engage au-dessous de la symphyse et va s'unir aux vaisseaux émanés des portions bulbaire et membraneuse de l'urètre.

3. Les lymphatiques de la *portion bulbaire* et de la *portion membraneuse* aboutissent à trois ordres de collecteurs.

a) Un de ces vaisseaux apparaît au niveau de la face supérieure du bulbe dans l'angle que limitent en s'écartant l'un de l'autre les deux corps caverneux. Il s'accole à l'artère transverse du bulbe ou à l'artère urétrale, devient ensuite satellite du tronc de la honteuse interne et se termine dans le ganglion appliqué sur la portion intra-pelvienne du tronc de cette artère.

b) Un deuxième vaisseau se porte vers la face postérieure de la symphyse, puis chemine derrière le pubis pour se terminer dans le ganglion rétro-crural interne.

c) Un troisième tronc remonte sur la face antérieure de la vessie et s'unit aux collecteurs émanés du segment inférieur de cette face pour aboutir avec ces derniers au ganglion moyen de la chaîne interne des ganglions iliaques externes.

4. Les lymphatiques de la *portion prostatique* se jettent dans les collecteurs qui émanent de l'épaisseur même du parenchyme glandulaire.

L'injection des lymphatiques de l'urètre est délicate et il est assez malaisé de suivre le trajet assez compliqué de leurs collecteurs. Sappey ne mentionne que les vaisseaux émanés de la portion balanique. Plus récemment, Küttner signale incidemment plusieurs autres collecteurs. La description que nous venons de donner repose sur les recherches exécutées par l'un de nous en collaboration avec Marcille. Elle n'a pas la prétention d'être définitive. Il importe de remarquer que certains des collecteurs dont nous venons d'indiquer le trajet n'ont été rencontrés que sur quelques sujets, malgré le nombre considérable des pièces injectées. Or, on conçoit qu'il est difficile de savoir si cette inconstance est réelle ou si elle est le fait des difficultés que présente l'injection de ces vaisseaux.

SAPPEY, *loc. cit.*, p. 53 et pl. VII, fig. 7. — KÜTTNER, Zur Verbreitung und Prognose des Penis-carcinoms. *Arch. f. klin Chir.*, 1899, LIX, 1, p. 180.

II. Chez la femme. — Les lymphatiques de l'urètre de la femme présentent une disposition identique à celle des lymphatiques des portions membraneuse et prostatique de l'homme. Ils aboutissent donc aux chaînes moyenne et interne des ganglions iliaques externes, aux ganglions hypogastriques et aux ganglions du promontoire,

Lymphatiques de la prostate. — Les lymphatiques de la prostate naissent par de fins capillaires qui se disposent en réseau autour de chaque acinus glandulaire. De ces réseaux périacineux partent des vaisseaux plus volumineux qui se portent vers la périphérie de la glande et forment à la surface de celle-ci un deuxième réseau, le réseau périprostatique. C'est de ce réseau que se détachent les collecteurs. Ceux-ci, symétriquement disposés pour chacune des moitiés de la glande, peuvent prendre 4 directions différentes.

1) Un premier tronc (*a*, fig. 629), né au niveau de la face postérieure de la

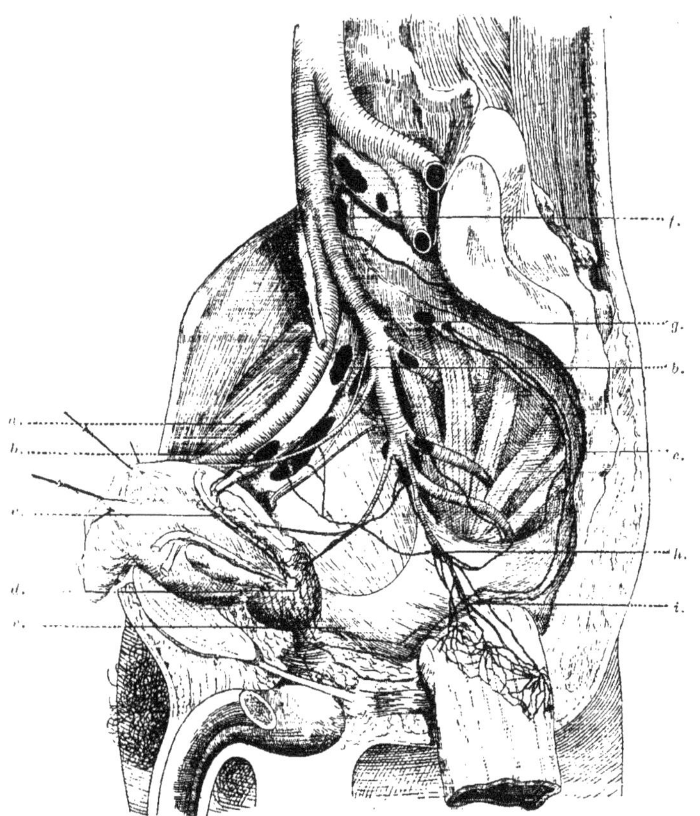

Fig. 629. — Lymphatiques de la prostate (Cunéo et Marcille).

a, *b*, ganglions iliaques externes. — *c*, pédicule prostatique iliaque externe. — *d*, nodules ganglionnaires rétro-prostatiques. — *e*, pédicule prostatique du promontoire. — *f*, ganglion du promontoire. — *g*, ganglion sacré latéral. — *h*, ganglion hémorroïdal moyen. — *i*, troncs hémorroïdaux moyens.

prostate, monte sur la vessie au niveau du triangle interdéférentiel. Il poursuit ce trajet ascendant jusque vers la partie moyenne de la face postéro-supérieure de la vessie. A ce niveau, il se recourbe brusquement en dehors, enjambe l'artère ombilicale et vient se terminer dans le ganglion moyen de la chaîne moyenne du groupe iliaque externe (voy. p. 1166). Dans son trajet rétro-vésical, ce tronc décrit de nombreuses flexuosités ; il peut traverser, au voisinage de son croisement avec l'artère ombilicale, de petits nodules ganglionnaires interrupteurs (Schaltdrüsen). — Cette voie ascendante comprend parfois deux troncs, qui se terminent alors dans les ganglions moyen et supérieur de la chaîne moyenne.

2) Un deuxième collecteur, né comme le précédent de la face postérieure de la prostate, s'accole à l'artère prostatique. Comme cette dernière, il se porte en haut, en dehors et en arrière, et vient se terminer dans un des ganglions moyens du groupe hypogastrique. Sur le trajet de ce tronc, au voisinage de son origine prostatique, on trouve presque constamment 2 ou 3 petits nodules ganglionnaires.

3) Deux ou trois autres collecteurs, émanés eux aussi de la face postérieure de la glande, se portent d'abord en bas, puis en arrière. Ils s'engagent dans les aponévroses sacro-recto-génitales, croisent les faces latérales du rectum, puis montent sur la face antérieure du sacrum. Ils n'ont pas tous la même terminaison. Les uns, plus externes et plus courts (*b*, fig. 629), s'arrêtent dans les ganglions sacrés latéraux, ordinairement situés, comme nous l'avons vu, en dedans du deuxième trou sacré. Les autres, plus internes et plus longs (*c*, fig. 629), remontent jusqu'au promontoire pour se terminer dans les ganglions placés à ce niveau.

4) Enfin, on voit encore partir de la face antérieure de la prostate un tronc descendant qui se porte vers le plancher pelvien et s'unit là à des vaisseaux émanés de la portion membraneuse de l'urètre. Avec ces derniers, il s'accole à l'artère urétrale, puis à la honteuse interne; il se termine dans un ganglion du groupe hypogastrique, placé sur le trajet de la portion intra-pelvienne du tronc de la honteuse interne. Cette voie prostatique descendante, signalée par Walker chez le chien, a été retrouvée chez l'homme par Marcille, 3 fois sur 15 sujets.

A peine entrevus par Mascagni, les lymphatiques de la prostate ont été décrits pour la première fois avec quelque détail par Sappey en 1854; mais cet anatomiste insiste à peine sur le trajet et la terminaison des collecteurs prostatiques. En 1899, Walker a repris l'étude de ces vaisseaux chez le chien et le singe. Enfin tout récemment Cunéo et Marcille, en France, Bruhns, en Allemagne, ont précisé la disposition des lymphatiques de la prostate chez l'homme.

Bibliographie. — Mascagni, *loc. cit.*, p. 44 et tab. XII, fig. 2. — Sappey, *loc. cit.*, p. 131, pl. XLVIII, fig. 4, et *Recherches sur la conformation de l'urètre.* Paris, 1854, p. 84. — Walker. Ueber die Lymphgefässe der Prostata beim Hunde, *Arch. für Anat. u. Physiol.*, Anat. Abth., 1899, 1 et 2, p. 1 à 10. — Stahr. Bemerkungen über die Verbindungen der Lymphgefässe der Prostata mit denen der Blase. *An. Anz.*, 1899, n° 1, p. 27-29. — Cunéo et Marcille. Note sur les collecteurs lymphatiques de la prostate. *Communication à la Soc. anat.*, 31 janvier 1902. — Bruhns C. Untersuchungen über die Lymphgefässe und Lymphdrüsen der Prostata beim Menschen. *Arch. f. Anat. und Physiol.*, Jahrg. 1904, Anat. Abth., H. 4-6. — Carniuti R. Untersuchungen über die Lymphgefässe der menschlichen Prostata. *Anat. Anzeiger*, Bd 29, n° 758.

Lymphatiques de la vessie. — L'origine des lymphatiques vésicaux sera étudiée plus loin (voy. t. V, p. 123). Rappelons seulement que l'on s'accorde aujourd'hui à rejeter l'existence de vaisseaux absorbants dans la muqueuse vésicale et à admettre que le seul réseau d'origine que possède la vessie est un réseau intra-musculaire. Les voies de décharge de ce réseau aboutissent à un deuxième réseau placé à la surface externe du muscle vésical, au-dessous du péritoine ou de l'aponévrose ombilico-prévésicale.

Le trajet et la terminaison des collecteurs de ce réseau périvésical varient suivant que l'on étudie la face antérieure ou la face postérieure de la vessie.

1) *Face antérieure.* — Les collecteurs émanés de la face antérieure forment eux-mêmes deux groupes. Les troncs issus du segment *inférieur* de cette face

se portent presque transversalement en dehors et vont se jeter dans un ganglion appliqué sur la paroi latérale du petit bassin, entre la veine iliaque externe et le nerf obturateur, à quelques millimètres en arrière de l'anneau crural. — Les troncs, nés de la partie *supérieure* de la face antérieure, sont remarquables par leurs flexuosités. Ils se portent en haut et en dehors, croisent l'artère ombilicale en passant soit au-dessus d'elle, soit plus souvent au-dessous, et vont se terminer dans le ganglion moyen de la chaîne moyenne du groupe iliaque externe.

Sur le trajet de ces troncs lymphatiques sont placés de petits ganglions, qui ne sont visibles qu'après injection et appartiennent au groupe des *nodules*

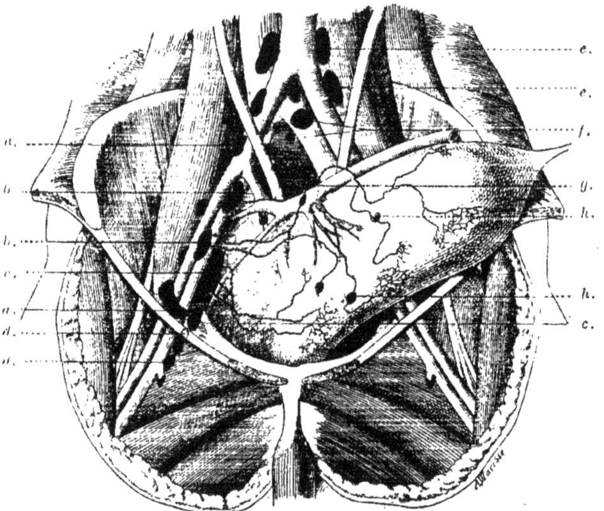

FIG. 630. — Lymphatiques de la vessie (nouveau-né) (Cunéo et Marcille).

a, ganglion iliaque externe (chaîne externe). — *b*, ganglion iliaque externe (chaîne moyenne). — *c*, ganglion iliaque externe (chaîne interne). — *d*, ganglions inguinaux profonds. — *e*, ganglion juxta-aortique gauche. — *f*, ganglion du promontoire. — *g*, ganglions vésicaux latéraux. — *h*, ganglions prévésicaux.

ganglionnaires interrupteurs. Certains de ces ganglions sont placés en avant de la vessie (ganglions prévésicaux); ils peuvent être hypertrophiés dans certains cas pathologiques (Bazy) et être le point de départ de certains phlegmons prévésicaux. D'autres sont placés au niveau du point où les lymphatiques croisent l'artère ombilicale (g. latéro-vésicaux, gl. vésicales latérales. Waldeyer, Gerota).

2) *Face postérieure*. — Les collecteurs issus de la face postérieure forment également plusieurs groupes. — *a*) Les troncs, nés de la partie *supérieure* de cette face, se portent en dehors en décrivant de longues flexuosités. Ils enjambent l'artère ombilicale, traversent à ce niveau de petits ganglions latéro-vésicaux et vont se terminer dans le ganglion iliaque externe auquel nous avons vu aboutir les lymphatiques supérieurs de la face antérieure (*b* fig. 631). —

b) D'autres troncs se portent en arrière en suivant le trajet de l'artère ombilicale et aboutissent à un ganglion reposant comme le précédent sur la veine iliaque externe, mais plus en arrière de lui, immédiatement en avant de la bifurcation de l'iliaque primitive. — c) D'autres troncs issus du segment moyen de la face postérieure aboutissent aux ganglions hypogastriques

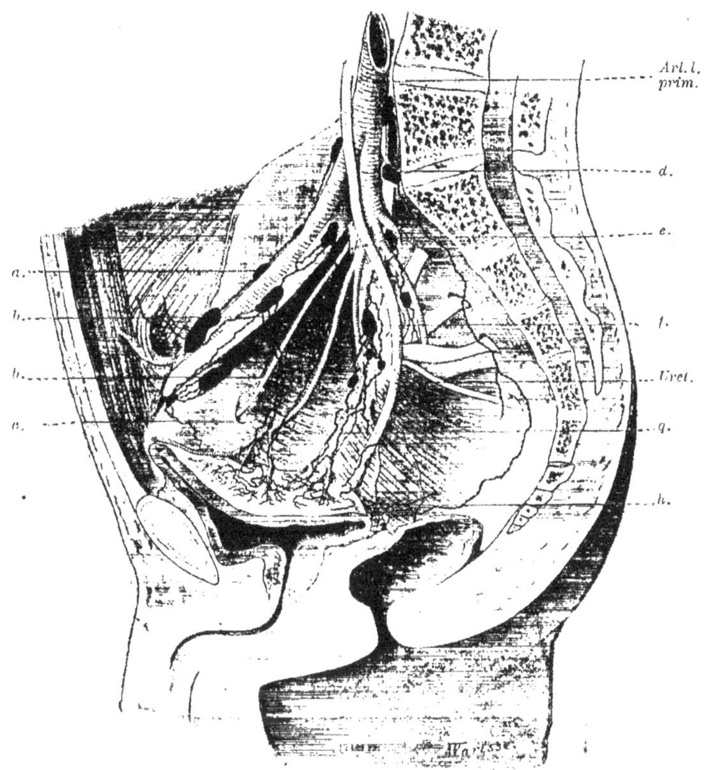

Fig. 631. — Lymphatiques de la vessie (Cunéo et Marcille).

a, ganglion de la chaîne externe du groupe iliaque externe. — b, b, collecteur du segment supérieur de la face postérieure. — c, collecteur du segment inférieur de la face antérieure. — d, ganglion du promontoire. — e, ganglion hypogastrique, appendu à l'artère fessière. — f, ganglion hypogastrique. — g, collecteurs satellites de l'artère vésicale inférieure. — h, collecteurs allant aboutir aux ganglions du promontoire.

(g, fig. 631). — d) D'autres enfin, nés au voisinage du col vésical, se portent directement en arrière, croisent les faces latérales du rectum, remontent sur la face antérieure du sacrum et viennent se terminer dans les ganglions placés dans l'angle de bifurcation de l'aorte abdominale, en avant du promontoire (h, fig. 631).

En résumé, les lymphatiques vésicaux aboutissent aux ganglions iliaques externes, aux ganglions hypogastriques et aux ganglions de la bifurcation aortique.

Ajoutons que le réseau lymphatique périvésical se continue avec les réseaux qui entourent la prostate, les vésicules séminales, les canaux déférents et la partie terminale des uretères.

Historique et technique. — Les lymphatiques de la vessie ont suscité un grand nombre de recherches. Nous n'avons pas à rappeler ici les discussions qu'a soulevées la question de l'existence de ces lymphatiques; on les trouvera résumées dans l'excellente monographie de Pasteau. En ce qui concerne la disposition des troncs collecteurs et la situation de leurs ganglions terminaux, nous ne trouvons dans les classiques que des descriptions très incomplètes. Mascagni et Cruikshank semblent cependant avoir vu les ganglions latéro-vésicaux. Sappey n'en fait aucune mention et conclut à tort que les lymphatiques de la vessie se terminent exclusivement dans les ganglions iliaques externes. Pasteau n'apporte point de documents personnels et se borne à résumer les travaux antérieurs. Dans ces derniers temps seulement, Gerota et, plus récemment, Marcille et l'un de nous ont précisé la topographie de l'appareil ganglionnaire annexé à la vessie.

Si la littérature anatomique ne fournit sur ce point que des renseignements aussi vagues, cela tient à ce que l'injection des lymphatiques vésicaux est assez difficile. Nous n'avons qu'exceptionnellement réussi à les injecter avec le mercure. Avec la méthode de Gerota on les met beaucoup plus facilement en évidence. Encore faut-il observer avec soin certaines règles. Il est inutile d'essayer d'injecter le réseau périmusculaire, car on aboutit presque inévitablement à la production d'un extravasat étendu. Il faut conduire la canule dans l'épaisseur même du muscle vésical et tenter de pousser l'injection dans le réseau intramusculaire (Cunéo et Marcille).

Bibliographie. — Cruikshank, *loc. cit.*, p. 304. — Mascagni, *loc. cit.*, p. 44 et tabl. XII, fig. 11. — Sappey, *loc. cit.*, p. 304. — Gerota. Ueber Anatomie und Physiologie der Harnblase. *Arch. f. Anat. u. Physiol.*, Phys. Abth., 1897, p. 428. — Gerota. Ueber die Lymphgefässe und die Lymphdrüsen der Nabelgegend und der Harnblase, *An. Anz.*, XII, 4 et 5, p. 89. — Pasteau. État du système lymphatique dans les maladies de la vessie et de la prostate. *Th. Paris*, 1878 (contient une bibliographie très complète). — Walker. Ueber die Lymphgefässe der Prostata beim Hunde. *Arch. f. Anat. u. Physiol.*, Anat. Abth., 1899, 1 et 2, p. 1 à 10. — Cunéo et Marcille. Lymphatiques de la vessie. *Communic. Soc. anat.*, 29 novembre 1901. — Bazy, Rapport sur une note de Gerota. *Soc. Chirurgie*, 7 mai 1902.

Lymphatiques de l'uretère. — Les lymphatiques de l'uretère sont encore mal connus. Sappey n'est parvenu à les injecter que chez le cheval et ne les a rencontrés qu'au niveau de la tunique musculaire. Au cours de nos injections des lymphatiques vésicaux, nous avons vu plusieurs fois le réseau sous-séreux de la vessie se poursuivre sur une étendue de quelques millimètres autour de l'uretère. — Les lymphatiques de l'uretère aboutissent à des collecteurs multiples qui se rendent aux ganglions voisins.

Lymphatiques des reins. — Les lymphatiques des reins naissent de deux réseaux, l'un superficiel, l'autre profond.

Le *réseau superficiel*, signalé par Mascagni, n'a pu être retrouvé par Ludwig et Kölliker. Les recherches déjà anciennes de Teichmann et de Sappey et celles plus récentes de Renaut et de Stahr ne laissent cependant aucun doute sur son existence. Mais il est d'une injection fort difficile. Immédiatement sous-jacent à la capsule, il est remarquable par la ténuité de ses mailles. Il donne naissance à deux ordres de collecteurs que l'on peut distinguer avec Sappey en convergents ou divergents. Les troncs convergents vont se jeter dans les collecteurs du réseau profond, soit en s'enfonçant immédiatement dans la profondeur, soit en cheminant sous la capsule pour ne se joindre aux collecteurs profonds qu'au voisinage du hile. — Les troncs divergents perforent la capsule fibreuse et vont aboutir au réseau que nous décrirons plus loin dans la capsule adipeuse du rein.

La disposition du *réseau profond* a provoqué de nombreuses discussions que nous n'avons pas à rappeler ici (voy. t. V, p. 49 et 50). Il donne naissance en dernière analyse à de gros collecteurs dont le nombre varie de 4 à 7 et qui émergent au niveau du hile. Ces collecteurs serpentent autour de l'artère et de la veine rénales. Ils sont ordinairement satellites de la veine et cheminent les uns sur la face antérieure, les autres sur la face postérieure de celle-ci.

Les classiques ne fournissent sur le mode de terminaison de ces vaisseaux que des données assez vagues et se bornent à dire que ces lympathiques se jettent

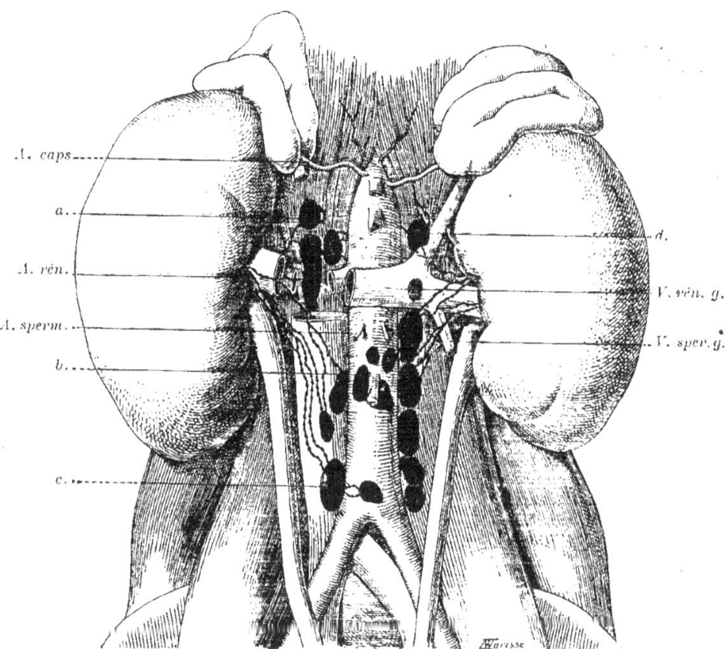

Fig. 632. — Lymphatiques des reins.

a, ganglion juxta-aortique droit (rétro-veineux). — *b*, ganglion préaortique. — *c*, ganglion juxta-aortique droit (pré-veineux). — *d*, ganglion juxta-aortique gauche.

dans des ganglions placés au niveau du hile, ce qui est d'ailleurs inexact. Dans sa monographie récente sur les lymphatiques du rein, Stahr, frappé surtout par les différences individuelles, se déclare impuissant à donner de ce mode de terminaison une formule assez générale. Après avoir examiné seize reins injectés par la méthode de Gerota, nous sommes arrivés aux conclusions suivantes.

Le mode de terminaison des lymphatiques rénaux varie suivant le côté considéré. — *A droite*, on peut diviser ces vaisseaux en antérieurs et postérieurs. Les troncs *antérieurs* cheminent en avant de la veine rénale; ils se portent en bas et en dedans et viennent se terminer dans l'amas préveineux des ganglions juxta-aortiques droits (voy. p. 1172). Ils aboutissent ordinairement à ceux de ces ganglions qui sont placés sur la face antérieure de la veine cave, immédiatement au-dessous de l'embouchure des veines rénales, mais il est fréquent de voir un de ces vaisseaux aller se jeter dans un ganglion du même groupe placé beaucoup plus bas, au voisinage de la bifurcation aortique. Un de ces troncs peut également aboutir à un ganglion du groupe préaortique. — Les troncs *postérieurs*, plus courts que les précédents, sont placés en arrière de la veine et de l'artère rénales. Ils se terminent dans deux ou trois volumineux ganglions situés en arrière de la veine cave inférieure, en avant du pilier droit du diaphragme. Ces ganglions appartiennent au groupe rétro-veineux des ganglions juxta-aortiques droits. Leurs vaisseaux efférents traversent le pilier droit du diaphragme, en passant par l'orifice du splanchnique et vont se terminer dans le canal thoracique.

A gauche, les collecteurs, sortis du rein au niveau du hile, se terminent dans quatre ou cinq ganglions appartenant au groupe juxta-aortique du côté correspondant, s'étageant par conséquent sur le flanc gauche de l'aorte abdominale. Les plus élevés de ces ganglions sont placés en avant du pilier gauche du diaphragme que leurs vaisseaux efférents traversent pour se terminer dans le canal thoracique (voy. fig. 632).

En résumé, les lymphatiques des reins aboutissent principalement aux ganglions juxta-aortiques du côté correspondant et accessoirement aux ganglions préaortiques. Il est dans tous les cas sinon absolument inexact, du moins insuffisant de dire que les lymphatiques du rein se terminent dans les ganglions placés au niveau du hile de ces organes. On peut cependant rencontrer au niveau de ce hile de petits nodules ganglionnaires. Mais, en raison de leur contingence et de leur petit volume, ces nodules doivent être regardés comme appartenant à cette variété de ganglions que nous avons décrits sous le nom de nodules ganglionnaires interrupteurs (Schaltdrüsen) et qu'il importe de distinguer des ganglions régionnaires beaucoup plus constants dans leur existence et leur situation (Stahr). Cependant un de ces nodules se distingue par sa fréquence relative et sa situation assez fixe au-dessous de la veine rénale droite dans l'angle que forme ce vaisseau avec la veine cave inférieure.

La *capsule adipeuse du rein* possède un riche réseau lymphatique, bien décrit récemment par Stahr. Les efférents de ce réseau aboutissent aux mêmes ganglions que les collecteurs émanés du rein lui-même. Le réseau de la capsule adipeuse communique, comme nous l'avons vu, avec les lymphatiques du rein. Aussi n'est-il pas rare, au cours des cancers épithéliaux de cet organe, de rencontrer des traînées néoplasiques dans la capsule adipeuse.

Technique. — L'injection des lymphatiques superficiels du rein est extrêmement difficile, quelle que soit la technique employée. Pour mettre en évidence les lymphatiques profonds, Sappey conseille de faire passer un courant d'eau par l'artère rénale. L'eau revient à la fois par la veine et les lymphatiques qui sont alors très apparents. Nous avons toujours injecté ces vaisseaux avec la plus grande facilité par la méthode de Gerota. Il suffit de pousser son injection en plein parenchyme et de préférence dans la substance médullaire où les vaisseaux sont plus nombreux et plus volumineux. L'hydrotomie préalable du rein facilite d'ailleurs beaucoup cette injection. Pour remplir le réseau de la capsule adipeuse, Stahr conseille de se servir de sujets présentant de l'œdème de l'atmosphère celluleuse périrénale.

Bibliographie — Mascagni, *loc. cit.*, p. 44 et tab. XIV. — Sappey, *loc. cit.*, p. 123 et pl. XLVI, fig. 9. — Teichmann, *loc. cit.*, p. 8. — Rindowsky. Die Lymphgefässe der Niere. *Verh. d. 3. Vers. russ. Naturf. zu Kiew*, 1871. — Disse. Zur Anatomie der Niere, *Sitzungsber. der Gesellsch. zur Beförderung der gesammten Naturwissensch. zu Marburg*, 1898, n° 8. —

HERMANN STAHR. Der Lymphapparat der Niere, *Arch. f. Anat. u. Phys.*, Anat. Abth., 1900, p. 40. — CUNÉO. Note sur les lymphatiques du rein, *Bull. Soc. anat.*, Paris, 28 février 1902.

Lymphatiques des capsules surrénales. — Les lymphatiques des capsules surrénales, dont le mode d'origine sera étudié en même temps que la structure de ces organes, aboutissent à 4 ou 5 troncs collecteurs qui émergent au même point que la grande veine centrale. Ces troncs se terminent dans les ganglions juxta-aortiques du côté correspondant. Nous avons vu, sur plusieurs sujets certains de ces collecteurs perforer les piliers du diaphragme et aboutir dans les ganglions placés entre la face postérieure de ces piliers et la colonne vertébrale.

V. — LYMPHATIQUES DE LA PORTION SOUS-DIAPHRAGMATIQUE DU TUBE DIGESTIF

Les lymphatiques de la portion sous-diaphragmatique du tube digestif présentent un développement considérable en rapport avec le rôle important qu'ils ont à jouer dans l'absorption des aliments modifiés par les sucs digestifs. Nous ne nous occuperons pas ici de l'origine histologique de ces vaisseaux dans l'épaisseur des tuniques intestinales; cette origine sera décrite en même temps que la structure des différents segments de la portion sous-diaphragmatique du tube digestif. Nous étudierons donc surtout ici la disposition macroscopique des réseaux d'origine, le trajet et la terminaison des troncs collecteurs.

Lymphatiques de l'anus et du rectum. — 1) RÉSEAUX D'ORIGINE. — Les vaisseaux lymphatiques de l'anus et du rectum naissent de deux réseaux; l'un de ces réseaux est annexé au revêtement cutanéo-muqueux ano-rectal; l'autre appartient à la tunique musculaire.

A) Le *réseau cutanéo-muqueux* est décomposable en trois territoires : inférieur, moyen et supérieur.

a) Le *territoire inférieur* répond à la peau de la marge de l'anus. Il existe à ce niveau deux réseaux superposés, l'un superficiel ou cutané, inclus dans l'épaisseur même du derme, l'autre profond ou sous-cutané. L'injection de ces réseaux est facile et il suffit généralement de deux ou trois piqûres pour les remplir en totalité. Leurs mailles sont extrêmement serrées et, lorsque l'injection est pratiquée avec le mercure, le réseau cutané apparaît comme une plaque continue et la loupe est nécessaire pour qu'on puisse en apercevoir les détails (voy. fig. 633). — *b*) Le *territoire moyen* répond à la zone cutanée lisse de l'anus; sa limite supérieure est donc formée par la ligne ano-cutanée. Les mailles du réseau, beaucoup plus grossières que celles du territoire précédent, ont une direction verticale. — *c*) Le *territoire supérieur* répond à la muqueuse anale proprement dite et à la muqueuse rectale. Au niveau de la première le réseau lymphatique est peu développé. Au niveau de la deuxième, au contraire, il est extrêmement riche, mais la fragilité de ses mailles rend son injection difficile. Comme dans tout le reste du gros intestin, il existe deux réseaux superposés, l'un muqueux, l'autre sous-muqueux.

B) Le réseau de la *tunique musculaire* est d'une injection très difficile. Les troncs émanés de ce réseau vont se réunir aux collecteurs des réseaux cutanéo-muqueux.

[*POIRIER ET CUNÉO.*]

2) Troncs collecteurs. — Chacun des territoires du revêtement cutanéomuqueux possède des efférents distincts.

A) Le *territoire inférieur* donne naissance à 3 à 5 troncs de chaque

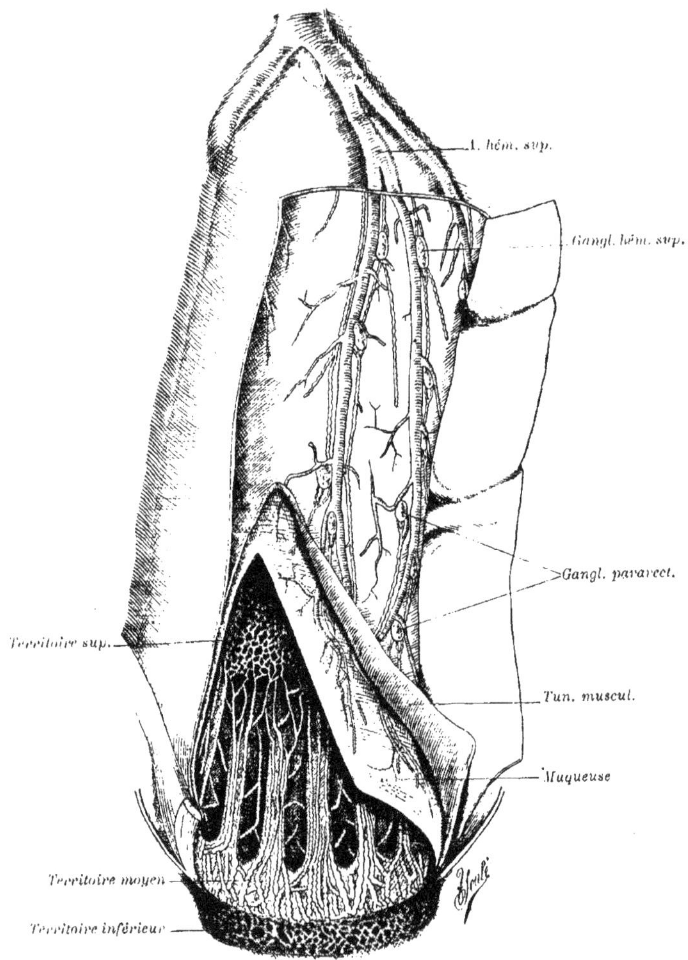

Fig. 633. — Lymphatiques du rectum (d'après Gerota).

Le rectum est fendu sur sa paroi postérieure pour laisser voir la muqueuse; une large fenêtre, pratiquée en haut à travers la gaine fibreuse, montre les vaisseaux sanguins.

côté. Ceux-ci se portent vers le pli de l'aine en cheminant les uns sur la face interne de la cuisse, les autres sur le périnée, ou au niveau du pli périnéo-crural.

Leur trajet est très irrégulier. Ils décrivent de nombreuses flexuosités et se bifurquent souvent en cours de route. Ils aboutissent aux ganglions inguinaux superficiels; mais leur mode de terminaison n'obéit point à une règle absolument fixe. Ils sont ordinairement tributaires du groupe supéro-interne; mais il est fréquent de les voir se terminer dans le groupe inféro-interne ou aboutir

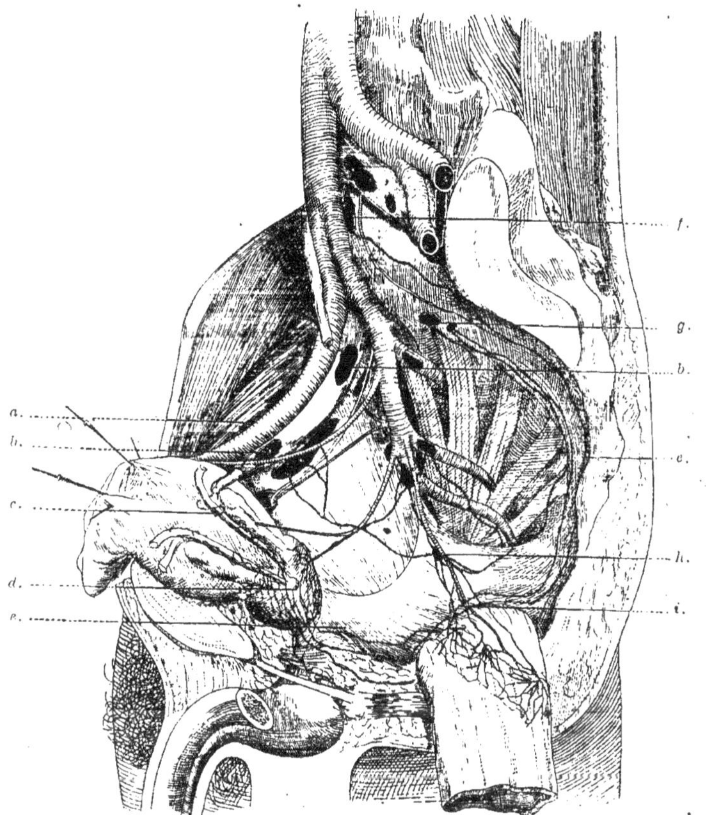

Fig. 634. — Lymphatiques du rectum, voie hémorroïdale moyenne (Cunéo et Marcille).

a, ganglion de la chaîne externe des ganglions iliaques externes. — *b*, ganglion de la chaîne moyenne des ganglions iliaques externes. — *c*, pédoncule lymphatique transversal de la prostate. — *d*, ganglions rétro-prostatiques. — *e*, pédicule lymph. post. de la prostate. — *f*, ganglions du promontoire. — *g*, ganglions sacrés latéraux. — *h*, ganglion hémorroïdal moyen. — *i*, afférents rectaux de ce ganglion.

à la fois à ces deux groupes. Il est beaucoup plus rare de les voir se terminer dans un ganglion appartenant à un des groupes externes.

Sur 28 cas, Gerota a vu les lymphatiques cutanés de l'anus aboutir 15 fois au groupe supéro-interne, 8 fois au groupe inféro-interne, 4 fois à ces deux groupes à la fois, 1 fois aux groupes supéro-interne, inféro-interne et inféro-externe.

B) Le *territoire moyen* possède de nombreux efférents que l'on peut distinguer en indirects et directs. Les premiers montent dans les colonnes de Morgagni et se terminent dans le réseau de la muqueuse rectale (voy. fig. 633). Les efférents directs perforent la paroi rectale et gagnent les ganglions voisins. En se basant sur leur trajet et leur terminaison, on peut les répartir en trois groupes. — *a*) Certains d'entre eux perforent la paroi rectale un peu au-dessus du releveur, montent sur les parois latérales du rectum, traversent des ganglions pararectaux que nous décrirons plus loin, se joignent aux collecteurs émanés du territoire supérieur et se terminent comme ceux-ci dans les ganglions du méso-rectum. — *b*) D'autres collecteurs, émergés de l'épaisseur de la musculaire rectale au même niveau que les précédents, sont satellites des vaisseaux hémorroïdaux moyens. C'est la *voie hémorroïdale moyenne*. Ils se terminent ordinairement dans un ganglion placé sur le trajet de l'artère hémorroïdale moyenne à quelque distance de la paroi latérale du bassin. — *c*) Les collecteurs du troisième groupe (*voie hémorroïdale inférieure*) émergent au-dessous de l'insertion du releveur de l'anus. Ils peuvent être considérés comme correspondant au système des vaisseaux hémorroïdaux inférieurs. A vrai dire, il est rare cependant qu'ils suivent rigoureusement ces vaisseaux. Le plus souvent, ils ont un trajet beaucoup plus simple; après avoir cheminé un instant dans le tissu adipeux de la fosse ischio-rectale, ils perforent le releveur de l'anus et viennent se terminer dans un ganglion placé au niveau de l'origine de la honteuse interne, à l'intérieur du bassin.

Les troncs satellites des vaisseaux hémorroïdaux moyens sont d'une injection assez difficile, surtout lorsqu'on emploie le mercure. Aussi les auteurs classiques n'en font-ils aucune mention. Quénu et Gerota signalent leur existence, mais ne sont parvenus à les injecter que sur un petit nombre de sujets. Par contre, Marcille, employant la méthode de Gerota, a pu mettre ces vaisseaux en évidence dans la presque totalité des cas. Nous considérons donc cette voie hémorroïdale moyenne comme constante. Mais elle ne présente pas toujours la disposition très simple que nous avons indiquée tout à l'heure. On peut voir en effet un des vaisseaux satellites de l'artère hémorroïdale moyenne aller aboutir au ganglion moyen de la chaîne interne du groupe iliaque externe ou aux ganglions sacrés latéraux. Or il importe de remarquer que les ganglions auxquels vont aboutir ces vaisseaux aberrants sont précisément ceux auxquels aboutissent les efférents normaux du ganglion hémorroïdal moyen (voy. fig. 600). On peut donc regarder ces troncs lymphatiques comme des afférents du ganglion hémorroïdal moyen qui auraient brûlé leur premier relais ganglionnaire et auraient directement gagné leur deuxième relais.

Les troncs qui correspondent au système des vaisseaux hémorroïdaux inférieurs sont passés sous silence par la généralité des auteurs. Marcille et l'un de nous les ont plusieurs fois injectés ; mais le nombre de nos constatations n'est pas assez considérable pour nous permettre d'affirmer la constance de cette voie hémorroïdale inférieure.

C) Les collecteurs du *territoire supérieur* traversent la tunique musculaire du rectum à des niveaux différents. Ils sont le plus souvent satellites des vaisseaux; il en existe ordinairement deux pour une artère. Après avoir perforé la musculeuse rectale, ils montent obliquement en haut et en arrière pour gagner les ganglions contenus dans le méso-rectum. Dans leur trajet péri-rectal, ils traversent de petits ganglions bien décrits par Gerota et que nous désignerons sous le nom de *ganglions para-rectaux* (g. ano-rectaux, Gerota). Ces ganglions, dont le nombre varie de 4 à 7, sont appliqués sur la musculeuse et recouverts par la gaine fibro-séreuse du rectum. On les rencontre surtout au niveau de l'ampoule. Le plus inférieur de ces ganglions est immédiatement placé au-dessus du releveur. Les ganglions supérieurs au contraire peuvent faire saillie sous la séreuse. Nous considérons ces ganglions comme de simples nodules ganglionnaires interrupteurs placés sur le trajet des collecteurs dans leur trajet juxta-rectal. En dehors des cas pathologiques ces ganglions sont toujours minuscules. — Quant aux ganglions placés dans le méso-rectum ou, si l'on préfère, dans la partie terminale du méso-côlon pelvien, ils sont groupés autour du tronc de l'artère hémorroïdale supérieure. Leur volume est toujours notable; ce sont les véritables ganglions régionnaires des vaisseaux émanés du territoire lymphatique supérieur du rectum.

En résumé, on peut schématiser la disposition des collecteurs ano-rectaux de la façon suivante. Ces vaisseaux peuvent être répartis en trois groupes : un *groupe inférieur*, émané de la peau de la marge de l'anus et tributaire des ganglions inguinaux superficiels; — un *groupe moyen*, issu de la zone cutanée lisse et allant aboutir aux ganglions hypogastriques; — un *groupe supérieur*, émané des muqueuses anale et rectale et allant se terminer dans les ganglions du méso-rectum après avoir traversé les nodules ganglionnaires para-rectaux. Le groupe supérieur répond aux vaisseaux hémorroïdaux supérieurs. Le groupe moyen répond aux vaisseaux hémorroïdaux moyens et inférieurs. Le groupe inférieur n'a pas d'homologue dans le système artériel.

Lymphatiques du côlon ilio-pelvien. — Les lymphatiques du côlon ilio-pelvien traversent d'abord de petits ganglions appendus aux branches terminales émanées de l'arcade para-intestinale que forment en s'anastomosant les trois artères sigmoïdes. Ils vont ensuite se terminer dans des ganglions placés sur le trajet de l'artère mésentérique inférieure.

Lymphatiques du côlon descendant. — Les vaisseaux lymphatiques du côlon descendant présentent une disposition générale analogue à celle des lymphatiques du côlon ilio-pelvien. Notons seulement le peu de développement de l'appareil ganglionnaire annexé à ce segment du gros intestin.

Lymphatiques du côlon transverse. — L'appareil lymphatique du côlon transverse est beaucoup plus développé. Les ganglions juxta-intestinaux (voy. p. 1183) sont ici très nombreux surtout au voisinage des deux extrémités du côlon transverse. De plus on trouve presque constamment un ou deux gros ganglions, situés dans l'angle de bifurcation de la colique moyenne et deux ou trois autres placés le long du tronc de cette artère. Les troncs émanés de ces derniers vont se jeter dans les ganglions de la chaîne mésentérique supérieure.

Les lymphatiques du côlon transverse communiquent largement avec ceux du grand épiploon. Par l'intermédiaire de ceux-ci, ils entrent en relation avec les lymphatiques du bord inférieur de l'estomac.

Lymphatiques du côlon ascendant. — Les collecteurs émanés du côlon ascendant traversent d'abord quelques rares ganglions juxta-intestinaux. Ils rencontrent ensuite un ganglion, d'ailleurs inconstant, placé sur le trajet de l'artère colique ascendante et vont finalement se jeter dans les ganglions de la chaîne mésentérique supérieure.

Lymphatiques du cæcum et de l'appendice. — Les lymphatiques du cæcum et de l'appendice sont beaucoup plus développés que ceux des autres segments du gros intestin. Cela est vrai surtout pour l'appendice dont on sait la richesse en tissu lymphoïde. Le mode d'origine de ces vaisseaux et la disposition de l'appareil lymphoïde appendiculaire seront étudiés plus loin (voy. t. IV, p. 334, fig. 178).

Nous nous bornerons donc à indiquer ici la disposition des collecteurs émanés du cæcum et de l'appendice, et la topographie de leurs ganglions terminaux.

Les collecteurs cæco-appendiculaires suivent assez fidèlement le trajet des vaisseaux sanguins. Ceci nous permettra de les répartir en trois groupes : les troncs cæcaux antérieurs, les troncs cæcaux postérieurs et les troncs appendiculaires, accompagnant respectivement les vaisseaux de ce nom.

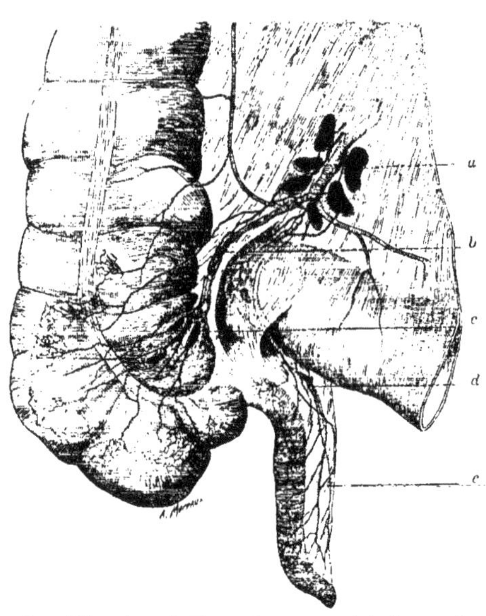

Fig. 635. — Lymphatiques du cæcum et de l'appendice (vue antérieure.)

a, ganglions iléo-cæcaux. — b, lymphatiques cæcaux antérieurs. — c, ganglions cæcaux antérieurs. — d, ganglion appendiculaire (groupe sous-iléal). — e, afférents appendiculaires de ce ganglion.

a) Les *collecteurs cæcaux antérieurs* apparaissent sur la face antérieure du cæcum. Ils se portent en haut et en dedans, traversent un ou deux petits ganglions situés dans l'épaisseur du repli ilio-cæcal antérieur et viennent ensuite se terminer dans un amas ganglionnaire, placé au niveau du segment terminal de l'artère iléo-cæcale (voy. fig. 635).

b) Les *collecteurs cæcaux postérieurs* suivent le trajet de l'artère homonyme. Ils traversent, comme les précédents, de petits ganglions, les ganglions cæcaux postérieurs. Ceux-ci, au nombre de 3 à 6, sont appliqués sur la face postérieure du cæcum à la jonction de cette face et de la face interne. Sauf dans les cas rares où la coalescence de la face postérieure du cæcum et du péritoine pariétal est totale, ces ganglions sont tapissés par le feuillet viscéral qui les applique sur la face postérieure du cæcum. — Les lymphatiques cæcaux postérieurs se terminent dans le groupe ganglionnaire iléo-cæcal (voy. fig. 637).

c) Les *collecteurs émanés de l'appendice*, au nombre de 4 ou 5, montent dans l'épaisseur du méso-appendice, en accompagnant l'artère appendiculaire. Comme cette artère, ils croisent la face postérieure du segment terminal de l'iléon, pénètrent ensuite dans le mésentère et viennent se terminer dans le groupe ganglionnaire iléo-cæcal (voy. fig. 637). Les lymphatiques nés de la base de l'appendice passent cependant en général en avant de l'iléon. Sur leur trajet, ces lymphatiques traversent de petits ganglions que nous désignons sous le nom générique de *ganglions appendiculaires.* Dans la grande majorité des cas, ces ganglions, au nombre de 1 à 3, sont placés dans le segment rétro-iléal du méso-appendice; on peut alors les désigner sous le nom de ganglions appendiculaires *rétro-iléaux*. Plus rarement, on trouve un ou plusieurs ganglions dans la portion sous-iléale du méso; ce sont les ganglions appendiculaires *sous-iléaux*. Enfin certains ganglions du méso-appendice peuvent être logés immédiatement contre le cæcum, au-dessus de la base d'implantation de l'appendice : ce sont les ganglions appendiculaires *juxta-cæcaux*.

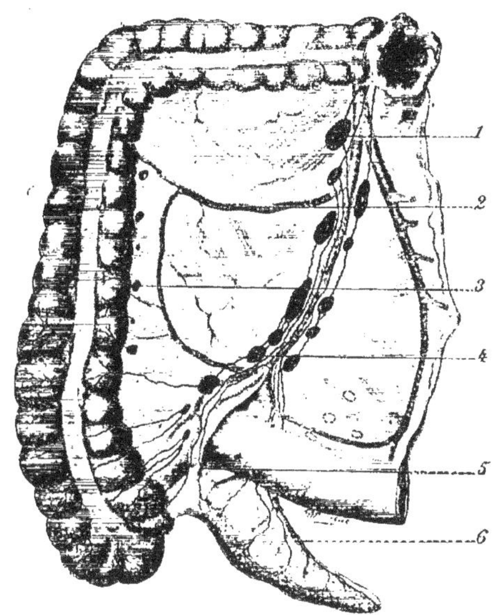

Fig. 636. — Lymphatiques du cæcum et de l'appendice (d'après Jamieson et Dobson).

1. Ganglions mésentériques supérieurs. — 2. Artère colique droite. — 3. Ganglion du côlon ascendant. — 4. Ganglions iléo-cæcaux. — 5. Lymphatiques appendiculaires. — 6. Lymphatiques appendiculaires à trajet rétro-iléal.

Tixier et Viannay, qui ont récemment repris l'étude de la topographie des ganglions appendiculaires, ont bien décrit la disposition de ces trois groupes qu'ils désignent sous les noms de groupes iléo-appendiculaire, appendiculaire et cæco-appendiculaire. Le groupe iléo-appendiculaire (groupe appendic. rétro-iléal) est le plus constant. Il existerait dans 36 pour 100 des cas. Dans 22 pour 100 des cas, il n'est formé que par un ganglion; dans 10 pour 100 des cas, il existe deux ganglions; dans 4 pour 100 des cas, il y a plus de deux ganglions. — Dans 12 pour 100 des cas, on trouve le groupe appendiculaire (gr. appendic. sous-iléal). — Dans 14 pour 100 des cas, Tixier et Viannay ont constaté l'existence du groupe cæco-appendiculaire (gr. appendic. juxta-cæcal). Enfin dans 1,6 pour 100 des cas, il n'y aurait pas trace de ganglions dans tout le méso-appendice. Cette absence possible des ganglions appendiculaires nous montre bien que ces ganglions, comme les ganglions pré- et rétro-cæcaux, sont de simples nodules ganglionnaires interrupteurs (Schaltdrüse) interposés sur le trajet des lymphatiques cæco-appendiculaires. Les véritables ganglions régionnaires de ces vaisseaux sont les ganglions placés dans le mésentère autour de l'artère iléo-cæcale.

Les lymphatiques appendiculaires sont donc tributaires, en dernière analyse, des ganglions qui forment le segment terminal de la chaîne mésentérique supérieure. Il importe cependant de remarquer avec Jamieson et Dobson que certains lymphatiques appendiculaires peuvent brûler l'étape des ganglions iléo-cæcaux et venir se terminer dans des ganglions occupant la partie la plus élevée de la chaîne mésentérique supérieure au voisinage du bord inférieur du corps du pancréas.

Certains auteurs admettent que les lymphatiques appendiculaires ont un mode de terminaison beaucoup plus compliqué « J'ai si souvent trouvé, dit Lockwood, une chaîne de ganglions lymphatiques enflammés le long du bord interne du côlon, derrière le méso-côlon ascendant, que je suis arrivé à cette conclusion que c'est là la principale voie suivie par les lymphatiques de l'appendice. D'autres sans doute se jettent dans les ganglions mésentériques. Les lymphatiques de l'appendice se jettent aussi dans les ganglions de la fosse iliaque échelonnés le long de l'artère iliaque externe. Il en passe aussi le long du ligament appendiculo-ovarien qui se rendent dans le ligament large du côté droit et dans les ganglions de la paroi latérale droite du bassin, avoisinant l'artère iliaque interne. » Cette systématisation, qu'adoptent Tixier et Viannay, nous paraît absolument fantaisiste. Les seuls

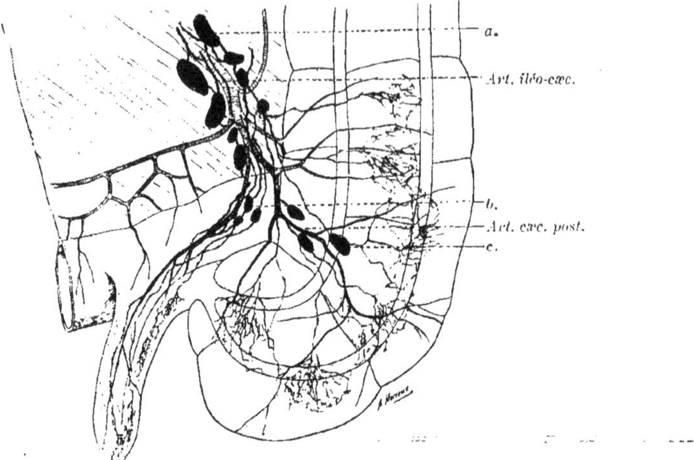

FIG. 637. — Lymphatiques du cæcum et de l'appendice (vue postérieure).

a, Ganglions iléo-cæcaux. — *b*, ganglions appendiculaires (groupe rétro-iléal). — *c*, ganglions rétro-cæcaux.

aboutissants normaux des lymphatiques cæco-appendiculaires sont les ganglions du groupe iléo-cæcal. Cependant le réseau sous-séreux du cæcum s'anastomose avec le réseau du péritoine pariétal adjacent. C'est par l'intermédiaire de ce réseau que les lymphatiques cæco-appendiculaires peuvent communiquer avec certains groupes ganglionnaires voisins. Les recherches plus récentes de Kelly et Hurdon, de Jamieson et Dobson ont confirmé l'inexactitude de cette description de Lockwood.

Clado a décrit une anastomose entre les lymphatiques de l'appendice et ceux de l'ovaire droit; cette anastomose cheminerait dans le ligament appendiculo-ovarien. Tixier et Viannay ont rencontré dans ce repli un petit ganglion lymphatique. Nous n'avons jamais constaté l'existence de l'anastomose décrite par Clado et nous rejetons formellement son existence.

Bibliographie. — TUFFIER. Étude sur le cæcum et ses hernies. *Archives générales de médecine*, 1887, p. 641. — CLADO. Appendice cæcal. *Mém. de la Soc. de biol.*, 1892. — LAFFORGUE. Recherches anatomiques sur l'appendice vermiculaire du cæcum. *Journ. de l'Anat. et de la Physiol.*, 1893. — LOCKWOOD. Note upon the lymphatics of the vermiform appendix. *Journ. of Anat. and Physiol.*, 1900, t. XXXIV, p. XIII. — TIXIER et VIANNAY. Note sur les lymphatiques de l'appendice iléo-cæcal. *Lyon médical*, 1901. — AUGUY. De l'adénopathie appendiculaire. *Thèse Lyon*, 1901. — BONJOUR. Des adénopathies périappendiculaires. *Thèse Paris*, 1901. — QUÉNU. *Communic. Soc. Chirurgie*, 7 mai 1902. — COHN. MORITZ. Der verlauf der appendiculären Lymphgefässe. *Arch. f. Anat. u. Physiol.* Anat. Abt., 1905. — POLYA u. NAVRATIL (voy. Bibliogr. Lymphatiques de l'estomac). — J. K. JAMIESON, a. J. F. DOBSON (*idem*).

Lymphatiques de l'intestin grêle. — Comme les lymphatiques du gros intestin, les lymphatiques de l'intestin grêle forment deux systèmes relativement indépendants dont l'un est annexé à la tunique muqueuse, l'autre à la tunique musculaire. Le détail des origines de ces vaisseaux et leurs relations avec le riche appareil lymphoïde qui leur est annexé seront étudiés plus loin (voy. t. IV, p. 300).

Le mode de terminaison des collecteurs de l'intestin grêle varie suivant qu'on les étudie au niveau du jéjuno-iléon ou au niveau du duodénum.

Lymphatiques du jéjuno-iléon. — Les collecteurs, extrêmement nombreux, apparaissent au voisinage du bord mésentérique de l'intestin. Examinés sur le vivant, pendant la digestion intestinale ils apparaissent comme des conduits, légèrement bosselés, de calibre variable, caractérisés surtout par leur aspect lactescent. Ils se terminent dans les ganglions contenus dans le mésentère. Bien que ces ganglions paraissent, au premier abord, disséminés sans ordre apparent entre les deux feuillets du mésentère, on peut se convaincre par un examen plus attentif, que leur disposition obéit à des règles assez fixes. Aussi est-il possible de les répartir en trois groupes, d'importance inégale et de signification différente.

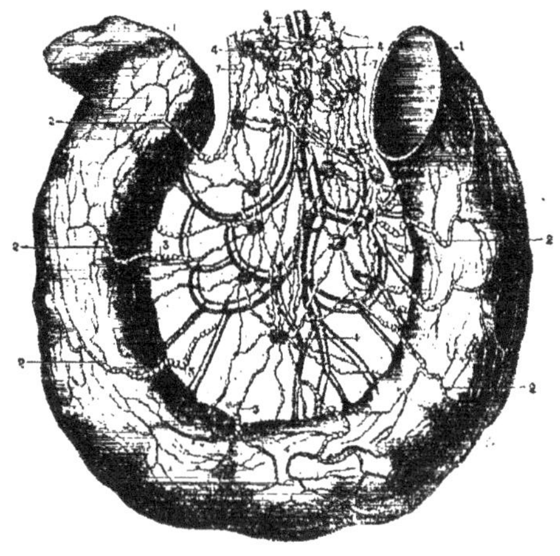

Fig. 638. — Lymphatiques de l'intestin grêle (d'après Sappey).

1. Anse grêle. — 2, 3, 5, 7. Collecteurs lymphatiques. — 4. Ganglion juxta-intestinal. — 6. Veine mésentérique. — 8. Artère mésentérique.

a) Un *premier groupe* comprend de petits ganglions placés sur le trajet des artérioles terminales émanées de la dernière arcade anastomotique, ou au niveau même de cette arcade. Parfois, notamment au niveau de la partie initiale du jéjunum, ces ganglions sont immédiatement contigus à l'intestin et peuvent même reposer sur l'intestin lui-même. Comme nous l'avons vu, il s'agit là de simples nodules ganglionnaires interrupteurs (Schaltdrüse) qui ne présentent aucune fixité morphologique.

b) Un *deuxième groupe* comprend des ganglions placés sur le trajet des branches primaires de l'artère mésentérique supérieure et au niveau de la première arcade anastomotique que forment ces vaisseaux. Ces ganglions, beaucoup plus volumineux que les précédents, constituent les véritables ganglions régionnaires du jéjuno-iléon.

c) Enfin, on trouve un *troisième groupe* ganglionnaire autour du tronc de l'artère mésentérique supérieure et plus particulièrement autour du segment initial de ce vaisseau. Ce groupe n'appartient pas en propre au jéjuno-iléon, mais reçoit encore les efférents des ganglions régionnaires du cæcum, des côlons ascendant et transverse, du duodénum et même de certains ganglions annexés à l'estomac (voy. p. 1178).

Les ganglions sont surtout nombreux au niveau de la portion du mésentère qui correspond au jéjunum. Il y a diminution progressive du nombre des ganglions pour un segment donné du mésentère lorsqu'on se rapproche du segment terminal de l'iléon. Rappelons toutefois qu'au niveau de la région iléo-cæcale les ganglions réapparaissent nombreux et forment un amas important autour de l'artère iléo-cæcale.

Les ganglions du mésentère constituent un des centres ganglionnaires les plus importants de l'économie. Leur nombre varie de 130 à 150 (Quain). Leur volume présente de grandes variations suivant les sujets. Dans certains états

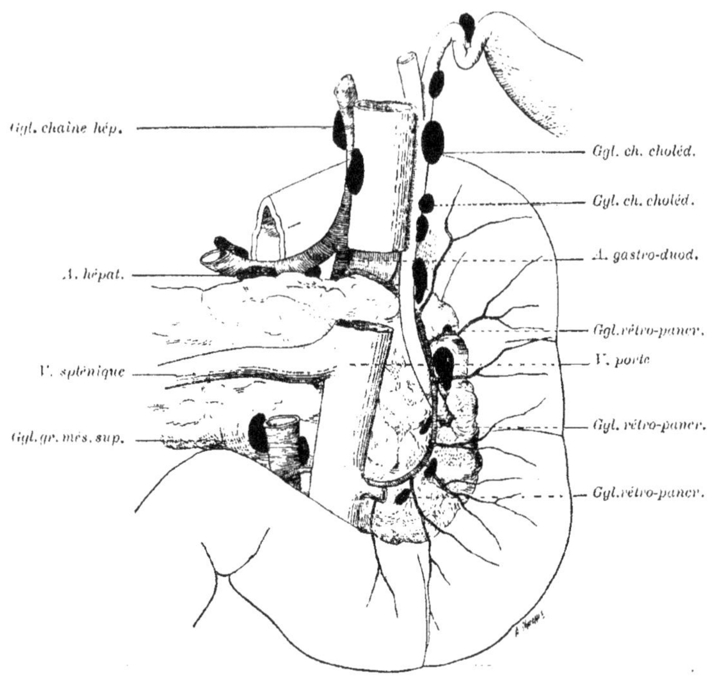

Fig. 639. — Ganglions rétro-pancréatiques.

a, ganglion de la chaine hépatique. — *b*, ganglion de la chaine mésentérique supérieure. — *c*, ganglions de la chaine du cystique et du cholédoque. — *d*, ganglions de la chaine duodéno-pancréatique postérieure.

pathologiques ils peuvent constituer des tumeurs très volumineuses provoquant des troubles importants dans la circulation abdominale. Chez certains animaux, ils sont groupés en une masse compacte que les anciens anatomistes décrivaient sous le nom de pancréas d'Aselli.

Lymphatiques du duodénum. — Les lymphatiques du duodénum aboutissent à de nombreux collecteurs disposés sur le type des collecteurs du jéjuno-iléon. Mais la présence du pancréas divise ces vaisseaux, comme les vaisseaux sanguins correspondants, en deux groupes : un groupe *antérieur*, qui aboutit aux ganglions placés sur le trajet de l'arcade vasculaire pré-pancréatique; un groupe *postérieur*, qui se termine dans les ganglions satellites de l'arcade rétro-pancréatique.

De ces ganglions pré- et rétro-pancréatiques partent deux ordres d'efférents. Les uns, ascendants, se terminent dans les ganglions de la chaîne hépatique.

Les autres, descendants, aboutissent aux ganglions placés autour de l'artère mésentérique au niveau du point où cette artère croise la troisième portion du duodénum.

Signalons les relations étroites qui existent entre les lymphatiques du duodénum d'une part et les lymphatiques du canal cholédoque et du pancréas. Nous verrons plus loin qu'il existe également des anastomoses entre les lymphatiques du duodénum et ceux de la portion pylorique de l'estomac (voy. p. 1223).

Lymphatiques de l'estomac. — L'origine des lymphatiques de l'estomac sera étudiée en même temps que la structure de cet organe (voy. t. IV, p. 241). Rappelons seulement ici que les lymphatiques de l'estomac, comme

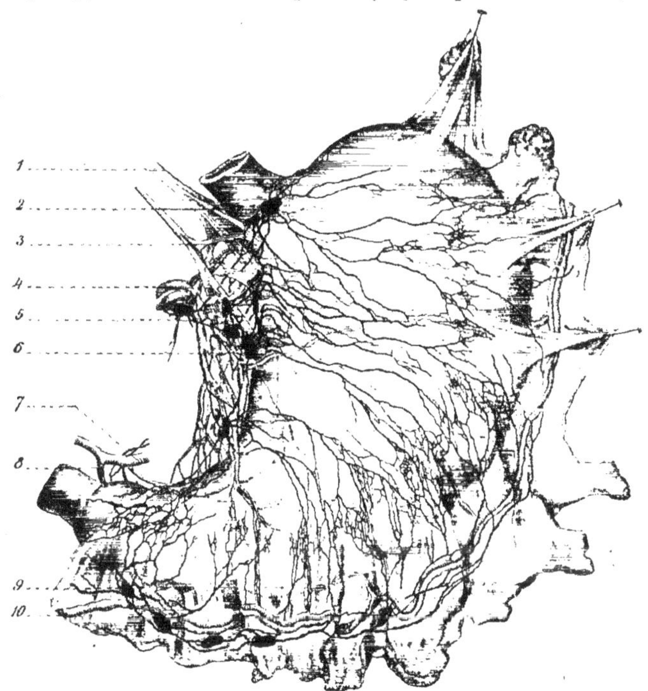

Fig. 640. — Vue générale du réseau sous-péritonéal de l'estomac, injecté par la méthode de Gerota (Cunéo).

1. Pneumogastrique gauche. — 2. Ganglions précardiaques. — 3. Pneumogastrique droit. — 4. A. coronaire stomachique. — 5. V. coronaire stomachique. — 6. Ganglion petite courbure. — 7. Artère hépatique. — 8. Artère gastro-épiploïque droite. — 9. Ganglion sous-pylorique. — 10. Veine gastro-épiploïque droite allant se jeter dans la veine colique moyenne.

ceux de l'intestin, doivent être distingués en lymphatiques muqueux et en lymphatiques musculo-séreux. Les lymphatiques nés au niveau de la muqueuse aboutissent en dernière analyse à un réseau sous-muqueux dont émanent des collecteurs qui, au voisinage des courbures, perforent la musculaire pour se jeter dans les collecteurs musculo-séreux. Ceux-ci naissent d'un réseau sous-péritonéal auquel viennent aboutir tous les lymphatiques issus de la musculaire et de la séreuse. Ces collecteurs musculo-séreux peuvent être répartis en trois groupes : les uns se dirigent vers la petite courbure, d'autres vers la grande courbure, d'autres enfin vers le centre de la grosse tubérosité.

I. — Les collecteurs du *premier groupe* (troncs supérieurs ou convergents de Sappey) sont les plus importants et les plus volumineux. D'après Sappey on en compterait ordinairement de 6 à 8. Leur nombre varie du simple au triple, suivant les sujets. La plupart de ces troncs convergent vers les ganglions de la petite courbure, groupés, comme nous l'avons vu p. 1176, autour du point où l'artère coronaire aborde la petite courbure. Leur direction varie suivant leur origine. Les collecteurs nés du corps de l'estomac sont sensiblement verticaux, ceux qui émanent du vestibule pylorique sont obliques en haut et à gauche; les troncs issus du pylore courent parallèlement à la petite courbure. Par contre, les lymphatiques émanés du cardia ou de la zone sous-cardiaque descendent obliquement en bas et à droite vers le point de convergence commun. D'une façon générale, tous ces troncs ont donc une direction parallèle à celle des vaisseaux coronaires.

Cependant un ou deux vaisseaux très grêles, émanés de la partie supérieure du pylore, se portent de gauche à droite vers l'artère pylorique et vont rejoindre les troncs efférents des ganglions rétro-pyloriques.

II. — Les collecteurs du *deuxième groupe*, ou collecteurs de la grande courbure, sont plus nombreux mais plus grêles que les précédents. Leur nombre varie de 12 à 18. Ils accompagnent d'ordinaire, mais pas forcément, les branches que les vaisseaux gastro-épiploïques envoient à l'estomac. Tous ces collecteurs vont aboutir aux ganglions sous-pyloriques (voy. p. 1178).

Les lymphatiques issus du pylore ou du vestibule pylorique gagnent rapidement ces ganglions par un trajet vertical ou légèrement oblique. Quant aux autres troncs collecteurs nés du corps de l'estomac, au lieu de se porter directement en bas et à gauche avec une obliquité variable suivant leur situation, ils descendent verticalement jusqu'au niveau de l'arcade vasculaire qui longe la grande courbure; là ils changent brusquement de direction et courent parallèlement à cette arcade. Chemin faisant, ils se fusionnent en 2 ou 3 troncs qui s'anastomosent entre eux et viennent aboutir finalement aux ganglions sous-pyloriques (voy. fig. 640). Je rappelle que les vaisseaux efférents des groupes sous- et rétro-pyloriques vont aboutir pour la plupart aux ganglions les plus élevés de la chaîne mésentérique supérieure.

III. — Le *troisième groupe* comprend tous les troncs émanant de la grosse tubérosité. Leur nombre varie de 3 à 6. Ils se portent dans l'épaisseur de l'épiploon gastro-splénique sans suivre rigoureusement le trajet des vaisseaux courts et gastro-épiploïques gauches. Ils pénètrent ensuite dans l'épiploon spléno-pancréatique et se jettent dans les ganglions placés dans cet épiploon, près du hile de la rate.

En résumé, les collecteurs de la petite courbure convergent, d'une façon générale, vers le point où le pédicule coronaire aborde l'estomac et se jettent dans les ganglions de la chaîne coronaire. Les collecteurs de la grande courbure se portent de gauche à droite vers les ganglions sous-pyloriques. Enfin les troncs issus de la grosse tubérosité se dirigent de droite à gauche vers le hile de la rate pour aboutir aux ganglions de la chaîne splénique.

Nous avons déjà décrit ces groupes ganglionnaires (voy. Ganglions pré-aortiques, p. 1175 et fig. 611 et 612). Nous ne reviendrons pas sur ce point. Mais il nous faut signaler ici la présence possible de petits nodules ganglionnaires interrupteurs sur le trajet de ces différents collecteurs. Dans certains cas, ces nodules peuvent être placés dans l'épaisseur même des parois de l'estomac à une distance variable des courbures. Letulle (*Soc. anat.*, 29 déc. 1897) a attiré le premier l'attention sur cette disposition, dont l'un de nous a rencontré trois exemples Ces ganglions gastriques pariétaux occupent ordinairement la couche sous-séreuse ou la partie superficielle de la tunique musculaire.

Territoires lymphatiques. — Comme on le voit, l'estomac comprend trois territoires lymphatiques, distincts sur la disposition desquels l'un de nous a attiré l'attention dans sa thèse. Ces territoires répondent aux trois groupes de collecteurs que nous avons décrits.

Les territoire des collecteurs de la petite courbure est séparé des deux autres par une ligne qui commence un peu à gauche du cardia et court sur les faces de l'estomac en suivant un trajet sensiblement parallèle à la grande courbure.

Mais cette ligne de partage de la lymphe, si l'on peut ainsi parler, est beaucoup plus rapprochée de la grande courbure que de la petite. On peut admettre approximativement qu'elle laisse au-dessous d'elle un tiers seulement de la surface de l'organe. Il importe cependant de remarquer qu'au niveau de la région pylorique, cette ligne tend à se relever et à se placer à égale distance de la grande et de la petite courbure.

La limite des territoires des collecteurs du deuxième et du troisième groupe est plus difficile à préciser; elle est, d'ailleurs, sans grand intérêt pratique. Elle répond ordinairement à la jonction de la partie horizontale et de la partie verticale de la grande courbure.

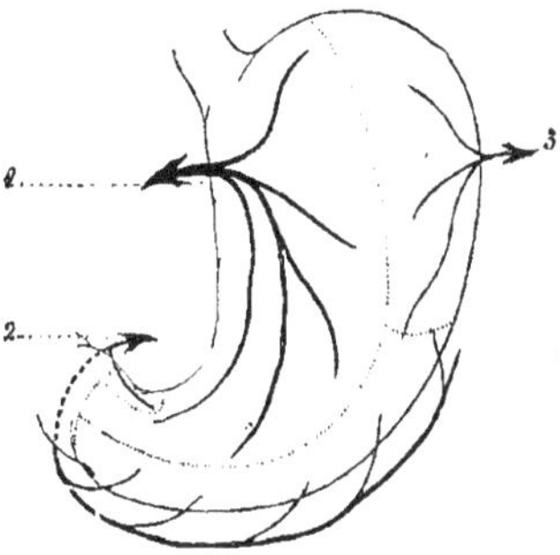

Cette systématisation est identique sur les deux faces de l'organe et s'applique aussi bien aux lymphatiques de la muqueuse qu'aux lymphatiques musculo-séreux.

Fig. 641. — Territoires lymphatiques de l'estomac (Cunéo).

1. Courant coronaire ou courant principal. — 2. Courant gastro-épiploïque droit. — 3. Courant splénique.

Il résulte de cette description que le plus étendu et le plus important des trois territoires lymphatiques de l'estomac est celui des collecteurs de la petite courbure ; l'ensemble de ces collecteurs représente la voie lymphatique principale. Les collecteurs des deux autres groupes ne représentent que des voies accessoires.

Anastomoses. — L'appareil lymphatique de l'estomac contracte des relations importantes avec les lymphatiques des organes voisins. Ces relations sont de deux ordres : les unes sont constituées par les anastomoses que présentent les différents réseaux gastriques avec les deux portions adjacentes du tube digestif : œsophage et duodénum ; les autres sont le fait de l'existence de groupes ganglionnaires communs aux lymphatiques gastriques et aux lymphatiques des organes voisins : foie, pancréas, rate. Nous n'insisterons ici que sur les premières.

Les deux réseaux principaux de l'estomac, le réseau sous-muqueux et le réseau sous-séreux, communiquent largement avec les deux réseaux homologues de la portion abdominale de l'œsophage. Comme le montrent les belles planches de Sappey, il y a même une véritable continuité des réseaux gastriques et œsophagiens. Cette disposition anatomique concorde en tous points avec les données de l'anatomie pathologique, qui signale la propagation facile des néoplasmes du cardia à la portion inférieure de l'œsophage et inversement.

En est-il de même au niveau du duodénum ? Il faut ici poser séparément la question pour le réseau sous-séreux et le réseau sous-muqueux.

La planche de Sappey montre une continuité absolue entre les réseaux sous-séreux de l'estomac et du duodénum. Pour Most, au contraire, il n'existerait aucune communication entre ces deux réseaux ; au niveau du pylore un tronc à direction plus ou moins annulaire formerait une limite très nette au réseau gastrique sous-péritonéal.

Nos recherches nous ont amené à des conclusions identiques à celles de Most, en ce qui concerne l'absence de communication entre le réseau sous-séreux de l'estomac et le réseau duodénal correspondant, mais nous n'avons jamais pu injecter le canal annulaire auquel il fait allusion et Jamieson et Dobson n'ont pas été plus heureux. Dans un cas, nous avons vu un collecteur pylorique franchir la limite gastro-duodénale et cheminer, sur une étendue de quelques millimètres, sur la portion initiale du duodénum pour gagner un ganglion du groupe sous-pylorique, très reporté sur la droite.

Par contre, on ne saurait élever le moindre doute sur l'existence de communications entre les réseaux sous-muqueux de l'estomac et du duodénum. L'un de nous a pu plusieurs fois constater ces communications, et Most a même réussi à remplir les collecteurs de la portion initiale du duodénum et leurs ganglions, en poussant une injection dans la muqueuse pylorique. Il faut cependant reconnaître que ces anastomoses entre les lymphatiques de la muqueuse gastrique et ceux de la muqueuse duodénale ne présentent pas un grand développement. Elles n'en jouent pas moins un rôle très important dans les cas dans lesquels le duodénum est envahi par le cancer du pylore.

Bibliographie. — Mascagni, *loc. cit.*, p. 40 et tab. XVIII. — Sappey, *loc. cit.*, p. 76 et suiv., pl. XXV, fig. 1. — Most. Ueber die Lymphgefässe und die regionare Lymphdrüsen des Magens, etc. *Arch. f. klin. Chir.*, t. LIX, p. 175. — Cunéo. De l'envahissement du système lymphatique dans le cancer de l'estomac et de ses conséquences chirurgicales. *Thèse Paris*, 1900. — Cunéo et Delamare. Anatomie et Histologie des lymphatiques de l'estomac. *Journ. de l'Anat. et de la Physiol.*, 1900. — Polya u. v. Navratil, Untersuchung über die Lymphbahnen des Wurmfortsatzes und der Magens. *Deutsche Zeitschrift. J. Chirurgie*, 1903, B. LXIX, p. 421. — K. Jamieson a. J. F. Dobson, Lectures on the Lymph. syst. of the stomach a. on the lymph. syst. of the cæcum and appendix. *Lancet*, 20 et 27 avril, 1907.

Lymphatiques du foie. — Comme on le verra plus loin (t. IV, p. 766), nous ne possédons pas encore de données absolument précises sur la disposition des voies lymphatiques à l'intérieur des lobules hépatiques. Par contre, il est facile de mettre en évidence des réseaux lymphatiques dans le tissu conjonctif interlobulaire. De ce réseau partent de nombreux collecteurs. Ceux-ci peuvent être répartis en deux grands groupes. Les uns, nés des lobules périphériques, se portent vers la surface de la glande hépatique et cheminent au-dessous du péritoine : ce sont les collecteurs superficiels. Les autres, provenant de lobules plus profondément situés, accompagnent les branches de la veine porte ou des veines sus-hépatiques et émergent au niveau du point de pénétration ou de sortie de ces vaisseaux : ce sont les collecteurs profonds.

I. **Collecteurs superficiels.** — Nous envisagerons successivement les collecteurs de la face supérieure et ceux de la face inférieure.

1) Collecteurs de la face supérieure. — Les collecteurs de la face supérieure peuvent être divisés en trois groupes : collecteurs postérieurs, antérieurs et supérieurs.

a) Les *collecteurs postérieurs* se portent vers la face postérieure du foie. On peut les distinguer en droits, moyens et gauches. — Le tronc droit, ordinairement unique, apparaît près de l'extrémité droite du foie. Il se porte en bas et en arrière et pénètre dans l'épaisseur du ligament triangulaire droit. Il s'applique ensuite sur la concavité du diaphagme, puis croise la face antérieure du pilier droit pour se terminer dans un des ganglions placés autour de l'origine du tronc cœliaque (voy. p. 1174). — Les troncs moyens, au nombre de 3 à 7, se portent vers la veine cave inférieure, traversent avec celle-ci l'orifice du centre phrénique et se terminent dans les glanglions placés dans le thorax autour du segment terminal de ce tronc veineux (groupe moyen et droit des ganglions diaphragmatiques) (voy. p. 1230). — Les troncs gauches, nés de l'extrémité gauche de la face supérieure, pénètrent dans l'épaisseur du ligament triangulaire gauche, se dirigent vers l'œsophage et se terminent dans les ganglions placés autour du segment abdominal de l'œsophage, ganglions que nous avons décrits en même temps que la chaîne coronaire stomachique dont ils dépendent.

b) Les *collecteurs antérieurs* suivent une direction diamétralement opposée

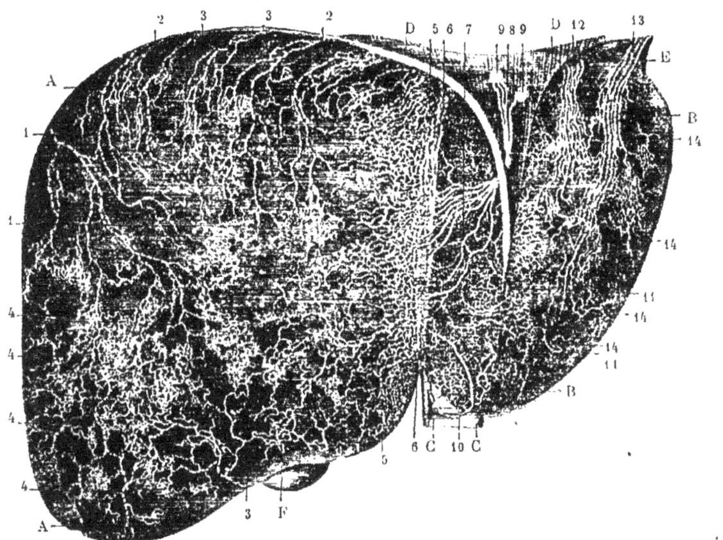

Fig. 642. — Lymphatiques de la face supérieure du foie (Sappey).

A, A. Lobe droit du foie. — B, B. Son lobe gauche. — C, C. Son ligament suspenseur qui recouvre en partie la face supérieure du lobe gauche. — D, D. Un segment triangulaire du diaphragme qui a été incisé au niveau de l'attache du ligament suspenseur. — E. Ligament triangulaire gauche du foie. — F. Extrémité inférieure ou fond de la vésicule biliaire.

1, 1. Gros tronc lymphatique situé sur le bord droit du grand lobe; ce tronc descend sur la concavité du diaphragme pour se rendre dans l'un des ganglions qui surmontent la tête du pancréas. — 2, 2, 2, 2, 2. Troncs plus courts et moins volumineux qui contournent le bord supérieur du foie ; tous vont se terminer dans les petits ganglions situés autour de la veine cave inférieure, immédiatement au-dessus du diaphragme. — 3. Autre tronc qui se dirige en sens inverse des précédents, et qui contourne le bord inférieur ou tranchant de la glande pour cheminer ensuite sur la face opposée et se porter vers les ganglions du hile. — 4, 4, 4, 4. Troncules qui prennent naissance à la surface du foie par un petit groupe de rameaux convergents et qui plongent presque aussitôt dans le tissu hépatique pour cheminer ensuite dans les canaux de la capsule de Glisson. — 5, 5. Très beau et très élégant réseau qui répond au bord adhérent du ligament suspenseur. — 6, 6. Troncs dans lesquels se jettent tous les ramuscules de ce réseau. — 7. Ensemble de troncs convergents qui partent des mêmes vaisseaux et qui cheminent obliquement entre les deux lames du ligament suspenseur. — 8. Très gros tronc formé par la fusion des troncs précédents ; il traverse obliquement aussi le diaphragme, et rampe ensuite sur la partie antérieure de sa face convexe. — 9, 9. Ganglions dans lesquels se perdent ses divisions. — 10. Autre tronc situé aussi dans le ligament suspenseur ; il naît du réseau qui répond à la base de ce repli, se dirige en bas et s'engage ensuite dans le sillon longitudinal du foie pour aller se ramifier dans l'un des ganglions du hile. — 11, 11. Réseau dépendant du lobe gauche du foie. Ce réseau n'est vu ici que par transparence. — 12. Un groupe de troncs qui monte vers le bord supérieur du lobe gauche, et qui se réfléchit à ce niveau pour se porter vers les ganglions situés autour de la veine cave inférieure. — 13. Autre groupe plus important qui suit d'abord le même trajet ; mais, après avoir traversé le ligament triangulaire gauche, il s'incline en bas et en dedans, vers les ganglions de la partie terminale de l'œsophage, dans lesquels il se perd. — 14, 14, 14. Troncules qui disparaissent presque aussitôt pour pénétrer dans la capsule de Glisson.

à celle des précédents. Beaucoup moins importants que ceux-ci, ils n'existent guère qu'au niveau du lobe droit. Ils se portent vers le bord antérieur du foie, le contournent, cheminent sur le lobe carré et viennent se terminer dans les ganglions supérieurs de la chaîne hépatique (ganglions du hile).

c) Les *collecteurs supérieurs* ou ascendants naissent de la partie de la face supérieure du foie qui avoisine l'insertion du ligament suspenseur. Ils constituent le plus important des trois groupes de collecteurs de la face supérieure. Dans l'épaisseur du ligament suspenseur ils échangent de nombreuses anastomoses et

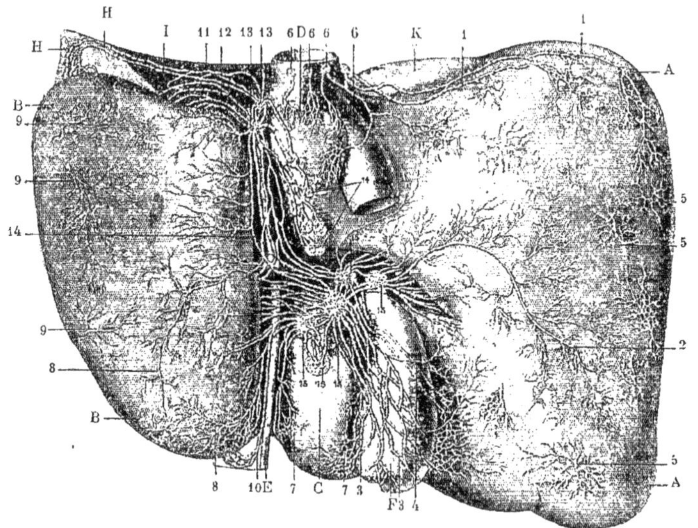

Fig. 643. — Lymphatiques de la face inférieure du foie (Sappey).

A, A. Grand lobe ou lobe droit du foie. — B, B. Petit lobe ou lobe gauche. — C. Lobe carré. — D. Lobe de Spigel. — E. Cordon résultant de l'oblitération de la veine ombilicale. — F. Vésicule biliaire. — G. Veine cave inférieure recevant les veines sus-hépatiques au moment où elles traversent le diaphragme. — H. Ligament triangulaire gauche du foie. — I. Partie correspondante du diaphragme. — K. Portion la plus saillante du bord supérieur ou convexe du foie.

1, 1. Deux gros troncs lymphatiques qui naissent dans le voisinage du bord droit du foie, et qui longent son bord supérieur pour aller se terminer dans l'un des ganglions qui entourent la veine cave ascendante à son entrée dans le thorax. — 2. Grand tronc lymphatique provenant de la partie centrale de la face inférieure du lobe droit et se rendant au hile du foie pour se jeter dans le ganglion qui répond au col de la vésicule biliaire. — 3, 3. Autres troncs importants aussi qui naissent autour de la vésicule biliaire, et qui s'anastomosent sur la face inférieure de celle-ci pour se porter ensuite jusqu'aux ganglions situés sur le bord inférieur du hile du foie. — 4. Deux troncs qui offrent la même origine que les précédents ; mais, au lieu de cheminer sur la face libre de la vésicule, ils passent au-dessus de sa face adhérente, et aboutissent aux mêmes ganglions ; leur trajet est indiqué par des lignes ponctuées, ces troncs ne se montrant que lorsqu'on a préalablement détaché la vésicule biliaire. — 5, 5. Troncs qui prennent également naissance sur la face inférieure du lobe droit, par un réseau lymphatique, mais qui disparaissent presque aussitôt pour suivre les divisions de la veine porte et se diriger vers le hile. — 6, 6, 6. Troncules émanés du lobe de Spigel, et ganglions dans lesquels ils se terminent. — 7, 7. Vaisseaux qui ont pour point de départ le lobe carré. — 8, 8, Troncs lymphatiques principaux du lobe gauche. — 9, 9. Autres troncs qui partent de la surface du même lobe, mais qui plongent dans le tissu du foie dès leur naissance pour cheminer dans les canaux de la capsule de Glisson. — 10. Tronc que nous avons vu naître de la face supérieure du lobe gauche ; il accompagne le cordon de la veine ombilicale et se termine dans l'un des ganglions du hile de la glande — 11, 11. Deux troncs, en général volumineux, qui naissent aussi de la face supérieure du lobe gauche, et qui traversent le ligament triangulaire correspondant pour venir se jeter dans un ganglion situé à l'extrémité postérieure du sillon longitudinal; de ce ganglion partent des vaisseaux qui aboutissent aux ganglions du hile. — 12. Autres troncs émanés également de la face supérieure du lobe gauche et aboutissant au même ganglion que les précédents. — 13, 13. Ganglions dans lesquels se perdent les vaisseaux provenant de la face supérieure du foie. — 14. Ganglions qui répondent à la partie terminale de l'œsophage. — 15, 15, 15, 15. Ganglions qui reçoivent tous les vaisseaux satellites de la veine porte, et la plupart de ceux qui dépendent de la face inférieure du foie.

se terminent, d'après Sappey, de la façon suivante : Un tronc postérieur contourne le bord postérieur du foie, va s'accoler à la veine cave inférieure, pénètre avec cette veine dans le thorax et se termine dans les ganglions placés autour de la portion intra-thoracique de ce gros tronc veineux. — Un tronc antérieur se réfléchit au niveau du bord antérieur du foie et, accompagnant le cordon de la veine ombilicale sur la face inférieure du foie, gagne un des ganglions supérieurs de la chaîne hépatique. — Plusieurs troncs moyens cheminent de bas en haut dans le ligament suspenseur; ces troncs, dont le nombre varie de trois à dix, se réunissent au-dessous du diaphragme, forment alors un tronc énorme et très court qui perfore le muscle, puis se partage presque aussitôt en deux ou trois branches; celles-ci traversent les petits ganglions de l'amas médian du groupe diaphragmatique antérieur, simples nodules ganglionnaires interrupteurs (voy. généralités); elles vont ensuite s'accoler aux vaisseaux mammaires internes et se terminent dans les ganglions satellites de ces vaisseaux. Presque toujours ces collecteurs hépatiques se portent vers la gauche. Sur 5 sujets injectés dans le but d'élucider ce point spécial, Küttner a vu 4 fois ces vaisseaux se terminer dans la chaîne mammaire interne gauche; une fois seulement ils aboutissaient à la chaîne mammaire du côté droit.

Certains collecteurs émanés de la face inférieure du foie peuvent se jeter dans le réseau lymphatique sous-pleural de la face thoracique du diaphragme. Küttner, qui a le premier signalé cette disposition, ne l'a rencontrée que du côté droit. Elle est du plus haut intérêt pour expliquer le retentissement si fréquent des affections hépatiques, sur la plèvre droite.

2) Collecteurs de la face inférieure. — Nous envisagerons successivement les collecteurs du lobe droit, du lobe gauche, du lobe de Spiegel et enfin du lobe carré.

a) Les *collecteurs du lobe droit* peuvent être divisés en postérieurs, moyens et antérieurs. — Les collecteurs postérieurs, ordinairement au nombre de deux, cheminent à la jonction de la face inférieure et de la face postérieure; ils se dirigent transversalement en dedans, et s'accolent à la veine cave, pour se terminer dans les ganglions placés autour du segment intra-thoracique de ce vaisseau. — Les collecteurs moyens, nés au niveau de la partie moyenne du lobe, se portent directement en dedans vers le hile et se terminent dans les ganglions supérieurs de la chaîne satellite du canal cystique et plus particulièrement dans le ganglion cystique. — Les collecteurs antérieurs, plus petits mais plus nombreux, se portent en arrière et en dedans. Ils passent les uns au-dessus, les autres au-dessous de la vésicule et ont la même terminaison que les précédents.

b) Les collecteurs du *lobe gauche* se terminent tous dans les ganglions du hile et plus particulièrement dans les ganglions de la chaîne satellite de l'artère hépatique. Les collecteurs moyens ont un trajet transversal. Les collecteurs antérieurs s'accolent au cordon de la veine ombilicale, les collecteurs postérieurs au canal veineux pour gagner leurs ganglions terminaux.

c) Les collecteurs du *lobe de Spiegel* se terminent les uns dans les ganglions du hile, les autres dans les ganglions placés autour du segment thoracique de la veine cave inférieure.

d) Les collecteurs du *lobe carré*, très nombreux, mais très grêles, se terminent dans les ganglions du hile.

Les troncs que nous venons de décrire sur les faces supérieure et inférieure du foie ne collectent pas la totalité des lymphatiques émanés des lobules superficiels. Certains de ces lobules envoient leurs vaisseaux dans les collecteurs profonds. Ces territoires superficiels, tributaires des vaisseaux profonds, apparaissent comme des figures stellaires dont le centre répond à l'origine du tronc qui plonge dans l'épaisseur de l'organe. Ces figures sont surtout nombreuses au voisinage des deux extrémités du foie (4, 4, fig. 642).

II. Collecteurs profonds. — Les collecteurs profonds forment deux groupes absolument distincts. Les uns, descendants, sont satellites des branches de la veine porte. Les autres, ascendants, accompagnent les veines sus-hépatiques.

1) Les *collecteurs descendants* cheminent dans l'épaisseur de la capsule de Glisson, accompagnant ainsi les branches de la veine porte, de l'artère hépatique et les conduits biliaires. A une branche de la veine porte, répondent ordinairement 3 ou 4 troncs qui s'anastomosent entre eux. Chemin faisant, ils se jettent les uns dans les autres et leur nombre se réduit progressivement sans que leur ramescence se rapproche par sa régularité de celle des vaisseaux sanguins correspondants. A leur émergence au niveau du hile, ils sont au nombre de 15 à 18 (Sappey). Ils sont souvent groupés en deux faisceaux distincts qui apparaissent aux deux extrémités du sillon transverse. Ils se terminent dans les ganglions du hile.

2) Les *collecteurs ascendants*, découverts par Sappey en 1850, forment autour des branches des veines hépatiques une gaine plexiforme facile à injecter. « Les troncs et les troncules contribuant à la formation de cette gaine rampent sur la surface adhérente des parois veineuses, et se dirigent comme celles-ci, vers la veine cave inférieure. Arrivés au niveau de l'orifice que présente le diaphragme, ils se réduisent à 5 ou 6 troncs, qui traversent cet orifice pour se jeter dans les ganglions immédiatement situés au-dessus. » (Sappey.)

En résumé, les lymphatiques du foie se terminent dans les groupes ganglionnaires suivants : 1) ganglions du hile; 2) ganglions intra-thoraciques placés autour du segment terminal de la veine cave inférieure; 3) ganglions sus-xyphoïdiens; 4) ganglions périœsophagiens, dépendant de la chaîne coronaire stomachique; 5) ganglions placés autour du tronc cœliaque.

Les plus importants de ces groupes ganglionnaires, en tant que ganglions régionnaires du foie, sont les ganglions du hile et les ganglions placés autour du segment terminal de la veine cave inférieure. Ces derniers seront étudiés plus loin (voy. p. 1230). Quant aux ganglions du hile, nous tenons à rappeler ici qu'il est très rare de les voir se disposer en un paquet, étalé transversalement, au-dessous du sillon transverse. Ils forment ordinairement deux chaînes verticales, plus ou moins continues, dont l'une est satellite de l'artère hépatique, l'autre des canaux cystique et cholédoque (voy. fig. 639).

Signalons la présence fréquente mais non constante de 1 ou 2 ganglions parfois volumineux dans le sillon de la veine cave inférieure, en avant de ce vaisseau.

Bibliographie. — Sur les origines, voy. : T. IV, p. 766, et MALL. *Proceedings of the Assoc. of American Anatomists*, 1902. — Sur l'anat. macr. : MASCAGNI, *loc. cit.*, tab. XVII et XVIII, et p. 43. — SAPPEY, *loc. cit.*, pl. XXXV et XXXVI, et p. 94.

Lymphatiques des voies biliaires extra-hépatiques. — Les lymphatiques des voies biliaires extra-hépatiques naissent de deux réseaux, l'un muqueux, l'autre musculaire. Les collecteurs nés de ces réseaux aboutissent à la chaîne ganglionnaire satellite du canal cystique et du canal cholédoque. Il existe des relations intimes entre les lymphatiques du segment terminal du cholédoque et les lymphatiques du duodénum et de la tête du pancréas.

Lymphatiques du pancréas. — Les lymphatiques du pancréas naissent d'un réseau capillaire périlobulaire qui sera décrit plus loin (voy. t. IV, p. 830). De ce réseau partent de nombreux collecteurs qui s'anastomosent à la surface de la glande puis se terminent dans les groupes ganglionnaires péri-pancréatiques.

1) La plus grande partie d'entre eux gagne les ganglions de la chaîne splénique (voy. p. 1177). — 2) D'autres aboutissent aux ganglions satellites des arcades pancréatico-duodénales antérieure et postérieure. — 3) Un troisième groupe se jette dans les ganglions, placés autour du segment initial de l'artère mésentérique supérieure. — 4) D'autres enfin, nés de la face postérieure du pancréas, se termineraient, d'après Sappey, dans les ganglions juxta-aortiques gauches (?).

Technique. — L'injection des lymphatiques du pancréas est très difficile. Il faut se servir de sujets extrêmement frais. Par contre, lorsque l'injection réussit, elle est ordinairement des plus complètes. Sappey recommande d'utiliser de préférence le pancréas de sujets âgés.

Bibliographie. — Bartels, P. Ueber die Lymphgefässe des Pankreas. — Ueber lymphatischen Verbindungen zwischen Duodenum und Pankreas beim Hunde. *Arch. f. Anat. und Physiol.*, Jahrg. 1904, An. Abt., H. 4-6, p. 250-287.

Lymphatiques de la rate. — Les lymphatiques de la rate, dont le mode d'origine sera étudié ultérieurement (voy. t. IV, p. 867), donnent naissance à deux ordres de collecteurs que l'on distingue en superficiels et profonds.

Les *collecteurs superficiels*, signalés par Mascagni, puis par Robin et Legros, sont très difficiles à injecter chez l'homme. Sappey nie même formellement leur existence. Ils sont au contraire très développés chez le bœuf et le cheval. Ils forment chez ces animaux un riche réseau, situé entre le péritoine et la capsule fibreuse de la rate. Ils se portent ensuite vers le hile de la rate et partagent la terminaison des collecteurs profonds.

Les *collecteurs profonds*, reliés aux précédents par de nombreuses anastomoses, sont satellites des vaisseaux sanguins. Au niveau du hile, ils se réduisent à 6 à 10 troncs qui se terminent dans les ganglions externes de la chaîne splénique; ces ganglions sont placés au-dessus de la queue du pancréas dans l'épiploon spléno-pancréatique. Il n'existe normalement point de ganglions dans l'épiploon gastro-splénique; les ganglions signalés à ce niveau par quelques auteurs ne sont vraisemblablement que des rates accessoires, très fréquentes à ce niveau.

CHAPITRE III

LYMPHATIQUES DU THORAX

Nous étudierons successivement : 1° les différents groupes ganglionnaires du thorax ; 2° la disposition des vaisseaux lymphatiques des parois du thorax et des viscères intra-thoraciques.

§ I. — GROUPES GANGLIONNAIRES DU THORAX

Les ganglions lymphatiques du thorax peuvent être divisés en ganglions pariétaux et en ganglions viscéraux.

I. — GANGLIONS PARIÉTAUX

Les ganglions pariétaux comprennent : les ganglions diaphragmatiques, les ganglions mammaires internes ou rétro-sternaux et les ganglions intercostaux.

Certains ganglions du creux de l'aisselle appartiennent à l'appareil lymphatique des parois du thorax. Mais comme il est impossible de scinder l'étude des ganglions axillaires, nous laisserons pour le moment de côté ce groupe thoracique des ganglions axillaires.

Ganglions diaphragmatiques. — Sous le nom de ganglions diaphragmatiques, nous décrirons tous les ganglions reposant sur la convexité du diaphragme. On peut les répartir en trois groupes : un groupe antérieur, un groupe moyen, un groupe postérieur.

A) Le GROUPE ANTÉRIEUR repose sur les faisceaux antérieurs du corps charnu du diaphragme, en avant de la foliole antérieure du centre phrénique. Il est formé par trois amas distincts. Un amas médian et deux amas latéraux, symétriquement disposés.

L'*amas médian* comprend 2 ou 3 ganglions, placés immédiatement en arrière de la base de l'appendice xyphoïde. Ce sont les ganglions sus-xyphoïdiens de Sappey. Ces ganglions reçoivent leurs *afférents* de la face supérieure du foie (voy. p. 1224 et fig. 642); par contre ils ne reçoivent pas de vaisseaux émanés du diaphragme (Sappey). Leurs *efférents* vont se jeter dans les ganglions inférieurs de la chaîne mammaire interne.

Les *amas latéraux* sont formés par deux ganglions, souvent même par un ganglion unique. Ce ganglion est placé en regard de l'extrémité antérieure de la portion osseuse de la 7ᵉ côte. Il reçoit comme afférents les troncs lymphatiques antérieurs de la face convexe du diaphragme (voy. p. 1247). Ses efférents, ordinairement au nombre de deux, vont se jeter dans le ganglion inférieur de la chaîne mammaire interne. Ce ganglion toujours assez volumineux fait rarement défaut (Sappey).

B. Le GROUPE MOYEN est formé par deux amas ganglionnaires, l'un gauche, l'autre droit.

A *gauche*, ces ganglions, dont le nombre varie de 3 à 6 et dont le volume est toujours peu considérable, sont groupés autour du point où le nerf phrénique aborde le diaphragme. Ils sont placés à gauche du sac fibreux du péricarde.

A *droite*, la disposition est légèrement différente. L'amas ganglionnaire, plus important que celui du côté opposé, comprend deux ordres de ganglions. Les uns disposés comme ceux de l'amas précédent, sont placés en dehors du péricarde, à droite de la veine cave inférieure, autour du segment terminal du phrénique droit. Les autres sont intra-péricardiques et répondent à la face antérieure de la veine cave inférieure.

Les ganglions diaphragmatiques moyens reçoivent leurs vaisseaux afférents de la partie moyenne du diaphragme. Du côté droit, ils reçoivent en outre de nombreux lymphathiques venus du foie (voy. p. 1228). Leurs vaisseaux efférents vont se jeter dans les ganglions médiastinaux postérieurs.

C. Le GROUPE POSTÉRIEUR comprend 4 ou 5 ganglions profondément situés entre la face postérieure des piliers du diaphragme et la face antérieure des 11e et 10e dorsales. Ces ganglions, ordinairement peu volumineux, sont inter-

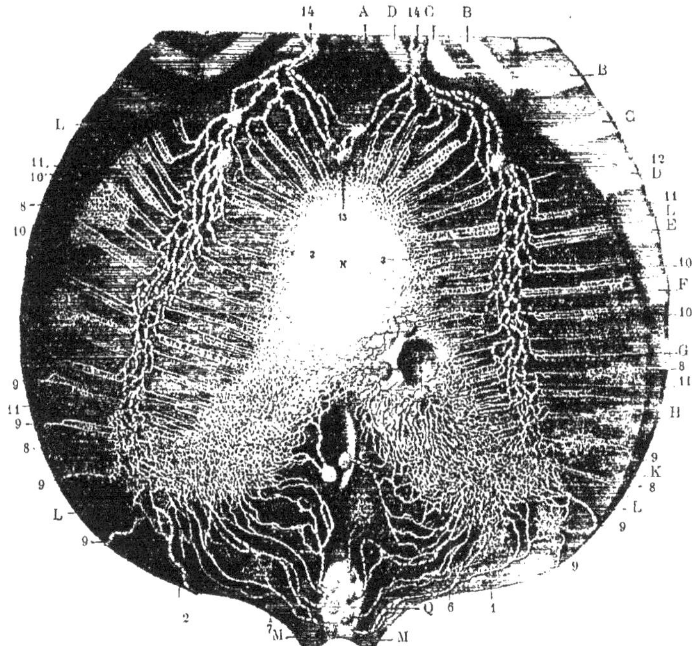

Fig. 644. — Lymphatiques de la face supérieure du diaphragme (Sappey).

A. Appendice xyphoïde. — B, B. Cinquième côte. — C, C. Sixième côte. — D, D. Septième côte. — E. Huitieme côte. — F. Neuvième côte. — G. Dixième côte. — H. Onzième côte. — K. Douzième côte. — L, L, L, L. Moitiés droite et gauche de la portion musculaire du diaphragme. — M, M. Piliers de ce muscle. — N. Centre aponévrotique du diaphragme avec ses trois folioles. — O. Orifice qui donne passage à la veine cave inférieure. Autour de cet orifice se voient trois ganglions et quelquefois quatre.— P. Orificé œsophagien. — Q. Orifice aortique; l'aorte a été enlevée; les ganglions qui répondent à sa partie antérieure ont seuls été conservés.

1. Réseau lymphatique de la foliole droite du centre phrénique. — 2. Réseau de la foliole gauche. — 3, 3. Réseau occupant le contour de la foliole antérieure; cette foliole étant recouverte, chez l'homme, par le péricarde qui lui adhère étroitement, son réseau lymphatique ne peut être injecté que sur la face opposée : on ne la met que très difficilement en évidence dans l'espèce humaine, mais on l'injecte sans difficulté aucune chez les mammifères. — 4, 4, 4. Ganglions dans lesquels se rendent quelques-uns des troncules provenant du centre phrénique. — 5, 5. Deux ganglions situés sur le trajet de l'œsophage, immédiatement au-dessus de l'orifice œsophagien; ils reçoivent les vaisseaux émanés de la partie interne des folioles droite et gauche. — 6. Troncs lymphatiques qui naissent de la partie postérieure de la foliole droite et du pilier droit du diaphragme; ces troncs, au nombre de trois ou quatre, vont se terminer dans les ganglions sus-aortiques. — 7, 7. Troncs lymphatiques qui viennent de la partie postérieure de la foliole gauche et du pilier gauche; ils se rendent aux mêmes ganglions que les précédents. — 8, 8, 8. Réseaux lymphatiques à mailles serrées et superposées, qui recouvrent la partie charnue du diaphragme. — 9, 9, 9, 9, 9, 9. Troncs lymphatiques qui prennent naissance par un réseau sur la partie convexe de la portion charnue du muscle, et qui se dirigent ensuite vers les derniers espaces intercostaux pour se rendre dans les ganglions aortiques. — 10, 10, 10, 10. Autres réseaux plus petits et parallèles aux faisceaux musculaires qu'ils entourent; tous convergent, les uns de dehors en dedans, les autres de dedans en dehors, pour se terminer par un troncule qui se jette dans le plexus des troncs collecteurs. — 11, 11, 11, 11. Plexus des troncs collecteurs; il s'etend d'arrière en avant, et se termine dans un gros ganglion situé au niveau du cartilage des sixième ou septième côtes. — 12. Ganglion dans lequel se termine le plexus des troncs collecteurs; ce ganglion est unique à droite et double du côté gauche. — 13. Trois petits ganglions, situés au-devant du péricarde, et comme perdus dans la graisse qui les entoure; ils reçoivent des troncs lymphatiques qui traversent le ligament suspenseur du foie, et ensuite la portion charnue du diaphragme. De ces ganglions partent plusieurs troncs qui se rendent dans les ganglions placés à droite et à gauche de l'appendice xyphoïde, sur le trajet des vaisseaux mammaires internes. — 14, 14. Ganglions dans lesquels se terminent les vaisseaux précédents, et ceux qui font suite au plexus des troncs collecteurs.

médiaires aux ganglions abdomino-aortiques et aux ganglions médiastinaux postérieurs.

Ganglions mammaires internes. — (G. rétrosternaux ; g. présternaux, Sappey ; g. sternaux, Leaf). Les ganglions mammaires internes, satellites des vaisseaux de ce nom, forment deux chaînes ascendantes, parallèles aux bords latéraux du sternum. Le nombre de ces ganglions est très variable. On en compte 4 à 6 de chaque côté. La chaîne commence ordinairement au niveau du 3e espace. Au niveau du 4e et du 5e les ganglions font en effet presque toujours défaut. Au-dessus de la 4e côte, on trouve ordinairement un ganglion par espace, assez souvent deux, beaucoup plus rarement trois. Les ganglions reposent en avant sur le muscle intercostal interne. Les vaisseaux mammaires leur sont ordinairement postérieurs. En arrière de ces vaisseaux une mince lame celluleuse sépare les ganglions de la plèvre médiastine. Ajoutons que le glanglion du 3e espace est parfois recouvert par le faisceau supérieur du triangulaire du sternum.

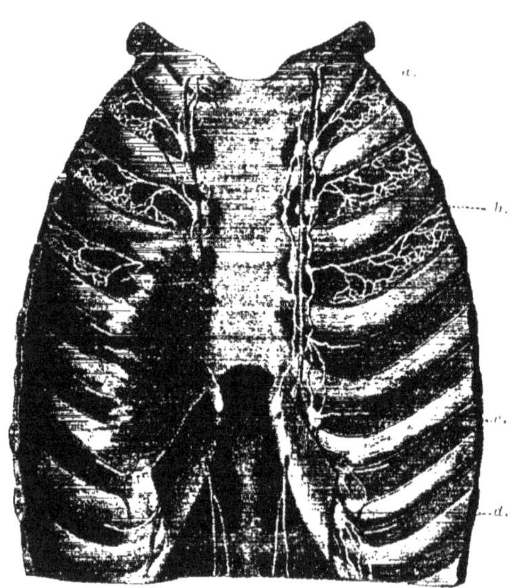

Fig. 645. — Ganglions mammaires internes.

a, vaisseau efférent de la chaîne mammaire interne. — *b*, *c*, ganglions de cette chaîne. — *d*, ganglion diaphragmatique (amas latéral du groupe antérieur).

Au-dessus du premier espace, la chaîne mammaire interne, toujours satellite de l'artère, se porte comme celle-ci en arrière et en dehors, s'applique sur le dôme pleural et vient se terminer au niveau du confluent veineux de la jugulaire interne et de la sous-clavière.

Vaisseaux afférents. — Les ganglions mammaires internes collectent : 1°) les efférents des ganglions diaphragmatiques antérieurs qui reçoivent eux-mêmes des lymphatiques du diaphragme du foie ; 2°) les lympathiques de la portion supérieure du grand droit de l'abdomen ; 3°) les lymphatiques de la portion antérieure des espaces intercostaux ; 4°) les lymphatiques des téguments de la région présternale : 5°) des lymphatiques de la mamelle. (voy. p. 1240).

Vaisseaux efférents. — Leurs vaisseaux efférents se réunissent ordinairement en un seul tronc qui se jette isolément dans la face antérieure du confluent de la jugulaire interne et de la sous-clavière. A gauche, ce tronc peut aussi se jeter dans le canal thoracique. A droite, il se termine souvent dans le tronc sous-clavier. Il est plus rare de le voir s'unir à ce dernier et au tronc jugulaire pour constituer une grande veine lymphatique telle que la décrivent nos classiques (voy. p. 1306). — Très fréquemment un des vaisseaux efférents des ganglions mammaires internes va se jeter dans un ganglion du groupe sus-claviculaire. Lorsque nous décrirons ce groupe ganglionnaire (voy. p. 1275) nous verrons l'importance de cette disposition pour expliquer la pathogénie du « signe de Troisier ».

Ganglions intercostaux. — Placés sur le trajet des vaisseaux intercostaux, les ganglions occupent, les uns la partie moyenne de l'espace (g. latéraux), les autres sa partie postérieure (g. postérieurs).

Les *ganglions latéraux* sont très inconstants. Ils sont ordinairement placés au niveau du point où l'artère intercostale émet un rameau perforant latéral. Toujours de très petite taille, ils représentent en réalité de simples nodules ganglionnaires interrupteurs placés sur le trajet des troncs lymphatiques émanés des muscles intercostaux externes et satellites du paquet vasculo-nerveux de l'espace intercostal (voy. plus loin, Lymphatiques des muscles intercostaux, p. 1244).

Les *ganglions postérieurs* sont beaucoup plus importants que les précédents. Ils occupent l'extrémité postérieure des espaces intercostaux. Ils répondent ordinairement à la partie moyenne du col de la côte; plus rarement, ils sont situés au niveau de l'articulation costo-vertébrale. Ils reposent en arrière sur le muscle intercostal externe. En avant ils sont recouverts par la plèvre. Leurs rapports avec l'artère sont assez variables ; le plus souvent, ils sont sus-jacents à l'artère, qui émet à leur niveau sa branche dorso-spinale.

Ils reçoivent comme *afférents* les troncs lymphatiques satellites des artères intercostales aortiques. — La disposition de leurs vaisseaux *efférents* varie suivant le niveau considéré. Les efférents des ganglions des 4 ou 5 derniers espaces se réunissent pour former un tronc verticalement descendant et de plus en plus volumineux, qui se termine dans l'origine du canal thoracique. Les efférents des ganglions sus-jacents suivent une direction transversale ou ascendante pour se rendre dans la moitié supérieure du canal. Quelquefois plusieurs de ces troncs se fusionnent pour constituer un tronc verticalement ascendant qui se jette dans le canal thoracique en un point plus ou moins rapproché de sa terminaison.

II. — GANGLIONS VISCÉRAUX

Les ganglions viscéraux du thorax, très nombreux et très importants, peuvent être répartis en trois groupes : un groupe *antérieur*, formé par les ganglions placés dans le médiastin antérieur; un groupe *moyen*, comprenant les ganglions *péri-trachéo-bronchiques*, placés aux confins du médiastin antérieur et du médiastin postérieur; un groupe *postérieur*, constitué par les ganglions occupant le médiastin postérieur.

Ganglions médiastinaux antérieurs. — Les ganglions placés dans le médiastin antérieur occupent la partie supérieure de celui-ci. Ils constituent un amas de 4 à 6 ganglions, placés en avant de la trachée au niveau du bord convexe de la crosse aortique. Cet amas ganglionnaire forme en quelque sorte un trait d'union entre les deux chaînes ganglionnaires latéro-trachéales ou récurrentielles qui longent les parties latérales de la trachée et les ganglions péritrachéo-bronchiques.

Ils reçoivent comme *vaisseaux afférents*: *a*) des lymphatiques émanés de la

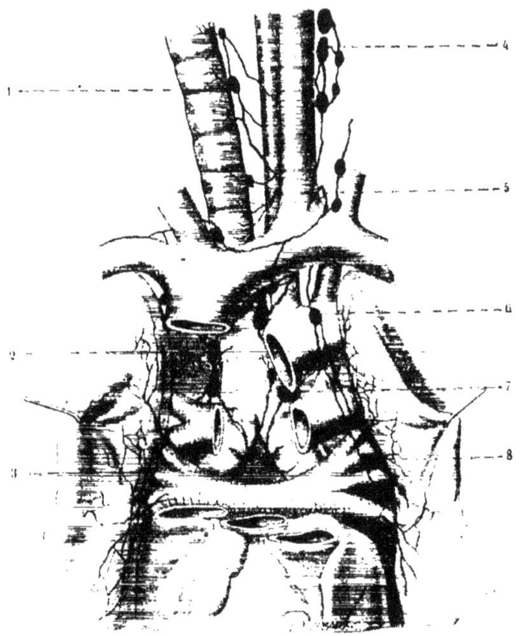

Fig. 646. — Ganglions trachéo-bronchiques (d'après Most).

1. Chaîne récurrentielle. — 2. Ganglions trachéo-bronchiques droits. — 3. Ganglions sous-trachéo-bronchiques. — 4. Ganglions cervicaux profonds. — 5. Canal thoracique. — 6, 7. Ganglions trachéo-bronchiques gauches. — 8. Ganglions bronchiques.

portion intra-thoracique de la trachée; *b*) des lymphatiques du cœur; c) quelques efférents des ganglions péritrachéo-bronchiques sous-jacents.

Leurs vaisseaux efférents se joignent aux efférents des ganglions péritrachéo-bronchiques et gagnent avec ces derniers le confluent de la jugulaire interne et de la sous-clavière. A ce niveau, réduits à un ou deux troncs, ils se jettent soit dans le confluent, soit dans un ganglion sus-claviculaire placé dans l'angle de réunion des deux veines. On peut également les voir aboutir, du côté gauche, dans le crochet terminal du canal thoracique.

Ganglions trachéo-bronchiques (g. trachéo-bronchiales, Sukiennikow, Most). — La topographie des ganglions trachéo-bronchiques a été minutieusement étudiée en 1874 par Baréty dont la description est restée classique. Avec cet auteur, on peut diviser les ganglions péritrachéo-bronchiques en quatre groupes : les ganglions prétrachéo-bronchiques droits, les ganglions prétrachéo-bronchiques gauches, les ganglions intertrachéo-bronchiques et les ganglions interbronchiques[1].

1. Les ganglions *trachéo-bronchiques droits* (g. trachéo-bronchiques droits) constituent le plus important de ces groupes par leur nombre, la constance de leur disposition et la fréquence des lésions dont ils sont atteints. Ils sont logés dans l'angle que forme la trachée avec la bronche droite. Ce groupe comprend généralement 4 ou 5 ganglions qui, à l'état normal, ont le volume et la forme d'un gros pois ou d'un haricot. Ces ganglions sont en rapport : *en avant*, avec la veine cave inférieure; *en dedans*, avec la trachée; *en dehors*, avec la face interne du poumon droit; *en bas*, avec la bronche droite, la branche droite de l'artère pulmonaire et la crosse de l'azygos; *en haut*, ce groupe remonte jusqu'à la crosse de la sous-clavière et entre à ce niveau en rapport avec l'anse du récurrent et la chaîne ganglionnaire satellite de ce nerf; *en arrière*, enfin, il répond au pneumogastrique droit.

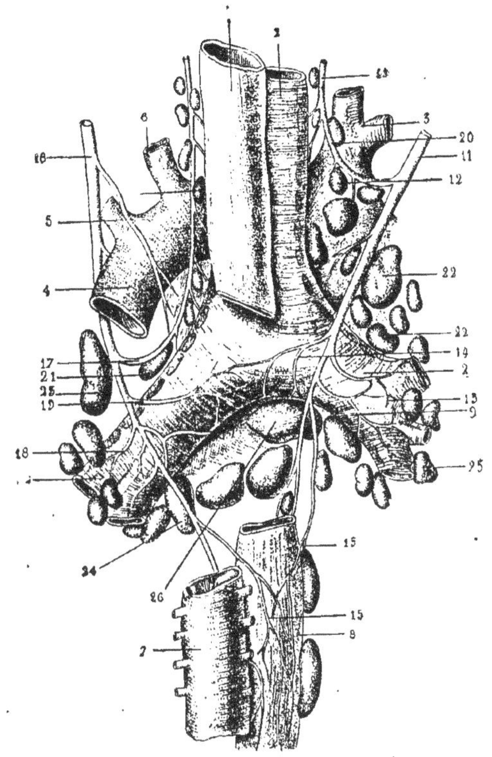

Fig. 647. — Disposition et rapports des ganglions trachéo-bronchiques (figure dessinée par M. Hallé et empruntée au tome IV de *la Clinique médicale* de H. Gueneau de Mussy).

1. Œsophage. — 2. Trachée. — 3. Tronc brachio-céphalique artériel. — 4. Crosse de l'aorte. — 5. Artère sous-clavière gauche. — 6. Artère carotide gauche. — 7. Aorte thoracique. — 8. Œsophage. — 9. Bronche droite. — 10. Bronche gauche. — 11. Nerf pneumogastrique droit. — 12. Nerf récurrent droit. — 13. Filets bronchiques du pneumogastrique droit. — 14. Filets anastomotiques. — 15. Filets œsophagiens. — 16. Nerf pneumogastrique gauche. — 17. Nerf récurrent gauche. — 18. Filets bronchiques du pneumogastrique gauche — 19. Filets anastomotiques. — 20. Chaîne ganglionnaire du nerf récurrent droit. — 21. Chaîne ganglionnaire du récurrent gauche. — 22. Groupe ganglionnaire prétrachéo-bronchique droit. — 23. Groupe ganglionnaire prétrachéo-bronchique gauche. — 24-25. Groupes interbronchiques droits et gauches. — 26. Groupe intertrachéo-bronchique.

2. Les ganglions *prétrachéo-bronchiques gauches* (g. trachéo-bronchiques

(1) Nous conservons cette nomenclature de Barety, parce qu'elle est devenue courante. Mais elle a l'inconvénient d'être assez obscure et difficile à retenir. Nous préférons les désignations de Most, plus simples et plus claires. Nous les indiquons à côté de celles de Barety et nous emploierons indifféremment l'une ou l'autre de ces nomenclatures.

gauches), dont le nombre varie de 3 à 4, sont ordinairement moins volumineux que les précédents. Ils répondent : *en avant*, à la portion ascendante de la crosse aortique; *en dedans*, à la trachée; *en bas*, à la bronche gauche et à l'artère pulmonaire gauche; *en dehors*, au poumon gauche; *en arrière*, au pneumogastrique gauche. *En haut*, ils entrent en rapport avec la portion horizontale de la crosse aortique et avec l'anse du récurrent. Ils se continuent à ce niveau avec la chaîne récurrentielle gauche. Sukiennikow et Most rattachent à ce groupe un ou deux ganglions placés sur la face antérieure et gauche de la crosse aortique.

3. Les *ganglions intertrachéo-bronchiques* (g. trachéo-bronchiques inf.) sont placés dans l'angle de bifurcation de la trachée. Ce groupe impair et médian comprend de 4 à 12 ganglions, généralement plus nombreux et plus volumineux sous la bronche droite que sous la bronche gauche. Ils sont en rapport : *en haut*, avec la bifurcation de la trachée; *en avant*, avec le péricarde qui les sépare de l'oreillette gauche à laquelle ils envoient une veinule, signalée par Lannelongue et retrouvée par Barety; *en arrière*, avec le plexus pulmonaire et la face antérieure de l'œsophage.

4. Les *ganglions interbronchiques* occupent les angles de division des bronches souches. Suivant Cruveilhier on peut trouver des ganglions jusqu'aux divisions de quatrième ordre. Ces ganglions, complètement enfouis dans le parenchyme pulmonaire, sont en rapports intimes avec les branches des vaisseaux pulmonaires et plus particulièrement avec celles de l'artère pulmonaire, qu'ils peuvent comprimer lorsqu'ils sont hypertrophiés.

Les ganglions péritrachéo-bronchiques sont souvent augmentés de volume, ce qui tient aux infections fréquentes auxquelles ils sont exposés. Ils présentent, dès les premières années de la vie, une teinte noirâtre due à ce qu'ils arrêtent les particules de charbon recueillies par les leucocytes à la surface des bronches. Cette anthracose normale s'accompagne d'une sclérose progressive qui, chez les vieillards, transforme ces ganglions en de simples blocs fibreux.

Vaisseaux afférents. — Les vaisseaux afférents des ganglions trachéo-bronchiques sont formés par les collecteurs superficiels et profonds des poumons et par les collecteurs de la partie thoracique de la trachée.

Vaisseaux efférents. — Les vaisseaux efférents se dirigent sur l'orifice supérieur du thorax; ils se réduisent à un ou deux troncs qui se terminent dans le confluent veineux, soit isolément, soit en s'unissant aux efférents de la chaîne mammaire interne.

Ganglions médiastinaux postérieurs. — Les ganglions *médiastinaux postérieurs* sont disséminés autour de l'œsophage. Ils sont ordinairement placés sur la face antérieure de ce conduit, en arrière du péricarde. Il est également possible, quoique plus rare, de rencontrer 2 ou 3 petits ganglions rétro-œsophagiens. Ces ganglions sont alors accolés au canal thoracique.

Bibliographie. — Sur les ganglions péritrachéo-bronchiques voy. : Becker. De glandulis thoracis lymphaticis atque thymo. *Thèse Berlin*, 1827. — Barety. De l'adénopathie trachéo-bronchique. *Thèse de Paris*, 1874. — Guéneau de Mussy. *Clinique médicale*, t. IV, 1885. — Leaf, *loc. cit.*, p. 28 et fig. 2, 3, 4 et 5. — Sukiennikow, Topographische Anatomie der bronchialen u. trachealen Lymphdrüsen. *Berliner klinische Wochenschrift*, 1903, n° 14-16. — Most, Untersuchungen über die Lymphbahnen an der oberen Thorax apertur und am Brustkorb. *Archiv. f. Anatomie u. Physiologie*. Anat. Abtert, 1908.

§ II. — VAISSEAUX LYMPHATIQUES DU THORAX

Nous étudierons successivement les vaisseaux lymphatiques des parois du thorax et ceux des viscères intra-thoraciques.

I. — VAISSEAUX LYMPHATIQUES PARIÉTAUX

Les lymphatiques pariétaux peuvent être divisés en : lymphatiques cutanés, lymphatiques de la glande mammaire, lymphatiques des muscles périthoraciques, lymphatiques des muscles intercostaux, et enfin lymphatiques du diaphragme.

Lymphatiques cutanés. — Les téguments du thorax peuvent être divisés en trois territoires lymphatiques : antérieur, latéral et postérieur. Cette division est artificielle, en ce sens que les trois territoires sont loin de posséder des limites distinctes, mais elle a l'avantage de permettre une systématisation plus nette des collecteurs du réseau cutané du thorax.

1) Territoire antérieur. — Le territoire antérieur s'étend depuis la ligne médiane jusqu'au voisinage de la ligne axillaire antérieure. Remarquons qu'il faut distraire de ce territoire les lymphatiques des téguments qui recouvrent la partie centrale de la mamelle. Ces vaisseaux se comportent en effet d'une façon spéciale et nous les étudierons en même temps que les lymphatiques de la glande mammaire.

Les collecteurs qui desservent le territoire antérieur apparaissent au voisinage de la ligne médiane. Ils se portent vers le creux de l'aisselle, en passant les uns au-dessus, les autres au-dessous du sein. Signalons en passant qu'il n'est pas rare de voir des troncs, nés assez bas, au voisinage de l'appendice xyphoïde, par exemple, décrire une courbe très accentuée et aller passer au-dessus du sein pour gagner le creux de l'aisselle. Tous ces troncs antérieurs se terminent dans le groupe thoracique des ganglions axillaires.

Mascagni figure sur le trajet de l'un de ces troncs deux petits ganglions placés près du bord inférieur du grand pectoral, au niveau de la ligne mamelonnaire. Ces ganglions, simples nodules interrupteurs, font le plus souvent défaut. Il ne faut pas les confondre avec les ganglions paramammaires, décrits par Gerota, et sur lesquels nous aurons l'occasion de revenir plus loin (voy. Mascagni, *loc. cit.*, tab. XXIV, 08).

Cette voie axillaire homolatérale représente la voie lymphatique principale de la région antérieure du thorax. Mais il existe des voies accessoires qu'il importe de signaler.

C'est ainsi que les troncs nés au-dessous de la clavicule se portent en haut et en dehors, passent au-dessus de cet os et se terminent dans les ganglions sus-claviculaires. De même, en pratiquant l'injection à quelque distance de la ligne médiane, on peut voir la masse injectée passer dans les ganglions du côté opposé. Or, ce passage n'est pas seulement la conséquence de l'absence d'interruption du réseau d'origine au niveau de la ligne médiane, il est dû aussi à ce que certains troncs ont une origine croisée. Il est vrai que cette décussation des collecteurs ne peut pas être regardée comme normale. OElsner ne l'a rencontrée que 2 fois sur 9 sujets. — Enfin, toujours au voisinage de la ligne médiane, on peut, en injectant le réseau cutané, remplir 2 ou 3 collecteurs qui perforent l'extrémité antérieure des espaces intercostaux, en s'accolant aux branches perforantes de la mammaire interne et gagnent les ganglions satellites de cette artère. Il s'agit là d'une disposition, sinon constante, du moins très fréquente, si nous en croyons nos propres constatations.

En résumé le territoire cutané de la région antérieure du thorax possède une voie lymphatique principale, la voie axillaire homolatérale, et trois voies accessoires, la voie axillaire contralatérale, la voie sus-claviculaire et la voie mammaire interne.

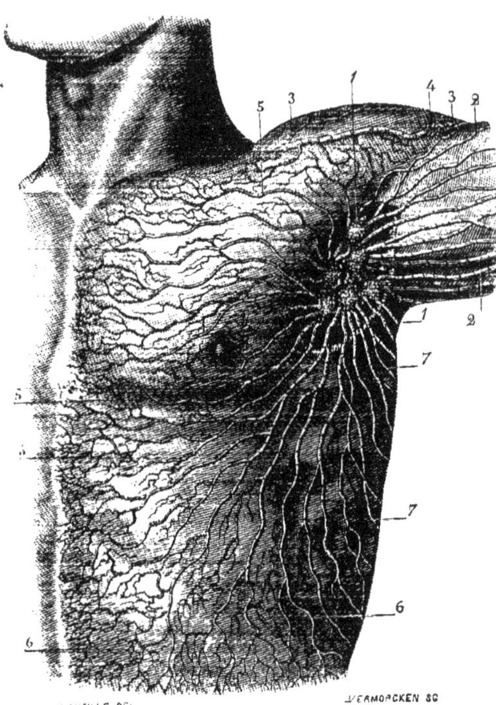

FIG. 648. — Vaisseaux lymphatiques des parties antéro-latérales du thorax (Sappey).

1, 1. Ganglions axillaires. — 2, 2. Troncs lymphatiques superficiels du membre thoracique. — 3, 3. Gros troncs provenant aussi des teguments du membre superieur, mais qui, au lieu de se jeter dans les ganglions de l'aisselle, cheminent dans l'interstice du deltoïde et du grand pectoral pour aller se terminer dans un ganglion sous-claviculaire. — 4. Ganglion qu'on observe quelquefois sur le trajet de ce tronc. — 5, 5. Vaisseaux lymphatiques de la partie anterieure et supérieure du thorax. — 6, 6, 7, 7. Vaisseaux lymphatiques qui partent des téguments du thorax.

Lorsque, du fait d'une intervention ou de la thrombose néoplasique des vaisseaux lymphatiques, la voie axillaire principale a été supprimée, les voies accessoires que nous venons d'indiquer peuvent augmenter d'importance. On peut même voir apparaître alors des voies tout à fait anormales. C'est ainsi que, dans un cas de ce genre, Gerota a vu la peau de la région sous-mammaire envoyer ses lymphatiques dans les ganglions inguinaux superficiels et même dans les ganglions iliaques externes, par des troncs qui, devenus profonds, allaient s'accoler à l'artère epigastrique. Ces notions sur la terminaison des lymphatiques issus des téguments de la région antérieure du thorax ont une grande importance pratique. Lorsqu'un épithélioma du sein est arrivé à un stade un peu avancé de son évolution, il est habituel que l'envahissement ne soit pas limité à la peau de la région mammaire, mais atteigne aussi les téguments périmammaires. Comme le fait remarquer Œlsner, il y a donc presque autant d'intérêt à connaître la disposition de leurs lymphatiques que celle des lymphatiques de la glande elle-même.

2) TERRITOIRE LATÉRAL. — Le territoire latéral donne naissance à 5 ou 6 troncs qui montent verticalement, perforent l'aponévrose axillaire et se terminent, comme les troncs antérieurs, dans le groupe thoracique des ganglions axillaires.

3) TERRITOIRE POSTÉRIEUR. — Le territoire postérieur donne naissance à

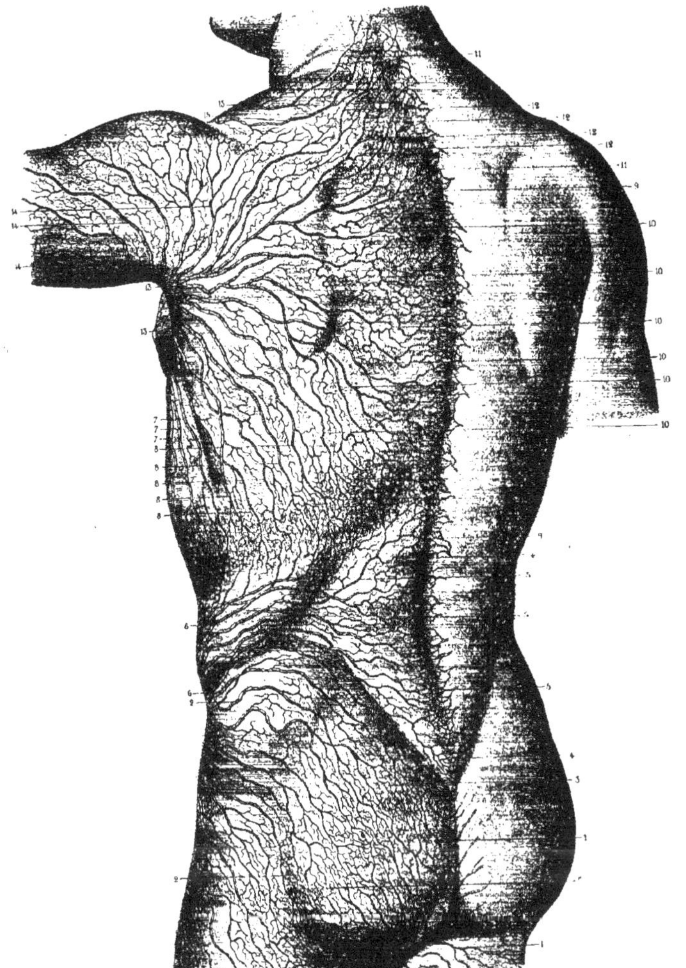

Fig. 649. — Lymphatiques cutanés de la région fessière et de la face postérieure du tronc (Sappey).

1, 1. Vaisseaux lymphatiques de la partie interne de la fesse se dirigeant en bas, en dedans, puis en avant, pour se joindre à ceux de l'anus et du périnée ; comme ces derniers, ils vont se terminer dans les ganglions internes du pli de l'aine. — 2, 2. Troncs lymphatiques qui naissent des deux tiers externes et supérieurs de la fesse. Tous ces troncs se dirigent en haut et en dehors, puis contournent la partie supérieure du membre pour aller se terminer dans les ganglions externes du pli de l'aine. — 3, 3. Ramuscules par lesquels se continuent entre eux les vaisseaux ascendants et descendants de la région fessière. Sur cette limite, commune aux deux groupes de vaisseaux, on peut, en piquant la peau avec la pointe du tube, injecter tantôt les uns et tantôt les autres. — 4, 4. Réseau lymphatique médian de la région lombaire. Ce réseau, comme tous ceux du même ordre, ne répond par sa partie profonde à aucun tronc lymphatique. Ceux-ci naissent à droite et à gauche de ses parties latérales. Mascagni a commis une erreur en avançant que les vaisseaux lymphatiques du côté droit des régions lombaire et dorsale peuvent naître du côté gauche et réciproquement. Cette erreur tient à la méthode d'étude très defectueuse qu'on mettait alors en usage. Sur aucune partie du tronc et de la tête, je n'ai vu un seul vaisseau venir du côté opposé à celui auquel il appartient. — 5, 5, 5. Troncs au nombre de six à huit qui partent de ce réseau et qui convergent d'arrière en avant. — 6, 6. Ces mêmes troncs qui contournent le flanc gauche pour se rendre dans les ganglions du pli de l'aine. — 7, 7, 7. Vaisseaux lymphatiques des parois latérales du thorax, se dirigeant de bas en haut vers les ganglions du creux de l'aisselle. — 8, 8, 8, 8, 8. Troncs lymphatiques naissant d'un réseau qui leur est commun avec ceux de la région lombaire. — 9, 9. Réseau lymphatique median de la région dorsale. — 10, 10, 10, 10, 10. Troncs dont les premières radicules émergent de ce réseau. — 11, 11. Réseau lymphatique median de la partie postérieure du cou. — 12, 12, 12, 12. Troncs qui proviennent de ce réseau ; ils convergent de dedans en dehors, cheminent obliquement sur la partie postérieure et supérieure de l'épaule, puis se joignent à ceux de la région dorsale pour aller se terminer dans les ganglions du creux axillaire. — 13, 13. Ensemble des troncs qui tirent leur origine de la partie postérieure du thorax. Ils contournent le bord postérieur du creux de l'aisselle afin de se rendre dans les ganglions de cette région. — 14, 14, 14. Vaisseaux de la partie postérieure et superieure du bras, convergeant aussi vers le creux de l'aiselle pour se terminer comme les precédents. — 15, 15. Deux troncs de la partie postérieure du cou qui contournent le bord supérieur du trapèze pour se jeter dans les ganglions sus-claviculaires.

10 ou 12 troncs (Sappey). Les troncs inférieurs apparaissent un peu au-dessous du rebord inférieur du thorax. Les troncs moyens naissent au voisinage de la ligne médiane sur toute l'étendue de la région dorsale. Les troncs supérieurs viennent de la région inférieure de la nuque. Tous convergent vers le creux axillaire, en présentant ainsi dans leur ensemble une disposition radiée assez régulière (voy. fig. 649). Ils se terminent dans le groupe scapulaire des ganglions axillaires.

Lymphatiques du sein. — Nous diviserons les lymphatiques du sein en lymphatiques cutanés et en lymphatiques glandulaires.

I. **Lymphatiques cutanés.** — La disposition des lymphatiques cutanés varie suivant qu'on les envisage à la périphérie de la région mammaire, ou au centre de celle-ci, c'est-à-dire au niveau de l'aréole et du mamelon.

Les lymphatiques cutanés périphériques ne se distinguent en rien des lymphatiques cutanés des régions adjacentes ; ils vont se jeter dans les collecteurs qui résument la circulation lymphatique des téguments de la partie antérieure du thorax. Ceux qui naissent au niveau de la partie interne de la glande peuvent aller aboutir aux ganglions axillaires du côté opposé (Rieffel. Œlsner).

Les lymphatiques cutanés centraux présentent au contraire, au point de vue de leur origine et de leur terminaison, une disposition tout à fait particulière. A leur origine, ils constituent un réseau à mailles extrêmement serrées, disposées en plusieurs plans et faciles à injecter, surtout sur la femme morte au cours de la lactation. Lorsqu'on arrive à remplir complètement à l'aide du mercure ce réseau sous-aréolaire et sous-mamillaire, toute la partie centrale de la région semble être convertie en une plaque argentée et un examen à la loupe est nécessaire pour distinguer les mailles dont cette plaque est formée De ce réseau, partent de nombreux troncules qui se jettent immédiatement dans un plexus lymphatique, formé par des troncs plus volumineux : c'est le plexus sous aréolaire de Sappey, dans lequel viennent également se jeter la plupart des troncs issus de la glande mammaire elle-même.

II. **Lymphatiques glandulaires.** — Nous n'aborderons pas ici la question discutée des origines des lymphatiques glandulaires (voy. sur ce point, t. V, p. 697). Les recherches de Regaud semblent d'ailleurs avoir tranché la question. *Au niveau des lobules glandulaires*, les lymphatiques naissent par de vastes sacs périlobulaires ; ces sacs ne pénètrent jamais à l'intérieur des lobules et se bornent à ramper et à s'étaler plus ou moins largement à leur surface.

Au niveau des conduits galactophores, le réseau d'origine est formé par des capillaires, dont la direction générale est parallèle à celle des conduits excréteurs et qui s'unissent entre eux par des anastomoses transversales.

Des sacs périlobulaires partent deux ordres de collecteurs. Les uns gagnent le plexus sous-aréolaire et de là les ganglions axillaires. Ils constituent la voie lymphatique principale du sein. Les autres émergent au niveau de la périphérie de la glande; ils forment plusieurs voies accessoires qui diffèrent par leur trajet et leur terminaison.

A) Voie lymphatique principale. — Cette voie est la seule que décrive

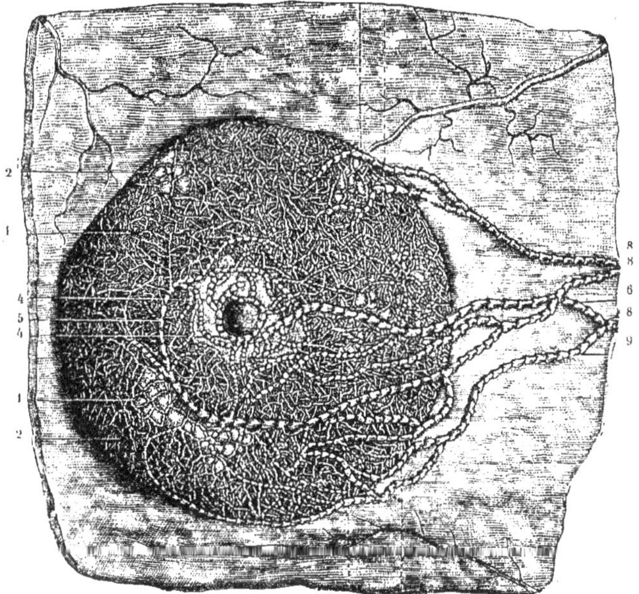

Fig. 650. — Vaisseaux lymphatiques de la face antérieure du sein; plexus sous-aréolaire; troncs qui en partent (Sappey).

1, 1. Réseau lymphatique de la face antérieure de la glande mammaire. — 2, 2. Lobules de la glande, dont le réseau périphérique n'a pas été injecté afin de laisser voir le réseau circumlobulaire qui les encadre. — 3, 3, 3, 3. Troncs qui naissent des parties supérieure et inférieure de la glande. — 4, 4. Plexus lymphatique sous-aréolaire. — 5. Vaisseau lymphatique qui naît de la partie interne de ce plexus. — 6. Vaisseau naissant de la partie externe du même plexus. — 7. Vaisseau provenant de la partie inférieure de la glande ; après un long trajet il se réunit au précédent pour former l'un des deux troncs auxquels aboutissent tous les autres. — 8, 8. Les deux principaux troncs lymphatiques qui s'étendent transversalement de la mamelle aux ganglions du creux de l'aisselle.

Sappey, dont la description est acceptée par Richet, Tillaux, Merkel, Nagel, Pierre Delbet, Sorgius. Les collecteurs qui la constituent partent des sacs périlobulaires. Ils se dirigent vers le mamelon, en cheminant entre les conduits galactophores et recueillent chemin faisant les capillaires annexés à ces conduits. Ils se terminent dans le plexus sous-aréolaire.

Ce plexus, auquel nous avons déjà vu aboutir les lymphatiques cutanés de l'aréole et du mamelon, est formé par des troncs volumineux et bosselés. L'ensemble de ce plexus représente un disque percé à sa partie centrale d'un orifice qui circonscrit la base du mamelon. La périphérie de ce disque dépasse ordinairement le contour de l'aréole.

De ce plexus partent ordinairement deux gros troncs qui l'abandonnent, l'un à sa partie interne, l'autre à sa partie externe. Le *tronc interne* se porte d'abord en bas, puis en dehors, en contournant le bord inférieur du plexus sous-aréolaire. Il se dirige ainsi vers le creux de l'aisselle, en cheminant dans le tissu cellulaire sous-cutané, le long du bord inférieur du grand pectoral, qu'il croise au niveau de la 3e côte pour gagner la base de l'aisselle. Ce col-

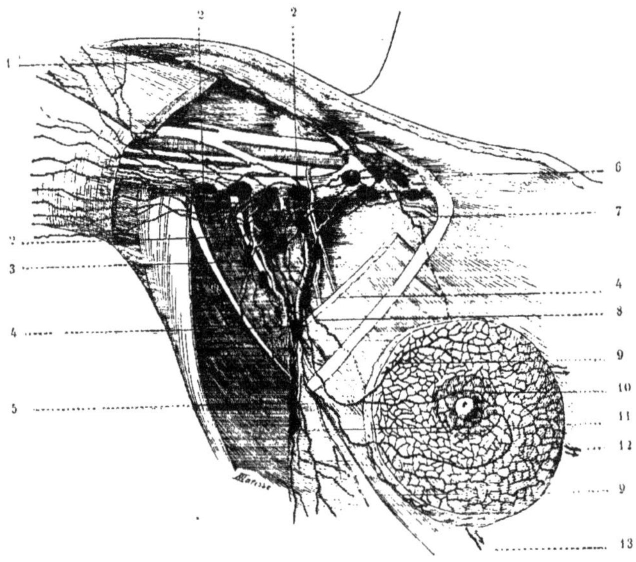

Fig. 631. — Lymphatiques du sein et ganglions (demi-schématique).

1. Ganglion delto-pectoral. — 2. Ganglions de la chaîne humérale. — 3. Ganglion du groupe central. — 3. Ganglion de la chaîne scapulaire. — 4. Ganglion de la chaîne thoracique (groupe supéro-interne). — 5. Ganglion de la chaîne thoracique (groupe inféro-externe). — 6. Ganglions sous-claviculaires. — 7. Lymphatique mammaire aboutissant aux ganglions sous-claviculaires (inconstant). 8, 9. Collecteurs mammaires, aboutissant aux ganglions de la chaîne thoracique. — 10. Plexus sous-aréolaire. — 11. Collecteur cutané des parois latérales du thorax. — 12, 13. Collecteurs mammaires allant aboutir aux glanglions mammaires internes.

lecteur reçoit constamment comme affluents 1 ou 2 troncs assez volumineux directement émanés de la partie inférieure de la glande mammaire. — Le *tronc externe* ordinairement moins volumineux que le précédent, se porte directement en dehors vers le creux de l'aisselle. Avant qu'il atteigne celle-ci, il est grossi par un vaisseau émané de la partie supérieure de la glande.

Arrivés au niveau de la base de l'aisselle, ces deux collecteurs perforent l'aponévrose axillaire et se terminent dans 1 ou 2 ganglions, placés sur la paroi interne de l'aisselle sur la 3e digitation du grand dentelé.

Ces ganglions (ganglions régionnaires principaux du sein) sont recouverts ou non par la partie inférieure du grand pectoral suivant que le sujet est plus ou moins musclé (Sorgius). Ils constituent le groupe supéro-interne de la chaîne thoracique des ganglions axillaires (glandulæ lymph. thoracales anteriores, Œlsner) (voy. plus loin, Topographie des ganglions axillaires, p. 1252. — Sur le trajet de ces collecteurs on trouve parfois un petit nodule ganglionnaire interrupteur (Schaltdrüse) ; c'est le ganglion paramammaire de Sorgius.

Il importe de rappeler ici que les ganglions auxquels aboutissent les émissaires du plexus sous-aréolaire envoient leurs efférents dans les ganglions axillaires centraux et par l'intermédiaire de ces derniers dans les ganglions sous-claviculaires. Mais ces efférents peuvent également se jeter directement dans ces ganglions sous-claviculaires ou dans les autres groupes ganglionnaires de l'aisselle (groupe huméral ou groupe scapulaire). Bien plus, Nagel aurait vu un des collecteurs émanés du plexus sous-aérolaire envoyer un rameau à un ganglion huméral, avant de se terminer dans les ganglions thoraciques supéro-internes. De même Grossmann et Rieffel ont vu un collecteur mammaire gagner directement les ganglions sous-claviculaires. Dans les cas de cancers du sein, il faut donc considérer comme suspects la totalité des ganglions axillaires (voy. pour plus de détails, Ganglions axillaires, p. 1254).

B) Voies accessoires. — Les voies accessoires sont au nombre de trois : la voie axillaire accessoire, la voie sous-claviculaire et la voie mammaire interne.

a) *Voie axillaire accessoire.* — La voie axillaire accessoire a été bien décrite par Gerota. Elle comprend 1 à 3 collecteurs qui se détachent de la partie inférieure de la mamelle et gagnent directement les ganglions axillaires. Ces vaisseaux peuvent présenter sur leurs trajets de petits nodules ganglionnaires qui font assez souvent défaut (Lymphogl. paramamillaires de Gerota). Cette voie axillaire accessoire est inconstante ; les troncs qui la constituent se jettent en effet souvent dans la voie lymphatique principale. Elle est d'ailleurs sans grande importance pratique.

On peut rapprocher de cette voie les troncs décrits par Heidenhain. Cet auteur admet l'existence de collecteurs se détachant de la face postérieure de la glande et cheminant dans l'épaisseur de l'aponévrose du grand pectoral pour gagner les ganglions axillaires. Il importe de noter que la description d'Heidenhain ne repose que sur l'examen de pièces pathologiques.

b) *Voie sous-claviculaire.* — Grossmann a injecté 3 fois sur 30 sujets un tronc qui se détachait de la face postérieure de la mamelle, perforait le grand pectoral et cheminait entre ce muscle et le petit pectoral pour gagner les ganglions sous-claviculaires. Ce tronc était satellite de l'artère thoracique suprême (br. thoracique de l'acromio-thoracique?) et présentait sur son trajet 2 ou 3 petits nodules ganglionnaires (*ganglions rétro-pectoraux*).

Rotter, en se basant sur l'examen de pièces de cancers du sein, admet l'existence de cette voie décrite par Grossmann. D'après lui les ganglions rétro-pectoraux existeraient dans près de la moitié des cas et seraient placés non seulement sur le trajet du rameau thoracique de l'acromio-thoracique, mais encore le long du rameau que la mammaire externe envoie au grand pectoral. Nous reviendrons sur ces nodules ganglionnaires en étudiant les ganglions axillaires.

c) *Voie mammaire interne.* — La voie mammaire interne est beaucoup plus importante que les précédentes. Formellement niée par Sappey, elle a été depuis longtemps signalée par Mascagni et Cruikshank ; Henle la mentionne incidemment. Plus récemment Stiles, Schaffer, Symington, Gerota, Poirier, Rieffel, Œlsner en ont définitivement démontré l'existence. Les troncs qui constituent cette voie naissent de l'extrémité interne de la mamelle ; ils suivent le trajet des artérioles que la mammaire interne envoie à la glande mammaire.

Comme ces derniers, ils perforent le grand pectoral et les muscles intercostaux internes, pour se jeter dans les ganglions de la chaîne mammaire. Rotter a vu, sur le trajet de l'un de ces vaisseaux, un petit nodule ganglionnaire inclus dans l'épaisseur du grand pectoral.

Les lymphatiques du sein, tributaires des ganglions de la chaîne mammaire interne, peuvent arriver à ces ganglions par un trajet notablement différent de celui que nous venons d'indiquer. C'est ainsi qu'Œlsner a vu partir du bord inférieur de la mamelle de petits collecteurs qui, après avoir traversé le grand pectoral, pénétraient dans le thorax par le 4e espace intercostal, au niveau des articulations chondro-costales. Ces vaisseaux se résumaient alors en un tronc unique qui allait aboutir dans un ganglion de la chaîne mammaire interne, après avoir présenté sur son trajet un nodule ganglionnaire, placé au niveau de la partie moyenne du 4e cartilage costal. L'un de nous a rencontré deux fois une disposition sensiblement identique à celle décrite par Œlsner.

Il importe de remarquer qu'il ne faudrait pas exagérer l'importance de cette voie mammaire interne. Si son existence est indiscutable au point de vue anatomique, les faits n'en démontrent pas moins que dans les cas de cancers du sein au début, l'envahissement des ganglions rétro-sternaux est chose exceptionnelle. L'intégrité habituelle de ces ganglions s'explique vraisemblablement par l'atrophie de cette voie dans les mamelles séniles, sur lesquelles se développe ordinairement le cancer.

Bibliographie. — MASCAGNI, *loc. cit.*, tab. XXIV. — SAPPEY, *loc. cit.*, pl. XIII, fig. 13, et p. 48. — SORGIUS. Ueber die Lymphgefässe der weiblichen Brustdrüse. *Dissert. Strassburg*, 1880. — HEIDENHAIN. Ueber die Usachen der localen Krebsrecidive nach Amputatio Mammæ *Langenbeck's Arch.*, XXXIX, 1889. — RIEFFEL. De quelques points relatifs aux récidives et aux généralisations des cancers du sein chez la femme. *Thèse Paris*, 1890. — GROSSMANN. Ueber die Lymphdrüsen und bahnen der Achselhöhle. Berlin, 1893. — GEROTA. Nach welchen Richtungen kann sich der Brustkrebs weiterverbreiten? *Archiv. f. klin. Chir.*, LIV, 1897. — ROTTER. Zur Topographie des Mammacarcinomes. *Arch. f. klin. Chir.* LVIII, 2, 1899. — L. ŒLSNER. Anatomische Untersuchung über die Lymphwege der Brust, etc. *Arch. f. klin. Chir.*, 1901, LXI, 1, p. 134.

Lymphatiques des muscles périthoraciques. — Les lymphatiques des muscles appliqués sur la face externe du thorax aboutissent aux ganglions axillaires. — Seuls les lymphatiques du grand pectoral méritent une mention spéciale, en raison de l'envahissement fréquent de ce muscle au cours du cancer du sein. Ces lymphatiques ont été bien étudiés récemment par OElsner. Ils naissent des septa celluleux qui cloisonnent le muscle et se divisent en plusieurs groupes. Les uns se portent vers les ganglions sous-claviculaires, en suivant la branche thoracique de l'acromio-thoracique. D'autres accompagnent la branche pectorale de la mammaire externe et aboutissent au groupe thoracique des ganglions axillaires, Tous ces troncs présentent sur leur trajet de petits nodules ganglionnaires, (Grossmann, Rotter) que nous avons déjà signalés en étudiant les lymphatiques du sein. — Enfin, d'autres troncs vont se jeter dans les ganglions de la chaîne mammaire interne.

Il résulte de cette disposition des lymphatiques du grand pectoral que, même si l'on rejette l'existence des lymphatiques de la glande mammaire allant aboutir aux ganglions rétro-pectoraux et aux ganglions mammaires internes, on doit néanmoins regarder comme possible l'envahissement de ces ganglions, lorsqu'un néoplasme du sein adhère au grand pectoral. En ce qui concerne les ganglions inter-pectoraux, Rotter en a donné plusieurs fois la démonstration directe.

Lymphatiques des muscles intercostaux. — Il y a lieu de distinguer les lymphatiques des intercostaux internes et ceux des intercostaux externes. Ces deux groupes diffèrent, en effet, non seulement par leur origine, mais encore par leur trajet et leur terminaison (Sappey).

Les lymphatiques nés des *intercostaux internes* donnent naissance à des rameaux obliquement ascendants, qui vont se jeter dans un tronc qui longe le bord inférieur de la côte sus-jacente, en cheminant dans le tissu cellulaire sous-pleural. Il existe un tronc par espace intercostal. Tous ces troncs se portent en avant. Les troncs des six ou huit premiers espaces vont se terminer isolément dans les ganglions de la chaîne mammaire interne ou dans les lymphatiques qui unissent ces ganglions, Les troncs des espaces inférieurs se fusionnent ordinairement en un tronc unique qui gagne la partie inférieure de la chaîne mam-

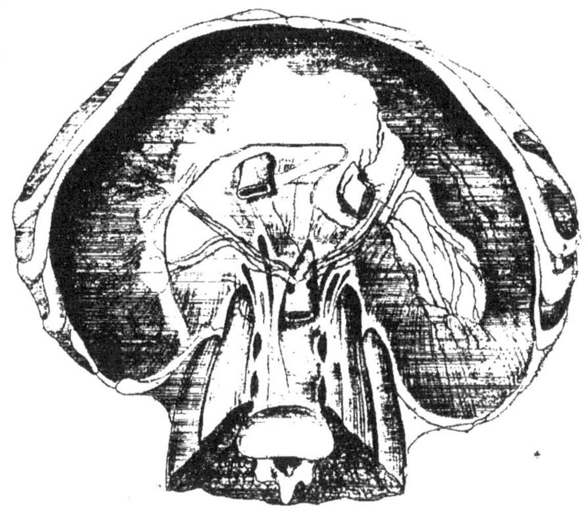

Fig. 652. — Lymphatiques de la face abdominale du diaphragme (d'après Küttner).

maire. Les lymphatiques intercostaux internes reçoivent les lymphatiques de la plèvre pariétale.

Les lymphatiques nés des *intercostaux externes* sont beaucoup plus développés que les précédents (Sappey). Ils donnent naissance à des troncs qui se portent en arrière, en accompagnant le paquet vasculo-nerveux de l'espace. Ces troncs se terminent dans les *ganglions intercostaux postérieurs*. Nous avons vu qu'ils présentaient souvent sur leur trajet de petits nodules ganglionnaires, de nombre et de disposition variables, que nous avons décrits sous le nom de *ganglions intercostaux latéraux*. Les lymphatiques intercostaux externes reçoivent quelques ramuscules accompagnant les rameaux perforants des artères intercostales et venant des muscles appliqués sur la face externe de la cage thoracique, Mais, comme nous l'avons vu, ces muscles envoient la plus grande partie de leurs lymphatiques dans les ganglions axillaires.

Les lymphatiques intercostaux internes et externes s'anastomosent entre eux. Or, étant données les relations que présentent les premiers avec le réseau pleural, les seconds avec les lymphatiques tributaires des ganglions de l'aisselle, on peut concevoir qu'une lésion de la plèvre puisse retentir sur ces derniers.

Voy. SOULIGOUX. Pathogénie des abcès froids du thorax. *Th. Paris*, 1894.

Lymphatiques du diaphragme. — Les lymphatiques du diaphragme présentent une importance considérable en raison de leur grand développement et du rôle qu'ils jouent dans le drainage physiologique des cavités péritonéale et pleurales. Bien décrits par Sappey, ils ont été récemment étudiés par Küttner qui a complété et modifié sur plusieurs points les descriptions classiques.

Le diaphragme, comme tous les muscles, est pauvre en vaisseaux lymphatiques, et les magnifiques réseaux qui se montrent sur ses deux faces appartiennent en réalité aux séreuses qui tapissent celles-ci.

1) **Face abdominale.** — La face abdominale est tapissée par un réseau d'une finesse extrême et d'une injection difficile. Ce réseau est disposé sur deux plans, l'un superficiel, placé dans l'épaisseur même de la séreuse, l'autre profond, sous-séreux. Ces réseaux n'existent bien entendu qu'au niveau des régions revêtues par le péritoine. A la périphérie du diaphragme, ils se continuent avec les réseaux d'ailleurs beaucoup plus pauvres du péritoine voisin. Au niveau du ligament suspenseur, ils se prolongent sur les deux faces de celui-ci.

Les COLLECTEURS émanés de ces réseaux sont décomposables en deux groupes d'inégale importance : un groupe abdominal, assez pauvre ; un groupe thoracique, formé par de nombreux collecteurs.

A) LES COLLECTEURS ABDOMINAUX, dont la disposition est si variable qu'il est difficile d'en donner une description type, diffèrent sensiblement suivant le côté considéré.

A droite, ces collecteurs, plus ou moins exactement satellites de l'artère diaphragmatique inférieure, se terminent dans un groupe ganglionnaire placé un peu en dedans du tronc de cette artère, en avant du pilier droit du diaphragme (g. diaphragmatiques inférieurs). Un ou plusieurs efférents, nés de la partie postérieure du diaphragme, se terminent dans les ganglions les plus élevés du groupe latéro-aortique droit (v. fig. 652).

A gauche, les collecteurs aboutissent : aux ganglions péri-œsophagiens, aux ganglions cœliaques, au ganglion supérieur du groupe latéro-aortique gauche.

(B LES COLLECTEURS THORACIQUES sont beaucoup plus nombreux que les précédents ; leur nombre varie de 15 à 25. La plupart d'entre eux, après avoir perforé le diaphragme, se jettent immédiatement dans les collecteurs du réseau de la face supérieure et partagent la terminaison de ces vaisseaux dans les groupes ganglionnaires diaphragmatiques antérieurs, moyens et postérieurs, que nous avons décrits page 1230. Mais, certains de ces collecteurs peuvent cependant atteindre directement les ganglions diaphragmatiques.

2) **Face thoracique.** — Les réseaux d'origine sont, comme au niveau de la face péritonéale, au nombre de deux : un réseau séreux et un réseau sous-séreux. Au niveau du péricarde, ces réseaux sont formés de vaisseaux d'une finesse extrême que l'on n'injecte qu'avec beaucoup de difficulté. Au niveau des plèvres, au contraire, leur injection est aisée. Le territoire péricardique

et les deux territoires pleuraux sont respectivement indépendants les uns des autres, mais les réseaux de la plèvre diaphragmatique se continuent avec les réseaux correspondants des plèvres médiastinale et costale.

Les collecteurs. émanés de ces réseaux d'origine, se divisent en collecteurs abdominaux et collecteurs thoraciques, Contrairement à ce qui se passe pour la face abdominale, ce sont les collecteurs abdominaux qui l'emportent ici en volume et en nombre.

A) Les COLLECTEURS THORACIQUES se divisent en antérieurs, moyens et postérieurs.

1) Les *collecteurs antérieurs* se jettent dans un tronc volumineux qui apparaît au niveau de l'extrémité postérieure des folioles latérales. Ce tronc se porte directement en avant. Chemin faisant, il est grossi par de nombreux affluents qui cheminent parallèlement à lui sur une certaine longueur, en s'anastomosant entre eux, Ainsi se constitue un plexus à grosses mailles (plexus des troncs collecteurs de Sappey), au milieu duquel il est parfois difficile de dégager l'autonomie du tronc terminal. Celui-ci aboutit en dernière analyse dans un ou deux ganglions placés en regard de l'extrémité externe de cartilage de la 7e côte. Nous avons décrit ces ganglions sous le nom de ganglions latéraux du groupe diaphragmatique antérieur. Rappelons à ce propos que les ganglions médians du même groupe ne reçoivent point d'affluents diaphragmatiques.

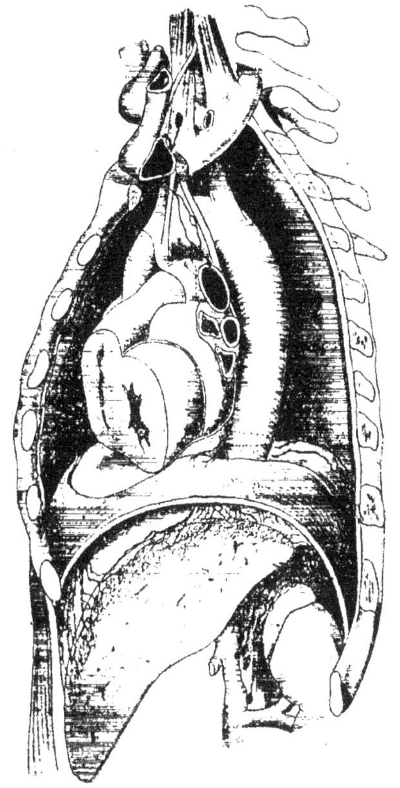

FIG. 653. — Lymphatiques du ligament suspenseur du foie et du diaphragme (d'après Küttner).

2) Les *collecteurs postérieurs* naissent du réseau qui recouvre les folioles latérales. Au nombre de 4 à 6 de chaque côté, ils se portent en bas, en arrière et en dedans et se terminent dans les ganglions qui entourent l'aorte au moment où ce vaisseau passe du thorax dans l'abdomen.

3) Les *collecteurs moyens*, nés de la partie moyenne du centre phrénique, présentent une triple terminaison. Les uns se jettent dans les ganglions péri-œsophagiens; d'autres, dans les ganglions qui entourent la veine cave inférieure; d'autres enfin, dans des ganglions placés à gauche du

péricarde. Ce groupe ganglionnaire inconstant n'a pas été représenté sur la figure 644.

B) Les COLLECTEURS ABDOMINAUX représentent la voie de retour principale de la lymphe de la face thoracique du diaphragme. Ces vaisseaux perforent le diaphragme en des points variables et se terminent dans des ganglions placés dans la cavité abdominale. Certains de ces collecteurs sont satellites des vaisseaux diaphragmatiques inférieurs; d'autres ont un trajet indépendant. Leur terminaison varie suivant le côté considéré.

A droite, on les voit aboutir : dans les ganglions diaphragmatiques inférieurs, dans les ganglions œsophagiens, dans les ganglions qui entourent le tronc cœliaque, dans les ganglions supérieurs du groupe latéro-aortique droit, dans un ganglion placé sur le psoas, au-dessous de l'arcade aponévrotique de ce muscle (Küttner).

A gauche, ils se terminent : dans les ganglions œsophagiens, diaphragmatiques, inférieurs, cœliaques, latéro-aortiques gauches.

Anastomoses. — Les réseaux pleuraux et péritonéaux sont unis par de nombreuses anastomoses et il est fréquent de voir une injection, poussée dans les réseaux d'origine de l'une des faces, remplir les réseaux de la face opposée. Il est inutile d'insister sur l'importance de ces anastomoses au point de vue de la transmission des infections de l'une des séreuses à l'autre. Par contre la circulation lymphatique de l'une des moitiés du diaphragme est absolument indépendante de celle de la moitié opposée (Küttner).

Les lymphatiques de la plupart des organes qui entrent en rapport immédiat avec le diaphragme (œsophage, estomac, poumons, rate, etc.) restent indépendants des lymphatiques de celui-ci. Seul le foie fait exception. Non seulement un certain nombre des vaisseaux efférents du foie aboutissent aux mêmes ganglions que les vaisseaux efférents diaphragmatiques, mais, comme nous l'avons vu, il existe même des collecteurs hépatiques qui se terminent dans le réseau sous-pleural (v. Lymphatiques du foie, p. 1224).

La richesse des lymphatiques du diaphragme s'explique par le rôle capital que jouent ces vaisseaux dans le drainage des cavités pleurales et surtout péritonéales. Les expériences classiques de Recklinghausen ont mis depuis longtemps ce fait hors de doute, et l'on sait les controverses histologiques qu'elles ont soulevées. Plus récemment Clairmont et Häberu, Küttner, Meisel, ont montré l'importance de ce fait au point de vue chirurgical.

La disposition, de prime abord singulière, qui rejette les collecteurs principaux de chacun des réseaux sur la face du côté opposé s'explique au contraire aisément lorsqu'on étudie de près le mécanisme du drainage diaphragmatique. Celui-ci utilise en effet les différences de pression qui résultent du jeu du diaphragme pendant les mouvements respiratoires. C'est ainsi que, pendant l'inspiration, il y a augmentation de pression dans la cavité abdominale, alors que les collecteurs thoraciques du réseau sous-péritonéal sont au contraire soumis à l'influence du vide thoracique qui se sentir jusque dans le réseau lui-même, ainsi placé dans les conditions les plus favorables pour la résorption des exsudats péritonéaux. Des phénomènes inverses se passent pendant l'expiration, pour le réseau et les collecteurs pleuraux. Un appareil valvulaire très complet empêche le reflux de la lymphe ainsi aspirée.

Bibliographie. — KÜTTNER. Beiträge z. klin Chir. Bd. XL, H-I. — Ueber die perforierenden Lymphgefässe des Zwerchfells. Centralbl. fur Chirurgie. Jahrgang 30, n° 6. — Berl Verh. u. Deustschs gesell. Chirurgie 1903.

§ II — VAISSEAUX LYMPHATIQUES VISCÉRAUX

Lymphatiques du cœur. — Le cœur est la seule portion de l'appareil circulatoire qui contiennent des vaisseaux lymphatiques. Comme nous l'avons vu en étudiant la structure du cœur (voy. p. 603, de ce tome), les lymphatiques du cœur appartiennent exclusivement au myocarde. Encore sont-ils placés à la périphérie du muscle cardiaque et font-ils défaut dans son épaisseur. Ils constituent ainsi deux réseaux, l'un profond sous-endocardique, l'autre superficiel sous-péricardique. Le réseau profond n'a pu être injecté chez l'homme; ses collecteurs vont se jeter dans ceux du réseau superficiel. Celui-ci couvre de ses mailles toute la surface extérieure du cœur ; mais il est beaucoup plus développé sur les ventricules que sur les oreillettes, Au niveau de ces dernières, Sappey n'a pu mettre le réseau superficiel en évidence que chez le bœuf et le cheval.

Les collecteurs du réseau sous-péricardique présentent une disposition générale qui se rapproche de celle des artères coronaires. Aussi les distinguerons-nous en collecteurs gauches ou antérieurs, et collecteur droit ou postérieur.

1) Les *collecteurs gauches* ou *antérieurs* d'abord au nombre de deux, plus rarement au nombre de trois. apparaissent sur la face antérieure du cœur au voisinage de sa pointe. Ils montent parallèlement au sillon inter-ventriculaire antérieur et, arrivés au niveau du sillon auriculo-ventriculaire, se fusionnent en un tronc unique qui s'engage entre l'auricule gauche et l'artère pulmonaire. Ce tronc monte ensuite sur la face postérieure de ce gros vaisseau, puis perfore le feuillet fibreux du péricarde pour se terminer dans un des ganglions du groupe intertrachéo-bronchique.

Dans leur trajet interventriculaire, ces collecteurs coronaires gauches ou antérieurs reçoivent de nombreux rameaux, venus de la face antérieure des deux ventricules. Au niveau du sillon interventriculaire, ils reçoivent un affluent volumineux. C'est le collecteur auriculo-ventriculaire gauche. Celui-ci, beaucoup plus important que l'artère correspondante, naît sur la face diaphragmatique du cœur, au voisinage de la pointe, monte dans le sillon interventriculaire inférieure, contourne ensuite la moitié gauche du sillon auriculo-ventriculaire et se jette dans les collecteurs antérieurs. Il dessert le réseau sous-péricardique de la face inférieure et de la face gauche du ventricule gauche et le réseau correspondant de l'oreillette gauche.

2) Le *collecteur droit* ou *postéreur* apparaît sur la face diaphragmatique au voisinage de la pointe ; il longe ensuite le sillon interventriculaire inférieur, puis la partie droite du sillon auriculo-ventriculaire et arrive ainsi sur la face antérieure du cœur. Il monte ensuite entre l'artère pulmonaire et l'aorte et va se terminer comme le tronc commun des collecteurs gauches dans un des ganglions intertrachéo-bronchiques. Il reçoit les lymphatiques de l'oreillette droite, de la face postérieure et du bord droit du ventricule droit, Nous avons vu que la partie antérieure du réseau sous-péricardique du ventricule droit était tributaire des collecteurs gauches ou antérieurs.

Bibliographie. — BOCK, Die Lymphgefässe des Herzens. *Anat. Anzeiger.* Bd. 27.

Lymphatiques du poumon. — L'origine des lymphatiques du poumon sera étudiée plus loin en même temps que la structure de cet organe (voy, t. IV, p. 529). Rappelons seulement ici que ces vaisseaux naissent : 1° de réseaux périlobulaires, disposés chez certains animaux, comme le bœuf, en forme de sacs plus ou moins cloisonnés; 2° de réseaux annexés à l'arbre bronchique : ces réseaux au nombre de deux, l'un sous-muqueux, l'autre péribronchique, dans les grosses bronches, se réduisent à un seul dans les petites. Ce réseau se prolongerait jusqu'au niveau des conduits alvéolaires, d'après Miller.

De ces réseaux d'origine partent deux ordres de collecteurs que l'on distingue, depuis Cruikshank et Mascagni, en superficiels et profonds, en se basant sur le trajet qu'ils suivent pour gagner le hile du poumon.

1) Les collecteurs superficiels naissent des lobules sous-pleuraux. Ils présentent à leur origine la forme d'un plexus dont chaque maille, de forme polygonale, répond à la base d'un lobule sous-pleural. Leur trajet ultérieur varie pour chaque lobe. Il a été parfaitement décrit par Sappey dont nous ne pouvons que résumer la description.

Au niveau du lobe supérieur, ils naissent sur la face costale du lobe et se partagent en trois groupes, dont l'un contourne le bord postérieur du poumon, l'autre le bord antérieur et dont le troisième pénètre dans la scissure interlobaire pour cheminer sur la face inférieure du lobe. Ils arrivent ainsi au niveau du hile et se terminent dans les ganglions placés à ce niveau.

Sur le lobe inférieur, les troncs superficiels se divisent également en trois groupes. Les troncs supérieurs pénètrent dans la scissure interlobaire; les troncs postérieurs et les troncs antérieurs contournent le bord correspondant du poumon et arrivent sur la face interne sur laquelle ils montent obliquement vers le hile.

Les troncs nés du lobe moyen du poumon droit sont beaucoup moins importants que ceux des lobes supérieur et inférieur. Les uns vont s'unir aux troncs du lobe supérieur, les autres aux collecteurs du lobe inférieur qui cheminent dans les scissures.

2) Les collecteurs profonds cheminent les uns à côté des ramifications bronchiques, les autres le long des branches de l'artère pulmonaire ou des veines pulmonaires (Miller). Tous se portent vers le hile et se terminent à ce niveau dans les ganglions trachéo-bronchiques, pour la description desquels nous renvoyons au paragraphe précédent. Les collecteurs des lobes supérieur et moyen se terminant de préférence dans les ganglions trachéo-bronchiques, droits et gauches, les collecteurs du lobe inférieur dans les ganglions sous trachéo-bronchiques. Mais cela n'a rien d'absolu. Il est fréquent de voir les collecteurs franchir la ligne médiane et aboutir à un ganglion situé du côté opposé (Sukiennikow, Most).

On admet généralement que les collecteurs superficiels communiquent largement avec les collecteurs profonds et, qu'en piquant les premiers, on injecte facilement les seconds. D'après Miller, les anastomoses entre ces deux ordres de collecteurs seraient au contraire très rares : lorsque, après injection des vaisseaux superficiels, on remplit les vaisseaux profonds, le passage dans ces derniers est la conséquence de la fusion de ces deux ordres de vaisseaux au moment de leur terminaison dans les ganglions du hile.

Lymphatiques de la plèvre. — Comme on le verra plus loin, l'existence des lymphatiques pleuraux est bien établie aujourd'hui. Les lymphatiques du feuillet viscéral se jettent dans les collecteurs superficiels du poumon, Les lymphatiques du feuillet pariétal se jettent dans les troncs intercostaux pour la plèvre costale, dans les troncs diaphragmatiques pour la plèvre viscérale diaphragmatique, dans les ganglions du médiastin postérieur pour la plèvre médiastine. Dans un cas, Most a pu par une piqure pratiquée au niveau de la 4e côte sur la ligne axillaire postérieure, injecter un tronc qui aboutissait aux ganglions axillaires. Lorsqu'il existe des adhérences entre les deux feuillets, les lymphatiques de la plèvre viscérale peuvent, par l'intermédiaire des lymphatiques néoformés que contiennent ces adhérences, entrer en communication avec les lymphatiques de la paroi thoracique.

Technique. — L'injection des lymphatiques superficiels est assez facile, quelle que soit la méthode employée, mercure ou Gerota. Elle est facilitée par l'insufflation modérée des poumons et par l'injection préalable des vaisseaux sanguins.

Miller recommande la technique suivante pour injecter les lymphatiques profonds. Un chien est nourri pendant plusieurs jours avec une ration contenant une grande quantité de graisse. On le tue à l'aide du chloroforme. On extrait en masse le cœur et les poumons et on insuffle modérément ceux-ci. On cherche alors un des troncs sous-pleuraux au voisinage du hile et, avec quelque habitude, on arrive à découvrir un de ces vaisseaux sans trop de difficulté. On le ponctionne directement avec une fine canule et on pousse dans son intérieur une solution aqueuse saturée de bleu de Prusse soluble; la masse va jusqu'aux ganglions, puis reflue dans les lymphatiques profonds. Malgré la présence des valvules on peut arriver à obtenir une injection presque complète de ces vaisseaux pourvu que l'on emploie une pression basse et que l'injection soit poussée très lentement. On se servira pour cela d'un appareil à pression continue. La pression employée devra varier entre 10 et 15 mm. de mercure.

Historique. — Les lymphatiques du poumon ont été l'objet d'un grand nombre de travaux. Ils ont été signalés pour la première fois par Rudbeck (1654). Willis en donna, quelque temps après, une description détaillée; il les décrivit chez le chien; il les mettait en évidence en liant le canal thoracique à son embouchure (1675), Mais il faut arriver à Cruikshank et à Mascagni pour trouver une description suffisamment exacte de ces vaisseaux chez l'homme (1780). Depuis, Sappey a repris l'étude des lymphatiques pulmonaires et a définitivement établi leur disposition macroscopique. — Dans ces dernières années, l'étude de ces vaisseaux a été reprise au point de vue microscopique. Grancher, Renaut et Pierret, Wywodzoff, Sikorsky, Klein, v. Wittich, Hoffmann ont étudié histologiquement les lymphatiques du poumon et de la plèvre. Nous nous bornerons à donner ici les indications concernant l'anatomie macroscopique, renvoyant pour les travaux histologiques à l'index bibliographique de l'article Poumon (t. IV, p. 546) et à un travail récent de Miller dans lequel sont résumés les plus importants de ces travaux.

Mascagni, *loc. cit.*, p. 53 et tab. XX. — Sappey, *loc. cit.*, p. 113 et pl. XLII, fig. 1, 2, 3, 4. — Miller, Das Lungenläppchen, seine Blut- u. Lymphgefässe. *Arch. f. Anat. u. Phys.*, Anat. Abth., 1900, p. 197. — Bossuet, Nodules et ganglions lymphatiques de la surface externe du poumon. Journ. méd. Bordeaux, 9 avril 1905. — Most. Untersuchungen über die Lymphbahnen au der Thoranapertur u. am Brusthorb. *Arch. f. Anat. u. Phys.*, An. Atth., 1908.

Lymphatiques de la portion thoracique de la trachée. — Les lymphatiques de la portion thoracique de la trachée naissent d'un réseau sous-muqueux, plus riche que le réseau correspondant de la portion cervicale de cet organe, De ce réseau partent des troncs multiples qui perforent la paroi de la trachée à la jonction de sa portion cartilagineuse et de sa portion membraneuse et se terminent dans les ganglions prétrachéo-bronchiques droits et gauches et intertrachéo-bronchiques.

Lymphatiques de la portion thoracique de l'œsophage. — Les lymphatiques de la portion intra-thoracique de l'œsophage naissent de deux réseaux, l'un sous-muqueux, l'autre intra-musculaire. De ce réseau émanent de nombreux collecteurs qui vont se jeter dans les ganglions péri-œsophagiens que nous avons décrits plus haut.

Lymphatiques du thymus. — L'origine des lymphatiques du thymus sera étudiée en même temps que la structure de cet organe (voy. t. IV, p. 565) Rappelons seulement ici que ces lymphatiques naissent à l'intérieur des lobules thymiques sous formes de sinus péri- et interfolliculaires. Ils aboutissent à des collecteurs qui cheminent dans les septa interfolliculaires. Les aboutissants ganglionnaires des troncs qui résument la circulation lymphatique du thymus sont encore mal connus. On admet généralement que ces vaisseaux se jettent dans les ganglions sus-aortiques, trachéo-bronchiques et dans les ganglions de la chaîne mammaire interne.

CHAPITRE IV

LYMPHATIQUES DU MEMBRE SUPÉRIEUR

Comme les lymphatiques du membre inférieur, les vaisseaux absorbants du membre thoracique peuvent être répartis en deux groupes. Les uns (*lymphatiques superficiels*) cheminent dans le tissu cellulaire sous-cutané. Les autres (*lymphatiques profonds*) ont un trajet sous-aponévrotique et sont satellites du paquet vasculo-nerveux. Tous convergent, en dernière analyse, vers les ganglions du creux axillaire, après avoir présenté sur leur trajet des ganglions très variables dans leur nombre et leur disposition.

Nous indiquerons, d'abord, la disposition des ganglions annexés aux vaisseaux lymphatiques du membre supérieur. Nous aborderons ensuite l'étude de ces vaisseaux.

§ 1. — GANGLIONS LYMPHATIQUES DU MEMBRE SUPÉRIEUR

Les ganglions annexés à l'appareil lymphatique du membre supérieur se groupent pour la plupart à la racine du membre, dans la cavité axillaire. Ces ganglions axillaires représentent le rendez-vous commun de la totalité des lymphatiques superficiels et profonds du membre thoracique, de même que les ganglions inguinaux, leurs homologues du membre inférieur, résument toute la circulation lymphatique de ce dernier.

Mais, à côté de ces ganglions axillaires, on rencontre, disséminés sur toute l'étendue du membre thoracique, des ganglions isolés ou agminés en petits groupes et dont la signification est absolument différente. Il faut les regarder comme de simples nodules ganglionnaires interrupteurs, placés sur le trajet des différents collecteurs. Il importe cependant de remarquer que certains de ces ganglions tendent à acquérir, de par leur fréquence, leur volume et la constance relative de leur siège, la valeur de ganglions régionnaires. Nous retrouvons ici, comme dans les autres points de l'économie, cette tendance des centres ganglionnaires à s'étendre vers la périphérie, Mais il semble qu'au niveau du membre thoracique cette évolution soit moins avancée qu'au niveau du membre abdominal.

Ces nodules ganglionnaires interrupteurs ou, si l'on préfère, ces ganglions aberrants sont placés les uns dans le tissu cellulaire sous-cutané (*ganglions superficiels*), les autres sous l'aponévrose (*ganglions profonds*).

1) Ganglions superficiels. — Les ganglions superficiels ont deux sièges de prédilection, la région sus-épitrochléenne et le sillon delto-pectoral.

A) Le *ganglion sus-épitrochléen* est ordinairement unique. Mais on peut rencontrer 2 et même 3 ganglions à ce niveau. Le ganglion sus-épitrochléen est ordinairement placé à 3 ou 4 centimètres au-dessus de l'épitrochlée. Il est immédiatement appliqué sur l'aponévrose, recouvert par conséquent par toute l'épaisseur du pannicule adipeux sous-cutané[1]. Aussi, lorsque ce ganglion n'est pas hypertrophié, il est difficile de le découvrir par la palpation.

Le ganglion sus-épitrochléen reçoit comme *vaisseaux afférents* une partie des collecteurs superficiels qui longent le bord cubital de l'avant-bras et qui desservent les trois derniers doigts de la partie interne de la main. Mais il importe de remarquer qu'en raison des multiples anastomoses qui unissent les différents collecteurs antibrachiaux, ce ganglion peut être atteint dans les cas de lésions siégeant à la partie externe de l'avant-bras et de la main.

Les *vaisseaux efférents* de ce ganglion s'accolent d'abord à la veine basilique, au-dessous de laquelle ils cheminent. A la partie moyenne du bras, ils traversent l'aponévrose, en même temps que la veine, et s'unissent aux lymphatiques profonds, satellites des vaisseaux huméraux.

B) Dans le *sillon delto-pectoral*, on peut rencontrer 1, 2 et quelquefois 3 ganglions. Ces ganglions, signalés par Aubry, sont toujours de très petit volume. Ce sont de simples nodules interrupteurs placés sur le trajet du collecteur interdelto-pectoral, que nous décrirons plus loin. D'après Grossmann ces ganglions existeraient dans 14 pour 100 des cas.

2) Ganglions profonds. — On peut rencontrer quelques petits ganglions sur le trajet des lymphatiques profonds. On en a signalé le long des artères radiale, cubitale et interosseuse. Mais les seuls qui paraissent présenter une certaine fréquence sont ceux que l'on rencontre sur le trajet de l'artère humé-

1. Mais c'est à tort que Sévereanu le décrit comme sous-aponévrotique (Severeanu, *loc. cit.*, p. 61. et planche I, fig. 3.)

rale. Il existe là 2 à 3 petits ganglions, ordinairement situés au niveau de la partie moyenne du bras.

Ces ganglions profonds ont été depuis longtemps figurés par Mascagni (*loc. cit.*, tab. XXV, fig. 2 et 3). Ils ont été décrits ou figurés depuis par Meckel, Michel, Dubois (*Soc. anat.*, 1830), Bourgery (*loc. cit.*, pl. 64, fig. 1), Leaf (*loc. cit.*, p. 45 et fig. 10).

Ganglions axillaires. — Les ganglions axillaires constituent un centre ganglionnaire très important. Ils reçoivent, en effet, non seulement la totalité des vaisseaux absorbants du membre supérieur, mais encore les lymphatiques issus de l'enveloppe cutanée de toute la partie supérieure du tronc, ainsi que ceux des muscles sous-jacents.

Le *nombre* des ganglions axillaires varie de 12 à 36. D'après Grossmann, le nombre des ganglions axillaires serait ordinairement plus considérable du côté droit que du côté gauche (?).

La *topographie* des ganglions axillaires a provoqué de nombreuses discussions et suscité un grand nombre de travaux parmi lesquels nous citerons ceux de Kirmisson, Poirier, Leaf, OElsner, etc. Nous avons repris récemment l'étude de ces ganglions sur une vingtaine de pièces, après avoir injecté leurs principaux afférents par la méthode de Gerota.

La disposition générale des ganglions axillaires peut se résumer de la façon suivante : la plupart de ces ganglions sont sous-aponévrotiques; ces ganglions sont disposés en plusieurs chaînes, appliquées sur les différentes parois de la cavité axillaire et convergeant vers le sommet de cette cavité.

La description des rapports qu'affectent les ganglions axillaires avec les feuillets aponévrotiques de la région varie suivant l'idée que l'on se fait de la disposition de ces aponévroses.

Niant l'existence d'une aponévrose[1], fermant inférieurement la cavité axillaire, l'un de nous a admis que certains ganglions axillaires étaient sous-cutanés. Des recherches ultérieures ont modifié partiellement cette manière de voir. Comme Langer, nous admettons l'existence au niveau de l'aisselle d'un fascia, présentant, il est vrai, en son centre un large orifice que limitent l'Arm- et l'Achselbogen (voy. t. I, p. 164 et fig. 126, 127 et 128). Dans ces conditions, il est incontestable que les ganglions axillaires sont recouverts par ce fascia. Que si quelques-uns d'entre eux pointent au niveau de l'orifice central, on ne saurait néanmoins les regarder comme sous-cutanés. Il serait cependant excessif de nier l'existence possible de ganglions sous-cutanés.

Les ganglions axillaires sont plongés dans le tissu cellulo-adipeux qui remplit le creux axillaire. On peut les répartir de la façon suivante. A la base de l'aisselle, ils forment trois chaînes distinctes. L'une de ces chaînes (*chaîne humérale*) est appliquée sur la paroi externe de l'aisselle, et suit le paquet vasculo-nerveux principal. Une deuxième chaîne (*chaîne thoracique*) accompagne l'artère mammaire externe dans son trajet sur la paroi interne. Une troisième

1. J'ai nié l'aponevrose de la base de l'aisselle, telle qu'on la décrivait alors, parce que l'aisselle, pyramide creuse, *n'a point de base*. Là comme partout les aponévroses suivent les plans musculaires, et quand un paquet vasculo-nerveux se rencontre, elles se dédoublent pour l'envelopper dans une gaine : à cet égard, l'aisselle ne diffère point du pli de l'aine. *P. Poirier.*

(*chaîne scapulaire*), satellite de l'artère scapulaire inférieure, est appliquée sur la paroi postérieure du creux axillaire. Entre ces trois chaînes, on trouve un groupe ganglionnaire, que nous désignerons avec Grossmann et Œlsner sous le nom de *groupe central*. La chaîne scapulaire se jette dans la chaîne humérale et celle-ci se fusionne avec la chaîne thoracique pour former le *groupe sous-claviculaire*, qui occupe le sommet de la pyramide axillaire (voy. fig, 654 et 655).

1) La *chaîne humérale* comprend 4 à 5 ganglions qui sont appliqués contre

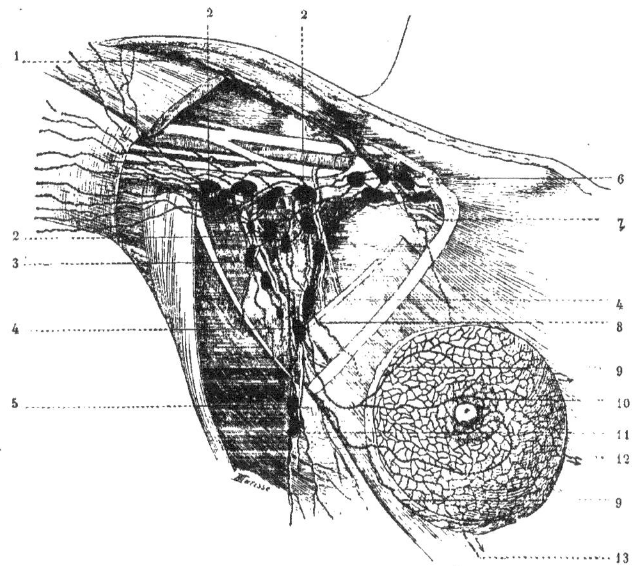

Fig. 654. — Lymphatiques du sein et ganglions axillaires, (demi-schématique).

1. Ganglion delto-pectoral. — 2. Ganglions de la chaine humérale. — 3. Ganglion du groupe central. — 3. Ganglion de la chaine scapulaire. — 4. Ganglion de la chaine thoracique (groupe supéro-interne). — 5. Ganglion de la chaine thoracique (groupe inféro-externe). — 6. Ganglions sous-claviculaires. — 7. Lymphatique mammaire aboutissant aux ganglions sous-claviculaires (inconstant). — 8, 9. Collecteurs mammaires, aboutissant aux ganglions de la chaine thoracique. — 10. Plexus sous-aréolaire. — 11. Collecteur cutané des parois latérales du thorax. — 12, 13. Collecteurs mammaires allant aboutir aux ganglions mammaires internes.

la face interne du paquet vasculo-nerveux. Ces ganglions sont plus particulièrement en rapport avec la veine axillaire. Certains d'entre eux s'insinuent parfois en arrière de la veine, et se placent entre ce vaisseau et le muscle sous-scapulaire.

2) La *chaîne thoracique* est ordinairement formée par deux amas distincts. On peut les désigner, en se basant sur leur situation réciproque, sous les noms d'amas supéro-interne et inféro-externe. — L'*amas supéro-interne* comprend 2 à 3 ganglions, placés au niveau du 2ᵉ et du 3ᵉ espace intercostal, en avant du tronc de l'artère mammaire externe. Ces ganglions, recouverts par le bord inférieur du muscle grand pectoral, quand ce muscle est volumineux, sont sous-jacents à ce bord chez les sujets peu musclés. Cet amas ganglionnaire répond

au *gland. thoracicæ superficiales* de Grossmann, au *gland. lymphat. thoracales anteriores* de OElsner. On le désigne encore parfois sous le nom de groupe de Sorgius. L'*amas-inféro externe* comprend 2 ou 3 ganglions placés en arrière des vaisseaux mammaires externes ou sur le trajet de ces vaisseaux au niveau du 5e et du 4e espace intercostal (*gland. thoracicæ prof.*, Grossmann; *gland. lymphat. thoracales inferiores*, OElsner).

3) La *chaîne scapulaire* comprend 6 à 7 ganglions qui s'échelonnent le long de l'artère scapulaire postérieure, au niveau du sillon qui sépare le grand rond du sous-scapulaire. On peut rattacher à cette chaîne 2 ou 3 petits ganglions que l'on trouve presque constamment à la face dorsale de l'omoplate, près de l'angle inférieur de celle-ci dans le sillon qui sépare le grand rond du petit rond (OElsner).

4) Le *groupe central* (*gland. intermediæ*, Grossmann, OElsner) comprend 3 à 5 ganglions, intermédiaires aux chaînes précédentes auxquelles les unissent de nombreuses anastomoses. Ces ganglions, plongés dans le tissu cellulo-adipeux au voisinage de la base de l'aisselle, pointent parfois au niveau du foramen de Langer.

5) Le *groupe sous-claviculaire* comprend 6 à 12 ganglions placés au-dessus du bord supérieur du petit pectoral. La plupart de ces ganglions sont situés en dedans da la veine axillaire, entre cette dernière et la première digitation du grand dentelé. On trouve, presque toujours, un de ces ganglions en avant de la veine, au niveau de l'embouchure de la céphalique. Il est plus rare de rencontrer des ganglions en dehors des vaisseaux, en avant des cordons du plexus brachial.

Le groupe sous-claviculaire se contiuue inférieurement sans ligne de démarcation bien nette avec les autres groupes du creux axillaire, et nous ne saurions assez insister sur le caractère forcement très schématique de cette division des ganglions axillaires en plusieurs groupes distincts. — Le groupe que nous venons de décrire sous le nom de ganglions sous-claviculaires comprendrait, d'après Grossmann, deux amas secondaires: les ganglions infra-claviculaires, et les ganglions sous-pectoraux. Il ne nous a point paru que cette distinction de Grossmann, dont la description est d'ailleurs des plus obscures, puisse se justifier par la disposition des ganglions en question.

Vaisseaux afférents. — Chacun des groupes ganglionnaires de l'aisselle reçoit des afférents distincts.

Aux *ganglions huméraux* viennent aboutir la presque totalité des lymphatiques superficiels et profonds du membre supérieur. Nous avons vu, en effet, que, seul, le plus externe des collecteurs du bras montait dans le sillon delto-pectoral, pour gagner directement un ganglion sous-claviculaire ou plus rarement un ganglion sus-claviculaire. Encore, importe-t-il de remarquer que, d'après Grossmann, ce vaisseau n'existerait que dans 38 pour 100 des cas.

Les *ganglions thoraciques* reçoivent les lymphatiques cutanés de la partie antérieure et des parties latérales du thorax, les lymphatiques des muscles sous-jacents et les lymphatiques du sein. Au groupe supéro-interne, aboutissent plus particulièrement les lymphatiques cutanés antérieurs et les lymphatiques mammaires; au groupe inféro-externe, les vaisseaux absorbants de la paroi latérale du thorax.

Les *ganglions de la chaîne scapulaire* reçoivent les lymphatiques des téguments de la partie inférieure de la nuque, de toute la région dorsale et de la face postérieure de la région de l'épaule. Ils recueillent également les absorbants des muscles sous-jacents (voy. fig. 654).

Les *ganglions centraux* ne reçoivent pour ainsi dire pas d'afférents venus directement des territoires lymphatiques, tributaires des ganglions axillaires. Nous verrons, par contre, dans un instant, qu'ils sont l'aboutissant de la plus grande partie des efférents des groupes précédents.

Il en est de même des *ganglions sous-claviculaires*. Ils ne reçoivent guère, comme afférents directs, que le tronc satellite de la veine céphalique et que quelques collecteurs de petit volume qui accompagnent le rameau thoracique de l'acromio-thoracique et qui proviennent du grand pectoral et peut-être de la glande mammaire (Grossmann, Rotter) (voy. p. 1243). En revanche, ils reçoivent la presque totalité des vaisseaux efférents des autres ganglions axillaires.

Cette description des vaisseaux afférents des différents groupes ganglionnaires de l'aisselle est forcément schématique. Il n'est pas rare de voir un vaisseau, né de l'un quelconque de ces différents territoires lymphatiques, aller aboutir à un groupe ganglionnaire autre que celui qui représente l'aboutissant habituel des collecteurs du territoire en question. C'est ainsi que Nagel a vu l'un des troncs émanés du plexus sous-aréolaire envoyer un rameau à un ganglion huméral avant de se terminer dans les ganglions thoraciques supéro-internes. De même Grossmann et Rieffel ont vu un collecteur mammaire gagner directement un ganglion sous-claviculaire. On peut voir également un collecteur huméral ou scapulaire se terminer dans un ganglion de la chaîne thoracique. Il serait facile de multiplier les exemples. Il n'en est pas moins vrai que la systématisation que nous avons donnée des afférents des ganglions axillaires répond à la grande majorité des cas. Avec cette réserve qu'elle peut comporter un certain nombre d'exceptions, il y a donc, pensons-nous, avantage à la conserver.

Vaisseaux efférents. — Les vaisseaux efférents des ganglions axillaires se comportent d'une façon assez complexe que l'on peut schématiser de la façon suivante (voy. fig. 655).

Les efférents du *groupe huméral* ont une triple terminaison; les uns se jettent dans le groupe central; d'autres gagnent les ganglions sous-claviculaires; d'autres, enfin, montent dans la région sus-claviculaire et se terminent dans l'un des ganglions situés à ce niveau. Ce dernier mode de terminaison serait, d'après Œlsner, le plus important et le plus constant.

Anormalement on peut voir un des vaisseaux efférents d'un ganglion du groupe huméral perforer d'arrière en avant la paroi antérieure de l'aisselle au niveau du creux sus-claviculaire, enjamber la clavicule et se terminer dans un ganglion sus-claviculaire (Grossmann).

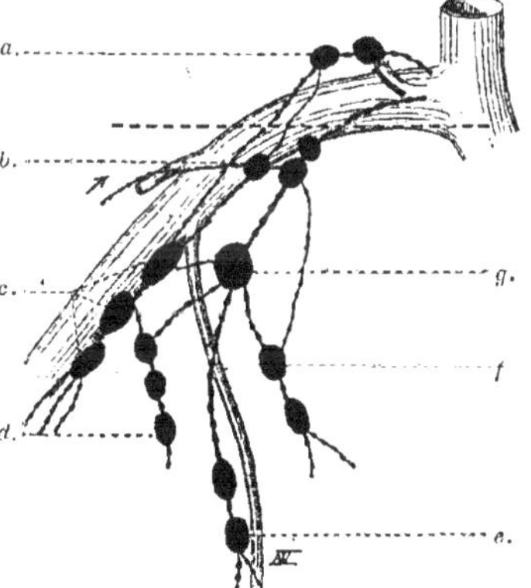

Fig. 655. — Schéma des ganglions axillaires.

a, ganglions sus-claviculaires. — *b*, ganglions sous-claviculaires. — *c*, chaîne humérale. — *d*, chaîne scapulaire. — *e*, amas inféro-externe de la chaîne thoracique. — *f*, amas supéro-interne de la chaîne thoracique. — *g*, groupe central. — La ligne pointillée indique la situation de la clavicule.

Les efférents de la *chaîne thoracique* aboutissent aux ganglions du groupe central. Presque toujours cependant certains efférents, issus de l'amas supéro-interne, gagnent directement les ganglions sous-claviculaires en passant soit en arrière, soit en avant du petit pectoral. Dans ce dernier cas on peut trouver sur le trajet de ces vaisseaux de petits nodules ganglionnaires (Grossmann).

Les efférents des ganglions de la *chaîne scapulaire* se jettent dans les ganglions huméraux et dans les ganglions centraux.

Ces *ganglions centraux* envoient leurs efférents dans les ganglions sous-claviculaires auxquels aboutissent donc, en dernière analyse, la presque totalité des efférents des quatre groupes ganglionnaires du creux axillaire.

Les *ganglions sous-claviculaires* donnent naissance à de nombreux efférents qui s'anastomosent en plexus (*plexus infra-claviculaire*). Ils se résument bientôt en un tronc unique, le *tronc sous-clavier*, qui chemine en avant de la veine sous-clavière, entre cette dernière et le muscle sous-clavier, et se termine au niveau du sommet de l'angle que forment en s'unissant la veine sous-clavière et la jugulaire externe.

La disposition de ce tronc sous-clavier qui résume la circulation lymphatique du membre supérieur est sujette à varier. Le plus souvent ce tronc se jette isolément, comme nous venons de le dire, dans le confluent veineux. A gauche, il peut se jeter dans le canal thoracique; Grossmann a rencontré cette disposition 2 fois sur 25 sujets. Mais, dans ces deux cas, le tronc sous-clavier était dédoublé et l'un des deux troncs secondaires se jetait seul dans le canal thoracique. — Il est encore plus rare de voir le tronc sous-clavier s'unir au tronc jugulaire, avant de se jeter dans le confluent; Grossmann n'a rencontré cette disposition qu'une fois sur 25 sujets et ici encore il y avait dédoublement du tronc sous-clavier et le plus important des troncs secondaires débouchait directement dans le confluent veineux. L'existence d'un tronc commun aux lymphatiques du membre supérieur droit et du côté correspondant du cou constitue donc une disposition exceptionnelle et la grande veine lymphatique fait le plus souvent défaut. Nous reviendrons d'ailleurs sur ce point, lorsque nous étudierons les collecteurs terminaux du système lymphatique (voy. p. 1306).

Nous avons vu que le tronc sous-clavier débouchait ordinairement au sommet de l'angle que forment, en s'unissant, la veine sous-clavière et la jugulaire externe. D'après Grossmann, on rencontrerait cette disposition dans 40 pour 100 des cas. Assez fréquemment (dans 36 pour 100 des cas), ce tronc se termine sur la paroi antérieure de la veine sous-clavière. Dans 10 pour 100 des cas, il se jette au niveau du bord supérieur de ce vaisseau, à un centimètre environ de l'angle veineux. Dans 6 pour 100 des cas, le tronc sous-clavier débouche dans la paroi postérieure de la veine sous-clavière.

Presque toujours, un ou plusieurs des efférents des ganglions sous-claviculaires vont se jeter dans l'un des ganglions du creux sus-claviculaire. On peut même voir un de ces vaisseaux gagner ces ganglions, en passant en avant de la clavicule (Grossmann).

Sur les ganglions axillaires, voy.: Kirmisson, Note sur la topographie des ganglions axillaires. *Soc. Anat.*, 1882, p. 453. — Poirier, Notes anatom. sur l'aponévrose, le ligament suspenseur des ganglions lymphatiques de l'aisselle. *Progrès médical*, 1888, p. 68. — Grossmann, Ueber die axillaren Lymphdrüsen. *Th. Berlin*, 1896. — Leaf, *loc. cit.*, p. 39, fig. 8 et 9. — Oelsner, Anat. Unters. über der Lymphw. der Brust mit Bericht., etc. *Arch. f. klin. Chir.*, 1901, p. 135.

§ 2. — VAISSEAUX LYMPHATIQUES DU MEMBRE SUPÉRIEUR

Comme nous l'avons vu, les vaisseaux lymphatiques du membre supérieur peuvent être répartis en deux groupes : les *lymphatiques superficiels*, qui naissent des téguments et dont les collecteurs cheminent dans le tissu cellulaire sous-cutané; les *lymphatiques profonds*, qui, issus des organes sous-aponévrotiques, aboutissent à des troncs satellites des vaisseaux sanguins profonds.

Lymphatiques superficiels. — Les lymphatiques superficiels émanent de tous les points de l'enveloppe cutanée du membre. Mais c'est au niveau des doigts et de la paume de la main que le réseau d'origine présente sa plus grande richesse. Aussi est-ce en ces points, et plus particulièrement sur la face palmaire des doigts, qu'il faut pratiquer les piqûres pour injecter les lymphatiques du membre supérieur.

Les collecteurs du réseau superficiel apparaissent au niveau de la racine des doigts et à la base de la paume de la main. Ils montent ensuite sur l'avant-bras et le bras et recueillent, chemin faisant, la lymphe des autres parties de l'enveloppe cutanée. Ils se terminent dans les ganglions axillaires. Nous étudierons successivement : leurs origines digitales et palmaires, leur trajet et leur terminaison.

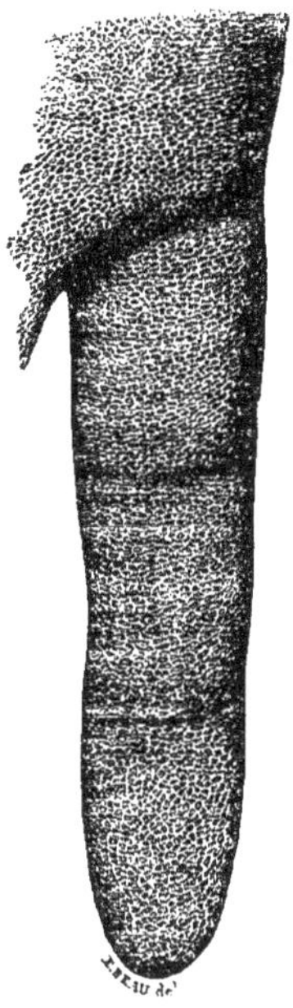

Fig. 656. — Réseau lymphatique de la face palmaire des doigts (d'après Sappey).

Cette figure montre les capillaires qui forment la partie la plus superficielle du réseau lymphatique des doigts.

Origines. — A) *Au niveau des doigts*, le réseau d'origine présente son maximum de développement sur la face palmaire de ceux-ci (voy. fig. 656). A ce niveau, ses mailles sont tellement serrées qu'un examen attentif à la loupe permet seul de les distinguer. Le réseau dorsal est beaucoup moins riche que le précédent (voy. fig. 658). De ces deux réseaux, naissent un nombre considérable de collecteurs qui convergent vers les faces latérales des doigts et se fusionnent en 2 ou 3 troncs pour chacune de ces faces. Ces troncs suivent d'abord l'artère collatérale correspondante. Mais, arrivés au niveau de la base du doigt, ils s'inclinent en arrière et se portent vers l'espace interdigital. Ils gagnent ensuite la face postérieure de la main et se dirigent vers le poignet, au niveau duquel nous les retrouverons dans un instant. Dans leur trajet sur la face dorsale de la main, ils échangent de nombreuses anastomoses. Ils s'entrecroisent fréquemment et il n'est pas rare de voir un collecteur, né par exemple au niveau du 4e espace interdigital, aller s'unir aux troncs qui cheminent au niveau de la partie externe de la face dorsale de la main.

B) *Au niveau de la paume de la main*, le réseau d'origine présente également une richesse extrême. De ce réseau, partent de nombreux troncules que l'on peut distinguer en externes, internes, inférieurs, supérieurs et centraux (voy. fig. 657).

Les *troncules externes*, au nombre 4 à 6, se portent obliquement en haut et en dehors, croisant en écharpe l'éminence thénar, et se terminent dans les lymphatiques, issus des téguments du pouce.

Les *troncules internes*, plus nombreux que les précédents (8 ou 10), se portent presque transversalement en dedans, croisent le bord cubital de la main et gagnent la face dorsale pour se jeter dans les collecteurs, nés au niveau des téguments du petit doigt.

Les *troncules inférieurs*, dont le nombre varie de 12 à 15, se dirigent vers les espaces interdigitaux, puis gagnent la face dorsale de la main pour se terminer dans les collecteurs digitaux.

Les *troncules supérieurs* gagnent la face antérieure du poignet et se fusionnent en 3 ou 4 troncs qui montent sur la face antérieure de l'avant-bras.

Les *troncules centraux* se portent vers la profondeur. Ils traversent la couche graisseuse sous-cutanée et l'aponévrose palmaire superficielle, puis se réunissent généralement en un tronc unique. Celui-ci, bien décrit par Sappey, se comporte de la façon suivante. Il se dirige directement en dehors, en cheminant au-dessous de l'aponévrose, en avant des tendons fléchisseurs. Il arrive ainsi sur l'adducteur du pouce, croise le bord inférieur de ce muscle puis le bord externe du 1er interosseux dorsal et monte sur la face postérieure de ce dernier. Il s'unit là à des collecteurs venus de l'index et gagne en compagnie de ces derniers la face dorsale du poignet.

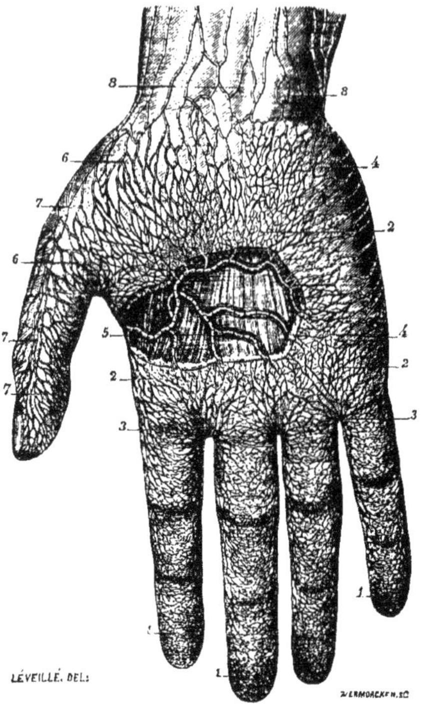

LÉVEILLÉ. DEL.

ZERMOACKER. SC

Fig. 657. — Lymphatiques de la face palmaire de la main (d'après Sappey).

1, 1, 1. Ramuscules lymphatiques de la face palmaire des doigts. — 2, 2, 2. Ramuscules lymphatiques de la paume de la main. — 3, 3. Troncules lymphatiques émanant de la partie inférieure de la région palmaire et convergeant vers les espaces interdigitaux pour se rendre sur la face dorsale du métacarpe. — 4, 4. Troncules contournant l'éminence hypothénar pour aller se terminer dans les troncs qui rampent sur la face dorsale du cinquième métacarpien. — 5. Tronc qui provient par six à huit troncules de la partie centrale de la paume de la main. — 6, 6. Troncules qui partent des téguments de l'éminence thénar. — 7, 7, 7. Troncs dans lesquels ils se jettent. — 8, 8. Troncules et troncs qui naissent de la partie antérieure du poignet.

Trajet. — Tous ces collecteurs, nés des téguments des doigts et de la main, se portent vers la racine du membre en cheminant dans le tissu cellulaire sous-cutané. Ils sont en général plus superficiels que les veines dont ils recouvrent les troncs. Leur nombre se réduit progressivement. Au niveau de l'avant-bras, il en existe une trentaine : on n'en compte plus que 15 à 18 à la partie moyenne du bras (Sappey).

Au niveau du poignet, ils sont répartis en deux groupes dont l'un chemine sur la face dorsale, l'autre sur la face palmaire de ce segment du membre.

Au niveau de l'avant-bras, ils tendent à se répartir en trois groupes : un *groupe externe*, qui monte le long du bord radial de l'avant-bras; un *groupe interne*, qui suit le bord cubital; un *groupe moyen*, satellite de la veine médiane, qui chemine entre les deux précédents.

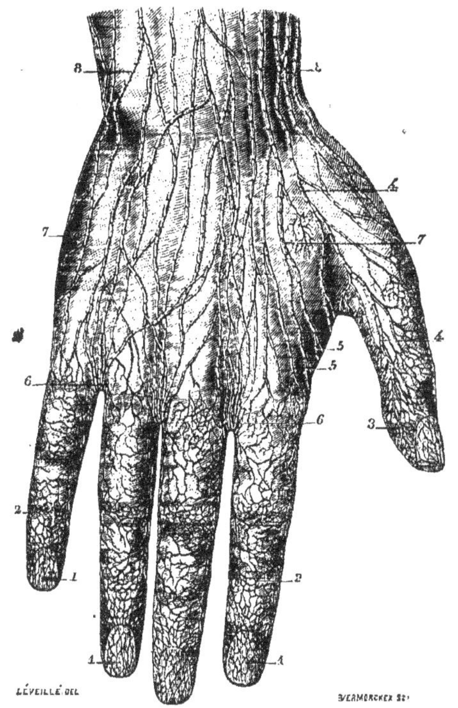

Fig. 658. — Vaisseaux lymphatiques de la face dorsale de la main (d'après Sappey).

1, 1, 1. Ramuscules lymphatiques du derme sous-unguéal. — 2, 2. Ramuscules lymphatiques naissant de la face dorsale des doigts. 3. Troncules qui partent de la face latérale interne du pouce. — 4, 4. Tronc formé par la réunion de ces troncules. — 5, 5. Troncules qui émanent de la partie centrale de la paume de la main, et qui se réunissent ici un peu tardivement pour former un tronc très volumineux. — 6, 6. Troncs lymphatiques provenant des doigts, et de la partie inférieure de la région palmaire. — 7, 7. Ensemble des troncs qui rampent sur la face dorsale de la main. — 8, 8. Ces mêmes troncs passent de la main sur l'avant-bras.

Un peu au-dessous du pli du coude, les deux groupes latéraux gagnent de plus en plus la face antérieure du membre et se fusionnent avec le groupe médian; il n'existe alors plus sur la face dorsale que des collecteurs peu volumineux qui obliquent les uns en dehors, les autres en dedans, pour gagner la face antérieure du bras (voy. fig. 659). Au niveau de la région olécranienne, ces collecteurs présentent de remarquables flexuosités.

Au niveau du bras, les différents collecteurs, désormais réunis en un seul faisceau, tendent à se placer à la face interne du bras. Ils cheminent là parallèlement les uns aux autres.

Terminaison. — La plupart de ces collecteurs poursuivent leur trajet jusqu'au voisinage de la base de l'aisselle. A ce niveau, ils perforent l'aponévrose et se terminent dans la chaîne humérale des ganglions axillaires. — Les collecteurs extrêmes ont une terminaison sensiblement différente. C'est ainsi que les deux ou trois troncs les *plus internes* se jettent dans le ganglion sus-épitrochléen. Nous avons vu que les efférents de ce ganglion perforaient l'aponévrose, à la partie moyenne du bras, pour se jeter dans les vaisseaux profonds. Lorsque ce ganglion fait défaut, on voit les collecteurs internes traverser néanmoins l'aponévrose en ce même point pour gagner les absorbants profonds. — Le tronc le *plus externe* se distingue également par un trajet spécial. Il se détache des autres collecteurs au voisinage de l'insertion humérale du deltoïde, puis monte dans le sillon deltopectoral. Il peut traverser à ce niveau un ou plusieurs ganglions que nous avons signalés plus haut (voy. p. 1253). Ce tronc se jette ordinairement dans un ganglion sous-claviculaire, placé au niveau de l'embouchure de la céphalique dans la veine axillaire. On peut le voir également passer au-dessus de la clavicule et se jeter dans un ganglion sus-claviculaire. Cette disposition, assez rare, a été figurée par Mascagni (*loc. cit.*, tab. XIX). Ce tronc delto-pectoral est parfois double et même triple.

Lymphatiques profonds. — Les lymphatiques profonds suivent l'artère humérale et ses branches principales. Il existe ordinairement deux troncs lymphatiques pour une artère. Avec Sappey, nous diviserons ces lymphatiques profonds en radiaux, cubitaux, interosseux postérieurs, interosseux antérieurs et brachiaux.

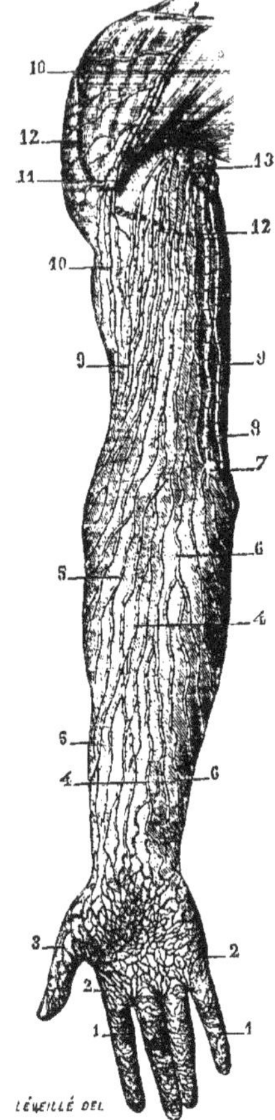

Fig. 659. — Lymphatiques superficiels du membre thoracique, face antérieure (d'après Sappey).

1, 1. Réseau lymphatique des doigts. — 2, 2. Réseau lymphatique de la paume de la main. — 3. Tronc lymphatique collatéral externe du pouce. — 4, 4. Vaisseaux qui naissent du réseau de la face palmaire. — 5, 5. Troncs qui viennent de la partie postéro-externe de la main et de l'avant-bras. — 6, 6. Troncs provenant de leur partie postéro-interne. — 7. Ganglion sus-épitrochléen, dans lequel se jettent quelques-uns de ces troncs. — 8. Second ganglion qu'on rencontre quelquefois au-dessus du précédent. — 9, 9. Ensemble des troncs qui occupent la face antérieure du bras. — 10, 10. Gros tronc qui occupe l'interstice séparant le deltoïde du grand pectoral. — 11. Ganglion situé sur le trajet de ce tronc. — 12, 12. Coupe demi-circulaire des téguments. — 13. Ganglions axillaires.

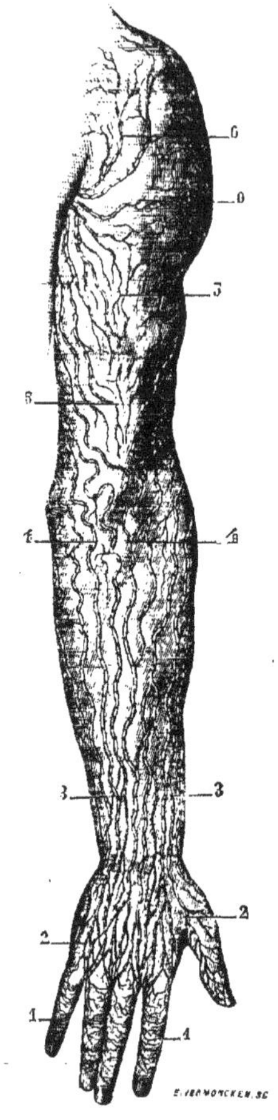

Fig. 660. — Lymphatiques superficiels du membre thoracique (face postérieure) (Sappey).

1, 1. Réseau lymphatique de la face dorsale des doigts. — 2, 2. Ensemble des troncs qui recouvrent le dos de la main. — 3, 3. Troncs qui rampent sur la face postérieure de l'avant-bras. — 4, 4. Ces mêmes troncs, qui, au niveau du coude, deviennent extrêmement flexueux et se partagent en deux groupes, dont l'un se porte en dedans et l'autre en dehors. — 5, 5. Vaisseaux qui naissent de la face postérieure du bras. — 6, 6. Vaisseaux provenant des téguments de l'épaule.

Les *troncs radiaux* naissent des parties sous-aponévrotiques de la paume de la main. « L'un accompagne l'arcade palmaire profonde, contourne la tête du premier métacarpien pour se porter sur le côté externe du carpe et arrive à l'avant-bras, où il se place sur le côté externe de l'artère radiale; l'autre, dont l'origine est moins profonde, suit, d'après le dessin que nous en a laissé Mascagni, le trajet de l'artère radio-palmaire et gagne aussi l'avant-bras, où il se place sur le côté interne de la radiale. Tous deux montent ensuite jusqu'au pli du coude en s'anastomosant. Dans leur trajet antibrauchial, ils traversent un ou deux ganglions de très petit volume, dont l'existence n'est pas constante. » (Sappey).

Les *troncs cubitaux* sont également au nombre de deux. Ils ont une origine distincte. L'un apparaît, en effet, à côté de la cubito-palmaire, l'autre est satellite de l'arcade palmaire profonde. Ils se réunissent au niveau du poignet et reçoivent, un peu au-dessus de celui-ci, un gros affluent satellite de la branche dorsale de la cubitale. Ils montent, alors, parallèlement aux vaisseaux cubitaux, jusqu'au niveau du pli du coude. Ils présentent parfois, sur leur trajet, un ou plusieurs petits ganglions.

Les troncs *interosseux postérieurs*, nés des muscles de la couche profonde de l'avant-bras, perforent la membrane interosseuse pour s'unir, au niveau du pli du coude, aux vaisseaux précédents.

Les *troncs interosseux antérieurs* suivent les vaisseaux de ce nom et, après avoir présenté sur leur trajet 1 ou 2 petits ganglions, aboutissent également au carrefour lymphatique du pli du coude.

Les *troncs huméraux* résument tous ces collecteurs antibrachiaux. Leur nombre varie de 2 à 3. Ils montent à côté des vaisseaux huméraux et se terminent dans le groupe huméral des ganglions axillaires. Comme nous l'avons vu, ils présentent sur leur trajet de petits ganglions qui paraissent à peu près constants. Au niveau de la partie moyenne du bras, ils recueillent les vaisseaux efférents du ganglion sus-épitrochléen. Ils reçoivent également des troncules, issus des muscles du bras (Mascagni, *loc. cit.*, pl. XXV).

Technique. — L'injection des lymphatiques du membre supérieur se pratique selon une technique analogue à celle que nous avons indiquée pour les lymphatiques du membre abdominal (Voyez p. 1163). Les points d'élection pour pratiquer les premières piqûres sont la face palmaire et les faces latérales des doigts.

CHAPITRE V

LYMPHATIQUES DE LA TÊTE ET DU COU

Nous étudierons successivement : 1° les groupes ganglionnaires de la tête et du cou; 2° l'appareil lymphatique des différents organes dont les vaisseaux sont tributaires de ces ganglions.

§ I. — GROUPES GANGLIONNAIRES DE LA TÊTE ET DU COU

L'appareil ganglionnaire de la tête et du cou présente un développement considérable. C'est d'ailleurs dans la région cervicale qu'apparaissent les premiers ganglions au cours du développement phylogénique.

La disposition générale de ces ganglions peut être schématisée de la façon suivante : ces ganglions constituent d'abord une sorte de cercle, véritable collier ganglionnaire, placé à la jonction de la tête et du cou. De ce cercle, part de chaque côté une chaîne verticale qui s'étale sous le sterno-mastoïdien et accompagne le paquet vasculo-nerveux jusqu'à la jonction du cou et du thorax. Cette chaîne principale est flanquée de plusieurs chaînes secondaires, de moindre importance.

Bibliographie. — Sur les ganglions du cou, voir l'important travail de MOST. *Die Topographie des Lymphgefässapparates des Kopfes und des Halses*, Berlin, A. Hirschwald, 1906.

I. — CERCLE GANGLIONNAIRE PÉRI-CERVICAL

Le cercle ganglionnaire est décomposable en un certain nombre de groupes que l'on désigne par le nom de la région qu'ils occupent. En allant d'arrière en avant, nous aurons à distinguer :

1° Le groupe *sous-occipital* et les ganglions aberrants de la nuque qui en dépendent;

2° Le groupe *mastoïdien* ;

3° Le groupe *parotidien*;

4° Le groupe *sous-maxillaire*, dont les *ganglions faciaux* constituent une dépendance;

5° Les ganglions *sous-mentaux* ;

6° Enfin les ganglions *rétro-pharyngiens*, qu'on peut rattacher aux groupes précédents.

1. ***Ganglions sous-occipitaux***. — Le nombre des ganglions occipitaux varie de 1 à 3. Le chiffre de 2 nous a paru la règle. Ces ganglions, du volume

d'un pois, aplatis et circulaires, reposent ordinairement sur le grand complexus, au voisinage de l'insertion occipitale de ce muscle, immédiatement en dehors du bord externe du trapèze. Plus rarement, ils sont placés sur ce muscle; ils se mettent, alors, en rapport intime avec les filets terminaux du grand nerf sous-occipital. Les ganglions sous-occipitaux sont inclus dans l'épaisseur de l'aponévrose superficielle.

L'un de nous a trouvé sur plusieurs sujets, injectés au Gerota, un ganglion placé sur la face postérieure du trapèze, au niveau de l'apophyse épineuse de la quatrième vertèbre cervicale. On peut regarder ce ganglion comme un élément aberrant du groupe sous-occipital. Severeanu décrit également et figure de petits nodules ganglionnaires, reposant sur la face postérieure du trapèze et placés sur le trajet des vaisseaux efférents des ganglions sous-occipitaux.

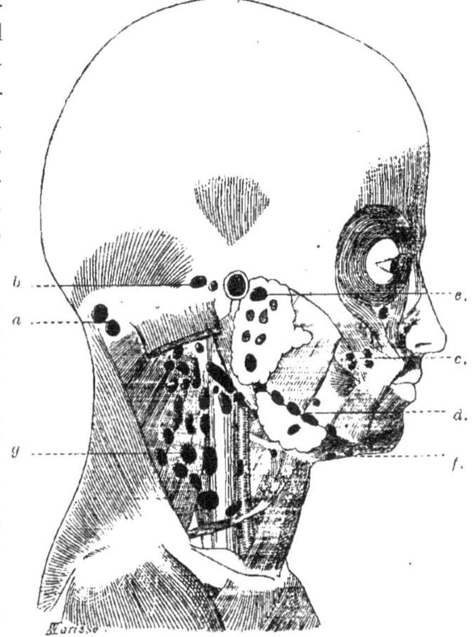

FIG. 661. — Disposition générale des groupes ganglionnaires de la tête et du cou.

a ganglions occipitaux. — *b*, ganglions mastoïdiens. — *c*, ganglions parotidiens. — *d*, ganglions sous-maxillaire. — *e*, ganglions faciaux. — *f*, ganglions sous-mentaux. — *g*, chaîne cervicale profonde.

Les ganglions sous-occipitaux reçoivent leurs *lymphatiques afférents* de la partie occipitale du cuir chevelu. — Leurs *vaisseaux efférents* se portent en bas et en avant, en cheminant les uns au-dessus, les autres au-dessous du splénius. Ils vont se terminer dans les ganglions les plus élevés du groupe sous-sterno-mastoïdien. Nous verrons plus loin que ces derniers reçoivent aussi des vaisseaux émanés directement de la région occipitale.

2. ***Ganglions mastoïdiens*** (*G. rétro-auriculaires*). — Les ganglions mastoïdiens sont ordinairement au nombre de 2. Toujours bien visibles chez l'enfant, ils sont souvent difficiles à découvrir chez l'adulte. Ils sont ordinairement placés l'un derrière l'autre et réunis par deux ou trois troncs lymphatiques. Ils sont sous-jacents au bord inférieur du muscle auriculaire postérieur et reposent sur l'insertion mastoïdienne du sterno-mastoïdien. Une mince lame fibreuse, dépendance de la gaine de ce muscle, les fixe sur ce dernier.

Les ganglions mastoïdiens reçoivent leurs *afférents* de la portion temporale du cuir chevelu, de la face interne du pavillon de l'oreille, le lobule excepté, et de la face postérieure du conduit auditif externe.

Leurs troncs *efférents* vont se jeter dans les ganglions supérieurs du groupe sous-sterno-mastoïdien, après avoir traversé les insertions supérieures de ce muscle. Certains auteurs rattachent, bien à tort, ces ganglions profonds aux ganglions mastoïdiens qu'ils considèrent alors comme étant au nombre de 4 ou de 6.

3. ***Ganglions parotidiens***. — Le groupe parotidien comprend : 1° des ganglions sous-cutanés; 2° des ganglions contenus dans la loge parotidienne.

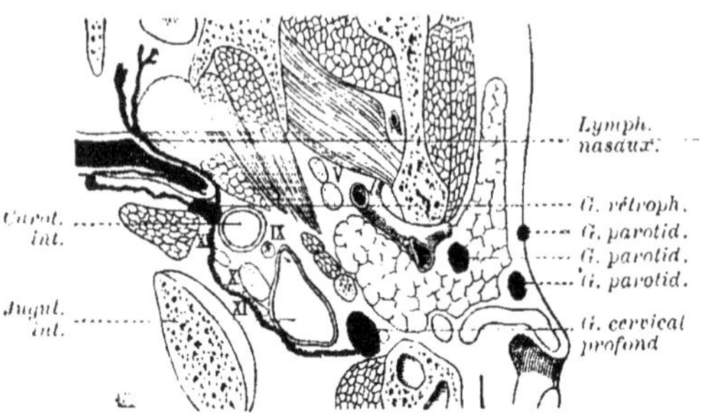

Fig. 662. — Schéma des ganglions parotidiens.

A). L'existence de ganglions *sous-cutanés* est admise par différents auteurs et notamment par Richet (*Anatomie médico-chirurgicale*, 4e édit., p. 193), par Merkel (*Topogr. anat.*, t. I, p. 454) et par Most qui, dans un cas, en a noté un près du bord antérieur de la glande (Most, *loc. cit.*, p. 24). Sappey nie formellement leur existence. Sans aller aussi loin, on peut cependant affirmer qu'ils font le plus souvent défaut.

B). Les ganglions contenus dans la loge parotidienne sont placés, soit en dehors de la glande, immédiatement au-dessous de l'aponévrose (g. superficiels), soit dans l'épaisseur même de la parotide (g. profonds).

Les *ganglions superficiels* occupent généralement les points suivants : on trouve constamment chez le nouveau-né et fréquemment chez l'adulte (Most) un ganglion placé au voisinage du bord supérieur de la glande, à 1 ou 2 centimètres en avant du conduit auditif; — il existe d'autre part 1 ou 2 ganglions placés immédiatement en avant du tragus, parfois même cachés dans le sillon qui sépare la parotide du cartilage du conduit. Ce sont les ganglions préauriculaires. A côté de ces ganglions d'existence à peu près constante, Most signale de petits modules ganglionnaires interrupteurs, placés, comme les précédents, au voisinage du conduit auditif externe.

Les *ganglions profonds* sont disséminés dans toute l'étendue de la glande, mais se groupent cependant de préférence le long de la jugulaire externe et de la carotide externe. D'après Poulsen (cité par Stahr), un de ces ganglions occuperait constamment la partie inférieure de la loge et serait appliqué près de l'angle de la mâchoire contre la bandelette sterno-maxillaire.

Les ganglions parotidiens reçoivent leurs *lymphatiques afférents* de la face externe du pavillon de l'oreille, du conduit auditif externe de la caisse du tympan, de la peau des régions temporale et frontale, des paupières et de la racine du nez (Küttner). Peut-être reçoivent-ils également des vaisseaux émanés de la muqueuse des fosses nasales et de la partie postérieure du rebord alvéolaire de la mâchoire supérieure. — Leurs *vaisseaux efférents* vont se jeter dans les ganglions groupés autour de la jugulaire externe à sa sortie de la glande et dans les ganglions sous-sterno-mastoïdiens.

Le nombre des ganglions contenus dans la loge parotidienne est très difficile à apprécier, même d'une façon très approximative. Bien que leur coloration plus brune permette de les distinguer des lobules parotidiens, ils sont difficiles à reconnaître lorsque leurs vaisseaux afférents n'ont pas été injectés. En revanche sur les pièces traitées par le Gerota, on peut déjà se convaincre de leur nombre d'ailleurs des plus variables (de 3 à 16). Les examens histologiques nous les montrent encore plus nombreux, car ils mettent en évidence des ganglions minuscules, invisibles par la simple dissection. Le microscope permet également de constater l'existence d'amas lymphoïdes de formes et de dimensions variables entourant les acini et analogues aux formations signalées par Rawitz dans la glande sous-maxillaire.

Lorsqu'on étudie histologiquement les ganglions parotidiens, surtout chez le nouveau-né, on est frappé de constater, dans nombre d'entre eux, la présence d'acini glandulaires. Ces acini, parfois confinés dans la portion médullaire du ganglion, peuvent arriver jusque dans sa zone corticale et même refouler le tissu glandulaire, qui est réduit à une mince coque entourant le bourgeon glandulaire. Il s'agit bien ici d'une pénétration active des acini à l'intérieur des ganglions. En étudiant des coupes de fœtus de 3 à 6 mois, Neisse a pu suivre les étapes de cette pénétration. Il ne faut donc pas confondre cet envahissement des ganglions par les éléments de la glande avec l'infiltration lymphoïde péri-acineuse, signalée plus haut.

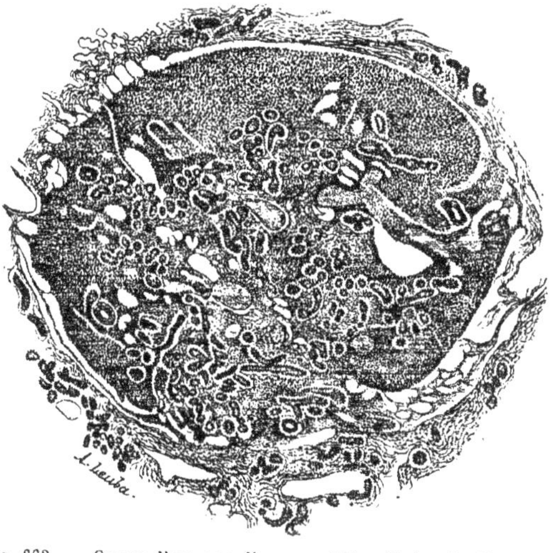

Fig. 663. — Coupe d'un ganglion parotidien (fœtus de 21 centimètres) (Neisse).

On voit sur cette figure le ganglion envahi par de nombreux acini glandulaires qui ont pénétré dans le ganglion au niveau du hile et tendent à gagner sa substance corticale.

Ajoutons que cette pénétration des acini dans les ganglions s'explique aisément par l'absence d'encapsulement et de la glande et des ganglions, aux stades initiaux de leur développement.

Au point de vue pathologique, certains cas de tuberculose glandulaire, en apparence primitive, ne pourraient-ils s'expliquer par ces connexions intimes de certains acini avec les ganglions dont l'envahissement bacillaire est chose si fréquente?

Voy. R. Neisse. Ueber den Einschluss von Parotisläppchen in Lymphknoten. *An. Hefte v. Merkel u. Bonnet.* Erste Abth., 1898, X, p. 287.

Les ganglions dits *sous-parotidiens* appartiennent à la chaîne jugulaire interne dont ils constituent la partie toute supérieure. Placés en dehors de la veine, ils peuvent s'engager plus ou moins dans l'espace sous-glandulaire postérieur (espace stylo-vertébral). — La plupart des auteurs ne mentionnent point l'existence de ganglions dans l'espace sous-glandulaire antérieur (espace maxillo-pharyngien). Quain signale cependant quelques petits ganglions sur le trajet de la maxillaire interne. Leaf n'a jamais rencontré les ganglions décrits par Quain, mais a vu par contre un petit ganglion placé sur la face externe du ptérygoïdien externe, immédiatement en arrière de l'apophyse orbitaire du malaire,

4. **Ganglions sous-maxillaires** (*G. sus-hyoïdiens latéraux*). — Le nombre des ganglions sous-maxillaires varie de 3 à 6. Ils forment un chapelet s'étendant le long du bord inférieur du maxillaire, depuis l'insertion du ventre antérieur du digastrique jusqu'à l'angle de la mâchoire. Ils sont donc placés à la jonction de la face cutanée et de la face osseuse de la glande sous-maxillaire, sur laquelle ils reposent. Leur volume varie de celui d'un pois à celui d'un haricot. Il est fréquent de voir un de ces ganglions s'isoler du chapelet et se placer sur le trajet de la veine faciale vers le milieu de la face cutanée de la glande et même au voisinage du bord inférieur de celle-ci. Il est en revanche plus rare de rencontrer les ganglions signalés par Lea et Küttner sous la face interne de la glande. — Tous les ganglions sous-maxillaires sont sous-aponévrotiques.

Le nombre des ganglions sous-maxillaires est très diversement apprécié par les auteurs. D'une façon générale, les chiffres que donnent les classiques sont beaucoup plus élevés que celui que nous avons admis. W. Krause, Henle, Rauber, Merkel, parlent de 3 à 10 ganglions; Sappey en compte 12 à 15. Avec Gussenbauer, Leaf, Stahr, Severeanu, nous pensons que ces évaluations sont très exagérées et que, si l'on s'en tient à la numération des ganglions constatables par la simple dissection et après injections de leurs afférents, on voit que leur nombre, qui est habituellement de 3, dépasse rarement 5 ou 6. La disposition typique bien indiquée par Stahr est la suivante. Il existe trois ganglions échelonnés d'avant en arrière : un ganglion antérieur (ganglion I de Stahr), placé au niveau du bord externe du ventre antérieur du digastrique ; — un ganglion moyen (ganglion II de Stahr), situé au niveau du point où les vaisseaux faciaux croisent le bord inférieur du maxillaire ; — un ganglion postérieur (ganglion III de Stahr), placé en arrière des vaisseaux faciaux, un peu en avant de l'angle de la mâchoire. Chacun de ces ganglions peut être remplacé par un amas de deux ou trois ganglions plus petits. Mais c'est là une disposition assez rare. Le plus volumineux et le plus fixe de ces ganglions est le ganglion moyen.

On admet généralement qu'il n'existe point de ganglions inclus dans la glande sous-maxillaire. Most, Leaf, v. Brunn en ont cependant signalé. Mais il s'agit certainement là d'une disposition exceptionnelle. Chez le cercopithèque, Rawitz a vu dans la sous-maxillaire des amas lymphoïdes entourant les acini. Mais ces formations sont essentiellement contingentes dans leur volume, leur disposition et même leur existence, et on ne saurait les regarder comme de véritables ganglions.

Les ganglions sous-maxillaires reçoivent *comme afférents* les lymphatiques du nez, de la joue, de la lèvre supérieure, de la partie externe de la lèvre inférieure, de la presque totalité des gencives et du tiers antérieur des bords latéraux de la langue (voy. p. 1289).

Leurs *vaisseaux efférents* descendent sur la face cutanée de la glande sous-maxillaire, croisent l'os hyoïde et vont se jeter dans les ganglions de la chaîne cervicale profonde, et plus particulièrement dans les ganglions placés au niveau de la bifurcation de la carotide primitive. Un ou deux de ces troncs peuvent cependant aller aboutir à un ganglion, situé beaucoup plus bas, au niveau du point où le muscle omoplato-hyoïdien croise la jugulaire interne.

Bibliographie. — H. Stahr, Zahl und Lage der submaxillaren Lymphdrüsen, *Arch. f. Anat. u. Phys.*, Anat. Abth., 1898, p. 144. — Rawitz, Ueber Lymphknotenbildungen in Speicheldrüsen, *An. Anz.*, Bd. 14, nos 17-18, p. 463. — V. Brunn, Die Lymphknoten der Unterkieferspeicheldrüse. *Arch. f. klin. Chir.*, Bd. 69, 3.

Ganglions faciaux. — Les vaisseaux afférents des ganglions sous-maxillaires traversent fréquemment (20 fois sur 32, d'après Princeteau) de petits ganglions, ordinairement décrits sous le nom de ganglions géniens, mais auxquels nous semble mieux convenir la désignation plus compréhensive de ganglions faciaux.

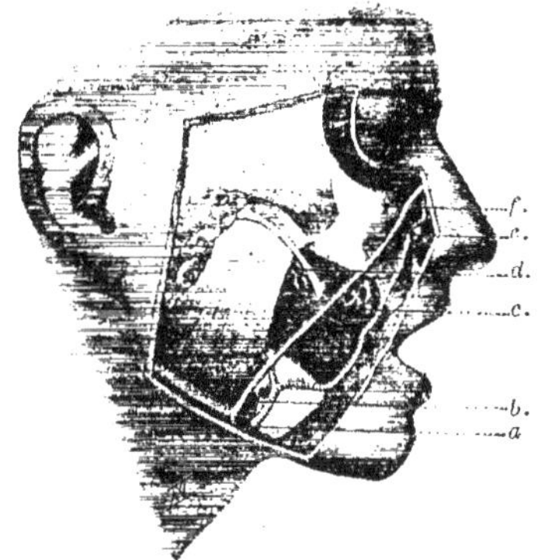

Fig. 664. — Ganglions faciaux (d'après Buchbinder).

a, ganglion infra-maxillaire. — *b*, ganglion sus-maxillaire. — *c*, ganglion buccinateur (amas moyen). — *d*, ganglion buccinateur (amas postérieur). — *e*, ganglion du sillon naso-génien. — *f*, ganglion sous-orbitaire.

Ces ganglions forment trois groupes échelonnés l'un au-dessus de l'autre sur le trajet des vaisseaux faciaux.

1) Le groupe *inférieur* ou *sus-maxillaire* repose sur la face externe du maxillaire inférieur, entre le bord antérieur du masséter et le bord postérieur du triangulaire des lèvres, au-dessous du peaussier. Ce groupe comprend 1 à 3 ganglions en rapport intime avec l'artère et la veine faciales. Il a été rencontré par Princeteau 14 fois sur 32 (*b*, fig. 664). Il est parfois directement relié au groupe sous-maxillaire par un ganglion placé au niveau même du bord inférieur de la mâchoire; c'est le *ganglion infra-maxillaire* (*a*, fig. 664).

2) Le groupe *moyen* ou *buccinateur* est assez profondément situé sur la face externe du muscle buccinateur. Son existence est moins fréquente que celle du groupe précédent (10 fois sur 32, Princeteau). Il comprend lui-même trois amas distincts pouvant exister concurremment ou isolément :

a) Un amas postérieur ou rétro-vasculaire formé par 1 ou 2 ganglions situés en arrière de l'artère faciale, au niveau du point où le canal de Sténon perfore le buccinateur. Il ne faut pas confondre ce groupe avec les glandules salivaires qui peuvent exister dans cette région (*d*, fig. 664).

b) Un amas moyen intervasculaire comprenant le plus souvent deux ganglions, placés entre l'artère et la veine. Cet amas est recouvert par les fibres postérieures du grand zygomatique (*c*, fig. 664).

c) Enfin on peut rencontrer exceptionnellement un ganglion antérieur, prévasculaire, placé sur la face externe de l'orbiculaire des lèvres, dans le tissu cellulaire sous-cutané, à 8 ou 10 millimètres de la commissure labiale. C'est *le ganglion commissural* de Princeteau.

Tous ces ganglions buccinateurs sont placés au-dessus de l'aponévrose buccinatrice. Debierre signale cependant l'existence possible de ganglions sous-aponévrotiques. Poncet aurait même rencontré un ganglion sous-muqueux.

3) Le groupe *supérieur*, beaucoup moins important que les deux précédents, comprend plusieurs ganglions : un ganglion du sillon naso-génien, signalé par Tillaux et retrouvé par Princeteau (*e*, fig. 664), un ganglion sous-orbitaire (*f*, fig. 664) et un ganglion malaire dont l'existence n'a guère été constaté que cliniquement (Albertin, Vigier).

La plupart des classiques (Richet, Paulet, Beaunis et Bouchard, Sappey..., etc.) ne mentionnent pas les ganglions faciaux. Dès 1787, Mascagni avait cependant signalé et décrit les ganglions faciaux et même distingué les groupes sus-maxillaires et buccinateurs. Boyer, Cloquet, Bourgery et Jacob, Cruveilhier leur accordent une brève mention. Plus récemment (1887) les constatations cliniques de Poncet ont de nouveau attiré l'attention sur ce point et plusieurs auteurs (Jaboulay, Vigier, Princeteau, Buchbinder, etc.) ont repris leur étude.

Bibliographie. — MASCAGNI, *loc. cit.*, p. 61, pl. XXVI, fig. 1. — VIGIER. Des adénites de la joue. *Gaz. hebd.*, 1892, et *Th. de Lyon*, 1892. — ALBERTIN. Adénites géniennes. *Arch. prov. de Chir.*, 1893. — PRINCETEAU. Les ganglions lymphatiques de la joue, *Gaz. hebd. des sc. méd. de Bordeaux*, 1899. — CAPETTE-LAPLÈNE. Les ganglions de la joue, *Th. Bordeaux*, 1899. — BUCHBINDER. Ueber die Lage u. die Erkr. der Wangenlymphdrüsen, *Beitr. z. klin. Chir.*, 1899. — THÉVENOT. Des adénites géniennes, *Gaz. des Hôpitaux*, 21 avril 1900. — TRENDEL, Lymphdrüsen in der Wangensubstanz. *Beitr. z. klin. Chir.*, Bd 39.— Voir aussi Lymphatiques de la joue, du nez, des paupières.

5. ***Ganglions sous-mentaux*** (*Syn.* : Ganglions sus-hyoïdiens médians). — On désigne sous le nom de ganglions sous-mentaux les ganglions compris dans le triangle que limitent les ventres antérieurs des deux digastriques et l'os hyoïde. Le nombre de ces ganglions varie de 1 à 4. Leur disposition est des plus variables. Le plus souvent au nombre de 2, ils s'orientent soit dans le sens transversal et sont alors plus ou moins rapprochés de la ligne médiane, soit dans le sens sagittal. Dans ce dernier cas, de beaucoup le plus fréquent, l'un se rapproche du maxillaire (*gl. supérieur*), l'autre de l'os hyoïde (*gl. inférieur*). Un ganglion placé sur le ventre antérieur du digastrique établit parfois une transition entre ce groupe et les ganglions sous-maxillaires. Chez l'adulte les ganglions sous-mentaux peuvent faire entièrement défaut. C'est généralement le ganglion supérieur qui manque, il est même assez fréquemment absent chez le nouveau-né (Schweitzer).

Les ganglions sous-mentaux reçoivent leurs *vaisseaux efférents* des téguments du menton, de la partie moyenne de la peau de la lèvre inférieure, de la muqueuse de la portion correspondante du bord alvéolaire du maxillaire inférieur, du plancher de la bouche et enfin de la pointe de la langue (sur cette dernière origine d'ailleurs discutée, voy. p. 1287).

Leurs *vaisseaux efférents* suivent une double direction. Trois ou quatre troncs se portent en dehors vers les ganglions sous-maxillaires. Un ou deux autres se dirigent en bas, croisent l'os hyoïde et vont se jeter dans un ganglion placé sur la face antérieure de la jugulaire interne, au-dessus du point où celle-ci est croisée par l'omoplato-hyoïdien. Un de ces vaisseaux décrit parfois une anse remarquable en avant des muscles sous-hyoïdiens.

6. ***Ganglions rétro-pharyngiens.*** — Les ganglions rétro-pharyngiens sont placés en arrière du pharynx, à la jonction de la face postérieure et des faces latérales de celui-ci, à la hauteur des masses latérales de l'atlas.

Ces ganglions sont ordinairement au nombre de 2. D'après Most, cependant la présence d'un seul ganglion constituerait la règle. Lorsque ces ganglions sont au nombre de 2, ils se superposent dans le sens vertical.

Ces ganglions sont en rapport : *en avant* avec l'angle postéro-externe du pharynx; *en arrière*, avec le muscle grand droit antérieur qui les sépare des masses latérales de l'atlas; *en dehors*, avec l'artère carotide interne; *en dedans*, près de 2 centimètres les séparent de la ligne médiane (voy. fig. 662 et 665).

Ces ganglions sont sensiblement placés au même niveau que le voile du palais. Les rapports avec les lames sagittales du pharynx nous ont paru variables. Ils sont placés tantôt en dedans tantôt en dehors de ces lames, parfois même ils paraissent compris dans leur épaisseur.

A côté de ces ganglions d'existence normale et de disposition typique, il existe de petits nodules ganglionnaires interrupteurs, placés sur la face postérieure du pharynx, plus ou moins près de la ligne médiane et inclus dans l'épaisseur de l'aponévrose du pharynx. Ces nodules ganglionnaires font défaut chez l'adulte. Chez l'enfant leur nombre et leur disposition sont fort variables. Most signale comme existant assez fréquemment un petit ganglion juxta-médian, placé au niveau de la racine de l'apophyse odontoïde de l'axis.

Il ne nous paraît nullement démontré, contrairement aux assertions classiques, que les abcès rétro-pharyngiens de l'enfant, du moins les abcès à siège médian, aient leur point de départ habituel dans les ganglions dit rétro-pharyngiens proprement dits. Au moins, dans

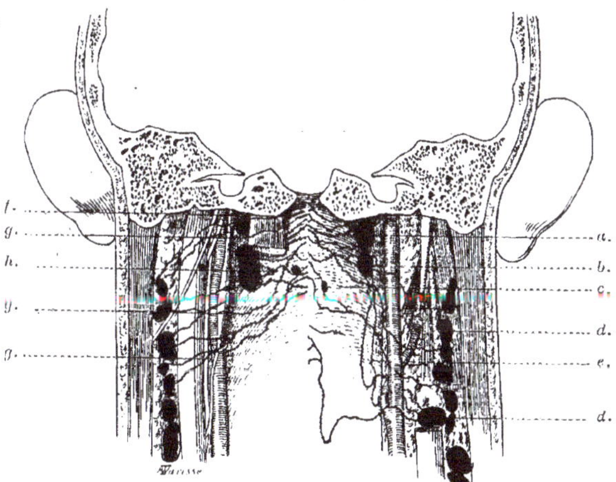

Fig. 665. — Ganglions rétro-pharyngiens.

a. b. ganglions rétro-pharyngiens. — *c*, nodule ganglionnaire interrupteur, placé sur le trajet des vaisseaux afférents de ces ganglions. — *d*, ganglion de la chaîne cervicale profonde. — *e*, vaisseau efférent des ganglions rétro-pharyngiens, passant en avant de la carotide interne. — *f*. afférent des ganglions rétro-pharyngiens, passant en arrière du droit antérieur. — *g*, lymphatique du larynx, gagnant directement un ganglion de la chaîne cervicale profonde. — *h*, afférent des ganglions rétro-pharyngiens.

un certain nombre de cas, ces abcès doivent se développer au niveau des nodules ganglionnaires rétro-pharyngiens. Most en a d'ailleurs donné la démonstration anatomique. Par contre, l'abcès dit latéro-pharyngien, et qui constitue le type clinique habituel chez l'adulte, paraît bien avoir comme localisation anatomique les ganglions rétro-pharyngiens.

Les ganglions rétro-pharyngiens reçoivent comme *afférents* : la presque totalité des collecteurs issus de la muqueuse des fosses nasales et des cavités annexes de celles-ci, les lymphatiques du pharynx nasal, ceux de la trompe d'Eustache et peut-être une partie des lymphatiques de la caisse du tympan. Comme on le voit, leur territoire lymphatique est des plus étendus, et on s'explique facilement l'infection fréquente de ces ganglions.

Les *vaisseaux efférents* des ganglions rétro-pharyngiens se jettent dans les ganglions supérieurs de la chaîne jugulaire interne. Pour gagner ces ganglions ils passent pour la plupart en arrière du paquet vasculo-nerveux et plus particulièrement du ganglion cervical supérieur dont ils croisent la face postérieure. Quelques-uns cependant passent en avant de la carotide interne et de la jugulaire externe pour atteindre leur nouveau relai ganglionnaire (voy. *e*, fig. 665).

En raison de leur importance pratique les ganglions rétro-pharyngiens ont suscité de nombreux travaux. Nous citerons parmi les plus importants : MASCAGNI, *loc. cit.*, p. 63. — TOURTUAL. *Neue Untersuchungen über der Base des menschlich. Schlund. und Kehlkopfes*. Leipzig, 1846. — GILLETTE. *Th. Paris*, 1867. — BOKAI. Ueber Retropharyngealabcess. *Jahrb. f. Kinderkrank.*, I, 1887. — MOREAU. Contribution à l'étude des abcès rétro-pharyngiens. *Th. Paris*, 1896. — MOST. Zur Topographie und Aetiologie der retro-pharyngealen Drusenabcesse. *Arch. f. klin. Chir.*, LXI, 3.

II. — CHAINES CERVICALES DESCENDANTES

Nous avons vu que, du collier ganglionnaire formé par les différents groupes que nous venons d'étudier, se détachait de chaque côté une chaîne de ganglions qui descendait avec les gros vaisseaux jusqu'à la racine du cou. C'est la *chaîne cervicale profonde*. Cette chaîne principale est flanquée de plusieurs chaînes secondaires, beaucoup moins importantes : la *chaîne jugulaire externe*, les *deux chaînes cervicales antérieures* superficielle et profonde, la *chaîne récurrentielle*.

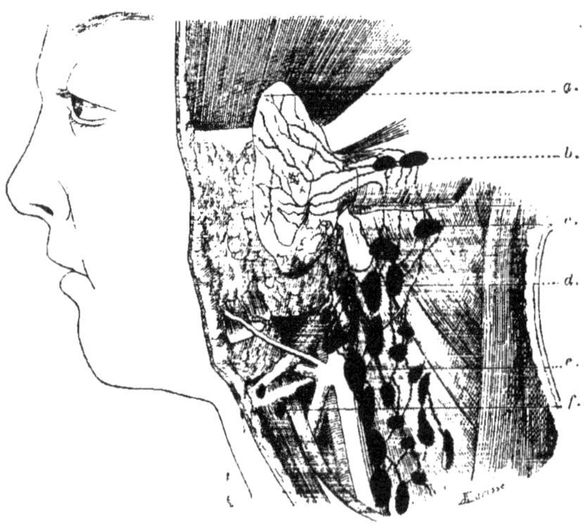

FIG. 666. — Chaîne cervicale profonde.

a, collecteurs du pavillon de l'oreille. — *b*, ganglions mastoïdiens. — *c*, ganglion sterno-mastoïdien (groupe externe). — *d*, ganglion de la chaîne jugulaire externe. — *e*, ganglion sterno-mastoïdien (groupe interne, chaîne jugulaire interne) — *f*. ganglion aberrant sous-hyoïdien, placé sur le trajet des vaisseaux efférents des ganglions sous-mentaux.

Chaîne cervicale profonde. — La chaîne cervicale profonde (*chaîne carotidienne, sous-sterno-mastoïdienne, ganglions profonds du cou*) constitue un des départements ganglionnaires les plus importants de l'économie. Elle comprend de 15 à 30 ganglions. Ce nombre est d'ailleurs sujet à des variations considérables. Ici, comme toujours, le nombre semble être en raison inverse du volume (voy. p. 1133). Ce nombre s'accroît en apparence dans certains cas pathologiques, qui ne font cependant que rendre visibles des ganglions imperceptibles lorsqu'ils étaient normaux.

La chaîne cervicale profonde constitue, en réalité, un large amas qui s'étale sous le sterno-mastoïdien et apparaît en arrière de lui dans le creux sus-claviculaire jusqu'au niveau du bord antérieur du trapèze. Ces ganglions cervicaux profonds peuvent être répartis en deux groupes : l'un supérieur, l'autre inférieur, séparés par le muscle omo-hyoïdien. Le groupe supérieur est formé par les ganglions cervicaux profonds proprement dits; le groupe inférieur, par les ganglions sus-claviculaires. Ces deux groupes sont parfois nettement séparés; mais dans d'autres cas, au contraire, leur distinction est purement conventionnelle (voy. fig. 661).

1. ***Ganglions cervicaux profonds proprement dits*** (gl. cervicales profundæ (sensu strictiori) [Most]). — Ce groupe s'étend, dans le sens vertical, de la pointe de l'apophyse mastoïde et du ventre postérieur du digastrique au point où l'omo-hyoïdien croise le paquet vasculo-nerveux. Tous ces ganglions sont recouverts par le sterno-cléido-mastoïdien et adhèrent au feuillet profond de la gaine de ce muscle.

Bien qu'ils constituent en apparence une nappe ganglionnaire continue, on peut les répartir en deux groupes, l'un externe et l'autre interne, qui diffèrent par leur disposition générale et par l'origine de leurs vaisseaux afférents.

1) Les ganglions *externes* (gl. cervicales profundæ laterales [Most]) sont placés en arrière et en dehors de la jugulaire interne. Ordinairement de petit volume, de forme arrondie, disséminés sans ordre apparent, ils reposent sur les insertions du splénius, de l'angulaire et des scalènes. Ils sont plongés dans cette masse de tissu adipeux décrite par Merkel sous le nom de Fettpolster, et sont en rapport intime à ce niveau avec les branches du plexus cervical profond, avec le rameau trapézien de la branche externe du spinal et avec l'artère cervicale ascendante. A ce groupe externe aboutissent plus particulièrement les lymphatiques cutanés du segment postérieur de la tête et de la partie supérieure de la nuque.

2) Les ganglions *internes* (*chaîne jugulaire interne*, gl. cervicales profundæ mediales [Most]), reposent sur la jugulaire interne ou sont immédiatement adjacents au bord externe de celle-ci (voy. fig. 666 et 674). Ordinairement plus volumineux que les précédents, ils sont allongés dans le sens vertical et se disposent en une chaîne parallèle à la jugulaire. Certains de ces ganglions ont une situation assez fixe. C'est ainsi que l'on trouve, constamment, un ou deux gros ganglions, placés immédiatement au-dessous du ventre postérieur du digastrique, au-dessus de l'embouchure du tronc thyro-linguo-facial. Nous verrons que ces ganglions représentent l'aboutissant principal des lymphatiques de la langue (voy. p. 1290 et fig. 674). De même, il existe, presque toujours, un ganglion assez volumineux au-dessus du point où l'omoplato-hyoïdien croise la jugulaire interne. Most a même trouvé là parfois 2 ou 3 ganglions formant une chaîne, le long du bord supérieur du muscle. Il signale aussi dans

certains cas des ganglions sous-jacents à l'omo-hyoïdien (Most, *loc. cit.*, p. 41). Enfin, on trouve souvent des ganglions, en arrière de la jugulaire interne, entre cette dernière et les muscles prévertébraux. Aux ganglions du groupe interne aboutissent, avec ou sans interruption ganglionnaire préalable, les lymphatiques cutanés de la face et de la portion facio-cervicale des voies digestives et respiratoires.

Est-il besoin d'ajouter que ces deux groupes sont unis par de très nombreuses anastomoses et que leur distinction, commode pour l'étude, a un caractère schématique sur lequel il importe d'attirer l'attention.

On peut rattacher aux ganglions sterno-mastoïdiens de petits ganglions aberrants placés sur les parties latérales du larynx, en avant et en dedans des gros vaisseaux. Ces ganglions inconstants sont ordinairement situés au-dessous de la grande corne de l'os hyoïde. On en trouve ordinairement un ou deux relativement superficiels, placés sur l'omo-hyoïdien, un peu au-dessous de l'insertion de ce muscle sur l'os hyoïde (voy. fig. 666, *f*). Au même niveau, mais plus profondément, au-dessous du thyro-hyoïdien on rencontre également deux ou trois ganglions minuscules reposant sur la membrane thyro-hyoïdienne ou sur la partie supérieure des ailes du cartilage thyroïde. Ces ganglions, passés sous silence par Sappey, ont été bien représentés par Bourgery et Jacob (*loc. cit.*, pl. 86 et 91) : ce ne sont point des ganglions régionnaires, mais de simples nodules ganglionnaires interrupteurs placés sur le trajet des afférents viscéraux des ganglions sterno-mastoïdiens proprement dits. Nous aurons d'ailleurs l'occasion de revenir plus loin sur ces nodules ganglionnaires en étudiant les lymphatiques de la langue, du pharynx et du larynx (voy. p. 1294 et fig. 671).

Vaisseaux efférents. — A) Le *groupe externe* des ganglions sous-sterno-mastoïdiens reçoit :

1) Les vaisseaux efférents des ganglions mastoïdiens, des ganglions sous-occipitaux et quelques vaisseaux émanés des ganglions placés autour de la jugulaire externe, au niveau du point où celle-ci sort de la parotide.

2) Un gros collecteur émané directement de la portion occipitale du cuir chevelu (voy. p. 1279).

3) Quelques troncs (troncs inférieurs) venus du pavillon de l'oreille (voy. p. 1283).

4) Des lymphatiques cutanés et musculaires de la partie supérieure de la nuque.

Les ganglions du groupe externe peuvent également recevoir certains des efférents aboutissant normalement au groupe interne, comme certains lymphatiques de la partie postérieure des fosses nasales et du naso-pharynx.

B) Le *groupe interne* reçoit d'abord les vaisseaux efférents des ganglions rétro pharyngiens, parotidiens et sous-parotidiens, sous-maxillaires, sous-mentaux des chaînes cervicales antérieures superficielle et profonde et de la chaîne récurrentielle. Ce groupe interne représente donc un deuxième relai ganglionnaire, pour les nombreux lymphatiques tributaires des ganglions précédents.

De plus ce groupe reçoit comme afférents directs :

1) La plus grande partie des lymphatiques de la langue (voy. p. 1290).

2) Certains lymphatiques du pharynx nasal et la totalité des lymphatiques de la portion moyenne et de la portion inférieure du pharynx (voy. p. 1295).

3) Les lymphatiques de la voûte palatine et du voile du palais.

4) Les lymphatiques de la portion cervicale de l'œsophage.

5) Les lymphatiques des fosses nasales.

6) La plus grande partie des lymphatiques du pharynx et les lymphatiques de la portion cervicale de la trachée.

7) Les lymphatiques du corps thyroïde.

En étudiant la disposition de l'appareil lymphatique de ces différents organes, nous préciserons la situation exacte des ganglions de la chaîne sterno-mastoïdienne auxquels vont aboutir leurs vaisseaux absorbants.

Vaisseaux efférents. — Les rameaux efférents de la chaîne jugulaire interne se résument en dernière analyse en un ou deux gros vaisseaux. Ceux-ci s'unissent aux vaisseaux efférents des ganglions sus-claviculaires pour constituer le tronc jugulaire. A droite, ce tronc se jette dans le confluent de la veine jugulaire interne et de la sous-clavière, au niveau du sommet de l'angle ouvert en dehors que forment, en s'unissant, ces deux vaisseaux. A gauche, il aboutit dans le crochet terminal du canal thoracique. Mais il peut aussi se jeter directement dans le confluent veineux. (Sur les variétés des troncs lymphatiques terminaux de la base du cou, voy. p. 1304 et fig. 644.)

2. **Ganglions sus-claviculaires.** — Les ganglions sus-claviculaires occupent la partie inférieure de la région de ce nom.

Ils sont compris entre le ventre inférieur de l'omo-hyoïdien et la clavicule. On peut les diviser avec Most, en deux groupes : un groupe supéro-externe et un groupe inféro-interne. Le premier est immédiatement adjacent à l'omo-hyoïdien et entoure les vaisseaux cervicaux ascendants. Le deuxième, formé de 3 à 5 ganglions, est placé dans l'angle de la jugulaire interne et de la sous-clavière; il n'est pas rare de voir un de ces ganglions se placer en arrière de la jugulaire interne.

Les ganglions sus-claviculaires reçoivent comme *vaisseaux afférents :*

1) Les lymphatiques émanés de la partie postérieure du cuir chevelu, de la peau et des muscles de la nuque.

Ces vaisseaux aboutissent plus particulièrement au groupe supéro-externe.

2) Des lymphatiques venus des téguments de la région pectorale et même de la région mammaire (voy. p. 1240).

3) Des lymphatiques cutanés du membre thoracique, satellites de la veine céphalique, qui, au lieu de gagner les ganglions sous-claviculaire, leur aboutissant normal, passent au-dessus de la clavicule pour se jeter dans les ganglions sus-claviculaires (voy. p. 1262).

4) Une partie des afférents des ganglions axillaires et plus particulièrement de ceux de ces ganglions qui constituent la chaîne humérale (voy. p. 1262).

5) Les lymphatiques venus des portions cervicales du larynx, de la trachée et de l'œsophage.

6) Les vaisseaux afférents des ganglions prétrachéaux.

7) Un ou plusieurs efférents aberrants des ganglions de la chaîne mammaire interne. Ces vaisseaux se jettent toujours dans le groupe interne que Sévereanu désigne sous le nom de groupe de Troisier et se rencontrent beaucoup plus fréquemment à gauche qu'à droite.

Cette disposition présente une certaine importance parce qu'elle nous explique l'envahissement des ganglions sus-claviculaires, au cours de l'évolution des cancers abdominaux. Avant les recherches de Küttner, on pensait généralement avec Troisier que l'envahissement de ces ganglions se faisait par la voie du canal thoracique, mais il fallait admettre alors que les embolies néoplasiques remontaient le cours de la lymphe au niveau des efférents des ganglions sus-claviculaires. L'envahissement de la chaîne mammaire externe qui reçoit de nombreux afférents d'origine abdominale et dont les efférents peuvent aboutir directement dans les ganglions sus-claviculaires du groupe interne explique beaucoup plus simplement le « Signe de Troisier ». (V. Küttner, *Beiträge z. klin. Chir.*, Bd. 40, p. 186).

Comme nous l'avons vu, les *vaisseaux efférents* des ganglions sus-claviculaires s'unissent aux vaisseaux efférents des ganglions sterno-mastoïdiens pour constituer un tronc commun, le tronc jugulaire. A droite, ce tronc se jette dans le confluent de la jugulaire interne et de la sous-clavière. A gauche, il débouche ordinairement dans le crochet terminal du canal thoracique.

Chaînes accessoires. — 1) La chaîne ***jugulaire externe*** est formée par 4 ou 5 ganglions placés sur le trajet de la veine jugulaire externe. Normalement cette chaîne ne comprend que 2 ou 3 ganglions situés au niveau du point où la jugulaire externe sort de la parotide. Ces ganglions reposent sur la face externe du sterno-mastoïdien au-dessous et un peu en arrière du pôle inférieur de la glande. Plus rarement, on trouve 1 ou 2 ganglions à la partie moyenne de la veine.

Ces ganglions reçoivent leurs vaisseaux *afférents* du pavillon de l'oreille et de la région parotidienne. — Leurs vaisseaux *efférents* contournent le bord antérieur du sterno-mastoïdien pour se jeter dans les ganglions supérieurs de la chaîne cervicale profonde (voy. fig. 629). Un de ces efférents peut suivre la veine jugulaire externe et aller se jeter dans un ganglion sus-claviculaire.

2) La chaîne ***cervicale antérieure superficielle*** comprend 2 à 3 petits ganglions inconstants, placés sur le trajet de la veine jugulaire antérieure.

3) Sous le nom de chaîne ***cervicale antérieure profonde***, on peut désigner l'ensemble des ganglions que l'on trouve au-dessous des muscles sous-hyoïdiens, immédiatement en avant du conduit laryngo-trachéal.

Ces ganglions peuvent être répartis en trois amas distincts : l'amas prélaryngé, l'amas préthyroïdien, l'amas prétrachéal.

a) L'*amas prélaryngé* comprend de 1 à 3 ganglions. C'est Engel (*Compendium der topographischen Anatomie*, Wien, 1859, p. 182) qui a signalé le premier la présence d'un ganglion en avant du larynx. Depuis, l'un de nous a repris l'étude de cet amas ganglionnaire et a cherché à établir sa fréquence et sa disposition habituelle. Ce groupe ganglionnaire est, en effet, inconstant. On ne trouve des ganglions prélaryngés que dans 49 pour 100 des cas (Poirier). Le plus souvent il n'existe qu'un seul ganglion qui est situé au milieu de l'espace en forme de V limité par les deux crico-thyroïdiens. Parfois ce ganglion se dissimule sous le bord de l'un de ces muscles. Dans certains cas, il existe un deuxième ganglion sous-jacent au précédent et occupant le sommet du V limité par les deux muscles. On peut encore trouver, quoique plus rarement, un autre ganglion en avant du cricoïde, au-dessus de l'isthme du corps thyroïde (Most, Roubaud).

Ces ganglions prélaryngés reçoivent, comme vaisseaux *afférents*, une partie des lymphatiques constituant le pédicule lymphatique moyen du larynx (voy. p. 1301). — Leurs vaisseaux *efférents* se rendent soit aux ganglions prétrachéaux, soit aux ganglions inférieurs de la chaîne sterno-mastoïdienne. Il est plus rare de voir ces vaisseaux prendre une direction ascendante et aller s'unir aux vaisseaux qui constituent le pédicule lymphatique supérieur du larynx.

b) L'*amas préthyroïdien* a été figuré par Bourgery (*loc. cit.*, pl. 91 et 97). Nous considérons son existence comme exceptionnelle.

c) L'*amas prétrachéal* existe beaucoup plus fréquemment. Il comprend un ou plusieurs ganglions. Ceux-ci sont d'ailleurs le plus souvent minuscules et ne sont visibles que sur les deux pièces injectées par des masses colorées.

Les ganglions prétrachéaux reçoivent comme *vaisseaux afférents* des lymphatiques venus du corps thyroïde et une partie des efférents des ganglions prélaryngés. — Leurs *vaisseaux efférents* se portent en bas et en dehors et se jettent dans les ganglions sus-claviculaires.

Ces trois amas ganglionnaires sont aussi inconstants dans leur existence que variables dans leur disposition. Aussi regarderions-nous volontiers leurs ganglions constituants non comme de véritables ganglions régionnaires du larynx ou du corps thyroïde, mais comme de simples nodules ganglionnaires interrupteurs, placés sur le trajet des lymphatiques émanés de ces deux organes.

4) La chaîne ***récurrentielle*** comprend 3 à 6 ganglions minuscules, placés sur les parties latérales de l'œsophage et de la trachée, le long des nerfs récurrents. On peut rattacher à ce groupe le ganglion signalé par Most entre l'œsophage et la partie initiale de la trachée. Ces ganglions, toujours très petits, risquent de passer inaperçus si on n'injecte point leurs vaisseaux afférents. Inférieurement cette chaîne se continue sans ligne de démarcation bien nette avec les groupes trachéo-bronchiques.

Les ganglions de la chaîne récurrentielle reçoivent comme *afférents* les lymphatiques du pédicule inférieur du larynx (voy. p. 1301), et des vaisseaux émanés de la portion cervicale de la trachée et de l'œsophage et des lymphatiques du corps thyroïde. Contrairement à ce que l'on pourrait croire au premier abord, les vaisseaux *efférents* de cette chaîne ne vont pas aboutir aux ganglions médiastinaux; ils s'inclinent en dehors, passent soit en avant, soit en arrière du paquet vasculo-nerveux du cou et se terminent dans les ganglions inférieurs de la chaîne sterno-mastoïdienne ou dans les ganglions sus-claviculaires.

Gouguenheim et Leval-Piquechef, qui ont donné une description détaillée de cette chaîne ganglionnaire, la décrivent comme formée par trois amas, supérieur, moyen et inférieur. Nous avons vu le plus souvent ces ganglions se disposer en une chaîne continue et cette division en trois amas ne nous paraît point justifiée. — En revanche, ces auteurs ont avec raison attiré l'attention sur l'importance que présente cette chaîne ganglionnaire pour expliquer certains cas de paralysie récurrentielle par compression.

Voy. Gouguenheim et Leval-Piquechef. *Annales des maladies de l'oreille et du larynx*, 1884, p. 15.

§ II. — VAISSEAUX LYMPHATIQUES DE LA TÊTE ET DU COU

Nous envisagerons successivement : 1) les lymphatiques de la région crânienne; 2) les lymphatiques de la face; 3) les lymphatiques des segments facial et cervical des voies digestives; 4) les lymphatiques de la portion correspondante des voies respiratoires.

I. — VAISSEAUX LYMPHATIQUES DE LA RÉGION CRANIENNE

L'étude des vaisseaux lymphatiques de la région du crâne se réduit à celle des lymphatiques des téguments correspondants. Les vaisseaux des parties molles sous-cutanées suivent, en effet, un trajet identique à celui des lymphatiques de la peau. Quant aux organes intra-craniens (encéphale et ses enveloppes), on s'accorde aujourd'hui à les regarder comme dépourvus de lymphatiques.

Fohmann, Mascagni, Fr. Arnold ont cependant décrit et figuré des lymphatiques méningés. Ils ont été évidemment victimes d'une illusion. Si les centres nerveux contiennent des espaces assimilables jusqu'à un certain point à des voies lymphatiques, ils ne possèdent pas de « vaisseaux lymphatiques » au sens rigoureux du mot. Encore faut-il ajouter que ces espaces sont généralement regardés comme absolument indépendants du système lymphatique.

Sur la question des lymphatiques des centres nerveux, voy. t. III, p. 95 et 122.

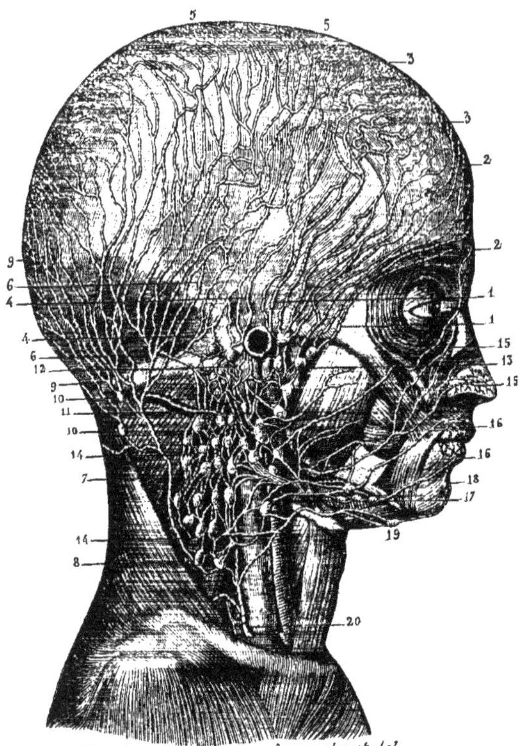

Fig. 667. — Lymphatiques de la tête et du cou; grande veine lymphatique (d'après Sappey).

1, 1. Vaisseaux lymphatiques qui se rendent dans les ganglions parotidiens. — 2, 2. Lymphatiques frontaux inférieurs. — 3, 3. Lymphatiques frontaux supérieurs. — 4, 4. Vaisseaux lymphatiques pariétaux ; ils descendent verticalement, en s'anastomosant avec les vaisseaux voisins, et se terminent dans les ganglions mastoïdiens. — 5, 5. Origine de ces vaisseaux. — 6, 6. Vaisseaux sous-occipitaux antérieurs convergeant pour former un tronc unique qui, après un long trajet, vient se jeter dans l'un des ganglions cervicaux les plus inférieurs. — 7. Tronc résultant de la convergence de ces vaisseaux. — 8. Ganglion dans lequel ce tronc se termine. — 9, 9. Vaisseaux sous-occipitaux postérieurs aboutissant à deux ganglions situés sur le bord antérieur du trapeze. — 10, 10. Ces deux ganglions. — 11. Gros tronc horizontal partant du plus élevé de ces ganglions, et cheminant sous le splénius pour se rendre dans les ganglions sous-mastoïdiens. — 12. Vaisseaux qui naissent des ganglions mastoïdiens supérieurs et qui traversent le sterno-mastoïdien pour se rendre dans les ganglions situés au-dessous de ce muscle. — 13. Ganglions parotidiens. — 14, 14. Ganglions cervicaux et vaisseaux afférents de ces ganglions. — 15, 15. Vaisseaux lymphatiques qui naissent des téguments du nez. — 16, 16. Vaisseaux lymphatiques des lèvres. — 17. Ganglions sous-maxillaires. — 18. Vaisseaux lymphatiques provenant de la partie médiane de la lèvre inférieure. — 19. Ganglion sus-hyoïdien dans lequel ce vaisseau vient se jeter. — 20. Grande veine lymphatique.

Les lymphatiques des téguments de la région crânienne naissent par un réseau à mailles très serrées. Ce réseau présente son maximum de densité près de la ligne médiane et au voisinage du vertex. Lorsqu'on s'approche de la périphérie du cuir chevelu, ces mailles deviennent plus larges et le réseau s'appauvrit, sans cependant cesser d'être continu.

Les troncs émanés de ce réseau peuvent être divisés en antérieurs ou frontaux, latéraux ou pariétaux, postérieurs ou occipitaux.

1) Les *frontaux* sont au nombre de 10 à 12. Ils se portent obliquement en bas et en arrière et se rapprochent d'autant plus de l'horizontale qu'ils sont plus inférieurs. Les plus rapprochés de l'arcade orbitaire tirent leur origine de la peau du sourcil et de la racine du nez (Küttner). Tous se terminent dans les ganglions parotidiens.

2) Les *pariétaux* ou *temporaux* se divisent en deux groupes : l'un antérieur, l'autre postérieur. Les troncs antérieurs, dont le nombre varie de 3 à 5, se rendent dans les ganglions parotidiens. Les troncs postérieurs, ordinairement plus nombreux, aboutissent aux ganglions mastoïdiens.

3) Les *occipitaux* se distinguent également en deux groupes. Les troncs externes, au nombre de 5 ou 6, convergent « pour former un tronc unique, fort remarquable et constant. Ce tronc se dirige presque verticalement en bas, puis s'applique au bord postérieur du sterno-mastoïdien, s'engage ensuite sous ce muscle et se termine dans l'un des ganglions externes du groupe sterno-mastoïdien. Quelquefois il descend dans le creux sus-claviculaire. D'autres fois il ne dépasse pas la partie moyenne du cou. » (Sappey). — Les troncs internes se jettent dans les ganglions occipitaux. Ils peuvent également se rendre aux ganglions aberrants de la nuque dont nous avons signalé l'existence, p. 1265.

II. — VAISSEAUX LYMPHATIQUES DE LA FACE

Devant envisager à part les lymphatiques des muqueuses des différentes cavités de la face, nous n'étudierons ici que les lymphatiques cutanés.

Très ténus et difficiles à injecter, ces vaisseaux se rendent aux ganglions parotidiens, sous-maxillaires et sous-mentaux. Bien que leur réseau d'origine soit absolument continu sur toute l'étendue de la face, les lymphatiques de certaines régions méritent d'être étudiés isolément, en raison de leur importance pratique.

Lymphatiques des paupières et de la conjonctive. — Ces vaisseaux naissent d'un réseau qui occupe toute la surface cutanée des paupières et toute l'étendue de la conjonctive. Au niveau du bord libre des paupières ce réseau devient extrêmement serré.

Le réseau cutané donne naissance à des collecteurs superficiels, qui cheminent à la face externe de l'orbiculaire, puis poursuivent leur trajet immédiatement au-dessous des téguments jusqu'au voisinage de leur terminaison ganglionnaire. Les collecteurs profonds serpentent sous l'orbiculaire, puis gagnent le tissu cellulaire sous-cutané, mais restent cependant sur un plan plus profond que les précédents, dont ils restent généralement indépendants jusqu'à leur terminaison.

Tous ces collecteurs, superficiels ou profonds, peuvent se diviser en deux groupes, l'un interne, l'autre externe.

Les collecteurs internes au nombre de 2 ou de 3 se portent en dedans et se jettent dans un tronc médian ou paramédian né au niveau de l'espace intersourcilier et qui va aboutir aux ganglions sous-maxillaires. — Les collecteurs externes beaucoup plus importants et desservant environ les trois quarts externes des deux paupières, se portent obliquement en bas et en arrière pour se jeter dans les ganglions parotidiens. L'un d'eux peut même aboutir à l'un des ganglions qui entoure la jugulaire externe à sa sortie de la parotide (chaîne jugulaire externe),

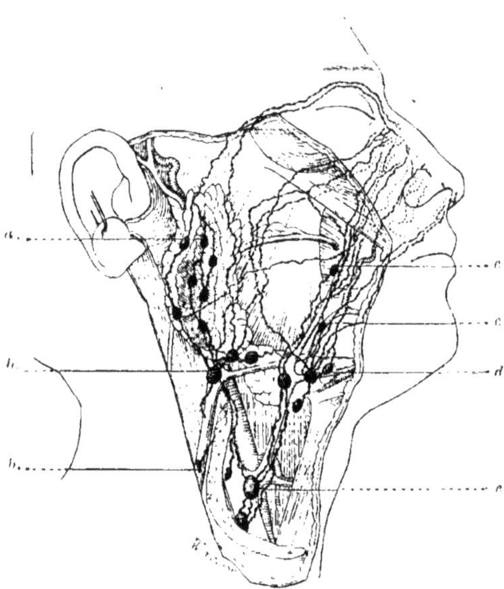

Fig. 668. — Lymphatiques du nez (d'après Küttner).

a, ganglion parotidien. — b, b, ganglions de la chaîne jugulaire externe. — c, c, ganglion facial. — d, ganglion sous-maxillaire. — e, ganglion de la chaîne jugulaire interne.

Bibliographie.— Grunert, die Lymphbahnen der Lider, Ophtalmologgesellschaft, Heidelberg, 1901. — Most. Ueber die Lymphgefässe und die regionären Lymphdrüsen der Bindhaut und der Lider des Auges, Arch. für. Anatomie und Physiologie 1905. Anat. Abt II. 2/3.

Lymphatiques du nez. — Bien étudiés récemment par Küttner, les vaisseaux lymphatiques des téguments du nez naissent d'un réseau à mailles assez larges au niveau de la racine de l'organe, très dense au contraire au niveau des ailes du nez et du lobule. Les injections franchissent facilement la ligne médiane, et une piqûre latérale peut injecter les collecteurs du côté opposé. Ce réseau cutané se continue avec les lymphatiques du vestibule des fosses nasales et par leur intermédiaire avec les lymphatiques de la muqueuse. Küttner, qui insiste sur cette communication, a pu, en piquant au niveau des téguments arriver à remplir les lymphatiques muqueux et suivre leurs collecteurs jusque sur la face dorsale du voile du palais. Mais il ne précise pas la disposition des anastomoses.

On peut diviser schématiquement les troncs issus du réseau cutané en trois groupes (Küttner, voy. fig. 668) :

a) Les lymphatiques du premier groupe naissent de la racine du nez, passent au-dessous de la paupière supérieure en cheminant le long du bord supérieur de l'orbite, puis se recourbent pour aller se terminer dans les ganglions parotidiens supérieurs.

b) Les lymphatiques du deuxième groupe sont ordinairement au nombre de 3. Ils naissent de la racine et des faces latérales du nez; ils se dirigent d'abord directement en arrière au niveau du bord adhérent de la paupière inférieure, puis se portent plus ou moins verticalement en bas, en cheminant en avant de la parotide ; ils pénètrent dans cette dernière près de son extrémité inférieure et se terminent dans les ganglions parotidiens placés à ce niveau.

c) Le troisième groupe est le plus important. Il comprend 6 à 10 troncs qui naissent de toute l'étendue du réseau cutané. Ils cheminent le long des vaisseaux faciaux et viennent se terminer dans les ganglions sous-maxillaires. Certains d'entre eux peuvent s'interrompre dans un des ganglions faciaux (voy. p. 1269).

Bibliographie. — KUTTNER. Ueber die Lymphgefässe des äusseren Nase und die zugehörigen Wangenlymphdrüsen; ihre Beziehung zur der Verbreitung des Nasenkrebs. *Beiträge z. klin. Chir.*, 1899, XXV, p. 33. — ANDRÉ. Contribution à l'étude des lymphatiques du nez et des fosses nasales, th. Paris. 1905.

Lymphatiques des joues. — Les lymphatiques des joues naissent de deux réseaux ; l'un superficiel ou cutané, l'autre profond ou muqueux. Les collecteurs suivant le trajet de la veine faciale antérieure gagnent les ganglions sous-maxillaires. Quelques-uns vont aux ganglions sous-mentaux ainsi qu'aux ganglions cervicaux superficiels sous-jacents au pôle inférieur de la parotide sans qu'il soit possible de délimiter sur la joue les territoires respectifs de ces divers groupes ganglionnaires (Most, *loc. cit.*, p. 56).

D'autre part, quelques troncs du nez et de la joue iraient assez souvent directement aux ganglions cervicaux profonds (Stahr).

Bibliographie. — POLYA et NAVRATIL. — Untersuchungen über die Lymphbahnen der Wangenschleimhaut. *Deutsche Zeitschrift für Chirurgie*, Bd. 66.

Lymphatiques des lèvres. — Les vaisseaux lymphatiques des lèvres naissent de deux réseaux, l'un cutané, l'autre muqueux, en continuité l'un avec l'autre au niveau du bord libre. De ces deux réseaux partent les troncs collecteurs qui reçoivent, chemin faisant, les vaisseaux lymphatiques beaucoup moins développés de la tunique musculaire.

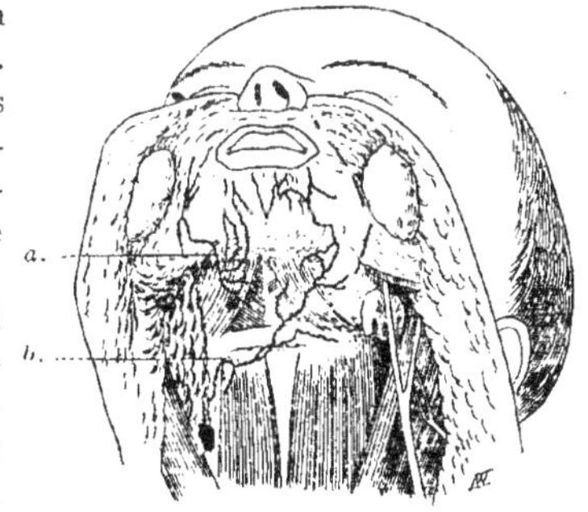

FIG. 669. — Lymphatiques de la lèvre inférieure (d'après Dorendorf).

a, tronc allant aboutir aux ganglions sous-maxillaires. — *b*, tronc allant aux ganglions de la chaîne jugulaire interne (anormal).

Au niveau de la lèvre supérieure, il existe de chaque côté 2 collecteurs sous-muqueux et 2 ou 3 collecteurs sous-cutanés. Tous se rendent aux ganglions sous-maxillaires et plus spécialement un ganglion moyen, placé au niveau du point où l'artère faciale croise le bord inférieure du maxillaire. Un de ces collecteurs peut s'ouvrir dans un des troncs émanés de la lèvre inférieure, ou aller se jeter dans un des ganglions placés autour de la jugulaire externe à sa sortie de la parotide (Dorendorf) ou même gagner les ganglions sous-mentaux

(Most) (*loc. cit.*, p. 53) (voy. fig. 633). Plus rarement on voit un des collecteurs aboutir au groupe sous-mental (Most).

Au niveau de la lèvre inférieure, les vaisseaux sous-cutanés sont au nombre de 2 à 4 de chaque côté; un ou deux vaisseaux nés au voisinage de la ligne médiane se trouvent dans le plus antérieur des ganglions sous-maxillaires. Les troncs, issus de la partie moyenne de la lèvre, vont aboutir aux ganglions sous-mentaux. Ceux, nés au voisinage de la commissure, gagnent les ganglions antérieur et moyen du groupe sous-maxillaire. Les vaisseaux sous-muqueux, au nombre de 2 ou de 3 pour chaque moitié de la lèvre, se portent en bas, et en dehors, vont s'accoler à l'artère faciale et se jettent dans les ganglions sous-maxillaires. Comme l'a depuis longtemps remarqué Sappey, il est exceptionnel de voir un de ces vaisseaux aboutir aux ganglions sous-mentaux. Dorendorf a vu des lymphatiques, nés du sillon gingivo-labial, s'enfoncer dans le canal dentaire.

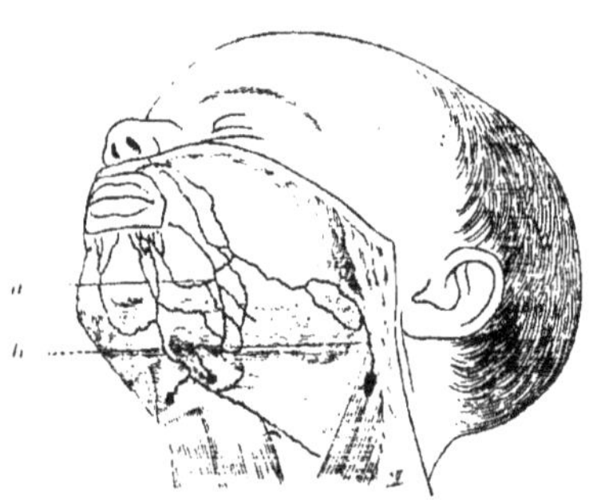

Fig. 670. — Lymphatiques des lèvres (d'après Dorendorf).

a, tronc allant aboutir aux ganglions sous-maxillaires. — *b*, collecteur de la lèvre supérieure allant à un ganglion de la chaîne jugulaire externe.

En résumé, les ganglions sous-maxillaires et sous-mentaux représentent le premier relai ganglionnaire des lymphatiques des lèvres; ce n'est que dans des cas exceptionnels qu'on peut voir un des vaisseaux brûler cette première étape et gagner directement les ganglions cervicaux profonds. Dorendorf a signalé un exemple de cette disposition (voy. fig. 634).

Les collecteurs de la lèvre supérieure ne présentent pas d'entre-croisement et ne s'anastomosent pas entre eux. Il en est de même des collecteurs sous-muqueux de la lèvre inférieure. Par contre, les troncs sous-cutanés droits et gauches de cette lèvre s'entre-croisent fréquemment sur la ligne médiane ou présentent des anastomoses qui sont l'équivalent pratique d'un entre-croisement (voy. fig. 632). Dans les cas de cancers de la lèvre inférieure, il faudra donc regarder, comme suspects, les ganglions sous-mentaux et les ganglions sous-maxillaires des deux côtés.

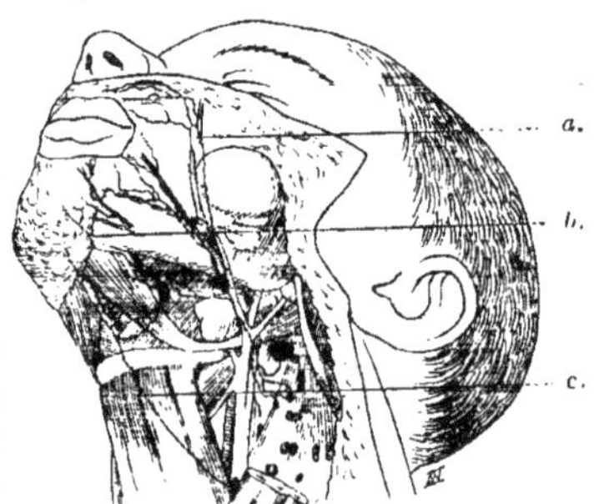

Fig. 671. — Lymphatiques des lèvres (d'après Dorendorf).

a, collecteur de la lèvre supérieure allant aux ganglions sous-maxillaires. — *b*, collecteurs de la lèvre inférieure allant aux mêmes ganglions. — *c*, vaisseaux gagnant directement un ganglion de la chaîne jugulaire interne.

Bibliographie. — Dorendorf. Ueber die Lymphgefässe und Lymphdrüsen der Lippe mit Beziehung..., etc. *Internat. Monatschr. f. Anat. u. Phisiol.*, 1900, XVII, p. 201. — Stieda. Zur Lymphdrüsen-Exstirpation beim Unterlippenkrebs, *Arch. f. klin. Chirurgie*, 1901, p. 613.

Lymphatiques du pavillon de l'oreille et du conduit auditif externe. — Les lymphatiques du pavillon de l'oreille et du conduit auditif externe tirent leur origine d'un réseau cutané dont l'injection, au moins chez l'enfant, nous a toujours paru des plus aisées. Les troncs collecteurs émanés de ce réseau peuvent être répartis en trois groupes : postérieur, antérieur et inférieur.

1) Le groupe *postérieur* a comme territoire d'origine une partie de la face externe du pavillon (hélix, anthélix et gouttière qui les sépare), la totalité de sa face interne et la paroi postérieure du conduit auditif externe. Au nombre de 6 à 12, ils vont se jeter pour la plupart dans les ganglions mastoïdiens. Quelques-uns, cependant, évitent ce premier relai ganglionnaire et se joignent aux vaisseaux efférents des ganglions rétro-auriculaires pour gagner avec eux les ganglions placés sous le sterno-mastoïdien. Dans ce trajet, ils perforent les insertions supérieures de ce muscle ou contournent son bord antérieur.

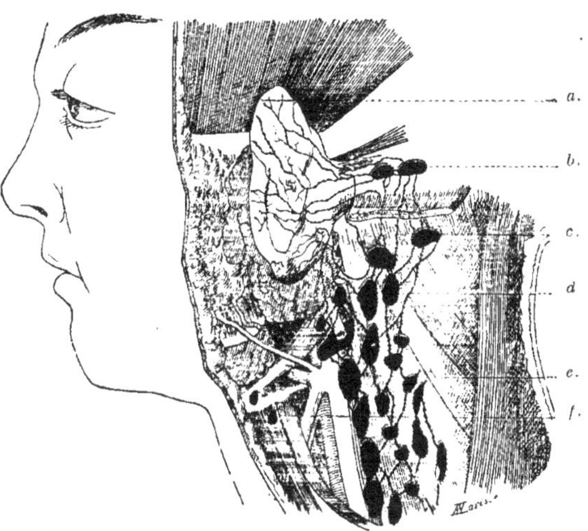

Fig. 672. — Lymphatiques du pavillon de l'oreille (face interne).

a, collecteurs du pavillon de l'oreille. — *b*, ganglions mastoïdiens. — *c*, ganglion externo-mastoïdien (groupe externe). — *d*, ganglion de la chaîne jugulaire externe. — *e*, ganglion sterno-mastoïdien (groupe interne, chaîne jugulaire interne). — *f*, ganglion aberrant sous hyoïdien, placé sur le trajet des vaisseaux efférents des ganglions sous-mentaux.

2) Le groupe *inférieur* comprend un nombre très variable de troncs émanés du lobule, des parties adjacentes du pavillon et de la paroi inférieure du conduit auditif externe. Certains de ces troncs vont se jeter dans les ganglions placés sur le trajet de la jugulaire externe, à sa sortie de la parotide. D'autres gagnent les ganglions cervicaux profonds.

3) Le groupe *antérieur* est formé par 4 à 6 troncs qui résument la circulation lymphatique de la conque et de la paroi antérieure du conduit. Ces vaisseaux vont se jeter dans les ganglions parotidiens et plus particulièrement dans le ganglion constant, placé immédiatement en avant du tragus.

Bibliographie. — V. Stahr (H.) Ueber den Lymphapparat des äusseren Ohrs. *An. Anz.*, 1899, p. 381. — Most. Lymphgefässapparat des äusseren u. mittleren Ohres. Arch. f. Ohrenheilk. Bd 64. 1906.

III. — LYMPHATIQUES DE LA PORTION FACIO-CERVICALE DES VOIES DIGESTIVES

Lymphatiques des gencives. — Les lymphatiques des gencives ont été récemment étudiés par Schweitzer qui a complété la description classique de Sappey. Ils naissent d'un réseau d'une finesse extrême qui occupe la partie superficielle du derme de la muqueuse. Les troncules émanés de ce réseau se portent, les uns en dehors, les autres en dedans.

Les troncules *externes*, de beaucoup les plus importants, recueillent non seulement la lymphe de la face externe du rebord alvéolaire, mais encore la plus grande partie de celle de la face interne. Ils naissent, en effet, au niveau de celle-ci et gagnent la face externe du rebord alvéolaire en passant entre les dents. Ils se jettent dans un système de collecteurs formés par 2 à 4 troncs qui cheminent horizontalement sur la face externe des gencives, au niveau de la réflexion de la muqueuse gingivale sur la face profonde des lèvres et de la joue. Sur la ligne médiane les troncs d'un côté s'anastomosent largement avec ceux du côté opposé. De ce système annulaire partent de nombreux collecteurs. Au niveau de la mâchoire supérieure ces collecteurs perforent le buccinateur et, plus ou moins satellites de la veine faciale, viennent se terminer dans le ganglion moyen et dans le ganglion postérieur du groupe sous-maxillaire. — Les collecteurs du réseau gingival de la mâchoire inférieure se terminent pour la plupart dans le ganglion moyen. Seuls les lymphatiques émanés de la région incisive aboutissent dans le ganglion antérieur du même groupe. Exceptionnellement ces vaisseaux peuvent être tributaires des ganglions sous-mentaux (Dorendorf, Polya et V. Navratil, Schweitzer).

Les troncules *internes* ne recueillent qu'une partie de la lymphe de la face interne des gencives. Au niveau de la mâchoire supérieure, ils se joignent aux collecteurs du réseau de la voûte palatine et se terminent, comme ces derniers, dans un ganglion cervical profond placé sur la jugulaire interne au niveau de l'embouchure du tronc thyro-linguo facial. Au niveau de la mâchoire inférieure, les troncules internes, les antérieurs au ganglion sous-maxillaire antérieur, les postérieurs aux ganglions cervicaux profonds et exceptionnellement au ganglion sous-maxillaire postérieur.

A côté du réseau superficiel dont nous venons de décrire les voies efférentes, il existe un réseau profond, adjacent au périoste. Les voies efférentes de ce réseau sont encore mal connues. Il est possible que certains collecteurs, émanés de ce réseau, s'enfoncent dans le maxillaire et partagent la terminaison des lymphatiques de la pulpe.

Le réseau lymphatique des gencives se continue en dehors avec celui de la face muqueuse des lèvres et des joues, en dedans avec le réseau de la muqueuse du plancher de la bouche pour la mâchoire inférieure, avec celui de la voûte palatine pour la mâchoire supérieure.

Lymphatiques des dents. — On n'a pas encore démontré la présence de vaisseaux lymphatiques dans la pulpe dentaire. Sappey a essayé vainement de les injecter. Quelques auteurs mettent cependant l'existence de ces vaisseaux hors de doute (Odenthal, Wangemann, etc.). Mais leur opinion s'appuie sur des conceptions *a priori* ou sur des déductions pathologiques et non sur des constatations directes. Bödecker (1896) aurait cependant aperçu dans la pulpe dentaire des vaisseaux ayant les caractères histologiques des capillaires lymphatiques. Plus récemment Carreras, Partsch et Körner ont repris la question. Körner a essayé d'injecter les lymphatiques de la pulpe après mise à nu de celle-ci; il a employé la méthode de Gerota. Il a échoué dans toutes ses tentatives; la masse passait exclusivement dans les vaisseaux sanguins. En revanche, en déposant simplement des particules colorées sur la pulpe dentaire de jeunes chiens, il a retrouvé, au bout de quelque temps, ces particules dans les ganglions sous-maxillaires. Mais si cette constatation montre que les espaces interfasciculaires de la pulpe sont en relations directes avec le système lymphatique, elle est insuffisante pour permettre d'affirmer l'existence de vaisseaux lymphatiques dans cette pulpe.

Plus récemment, si Ollendorf et Most n'ont obtenu que des résultats négatifs, par contre Schweitzer est arrivé, chez le chien et le singe, à injecter au niveau de la pulpe, des vaisseaux ayant tous les caractères de vaisseaux lymphathiques. De même, en injectant le réseau gingival profond que nous avons signalé dans le paragraphe précédent, il a pu mettre en évidence un beau réseau dans le périoste alvéolo-dentaire. Il a constaté en même temps que ces réseaux du périodonte, communiquaient au niveau de la mâchoire supérieure avec les lymphatiques des fosses nasales et du sinus maxillaire. Les lymphatiques pulpaires et périodontiens gagnent : le canal mandibulaire, au niveau du maxillaire inférieur; le canal sous-orbitaire, au niveau du maxillaire supérieur. Mais leur trajet ultérieur est assez mal déterminé et on ne peut accepter sans réserves les conclusions de Schweitzer qui les décrits comme tributaires des ganglions sous-maxillaires et des ganglions cervicaux profonds.

Les relations des lésions dentaires et de certaines adénopathies aiguës ou chroniques, des ganglions sous-maxillaires ne sont cependant pas douteuses. Mais l'existence de vaisseaux lymphatiques dans la pulpe n'est point nécessaire à leur explication. Les lésions du périoste alvéolo-dentaire et de la portion adjacente de la gencive, suite fréquente sinon fatale de la carie dentaire, suffisent à expliquer l'inflammation des ganglions sous-maxillaires.

Bibliographie. — CARRERAS. Ueber die Absorptions fähigkeit der Zahnpulpa. Osterr. — Ungar. Viertelg. Schr. f. Zahnh., Juli 1894. — BŒDECKER. *Die Anatomie und Pathologie der Zähne* (Wien u. Leipzig, Wilhem Braumüller, 1896). — KOERNER. Ueber die Beziehungen der Erkrankungen der Zähne zu den chronischen Schwellungen der regionären Drüse, Berlin, 1897. — OLLENDORFF. Ueber den Zusammenhang der Schwellungen der regionären Lymphdrüsen... etc. *Deutsche Monatschrift für Zahnheilkunde*, juin 1898. — PARTSCH. *Odontologische Blätter*, 1899. — STARK. Der Zusammenhang, von unfachen, chron, tub. Halsdrüsenchw. mit cariosen Zähnen. Beitr. z. klin. Chir., 1896. — STRUBELL. A. Ueber die Beziehungen der gefässe *der Kieferhöhle zu denen der Zähne, Monatschr. f. ohrenheilk*, 1904. Bd. 38, p. 245-265. — SCHWEITZER. Ueber die Lymphgefässe des Zahnfleisches u. der Zähne beim Menschen u. Saügethieren. *Arch. f. mikroskop. Anat.*, Bd. 61, 1907, p. 807.

Lymphatiques de la langue. — En raison de leur importance pratique, les lymphatiques de la langue nous arrêteront plus longtemps.

I. RÉSEAUX D'ORIGINE. — Les lymphatiques de la langue viennent, les uns de la muqueuse (lymphatiques superficiels), les autres des muscles (lymphatiques profonds).

1) **Lymphatiques superficiels.** — Le réseau muqueux s'étale sans interruption sur toute l'étendue de la muqueuse linguale; aux confins de celle-ci, il se

continue sans ligne de démarcation bien nette avec le réseau homologue des muqueuses adjacentes. Sappey a donné de ce réseau muqueux une description demeurée classique.

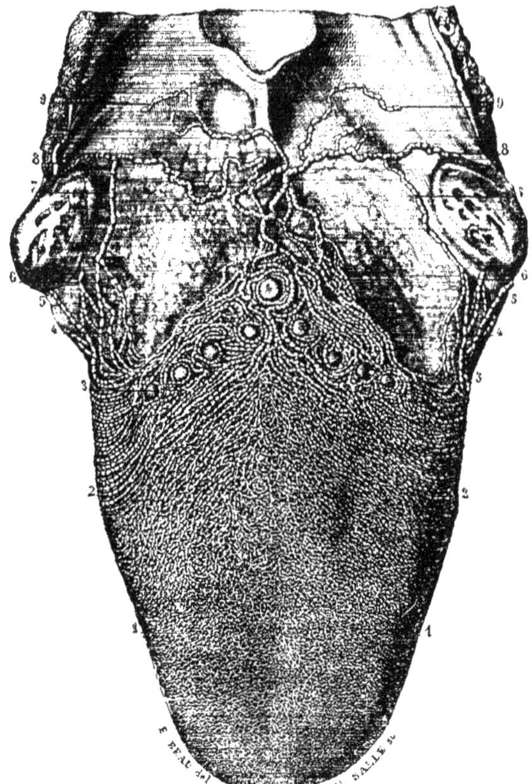

Fig. 673. — Vaisseaux lymphatiques de la face dorsale de la langue (d'après Sappey.)

1, 1. Réseau lymphatique du tiers antérieur de la langue constitué par des radiculaires d'une extrême ténuité. — 2, 2. Reseau lymphatique de la partie moyenne, formé par des radicules plus grosses, surtout sur les bords de la langue, lesquelles convergent d'arrière en avant et de dehors en dedans, comme les sillons papillaires. — 3, 3. Reseau qui répond aux papilles caliciformes : il est compose de troncules beaucoup plus gros qui serpentent autour de ces papilles et qui les encadrent. — 4, 4. Troncs lymphatiques qui naissent des parties latérales de ce reseau. — 5, 5. L'un de ces troncs qui se porte en dehors des amygdales pour se rendre dans les ganglions moyens du cou. — 6, 6. Vaisseaux lymphatiques antérieurs du voile du palais s'anastomosant avec les troncs latéraux de la face dorsale et formant avec ceux-ci un petit plexus. — 7, 7. Autre tronc latéral qui passe en dedans de l'amygdale correspondante. — 8, 8. Troncs qui partent de cette partie mediane du plexus. — 9, 9. Autres troncs, moins volumineux dépendant des précédents, et disparaissant comme ceux-ci au moment ou ils s'engagent dans l'epaisseur des parois du pharynx.

« Lorsque, après avoir injecté les vaisseaux lymphatiques de la langue sur toute la surface libre de sa membrane muqueuse, on examine le réseau qui la recouvre, on remarque qu'il diffère assez notablement selon qu'on le considère, sur le tiers antérieur, le tiers moyen ou le tiers supérieur de sa face dorsale, ou sur ses bords et sa face inférieure. Sur le *tiers antérieur de la face dorsale*, le réseau se distingue par l'aspect uniforme qu'il présente, par la grande ténuité des radicules qui contribuent à le former, et l'extrême petitesse de ses mailles. — Sur le *tiers moyen*, il est plus développé et d'un aspect bien différent. Les papilles du 3e ordre étant disposées sur cette partie de la face dorsale en séries linéaires et parallèles à la double série des papilles caliciformes, on voit, de chaque côté du sillon médian, le réseau se décomposer en saillies parallèles comme les nervures d'une feuille et ayant pour centre commun ce sillon qui les relie à la manière de la tige sur laquelle sont implantées les barbes d'une plume.... Plus on se rapproche des papilles caliciformes, et plus aussi le réseau acquiert d'importance. Au devant des papilles caliciformes, les troncules sous-papillaires offrent déjà un calibre considérable; on les distingue sans peine à l'œil nu. En passant entre ces papilles, ils se dévient pour les contourner, les uns cheminant sur leur côté interne, les autres sur leur côté externe, en continuant à s'anastomoser sur tout leur trajet. Arrivés en arrière des papilles caliciformes, ils reçoivent encore une foule de rameaux et ramuscules émanés des papilles coniques qu'on observe sur leur partie postérieure, dans l'étendue d'un demi-centimètre, puis convergent alors pour donner naissance à 6 ou 8 troncs volumineux.... — Sur le *tiers postérieur*, verticalement dirigé, il n'existe que des papilles du quatrième ordre ou hémisphériques d'une extrême petitesse. Les radicules lymphatiques qui en partent sont très nombreuses ; elles se jettent presque aussitôt dans les troncs sous-jacents.

« Sur les *bords de la langue*, la muqueuse a pour attributs particuliers des plis perpendiculaires à leur direction, surmontés de tubercules ou simples papilles et séparés par des sillons bien manifestes. Tous ces plis sont le point de départ d'innombrables ramuscules lymphatiques, formant sous la base des papilles un réseau des plus riches, réseau qui se continue en haut avec celui de la face dorsale et en bas avec celui de la face inférieure. — Ce dernier diffère peu de celui de la face dorsale, il est surtout caractérisé par la direction transversale de ses mailles. » (Sappey.)

Tous les lymphatiques muqueux du *corps* de la langue communiquent les uns avec les autres, et, sur certains sujets, on peut par une seule piqûre les injecter en totalité. Par contre, les lymphatiques de la *base* de la langue présentent une certaine indépendance et demandent, pour être injectés, une ou plusieurs piqûres spéciales (Küttner). Cette autonomie est-elle le fait de l'origine embryologique différente du corps et de la base? — Ajoutons que l'injection franchit toujours sans difficulté la ligne médiane et qu'une piqûre unilatérale peut injecter les collecteurs des deux côtés.

2) **Lymphatiques profonds.** — Il est presque impossible de mettre en évidence les lymphatiques musculaires avec l'injection au mercure. On peut par contre les injecter sans trop de peine avec le Gerota. Grâce à ce procédé, nous avons pu nous assurer, après Küttner, que leurs troncs collecteurs s'unissaient après un court trajet avec les efférents du réseau muqueux.

II. Troncs collecteurs. — De ces réseaux d'origine émanent un nombre considérable de collecteurs. On peut les répartir en 4 groupes :

1) Un groupe antérieur ou apical;
2) Un groupe latéral ou marginal;
3) Un groupe postérieur ou basal;
4) Un groupe médian ou central.

1) **Troncs apicaux.** — Nous réserverons le nom de troncs apicaux aux collecteurs naissant de l'extrême pointe de la langue. Ils sont ordinairement au nombre de deux de chaque côté (*a* et *b*, fig. 637). Presque toujours très grêles, ils se portent en bas et en avant en cheminant dans le frein, ou sur les côtés de

ce dernier. Ils arrivent ainsi jusqu'au contact de la face postérieure du maxillaire. Ils se séparent en ce point. L'un (*b*), après s'être en quelque sorte réfléchi sur l'os, se porte en bas et en arrière, passe entre le génio-glosse et le mylo-

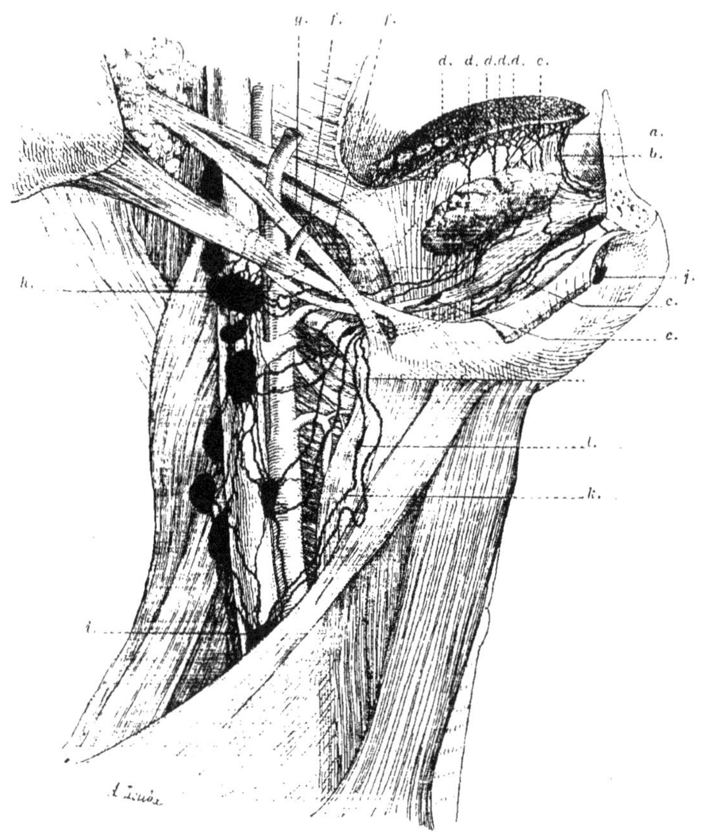

Fig. 674. — Lymphatiques de la langue, vue antérieure (Poirier).

a, *b*, troncs apicaux. — *c*, collecteurs marginaux. — *d*, collecteurs marginaux, cheminant en même temps que le nerf grand hypoglosse sur la face externe de l'hypoglosse. — *e*, nodule interrupteur placé sur le trajet de ces vaisseaux. — *f*, *g*, troncs basaux. — *h*, ganglion principal. — *i*, ganglion sus-omo-hyoïdien. — *j*, ganglion sous-mentonnier. — *k*, tronc central allant aboutir au ganglion sus-omo-hyoïdien. — *l*, nodule interrupteur. — *m*, tronc marginal, allant aboutir au ganglion sus-omo-hyoïdien.

hyoïdien puis croise la grande corne de l'os hyoïde en arrière de la poulie du digastrique. Il descend alors dans la région sous-hyoïdienne en longeant le bord externe de l'omoplato-hyoïdien et vient se jeter dans un ganglion qui repose sur la jugulaire immédiatement au-dessus du point où ce vaisseau est croisé par l'omoplato-hyoïdien. — L'autre tronc (*a*) perfore le mylo-hyoïdien et vient se terminer dans les ganglions sus-hyoïdiens médians. Il aboutit ordinairement au ganglion le plus rapproché de la symphyse.

Cette terminaison des lymphatiques de la pointe dans les ganglions sous-mentaux n'est pas signalée dans nos classiques. Mascagni n'en fait aucune mention. Sappey la figure (*loc. cit.*, pl. XXI, fig. 2), mais ne la décrit pas dans son texte. Dans sa monographie sur les lymphatiques de la langue, Küttner déclare n'avoir jamais vu de lymphatiques linguaux venant se terminer dans les ganglions sous-mentaux. La réalité de cette terminaison n'est cependant pas douteuse. Sur 20 langues appartenant pour la plupart à des nouveau-nés ou à des sujets très jeunes, l'injection au mercure a mis 5 fois en évidence cette terminaison (POIRIER, t. V, note de la page 127). Nous l'avons rencontrée depuis à plusieurs reprises sur des sujets injectés au Gerota. Mais il faut reconnaître que l'injection de ces vaisseaux est assez difficile et qu'on ne la réussit guère que chez les tout jeunes enfants.

2) **Troncs marginaux.** — Sous le nom de troncs marginaux, nous décrirons tous les collecteurs qui, nés du réseau de la face dorsale du corps de la langue, croisent les bords latéraux de cet organe, depuis la pointe jusqu'au V lingual Leur nombre varie de 8 à 12.

Ces collecteurs marginaux descendent d'abord presque verticalement au-dessous de la muqueuse, puis se divisent en deux groupes : un groupe *externe* qui descend *en dehors* de la glande sublinguale; un groupe *interne* qui chemine *en dedans* de cette glande.

a) Les *collecteurs externes* au nombre de 3 ou de 4 perforent le mylo-hyoïdien, contournent le bord inférieur de la mâchoire et viennent se terminer dans le plus antérieur des ganglions sous-maxillaires.

b) Les *collecteurs internes*, ordinairement plus nombreux (5 ou 6) se portent obliquement en bas et en arrière, en restant en contact avec le corps musculaire de la langue. Bien que le trajet de ces troncs soit sujet à varier quelque peu, on peut cependant schématiser leur disposition habituelle de la façon suivante. Les uns (*d*, fig. 674) cheminent sur la face externe de l'hypoglosse en suivant un trajet plus ou moins parallèle à celui du nerf grand hypoglosse. D'autres (c, fig. 674), au contraire, s'engagent sous ce muscle et sont alors satellites de l'artère linguale et de ses branches. Tous aboutissent aux ganglions de la chaîne jugulaire interne. D'une façon générale, ils se rendent à un ganglion d'autant plus bas situé que leur origine linguale est plus antérieure. La plupart d'entre eux se terminent dans un gros ganglion placé au-dessous du ventre postérieur du digastrique et auquel nous verrons également aboutir dans un instant une partie des collecteurs émanés de la base de la langue.

Sur le trajet de ces troncs marginaux, on rencontre souvent de petits nodules ganglionnaires, signalés pour la première fois par Küttner et appartenant à cette catégorie spéciale de ganglions que nous avons désignés sous le nom de ganglions para-viscéraux (Voy. Généralités, p. 1133). Comme on le voit sur la fig. 636, ces nodules ganglionnaires peuvent être placés soit sous la glande sub-linguale, soit sous la glande sous-maxillaire au niveau du triangle antérieur ou du triangle postérieur de l'artère linguale. On peut les désigner sous le nom de ganglions linguaux latéraux.

3. **Troncs basaux.** — Nous avons vu (p. 1286) que le riche réseau qui entoure les papilles caliciformes donnait naissance à 7 ou 8 gros collecteurs. Ce sont

les troncs postérieurs ou basaux. Toujours très volumineux, ils représentent la voie lymphatique principale de la langue. Tous ces troncs serpentent d'abord au-dessous de la muqueuse de la base de la langue, mais peuvent suivre à ce niveau deux trajets différents; nous les distinguerons en *médians* et *latéraux*.

a) Les *troncs médians* sont au nombre de 3 ou de 4. Toujours flexueux, ils cheminent d'abord directement d'avant en arrière sur la ligne médiane, jusqu'au niveau de l'insertion linguale du repli glosso-épiglottique médian. A ce niveau, ils se divisent en deux groupes, d'égale importance, qui se portent, l'un à droite, l'autre à gauche, pour se joindre aux troncs latéraux. Ces troncs médians sont souvent entre-croisés; de plus il n'est pas rare de voir l'un d'entre eux se bifurquer au niveau du repli glosso-épiglottique et donner naissance à deux troncs secondaires qui divergent à angle droit. Ce pédicule médian postérieur est donc en réalité un pédicule impair, au niveau duquel se mélange la lymphe des deux moitiés de la langue. On conçoit l'importance de ce fait, au point de vue pathologique.

b) Les *troncs latéraux*, au nombre de 2 de chaque côté, sont moins volumineux que les précédents. Nés des extrémités latérales du réseau qui entoure les papilles caliciformes, ils se portent directement, d'avant en arrière, et se réunissent au précédent, au niveau du pôle inférieur de l'amygdale.

Chemin faisant, les troncs postérieurs reçoivent des lymphatiques très grêles émanés de la muqueuse de la base de la langue.

Ils disparaissent tous dans la profondeur, au niveau de la région sous-amygdalienne, mais traversent la paroi pharyngée en des points différents, comme il est facile de s'en assurer lorsque, sur une pièce injectée, on les cherche à leur émergence sur la paroi latérale du pharynx.

On voit alors que les uns, après avoir traversé le constricteur supérieur près de son insertion linguale, apparaissent au-dessous du stylo-glosse et s'accolent à la dorsale de la langue d'abord, puis à la linguale elle-même (*f*, fig. 674). D'autres troncs, plus postérieurs, émergent en arrière des précédents, au niveau du bord supérieur du constricteur moyen (*g*, fig. 674). Tous se jettent dans un gros ganglion placé sur la jugulaire interne, immédiatement au-dessous du ventre postérieur du digastrique. C'est également dans ce ganglion que nous avons vu se terminer certains troncs marginaux (*d*, fig. 674). C'est donc un des aboutissants ganglionnaires les plus importants des lymphatiques de la langue : Küttner le désigne sous le nom expressif de *Hauptganglion* (*h*, fig. 674). — Certains troncs basaux émergent plus bas encore; ils perforent la membrane thyro-hyoïdienne et apparaissent au-dessous de l'os hyoïde, pour se terminer dans un ganglion sous-jacent aux ganglions précédents. Küttner a vu un de ces troncs aller aboutir à un ganglion situé beaucoup plus bas, un peu au-dessus de l'omo-hyoïdien (*i*, fig. 674).

4. **Troncs centraux** (Voy. fig. 676). — Les troncs centraux naissent de la partie moyenne du réseau dorsal du corps de la langue; au lieu de se porter vers les parties latérales, ils descendent sur la ligne médiane entre les deux génio-glosses (*c*, fig. 675). Ils constituent ainsi un pédicule impair et médian qui se dissocie en deux pédicules secondaires au niveau du bord inférieur de

ces muscles. En ce point, en effet, ils se dirigent les uns à droite, les autres à

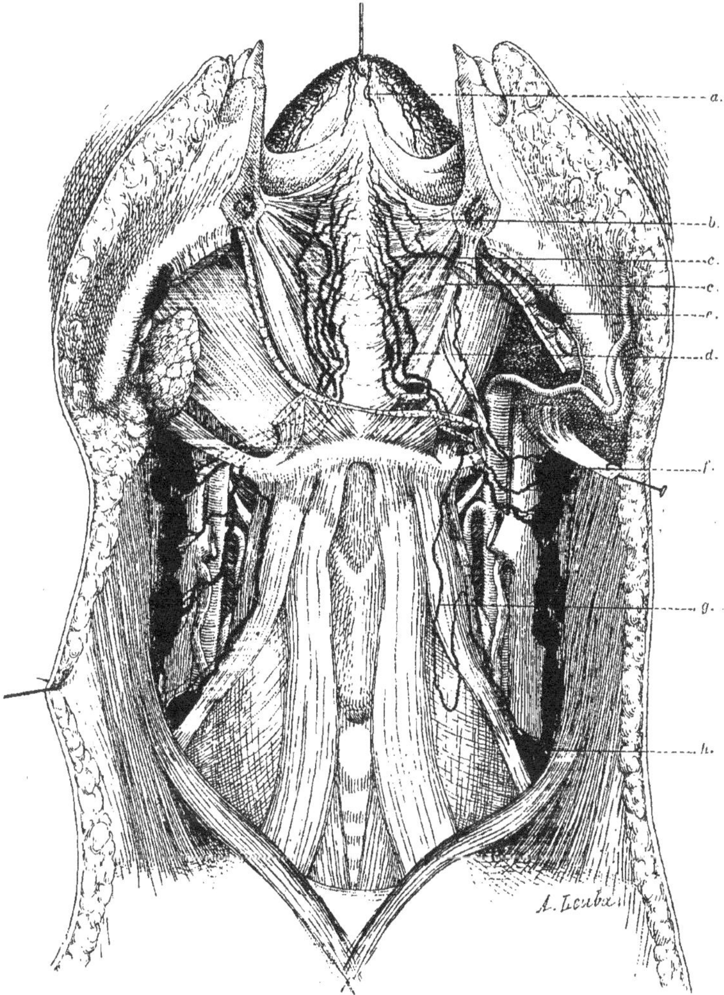

FIG. 675. — Lymphatiques de la langue, vue antérieure (Poirier).

Le maxillaire inférieur a été scié au niveau de la ligne médiane et les deux moitiés ont été rejetées latéralement. On voit les troncs centraux cheminer entre les deux génio-glosses écartés.

a, tronc apical. — *b*, tronc inconstant, aboutissant au ganglion sous-maxillaire. — *c*, *c*. troncs centraux. — *d*, nodule ganglionnaire intra-lingual. — *e*, ganglion sous-maxillaire. — *f*, ganglion principal. — *g*, tronc central, décrivant une anse dans la région sus-hyoïdienne avant d'aboutir au ganglion sus-omo-hyoïdien. — *h*, ganglion sus-omo-hyoïdien.

gauche. Ils s'engagent entre le génio-glosse et le génio-hyoïdien, suivent la face profonde du mylo-hyoïdien, puis apparaissent dans la loge sous-maxillaire.

Ils passent ensuite soit en avant, soit en arrière de la poulie du digastrique, enjambant l'os hyoïde et se terminent dans les ganglions de la chaîne jugulaire interne. Certains aboutissent au ganglion principal ; d'autres au ganglion sus-jacent à l'omo-hyoïdien (*k*, fig. 674 et *g*, fig. 675), d'autres enfin à des ganglions intermédiaires aux deux précédents. On aperçoit souvent sur le trajet de ces vaisseaux de petits nodules ganglionnaires, placés soit entre les deux génio-glosses, soit entre les génio-glosses et les génio-hyoïdiens. On peut les désigner sous le nom de *ganglions intra-linguaux* (*d*, fig. 676). Il ne faut pas confondre ces nodules ganglionnaires avec les dilatations fusiformes que peuvent présenter ces troncs centraux.

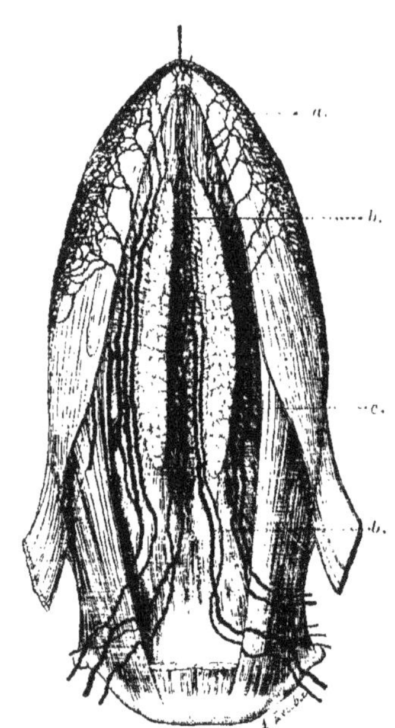

Fig. 676. — Lymphatiques de la langue, face inférieure (Poirier).

La langue a été détachée du maxillaire ; les deux génio-glosses, séparés l'un de l'autre, laissent voir les troncs centraux, presentant sur leur trajet des dilatations fusiformes.

a, réseau marginal. — *b*, tronc central. — *c*, tronc marginal.

Most signale 2 groupes de ces ganglions interrupteurs, 1 médian entre les 2 génio-glosses 1 ou 2 ganglions, 1 latéral à la partie externe de ces muscles près de l'artère linguale ou de la glande sublinguale (Most. *Topographie des Lymphgefäss apparates des Kopfs und des Halses.* p. 28. Berlin, 1906).

En résumé, les lymphatiques de la langue se terminent dans les ganglions sus-hyoïdiens médians, les ganglions sous-maxillaires et les ganglions de la chaîne jugulaire interne. Mais l'importance réciproque de ces différents groupes ganglionnaires en tant qu'aboutissants des lymphatiques de la langue est loin d'être la même. Les ganglions sus-hyoïdiens médians ne reçoivent que les lymphatiques de l'extrême pointe de la langue. Quant aux ganglions sous-maxillaires, seul le plus antérieur d'entre eux a des lymphatiques linguaux comme affluents directs, et les trois ou quatre troncs qui aboutissent à ce ganglion ont un territoire restreint aux bords latéraux et à la partie marginale de la face dorsale de la langue. Par contre, tous les ganglions de la chaîne jugulaire interne, compris entre le ventre postérieur du digastrique et le point où les vaisseaux sont croisés par l'omo-hyoïdien, peuvent recevoir des lymphatiques venus de la langue. Mais, là encore, il y a une gradation à établir, et nous avons vu que le plus élevé de ces ganglions, placé sur la jugulaire, immédiatement au-dessous du ventre postérieur du digastrique, devait être regardé comme le rendez-vous principal des lymphatiques linguaux.

Voy. sur les lymphatiques de la langue : Küttner. Ueber die Lymphg. u. Lymphdr. der Zunge mit Beziehung auf die Verbreitung des Zungencarcinoms. *Beitr. z. klin. Chir.*, 1898,

XXI, 3, p. 732. — POIRIER. Le système lymphatique et le cancer de la langue. *Gaz. hebdom.*, 11 mai 1902.

Lymphatiques de la voûte palatine. — Les lymphatiques de la voûte palatine naissent par un réseau à mailles, très fines, placé dans la partie la plus superficielle du derme muqueux. De ce réseau, partent de nombreux rameaux qui cheminent dans un plan plus profond. Tous ces rameaux se portent obliquement en arrière et en dedans, vers la ligne médiane. Au voisinage de celle-ci, ils se résument en plusieurs troncules qui se portent directement en arrière, jusqu'au niveau des dernières grosses molaires. En ce point, ils se portent en dehors, passent en avant des piliers antérieurs du voile, puis perforent le constricteur supérieur du pharynx. Ils se terminent dans les ganglions de la chaîne sous-sterno-mastoïdienne, placés sous la jugulaire interne, immédiatement au-dessous du point où ce vaisseau est croisé par le ventre postérieur du digastrique.

Le réseau lymphatique de la voûte palatine se continue en avant et sur les côtés avec le réseau gingival, en arrière avec le réseau de la face inférieure du voile du palais.

Lymphatiques du voile du palais. — La muqueuse du voile du palais est extrêmement riche en vaisseaux lymphatiques. Les deux faces du voile du palais, son bord libre et ses piliers sont couverts par un réseau à mailles extrêmement serrées qui se continue sans ligne de démarcation très nette avec les réseaux homologues des parties voisines. C'est au niveau de la luette que ce réseau lymphatique présente sa plus grande richesse. En ce point, « les conduits de la lymphe se multiplient en telle abondance que, dans les injections heureuses, la luette se transforme en un petit peloton de vaisseaux lymphatiques. Elle double ou triple alors de volume ; on croirait assister, en présence de cette turgidité, à une soudaine érection. » (Sappey.)

Les collecteurs lymphatiques du voile du palais peuvent être divisés en trois groupes, selon qu'ils émanent de la face supérieure, de la face inférieure ou des piliers du voile.

1) Les collecteurs de la *face supérieure* du voile du palais se portent en arrière et en dehors, au-dessous de l'orifice pharyngien de la trompe d'Eustache. A ce niveau, ils s'unissent aux collecteurs de la muqueuse des fosses nasales et, comme ces derniers, se divisent en deux groupes : *a*) les uns (*troncs ascendants*) se portent en arrière et en haut en cheminant sous la muqueuse qui tapisse les parois latérales du pharynx. Arrivés à la jonction de ces parois latérales et de la paroi postérieure, ils perforent le constricteur supérieur et se jettent dans les ganglions rétro-pharyngiens ; *b*) les autres (*troncs descendants*) se portent en bas et en dehors et cheminent sous la muqueuse des piliers postérieurs. Un peu au-dessus des grandes cornes de l'os hyoïde, ils traversent les constricteurs et se terminent dans les ganglions placés sur la jugulaire interne, au-dessous du ventre postérieur du digastrique.

2) Les collecteurs de la *face inférieure* apparaissent sur les parties latérales de cette face. Ils se portent en bas et en avant, en cheminant sous la muqueuse des piliers antérieurs. Ils s'unissent aux collecteurs de la voûte palatine, puis, comme ces derniers, contournent le pilier antérieur, et perforent le constric-

teur supérieur, pour se terminer dans les ganglions de la chaîne jugulaire interne, sous-jacents au ventre postérieur du digastrique.

3) Les collecteurs du *pilier antérieur* s'unissent aux précédents et partagent leur trajet et leur terminaison. — Les *collecteurs du pilier postérieur* suivent le même trajet que les collecteurs descendants de la face supérieure du voile et se terminent dans les mêmes ganglions que ces vaisseaux. Cependant, certains de ces vaisseaux, nés de la partie inférieure du pilier, perforent la paroi du pharynx, au-dessous de l'os hyoïde, et se terminent dans des ganglions placés sur la jugulaire interne, au niveau de la bifurcation de la carotide primitive.

Lymphatiques du pharynx. — L'appareil lymphatique du pharynx pré-

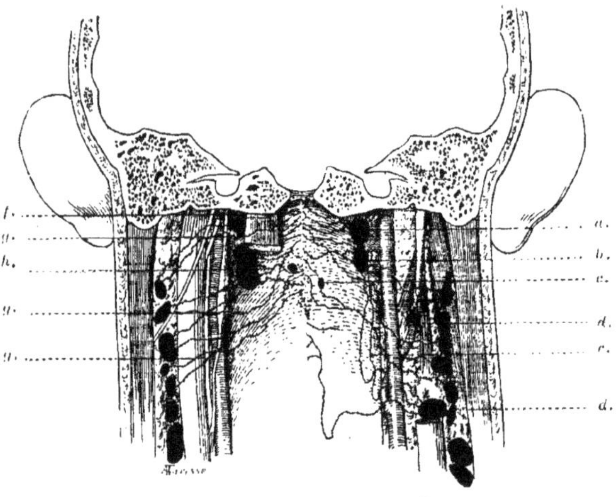

Fig. 677. — Lymphatiques du pharynx.

a, *b*, ganglions rétro-pharyngiens. — *c*, nodule ganglionnaire interrupteur, placé sur le trajet des vaisseaux afférents des ganglions rétro-pharyngiens. — *d*, ganglion de la chaîne cervicale profonde. — *e*, vaisseau efférent des ganglions retro-pharyngiens passant en avant de la carotide interne. — *f*, afférent des ganglions rétro-pharyngiens passant en arrière du droit antérieur. — *g*, lymphatique du pharynx, gagnant directement un ganglion de la chaîne cervicale profonde. — *h*, afférent des ganglions rétro-pharyngiens.

sente un développement considérable, en rapport avec la richesse de la muqueuse pharyngée en tissu lymphoïde (voy. t. IV, p. 162 et suiv.).

Réseaux d'origine. — Les lymphatiques du pharynx naissent par deux réseaux, l'un muqueux, l'autre musculaire.

Le *réseau muqueux* s'étale au-dessous de l'épithélium pharyngien, dans la couche superficielle du derme muqueux. Ce réseau présente son maximum de développement au niveau de la muqueuse qui tapisse la face postérieure du larynx et les gouttières pharyngo-laryngées. Au niveau de l'amygdale palatine, le réseau muqueux présente une richesse extrême et ses mailles deviennent d'une remarquable ténuité. (Sur les origines histologiques des lymphatiques de l'amygdale, voy. t. IV, p. 90 et 92.) A la jonction du pharynx et de l'œsophage, le réseau s'appauvrit singulièrement. A ce niveau, son étude attentive montre que les ramuscules auxquels il donne naissance tendent à s'ordonner suivant deux courants, l'un ascendant, pharyngien, l'autre descendant, œsophagien (Most).

Le *réseau musculaire*, beaucoup moins important, n'a été injecté par Sappey que chez le bœuf et le cheval.

Troncs collecteurs. — De ces deux réseaux, mais plus particulièrement du réseau muqueux, partent de nombreux *collecteurs* qui peuvent être répartis en trois groupes : supérieur, moyen et inférieur.

1) Les collecteurs *supérieurs* naissent de la voûte du pharynx, des parois latérales du pharynx nasal, et de la moitié supérieure de la paroi postérieure. La plupart de ces vaisseaux se dirigent vers la ligne médiane postérieure et traversent à ce niveau la paroi pharyngée. Ils se portent alors en dehors, en cheminant dans l'épaisseur de l'aponévrose péripharyngée et se terminent dans les ganglions rétro-pharyngés, placés, comme nous l'avons vu, à la jonction de la face postérieure et des faces latérales du pharynx, en dedans des aponévroses sagittales de cet organe. Sur leur trajet, ces vaisseaux peuvent présenter de petits nodules ganglionnaires interrupteurs, plus ou moins rapprochés de la ligne médiane, et qu'il ne faut pas confondre avec les véritables ganglions régionnaires, toujours latéraux.

Certains collecteurs peuvent avoir une disposition différente de celle que nous venons d'indiquer. C'est ainsi que quelques-uns d'entre eux peuvent éviter le relai rétro-pharyngien et gagner directement les ganglions supérieurs et moyens de la chaîne jugulaire interne, en passant obliquement en arrière du grand sympathique et du paquet vasculo-nerveux. Certains de ces vaisseaux passent en arrière du grand droit antérieur, entre ce dernier et la colonne vertébrale (voy. fig. 677).

Enfin, certains collecteurs, au lieu d'émerger au niveau de la ligne médiane postérieure, perforent la paroi pharyngée à la jonction de la face postérieure et des faces latérales du pharynx, et se jettent immédiatement dans les ganglions rétro-pharyngés. Mais ce trajet raccourci constitue l'exception, et Most insiste avec raison sur l'émergence médiane habituelle des collecteurs de la partie supérieure du pharynx (voy. fig. 677).

2) Les collecteurs *moyens* naissent de la région amygdalienne et de la muqueuse des parties adjacentes. Ces vaisseaux perforent la tunique musculaire un peu au-dessus de la grande corne de l'os hyoïde. Ils se terminent dans des ganglions, placés sur la jugulaire interne, immédiatement au-dessous du ventre postérieur du digastrique.

3) Les collecteurs *inférieurs* naissent de toute la moitié inférieure du pharynx. Ils convergent vers la partie moyenne des gouttières pharyngo-laryngées (sinus pyriformis), en cheminant au-dessous de la muqueuse. A ce niveau, ils s'unissent aux lymphatiques qui constituent le pédicule supérieur du larynx et partagent la terminaison de ces vaisseaux. Ils se jettent donc dans 4 ou 5 ganglions de la chaîne jugulaire interne étagés sur ce vaisseau, ou immédiatement en arrière de lui depuis le ventre postérieur du digastrique jusqu'à la partie moyenne du corps thyroïde. Ces collecteurs présentent ordinairement

sur leur trajet de petits nodules ganglionnaires interrupteurs placés sur la face externe de la membrane thyro-hyoïdienne (voy. fig. 672).

En résumé, les lymphatiques du pharynx aboutissent soit aux ganglions rétro-pharyngiens, soit aux ganglions de la chaîne jugulaire interne. Les ganglions de cette chaîne qui reçoivent des lymphatiques du pharynx appartiennent tous au groupe interne des ganglions sous-sterno-mastoïdiens (voy. p. 1274).

Sur les lymphatiques du pharynx, voy : MOST. Ueber den Lympgefässapparat von Nase und Rachen. *Arch. f. Anat. und. Phys.*, Anat. Abth., 1901, p. 74.

Lymphatiques de la portion cervicale de l'œsophage. — Les lymphatiques de la portion cervicale de l'œsophage naissent de deux réseaux, l'un muqueux, l'autre musculaire. Comme nous l'avons vu, le réseau muqueux est relativement indépendant à sa partie supérieure du réseau homologue du pharynx. Les collecteurs issus de ces deux réseaux se terminent dans les ganglions sous-sterno-mastoïdiens et sus-claviculaires ainsi que dans les ganglions de la chaîne récurrentielle.

Bibliographie. — SAKATA. Ueber den Lymphgefässe des Œsophagus u. seine reg. Drüsen., etc. *Mitteil. aus d. Grenzgebiet. d. Med. u. Chir.* Bd XI.

IV. — LYMPHATIQUES DE LA PORTION FACIO-CERVICALE DES VOIES RESPIRATOIRES

Lymphatiques des fosses nasales. — RÉSEAU D'ORIGINE. — Les lymphatiques des fosses nasales naissent d'un réseau continu, placé dans la partie la plus superficielle du chorion de la muqueuse. L'aspect de ce réseau varie beaucoup suivant les points considérés. C'est au niveau de l'extrémité postérieure ou queue du cornet postérieur que ce réseau lymphatique présente son maximum de développement. C'est en ce point qu'il faut tout d'abord tenter de l'injecter. Il présente également des mailles assez serrées sur la paroi inférieure des fosses nasales et au niveau des cornets et des méats inférieurs et moyens. Par contre, les ramuscules qui le constituent deviennent d'une finesse extrême sur le cornet supérieur et sur toute l'étendue de la paroi interne. Aussi, en ces points, leur injection présente-t-elle d'assez grandes difficultés. Il en est de même lorsqu'on se rapproche de l'orifice antérieur des fosses nasales. D'une façon générale, la richesse du réseau et la facilité de son injection sont, ici comme partout, en raison directe de l'épaisseur de la muqueuse.

Ce réseau d'origine fait suite en avant au réseau cutané du vestibule des fosses nasales. En arrière, il se continue avec celui du pharynx et de la paroi supérieure du voile du palais. Au niveau du bord postérieur de la cloison, il y a continuité entre les réseaux des deux fosses nasales; aussi une piqûre unilatérale de la cloison peut-elle injecter les collecteurs de la fosse nasale du côté opposé.

Dans la région olfactive de la muqueuse des fosses nasales, il existe, à côté du réseau des lymphatiques proprement dits, des formations jusqu'à un certain point comparables; ce sont les gaines méningées des filets de la première paire. Or, lorsqu'on injecte ces gaines par l'espace sous-arachnoïdien, on arrive parfois à remplir en même temps les lymphatiques de la muqueuse nasale (voy. t. III, p. 777, fig. 421). Axel Key et Retzius, qui ont, pour la première fois, signalé ce fait, n'ont cependant jamais vu de communications directes entre les gaines périolfactives et les lymphatiques de la muqueuse. L'injection passait dans ceux-ci par l'intermédiaire de fins canaux qui traversaient les trous de la lame criblée en même temps que les filets olfactifs tout en restant indépendants des gaines lymphatiques de ces derniers. Les recherches de Key et Retzius avaient porté sur le chien et sur le lapin. Des recherches poursuivies dans notre laboratoire avec la collaboration de Marc André nous ont montré l'exactitude de la description d'Axel Key et Retzius. Marc André a pu démontre

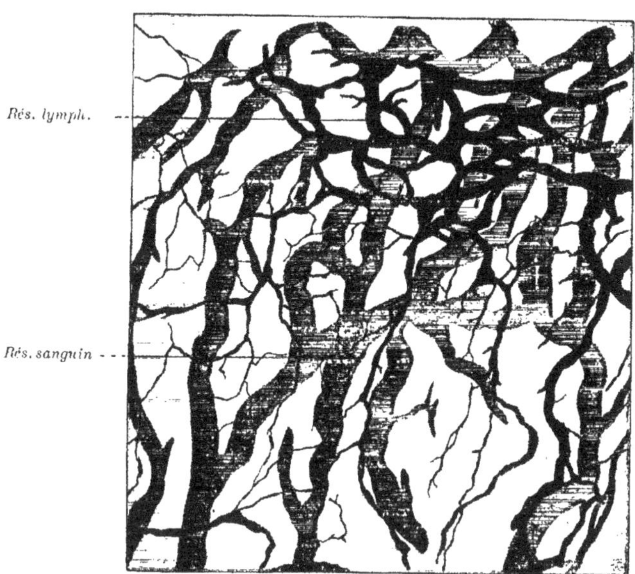

Fig. 678. — Réseau lymphatique de la région olfactive de la pituitaire (d'après Cunéo et André).

qu'une disposition analogue existait chez l'homme en se servant de la masse de Gerota, injectée dans l'espace sous-arachnoïdien à l'aide d'un appareil a pression contenue. Comme chez les animaux, la communication entre l'espace sous-arachnoïdien et le réseau lymphatique de la pituitaire se fait par des canalicules absolument indépendants des gaines olfactives.

Comme on le voit sur la figure 680, le réseau injecté ne dépasse pas le champ olfactif c'est-à-dire sensoriel de la muqueuse nasale et, comme de juste, il est beaucoup moins étendu chez l'homme que chez le lapin et chez le chien. On peut donc regarder ces communications naso-méningées comme les homologues des communications qui existent entre les espaces péri-cérébraux et les espaces lymphatiques péri-optiques et labyrinthiques.

Troncs collecteurs. — Les collecteurs du réseau des fosses nasales forment deux groupes : l'un antérieur, l'autre postérieur.

a) Les *troncs antérieurs*, de beaucoup les moins importants, ne peuvent être injectés que par des piqûres, portant sur le tiers antérieur de la muqueuse des fosses nasales. En nombre variable, ils passent soit dans le sillon qui sépare la charpente cartilagineuse du nez de l'orifice osseux sur lequel elle s'implante, soit entre les différents cartilages, soit même en avant de ces derniers. Ils arrivent ainsi dans le tissu cellulo-adipeux sous-cutané.

Ils se résument alors en deux troncs qui vont s'accoler plus ou moins intimement à la veine faciale et vont se terminer dans les ganglions sous-maxillaires (Most). Ils s'anastomosent avec les lymphatiques des téguments du nez (voy. p. 1280).

b) Les *troncs postérieurs*, beaucoup plus volumineux que les précédents, constituent la *voie lymphatique principale* des fosses nasales. Ils naissent à la jonction des fosses nasales et du pharynx, au-dessous et en peu en avant de l'orifice pharyngien de la trompe. Il y a là comme un centre autour duquel paraissent s'ordonner les mailles des portions adjacentes du réseau et qui constitue le rendez-vous lymphatique général de la pituitaire. Les troncs, nés à ce niveau, peuvent suivre une double direction : un *premier groupe* de collecteurs (2 ou 3) se porte en bas et en dehors, en cheminant sous la muqueuse du pilier postérieur. Un peu au-dessus de la grande corne de l'os hyoïde, ces vaisseaux s'unissent aux lymphatiques venus de la région amygdalienne, perforent la tunique musculaire du pharynx et vont se jeter dans 1 ou 2 ganglions placés sur la jugulaire interne au-dessous du ventre postérieur du digastrique. Comme nous l'avons vu déjà (p. 1274), ces ganglions appartiennent au groupe interne des ganglions cervicaux profonds. — Le *deuxième groupe* de ces collecteurs comprend de 2 à 4 vaisseaux plus volumineux que les précédents. Ces lymphatiques se portent d'avant en arrière sur la paroi latérale du pharynx, en cheminant sous la muqueuse. Ils passent pour la plupart au-dessous de l'orifice pharyngien de la trompe. Mais il n'est pas rare de voir l'un d'eux cheminer au-dessus de cet orifice (Marc André). Lorsqu'ils arrivent à la jonction de la paroi latérale et de la paroi postérieure du pharynx, ils perforent le constricteur supérieur et se terminent dans les ganglions rétro-pharyngiens (voy. p. 1272).

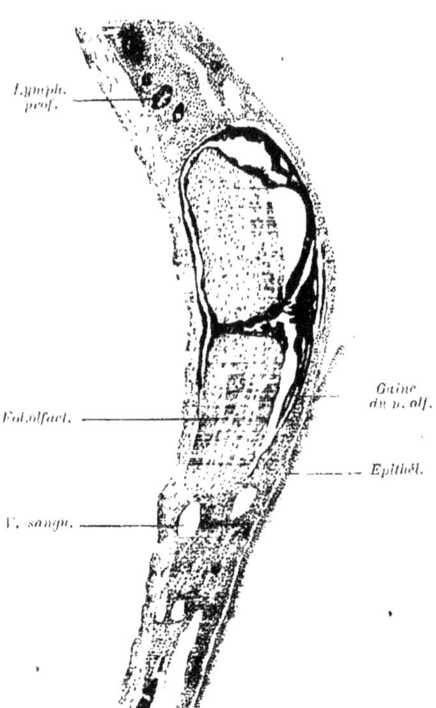

FIG. 679. — Vaisseaux lymphatiques et gaines du nerf olfactif chez le lapin (d'après Cunéo et André).

En résumé, les lymphatiques de la muqueuse des fosses nasales aboutissent aux ganglions rétro-pharyngiens, aux ganglions supérieurs de la chaîne jugulaire interne et, très accessoirement, aux ganglions sous-maxillaires. Le groupe rétro-pharyngien a une importance toute particulière, car, quel que soit le point de la muqueuse où ait porté la piqûre, ces ganglions sont toujours colorés par la masse (Most).

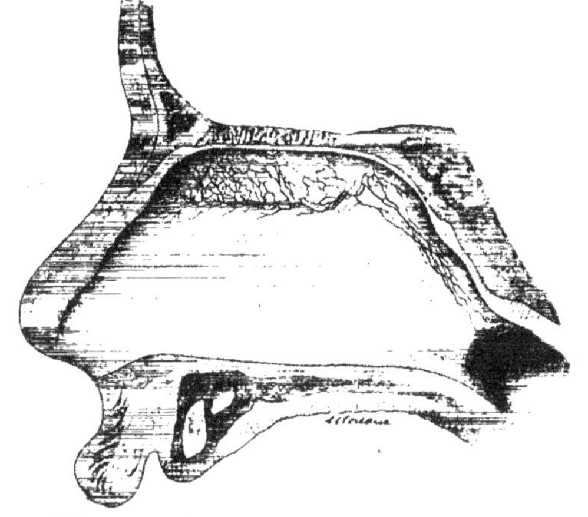

Fig. 680. — Voies lymphatiques naso-méningées de l'homme (d'après Cunéo et André.)

Lymphatiques des sinus. — Les lymphatiques de la muqueuse qui tapisse les cellules et sinus, annexés aux fosses nasales, sont encore mal connus. Le peu de développement que présentent ces cavités chez l'enfant, qui est l'objet de recherches habituel pour l'injection des lymphatiques, rend assez malaisée l'étude de l'appareil lymphatique de ces cavités. A priori, en se basant sur l'origine de ces cavités et sur la disposition de leurs vaisseaux sanguins tels que les a décrits Zuckerkandl, on peut admettre que leurs lymphatiques aboutissent aux mêmes ganglions que les lymphatiques des fosses nasales. C'est d'ailleurs ce que semblent démontrer les recherches de Most, d'après lequel toutes les cellules et tous les sinus, y compris les sinus frontaux, enverraient leurs lymphatiques dans les ganglions rétro-pharyngiens. Marc André est arrivé aux mêmes conclusions que Most, mais il semble résulter de l'examen de ses pièces que les réseaux lymphatiques des sinus et plus particulièrement de l'antre d'Highmore peuvent s'anastomoser avec les lymphatiques de la face par de fins collecteurs, traversant les parois osseuses du sinus.

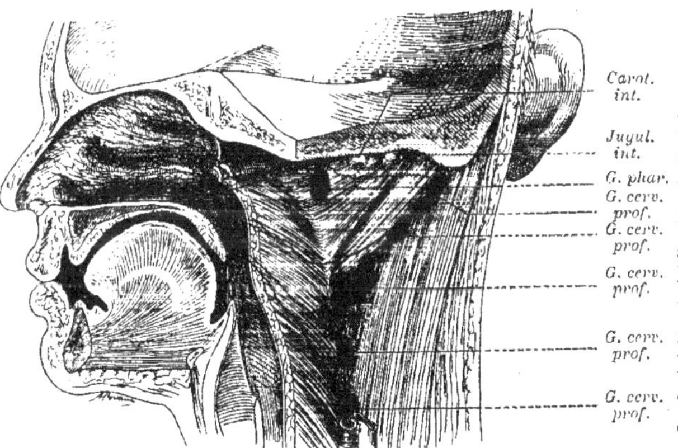

Fig. 681. — Lymphatiques de la paroi externe des fosses nasales (d'après André).

Les lymphatiques des fosses nasales ont été bien décrit pour la première fois par E. Simon (1859). Sappey les a injectés chez l'homme, le cheval, le mouton, le bœuf, et a donné une excellente description du réseau d'origine. Tout récemment, Most et André ont repris l'étude des collecteurs de ce réseau et les ont très complètement décrits. — Most. Ueber den Lymphgefässapparat von Nase und Rachen. *Arch. f. Anat. u. Entwickelungsgesch.*, Anat. Abth., 1901, p. 74. — André. Contribution à l'étude des lymphatiques du nez et des fosses nasales, th. Paris, 1905. — Cunéo et André. Relations des espaces périméningés et des lymphatiques des fosses nasales. Bull. soc. anatom., Paris, 1906.

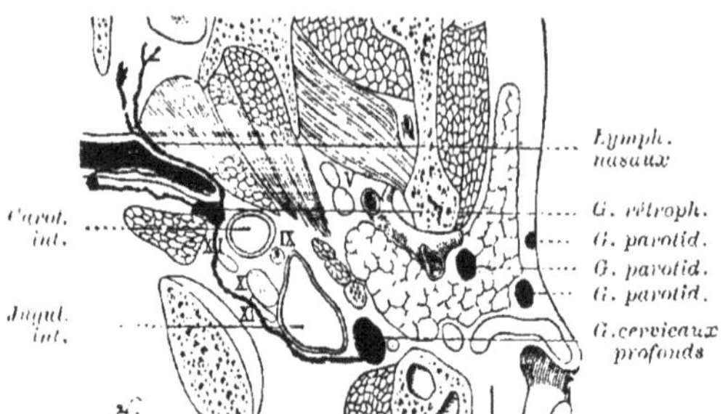

Fig. 682. — Schéma du trajet des collecteurs des fosses nasales allant aboutir aux ganglions rétro-pharyngiens et cervicaux profonds.

Lymphatiques de l'oreille moyenne. — Les lymphatiques de la caisse du tympan sont encore mal connus. Leur injection est très difficile. Le

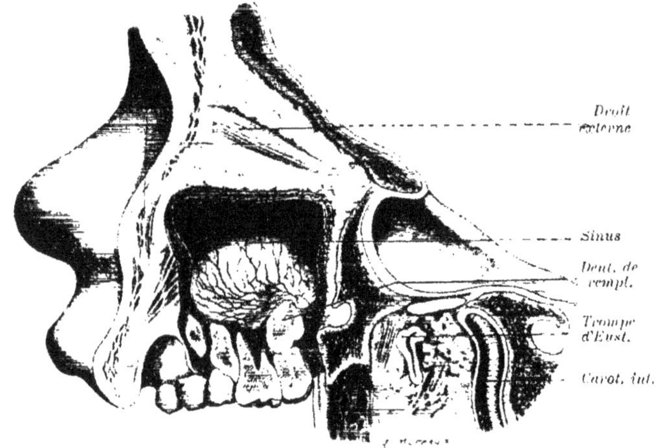

Fig. 683. — Lymphatiques du sinus maxillaire (d'après André).

réseau d'origine, d'une finesse extrême se continue avec le réseau tubaire et communique largement avec le réseau cutané du conduit auditif externe (Most). La terminaison des collecteurs est mal déterminée. Chez deux sujets, sur lesquels ils avaient pu injecter le réseau de la caisse, Cunéo et Marcille ont vu des ganglions parotidiens colorés par la masse, sans pouvoir établir avec certitude le trajet des collecteurs.

Les lymphatiques de la trompe d'Eustache forment un réseau annexé à la muqueuse. La richesse de ce réseau augmente progressivement lorsqu'on se rapproche de l'orifice pharyngien. De ce réseau naissent de nombreux collecteurs qui émergent pour la plupart au niveau du bord inférieur de la portion cartilagineuse de la trompe et se divisent en deux groupes (Cunéo et Marcille) : 1) Les uns descendent verticalement, plus ou moins satellites de l'artère palatine ascendante et de son rameau tubaire, et se terminent dans un ganglion du groupe cervical profond, placé sur la jugulaire interne au-dessus de l'abouchement du tronc thyro-linguo-facial. 2) Les autres plus nombreux et plus impor-

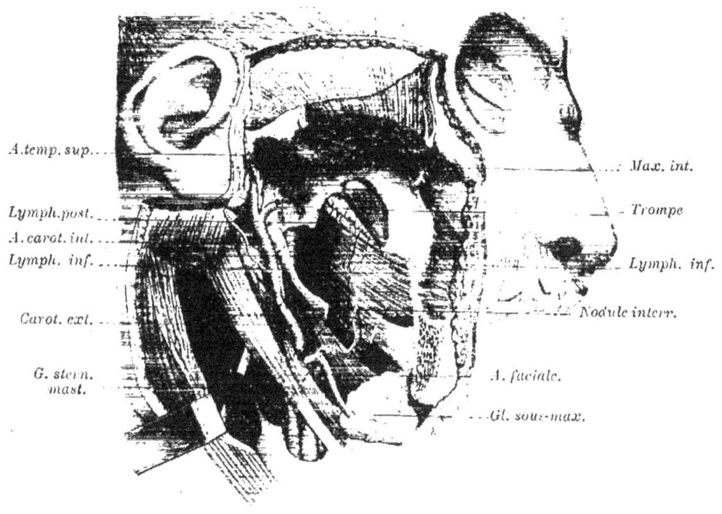

FIG. 684. — Lymphatiques de la trompe d'Eustache [pédicule externe] (d'après Cunéo et Marcille).

tants se portent en arrière et en bas, passent en dedans de la carotide interne et se terminent soit dans les ganglions rétro-pharyngiens, soit dans les ganglions les plus élevés du groupe cervical profond, placé au niveau de la pointe de l'apophyse de la mastoïde.

Bibliographie. — MOST. Topographisch-anatomische u. klinische Untersuchungen über den Lymphgefässapparat des Ohres. *Arch. f. Ohrenheilk.* Bd 64. — Voir aussi les mémoires du même auteur, cités p. 1264 et 1296.

Lymphatiques du larynx. — RÉSEAU D'ORIGINE. — Le réseau d'origine des lymphatiques du larynx s'étale sur toute l'étendue de la surface interne de l'organe. Il a son maximum de densité dans les points où la muqueuse présente sa plus grande épaisseur. On peut le considérer comme formé de deux territoires distincts, répondant respectivement à la zone sus-glottique et à la zone sous-glottique du larynx.

Au niveau du territoire supérieur, le réseau, extrêmement dense et d'une injection très facile, couvre l'épiglotte, les replis aryténo-épiglottiques, les cordes vocales supérieures et les ventricules laryngés. — Le réseau du territoire inférieur, quoique également très développé, est cependant moins riche que le réseau sus-glottique.

Ces deux territoires sont séparés par les cordes vocales inférieures, au niveau desquelles les vaisseaux lymphatiques sont très rares et très déliés. La dessiccation de la muqueuse, très mince en ce point, rend l'injection de ce réseau glottique assez difficile (Poirier). Lorsqu'on injecte ce réseau, l'injection passe ordinairement dans les vaisseaux de la zone sus-glottique, plus rarement dans ceux de la zone sous-glottique (Most).

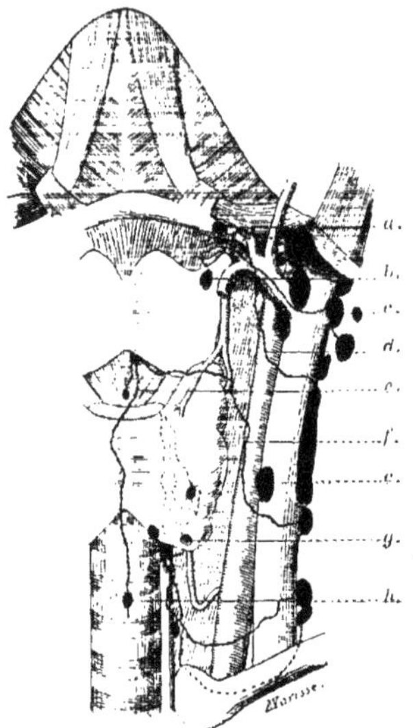

Fig. 685. — Lymphatiques du larynx (d'après Most).

a, b, nodules ganglionnaires thyro-hyoïdiens placés sur le trajet des collecteurs venant des gouttières pharyngo-laryngées. — *c, c,* ganglions de la chaîne jugulaire interne. — *d,* collecteur du pédicule supérieur. — *e, f,* collecteurs du pédicule moyen. — *g,* ganglion de la chaîne recurrentielle. — *h,* ganglion prétrachéal.

Bien que les deux territoires lymphatiques du larynx communiquent largement l'un avec l'autre au niveau de la paroi postérieure du larynx, il est rare d'obtenir, en piquant un seul de ces territoires, une injection totale du réseau endo-laryngé. — Ajoutons que les injections franchissent très facilement la ligne médiane ; mais, si la masse injectée dans une des moitiés du larynx passe facilement dans le réseau muqueux de la moitié opposée, il est, en revanche, exceptionnel qu'elle arrive jusqu'aux ganglions correspondant à celle-ci. — Les lymphatiques du larynx présentent de nombreuses anastomoses avec les réseaux des organes adjacents (langue, pharynx, trachée).

Troncs collecteurs. — 1) Les troncs émanés du *réseau sus-glottique* se dirigent vers les bords latéraux de l'épiglotte et les replis aryténo-épiglottiques ; ils descendent ensuite dans la gouttière pharyngo-laryngée, puis perforent la membrane hyo-thyroïdienne au niveau du point de pénétration de l'artère laryngée supérieure. En ce point, ils sont ordinairement au nombre de 4 ou de 5. Dès leur émergence, ils divergent. L'un deux, ascendant, croise le nerf grand hypoglosse et va se jeter dans un ganglion sous-sterno-mastoïdien placé immédiatement au-dessous du ventre postérieur du digastrique. Un ou deux troncs moyens, horizontaux, gagnent les ganglions placés sur la jugulaire interne en regard de la bifurcation de la carotide primitive. Enfin un ou deux troncs descendants vont se jeter dans des ganglions de la même chaîne, mais situés plus bas, au niveau de la partie moyenne des lobes latéraux du corps thyroïde (voy. fig. 685).

2) Les troncs émanés du *territoire sous-glottique* se groupent en deux pédicules distincts, l'un antérieur, l'autre postérieur.

a) Le pédicule *antérieur* ou *supra-cricoïdien* est formé par 3 ou 4 troncs qui émergent à travers la membrane crico-thyroïdienne, près de la ligne médiane. Un et parfois deux de ces troncs s'arrêtent dans les ganglions prélaryngés (voy. p. 1276). Un troisième passe en avant de l'isthme du corps thyroïde et va se jeter dans un ganglion prétrachéal (Most); un ou plusieurs autres se portent en bas et en dehors, vers un des ganglions moyens de la chaîne jugulaire interne (voy. fig. 686).

b) Le pédicule *postérieur* ou *sous-cricoïdien* traverse la membrane crico-trachéale à la jonction des faces latérales et de la face postérieure de la trachée. Il comprend plusieurs troncs qui s'accolent au récurrent et à la partie terminale de l'artère laryngée postérieure et vont se terminer dans les ganglions de la chaîne récurrentielle. De ceux-ci, partent des troncs qui vont aux ganglions sous-sterno-mastoïdiens et sus-claviculaires (voy. fig. 686). — Les troncs du pédicule postérieur s'anastomosent avec les vaisseaux lymphatiques du corps thyroïde, et, lorsqu'on les injecte, on obtient souvent une injection partielle du réseau périthyroïdien.

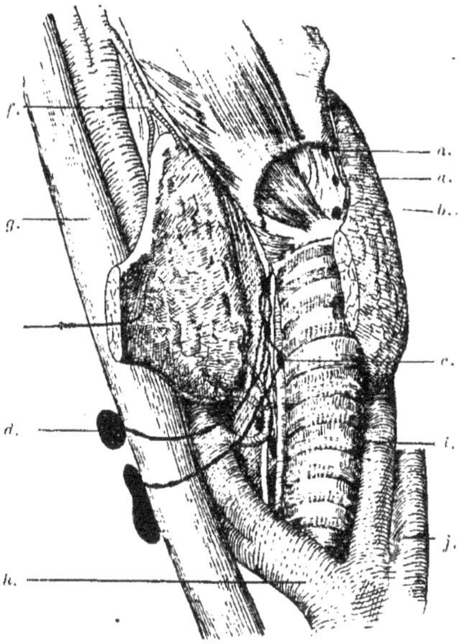

Fig. 686. — Chaîne récurrentielle (d'après Roubaud).

a, *a*, ganglions prélaryngés. — *b*, ganglion précricoïdien. — *c*, ganglion de la chaîne récurrentielle. — *d*, ganglion de la chaîne jugulaire externe. — *f*, artère thyroïdienne supérieure. — *g*, veine jugulaire interne. — *h*, tronc brachio-céphalique. — *i*, carotide primitive gauche. — *j*, sous-clavière gauche.

En résumé, les lymphatiques du larynx aboutissent aux ganglions de la chaîne récurrentielle, aux ganglions sous-sterno-mastoïdiens et, accessoirement, aux ganglions sus-claviculaires. Les ganglions sous-sterno-mastoïdiens représentent leur aboutissant principal. Il importe de remarquer, à ce propos, que les lymphatiques laryngés, comme d'ailleurs la plupart des autres lymphatiques viscéraux du cou, se distribuent plus particulièrement aux ganglions les plus internes de ce groupe, c'est-à-dire aux ganglions disposés en chaîne verticale, le long de la veine jugulaire interne. Quant aux ganglions prélaryngés, nous avons vu plus haut (p. 1276) qu'il fallait les considérer, non comme des ganglions régionnaires, mais comme de simples nodules ganglionnaires interrupteurs, placés sur le trajet des collecteurs du groupe moyen.

Il est intéressant de remarquer, en passant, que les petits ganglions que l'on trouve au niveau de la membrane thyro-thyroïdienne, près de l'émergence des troncs du pédicule supérieur, ne reçoivent pas de lymphatiques venus du larynx. Ils sont annexés aux collecteurs nés des gouttières pharyngo-laryngées; ils appartiennent donc à l'appareil lymphatique du pharynx (voy. p. 1296).

Bibliographie. — Poirier. Lymphatiques du larynx. *Progrès médical*, 1887, n° 19. —

MOST. Ueber die Lymphgefässe u. Lymphdrüsen des Kehlkopfes. *Anat. Anz.*, 1899, p. 387, 393. — MOST. Ueber den Lymphgefässapparat von Kehlkopf u. Trachea, etc. *Deutsche Zeitschr. f. Chir.*, 1900, LVII, p. 199. — ROUBAUD. Contribution à l'étude des lymphatiques du larynx. *Thèse Paris*, 1902. — CUNÉO. L'envahissement lymphatique dans le cancer du larynx. *Gazette des hôpitaux*, 1902. N° 141.

Lymphatiques de la portion cervicale de la trachée. — Ces lymphatiques naissent d'un réseau sous-muqueux, très pauvre et dificile à injecter. Les troncs émanés de ce réseau cheminent dans les espaces intercartilagineux, perforent ceux-ci au voisinage de leur extrémité postérieure et vont se terminer dans les ganglions de la chaîne récurrentielle.

Lymphatiques du corps thyroïde. — RÉSEAU D'ORIGINE. — Les vaisseaux lymphatiques du corps thyroïde, dont nous ne rappellerons pas ici le mode d'origine (voy. t. IV, p. 578, 581), viennent aboutir en dernière analyse à un réseau placé dans l'épaisseur même de la capsule de cet organe. A ce réseau peuvent être annexés de petits ganglions sur lesquels Most a récemment attiré l'attention. Legendre avait d'ailleurs, depuis longtemps, signalé la présence possible d'un ganglion, au niveau du bord postérieur des lobes latéraux de la glande, un peu au-dessus de leur extrémité inférieure, mais il ne faut pas accepter sans réserve ces observations anciennes, à cause d'une confusion possible avec les glandes parathyroïdiennes, alors inconnues.

TRONCS COLLECTEURS. — Du réseau capsulaire périthyroïdien partent deux ordres de troncs, les uns ascendants, les autres descendants.

1) Les *troncs ascendants* sont les uns médians, les autres latéraux. Les troncs médians se détachent du bord supérieur de l'isthme et gagnent le ganglion prélaryngé (Legendre, Gérard Marchant). — Les latéraux suivent plus ou moins exactement le trajet de l'artère thyroïdienne supérieure et vont aboutir à des ganglions sous-sterno-mastoïdiens, placés au niveau de la bifurcation de la carotide primitive.

2) Les *troncs descendants* forment également deux groupes. Les uns, médians, gagnent les ganglions prétrachéaux; les autres, latéraux, vont aux ganglions de la chaîne récurrentielle.

Bibliographie. — BARTELS. Ueber den Verlauf der Lymphgefässe der Schilddrüse. *Anat. Hefte von Merkel und Bonnet*, n° 51, 1901. — ERHARDT. Ueber die regionären Lymphdrüsen beim Krebs der Schilddrüse, *Zentralbl. f. allg. Path.*, 1902. Bd XIII, n° 10.

CHAPITRE VI

TRONCS COLLECTEURS TERMINAUX
DU SYSTÈME LYMPHATIQUE

Les troncs collecteurs terminaux du système lymphatique viennent tous aboutir en dernière analyse dans le confluent des veines jugulaires internes et sous-clavières. Il est tout à fait exceptionnel de voir des vaisseaux lymphatiques se terminer en d'autres points du système veineux. Les abouchements décrits autrefois par Lippi (1830) dans les veines cave inférieure, porte, etc., et plus récemment par Leaf dans la veine fémorale, ne sont plus admis aujourd'hui par aucun anatomiste.

Les lymphatiques de la portion sous-diaphragmatique du corps se réunissent pour former un canal unique, le *canal thoracique*, qui se termine dans le confluent des veines jugulaire interne et sous-clavière gauche. Les lymphatiques de la portion sus-diaphragmatique se résument, à droite comme à gauche, en trois collecteurs : le *tronc jugulaire*, le *tronc sous-clavier*, le *tronc broncho-médiastinal*. A gauche, ces vaisseaux ne sont souvent que de simples affluents du segment terminal du canal thoracique. A droite. ils se réunissent parfois, mais assez rarement, en un tronc commun : la *grande veine lymphatique*.

§ 1. — TRONCS COLLECTEURS TERMINAUX DE LA MOITIÉ SUS-DIAPHRAGMATIQUE DU CORPS

Comme nous venons de le voir, les lymphatiques de chacune des deux moitiés de la portion sus-diaphragmatique du corps se réduisent en dernière analyse à trois collecteurs : le *tronc jugulaire*, qui résume la circulation lymphatique de la moitié correspondante de la tête et du cou et est formé par la confluence des vaisseaux efférents des ganglions inférieurs de la chaîne cervicale profonde; — le *tronc sous-clavier*, formé par la réunion de la plupart des vaisseaux efférents des ganglions axillaires et résumant la circulation lymphatique du membre supérieur du côté correspondant; le tronc *broncho-médiastinal*, qui, de chaque côté, résulte de l'union des efférents de la chaîne mammaire interne et de ceux des glanglions médiastinaux antérieurs et péritrachéo-bronchiques, et résume ainsi la plus grande partie des lymphatiques pariétaux et la totalité des lymphatiques viscéraux du thorax. Chacun de ces troncs est souvent double, parfois même triple. Leur mode de terminaison dans le confluent veineux varie suivant le côté considéré.

A DROITE, on peut rencontrer les dispositions suivantes :

Les trois collecteurs terminaux peuvent s'ouvrir isolément dans le confluent veineux. C'est ce qui arrive dans la majorité des cas. Le tronc sous-clavier et le tronc jugulaire débouchent alors très près l'un de l'autre, au voisinage du sommet de l'angle ouvert en haut et en dehors que forment en s'unissant la jugulaire interne et la sous-clavière. Le tronc broncho-médiastinal se termine sur la face antérieure du confluent (voy. A, fig. 687).

Dans d'autres cas, le tronc sous-clavier et le tronc jugulaire s'unissent en un tronc commun (voy. B, fig. 687). Ce tronc est ordinairement désigné sous le nom de *grande veine lymphatique*. Il est toujours très court et dépasse rarement 10 à 12 millimètres. Cette disposition est d'ailleurs rare, puisque Grossmann ne l'a rencontrée qu'une fois sur 25 sujets; encore convient-il d'ajouter que, dans ce cas, il y avait dédoublement du tronc sous-clavier et que le plus important des deux troncs secondaires débouchait directement dans le confluent veineux. La grande veine lymphatique fait donc le plus souvent défaut. Il est encore beaucoup plus exceptionnel de voir le tronc broncho-médiastinal

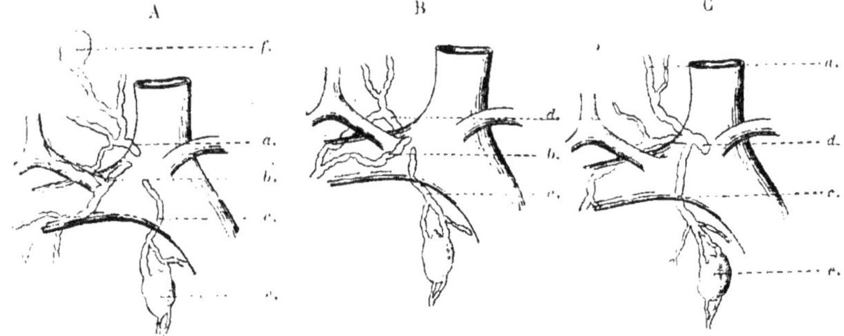

Fig. 687. — Troncs collecteurs terminaux de la moitié droite de la portion sus-diaphragmatique du corps.

a, tronc jugulaire. — *b*, tronc sous-clavier. — *c*, tronc broncho-médiastinal. — *d*, grande veine lymphatique. *e*, ganglion de la chaîne mammaire interne. — *f*, ganglion de la chaîne cervicale profonde.

s'unir aux deux précédents pour former avec eux un tronc unique (voy. C, fig. 687). Il est moins rare de le voir se fusionner avec le tronc sous-clavier, resté indépendant du tronc jugulaire.

Ajoutons que le dédoublement possible de chacun de ces trois troncs et la terminaison différente que peut alors présenter chacune de leurs branches de bifurcation augmentent pour ainsi dire à l'infini le nombre des dispositions que l'on peut observer.

A gauche, le tronc jugulaire se jette ordinairement dans le crochet terminal du canal thoracique. Le tronc sous-clavier et le tronc broncho-médiastinal s'ouvrent directement dans le confluent veineux, soit isolément, soit par un tronc commun. Mais ces deux vaisseaux peuvent également se jeter dans le canal thoracique. Il est vrai que cette disposition est assez rare. Sur 25 sujets, Grossmann n'a vu que deux fois le tronc axillaire gauche se jeter dans le canal thoracique. Dans ces deux cas, d'ailleurs, le tronc axillaire était dédoublé et une de ses branches terminales gagnait directement le confluent veineux. La terminaison du tronc broncho-médiastinal gauche dans le canal thoracique est encore plus rare.

§ 2. — CANAL THORACIQUE

Le canal thoracique (*Ductus thoracicus, Milchbrustgang*) s'étend de la IIe vertèbre lombaire, au niveau de laquelle il prend naissance, au confluent des veines jugulaire interne et sous-clavière gauche, dans lequel il se termine.

Collecteur commun de tous les vaisseaux lymphatiques de la portion sous-diaphragmatique du corps, il reçoit en outre souvent, mais non toujours, les troncs jugulaire, sous-clavier et mammaire interne gauches qui lui apportent la lymphe de la moitié gauche de la portion sus-diaphragmatique du corps.

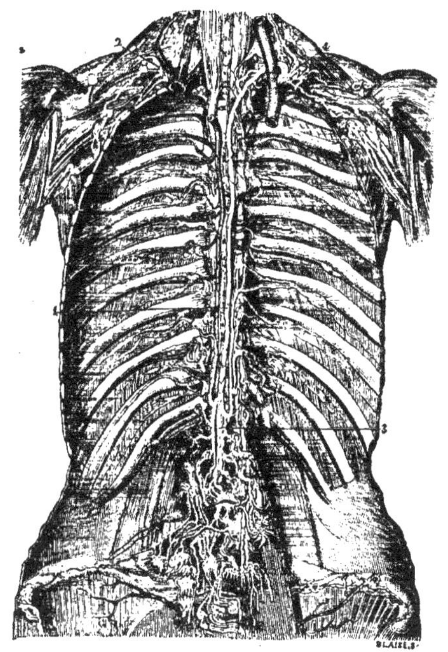

Fig. 688. — Canal thoracique (d'après Mascagni).

1. Canal thoracique. — 2. Grande veine lymphatique. — 3. Origine du canal thoracique. — 4. Partie terminale de ce canal s'infléchissant en arcade pour s'ouvrir dans le confluent des veines jugulaire interne et sous-clavière gauches.

Trajet, direction. — Le canal thoracique commence ordinairement au niveau du bord supérieur de la IIe vertèbre lombaire. Il est rare qu'il naisse au-dessous de ce point. Par contre il n'est souvent constitué qu'au niveau de la XIIe ou même de la XIe dorsale.

Il se porte d'abord verticalement en haut, en cheminant un peu à droite de la ligne médiane. Puis, arrivé au niveau de la VIe à la IVe dorsale, il change de direction et se porte obliquement en haut et à gauche. Croisant ainsi en écharpe la face antérieure de la colonne vertébrale, il continue son trajet ascendant jusqu'au niveau d'une ligne horizontale passant par le bord inférieur du corps de la VIIe cervicale. En ce point il change brusquement de direction, décrit une courbe à concavité inférieure et se porte en bas, en dehors et en avant, pour se terminer dans le confluent veineux.

Si l'on envisage le canal thoracique au point de vue de sa direction, on peut donc lui considérer deux portions : une portion *ascendante*, mesurant de 27 à 30 centimètres; une portion *descendante*, longue de 3 à 4 centimètres seulement. La portion ascendante est elle-même formée de deux segments : l'un vertical, l'autre oblique; mais cette division en deux segments est souvent loin d'être nette et, chez beaucoup de sujets, on voit le canal thoracique s'incliner progressivement vers la gauche, sans qu'il soit possible de préciser le point où il commence à changer de direction.

Le canal thoracique est légèrement flexueux. Ses flexuosités nous ont paru d'autant plus nettes que le sujet était avancé en âge. Chez les nouveau-nés le canal est à peu près rectiligne.

Calibre. — Le canal thoracique a un calibre variable suivant le point au niveau duquel on le considère. A son origine, il présente une portion dilatée que l'on désigne généralement sous le nom de *réservoir* ou de *citerne de Pecquet* (*cisterna chyli*). Cette dilatation siège d'ailleurs soit sur la partie initiale du canal, soit sur le segment terminal des deux troncs qui le constituent en se fusionnant. La première disposition se rencontre dans les cas d'origine basse; la deuxième dans les cas d'origine haute (Jossifow). Le segment dilaté offre d'ailleurs un aspect variable; tantôt la portion élargie à un aspect piriforme et régulier, tantôt au contraire elle est irrégulièrement bosselée. C'est au niveau de la partie moyenne de son trajet que le canal thoracique présente son calibre minimum. Il ne mesure là que 4 à 6 millimètres de diamètre. Ce calibre devient de nouveau plus considérable au voisinage de l'embouchure. Il existe parfois en ce point une légère dilatation, figurée par Mascagni, et que l'on désigne sous le nom d'*ampoule* du canal thoracique.

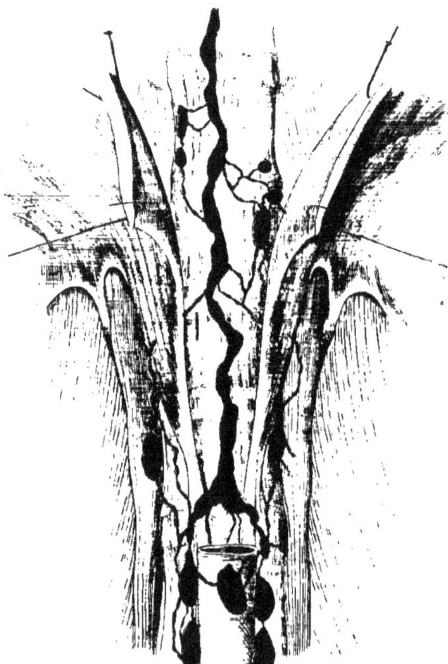

Fig. 689. — Portion abdominale du canal thoracique.

Rapports. — Envisagé au point de vue de ses rapports, le canal thoracique peut être considéré comme formé de trois portions : une portion abdominale, une portion thoracique et une portion cervicale.

Portion abdominale. — La portion abdominale s'étend du bord supérieur de la IIe vertèbre lombaire à une ligne horizontale passant par la partie supérieure de l'orifice aortique du diaphragme et répondant au bord inférieur de la XIe vertèbre dorsale. Dans cette portion le canal thoracique, ou plus exactement la citerne de Pecquet, répond *en avant* au bord droit de l'aorte abdominale et à l'origine de l'artère capsulaire moyenne de la douzième artère intercostale et de la première artère lombaire. On peut cependant voir ces deux derniers vaisseaux passer en arrière du canal thoracique. *En arrière*, le canal répond au corps de la Ire lombaire et de la XIIe dorsale. *A droite*, il est tangent au bord tendineux du pilier droit du diaphragme. L'azygos, plus

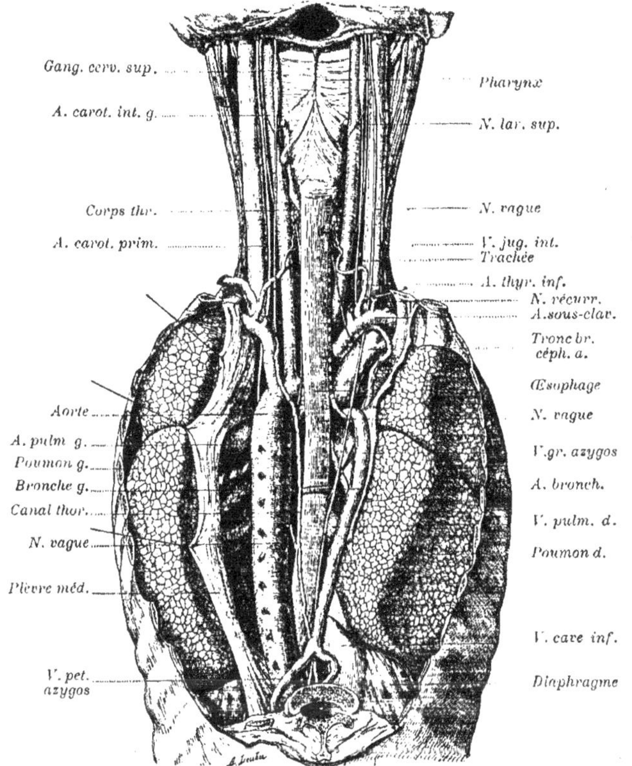

FIG. 690. — Situation et rapports du canal thoracique dans le médiastin postérieur. Vue postérieure.

Les organes du cou et du médiastin ont été écartés et déplacés de façon à montrer les divers plans. A gauche, la plèvre médiastine a été conservée en partie et érignée pour montrer le pédicule pulmonaire de ce côté (adulte).

externe, en est séparée par toute l'épaisseur du faisceau interne de ce pilier. *A gauche*, le canal répond à la couche du tissu cellulaire lâche qui sépare l'aorte abdominale du grand ligament vertébral antérieur.

PORTION THORACIQUE. — La portion thoracique peut être considérée comme comprenant deux segments : l'un, inférieur, inter-azygo-aortique; l'autre supérieur, sus-azygo-aortique. Le corps de la IVe dorsale marque la limite entre ces deux segments.

Dans son *segment inter-azygo-aortique*, le canal thoracique répond, *en arrière*, à la colonne vertébrale dont le séparent les artères intercostales droites et la partie terminale de la petite azygos. — *A droite*, il est en rapport avec le tronc de la grande azygos; d'abord en contact avec ce vaisseau au niveau du corps de la Xe dorsale, il s'en écarte ensuite progressivement. — *A gauche*, il répond à l'origine des artères intercostales gauches. — *En avant*, il répond d'abord au flanc droit de l'aorte, puis à la face postérieure de l'œsophage, dont le sépare toujours une distance de 5 à 6 millimètres. Plus haut, lorsqu'il commence à s'incliner vers la gauche, il abandonne l'œsophage, entre en rapport avec la face postérieure du hile du poumon gauche, puis s'applique de nouveau sur la face postérieure de l'aorte, à la jonction de la crosse et de la partie initiale de l'aorte thoracique. Ajoutons qu'au niveau de la Ve et de la VIe dorsale, il est croisé par l'artère bronchique droite, qui passe parfois entre lui et l'œsophage, et par le tronc des veines bronchiques gauches, lorsque celui-ci gagne l'azygos par un trajet rétro-œsophagien.

Le segment *sus-azygo-aortique* répond : *en arrière*, au long du cou du côté gauche, qui le sépare du corps des trois premières vertèbres dorsales; *en avant*, à l'origine de l'artère sous-clavière gauche; *en dedans*, à l'œsophage et au récurrent gauche; *en dehors*, à la plèvre médiastine gauche.

Portion cervicale. — La portion cervicale (crosse du canal thoracique) répond : *en bas*, au tronc de la sous-clavière qu'elle enjambe au niveau du point où cette artère s'incline en dehors pour aller contourner le sommet du poumon; *en arrière* et *en dehors*, au ganglion cervical inférieur et à l'origine de l'artère et de la veine vertébrales; *en avant* et *en dedans*, à l'artère carotide primitive gauche, au nerf pneumogastrique et à la partie terminale de la jugulaire interne (voy. fig. 691).

Le canal thoracique se termine ordinairement au niveau même du sommet de l'angle ouvert en haut et en dehors que forment en s'unissant les veines jugulaire interne et sous-clavière gauches. Il est plus rare de le voir s'ouvrir sur la face postérieure du confluent veineux. Nous verrons plus loin, en étudiant les anomalies du canal thoracique, que la terminaison de ce canal par deux branches distinctes constitue une disposition assez fréquente.

Valvules. — Le canal thoracique ne présente que de rares valvules. Encore celles-ci sont-elles le plus souvent insuffisantes. Cependant il existe constamment au niveau de l'orifice du canal dans le confluent veineux deux valvules bien développées qui empêchent le sang veineux de refluer dans le canal thoracique.

Affluents. — Les affluents du canal thoracique peuvent être répartis en deux groupes : les uns s'unissent pour donner naissance à ce canal et constituent pour celui-ci de véritables *branches radiculaires*; les autres débouchent dans le canal déjà constitué, ce sont les *branches collatérales*.

A) **Racines du canal thoracique.** — Le canal thoracique est formé par l'union des vaisseaux efférents des quatre chaînes ganglionnaires : préaortique, rétro-aortique, juxta-aortiques droite et gauche. Le mode de convergence de ces vaisseaux est des plus variables. La disposition qui nous a paru la plus fréquente est la suivante. Les vaisseaux efférents de chaque groupe juxta-aortique se résument en un gros tronc (*truncus lymphat. lumbal. dext. et sinist.*, Henle) qui apparaît sur les parties latérales du corps de la deuxième vertèbre lombaire. Les deux troncs droit et gauche ainsi formés se portent en haut et en dedans et se réunissent à angle aigu sur la face antérieure de la colonne pour donner naissance au canal thoracique. En raison de la situation légèrement latérale droite du point où ces deux vaisseaux se fusionnent, celui du côté gauche est ordinairement plus long et plus oblique que celui du côté droit. — Les vaisseaux efférents des ganglions pré- et rétro-aortiques, dont le nombre est des plus variables, se jettent dans les deux troncs précédents, au voisinage de leur terminaison. Le canal thoracique apparaît alors comme formé par la réunion de deux racines latérales, elles-mêmes grossies par un nombre plus ou moins considérable d'affluents (voy. A, fig. 692).

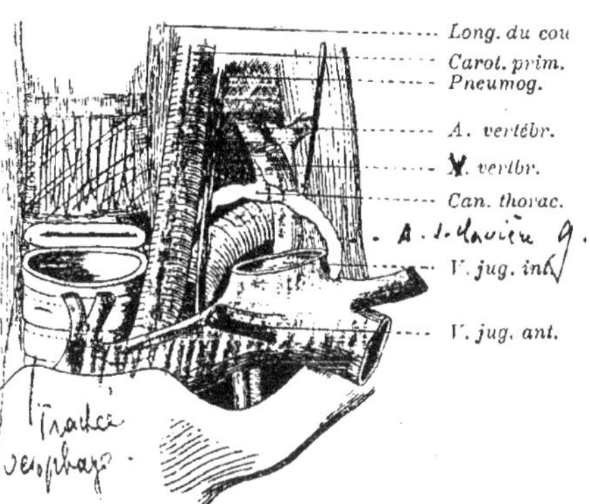

FIG. 691. — Crochet terminal du canal thoracique.

Mais cette disposition est loin d'être constante. C'est ainsi qu'il est fréquent de voir les vaisseaux afférents du groupe préaortique donner naissance à un tronc unique (*truncus lymph. intestinalis*) qui va se jeter dans l'un des gros troncs latéraux ou aboutit au niveau même de leur point de convergence, constituant alors au canal thoracique une troisième racine impaire et médiane (voy. B, fig. 692). Généralement ce tronc intestinal se jette dans la racine latérale gauche (70 pour 100 des cas, Jossifow) ; dans 20 à 25 pour 100 des cas, il aboutit à l'angle de réunion des deux racines latérales ; beaucoup plus rarement (5 à 10 pour 100 des cas), il se termine dans la racine latérale gauche.

Dans d'autres cas, chacune de ces différentes racines est remplacée par plusieurs troncs flexueux, anastomosés entre eux. La portion radiculaire du canal thoracique prend alors une disposition plexiforme qui échappe à toute systématisation (voy. C, fig. 692).

B) **Branches collatérales.** — Le canal thoracique reçoit comme branches collatérales :

1) Un tronc descendant, collecteur commun des vaisseaux efférents des ganglions intercostaux postérieurs des 6 ou 7 derniers espaces. Ce tronc se jette dans le canal thoracique au voisinage de son origine. Aussi certains auteurs, comme Sappey, regardent-ils ce vaisseau comme une des racines du canal thoracique ; — 2) un tronc formé par l'union de plusieurs vaisseaux émanés des ganglions supérieurs des deux chaînes juxta-aortiques droite et gauche. Ce tronc traverse le pilier du diaphragme et débouche dans le canal thoracique au niveau de la Xe ou de la IXe dorsale ; — 3) les vaisseaux efférents des gan-

glions intercostaux des 6 ou 5 premiers espaces; — 4) les vaisseaux efférents des ganglions médiastinaux postérieurs.

Enfin nous avons vu que le tronc jugulaire gauche et beaucoup plus rare-

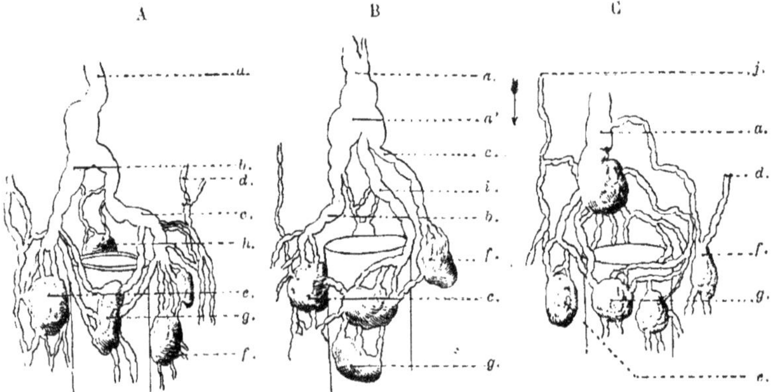

Fig. 692. — Modes d'origine du canal thoracique.

a, canal thoracique. — *a'*, citerne de Pecquet. — *b*. tronc commun des efférents des ganglions juxta-aortiques droits. — *c*, tronc commun des efférents des ganglions juxta-aortiques gauches. — *d*, un de ces efférents gagnant le thorax à travers le pilier gauche du diaphragme. — *e*, ganglion juxta-aortique droit. — *f*, ganglion juxta-aortique gauche. — *h*, ganglion rétro-aortique. — *i*, tronc commun des ganglions préaortiques (*truncus intestinalis*). — *j*, collecteur des lymphatiques intercostaux, gagnant la citerne de Pecquet par un trajet descendant.

ment le tronc sous-clavier et le tronc broncho-médiastinal correspondant pouvaient se jeter dans le canal thoracique au voisinage de sa terminaison.

Sur la ***structure*** et le ***développement***, voy. p. 1122 et 1128.

Technique. — Pour étudier le canal thoracique, il est indispensable de l'injecter. Chez l'adulte, on aura recours à l'injection directe du canal. On procédera de la façon suivante. Il faut d'abord oblitérer le canal thoracique au niveau de son segment terminal. Pour cela, on peut procéder à sa ligature; mais celle-ci est difficile et on obtient beaucoup plus facilement le même résultat en poussant simplement dans la veine sous-clavière une injection au suif. On cherchera alors l'origine du canal thoracique. Après avoir enlevé les viscères abdominaux, on dénudera le flanc droit de l'aorte abdominale au niveau de la IIe lombaire et on rejettera ce vaisseau vers la gauche. On trouvera alors la citerne de Pecquet immédiatement en dedans du pilier droit du diaphragme. On peut injecter le canal au mercure avec l'appareil ordinaire. Mais il est préférable de l'injecter au suif ou à la gélatine en suivant la technique employée pour les vaisseaux sanguins. Nous conseillons de placer la canule non dans le canal lui-même mais dans sa racine droite. On obtient alors presque toujours une injection par récurrence des autres racines. Il est indispensable d'employer une pression assez faible, car le canal se déchire facilement, surtout au voisinage de son origine. Pour faciliter la progression de la masse, il est utile de remplir la cavité thoracique, débarrassée des viscères qu'elle contient, avec de l'eau chaude.

Chez le nouveau-né l'injection directe du canal est impossible. Mais on le remplit aisément en poussant la masse de Gerota dans les ganglions du groupe abdomino-aortique. On peut ainsi obtenir une injection de toutes les racines du canal, et c'est même là la technique qui donne les meilleurs résultats pour l'étude de ces racines. Chez des nouveau-nés il nous est souvent arrivé de remplir le canal thoracique jusqu'à son crochet terminal en injectant les lymphatiques du testicule ou de l'utérus.

Anomalies du canal thoracique. — La description que nous avons donnée du canal thoracique correspond à la disposition que l'on rencontre dans la majorité des cas. Mais les anomalies de ce canal sont extrêmement fréquentes et nous avons ici encore la preuve du fait que nous énoncions au début de cette étude, à savoir que le système lymphatique est le plus variable des systèmes de l'économie. Bien que le nombre de ces anomalies soit presque infini on peut les ranger en un certain nombre de catégories qui sont les suivantes :

1° Anomalies de trajet et de rapports;

2° Anomalies de nombre;

3° Anomalies de terminaison.

Remarquons cependant, dès à présent, que ces différentes catégories ne s'excluent pas l'une l'autre, qu'elles se combinent en donnant lieu à autant de types différents.

1) Anomalies de trajet et de rapports. — Par rapport à l'aorte, le canal thoracique peut être placé sur la face antérieure de ce vaisseau, au lieu d'occuper sa face postérieure.

La plupart des branches thoraciques de l'aorte passent, comme nous l'avons vu, en arrière du canal thoracique D'après Haller (*Disp. Anat. Halleri*, p. 197, vol. I), les intercostales passeraient tantôt en avant, tantôt en arrière du canal thoracique. Au contraire Saltzmann, dans sa thèse (p. 178, fig. 1), les représente comme passant toujours en avant, ce qui est évidemment une erreur.

Les rapports avec les gros vaisseaux de la partie supérieure du thorax et de la base du cou varient suivant le mode de terminaison du canal thoracique, et nous les étudierons plus loin en même temps que les anomalies d'abouchement de ce canal.

Mais un point de la topographie du canal thoracique qui est des plus variables est la situation du crochet terminal de ce vaisseau. M. Dorvel (*Todds Encyclop.*, vol. IV, P. 2, p. 823) nous montre ce segment terminal atteignant la thyroïdienne inférieure, croisant sa face postérieure et passant au-dessus de cette artère pour gagner la veine sous-clavière. D'après Dietrich (*Das Aufsuchen der Schlagadern*, Nürnberg, 1831, p. 154), le sommet du crochet pourrait remonter à plus de 5 centimètres au-dessus de la fourchette sternale, et arriver jusqu'au bord inférieur du corps thyroïde. D'autres auteurs le décrivent, par contre, comme atteignant à peine la base du cou. En somme, le point culminant du crochet terminal du canal thoracique siège en différents points d'une région qui s'étend de la Ve cervicale à la Ire dorsale.

2) Anomalies de nombre. — Rien n'est plus fréquent que de voir le canal thoracique se bifurquer en deux branches qui se réunissent après un trajet plus ou moins long en circonscrivant entre elles un espace auquel Haller (*Physiologie*, p. 220) donne le nom d'*insula*. Cette disposition est si fréquente que Cruikshank (*loc. cit.*, p. 330) la décrit comme normale. Bien que siégeant dans la majorité des cas au niveau de la portion thoracique du canal, ces insulæ peuvent également occuper l'extrémité supérieure de celui-ci. La forme et les dimensions de ces insulæ sont très variables; elles sont ordinairement allongées, offrant une forme ovale ou losangique. On voit dans quelques cas un ou plusieurs ramuscules anastomotiques, transversalement placés, réunir les deux branches limitant l'insula (Breschet). D'autres fois le canal se divise en plusieurs rameaux qui convergent les uns vers les autres, donnant naissance à des insulæ doubles ou multiples. D'autres fois encore, des deux branches de division l'une reste simple, l'autre au contraire se ramifie et donne lieu à plusieurs insulæ secondaires ; puis les ramuscules se réunissent en un tronc unique qui vient se réunir à la branche restée indivise pour reconstituer le canal thoracique unique (Breschet, *Th. d'agrégation*, p. 246).

Mais ces dispositions ne constituent pas à proprement parler des canaux thoraciques multiples. Nuhn (*Unters. und Beobacht. a. d. Gebiete der Anatomie*, Heidelberg, 1849, p. 25) décrit un cas très net de canal thoracique double avec un tronc droit situé à droite de l'aorte et un tronc gauche situé à gauche de ce vaisseau, réunis l'un à l'autre par des anastomoses transversales. A la partie supérieure du thorax les deux canaux se réunissaient, passaient en avant du tronc veineux brachio-céphalique, se recourbaient derrière la veine jugulaire interne et venaient se jeter dans l'angle que forme cette veine avec la sous-clavière. — Henle cite un cas de canal thoracique double jusqu'au niveau de la IXe dorsale; à ce niveau les deux canaux se réunissaient en un tronc unique qui se plaçait à gauche de l'aorte et continuait son trajet dans cette situation.

La terminaison de ces canaux thoraciques multiples peut affecter plusieurs modalités : ou bien ils se réunissent en un tronc unique qui va se jeter dans la sous-clavière gauche, comme dans les deux cas précédents, ou dans celle du côté droit (Otto, *Pathol Anat.*, t. I, p. 365); ou bien ils restent séparés, le droit recevant la grande veine lymphatique et allant dans la sous-clavière droite, le gauche dans la sous-clavière gauche (Wather, Haller, Homel, Cruikshank, Sommering, Otto).

Les anomalies de nombre du canal thoracique siégeant au niveau de la partie terminale de ce vaisseau se rattachent intimement aux anomalies de terminaison et seront étudiées avec elles.

3) Anomalies de terminaison. — Nous avons vu que le canal thoracique se jetait le plus souvent dans la veine sous-clavière gauche, au niveau de l'angle veineux que forme cette veine avec la jugulaire interne. Anormalement il peut venir s'aboucher dans cette veine sous-clavière en dehors de ce point. Parfois on voit la portion terminale du crochet se diviser en deux troncs qui viennent isolément se jeter par deux orifices dans la veine sous-clavière (Saltzmann, Meckel, Haller, Severeanu).

Beaucoup plus rarement on voit le canal thoracique, resté indivis, venir se jeter dans la sous-clavière du côté droit. Dans ces cas la grande veine lymphatique se jette dans la sous-clavière gauche (Meckel, *Diss. epist. ad Haller*, Berol. 1772, p. 30. — Haller. *Elem. physiologiæ*, t. VII, p. 223. — Cruikshank, Fleichmann, *Leichenöffnungen*, Erlangen, 1815, p. 237. — Todd, *Encyclopedia*, t. III, p. 232. — Watson, *Journ. of Anat.*, t. VI, p. 427).

Il est absolument exceptionnel de voir un canal thoracique unique venir se jeter dans une veine de la base du cou autre que la veine sous-clavière gauche. Cependant Portal et Richerand citent chacun un cas où le canal thoracique se jetait dans la jugulaire droite. Mais ce que l'on rencontre beaucoup plus fréquemment, c'est une division du segment terminal du canal thoracique en deux ou plusieurs troncs qui s'abouchent dans des veines différentes.

C'est ainsi que Diemerbroek, A. Cloquet et E. A. Lauth, Cruveilhier décrivent des cas de bifurcation, dans lesquels une branche allait dans la sous-clavière droite, l'autre dans la sous-clavière gauche. Mascagni, Bichat, Cruveilhier notent également la division en deux branches dont l'une allait à la sous-clavière, l'autre à la jugulaire interne du côté gauche. Cette division terminale est décrite comme normale par Lower (*De corde*, Lugd. Batav., 1728, p. 233).

La division en trois et quatre branches a été signalée par Verneuil (*Le système veineux*, 1855) qui donne la proportion suivante : sur 24 cas, 18 fois l'embouchure était unique, 3 fois double, 2 fois triple. Le même auteur rapporte un cas de sextuple division terminale du canal thoracique dont deux branches allaient à la sous-clavière, deux à la jugulaire externe et une à la vertébrale. Lacaucherie (*Traité d'anatomie*, Paris, 1853) rapporte un cas de quadruple division.

A cette question des anomalies de terminaison du canal thoracique se rattache l'étude des communications de ce vaisseau avec d'autres veines que les gros troncs de la base du cou.

Albinus ainsi que Sandford décrivent des communications avec l'azygos. Wutzer signale des faits du même genre. Gayaut, Pecquet et Perrault ont vu des communications avec les veines lombaires; enfin Bartholin cite un cas de communication du canal thoracique avec la veine cave. D'après Henle, qui a soumis tous ces faits à une critique sévère, un seul d'entre eux est indéniable. C'est celui que Wutzer rapporte dans les *Archives de Muller* (1834, p. 311). Il s'agit d'un abouchement du canal thoracique dans l'azygos du voisinage de la VIe vertèbre dorsale par deux troncs obliquement ascendants et parallèles. Au-dessus de ce point le canal thoracique était oblitéré. Que cette oblitération soit congénitale ou acquise, il semble bien, comme le dit Wutzer, que cette communication préexistât à l'oblitération.

La plupart de ces anomalies se retrouvent à l'état de disposition normale chez certains mammifères. C'est ainsi que chez le cheval le canal thoracique est double jusqu'à la jonction de ses deux tiers postérieurs et de son tiers antérieur (Colin). — Chez le bœuf, le segment terminal du canal thoracique affecte un aspect plexiforme. — Cette disposition plexiforme peut porter sur toute l'étendue du canal chez certains marsupiaux (Hodgkin). — A vrai dire ces constatations isolées n'offrent qu'un intérêt médiocre. Les documents que nous possédons sur l'anatomie comparée du canal thoracique sont encore trop peu nombreux pour nous permettre de donner une formule même approximative de l'évolution phylogénique de ce conduit.

Bibliogr. — Winkler, Ueber die Beteiligung des Lymphgefässsystems an der Verschleppung bösartiger Geschwülste, *Virchow's Archiv*. Bd CLI, 1898. Supplement Band. — Butler Charles S. Abnormal Thoracic Duct. *Journ. of medic. Res.*, Boston, v. 10, 1903. — Jossi-Low. Der Anfang der Ductus thoracicus und dessen Erweiterung. *Arch. f. Anat. u. Entwicklungsg.* Anat. Abth., 1906, p. 68.

TABLE DES MATIÈRES

DU TOME II

FASCICULE I (DEUXIÈME ÉDITION)

MYOLOGIE

FASCICULE II (DEUXIÈME ÉDITION)

ANGÉIOLOGIE

FASCICULE III (DEUXIÈME EDITION)

ANGÉIOLOGIE (*Suite*)

FASCICULE IV (DEUXIÈME ÉDITION)

SYSTÈME LYMPHATIQUE

PREMIÈRE PARTIE

ANATOMIE GÉNÉRALE DU SYSTÈME LYMPHATIQUE

DEUXIÈME PARTIE

ÉTUDE SPÉCIALE DES LYMPHATIQUES DES DIFFÉRENTES PARTIES DU CORPS

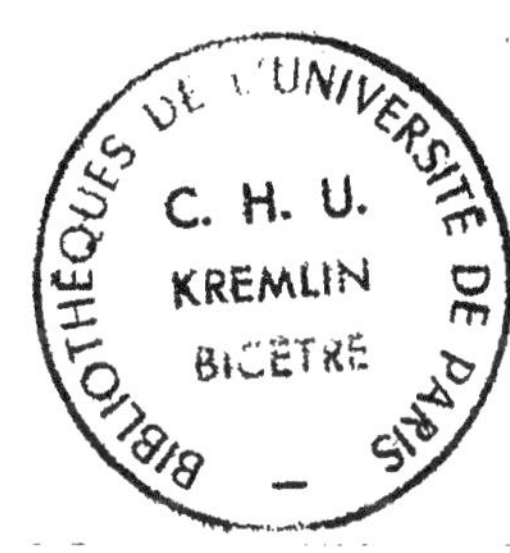

61 216. — PARIS, IMPRIMERIE LAHURE
9, rue de Fleurus, 9.

www.ingramcontent.com/pod-product-compliance
Ingram Content Group UK Ltd.
Pitfield, Milton Keynes, MK11 3LW, UK
UKHW021618260726
13965UKWH00007B/32